U0288365

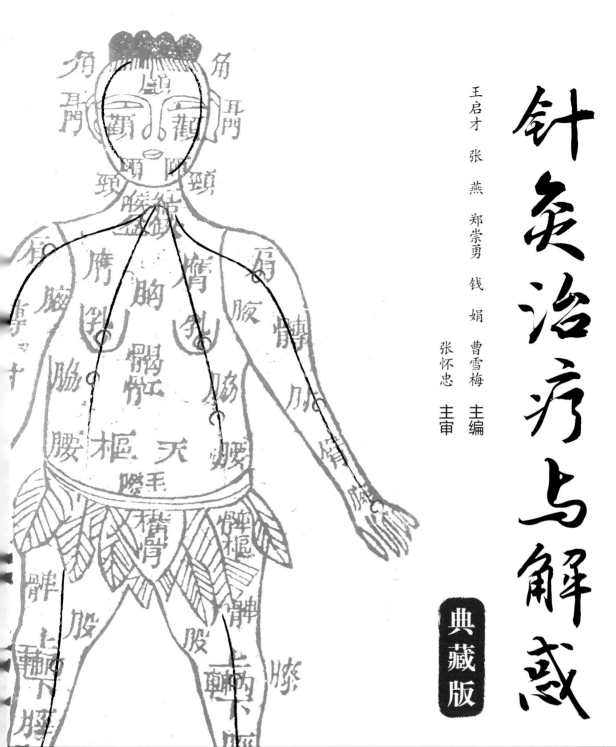

王启才　张燕　郑崇勇

钱娟　曹雪梅　主编

张怀忠　主审

针灸治疗与解惑

典藏版

中国科学技术出版社

·北京·

图书在版编目（CIP）数据

针灸治疗与解惑：典藏版 / 王启才等主编． 一北京：中国科学技术出版社，2023.1
ISBN 978-7-5046-9610-6

Ⅰ．①针… Ⅱ．①王… Ⅲ．①针灸疗法 Ⅳ．① R245

中国版本图书馆 CIP 数据核字（2022）第 083180 号

策划编辑	王久红　焦健姿
责任编辑	王久红
文字编辑	靳　羽
装帧设计	华图文轩
责任印制	徐　飞

出　　版	中国科学技术出版社
发　　行	中国科学技术出版社有限公司发行部
地　　址	北京市海淀区中关村南大街 16 号
邮　　编	100081
发行电话	010-62173865
传　　真	010-62179148
网　　址	http://www.cspbooks.com.cn

开　　本	787mm×1092mm　1/16
字　　数	799 千字
印　　张	28.5（彩页 4）
版　　次	2023 年 1 月第 1 版
印　　次	2023 年 1 月第 1 次印刷
印　　刷	运河（唐山）印务有限公司
书　　号	ISBN 978-7-5046-9610-6/R・2896
定　　价	98.00 元

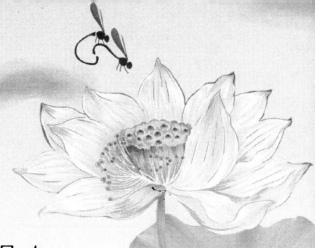

编写委员会

主　　编	王启才　张　燕　郑崇勇　钱　娟　曹雪梅
主　　审	张怀忠
执行主编	叶钧曜　何联民　林报连　黎浩明
副 主 编	王　勋　李　奇　刘昌埠　周月谦　粟　漩
编　　委	（以姓氏笔画为序）

　　　　　　马浩玄　王玉红　王禹之　王雪芳　甘方芳　卢晓燕

　　　　　　田由由　任秀彬　李　薇　李丽珠　李宏丽　李宏颖

　　　　　　李保勃　肖健添　吴继华　何　军　张振华　张绪刚

　　　　　　陈尔国　陈端云　范小艺　周宝群　郑利茶　郑静晖

　　　　　　孟凡华　钟　静　钟群玲　唐金叶　温　升　裴文恺

　　　　　　樊志超

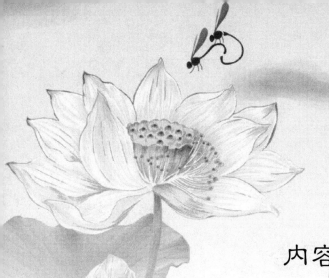

内容提要

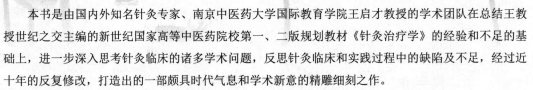

本书是由国内外知名针灸专家、南京中医药大学国际教育学院王启才教授的学术团队在总结王教授世纪之交主编的新世纪国家高等中医药院校第一、二版规划教材《针灸治疗学》的经验和不足的基础上，进一步深入思考针灸临床的诸多学术问题，反思针灸临床和实践过程中的缺陷及不足，经过近十年的反复修改，打造出的一部颇具时代气息和学术新意的精雕细刻之作。

全书共分3篇。上篇在原《针灸治疗学》教材的基础上，充实了"治神守气"，新增了"针灸治疗范围""针灸临床辨证论治纲要"突出经络辨证在针灸临床的核心地位，补充了"按经选穴""结合现代医学知识选穴"和"结合现代临床和科研成果选穴"，以及"三部配穴法""上下、左右对应配穴"和"按经配穴"等诸种方法。中篇在疾病的选择上，紧密结合临床实际，删去了多种现已少见甚至少用针灸治疗的病证，增添了30多种针灸临床常见的病证及针灸减肥、针灸美容、针灸三戒（戒烟、戒酒、戒毒）、抗肿瘤、延缓衰老等，并对于中医病名尽量采用现代医学病名。下篇选取了50个常见的针灸医学学术问题，一一阐释、修订、充实和纠正。本书内容充实，见解独到，案例真实，适合国内外针灸临床工作者及业余爱好者学习参考。

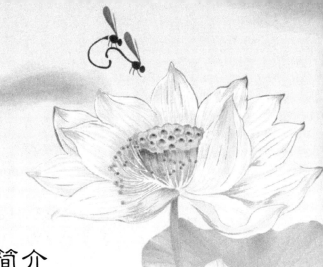

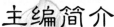

主编简介

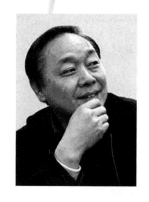

王启才 南京中医药大学教授，主任医师，欧洲自然科学院院士。1969年毕业于湖北中医学院（现湖北中医药大学），留校从事中医针灸学的教学、临床和科研工作。1979－1981年参加中国援助北非阿尔及利亚医疗队。1987年作为首个人才引进调入南京中医药大学。世界浮刺针灸学会荣誉主席，世界中医药联合会套针专业委员会荣誉会长，中国针灸推拿协会副会长，中国针灸临床学会第二、三届秘书长，中国针灸学会科普专业委员会副主任委员，美国自然医学研究院荣誉院士，美国纽约中医学院客座教授，美国国际医药大学博士院教授、博士研究生导师，加拿大（蒙特利尔）中医学院兼职副院长、教授，瑞士中医药大学教授、博士研究生导师，英国伦敦中医学院教授，法国里昂中医学院客座教授，香港大学中医药学院针灸研究生班特邀教授，香港中医药研究院学术顾问、客座教授。先后多次赴港澳台地区及东南亚、非洲、欧美等地几十个国家讲学、医疗、传道授业。

1989年获南京中医学院优秀教学质量奖，2003年获南京中医药大学优秀教师奖教金。2006年在全国第四届科技大会上被国家科技部评选为中国针灸行业唯一的先进科技工作者，2010年被江苏卫视和山东卫视聘为中医养生栏目主讲嘉宾，同年又被中华中医学会评为中国针灸行业唯一的中医药科普讲座"金话筒"奖。2022年荣获"中俄传统医学交流项目高水平专业成就奖"。

"二个唯一奖，一生启才智"，在针灸界传为佳话。善于思考，勤于笔耕。主编和参编著作90余部。1978年参加国家高等中医药院校规划教材《针灸学》的编写及审定。2001年担任新世纪全国高等中医药院校规划教材《针灸治疗学》主编、成人高等教育规划教材《针灸学》主审。2022年主编新世纪全国高等中医药院校创新教材《经络学——正经之外临证体系》。发表中医针灸医学论文200多篇，医学科普文章600多篇。

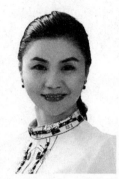

张　燕　1992 年毕业于湖北大学文学系，2003 年毕业于北京中华研修大学中医美容研究生，2003—2009 年一直在北京参加中国中医研究院、北京市大道中医研究所的职业培训。2018 年晋升为中医副主任医师，中国医药新闻信息协会仲景学术传人，蒙古国传统医学研究院研究员，上海漾亮生物科技有限公司董事长，世界中医药学会联合会套针专业委员会常务理事，中国中医药信息学会中西医学汇通分会常务理事，中华全国工商业联合会美容化妆品业商会穴位营养美学专业委员会主任委员。创办了漾亮康美教育培训中心，为行业输送上万人才。

从事中医水针研究 20 余年，专注于穴位与抗衰的结合，独创了穴位营养抗衰和穴位透视术。擅长调理富贵包、颈后肉、肩颈疼痛、男性功能低下及不育，月经不调、不孕症，情绪抑郁等亚健康问题。

2021 年主编《不苦口的良药》，2022 年主编新世纪全国高等中医药院校创新教材《经络学——正经之外临证体系》。

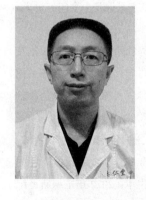

郑崇勇　教授、主任中医师，1994 年毕业于成都中医药大学，成都中医药大学养生康复学院兼职教授，成都中医药大学附属广安医院中医妇科学科带头人，成都武侯郑氏叁仁堂中医诊所有限公司董事长，第五批四川省中医药管理局学术和技术带头人，全国中医专科专病经方拔尖人才。海峡两岸医药卫生交流协会不育不孕专业委员会常务委员，中国中医药研究促进会妇产科与辅助生育分会常务委员，中国针灸学会基层适宜技术推广专业委员会副主任委员，世界中医药学会联合会套针专业委员会和肿瘤外治法专业委员会常务理事，四川省中医药适宜技术研究会常务理事，成都针灸学会常务理事。

主编和参编学术著作 10 余部，2022 年主编新世纪全国高等中医药院校创新教材《经络学——正经之外临证体系》。

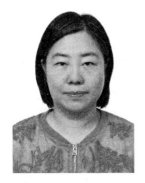

　　钱　娟　苏州人，出身于中医世家，北宋名医钱乙第三十一代传人。1996 年毕业于苏州大学外语系本科，1996—2008 年家传中医学习，2008—2009 年就读于英国威尔士大学 MBA 硕士毕业，2018—2020 年就读于英国剑桥大学生物技术及管理博士后学位毕业。世界中医药学会联合会套针专业委员会常务理事，北京生幼堂中医院院长，北京生幼堂中医药研究院院长，苏州生幼堂药业有限公司董事长，大国医药智库首席科学家、客座教授，苏州钱镠文化研究会副会长，国医大师孙光荣中和医派医馆特聘专家。

　　先后荣获"中医特色诊疗传承人"、"中国科技创新优秀发明成果奖"、中国科协评定的"建党 100 周年 100 人大国医者"、卫健委"十三五"课题组特约研究员。2021 年主编《不苦口的良药》一书，2022 年主编新世纪全国高等中医药院校创新教材《经络学——正经之外临证体系》。

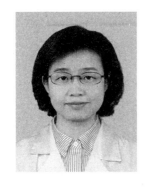

　　曹雪梅　医学硕士、硕士生导师，主任中医师。深圳市中医院一门诊针灸主任。世界中医药学会联合会套针专业委员会常务理事，中国针灸学会盆底功能障碍专业委员会副主任委员，广东省针灸学会灸法专业委员会副主任委员、减肥及内分泌专业委员会副主任委员、康复专业委员会常务委员，广东省中医药学会整合生殖医学专业委员会常务委员，深圳市针灸学会常务理事，深圳市中医药学会外治专业委员会副主任委员。

　　1995 年毕业于广州中医药大学针灸系，从事针灸康复近 30 年。美国贝勒医学院医学访问学者，于美国迈阿密大学医学院进修现代康复。

　　主持和参与国家、省、市级科研 10 余项，获深圳市科技创新奖、广东省针灸学会科学技术奖、中国针灸学会科学技术奖。2022 年担任新世纪全国高等中医药院校创新教材《经络学——正经之外临证体系》副主编。

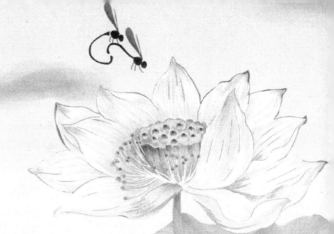

国际国内专家学者点评

在服从科学规律的基础上，尊重个性的、少见的学术，为"中国针灸哥白尼"的诞生，创造必要的文化氛围。

历史在前进，科技在发展，中医学理论乃至整个中医学也要发展。在这一过程中，应当有否定、有借鉴、有嫁接，更应有延续、有继承。

——陈汉平（著名针灸学家，上海中医药大学教授，上海市针灸学会会长兼上海针灸经络研究所所长）

王教授根据自己从医、从教50多年的感受，结合主编新世纪教材《针灸治疗学》的体会，凭借其敏锐的洞察力和分析能力，对针灸学中的许多含糊不清、悬而未决、前后矛盾乃至错误的问题都有着自己独到的见解，在海内外针灸界引起了极大反响，国内外诸多中医药大学、针灸学术团体也纷纷邀请王启才教授前往讲学，传授针灸医学新思维，他在亚洲、欧洲、美洲和非洲都留下了足迹。

《针灸治疗与解惑》学术内容丰富、逻辑思维新颖、学术见解独到、临床经验实用、写作体例独特，确系我国针灸史上少有的针灸专著。对于海内外高等中医药院校师生钻研和学习针灸，无疑是一部难得一见的学术著作；同时也是广大中医、针灸工作者深入学习、探究针灸医学精髓的极好参考书。

——王国辰（中华中医药学会副会长兼秘书长）

王启才教授之作，集五十年学术造诣之精粹，理有根基，条分缕析，论有新意，酣畅淋漓。对针灸学的许多问题有其独到的视角和见解。学读之余，常常引人掩卷长思，相信广大读者在仔细阅读本书之后，也会有我以上同样的感受。

——高树中（山东中医药大学校长、教授，中国针灸学会副会长，山东针灸学会会长）

王教授这些既严谨求实又大胆创新的学术观点，令人敬佩不已。本书概括总结了针灸学中常见的百余个学术问题，对针灸古籍经典考证及新世纪针灸学的发展都有重要建树，是一部理论与实践相结合的好书。

——陈业孟（美国纽约中医学院院长、教授，世界中医药学会联合会常务理事，
美国华裔中医组织联合会常务理事暨教育部主任）

外国学生对弄不懂的问题喜欢"打破砂锅问到底"，比如难道"男女的任、督、冲脉都起于胞中""为什么骨会大杼而不是大椎""女性经期能针灸吗""针灸临床如何进行有别于中医内科的辨证论治"等等。由于长时间受传统中医针灸学理论体系的影响，对于这些问题，我们也感到没有有说服力的解释。没想到，这些问题在王启才教授的新作里都得到了充分的解释和发挥，真正起到了释疑解惑、正本清源的作用。

——吴继东（英国米德西斯大学高级讲师，英国中医药教育认证委员会秘书长）

启才教授将解惑授业，启人才智视为己任，作为一个胸怀针灸良心和勇气的践行者，他无法容忍"一年糊弄一年，一代蒙混一代"的现象在针灸界继续下去。针灸及其理论发源于中国，如果中国人自己都懵懂不清，怎么可能以其昏昏，使人昭昭；如果中文表述都矛盾百出，不能自圆其说，那么就太为难那些想要真正学好针灸的外国人了。看着一篇篇不同时期收集的文章，可以感受到王教授不仅深深地挚爱着针灸事业，而且对其怀有乐观的希望。诚然，并不是所有观点都会得到大家的一致认可，但仅就如此大范围的提出问题，就非常值得称赞，因为好的问题提出来就已经解决了问题的一半。我希望看到更多外文版本早日付梓刊行，为海外针灸学术研究送上一缕来自针灸故国的春风。

——王永洲（法国巴黎第十三大学达·芬奇医学院中医部针灸学主讲教授，
全欧洲中医药专家联合会针灸专业委员会主任委员）

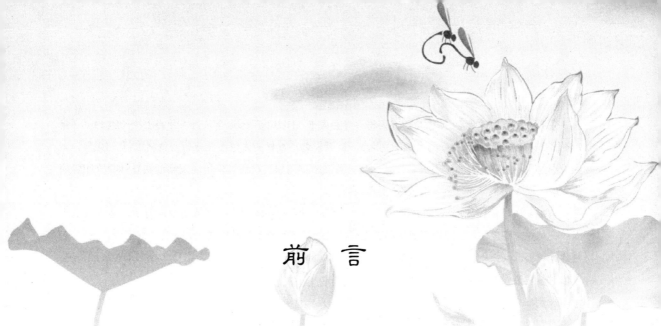

前　言

　　自古以来，针灸学术上有很多含糊不清和自相矛盾的问题一直得不到正视，更谈不上合理地解决了。许多"公说公有理，婆说婆有理，无理也有理"的学术问题，长期困扰着广大针灸工作者。片面的得不到充实，错误的得不到纠正，自相矛盾的得不到统一，含糊不清的得不到明确界定。

　　在经络学说方面，手太阴肺经明明是从体内出于腋上的中府、云门，因为《黄帝内经》原文中为"出于腋下"，于是我们的教材也就一直沿袭"出于腋下"的错误说法。

　　奇经八脉本来有阴维、阳维、阴跷、阳跷四条明显存在阴阳属性的脉；另外，任脉行于身前为阴，督脉行于身后为阳。为什么从古到今非要认定奇经八脉无阴阳之分呢？事实上，任、督二脉不仅有阴阳属性，而且任脉统一身之阴，与诸阴脉相连，称"阴脉之海"；督脉统一身之阳，与诸阳脉相连，称"阳脉之海"。试问能够统率、总督一身之阴阳的脉，反而没有阴阳属性，这是什么理论？又是什么逻辑？

　　任、督、冲三脉"起于胞宫"之说也很荒唐，男子没有胞宫，任、督、冲三脉又起于何处？反过来说，男性身上岂不是少了3条脉吗？我在此前所著的《王启才新针灸学》中做了解释，即"任、督、冲三脉起于小腹内（女子起于胞宫，男子起于精室——相当于前列腺和睾丸系统）"。姑且不论上述解释是否科学、合理，起码应该让世人知道，我们中国针灸学术界已经开始注意这个问题了。今后也可以就此开展有益的讨论。

　　腧穴方面的问题，突出表现在对经外穴"归经转正"的认识上。在经穴的数目方面，我们至今还停留在清朝的361个传统腧穴上。难道我们就不能将那些明明是在经脉循行线上的穴位（如印堂、阑尾、胆囊、胰俞等）名正言顺地归入到十四正经中来吗？经过努力，前几年好不容易将位于两眉头连线中点的印堂穴纳入了督脉，但在国际标准化方案中，其编序号却没有紧接在位于前发际中点的神庭穴下面标注为D25，而是接在上唇系带龈交穴之后标注为D29，这是为何？

　　还有所谓"乳中穴"，从古至今的针灸文献，包括现代的针灸教材在内，均一致记载为乳中没有任何治疗作用，且既不能针刺，也不宜施灸，仅仅作为体表的定位取穴标志。可见，它已失去作为腧穴的意义，理应废弃。至于说现在针灸临床偶尔有在乳头敷药治疗乳头皲裂的，可以将其视为阿是穴。

　　因此，我们完全没有理由仍旧停留在清朝的361个传统腧穴上，而要解放思想，与时俱进，敢于做我们应该做的事，不要总是认为"没有先例"，担心会不被人认可。如果张仲景、李时珍、王清任这些古人当初也抱着这种"没有先例""怕不被人认可"的想法，那么，灿烂的中医文化就不会有《伤寒论》《本草纲目》《医林改错》等不朽之作，同时也不会有伟大中医学的今天！

还有八会穴中的骨会，明明是后人误将"骨会大椎（DU14）"张冠李戴为"骨会大杼（BL11）"（第7颈椎古称"大杼骨"，大杼为大椎的别名），再后来编写教材的人也不加分析，就将大杼（BL11）定为骨会之穴，以误传误直至今天。为什么从古典文献到国家教材会以误传误荒唐地误导针灸临床骨病治疗取大杼一两千年而"金身不破"，得不到纠正？

再如刺灸法的问题，"迎随补泻法"与"气至病所"的临床实践本来就是相违背的，前者只是古人的一种凭空想象而已，后者才是有助于提高疗效的正确且科学的操作要求。还有"烧山火、透天凉"复式行针手法，也只是古人的一种想象、推理、臆断，缺乏有力的科学依据。为什么我们不能突破传统，难道对一种错误的传统观点也不敢越雷池一步吗？

在灸法中，有一种被称为"雷火神针"的灸法，明明是一种灸法，可因为古人称"针"，我们后人也跟着叫"针"。以针法命名，十分不妥，为什么就不能改称为"雷火神灸"呢？

大凡中医、针灸医师几乎都深知，中医临床"治神"的重要性。然而，由于《灵枢·经脉》中关于针灸的治疗原则只有"热则疾之、寒则留之、虚则补之、实则泻之"等治疗原则，几千年后的教材也就只有这几条治疗原则。为什么不能将"治神守气"纳入治疗原则之中呢？

还有抑郁症、肥胖症该治肺的不治，内脏痉挛性痛证该用阳陵泉的不用等，都源于错误的理论，偏离了辨证论治的正确方向。

针灸学中存在的问题还有很多，都可能会体现到针灸临床中，因此中医药、针灸学应该不断发展和进步。授业解惑，启人之才，是我的天职。也正是出于这一原因，我才编写了这部《针灸治疗与解惑》，希望将一些针灸学中含糊不清的、有歧义的、自相矛盾的、有错误的问题指出来，并给出自己的见解，以科学的态度进行解剖分析，正本清源、抛砖引玉，以期国内乃至国际针灸界能就这些问题开展一些有益的讨论，统一意见，达成共识，让片面的予以充实、错误的予以纠正、自相矛盾的予以统一、含糊不清的予以明确界定。不要让一些显而易见的错误和早该解决的问题再一年一年、一代一代地拖下去了。当然，书中所述的不妥之处也希望能得到海内外针灸界同道见仁见智的点评和指正，以求针灸学术能有实质性的新发展，此实乃吾之心愿！

最后，我要真诚表达内心的几个感谢：感谢我国中医界老前辈、国医大师、兄长般的老朋友成都中医药大学郭子光教授为本书题词祝贺；感谢上海中医药大学著名针灸学家陈汉平教授、中华中医药学会副会长兼秘书长王国辰教授、山东中医药大学校长高树中教授，以及海外各位针灸专家的关心、支持和鼓励！

2022 年 6 月 1 日

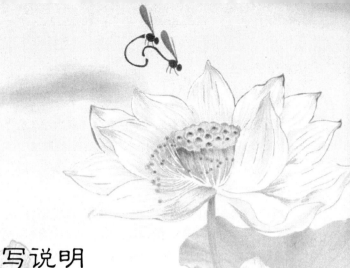

编写说明

2001年10月我有幸被国家卫生部、教育部、国家中医药管理局科教司和全国高等医药教材建设研究会任命担任新世纪第一版全国高等中医药院校规划教材《针灸治疗学》主编。当时,《针灸治疗学》国家教材已出版了两版。由于历史的原因,中医教材几十年一贯制的传统病名、传统体例、传统写法、传统内容一直在延续,《针灸治疗学》也不例外。显示不出教材有什么更新,跟不上时代的发展,也不利于广大劳动人民对针灸医学的深入了解,大大限制了针灸临床治疗病种的拓展。

考虑到前二版《针灸治疗学》教材存在着编写体例欠统一、没有突出经络学说在针灸医学尤其是在指导针灸临床方面的核心地位、治疗总论的有关知识与治疗各论的实际应用前后呼应不够,甚至前后矛盾(如总论中"五输穴"有"虚则补其母,实则泻其子"的原则,而各论中有些病证就出现虚证用子穴、实证用母穴的处方现象);各论中的医案举例用穴与辨证治疗不吻合;在"头风"病证中,竟无"风邪外袭"型,甚至连分经论治也没有;病种选择和排列混乱、治疗各论基本按每一证型一个处方,造成大量相同的处方用穴重复……笔者认为,新世纪教材必须跟上时代的步伐,反映当代针灸临床的新经验、新成果,以适应21世纪的需求。为达此目的,必须优化组合病种,以临床常见、临床习用、人们熟知的病证、病名为研究对象,以适应新世纪社会发展的要求。故决意从以下几个方面做调整。

1. 优化选择、组合病种,淘汰一部分针灸临床早已消失或针灸疗效欠佳的病证(如瘰疬、脐风、破伤风、脚气病、小儿麻痹后遗症等);以世界卫生组织公布的针灸适应证为基础,新增一部分现今针灸临床开展得很好同时也是卓有成效的新病种,诸如高血压病、低血压症、白细胞减少症、糖尿病、单纯性肥胖症、戒断综合征、慢性疲劳综合征、竞技紧张综合征、注意力缺陷多动症等,以及针灸美容、抗衰老、抗肿瘤等内容。

2. 病名的确立以实际需要为基础,中西医各取所长。对大部分通俗易懂的中医病名(诸如头痛、胃痛、面瘫等)完全保留,一些古奥难懂或患者不明就里的病名(例如疰腮、蛇丹、乳痈、乳蛾、肠痈、阴挺、儿枕痛等)则以众所周知的西医病名取而代之。

3. 针灸治疗原则是一个纲举目张的部分,新教材应重点强调,并增加历代针灸医家都十分注重的"治神守气"治疗原则,且应贯穿在针灸治疗的自始至终,以调动医、患两方面的积极性。

4. 辨证与辨病结合,突出经络辨证,新增"经络辨证论治方法论"章节,以强化经络学说在针灸治疗中的核心地位。

5. 将各论的重点放在"针灸治疗"部分,治则含治疗大法(即中医学里习用的"四言句")、针灸方法的选择（或针或灸或针灸并用）、补泻方法的选择（或补或泻或补泻兼施）三项。一改过去教材按证型处方，致使一病多方的繁杂现象。通过对每个病证进行分析、归纳，从中找出规律，采取一病一主方，然后再随症予以加减腧穴，使处方简洁明了。避免大量不必要的重复，更加符合临床工作的实际需要。

6. 针对以往中医院校的毕业生临床中对有些疾病不知作何物理或化学检查的弱点，新教材对于各病种，既讲述中医的病因病机、辨证分型，又将必要的西医理化检查手段加以扼要介绍，使学生能中西相通，体现出西医诊断、中医分型、针灸施治的特点，适宜了现代针灸发展的需要。

然而，国家教材毕竟不是个人的著作，许多问题还要听取国家、出版社及其他专家的意见，有些学术问题还需要得到编写委员会的一致认可。笔者的许多构思、计划、见解无法全部体现于教材之中，不能尽如人意之处在所难免。为此，2011 年 9 月，我曾在人民军医出版社出版了《启才针灸治疗心悟》一书，多少做出了一些弥补。后来因各种原因，《启才针灸治疗心悟》一书告罄绝版。读者需求《启才针灸治疗心悟》一书的再版呼声强烈。为此，在中国科学技术出版社的邀约下，对此前版本进行了充实、修订，再次以《针灸治疗与解惑》的全新面貌出版，成为《王启才新针灸学》及《启才针灸治疗心悟》的姊妹篇。深信广大读者也能从中得到更多的启发！这是笔者编写此书的初衷，也是一个老针灸工作者心中的祈愿！

王启才

2022 年 6 月 1 日

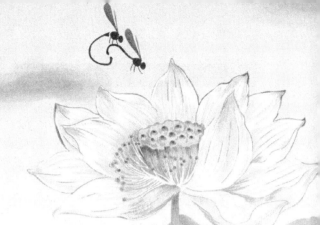

目　录

上篇　针灸治疗总论

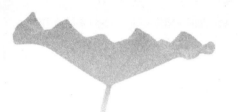

中篇　针灸治疗各论

下篇　针灸临床解惑

上篇　针灸治疗总论

【本篇阅读提示】对传统《针灸治疗学》教材进行了修订和充实。

1.特增加"针灸治疗范围"一节，首先列出针灸疗法的各种适应证。

2.将"治神守气"纳入针灸治疗原则之中。

3.新增"针灸临床辨证论治纲要"一章，主要论述针灸辨证论治要点、针灸八纲辨证论治、针灸脏腑辨证论治（并设有"脏腑病证论治举例"）、针灸气血辨证论治、针灸经络辨证论治（同时设有"奇经八脉证治""奇异'带脉病'治验""督脉奇证"）、针灸六经辨证论治、针灸三焦辨证论治、针灸卫气营血辨证论治等内容，还精讲了"针灸治病八法""'动刺'疗法种种""提高针灸临床疗效之我见"等内容。

4.在"针灸配穴及处方组成"的"选穴原则"中，新增"按经脉选穴""结合现代医学知识选穴""结合现代临床和科研成果选穴"等内容。

5.在配穴方法中，增加了临床最为常用的"三部配穴法""上下、左右对应配穴"和"按经配穴"的诸种方法。

6.在"处方的组成"一节中，新增"影响针灸处方的因素"和"把握施治时间"。

7.在针灸处方符号中，过去艾条灸的表示方法是"×"，本书则改为"‖"，则更为形象易记。

8.在"特定穴的临床应用"之"八会穴的应用"中，改"骨会大杼"为"骨会大椎"，并从理论到实践的角度，对"骨会大椎"的正确性进行了论证；此外，新增"特定穴选穴配穴规律""阳陵泉针灸临床新用"等内容。

针灸治疗疾病是根据脏腑、经络学说，运用四诊、八纲理论，将临床上各种不同证候进行分析归纳，以明确疾病的病因病机、病位病性——疾病的部位是在脏在腑、在表在里；疾病的性质是属寒属热、属虚属实。然后，根据辨证，进行相应的配穴处方，按方施术，或针或灸，或针灸并用；或补或泻，或补泻兼施。以通其经脉，调其气血，使阴阳归于相对平衡，从而达到防病治病的目的。

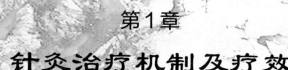

第1章
针灸治疗机制及疗效

第一节　针灸治疗机制

　　针灸可以治病，已为古今中外医疗实践所证实。针灸疗法之所以能在医学领域历经数千年不衰，在为人类防治疾病的医疗实践中发挥巨大作用，显示其强大的威力，就在于它能经得起实践检验，并具有令人信服的疗效。那么，针灸为什么能治病呢？针灸治病的机制是什么？

　　中医学认为针灸对人体的作用主要在于通经活络、调节气机和治理神气。《灵枢·终始》载："凡刺之道，气调而止。""气"概括了人体的各种生理功能，即所谓"气机"。《素问·宝命全形论》载："凡刺之真，必先治神。""神"除了可以理解为人的感觉、思维之外，也包括机体的各种抗病能力。正如《灵枢·小针解》载："神者，正气也。"《灵枢·九针十二原》载："欲以微针通其经脉，调其血气"，则指此种调节气机、治理神气的作用是通过针刺经络而取得的。《素问·调经论》中"五脏之道，皆出于经隧，以行血气。血气不和，百病乃变化而生"与《千金翼方》中"凡病皆由血气壅滞不得宣通，针以开导之，灸以温暖之"等记载进一步说明针灸调节气机和治神理气以达到治疗疾病的作用必须以经络理论为依据，这为我们研究针灸治病的机制提供了启示，开拓了思路。

　　经络在人体具有沟通内外、联系上下的作用，从而将人组合成一个有机的整体。脏腑之间、体表之间、脏腑与体表之间的密切联系，都是依靠经络实现的。针灸治病就是通过刺激经络、腧穴而调整脏腑、组织功能，促使阴阳平衡。现代生理学知识又证明，神经、体液、内分泌系统都直接或间接参与了这个调节过程。可见，针灸治病是通过综合作用实现的。

　　现代科学实验证明：针灸对机体可以产生三大作用和四种反应。三大作用即兴奋作用、镇静作用、强壮作用；四种反应即对神经的兴奋和抑制，对血管的收缩和扩张，对内脏的兴奋和抑制，对新陈代谢的增进和减退。这些作用和反应的产生，主要取决于机体所处的状态。当机体处于亢进（兴奋）的状态时，针灸可使之降低（抑制）；当机体处于低下（抑制）状态时，针灸又可使之增高（兴奋）。总之，当机体阴阳处于不平衡状态时，针灸可使之趋于相对平衡。部分腧穴有双向调节作用，如内关和中脘既能止吐又能催吐；合谷和复溜既能发汗又能止汗；中极和关元既治遗尿又治癃闭；天枢和足三里既能止泻又治便秘……有的腧穴存在着相对特异性，如素髎升高血压，至阴纠正胎位，少泽治乳少，四缝治疳证等，但这些都离不开机体自身的内在因素。

　　统观针灸临床，针灸对于机体大致有以下几个方面的作用：①祛风除湿，温经散寒；②舒利筋骨，调理血脉；③化痰通络，活血化瘀；④清热解毒，消肿散结；⑤抗菌消炎，镇痉止痉；⑥醒脑开窍，镇静宁神；⑦回阳固脱，益气养血；⑧增强免疫，强身健体。概括而言针灸的治疗作用就是疏通经络，行气活血，补虚扶正，泻实祛邪；调和脏腑，平衡阴阳三大作用。其中，疏通经络最为重要。

　　针灸治病的范围很广，可以治疗功能失调的病证，如腹泻、便秘、遗尿、癃闭；也可以治疗器质性疾病，如颈椎病、腱鞘囊肿、胃下垂、视神经萎缩。可以治疗急、慢性炎症，如急性阑尾炎、急性扁桃体炎、急性乳腺炎；也可以治疗传染病，如细菌性痢疾、病毒性肝炎。更可以治疗由于各种病因引起的疼痛，如风湿性肌肉及关节疼痛、神经性头痛、坐骨神经痛、胃肠痉挛性疼痛、泌尿系绞痛、手术后创口疼痛，并可作为外科手术时的麻醉手段（针刺麻醉）等。针灸为什么能够治疗这么多性质完全不同的疾病？这就是针灸治疗的作用即针灸治病的机制问题。

　　针灸治疗能提高机体的免疫防卫能力，激发和调动机体内在固有的抗病能力；对机体各脏腑组织、各系统的功能有整体调节和促进、稳定作用；对病变组织起到修复作用，使病理状态恢复为正常状态而治愈疾病。这是目前已经得到实践和实验证明的针灸对机体的基本作用。

一、整体调节

　　所谓整体调节，乃是指机体在针灸的刺激作用下，使已有的病理变化朝着有利于机体的方向发生转化。这种作用对于处于平衡状态下的健康机体的正常生理活动一般是没有影响的，只是当机体失去固有的平衡（或表现为功能亢进，或表现为功能低下；或兴奋过程占优势，或抑制过程占优势）时才得以发挥，使病理性改变趋于正常化。

　　正常人体有保持其自身内环境相对稳定的作用。例如，在一定环境内，外界温度虽然有变化但体内的温度却能始终维持在正常水平，这是由于正常人体具有一种调整作用，使阴阳二气保持平衡、人体气机调和的结果，即"阴平阳秘，精神乃治""从其气则和，违其气则病"。针灸治疗能够调节气机，使之协调，也就是能够促进这种调整作用。

　　从古到今的临床实践和实验研究表明：针灸作为一种治病方法，能够治疗寒热虚实性质不同甚至截然相反的病证，这是针灸治病与药物治病在作用机制方面的根本区别。从历代针灸文献的记载来看，针灸既能发汗，又能止汗；既能通便，又能止泻；既能治疗遗尿，又能治疗癃闭……提示针灸对于不同机体的不同功能状态具有一定的调整作用。针灸的这种调整作用，构成了针灸治病的生理学基础，决定了针灸疗法适应证的广泛性。

　　《原病式》有句针灸治病名言："痛，针灸至不痛；不痛，针灸至痛。"《医宗金鉴》也载："皮不痛者毒浅，灸之知痛为止；皮痛者毒深，灸之不知痛为度。"其意也充分体现了针灸治病的良性双向调节作用。诸如头痛、胃痛、关节痛等各种痛证，能经过针灸治疗使疼痛减轻或消失；而肌肤麻木、肢体瘫痪之类的痿证患者，治疗初期因病变局部感觉低下，可能感觉不到针灸时的疼痛，但随着治疗次数的增加、疗程的积累，肢体的痛觉也会逐渐恢复。延髓麻痹患者的吞咽困难，初针少商穴时患者往往无痛感，但当麻痹好转乃至痊愈后，再针少商穴时痛感就十分明显。针灸治病，无论是针刺还是艾灸，刺激皮肉时难免有点疼痛之感。这种"以痛治痛"的方法，犹如药物治病"以毒攻毒"。

　　关于针刺镇痛的实验研究则证明了针刺可以调动机体内在抗痛能力以达到针刺麻醉的程度。其作用原理：一方面，针刺兴奋了中枢神经系统内的一系列神经结构，使传入的疼痛信号在不同水平受到抑制，故而有镇痛效果；另一方面，科学工作者也证明在针刺作用下人体和动物中枢神经系统内"内啡肽"（一种内源性吗啡样物质）含量明显增加。后者也起镇痛作用。

　　近年来，大量的临床实践和实验研究资料已进一步揭示：针灸对于机体的各个系统、各个器官的功能均能发挥多方面、多环节、多种水平及多种途径的调整作用，特别是在病理情况下更为明显。而且，正是由于各种有关功能分别得到调整，从而可以分别获取不同的效果，如止痉、镇痛、抗感染及抗休克等。这就说明，上述效果既是有关功能被调整的具体反映，又是有关功能被调整的直接结果。因此，分而言之，可以说针灸具有调整机体功能和增强机体抗病能力两大作用；合而言之，又可以说针灸的根本作用就在于调整机体的各种功能。至于针灸镇痛作用，实际上只不过是针灸调整作用的一种表现形式而已。

针灸腧穴的双向调节作用也是这种调节作用的体现。例如，寒性腹泻和热性便秘，一个属于寒证，由肠腑蠕动过快而引起；一个属于热证，由肠腑蠕动过慢而引起。应用中药治疗，前者宜温中散寒，后者应清热攻下，用药大有区别，甚至完全相反。如果误治用错了方药，便会造成不良后果。然而施行针灸治疗情况完全不同，对寒性腹泻的患者，针灸天枢、足三里可以抑制肠道的过分蠕动而减轻腹泻的程度；而对热性便秘的患者，同样针灸天枢、足三里可以加强肠道的蠕动而通调腑气、清泻胃肠，都能获得满意的疗效。其他诸如各种虚证和实证、表证和里证、燥证和湿证、身热和肢冷、疼痛和麻木、失眠和嗜睡、遗尿和癃闭等，无一不是这样的情况。

关于针灸对机体的调节作用，现代针灸学家朱琏在《新针灸学》中认为针灸是激发了神经的调节和管制功能。承淡安在其《中国针灸学》中也认为针灸是通过对神经的刺激，反射到大脑而引起调节。

针灸能够提高机体的抗病能力，实质上也可以说是机体功能调整的表现。例如，针灸的抗炎作用是针灸对自主神经、局部血液循环、细胞免疫及内分泌等功能调节的综合结果。又如针灸对病理性疼痛的镇痛效果就是针灸的抗痛、抗炎及解痉等作用协同活动而取得的。

针灸增强机体的免疫功能与对机体的整体调节作用，二者之间不是没有联系而是密不可分的。如前所言，针灸并不能直接杀死病原体，却能治疗一些传染病和炎症疾病，这是因为针灸可以增强机体的免疫功能，提高白细胞的网状内皮系统的吞噬能力；而杀灭病菌，对机体实际上是一种良性的调节作用。机体功能被调节的结果，也能进一步提高抗病能力。有很多腧穴，如关元、气海、大椎、命门、肾俞、三阴交、足三里等本身就具有增强体质、防病保健的作用。

二、修复病变组织

针灸治疗有促进受伤病变组织修复和再生的作用。针灸临床观察表明：骨折患者施行针灸治疗，能够加速骨痂的形成；而施行针刺麻醉的患者，其伤口的愈合时间也比药物麻醉提前。

实验研究也表明，针灸可使部分失神经的胫前肌功能恢复。对后肢实验性运动障碍的家兔实施电针治疗，其核酸磷增高，而磷脂、酸溶性磷减少，提示神经组织的恢复和再生。

针灸还有一定的抗休克作用。在动物实验中，人为造成动物的休克状态（如用动脉放血方法造成失血性休克），针灸水沟穴可以使血压升高，死亡率降低，恢复正常血压所需输血量减少。

三、提高机体的免疫防卫能力

大量临床实践和科学研究表明：针灸治疗能够增强机体的免疫防卫功能，防御和抵抗各种致病因素的侵袭。这种作用正好与中医学"扶正祛邪"的治疗要求相吻合。

针灸对特异性或非特异性免疫功能均有促进作用，从而提高机体的抗病能力，减轻和缓解病理反应，促使疾病的好转和痊愈。表现为特异性或非特异性抗体及其效价升高，外周血中白细胞增多，吞噬能力增强，延缓炎症的发生和发展，控制炎性病灶血管通透性过分升高，抑制白细胞向病灶过多地游出和浸润，改善局部微血管和淋巴管的循环，促进炎性渗出物的吸收，控制病灶的坏死范围，促使肉芽组织形成，从而加速创口的愈合。

针灸对免疫的影响主要表现在白细胞的吞噬能力和抗体的形成方面。血清调理素是人体非特异性免疫因素之一，当针刺人体大椎、合谷、足三里等穴，可使血中调理素明显增加。观察表明：针刺后 2 ～ 3 小时，白细胞总数可增加 60%；而白细胞对金黄色葡萄球菌的吞噬能力可增高 20% 以上；肝网状内皮系统的吞噬能力也明显增强。

举例而言，针灸并不能直接杀死病原体，却能治疗一些传染病和炎症疾病。在动物实验中，先针灸一组动物的大椎等穴，另一组做对照。3天后分别向两组动物体内注射致热源，结果针灸组的发热率明显比对照组低，发热反应较对照组弱，发热时间也较对照组短。同时还观察到，在给动物造成人工创伤后，在尚未形成炎症之前针灸大椎穴，可以有效地预防炎症的形成；在炎症形成过程中针灸，可以减轻炎症的程度；在炎症形成后期针灸，则可加速炎症的消退，促使伤口提前修复、愈合。

在急性菌痢时，针灸可以解除结肠痉挛，缓解腹痛，同时使白细胞吞噬能力及抗体增加，有利于控制感染。

针刺治疗急性阑尾炎时，白细胞吞噬能力明显增高，血中糖皮质激素等也增高，说明针刺加强了机体生理性防御能力，从而抑制炎症的发展。在动物实验中，在狗的阑尾壁上注射链球菌或金黄色葡萄球菌，造成实验性阑尾炎，然后针刺曲池、上巨虚、阑尾穴，就能较快清除炎性病灶。在人体，随着阑尾炎病情的好转，不但体温迅速下降，而且原来在相应耳穴上的压痛点也消失了。

在针刺治疗急性阑尾炎患者后的电泳分析中，α、β 和 γ 球蛋白都有明显增高。α 和 β 球蛋白可提高白细胞的吞噬能力，而 γ 球蛋白则有利于抗体形成。所以，球蛋白的增加无疑代表着机体免疫能力的增强。

以伤寒疫苗注射家兔皮下作基础免疫，然后再穴位注射"足三里"，其浆细胞数目和血清效价均见明显增加（浆细胞是产生抗体的主要成分）。可见，针刺促进浆细胞的生成，有助于抗体的产生，对增强机体的免疫防卫功能有临床意义。

动物实验证明：针灸可以防止由于炎症引起的组织坏死，有抗炎症渗出的作用，而对炎症的屏障作用（在炎症病灶与正常组织之间形成一道防御"墙"）不但不削弱，反而加强。在人体的实验观察到针刺后组织中与防卫机制有密切关系的硫氢基含量增加。也有实验报告表明：用 E- 玫瑰花结和淋巴细胞转化试验做指标，电针能显著提高细胞免疫功能。这些工作初步阐明了针灸抗感染治疗的作用和机制。

有人将针灸抗炎作用应用于骨关节病，在外科无菌手术后或开放性骨折清创内固定手术后，不使用任何消炎药的情况下，针灸四肢相应腧穴，抗炎有效率高达 97%。这是因为针灸可以增强机体的免疫功能，提高白细胞的网状内皮系统的吞噬能力，杀灭病菌。

针灸能够增强机体免疫防卫功能的机制主要有三方面：一是直接作用于机体的免疫防卫系统，激发和增强综合的抗病能力；二是通过对脏腑、经络的总体调节，使机体各方面的功能处于最佳状态，从而调动一切积极因素，对抗病邪；三是降低机体对某些致病因素的反应性和易感性，减少或延缓疾病的发生和发展。

第二节　针灸治疗作用

在正常的生理情况下，机体处于经络疏通、气血畅达、脏腑协调、阴阳平衡的状态。而在病理情况下，则经络壅滞、气血不畅、脏腑失调、阴阳失衡。针灸治病就是通过针刺或艾灸腧穴，以疏通经络气血，调节脏腑阴阳，达到治疗疾病的目的。

一、疏通经络

疏通经络是针灸治病最主要、最直接的作用。中医学病理中"不通则痛"即指经络闭阻不通而引发的多种病证。经络闭阻不通，气血运行不畅，甚至气滞血瘀，从而引发肢体或脏腑组织的肿胀、疼痛。气血不能正常运行到相应肢体和脏腑组织，又会引起肢体的麻木、痿软、拘挛或者脏腑组织功能活动失去平衡。凡此，均应"以微针通其经脉，调其血气"（《灵枢·九针十二原》）。

以针灸之法疏通经络，《黄帝内经》称之为"解结"。如《灵枢·刺节真邪》载："用针者，必先察其经络之实虚，……一经上实下虚而不通者，此必有横络盛加于大经，令之不通，视而泻之，此所谓解结也。"解结，就是疏通经脉，使脉道通利，气血流畅，从而实现对脏腑、经络、气血的良性调节作用。《灵枢·九针十二原》载："通其经脉，调其血气。"《素问·至真要大论》载："疏其血气，令其调达。"说明了通经络、理血脉，旨在畅达的道理。

由于引起经脉不通的因素是多方面的，故《黄帝内经》针对不同原因，提出了不同的方法疏通经络，即"针所不为，灸之所宜"（《灵枢·官能》）。唐代孙思邈《备急千金要方·明堂仰侧》载："凡病皆由血气壅滞不得宣通，针以开导之，灸以温暖之。"可见，同样是经络闭阻不通，因实热引起者宜用针刺，由虚寒而致者宜行灸疗。对于感受风寒湿邪引起的受患经脉部位酸楚冷痛、痉挛掣痛或跌仆损伤而致的肢体红肿疼痛，针刺可起到祛风除湿、活血化瘀、疏经通络而止痛的作用。对于气血不行、经脉失养引起的肢体麻木不仁、痿软无力、瘫痪失用，灸疗可以起到益气养血、温经通络、强筋壮骨而补虚的作用。

疏通经络就是调理经气。由于种种原因引起的经络不通、气血失调，致使经络气血偏盛偏衰，经络阻滞，气血逆乱，进而导致种种病变。治疗应疏通经络，调理气血。针灸治病就是采用针法或灸术作用于经络、腧穴，通过经气的作用，疏通经络，调理气血，从而消除致病因素，治愈疾病。经络气血虚弱、脏腑功能减退者，属虚证，治宜补虚疏经；经络气血偏盛、脏腑功能亢进者，属实证，治宜活血通络；经络气血逆乱者，或因气血偏盛偏衰，或由于脏腑功能失调，均可据其虚实而调之。

针灸具有良好的镇痛作用。中医学认为，大凡疼痛，多由经络闭阻不通、气血瘀滞不行而引起，针灸治疗就是通过刺激经络、腧穴，使经络通畅、气血调和，变"不通则痛"为"通则不痛"。正因为如此，《灵枢·经脉》载："经脉者，所以能决死生，处百病，调虚实，不可不通。"

对于一些针感较差、得气较慢、经气不至或经气虽至但未到达病所者，欲达疏通经络之目的，除了增加刺激量之外，还可以施行循经按压、循经透穴、循经施灸以及青龙摆尾、白虎摇头、苍龟探穴、赤凤迎源等手法以通经接气。如明代徐凤《针灸大全·金针赋》所云："动而进之，催针之法，循而摄之，行气之法……倒针朝病，进退往来，飞经走气，尽在其中。""按之在前，使气在后，按之在后，使气在前，运气走至疼痛之所。""若关节阻涩，气不过者，以龙、虎、龟、凤通经接气……驱运气血，顷刻周流，上下通接，可使寒者暖而热者凉，痛者止而胀者消。"赋中所谓"催针""行气""飞经走气""通经接气"，目的都在于控制针感方向，调节针感的强度和针感传导的速度，促使气至病所，更好地发挥针刺疏通经络的作用。

二、扶正祛邪

扶正祛邪是针灸治病的根本法则和手段。《黄帝内经》载："正气存内，邪不可干。邪之所凑，其气必虚。"疾病的发生、发展及其转归过程，就是正气与邪气相互斗争的过程。疾病的发生是正气处于相对劣势，邪气处于相对优势。既病之后，机体仍会不断产生抗病能力，继续与病邪抗争。若正能胜邪，则邪退病愈；若正不敌邪，则病趋恶化。

针灸治病，不外乎扶正与祛邪两个方面。扶正就是扶助正气，补益脏腑气血，增强抗病能力，正气得复就有利于抗邪；祛邪就是祛除病邪，减轻疾病症状，消除致病因素，病邪得除又减轻对正气的损伤。针灸治病的过程，就是不断发挥扶正祛邪的作用。凡邪盛正气未衰者（新病），治宜祛邪为主，邪去正自安；正虚邪不盛者（久病），治宜扶正为主，正复邪自除。若正已虚而邪未衰，单纯扶正则难免助邪，一味祛邪又更伤正气，故治宜攻补兼施。若以正虚为主者，扶正为上，兼以祛邪，或先补后攻；若以邪实为主者，祛邪为上，兼以扶正，或先攻后补。

针灸扶正祛邪作用的实现，除了与补泻手法有关外，还与部分腧穴偏补偏泻的性能有关。偏补的腧穴如气海、关元、命门、肾俞、膏肓，多在扶正时用之；偏泻的腧穴如曲泽、委中、水沟、十宣、十二井，多在祛邪时用之。部分腧穴则具有双向调节作用，如中脘、内关、三阴交、合谷、太冲、足三里，临床既可用于扶正，又可用于祛邪。

根据针灸临床实践体验，针刺补法和艾灸，其兴奋作用大于抑制作用，偏于扶正，适用于慢性久病或虚寒证。例如气血虚弱之崩漏，即可取气海、足三里、脾俞等穴，行针刺补法，并加灸隐白、关元、三阴交穴。针刺泻法和刺血，其抑制作用大于兴奋作用，偏于祛邪，适用于新病、急症和实热证。例如外感温热之邪，高热神昏者，即可取大椎、合谷、曲池、水沟等穴，行针刺泻法，同时在耳尖或耳垂、十宣或十二井穴点刺出血。在特定穴中，背俞穴偏于扶正，适用于慢性虚弱性久病；郄穴、募穴、下合穴偏于祛邪，适用于急性发作性痛证；原穴则具扶正祛邪双重性能，急、慢、虚、实证均可选用。

三、调和阴阳

调和阴阳是针灸治病的最终目的。疾病的发生，从根本上说是阴阳的相对平衡遭到了破坏，即阴阳的偏盛偏衰代替了正常的阴阳消长。

既然阴阳失调是疾病发生、发展的根本原因，因此，调理阴阳，使失调的阴阳向着协调方面转化、恢复阴阳的相对平衡，则是中医治病的基本原则。

《灵枢·根结》载："用针之要，在于知调阴与阳。"《素问·至真要大论》也载："调气之方，必别阴阳。""谨察阴阳所在而调之，以平为期。"在阴阳一方偏盛、另一方尚未虚损的情况下，应泻其有余，清泻阳热或温散阴寒，以防阳热太盛而耗伤阴液或阴寒太盛而耗损阳气。而当一方偏盛、另一方也见虚损的情况下，在泻其有余时，当兼顾一方之不足，配合扶正或益其不足。在阴阳偏衰的情况下，应补其不足。阴虚不能制阳，常出现阴虚阳亢之虚热证，治宜滋阴潜阳，即"壮水之主，以制阳光"。阳虚不能制阴，常呈现阳虚阴盛之阴寒证，治宜补阳消阴，即"益火之源，以消阴翳"。阴阳俱虚则滋阴补阳同施。

《素问·阴阳应象大论》中的"阳病治阴，阴病治阳"法则，是说阴虚导致阳亢者，应补阴以制阳；阳虚而导致阴寒者，应补阳以制阴。例如，阴虚阳亢的高血压病，表现为头痛、眩晕、面红、耳鸣、心烦、失眠、健忘、腰酸、舌红少苔、脉细数等本虚标实证，根据养阴清热的治法，可针太溪、复溜、照海、关元、太冲等穴滋阴潜阳；而亡阳出现的肢体逆冷，应灸任脉之气海、关元等穴以阴中求阳。

总之，调和阴阳的基本原则是泻其有余，补其不足，使阴阳之偏盛偏衰得以纠正，使之在新的基础上达到阴阳平衡。此外，由于阴阳之间可互相化生，相互影响，故治阴应顾及阳，治阳应顾及阴，所以又有"从阴引阳，从阳引阴"等方法。这些方法的核心仍是调和阴阳。

根据脏腑的阴阳属性和胸背阴阳的划分，脏病取腰背（阳部）之背俞穴（如咳嗽、哮喘取肺俞，遗精、阳痿取肾俞），腑病取胸腹（阴部）之腹募穴（如胃痛、腹泻取中脘，遗尿、癃闭取中极）。结合脏腑经脉的阴阳表里关系，阴经经脉病证取相表里的阳经腧穴治疗（如肺病取合谷、肝病取阳陵泉），阳经经脉病证取相表里的阴经腧穴治疗（如胆病取太冲、胃病取公孙），也均属于阴病治阳、阳病治阴的范畴。

针灸调和阴阳的作用，与针刺补泻手法密切相关。《灵枢·终始》载："阴盛阳虚，先补其阳，后泻其阴而和之；阴虚而阳盛，先补其阴，后泻其阳而和之。"例如，阴盛阳虚可见癫证、嗜睡，阳盛阴虚可见狂证、失眠，针灸临床中可取阴跷脉气所发穴照海和阳跷脉气所发穴申脉治疗。属阴盛阳虚的癫证、嗜睡宜补申脉，泻照海（补阳泻阴）；属阳盛阴虚的狂证、失眠应补照海，泻申脉（补阴泻阳）。

综上所述，针灸调节经络气血，调节脏腑阴阳，实质上就是对机体的一种良性调节作用。其治疗

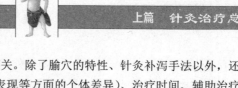

作用的实现，与多种主观、客观因素密切相关。除了腧穴的特性、针灸补泻手法以外，还与机体状态（包括禀赋、年龄、性别、心理素质、病变表现等方面的个体差异）、治疗时间、辅助治疗措施等密切相关，其中尤以机体状态最为重要。机体在不同的病理状态下，针灸可以产生不同的调治作用。如当机体处于虚寒、脱证状态时，针灸可以起到补虚散寒、回阳固脱的作用；当机体处于实热、闭证状态时，针刺可起到清热泻实、开窍启闭的作用。凡此种种，均足以说明机体状态这个内在因素在针灸治疗过程中的重要作用。

第三节　实现针灸疗效的途径

提高机体的免疫力、整体调节是针灸对机体的两个基本作用，与中医学认为针灸作用在于"调气""治神"的认识十分相似。正如《灵枢·官能》所载："是故工之用针也……明于调气"，"用针之要，无忘其神"，旨在言明针灸治疗作用的产生是针灸"调气""治神"等多种功能协同作用的结果。那么，针灸的这些作用又是通过什么途径如何实现的呢？对此，中医学认为是经络途径，现代医学认为是神经－体液－内分泌途径。

一、经络途径

中医学认为经络具有将气血运送到全身各部、沟通内外、联系上下的作用，将人组合成一个有机的整体。脏腑之间、体表之间、脏腑与体表之间的密切联系，都是靠经络来实现的。针灸治病就是通过刺激经络、腧穴，对局部、远端乃至全身产生治疗作用。

针灸疗法产生以后，人们经过长期不断地有病求治、治愈求理，然后又依理治病，在临床实践中发现有些疾病会沿一定路线出现寒凉、灼热、抽搐、皮疹、脱毛或红肿、疼痛等现象，还有刺灸得气后的各种综合感觉的传导，这些就是现代所称的"经络现象"。经络的形成就是以医疗实践中观察和体验到的各种"经络现象"为基础的。现今大量的针灸临床和科研实践证明："经络现象"在针灸刺激过程中最容易出现，古今对"经络现象"的观察都离不开针灸的临床实践。古人在治病时，通过对体表的按摩、针灸等刺激，常常会体验到某种感觉的传导，有时甚至会遇到某些"经络现象"，也已被现今大量临床医疗、科学实践所证实。

因体表有病可以传入到脏腑，脏腑有病可以反映到体表，加之各种"经络现象"的出现，这给予古人一定的启示，会想到其中一定有着某种联络途径，也必然试图通过人体解剖寻找其物质基础。《灵枢·经水》所载："若夫八尺之士，皮肉在此，外可度量切循而得之，其死可解剖而视之。"用以印证人体存在着一种内联脏腑、外络肢节的组织结构。《素问·经论》还具体指出经络有青、赤、黄、白、黑五种颜色。《灵枢·脉度》篇还记录了十二经脉和奇经八脉的长度。

十二经脉是经络系统的主体，通过内属脏腑、外络肢节的途径，成为人体主要的联系系统。在整个经络系统对机体的作用中，占有最主要的地位。在生理方面，十二经脉通过属、络、贯、注的方式沟通内外，联系上下；运行气血，营养周身；参与气化，维持生命；抗御外邪，护卫机体；调节平衡，适应自然。在病理方面有传导病邪、反映病候的作用。在诊断方面有助于明确疾病的部位和性质，为治疗提供临床依据。在治疗方面可以引药归经、传递药性，接受针灸刺激，调节疾病的虚实，恢复脏腑功能，促进阴阳平衡。

时至今日，现代科学研究虽然尚未阐明经络的实质，但已经证明"经络现象"是客观存在的，其中的"循经感传"现象是经络与肢体联系的一种普遍形式。当针灸刺激作用于腧穴而引起针感循经传导，到达相关脏腑、组织和器官时，常常会引起这些脏腑、组织和器官的一些活动变化，有的甚至还能感受到表里脏腑的变化。这些变化表现在健康人和患者身上是完全不同的，例如，当感传沿着心（包）经或肺经传到胸部时，健康者可能会出现即时性胸部紧迫、满闷、心悸、呼吸困难；而有心肺疾病的人则感到胸部开阔、呼吸舒畅、脉律正常、肺通气量增加；有时尚能体验到相表里的肠道活动变异，如腹部发热、肠鸣音亢进、腹痛、腹泻等。当感传沿着脾、胃经传到腹部时，健康者可能会出现短暂的恶心、呃逆、胃脘部胀痛、肠鸣音亢进或明显饥饿感；而患有胃肠道病变者却会感到胃脘部舒适。针刺麻醉手术中，感传到达手术部位时，手术创痛也会立即减轻。

循经感传对头面、五官的影响也是如此。例如，当感传沿手阳明经上达面颊、回绕口唇、终于鼻旁时，健康者会出现面肌痉挛、下齿酸楚、鼻酸异常、嘴唇麻木。而这种感传在牙痛患者身上则可使牙痛顿消；鼻塞患者也会鼻通如常。感传到达眼区时，正常人会觉得眼胀目眩、视物不清，外观还可见瞳孔散大、结膜充血；而眼病患者可顿觉眼睛明亮、视觉清晰。感传到达耳区时，正常人会出现耳鸣或一过性耳聋；而听力减退者反可使听力提高。感传到达咽喉、舌部时，正常人会感到咽干舌燥，甚至言语困难；而咽喉、舌体病变者常可因此而获痊愈。

这一点，还可以从经络敏感者身上能够得到证实。据报道，足少阴经感传显著者，当感传到达肾区时，即感到肾区酸痛难忍，类似肾绞痛发作。当感传到达膀胱和前阴时，尿意竟顷刻而至。

足太阴经"连舌本，散舌下"，故足太阴经感传显著者还会出现奇特的味觉现象。另据报道，有1例足太阳经感传显著者，感传到达枕外粗隆（足太阳经脉络脑处）时，即出现头晕目眩，意识不清。

以上活动变化，对于健康人来说，感传一过或刺激停止，各种感觉和反应便很快消失，不会产生任何不良后果；而对于患有各种疾病的人来说，这些活动变化则在一定程度上能起到治疗作用，使症状减轻或消失，是"气至病所""气至而有效"的体现。笔者曾经观察1例足厥阴肝经感传显著者，在刺激太冲穴感传经过胁下时，肝区胀痛不适；感传到达眼区时，双目发胀，视物昏花。而当刺激停止、感传一过，以上不适感也很快消失。严氏报道1例足阳明经感传显著者，当感传到达胃脘部时，病变状态下的胃扭转复位。

以上事实充分说明：经络的联系是针灸治疗作用的一条重要途径。此外，循经感觉异常（寒热、疼痛、麻木、抽搐等）、循经皮肤病和各种可见的循经反应带的屡屡发现，也从不同侧面为经络联系途径的客观存在提供了重要的依据。

二、神经－体液－内分泌途径

现代医学认为针灸治病的临床疗效是通过针灸对机体的许多综合作用而实现的，神经－体液－内分泌系统直接或间接参与了这个调节过程，是针灸治疗作用实现途径的第一物质基础。例如，在观察针灸对网状内皮系统影响的实验中发现，交感神经与网状内皮细胞吞噬能力的提高有密切关系，迷走神经则有抑制网状内皮细胞吞噬功能的作用。

一般认为，针灸对各系统功能的调整作用都是通过神经反射途径实现的，都必须借助穴位感受器将针灸刺激信息由传入神经递送至中枢，所不同的是不同的调整效应将由不同水平的中枢参与形成。

机体在接受针灸刺激以后，神经系统究竟产生了什么样的活动过程，以致最终达到功能调整的效果，这是一个更加深入而细致的问题，与此有关的研究相对较少。研究表明：针灸在调节自主神经系统的功能、使中枢神经系统及其高级部位的兴奋与抑制过程的恢复协调中，具有重要的作用。这提示了针灸有调整作用，能促使中枢神经系统动员机体抵抗疾病的生理性代偿和防御措施，从而消除病理过程的一种可能机制。但这种认识还相当粗浅，不够完善，有待于进一步研究，加以补充和修正。

为了探求针灸抗炎效应实现的途径，有人用松节油造成家兔耳郭炎症，然后针刺合谷等穴，能够明显抑制发炎耳郭的肿胀程度和范围，对照组的炎症却广泛扩散。当切断支配耳郭的交感神经后，抗炎作用即消失了。这提示针灸抗炎作用可能是通过交感神经－肾上腺素儿茶酚胺系统实现的，是针灸对神经系统、血液循环、细胞免疫、内分泌腺系统影响的综合结果。针灸不是直接针对炎症的原因，而是针灸穴位之后提高了机体免疫防卫能力，从而抑制炎症的发展。通过提高血液中一些抗体的效价；激发白细胞和网状内皮细胞对炎性病菌的吞噬作用；降低炎性病灶内血管和淋巴管的通透性，减少炎性渗出，减轻组织坏死，促使炎症渗出物的吸收和肉芽组织形成。

针灸对体液免疫影响的研究表明：针灸可增加抗体效价，而电针神经干时也可产生同样效果。在这个过程中，下丘脑－垂体系统和大脑皮质也参与活动。因而认为针灸对机体的影响同神经－体液调节有关，神经或神经－体液机制的任何一个环节出了问题，都会影响到针灸作用的发挥。

又如对于地方性甲状腺肿患者，针灸疗法可使肿大的甲状腺体缩小。一般认为，这种病由缺碘引起，治疗就是给患者补充碘化物。但针灸本身并不能补充碘化物，用放射性同位素碘研究证明，针灸后血浆的碘含量以及甲状腺的吸碘能力提高了，而尿中的碘含量下降了，说明针灸的疗效主要通过提高机体和甲状腺对碘的吸收利用能力实现的。

当然，神经或神经－体液系统的途径还并不能解释所有针灸治疗作用的机制。因而提示可能还有神经和神经－体液以外的因素参与针灸的作用，这可能就是在神经系统之外经络系统的作用了。

俄国生理学家乌赫托姆斯基的"优势法则"认为人的大脑皮质在同一时间内只能有一个兴奋灶，在针灸治疗疾病的过程中，针灸刺激在大脑皮质产生的新的兴奋灶起到了抑制病理兴奋灶的作用（犹如中药本来味苦，在加入适量的糖之后就不苦了）。

现代控制论理论认为生命体是多水平、多层次、多环节的高级自动控制系统，针灸通过对各系统和各脏腑功能的多方面、多途径的调整性影响，对机体产生整体性影响，发挥整体性作用。针灸治疗是一种信息传递活动，针灸刺激是信息源，腧穴是接收器，经络为信息传送通路，得气和气至病所表示信息传送成功（即被接收）。腧穴在接受刺激后，经过神经的传递，反射到大脑皮质，产生调节措施，信号又到达各相应组织器官，从而产生调节作用。针灸的调整作用，决定了它对集体的影响是非特异性的，这一点构成了针灸疗法与其他多种治疗方法的根本差异。作为一个自动调节控制系统，这种调整作用是机体所固有的功能。针灸的作用，只是对这一固有功能的促进而已。这是一种生理范围的促进，因而也是有限的。这一作用的影响因素，主要取决于机体当时的功能状态，不同功能状态下的机体，表现为不同的效应。在一般情况下，这种影响性质是属于良性的，正是治疗所需要的。因此，具有十分重要的临床意义。

第四节　影响针灸疗效的因素

针灸作用于机体后，为什么有的发挥兴奋效应，有的发挥抑制效应呢？一系列临床及实验研究工作表明：当机体处于特定的功能状态时，通过选用恰当的腧穴，并采取适当的刺激方式，给予一定的刺激量，即可产生特定的针灸效应。所以，目前已倾向性地认为针灸效应主要是受机体状态、腧穴的相对特异性、针灸刺激方式及刺激量三大因素的影响。内因在于认识，外因在于掌握。正是这三大因素，才使得针灸能够按照人们的不同需要而达到不同的预期目的。构成这些因素的内在条件很多，涉及方方面面的问题。最重要的是生物变异性，尤其是具有双重性质（自然性和社会性）的人，其个体（机体状态）变异最大，其次才是腧穴的相对特异性和针灸刺激方式及刺激量。

一、机体状态

机体状态作为影响针灸治疗作用的因素，是最重要的内在因素，起决定性作用。接受针灸刺激后，

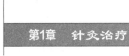

产生何种效应，都与这个内因息息相关。

机体状态包括患者的禀赋、年龄、性别、生理、病理乃至心理等方面的个体差异。其中，在心理因素方面，涉及患者对医生的信任度、对针灸疗法的认识、接受治疗时的心情、针灸前或针灸过程中精神紧张情况、耐针（或耐痛）程度、自我暗示或受他人暗示影响等情况。

患者的心理状态与痛感、得气和疗效的关系十分密切，一个对治愈疾病充满信心、能与医生密切配合的人，其治疗效果必然优于一个对治愈疾病悲观失望、不愿配合治疗的人。心理状态好、精神不紧张者，能愉快接受治疗，耐针，耐痛，容易得气并出现循经感传，治疗效果就好；而心理状态不好、精神紧张者则治疗效果差；而暗示改变患者的心理活动，则能明显提高治疗效果。

针灸对机体的影响虽然是多方面的，但总的来说是一种良性双向调整作用。其影响主要决定于针灸时的功能状态。正因为如此，临床才要求首先对患者进行认真仔细的四诊分析，明辨机体及病变脏腑、经脉的寒热虚实，而后予以针对性的治疗。

针灸临床实践及实验证明：机体处于正常状态时，给予针灸一般都不出现明显反应，只有在病理状态下，才出现调整作用。当机体处于亢进（兴奋）的状态时，针灸可使之降低（抑制）；当机体处于低下（抑制）状态时，针灸又可使之增高（兴奋）。总之，当机体阴阳处于不平衡状态时，针灸可使之趋于相对平衡。例如，针刺太阳穴，头痛患者能减轻疼痛，使头脑清醒；而眼病患者可令眼睛明亮，视物清晰。部分腧穴的双向调节作用，如内关和中脘既能止吐又能催吐；合谷和复溜既能发汗又能止汗；中极和关元既治遗尿又治癃闭；天枢和足三里既能止泻又治便秘……有的腧穴存在着相对特异性，如素髎升高血压，至阴纠正胎位，少泽治乳少，四缝治疳证等，但这些都离不开机体自身的内在因素。

机体在不同的病理状态下，针灸可以产生不同的调节作用，即补泻效果。在机体功能偏离正常状态的情况下，针灸有促进机体功能恢复正常的功效。如当机体处于虚寒、脱证状态时，针灸气海、关元、百会、足三里等能起到回阳固脱的作用，为补法；当机体处于实热、闭证状态时，针刺百会、合谷、太冲、足三里又可以起到泻热启闭的作用，为泻法。又如胃肠痉挛时，针灸中脘、内关、足三里等能够消除痉挛，缓解疼痛，为泻法；胃肠弛缓时，针灸中脘、足三里等又可使胃肠蠕动增强，为补法。心率慢时，针灸内关、太渊、心俞能使其加快，为补法；心率快时，针灸又可使其减慢，为泻法。

由此可见，针灸时机体的状态，是产生针灸补泻效果最主要的、决定性的内在因素。内因是事物发展变化的根据，这是一个由量变（针灸）到质变（疗效）的过程。当然，针灸对机体的这种调节作用，也与机体正气的盛衰有着密切的关系。如机体的正气旺盛，经气则易于激发，针灸的调节功能就显著；反之，如机体的正气不足，经气不易激发，则针灸的调节功能就差。

针灸不但对功能的改变，而且对组织器官的代谢过程，和某些器质性改变，也都有一定的调整作用。这种调整作用，既可表现于局部，也可影响到全身各系统。

二、穴位的相对特异性

刺灸不同的腧穴，对机体产生的影响是不同的。许多腧穴对人体的作用具有偏补或偏泻的相对特异性，即有的腧穴具有扶正补虚的功能，促进人体功能由低下趋于旺盛；有的腧穴具有祛邪泻实的作用，使人体亢进的技能恢复正常。例如，气海、关元、命门、肾俞、三阴交、足三里等穴均有强壮的作用，多用于补虚；而水沟、十宣、合谷、太冲、曲泽、委中等穴均有宣散作用，多用于泻实。这是影响针灸补泻的"媒介"因素。这些作用也是建立在机体状态基础上的，特别对于部分具有双向调节作用的腧穴来说更是如此。

所谓"相对特异性"，就是说这种特异性不是绝对的，而只是相对的。人体有许多穴位具有比较明显的主治某些疾病的作用，存在着相对的特异性。如针灸"照海"，可促进在水负荷后的肾泌尿作用，但针灸"肾俞"时，则出现抑制作用。又如针刺水沟、素髎、涌泉等穴，经大量临床实验证明，有较明显的升压作用，而针刺其他腧穴，则升压作用较弱或不明显。

再如针灸治疗头痛，也能充分体现出腧穴治疗作用的相对特异性。刺激百会、印堂、太阳、天柱、头维、阳白、风池等穴均有止痛效果，但各自所产生的效果却有所不同，百会对巅顶痛疗效较好；印堂对前额痛疗效较好；太阳对偏头痛疗效较好；天柱对后头痛疗效较好；偏正头痛取头维、阳白疗效较好；全头痛百会、风池诸穴合用疗效最好。

另外，穴与非穴、此穴与彼穴以及腧穴之间的协同和拮抗作用，也体现出腧穴在针灸治疗中的特异性。例如，临床用针刺治疗急性菌痢，取穴以天枢、气海、上巨虚等穴为主，治愈率达90%以上，而对照组选用5个非经穴点针刺治疗观察，结果大都失败而转组治疗。说明穴位的选择和组合，也是决定腧穴治疗作用的因素。

三、针灸刺激方式和刺激量

针灸治病有针法和灸法的不同，二者在对机体产生的治疗作用上也存在一定的区别。《灵枢·官能》载："针所不为，灸之所宜。"说明古人很早就认识到针刺与艾灸的性质及对机体所产生的作用有所不同。正因为如此，临床上对不同疾病的治疗总是要首先考虑刺灸方法的选择。

针刺与艾灸相比，针刺的抑制作用大于兴奋作用，偏于清泻，用于新病、急症、实热证疗效较好，收效较艾灸快；艾灸的兴奋作用大于抑制作用，偏于温补，用于慢性久病和虚寒证尤宜，收效虽不像针刺治疗实热证那样迅速，但疗效却较为持久。《针灸大成·附辩》中以此为据，认为针刺只有泻的作用而没有补的作用，也属片面。

不同的针刺工具和灸法对机体所产生的作用也不相同。《素问·针解》载："九针之名，各不同形，针穷其所当补泻也。"一般而言，毫针、皮肤针、皮内针偏补，电针、火针、三棱针偏泻；国外还有金针偏补且作用持久、银针偏泻且作用比金针短暂之说；当施行温针灸时，银针的温度明显高于不锈钢针，其温热刺激强而持久；电针治疗有电流的作用参与；头针治疗涉及大脑皮质的功能；耳针与全息效应有关；穴位注射还有药物的作用参与其中。在灸法中，温和灸、隔物灸的火力柔和，偏补；直接灸特别是瘢痕灸火力强盛，偏泻。

如何理解刺灸操作的补泻作用？针灸界众说纷纭。目前相对比较统一的认识是倾向于刺激的强度，即轻刺激偏补，产生兴奋性效应；重刺激偏泻，引起抑制性效应。实验研究表明：对同一状态下的机体给予任何刺激，其刺激强度都是十分重要的参数。刺激强度的不同，所产生的机体反应也不同。一般而言，轻刺激量多产生兴奋性（补法）效应；重刺激多引起抑制性（泻法）效应。

各种各样的针灸方法尽管形式不同，操作各异，但其中都存在刺激量的问题，因为不同刺激量能引起机体的不同反应。刺激量是一定刺激强度作用于机体的积累值，比刺激强度具有更全面的内涵。因此，在机体功能出现不同变化时就需要采用与机体功能变化相适应的刺激量，才能有效地调整其功能，促使其恢复正常。例如，用弱电流刺激家兔中脘等穴，可兴奋胃运动；而改用强电流刺激，则使胃运动呈抑制状态。又如当家兔直肠运动处于相对低落时，用一进三退（泻法）与三进一退（补法）两种不同手法，分别针刺上巨虚穴，结果获得两种截然相反的效应，即前者抑制，后者兴奋。有人曾对坐骨神经痛患者针刺环跳、阳陵泉等穴时，采用轻重两种不同刺激方法，以血管容积描记器进行观察，轻刺激时，血管多呈扩张反应，重刺激时，则呈收缩反应。说明掌握适当的针灸的刺激量，也是发挥针灸治疗作用的重要环节。

四、其他因素

除了上述三个方面以外，影响针灸治疗作用的因素还与针刺的深浅、针（灸）感的有无、刺灸的时间和次数、甚至施术的环境等有关。这些因素不但会影响刺灸的效应，还会影响刺灸作用的性质。

就施术环境来说，环境对生物体无时无刻都在产生影响，特别是人体，不仅要受到自然环境的影响，还要受到社会环境的影响。所谓环境，从来就不是单一的概念，而是许多复合因素随机构成的。除了一般环境因素如空气、光线、温度、湿度、电磁、音响、房屋装饰的格调和颜色、清洁卫生、气味、海拔高度等，还应包括医疗设备条件、医生在患者心目中的地位和声望、医护人员的言行举止和表情、治疗室的气氛等特殊环境因素。在舒适安逸的环境中进行治疗，效果会相应提高；而在恶劣的环境下进行治疗，极易受到各方面的干扰，影响治疗效果。施术环境对针灸效应的影响，属于附加的外界因素，与针灸刺激条件不同。针灸刺激条件是直接对针灸效应产生影响，而环境因素只是间接对针灸效应产生影响。即便如此，但也不可低估施术环境的作用。创造比较理想的施术环境，进一步提高针灸疗效，是每一个针灸临床工作者应该注意的。

探索针灸治病机制，不仅在于解决针灸治病的道理，而在于用这个道理去进一步提高针灸治病的效果，扩大针灸治病的范围，甚至使得在整个医学上有所发现，有所前进，才是研究针灸治病机制的根本目的。

近几十年来，针灸疗法被广泛应用到内科、外科的抗炎领域，取得了不少新的进展。针灸治疗癌症和艾滋病也取得了一些可喜的苗头，为人类征服"不治之症"开辟了新路。

癌症，一向被人们看成是"不治之症"。不少人提起癌症，往往是谈虎色变。在攻克癌症方面，针灸的疗效不容置疑，其治疗作用不可小觑。我国关于针灸治疗食管癌的临床实践证明，针刺天突、扶突、合谷、膻中等穴，可以扩大食管直径，增强蠕动，改善吞咽，加速排空，缓解和减轻癌症症状。

日本学者也作过一些艾灸抗癌作用的实验研究：在实验组小白鼠背部施灸 20 壮，灸后 3 小时接种 100 万个癌细胞。到第 5 周，艾氏腹水接种组的抑制率为 50%，睾丸肿瘤接种组的抑制率达 60%，对照组均未见抑制。另外，将施灸部位的皮肤组织用生理盐水提取，于癌细胞接种后 24 小时腹腔注射 0.5ml，连续注射 10 天，观察 40 天。结果：艾氏腹水接种组的抑制率为 60%，睾丸肿瘤接种组的抑制率达 70%，对照组均未见抑制。可见，艾灸的温热刺激能够有效地抑制癌细胞的增殖。如果在癌肿局部皮肤上直接施灸，形成灸疮者肿瘤坏死程度明显；而未形成灸疮者肿瘤坏死程度不明显。具体表现在施灸处皮肤下方坏死层扩大，10mm×10mm 以内的肿块消失，大的肿瘤中央施灸处出现环状凹陷，白细胞尤其是淋巴细胞增高。其抑制肿瘤增殖作用的机制可能与艾灸的温热刺激产生的异性蛋白体作用以及细胞免疫、液体免疫和自主神经的作用有关。

第五节　针灸治疗范围

几千年的医疗实践表明，针灸可以治疗 300 多种病证，对 100 多种病证疗效较好。联合国世界卫生组织主办的刊物《世界卫生》1979 年第 12 期向世界范围首批公布推广的针灸疗效较好的病证也有 43 种，1996 年又增加了 64 种。目前，在国内外还盛行用针灸减肥、美容、戒烟、戒酒、戒毒以及治疗艾滋病。

那么，究竟哪些病证比较适合于针灸治疗呢？

1. 急性病证　高热，中暑，抽搐，子痫，急惊风，昏厥，虚脱，中风，产后血晕，心绞痛，胃肠痉挛，胆绞痛，泌尿系绞痛等。

2. 呼吸系统疾病　伤风，流行性感冒，急、慢性支气管炎，百日咳，支气管哮喘，肺炎、肺结核等。

3. **循环系统疾病** 阵发性心动过速，心动过缓，冠心病，高血压，低血压，贫血，白细胞减少症等。

4. **消化系统疾病** 各种急、慢性胃痛，胃炎，胃下垂，呕吐（包括孕吐），呃逆，腹痛，腹泻，肠炎，便秘，细菌性痢疾，黄疸型肝炎，胆囊炎，胆结石，小儿消化不良等。

5. **神经系统疾病** 头痛，偏头痛，面神经麻痹，面神经痉挛，三叉神经痛，肋间神经痛，各种神经症（包括失眠），癫痫，抑郁症（焦虑症、躁郁症）、坐骨神经痛，中风后遗症，末梢神经炎，小儿脑瘫、截瘫等。

6. **泌尿系统疾病** 遗尿，小便失禁，小便不利，癃闭（包括外伤、手术和产后），泌尿系感染，泌尿系结石，前列腺炎，前列腺增生等。

7. **生殖系统疾病** 男子疝气，睾丸炎，遗精，早泄，阳痿，男性不育等；女性生殖系统疾病详见"妇科病证"中。

8. **内分泌系统疾病** 糖尿病，单纯性肥胖症，甲状腺功能亢进症或减退症，围绝经期综合征等。

9. **妇科病证** 经前期紧张综合征，月经不调，痛经，闭经，功能性子宫出血，带下病，盆腔炎，阴痒，妊娠呕吐，胎位不正，滞产，胞衣不下，恶露不下，恶露不绝，产后腹痛，产后乳少，子宫脱垂，不孕症等。

10. **外科病证** 疔疮，腮腺炎，乳腺炎，乳腺增生，丹毒，疝气，痔疮，脱肛等。

11. **骨伤科病证** 各种骨关节病，扭伤，颞下颌关节功能紊乱综合征，落枕，颈椎病，肩关节周围炎，肱骨外上髁炎，腱鞘炎，腱鞘囊肿，腰痛，急性腰扭伤，慢性腰肌劳损，坐骨神经痛，股外侧皮神经炎，退行性膝关节炎，足跟痛，痛风等。

12. **皮肤病证** 神经性皮炎，皮肤瘙痒，荨麻疹，湿疹，痤疮，扁平疣，带状疱疹，斑秃等。

13. **五官病证** 多泪症，结膜炎（红眼病），睑腺炎（麦粒肿），眼睑下垂，眼睑瞤动，近视，斜视，夜盲症，色盲症，青光眼，暴盲，白内障，中心性视网膜炎，视神经萎缩，视网膜色素变性，中耳炎，耳鸣、耳聋，鼻炎，鼻窦炎，鼻出血，口腔炎，牙痛，齿龈炎，拔牙后疼痛，咽喉肿痛，慢性咽喉炎等。

14. **其他病证** 戒断综合征，慢性疲劳综合征，竞技紧张综合征，美容，延缓衰老，抗肿瘤等。

第2章

针灸治疗原则

针灸治疗原则（简称"治则"）是建立在中医学整体观念和辨证论治基础之上，对针灸立法、选穴、处方和针灸方法的选择都有着十分重要的指导意义。治则与治法不同，治则是制定治法的准则，治法则是治则的具体化。各种治法都从属一定的治则，比如：扶正祛邪是治病的总则，在这一总则之下的补中益气、益气养血、养心安神、滋养肝肾等治法，便是扶正治则的具体治法。而发汗解表、通调腑气、活血化瘀、清热解毒等治法，则是祛邪治则的具体治法。

《灵枢·官能》载："用针之服，必有法则。"针灸治疗原则是根据八纲的理论，结合疾病的病位、病性，确定的治疗大法，即用针法，还是用灸法，或是针灸并用；用补法，还是用泻法，或是补泻兼施。

针刺和艾灸虽然同属于外治法，但是两种不同形式的施治方法。不同的施治方法，对机体产生的作用和效果也就不尽相同。例如，天枢穴用针刺的方法可以起到活血化瘀的作用，适用于胃肠瘀血、痛经、闭经；用艾灸的方法则能够发挥益气止血的作用，适用于胃肠出血、月经过多、崩漏。再如关元、肾俞、带脉、三阴交四穴，针刺有清下焦、利湿热的功能，治疗赤带；艾灸有温下焦、祛寒湿的作用，治疗白带。

补泻手法的不同，治疗效果也不相同。如补合谷、泻复溜可以发汗；反之，泻合谷、补复溜则可止汗。补照海、泻申脉治疗失眠；反之，泻照海、补申脉却治疗嗜睡。

现将常用的治疗原则分述如下。

第一节　治神守气

《素问·宝命全形论》载："凡刺之真，必先治神……经气已至，慎守勿失。"旨在言明治神守气是针灸治病的基本原则。

一、治神

所谓治神，一是在针灸施治前后注重调治患者的精神状态；二是在针灸操作过程中，医者专一其神，意守神气；患者神情安定，意守感传。可见治神贯穿于针灸治病的过程。

《灵枢·官能》载："用针之要，无忘其神……语徐而安静，手巧而心审谛者，可使行针艾。"唐代孙思邈《千金要方·大医精诚》也云："凡大医治病，必当安神定志。"提示我们在施行针灸治疗之前，医者必须把针灸疗法的有关事宜告诉患者，使之对针灸治病有一个全面的了解和正确的认识，以便稳定情绪，消除紧张心理，这对于初诊和精神紧张的患者尤为重要。

《素问·举痛论》载："惊则心无所依，神无所归，虑无所定，故气乱矣。"《灵枢·终始》载："大惊大恐，必定其气乃刺之。"金元时期窦汉卿《针经指南·标幽赋》也云："凡刺者，使本神朝而后入；

既刺之，使本神定而气随；神不朝而勿刺，神已定而可施。"对于个别精神高度紧张、情绪波动不定以及大惊、大恐、大悲之人，应暂时避免针刺，以防神气散亡，造成不良后果。而对于一些患疑难病证、慢性痼疾或以情志精神因素致病者，还应在针灸治疗期间多做深入细致的思想工作，使他们能够充分认识机体状态、精神因素对疾病的影响和作用。鼓励他们树立并坚定战胜疾病的信心，积极配合治疗，加强各方面的功能锻炼，促使疾病的好转和身体康复。正如宋代赵佶《圣济经·知极守一章》所云："治病之道，必观其态，必问其情，以察存亡得失之意。其为治也，告之以其败，语之以其善，导之以其所便，开之以其所苦……盖以神受则意诚，意诚则功效倍故也。"

二、守气

针灸疗法所言之气，主要指经气。经气即经络之气，也称"真气"，是经络系统的运动形式及其功能的总称。《灵枢·刺节真邪》载："用针之类，在于调气。"经气的虚实是脏腑、经络功能盛衰的标志。针灸治病十分注重调节经气的虚实，也就是发挥对脏腑、经络的调节作用。经气在针灸疗法中的体现有得气、气行、气至病所等形式。而得气的快慢、气行的长短、气至病所的效应，常常又与病人的体质、对针刺的敏感度、取穴的准确性、针刺的方向、角度、深度、强度及补泻手法等因素密切相关。在这些众多的因素中，医者的治神守气，病人的意守感传往往对诱发经气、加速气至、促进气行和气至病所起决定性的作用。

《灵枢·九针十二原》载："粗守形，上守神。"守神也即守气，守气的过程也含有治神的内容，守气必先治神。清代吴谦《医宗金鉴·刺灸心法要诀》载："凡下针，要病人神气定，息数匀，医者也如之。"可见，治神绝非只是医者治病人之神，医者自身也有一个治神、正神的问题。《素问·诊要经终论》早有"刺针必肃"之古训，医者在病人面前要庄重、严肃，不可轻浮、失态。对待病人要和蔼、亲切，如待贵人，切忌冷漠粗暴、以貌取人。在针灸施术的整个过程中，注意力必须高度集中，取穴认真、准确，操作细心、谨慎，不可粗心大意，马虎从事。特别是在行针过程中要专心致志，做到"神在秋毫，属意病者"（《灵枢·九针十二原》），"必一其神，令志在针"（《灵枢·终始》）。认真体验针下的感觉，仔细观察病人的神色和表情，耐心询问病人的主观感觉，既察言又观色。如气不至，则可恰当运用切、扪、循、按等行气辅助手法，或巧妙配合语言暗示，以诱发经气的出现。一旦针下气至，就要"密意守气"，做到"经气已至，慎守勿失……如临深渊，手如握虎，神无营于众物"（《素问·宝命全形论》）。

从病人言，针前安定情绪，消除紧张心理，愉快接受针灸治疗，能为守气打下良好的基础。在针灸施治过程中，病人也应平心静气，放松肌肉，全神贯注，意守病所。如能在医者进针、行针过程中配合做呼吸运动，其意守感传的效果会更好。西晋时期陈寿《三国志·方技传》中记载的名医华佗在为人针灸治病时"下针言：'当引某许，若至，语人'。病者言：'已到'，应便拔针，病亦行瘥。"这里面就寓意着治神守气的科学道理。

综上所述，治神与守气是充分调动医者、病人两方面积极性的关键措施。医者端正医疗作风，认真操作，潜心尽意，正神守气；病人正确对待疾病，配合治疗，安神定志，意守感传。既体现了医者的良好医德，又贯穿"心理治疗"于其中。所以做好治神守气能更好地发挥针灸疗法的作用，提高治疗效果，同时，还能有效地防止针灸异常现象和意外事故的发生。

第二节　清热温寒

寒与热是表示疾病性质的两条纲领。在诸多疾病的演变过程中，都会出现寒热的变化。外来之邪或属寒或属热，侵入机体后或从热化或从寒化，人体的功能状态或表现为亢进或表现为不足，亢进则生热，不足则生寒。病因病机都离不开寒热，清热温寒也就成为治疗的根本大法之一。

清法是通过针刺疏风散热、清热解毒、泄热开窍的一种治法，用于热证的治疗。温法是通过针灸温养阳气、温通经络、温经散寒的一种治法，用于寒证的治疗。《素问·至真要大论》载："寒者热之，热者寒之，温者清之，清者温之。"《素问·五常政大论》载："治热以寒，温而行之；治寒以热，凉而行之；治温以清，冷而行之；治清以温，热而行之。"都是关于清热温寒治疗法则的最早记录。

热性病证用"清"法，即以寒治热；寒性病证用"温"法，即以热治寒，均属于正治法。《灵枢·经脉》载："热则疾之，寒则留之。"这是针对热性病证和寒性病证制定的清热温寒的治疗原则。

一、热则疾之

热指邪热亢盛。热证是因感受热邪或体内阴虚所产生的病变和证候，或为外感风寒、风热引起的表热证，或为脏腑阳盛郁结的里热证，或为气血壅盛于经络的局部热证。根据"热者寒之""热则疾之"的治疗原则，诸热证皆宜行清泻法，以毫针浅刺疾出，泻法或点刺出血。

《灵枢·经脉》载："热则疾之。"《灵枢·九针十二原》进一步解释："刺诸热者，如以手探汤。""疾"与"急"通，有快速针刺之义，"以手探汤"形象地描述针刺手法的轻巧快速。两条均指出热性病证的治疗原则是浅刺疾出或点刺出血，手法宜轻而快，少留针或不留针，针用泻法，以清泻热邪。例如，风热感冒，常取大椎、曲池、合谷、外关等穴浅刺疾出，即可达清热解表之目的。若伴有咽喉肿痛者，可用三棱针在少商穴点刺出血，以加强泻热、消肿、止痛的作用。

启才精讲　**针灸临床常用的清热法**

1. **宣散表热**　外感表热之邪束于肌表，卫气失宣导致的风寒或风热感冒、恶寒发热、头痛、身痛、无汗、脉浮紧的等表实证，治宜解表清热。宜用毫针浅刺大椎、身柱、风池、风门、肺俞、曲池、合谷、外关、列缺、后溪等穴，只针不灸，泻法，疾出其针，可点刺出血，以清热解表。《灵枢·寒热病》《灵枢·热病》等均有表证寒热的治法。

2. **清泻里热**　如果邪热在里或热自内生而成的实热证，治法当以清泻里热为主。《素问·刺热论》有较详的记载，论述了五脏热病的症状和针刺治疗的方法并总结其治疗规律。一般均为针刺病变脏腑所属的经络及其表里相关的经络为主，再结合具体症状加减化裁。这一法则为后世治疗里热病的根据。

脏腑有热，应选择相应经脉的井穴、荥穴、郄穴、募穴或（下）合穴，只针不灸，泻法（可点刺出血），以泻脏腑之热。

临床常见的针刺清里热证法有以下3种。

（1）清心肺之热（如急性口腔炎、气管炎、肺炎等）：症见发热，心烦易怒，口舌生疮，咳嗽，咯吐黄脓痰或血痰，胸痛，舌红、苔黄腻，脉浮数等，应泻心、肺经的少冲、中冲、少府、劳宫、少商、鱼际、尺泽等。高热者属邪在阳明，故可兼泻手、足阳明经合谷、曲池、内庭等。

（2）清胃肠之热（如急性胃肠炎、急性痢疾）：症见发热，胃痛，呕吐，腹痛，下痢等，应泻手、足阳明经的合谷、曲池、二间、内庭、天枢、足三里、上巨虚、下巨虚等。

（3）清肝胆之热（如急性肝炎、急性胆囊炎）：症见发热，胁痛，黄疸，恶心，呕吐，纳呆等，应泻足厥阴、足少阳经的行间、太冲、侠溪、阳陵泉等。消化道症状明显者，可兼取足阳明、足太阴经腧穴，以调理脾胃。

3. **清泻热毒**　对气营两燔的高热证、温毒热邪内陷营血以及口舌生疮、咽喉肿痛、腮腺炎、疮疡痈疖、毒虫咬伤等毒火壅盛之证，还可在大椎、膈俞、合谷、曲池、十宣、十二井穴、耳尖（或耳垂）以及肘部的曲泽穴、腘窝的委中穴毫针重泻，更可施行点刺出血术，以泻营血之热毒。

4. **泻热开窍**　邪热上扰清窍，导致热闭神昏（如中暑神昏、中风闭证、小儿惊厥或因痰蒙清窍致精神失常者），急取水沟、承浆、印堂、百会、十宣、十二井穴、合谷、太冲等，只针不灸，泻法或点刺出血，以醒脑启闭。

5. **刺络泻热**　经络气血瘀滞之局部热证，可用毫针散刺、皮肤针叩刺或三棱针点刺局部血络，以化瘀除热。

6. **滋阴清热**　对于阴虚火旺之证，即所谓"阴虚生内热证"，症见潮热，眩晕，眼睛干涩，咽干喉燥，声音嘶哑，心烦，懊侬不安。因阴虚不能涵阳，阳气偏亢；或阴虚生火，而致发热。因其本质为虚，故治法以补阴为主。重点选用手太阴肺经、足少阴肾经、足厥阴肝经腧穴。常用腧穴有太溪、涌泉、照海、然谷、鱼际、尺泽、膏肓（俞）等。针刺平补平泻，以清虚热。有虚火者或阳亢太甚时，可酌用泻法，以清热泻火。

治疗阴虚，当明辨病变脏腑之所在，因证施治。如肺阴虚者，常见干咳无痰或少痰，咯血，咽干喉燥，声音嘶哑甚至失音，颧红，潮热等一系列肺系症状，治疗以取肺经腧穴为主，并加取肾经腧穴，滋阴润肺、壮水制火；心阴虚者，常见心悸，怔忡，心烦，懊侬不安，失眠，健忘，口干，胸闷，心痛，舌红，脉数或结代，治疗以取心经与心包经腧穴为主，并加用肾经腧穴以滋肾水、降心火；肝肾阴虚者，常见头晕，眩晕，眼睛干涩，失眠，健忘，遗精，月经不调等，治疗以取肝肾两经腧穴为主。此外，俞募穴之应用，也很重要。

阴虚发热，手法一般以针刺平补平泻为宜。但虚痨身热，古代却多用灸法。如唐代灸疗大师崔知悌擅长用灸法治疗"肺痨"之疾，并著有《骨蒸病灸方》一书。因为"痨"为虚之甚者，虚而成痨，不仅阴虚，阳气亦弱，所谓"阴阳形气俱不足"，当适应于灸疗。目前，各地治疗肺结核病也有效仿用灸的报道。

《灵枢·邪气脏腑病形》载："刺缓者，浅内而疾发针。"刺缓即刺热，热则脉缓。然而，任何一种治疗原则都不是绝对的，热性病证的浅刺疾出的治法也不例外。当热邪入里（即"阴有阳疾"）时，就应该深刺留针，并可配合运用"透天凉"的复式针刺手法。

二、寒则（温之）留之

寒指阴寒过盛。寒证是因感受寒邪或体内阳虚所产生的病变和证候，或为外感风寒引起的表寒证，或为寒湿闭阻经络的寒痹证，或为脏腑功能衰退、阳气不足的里寒证。根据《素问·至真要大论》"寒者热之""清者温之"的治疗原则，诸寒证皆适宜用灸法施治。艾灸能温通经络、益阳祛寒，即通过温灸的方法达到温通经络或温中散寒的目的，主要用于治疗风寒湿邪引起的肌肉或关节肿胀疼痛、肢体瘫痪、肌肉萎缩、内脏寒证（诸如肺寒咳喘、胃寒冷痛、肠鸣腹泻、肾阳虚五更泄等）。针刺则应深刺久留，以候阳气。《灵枢·邪气脏腑病形》载："刺急者，深内而久留之。"刺急即刺寒，寒则脉急。

《灵枢·经脉》载："寒则留之。"《灵枢·九针十二原》进一步解释："刺寒清者，如人不欲行。""留"即留针之义，"人不欲行"也形象地描述针刺手法应深而久留。两条均指出寒性病证的治疗原则是深刺而久留针，以达温经散寒的目的。因阳虚寒盛，针刺不易得气，故应留针候气。加艾施灸，更是助阳散寒的直接措施。阳气得复，寒邪乃散。主要适用于风寒湿痹为患的肌肉、关节疼痛以及寒邪入里之证。若寒邪在表，留于经络者，艾灸施治最为相宜。若寒邪在里，凝滞脏腑，则针刺应深而久留，或配合施行"烧山火"复式针刺手法，或加用艾灸，以温针法最为适宜。

启才精讲　针灸临床常用的温寒法

寒证有表寒、里寒、虚寒的不同，针灸治疗也因之而异。针灸临床常用的温寒法主要有以下几种。

1. **温散表寒**　即由风寒束肺、卫气失宣引起的外感表寒证，除主症恶寒重、发热轻外，舌苔、脉象均现寒象。治当温散表寒，取督脉和足太阳经腧穴，以针泻之，更辅以灸法。如温灸大椎、风门、肺俞等穴，以散寒解表。

2. **温经散寒**　寒凝经络，致经络所过部位酸楚冷痛，或寒邪深伏的痛痹证，可根据病变部位在相应部位取穴施治，或循经取穴，针刺深而久留，行热补法，或施以灸法（温针灸最佳），以温通经络、温筋骨之寒。

3. **温中散寒**　寒邪入里，阴盛阳虚，而成各种里寒证。如肺有寒则水饮内贮，发为咳嗽，痰稀，甚则作喘，治宜温肺蠲饮，取肺经之俞、募、原、合等穴灸之；脾胃有寒，停聚中焦，则中阳不振，气机失宣，发为腹痛，腹胀，便溏，甚则泄泻，治当温中散寒、以助运化，取足阳明、足太阴两经的俞、募、原、合等穴。

4. **散寒补虚**　一般指慢性病之属气虚、阳虚者而言。如心阳不振，影响血运以致痰瘀互阻而成胸痹，心痛，脉来结代，甚至肢冷脉伏等；脾阳不足，运化无权，而成腹胀，纳呆，便溏或久泄、久痢等；肾阳不振，命门火衰，水气泛滥，而为腹满肢肿，水气上逆为咳为喘以及男子遗精、阳痿、早泄、精少不育，女子带下、崩漏、月经不调、血虚不孕等，均为临床常见。

凡内脏之（虚）寒证，可取相应经脉的原穴、合穴或背俞穴、腹募穴，行针刺热补法或温灸法，以温（补）脏腑之（虚）寒。如肺寒痰饮灸肺俞、中府；脾胃虚寒温补中脘、足三里、脾俞、胃俞；膀胱虚寒温灸中极、肾俞、膀胱俞等。

5. **回阳救逆**　《灵枢·经脉》载："陷下则灸之。"针灸临床上对一些气虚下陷证如久泄、久痢、内脏下垂以及阳气暴脱导致的休克、虚脱、四肢逆冷之大寒证等，也必须重用灸法以求治。常取神阙、气海、关元、百会、大椎、命门、脾俞、肾俞、足三里等穴，或隔姜灸，或隔盐灸，以升阳举陷，回阳固脱。

《灵枢·禁服》载："脉血结于中，中有着血，血寒，故宜灸之。"这也是寒证用灸的一种。血寒是血脉中阳气不足、阴寒过盛，或寒邪直中血分，致血脉凝滞。例如血寒导致胞脉闭阻引起的闭经、痛经，血寒导致血脉凝滞引起的寒痹、脱骨疽，皆属此类。在治疗上就应遵循"血寒灸之"的原则施以灸疗，以扶阳祛寒，温通血脉。

三、温清并用

在临床上，热证和寒证的表现往往是错综复杂、变化多端的。诸如有表热里寒或表寒里热，有上热下寒或下热上寒，还有真寒假热或真热假寒等。所以，清热温寒治则的运用必须灵活掌握。

单纯的热证和寒证，就单用清热或温寒法，若是寒热相间，错杂而现，则必须温清并用以求治。例如，冬季常见的表寒里热证，患者既有恶寒、微热、无汗、体痛等表寒证，又见咳嗽、痰黄而稠、口渴欲饮等内热证，即民间俗称的"寒包火"。治疗时一方面取手少阳和手阳明以透其表寒，另一方面取手太阴以清其肺热。

表热里寒，症见发热、口渴等外在热象，又有虽热却喜盖衣被、口渴但不欲饮（虽饮也仅求少量热饮）、小便清长等内在寒象，此乃内寒过盛，迫热外泄所致，治宜内温足阳明、足太阴，针用补法或灸足三里、三阴交；外清手阳明、手太阴，毫针浅刺曲池、合谷、列缺。

又如上热下寒证，患者既有口渴欲饮、咽干而痛、胸中烦热、呕恶频作等上热症状，同时又见腹痛喜温、大便溏泄、下肢寒凉等下寒症状，即阳盛于上，阴盛于下之证。此乃下焦阴寒过盛，致使阳热浮越于上。针灸治疗就应上针膻中、内关、列缺，清泻上焦、泻上焦热邪；下灸气海、关元、三阴交，以温补下焦、散其寒邪。

若见真寒假热，应在温寒的基础上佐以清热；若见真热假寒，则在清热的基础上佐以温寒。

此外，还有寒热相互转化等复杂的情况，都必须顺应病情，采取相应的治法。

第三节　补虚泻实

补虚泻实即扶正祛邪，其含义有二：一是指治法，即针对疾病的虚实属性，确定或补或泻的治疗方法，以指导立法处方用穴；二是指具体的针灸补泻手法，运用补虚或泻实的手法达到治疗的目的。两者既有区别，又有联系，相互为用，不可分割。

《素问·通评虚实论》载："邪气盛则实，精气夺则虚。"可见，虚指正气不足，实指邪气有余。虚者宜补，实者宜泻。《灵枢·经脉》载："盛则泻之，虚则补之……陷下则灸之，不盛不虚以经取之。"《灵枢·九针十二原》载："虚则实之，满则泄之，宛陈则除之，邪盛则虚之。"都是针对虚证、实证制定的补虚泻实的治疗原则。

人体正气和邪气的盛衰决定着病证的虚实，针灸的补虚与泻实，是通过针法和灸法激发机体本身的调节功能，从而产生补泻作用。

一、虚则补之

"虚则补之""虚则实之"，是指虚证的治疗原则应该用补法，适用于治疗各种慢性虚弱性病证。诸如精神疲乏、肢软无力、气短、腹泻、遗尿、产后乳少以及身体素虚、大病、久病后气血亏损、肌肉酸软无力、肢体瘫痪失用等等。补虚就是扶助机体的正气，增强脏腑组织的功能，补益人体的阴阳气血，以抗御病邪。在正邪交争的过程中，如果正气不足，并成为矛盾的主要方面时，其证候表现为虚证。如大病、久病或大汗、剧吐、久泄、久痢、大出血之后耗伤阳气，损及阴血，均会导致正气虚弱、功能减退。表现为精神萎靡，疲乏无力，形寒肢冷，面色苍白或萎黄，心悸气短，或五心烦热，自汗盗汗，大便滑脱，小便失禁，遗精，阳痿，月经量少、色淡，性功能低下，舌淡、少苔或无苔，脉微弱无力。若偏于阳虚、气虚者，针用补法，加灸；偏于阴虚、血虚者，针用补法或平补平泻，血虚也可施灸；阴阳俱虚，则灸治为上。《灵枢·官能》载"阴阳皆虚，火自当之。"常取关元、气海、命门、膏肓、足三里和有关脏腑经脉的背俞穴、原穴，针灸并用，补法，达到振奋脏腑功能、促进气血化生、益气养血、强身健体的目的。

二、陷下则灸之

"陷下则灸之"属于"虚则补之"的范畴。《灵枢·禁服》载："陷下者，脉血结于中，中有着血，血寒，故宜灸之。"所谓"陷下"，有多种含义：一是指中气不足，失于固摄而导致脏腑功能低下或有关组织下垂；二是指血络空虚，《灵枢·经脉》载："十五络者，实则必见，虚则必下，视之不见"；三是指脉象沉伏无力，明代张介宾注解《灵枢·经脉》为"沉伏不起也"；四是指阳气暴脱、脉微欲绝之危象。

陷下即阳气下陷，一般是指虚寒一类的病证。金元四大家之一李东垣曰："天地间无他，惟阴与阳二气而已。阳在外在上，阴在内在下。今言陷下者，阳气下陷入阴血之中，是阴反居其上而复其阳，脉证俱见寒在外者则灸之。"又曰："陷下者，皮毛不住风寒，知阳气下陷也。"这里所说的"陷下"，多指阳虚外寒而言，故可用灸散发寒邪以开阳气。

至于内伤病中阳气下陷，是指脏腑、经络之气虚弱，中气不足，对气血和内脏失其固摄能力而出现的一系列气虚下陷病证，大如阳气暴脱，汗出不止，肢冷脉微，气息奄奄；小如久泄、久痢、遗尿、崩漏、脱肛、子宫脱垂及其他内脏下垂等。一般都应灸百会、神阙、气海、关元、中脘、脾俞、胃俞、肾俞、足三里等补中益气、升阳举陷。对于失血过多、大汗不止、四肢厥冷、阳气暴脱、血压下降、脉微欲绝的虚脱危象，更应重灸上述腧穴，以回阳救逆，挽救生命。

启才精讲 针灸临床常用的补虚法

针灸临床怎样补虚？以《黄帝内经》所论补虚之法以及历代著作有关记载为基础，结合临床实践，大体可归纳为以下几种形式。

1. **补其本经** 即某一脏腑虚弱时，即在本经取穴以补之。例如心血虚者取手少阴经或手厥阴经，肺气虚者取手太阴经，脾胃虚弱者取足太阴经、足阳明经等。一般以取本经的原穴和背部本脏腑的俞穴为主。

2. **补表里经** 即取与病变脏腑表里相关的经穴补之。例如脾与胃相表里，脾虚可以补足阳明经，胃虚可以补足太阴经；肝与胆相表里，肝虚可以补足少阳经，胆虚可以补足厥阴经等。一般以取表里经的络穴、原穴和背俞穴为主。

3. **虚则补母** 即根据脏腑五行生克制化关系，所生者为母，母能令子实的理论而来。例如土生金，脾胃属土，肺属金，肺脏虚时可选取本经属土的母穴（太渊）以补之，也可取脾、胃经腧穴补之，或取其属土的腧穴（太白、足三里，母经母穴）补之；即临床常用补土生金法。如若两种方法同时应用，则补益效果更佳。

4. **固先天之本、补后天之气** 人体脏腑、经脉功能活动的盛衰，既取决于先天之本（肝、肾）的精血强弱，又有赖于后天之气（脾、胃）的气血盈亏。大凡脏腑、经脉气血虚弱之症，针灸治疗均可依从固先天、补后天的大法。固先天肝肾之本，令禀赋强而不衰；补后天脾胃之气，使气血生化有源。除选用肝、肾、脾、胃四经的腧穴之外，四个脏腑相应的背俞穴以及膻中（气会）、膈俞（血会）、气海、血海、膏肓等都是益气养血的要穴，针灸并用，颇有效验。

以上均属补虚之例，对于阳虚、气虚患者以及血虚、阴虚而无火热之象者，一般均以针灸并用补法。而血虚、阴虚伴有虚火或阳亢者，则只针不灸，平补平泻，可取足少阴经以滋肾水，即所谓"壮水之主，以制阳光"。血虚者可取心经、心包经腧穴以及藏血、统血之肝经、脾经、胃经腧穴以补生化之源。所有这些，都是补虚常用之法。

针灸临床常用的补虚法主要有以下几种。

（1）补益心肺法：适用于心肺气虚证，如心悸气短、少气懒言、自汗、精神疲乏等。穴取太渊、神门、内关、膻中、心俞、肺俞、足三里等，针灸并用。

（2）补养心脾法：适用于心脾两虚证，如贫血、面色苍白、心悸失眠、多梦健忘、月经不调（色淡、量少）等。穴取神门、内关、太白、三阴交、心俞、脾俞、足三里等，针灸并用。

（3）补中益气法：适用于中气不足、气虚下陷之证，如食少纳差、气短乏力、久泄不止、遗尿、月经过多、崩漏、脱肛、阴挺、内脏下垂等。穴取中脘、气海、百会、脾俞、胃俞、足三里等，针灸并用，重灸。

（4）升阳固脱法：适用于气虚下陷、阳气暴脱之证，如脱肛、阴挺、内脏下垂、遗尿、久泄不止、四肢逆冷、面色苍白、血压下降、脉微欲绝等。穴取百会、气海、关元、神阙、素髎、水沟、足三里等。

针灸并用，重灸。

（5）滋补肝肾法：适用于肝肾两虚证，如眩晕、耳鸣、目涩、视物昏花、腰膝酸软、遗精、阳痿、月经不调等。穴取太冲、太溪、三阴交、关元、命门、肝俞、肾俞等，针灸并用。

（6）气血双补法：适用于气血两虚证，如精神疲乏、面色苍白、头晕目眩、心悸气短、失眠多梦、月经不调等。穴取膻中、气海、太渊、内关、血海、三阴交、足三里、心俞、脾俞、肝俞、膈俞等，针灸并用。

三、实则泻之

"盛则泻之""满则泄之""邪盛则虚之"都是泻损邪气的意思，可统称为"实则泻之"。泻实就是祛除病邪，以利正气的恢复。在正邪交争的过程中，如果邪气亢盛，并成为矛盾的主要方面时，其证候表现为实证。如发热口渴、面红目赤、喉中痰鸣、胸胁满闷、脘腹胀痛、大便秘结、小便不利、神昏谵语、狂躁不安、舌苔黄腻、脉洪大而数。针灸治疗宜用泻法，或皮肤针重叩出血、三棱针点刺出血，以祛除病邪。如对高热、中暑、昏迷、惊厥、痉挛以各种原因引起的剧痛等实热病证，在正气未衰的情况下，取大椎、合谷、太冲、委中、水沟、十宣、十二井穴等，只针不灸，泻法或点刺出血，即能达清泻实热之目的。

一般情况下，泻实较易于补虚。因虚者为不足，不足者填之使满，奏效往往较慢，所谓"补益无近功"。而实者为有余，有余者削之使平，奏效往往较快，故有"泻实有即效"之谓。

当然，补虚泻实也要根据临床具体情况来定。若病属本虚标实，正气已衰退，则应泻实与补虚兼顾，或者先行补虚，而后泻实。如对邪实正虚的臌胀病，一味泻实或单纯补虚都是片面的，唯有虚实同治、攻补兼施才是理想之策。

四、宛陈则除之

"宛陈则除之"，是"实则泻之"的一种。"宛"同"瘀"，有瘀结、瘀滞之义。"陈"即"陈旧"，引申为时间长久。"宛陈"泛指络脉瘀阻之类的病变。"除"即"清除"，指清除瘀血的刺血疗法。与《素问·阴阳应象大论》所说的"血实者决之"含义相同，也即瘀血闭阻或邪入营血郁结不解、久痛入络形成的血实证，应用刺血之法活血化瘀，疏通经络。《素问·针解》载："宛陈则除之，是出恶血也。"唐代王冰注云："宛，积也；陈，久也；除，去也。言络脉之中血积而久者，针刺而除去之也。"指出由络脉瘀阻而引起的病证，应以三棱针点刺出血。如由于闪挫扭伤、毒虫咬伤、丹毒等引起的肌肤红肿热痛、青紫肿胀，即可选用局部络脉或瘀血部位施行三棱针点刺出血，以活血化瘀、消肿止痛。如病情较重者，可以施行点刺出血后加拔火罐，这样可以排出更多的恶血，促使病愈。其他如腱鞘囊肿、小儿疳积的点刺放液治疗也属此类。

启才精讲　针灸临床常用的泻实法

针灸临床怎样泻实？以《黄帝内经》所论泻实之法以及历代著作中有关记载为基础，结合临床实践，大体可归纳为以下几种形式。

1. **泻其本经**　即某脏腑实证取其本经腧穴以泻之，与补虚法相仿。穴位选择，一般多取本经荥穴、（下）合穴等。急症实证，可取井穴、郄穴和募穴等。

2. **泻表里经**　即取与病变脏腑表里相关的经穴。例如肝实证可取足少阳经腧穴泻之；胃实证可取足太阴经腧穴泻之。选择穴位与本经取穴同，而络穴之应用也甚为重要。

3. 实则泻子 根据五行生克制化理论，我生者为子，病变时，子能令母虚，治疗时泻其所生者子脏。例如心（经）为肝（经）之子，肝（经）实证即可泻足厥阴本经的子穴行间，也可以泻心经腧穴，泻心火、平肝阳；三焦（经）为胆（经）之子，胆实证即可泻足少阳本经的子穴侠溪，也可泻三焦经腧穴，清三焦、泻胆火；肺（经）实证，可取本经之子穴尺泽泻之，又因金生水，也可泻肾经腧穴，如五行属水的阴谷穴（子经子穴）。

4. 泻气泻血 大凡实证，无论何脏何腑、何经何络，均表现为气实或血实两端。对于气实者可选用与气相关的腧穴如膻中、中脘、阳池、合谷、足三里等泻之；血实者可选用与血相关的腧穴如内关、血海、太冲、心俞、厥阴俞、膈俞、脾俞、肝俞等泻之，或取十宣、十二井穴、阿是穴点刺出血。

泻实一般以针刺为主，但实而无热象者尚可以用灸，属寒实证则非灸不可。此外，还应根据具体情况采取相应措施。例如气实者可选择有关气分的穴位；血实者应按照"血实者决之"的治法，行点刺出血法；实而热者，应与清热法并用；痰浊内停、瘀血停留者，则当根据病位与性质，在有关经穴中采用适当的泻法。

针灸临床常用的泻实法主要有以下几种。

（1）疏风解表法：适用于外感表实证，如发热恶寒、头痛身痛、咳嗽痰多、鼻塞咽痛、苔薄白、脉浮紧等。穴取合谷、曲池、外关、大椎、列缺、肺俞、风门、风池等，针用泻法。

（2）泻热通便法：适用于阳明腑实证，如发热、口干渴喜冷饮、小便黄赤、大便秘结不通、腹部胀满而痛（拒按）、苔黄燥、脉洪大而数等。穴取中脘、天枢、大横、支沟、合谷、曲池、足三里等，针用泻法。

（3）疏肝理气法：适用于肝气郁结之证，如精神抑郁、情志不舒、胁肋胀痛、胃痛、纳差、嗳气不舒、喜叹息、月经不调、苔薄黄、脉弦等。穴取膻中、期门、日月、太冲、行间、足三里、阳陵泉等，针用泻法。

（4）平肝息风法：适用于肝阳上亢、肝风内动之证，如面红目赤、头晕头痛、情绪暴躁、心烦易怒、肢体麻木或见抽搐、角弓反张等。取百会、行间、太冲、合谷、筋缩、阳陵泉等，针用泻法。

（5）活血化瘀法：适用于瘀血闭阻之证，如各种扭挫伤、关节红肿热痛、肌肤甲错、脉络青紫、痛经、闭经、舌紫暗、脉涩或结代等。穴取合谷、太冲、三阴交、膈俞、阿是穴等，针用泻法或点刺出血。

（6）豁痰开窍法：适用于痰湿壅盛、上蒙清窍之证，如身重、头痛、眩晕、头重如裹、癫狂、神昏、谵语、意识不清、喉中痰鸣、苔腻、脉滑等。穴取百会、中脘、丰隆、足三里、水沟、合谷、太冲、十宣或十二井穴等，针用泻法或点刺出血。

五、不盛不虚以经取之

"不盛不虚以经取之"，并非病证本身无虚实可言，而是脏腑、经络的虚实表现不甚明显或虚实兼而有之。主要是由于病变脏腑、经脉一时性的气血紊乱，而不涉及其他脏腑、经脉，属本经自病。《灵枢·禁服》载："不盛不虚，以经取之，名曰'经刺'。"《难经·六十九难》载："不虚不实，以经取之者，是正经自生病，不中他邪也。当自取其经，故言以经取之。"治疗应按本经循经取穴，以原穴和五输穴最为适宜。当针下得气后，再行均匀的提插捻转（即"平补平泻"）手法，使本经气血调和，脏腑功能恢复正常。

在临床上，虚证和实证的表现是错综复杂、变化多端的，诸如有表虚里实或表实里虚、上虚下实或上实下虚，还有真虚假实、真实假虚等。所以，补虚泻实治则的运用，也必须灵活应变。单纯的虚证和实证，就单用补法或泻法。若是虚实夹杂、虚实并见或虚实相间出现之证，则必须补泻兼施以求治。对此，《黄帝内经》中有颇多的论述，如《灵枢·终始》载："阴盛而阳虚，先补其阳，后泻其阴而和之；

阴虚而阳盛，先补其阴，后泻其阳而和之。"此条的阴阳虽指脉象言（脉口为阴，人迎为阳），但其精神是提示扶正祛邪，补泻先后之大义。又如《灵枢·五邪》载："邪在肝，则两胁中痛，寒中，恶血在内，行善掣节，时脚肿，取之行间以引胁下，补三里以温胃中，取血脉以散恶血，取耳间青脉以去其掣。"这些都是补泻兼施的范例。现今临床上较为常见的由于阴虚不能制阳而引起的肝阳上亢之证，应本着滋阴潜阳的治法，补太溪、复溜以滋养肾阴，泻太冲、行间以平降肝阳；胆虚肝实证患者，既有惊悸、失眠之主症，又有心烦易怒、两胁胀痛之兼症，治疗就应先取丘墟、胆俞补胆之虚，再取行间、期门泻肝之实。如此补泻兼施，治疗有序，必有捷效。

针灸临床常见的面瘫、半身不遂等病证，也应根据不同病情，施行左补右泻或右补左泻之法，以调节机体左右经络的虚实，恢复相对平衡状态，以愈疾病。

由于虚实并见的病例较多，因而补泻兼施乃为临床常用之法。例如肝强而脾弱者，临床会出现肝木乘脾土的病证，患者既有胁肋胀痛、嗳气呕酸的肝实证候，同时又兼见腹胀、纳差、便溏等脾虚表现，针灸治疗时应泻肝胆之实，补脾胃之虚，取足厥阴、足少阳经穴泻之，取足太阴、足阳明经穴补之。又如肾阴不足、水不济火，致心火亢盛者，既有遗精、月经不调、腰膝酸软之肾虚证，又见心烦、心悸、失眠、口舌生疮等心实证，针灸治疗应补足少阴肾水之不足，泻手少阴心火之有余。以上均属补泻兼施之例。

虚实并见，补泻兼施，还应根据虚实部位和程度的轻重缓急，决定补泻的部位、先后、多少和轻重。或上补下泻，或上泻下补；或左补右泻，或左泻右补；或先补后泻，或先泻后补（在同一穴位针刺时，也可采用先补后泻或先泻后补的手法）。虚多实少者，可采用先补后泻和二补一泻的方法；实多虚少者，可采用先泻后补和二泻一补的方法。总之要根据虚实的情况，采用适当的补泻方法，才能如矢中的，不失偏颇。

补虚泻实既是针灸治疗原则，又是针灸治病的重要方法。《灵枢·九针十二原》载："无实（实），无虚（虚），损不足而益有余，是谓甚病，病益甚。"此条明确指出补泻不可误用，不可犯"虚虚实实"之戒。否则，就会造成"补泻反则病益笃"（《灵枢·邪气脏腑病形》）的不良后果。

第四节　急则治标，缓则治本

针灸治病分标本主次、轻重缓急，就是要抓住主要矛盾。《素问·至真要大论》载："病有盛衰，治有缓急"，就是强调治病要抓住主要矛盾的问题。

标本是一个相对的概念，具有多种含义，用以说明病变过程中各种矛盾的现象与本质、原因与结果以及矛盾双方的主次关系。以机体组织和部位而言，脏腑为本，头面、躯干为标。以机体和疾病而言，机体为本，疾病为标；正气为本，邪气为标。以疾病本身而言，病因为本，证候为标；先病为本，后病为标；缓证为本，急证为标；旧病和原发病为本，新病和继发病为标。从病变部位来说，病在脏腑为本，病在皮肉筋骨为标。

对于任何一种病证，先治标，还是先治本，还是标本同治，要根据病证的轻重缓急而定。《灵枢·病本》载："大小便不利治其标，大小便利治其本。"中医临证十分强调结合大小便的通与不通判定标本缓急。正如张介宾所说："二便不通，乃危急之候，虽为标病，必先治之，此所谓急则治其标也。"

标本施治在临床上运用的原则是：急则治标，缓则治本。当标本俱急或俱缓时，则应标本同治。一般情况下，本是主要矛盾，治病当先治本；若标急于本，当先治标。《素问·标本病传论》载："病有标本，刺有逆从奈何……知标本者，万举万当，不知标本，是谓妄行。"说明如能灵活运用标本的理论指导针灸临床，就不会贻误病情。

一、急则治标

关于急则治标，《素问·标本病传论》载："先热而后生中满者，治其标……先病而后生中满者，治其标……小大不利治其标"。中满与大小便不利都是较急的证候，应先治疗。由此可见，"急则治标"是因为某种病情较急或病势窘迫，如不及时处理，可能转变成重症而危及生命或者会影响到"本"病的治疗。

启才精讲 针灸临床如何急则治标

临床上常见的急症中，如大出血患者，当出血时应急予止血，遏止急流以治其标，待出血缓解后才根据病情进行调理以治其本。在针刺治疗一般病证的过程中，如果患者突然出现晕针现象，头晕、心慌、面色苍白、汗出肢冷、恶心欲吐、血压下降，此时就应采取紧急措施，先处理晕针。

从发病的先后来说，也就是新病和旧病的问题，一般是新病较轻，法当先治；旧病顽固，理应后治。正如《金匮要略·脏腑经络先后病脉证》所云："夫病痼疾，加以卒病，当先治其卒病，后乃治其痼疾也。"如某些慢性病患者，原有宿疾未愈，又新感风寒之邪，出现恶寒发热、头痛、鼻塞、咳嗽等症状，也当先治外感，待新病痊愈后，再治疗宿疾。因为新感不去，就会影响旧病的治疗，甚至使病情加重。但是如果患者正气极虚，无论何病，均应先行固本，正气得复，才能祛邪外出。

从一种病证来说，也有标本缓急的区别。例如中风患者，多由于肝肾阴虚、风阳上亢而成。肝肾阴虚为本，风阳上亢为标。风阳上亢之时，患者面红目赤，烦躁不宁，甚至昏迷抽搐危及生命。因此，必须急取百会、水沟、中冲等穴息风降逆、开窍醒神，待风阳痰火平息后，才可滋养肝肾从本图治。

支气管哮喘急性发作时，痰涎上涌气道致呼吸困难。应先取天突、膻中、孔最、丰隆豁痰平喘以治标，待哮喘平息后再根据病因调补肺肾或脾胃，以治其本。

"急则治标"是在紧急情况下的一种权宜之计，缓解了病情，解除了新病，可以给治本创造更加有利的条件，其目的仍是更好地治本。

二、缓则治本

关于缓则治本，《灵枢·病本》载："先病而后逆者治其本；先逆而后病者治其本；先寒而后生病者治其本；先病而后生寒者治其本；先热而后生病者治其本；先病而后泄者治其本；先泄而后生他病者治其本……先中满而后烦心者治其本……大小便利，治其本……先大小便不利而后生他病者治其本也。"凡此种种，都是强调治病求因。

任何疾病的发生和发展，总是要通过一系列证候而表现出来，但这些证候只是疾病的表面现象，并非疾病的本质所在。只有运用四诊收集病史，并配合有关检查，综合分析，才能透过现象看到疾病的本质，找出疾病的症结所在，为治本提供依据。

启才精讲 针灸临床如何缓则治本

治病必求于本，就是要抓住疾病的本质予以治疗。上述各条说明某病引起其他病变，而又无危急症状都应当先治其"本"病。"本"病治愈，由其所影响而产生的病证，也可迎刃而解。

例如头痛是一个常见的症状，可以由外感和内伤（如血虚、血瘀、痰阻和肝阳上亢等）多种原因引起。治疗时就不能简单地头痛医头，只采用对症治疗，针刺印堂、太阳等穴，而应当通过全面的四诊分析、找出致病的原因，结合经络辨证归经，分经论治，并针对不同的致病原因采用不同的治则和治法。外感头痛应根据风寒或风热而疏风解表、温寒或清热；内伤头痛则应明辨是血虚、血瘀，还是肝阳、痰浊，分别辅以补益气血、活血化瘀、平肝潜阳、化痰除湿等法加减腧穴，就会收到更满意的治疗效果。

外感风寒引起的发热，风寒为"本"，发热是"标"，此时用祛风散寒的治法以解其表，则热可自除。阴虚发热，阴虚是"本"，发热也是"标"，此时用滋阴的治法，虚热也可自退。

梅尼埃病眩晕、呕吐，眩晕是本，呕吐是标，应先取神庭、印堂、风池等穴治眩晕，眩晕控制后，呕吐即可随之而愈。反之，如果是神经性呕吐、眩晕，呕吐为本，眩晕为标，就应该先取内关、中脘、足三里等穴治呕吐，呕吐停止后，眩晕也会不治而愈。

脾胃阳虚、运化无权而产生脘腹作胀、纳呆、大便溏薄、四肢无力等证候，只需取中脘、脾俞、胃俞、足三里温运脾胃，当中阳振作，一切症状自可好转。男女更年期综合征多因肝肾阴虚，肾水不能滋养肝木，则肝阳容易上亢，肝火容易上炎，而致失眠、健忘、心悸、盗汗等症，只需取关元、太溪、复溜、肝俞、肾俞、三阴交滋养肝肾，则一切症状可随之消失。

三、标本同治

《素问·标本病传论》载："间者并行"，是指病之轻而浅者，可用标本同治的方法。病有标本缓急，治有或先或后，若标本并重（俱急或俱缓），病情已不允许单纯治标或单纯治本，则应标本兼顾，标本同治。这种治法，临床上应用较多，对一般病证，均可采用。

例如气虚感冒，气虚为本，感冒为标，治疗时如单纯祛邪则容易伤正，一味扶正则容易恋邪，唯有标本同治，扶正与祛邪同施，方能祛邪而不伤正。如果外感病表邪未解，里热炽盛时，用表里双解法。热病热盛伤津时，一方面清热以治本，一方面养津以治标。当外感病由表传里出现表里同病（如风寒感冒未愈，又出现腹痛、腹泻）时，也需标本同治。

肾阴不足、肝阳上亢引起的高血压病，症见心悸、失眠、头痛、眩晕、健忘、耳鸣、舌红、脉弦细而数，应同时取太溪、复溜、肾俞等穴补肾以治本，取太冲、行间、风池泻肝以治标。

脾虚气滞，引起腹胀，即取脾俞、胃俞、足三里健运脾阳治本，又取大横、天枢、公孙理气消胀治标。虚火牙痛，可取太溪、然谷、涌泉、合谷、下关、颊车清虚热、止牙痛，标本同治。肝郁化火，上逆刑金，肺失清肃，而成胁肋疼痛、咳嗽胸闷等症，则以肝郁化火为本，肺失清肃为标，治疗时一面疏肝清火，一面肃肺止咳，针灸可取足厥阴、足少阳、手太阴等有关经穴，达到肝肺同治、标本兼顾。

以上所举是轻病或慢性病标本同治的例子，对于急症、重症即标本都急的情况下也可采用标本同治法。高热神昏兼小便不通、少腹胀满而痛，此种情况下应标本同治，一面泄热开窍，一面通利小便。脾肾阳虚，不能制水，水气上泛，为咳为喘，则脾肾阳虚为本，咳喘为标。治疗时一面温宣肺气、化痰涤饮以治标，一面温养脾肾之阳以治本。如果咳喘不息，甚至不能平卧，出现标急时，又当急者治标，以宣肺降逆为主。标本在一定条件下会相互转化，故临床应灵活掌握。

关于标本同治的先后次序，《灵枢·病本》载："病发而有余，本而标之，先治其本，后治其标；病发而不足，标而本之，先治其标，后治其本。"告知疾病发作之后出现实证的，一般先治其本，祛除病邪，而后治其标，解决病证。疾病发作之后出现虚证的，一般先治其标，扶正补虚，后治其本，祛除病邪。而《灵枢·师传》载："春夏先治其标，后治其本；秋冬先治其本，后治其标"则是结合四季四时。春夏人应天时，阳气生发向外，故先治在外的标病，后治本病；秋冬人应天时，精气收敛闭藏于内，故先治其在内的本病，后治其在外的标病。

总之，病有缓急，治分先后，是治标治本的理论依据。但是治病求本，是根本的要求。标根于本，治本则标也随之而愈；而治标是为治本创造条件，其最终目的，还是治本。

由此可见，治标与治本两个治则的运用，既有原则性，又有一定的灵活性。关键在于必须随时注意病情的变化，权衡疾病的轻重缓急，从而决定治疗的主次先后。其根本的要求仍然在于抓住疾病的主要矛盾，达到"治病求本"的最终目的。

在临床上，标本的关系十分复杂，并非一成不变，而是在一定条件下可以互相转化的。所以，在临证时要注意掌握标本转化的规律，以便始终能抓住疾病的主要矛盾，予以恰当的治疗。

第五节　同病异治，异病同治

《素问·病能论》载："有病颈痈者，或石治之，或针灸治之，而皆已，其真安在？岐伯曰：此同名异等者也。夫痈气之息者，宜以针开除去之。夫气盛血聚者，宜石而泻之。此所谓同病异治也。"关于同病异治、异病同治，从文中我们可以看出，同一颈痈病，由于病机不同，治疗方法也有所不同。反之，不同的病证，如果其病机是相同的，那么，在治疗上也应该无异。

明代喻嘉言曾有"医不难于用药，而难于认证"之语，旨在强调中医临床重在辨证论治。同一疾病，可以出现不同的证；不同的疾病，也可以出现相同的证，证的异同是进行治疗的依据。这就是《素问·至真要大论》所载"谨守病机，各引其属"之意。中医临证治病，不是着眼于病的异同，而是注重证的区别，这就产生了同病异治、异病同治的法则。

一、同病异治

同一种疾病，因人、因时、因地的不同，或由于病情的发展、病机的变化、正邪的盛衰消长、涉及的脏腑、经络各异而采取不同的治法，谓之"同病异治"。

启才精讲　针灸临床如何同病异治

1. 按证型同病异治的病证　如感冒，由于发病季节和致病因素之不同，有风寒、风热、时疫感冒、感冒夹暑湿等不同证型。风寒者治宜祛风、散寒、解表，取风门、风池、大椎、列缺等穴，针灸并用，泻法；风热者治宜疏风、清热、解表，取合谷、曲池、外关、大椎等穴，只针不灸，泻法；时疫感冒在风热感冒配穴处方基础上加足三里穴；暑湿感冒在风热感冒配穴处方基础上加中脘、内关、足三里、阴陵泉、三阴交。

再如胃病，属肝气犯胃者，治宜疏肝理气、和胃止痛，取期门、章门、太冲、中脘、足三里诸穴，只针不灸，泻法；属脾胃虚寒者，治宜补脾益胃、温中散寒，取中脘、三阴交、足三里、脾俞、胃俞，针灸并用，补法；属饮食积滞者，治宜消食导滞、通调腑气；取中脘、天枢、建里、足三里、内关、公孙；只针不灸，泻法。胃及十二指肠溃疡，表现为胃脘疼痛、喜温得按、口泛清涎、面白少华、脉细舌淡等虚寒证者，治以温养脾胃为主，取足阳明、足太阴有关经穴，针补加灸，或以灸为主；表现为胃脘胀痛、连及两胁、嗳气吞酸、脉弦等肝胃气滞证者，治以疏肝理气为主，取足厥阴、足阳明等有关经穴，针以泻之；表现为胃脘刺痛、拒按、入夜为甚、大便带黑、舌见紫色等气滞血瘀证者，治以理气活血化瘀为主，取足厥阴、足阳明与气血之会穴，针以泻之。

失眠属心脾两虚者，取内关、神门、心俞、脾俞、三阴交、足三里等穴，补法，补益心脾，养血宁神；属肝气郁结者，取内关、太冲、行间、期门、足三里等穴，平补平泻，疏肝理气，镇静安眠；属心肾不交者，取内关、神门、阴郄、太溪、涌泉、厥阴俞、肾俞等穴，补法，交通心肾，促使入睡。

遗尿因肾阳亏虚、气化失司引起者，取气海、关元、太溪、复溜、命门、肾俞、膀胱俞等穴，针灸并用，补法，温补肾阳，促进气化；因脾阳不足、中气下陷引起者，取气海、关元、足三里、脾俞、胃俞、百会等穴，重用灸法，补中益气，健脾升阳。

2. 按经脉循行同病异治的病证　如坐骨神经痛，沿足太阳经放散者，取肾俞、环跳、承扶、殷门、委中、承山、昆仑等穴，疏通足太阳经气；沿少阳经放散者，取肾俞、环跳、风市、阳陵泉、悬钟（绝骨）、丘墟等穴，疏通足少阳经气。

3. 既按经脉、又按证型同病异治的病证　如痹证，有局部红肿热痛的"热痹"；有局部不红不肿、但酸痛怕冷、阴雨为甚的"寒痹"；有疼痛游走、局部怕风的"风痹"；有局部重着、皮肤黏滞的"湿痹"；还有痹证久延、气血耗伤、局部作痛、面色少华的虚痹。治疗时，均应根据疼痛放散部位，予以辨位归经，然后结合证型按经论治。

牙痛，在下齿从手阳明论治，取合谷、二间、三间、颊车等穴，泻法；在上齿从足阳明论治，取内庭、颊车、下关等穴，泻法；伴齿龈红肿甚至出血、口干渴且口气重、尿黄、便秘者，属于胃肠火热之邪上冲，宜加用足三里、上巨虚、下巨虚、曲池清泻胃肠之火；伴虚火上炎、牙根松浮者，从足少阴论治，取涌泉、太溪、照海、复溜、肾俞等穴，平补平泻。

其他如腰痛的分型论治，头痛的分经论治，无不体现同病异治的道理。《灵枢·经脉》中有许多病证如黄疸、疟疾、咳喘、癫狂、呕吐、泄泻、鼻衄、喉痹、颌痛、颊肿、疝气、掌心热等，都分见于多条经脉中，必须分析病变在何脏腑、何经络，予以不同治疗。

有人对气滞血瘀、寒湿凝滞、肝肾亏虚所引起的3例痛经，采取不同的治法。气滞血瘀者取太冲（泻法）、气海、三阴交（平补平泻）以疏肝解郁，行气活血，化瘀止痛；寒湿凝滞者取中极、水道、地机，行温针灸法散寒化湿，温经止痛；肝肾亏虚者，灸关元、肝俞、肾俞、照海、足三里等穴，滋养肝肾，调理冲任，补虚止痛。3例痛经，病机不同，证也有异，治法也就不同，一针、一灸、一针灸并用，皆获良效。

有人对失音症采用同病异治法：生气上火引起者取太冲、膻中（泻法并留针），再刺舌中（阿是穴，不留针）；悲痛引起者取少商、商阳点刺出血；惊吓引起者取通里、舌中（不留针）；不明原因者取合谷、廉泉，均1次而愈。

二、异病同治

不同的疾病，病因相同或在病程发展的某一阶段，出现了相同的病机变化，则采取相同的治法，谓之"异病同治"。例如肝胆火盛、上逆于头引起的头痛和肝气犯胃引起的胃脘胀痛、嗳气、干呕，以及肝胆气机阻滞导致的胁肋胀痛、少腹胀痛、疝气偏坠、睾丸痛引少腹等，因其病机相同，疼痛部位均为肝、胆二经，肝胆之气郁滞则作痛，则治疗均应疏肝、理气、止痛。针灸治疗一般多取足厥阴、足少阳两经为主，当然还应区分其属寒属热、属虚属实，在以疏肝理气为主的原则下，结合具体症状，酌情加用其他有关经穴，或针或灸，宜补宜泻，因证制宜。

启才精讲　针灸临床如何异病同治

1. 活血化瘀法，目前广泛应用于脑血管意外、冠心病、周围血管病以及其他多种病证，都获得较好效果，并正在进一步研究其机制。从病名、病位等来说，这些疾病各不相同，但是有一个共同点，都属于气滞血瘀，故可通用活血化瘀法施治。这更证明了异病同治的现实意义。

2. 脾虚下陷导致的久泄、久痢、脱肛、遗尿、崩漏，针灸治疗均应取气海、关元、足三里、脾俞、胃俞、百会等穴，针灸并用，重用灸法，中药可加服补中益气汤，以补中益气、健脾升阳；内脏下垂多发生在胃、肾、肛门和子宫，其部位和症状虽然不同，但病机均属中气不足，也均可采用补中益气、升阳举陷的治法。有人列举子宫脱垂、五更泄、小儿遗尿三种不同之疾，取元阴元阳交关之所的关元穴和诸阳之会穴百会，针灸并用，针补重灸，补中益气、升阳举陷，疗效若一。

有人对脾肾阳虚、气虚血瘀引起的肠澼、崩漏、口疳（口疮）、尪痹（类风湿性关节炎）等病均以温灸神阙穴为主施治，健脾温肾、调和气血，也均获良效。

3.《灵枢·经脉》中各条经脉所记载的多种不同证候，均可通过本经腧穴治疗，也属异病同治的范畴。《伤寒论》第111条、112条、147条、148条、221条、222条，所论病证各不相同，但均以刺期门为治法。第111条是脾病见肝脉，属肝木克伐脾土的证候，刺期门以疏调肝经之气；第112条为肝乘肺的病证，刺期门以疏肝泻肺；第147条是太阳、少阳并病，误汗后引起的变病，脉弦，其邪在肝，刺期门以泻肝热；第148条是妇人经期伤寒，热入血室，致胸胁胀满，也刺期门以泻肝热；第221条也是热入血室，但无胸胁胀满，而有下血的证候，刺期门使热除血安。

同病异治、异病同治，充分体现了中医学在整体观念和辨证论治原则基础上的灵活性，只要原则性和灵活性相结合用之于临床，就能产生异曲同工、殊途同归之效。

第六节　逆者正治，从者反治

《素问·至真要大论》载："逆者正治，从者反治。"以上清热温寒和补虚泻实的治疗原则，是与疾病的性质针锋相对的治法，都属于正治法。反（从）治法系指所采用治法从表面上看是顺从病证性质而治的，例如寒因寒用、热因热用、通因通用、塞因塞用等。这个时候的证候只不过是与病证性质不相符合的一种假象而已，我们千万不可被这种假象所迷惑而采用见寒治寒、见热治热、见虚补虚、见实泻实的法则，而应该反其道而行之。

一、寒因寒用

所谓"寒因寒用"，就是见到真热假寒的证候仍然采用清热的治法。在临床上，有的病证其实是内有真热，而外表却显现出大寒的假象。例如外感病内热极盛时，往往会出现寒颤、肢冷的表象。这种真热假寒的病理现象，中医学称之为"阳盛格阴"。由于本质是阳热内盛，格阴于外，所以，还是应当采取清泻阳热的治法，治其真热而假寒会自然消退。

二、热因热用

所谓"热因热用"，就是见到真寒假热的证候仍然采用温寒的治法。在临床上，有的病证其实是内有真寒，而外表却显现出大热的假象，这种真寒假热的病理现象，中医学称之为"阴盛格阳"。由于本质是阴寒内盛，格阳于外，所以，还是应当采取温寒的治法，其假热也会自然消退。

三、通因通用

所谓"通因通用"，就是见到真实假虚的证候仍然采用通泻的治法。在临床上，有的实性病证却表现出虚泄的假象，例如湿毒蕴阻肠道的急性肠炎和细菌性痢疾，其临床表现的特征为腹痛、泻痢、里急后重、大便夹有脓血等。对此，就不能用正治法来止泻，而应该运用通利导下的治法，清其湿毒，导其积滞。再如湿热郁阻膀胱导致的泌尿系结石，常出现尿频、尿急、尿痛和血尿，也应根据"通因通用"的治则，用清热利湿的治法以利尿通淋，排除结石。

四、塞因塞用

所谓"塞因塞用"，就是见到因为气虚而导致气机阻滞的真虚假实证候，仍然采用补法以推动气的运行。在临床上，有的病证其实是虚证，但表面上却显现出实的假象。例如脾虚可以引起气滞致使脘腹胀满不适（但却不拒按，反而喜按），时轻时重，脉虚无力。由于本质是虚，所以，不宜使用泻法，而应当采取补脾益气的治法，脾气健运则腹满自消。老年人的便秘，多因津液不足、肠道燥涩而致，治疗就不能用导下法，而应该健运脾胃而补气，养阴增液而行舟。

第3章
针灸临床辨证论治纲要

辨证论治，是运用中医理论和诊疗方法，对疾病进行全面检查、分析，制定诊断、治疗、观察等的原则和方法。

辨证论治是中医学的特色和精华之一，适宜中医临床各科，针灸临床也不例外。《百症赋》云"先究其病源，后攻其穴道"，"先究其病源"就是要把辨证放在首位。许多人错误地认为中医辨证论治只是内、外、妇、儿各科的事情，针灸临床没有必要。故以往辨证论治并不为针灸临床所重视，从而影响疗效。

例如针灸治疗感冒，穴取大椎、风池、风门、合谷，风寒宜针灸并用，重用灸法；风热宜针刺泻法或点刺出血。针灸治疗胃痛，饮食积滞型宜取中脘、建里、足三里，只针不灸，泻法；脾胃虚寒型宜取中脘、脾俞、胃俞、足三里，针灸并用；肝气犯胃型宜取期门、梁门、太冲、行间，只针不灸，泻法。肾虚腰痛的患者，针灸宜选用委中、气海、肾俞，针补加灸；急性腰扭伤者应以委中、腰阳关点刺出血。试想，外感表证如果不进行辨证论治，风热误用针补加灸，无异于火上加油；风寒反用"透天凉"手法，岂不是雪上加霜？这就违背了"虚则补之，实则泻之，热则疾之，寒则温之"的针灸治疗原则，误犯"虚虚实实"之戒。

内脏疼痛应辨虚实，如胃肠实热积滞而痛，当用清泻法；而虚寒性腹痛则当用温补法。体表疼痛也应根据经络分布进行经络辨位归经，如前额痛治在阳明，偏头痛治在少阳，后头痛治在太阳，巅顶痛治在厥阴。坐骨神经痛沿下肢后缘放散的治在足太阳，沿下肢外缘放散的治在足少阳。

纵观古今针灸临床实践，遵循辨证论治与不辨证论治在治疗效果上是大不相同的。辨证论治是有的放矢，针对性强；非辨证论治则带有极大的盲目性，碰上对症的，疗效就好，否则，疗效就差。如前所述，对风热证用灸，对肾虚腰痛刺血，都是与针灸治疗原则背道而驰的，不但治不好病，甚至还会加重病情。《黄帝内经》称之为"补泻反则病益笃"。

有些病证，乍一看来似乎无证可辨。但细审之，则因果异趣，大相径庭。例如针灸治疗遗精病，如果是阴虚火旺型的梦遗，则只宜针刺，不宜施灸；如果遗泄日久，阴虚及阳，形成滑精、阳痿、早泄，则又非灸不可。所以说，证同与不同，不辨则无以知，无以知则不能治。

辨证贵乎明，论治贵乎精，施术贵乎巧，取效贵乎神。辨证论治是一个富有规律性的法则，因此，在具体应用时是有规律可循的。疾病的发展过程虽然千变万化，但也有一定的规律。辨证论治就是根据疾病的客观发展规律来进行辨别和治疗，虽然也有一定的灵活性，但不是灵活无边、不可捉摸的。如果我们过分强调它的灵活性，那就会把一个朴素的辨证方法引入神秘、玄妙的境地。

中医辨证论治在针灸疗法中具有特殊的运用形式，即以脏腑、气血证治为基础，以经络证治为核心，以八纲证治为纲领。针灸治病就是在整体观念的指导下，根据脏腑、经络学说，运用四诊八纲理论，将临床所见的各种不同证候按脏腑疾病、经络病候和相应组织器官病证的形式进行分析归纳、辨证论治。笔者主张针灸临床应走"西医诊断、中医辨证、针灸施治"三结合之路。

机体的一切功能活动都离不开脏腑、经络。疾病的发生和发展、证候的表现和转化虽然错综复杂，但究其本源，总不外乎脏腑、经络二者的功能失调。由于机体各个脏腑的功能和每条经脉的分布各有异同，那么，它们反映出来的疾病变化、证候表现也有所不同。因此，只要我们能掌握脏腑病证的发病规律和经络病候的表现形式，就容易明辨疾病的病因病机、病位病性，从而对疾病做出正确的诊断，进行恰当的治疗。

在针灸临床实践中，分析疾病的病因病机，归纳疾病的病位病性，就是将八纲、脏腑、气血、经络的辨证方法紧密结合，融会贯通。分析病性是属寒还是属热，是属虚还是属实，是属阴还是属阳；确定病位是在表还是在里，是在经还是在络，是在脏还是在腑。然后确定治疗大法，配穴处方，按方施术，即或针或灸，或针灸并用；或补或泻，或补泻兼施。以通其经络，调其气血，使脏腑、气血趋于调和，经络、阴阳恢复平衡，从而达到"阴平阳秘，精神乃治"的目的。这就是针灸临床按八纲、脏腑、气血、经络辨证论治的全过程。

第一节　针灸辨证论治的基本要求

辨证是论治的前提和依据。因此，首先要做好辨证，在辨证明确的基础上确定治法，并结合针灸特点，做到理、法、方、穴的完整性。其基本要求如下。

一、收集临床资料

应用中医四诊，收集临床全部资料，结合必要的现代检查方法，对患者进行正确而全面的诊查，进行分析、归纳，以判断病情，作为辨证的依据。

二、辨别病性

疾病虽然千变万化，但总的来说，在疾病的过程中离不开邪正之间的斗争，阴阳的偏盛或偏虚而出现寒、热、虚、实等基本病证，即称为"病性"。根据不同病性，确定温、清、补、泻等不同治法。

三、辨证与辨病相结合

中医辨证论治，着重在对证候的分析，而通过辨证分析，也可以辨明病理的变化，达到辨病的目的。例如《金匮要略》中便有肺痈、肠痈等已化脓和未化脓的辨别，都是通过证来确诊的，是既辨证又辨病的范例。而现代医学许多对病理变化的检查诊断，也有助于中医特别是针灸临床上的参考，从而提高疗效。

四、明确病位

明确病位即确定疾病所在部位。部位的含义较广，例如在表、在里、在气分、在血分、在经络、在脏腑等都属定位范畴。定位不明确，则治疗的主攻方向不明，将成为无的放矢。尤其是脏腑疾病，症情复杂，变化又多，虽然病在某一脏腑，临床上均各有其特征，但在症情复杂的情况下，有时很难鉴别，必须详细分析，方不致误。

五、按部定经

按部定经即明确疾病部位的所属经络。针灸治疗强调经络辨证，故必须在明确病位的基础上，确定所属经络，然后按经取穴。在病情复杂时，常会涉及许多经络，这就需要认真诊察，辨证归经。

六、选穴精妙，配穴恰当

在明部定经、确定病变脏腑、经脉以后，少而精地选配腧穴，并且随着病情的变化而增减腧穴（尽量做到一病一方，随症灵活加减）。法有定而方无穷，不用死方治活病。

七、配合手法

为了达到补虚、泻实、清热、温寒等功效，还须按照针灸操作要求，选择合适的操作方法和补泻手法，才能提高疗效。

八、预测病势

即根据疾病的趋势，预测未来的病情变化，包括发展方向、程度、范围等，以及对病情的深浅、进退、轻重、缓急、顺逆等作出判断。一般是从邪正斗争的消长变化和病程的长短以及患者的体质、年龄、性别等多方面综合分析，以预测其预后，做到有预见性，这也是临床治疗不可忽视的一个环节。

第二节 针灸辨证论治要点

针灸临床辨证论治的方法很多，主要有八纲辨证、脏腑辨证、气血辨证、经络辨证等。在具体运用这些辨证方法之前，必须掌握以下要点。

一、明辨病证性质

针灸临床要想收到良好的辨证论治效果，首先必须明辨病证性质。明辨病证性质，也就是明确诊断的问题。中医和西医是两种不同的医学体系，在诊断方面也有各自独特的方法。中医有望、闻、问、切的四诊方法和八纲辨证、脏腑辨证、气血辨证、经络辨证等诊断方法；西医有视、触、叩、听的四诊方法以及化验、X线、B超、CT、ECG（心电图）、EIG（脑电图）、MRI（磁共振）等各种理化检查的辅助诊断方法。

例如食管癌，中医称之为"噎膈"，分气滞、痰阻、血瘀三个证型；西医可通过相关体征、X线钡餐检查、镜检、病理切片等确诊癌变的部位、大小和性质。痢疾，中医分寒湿、湿热、噤口痢、疫毒痢、休息痢五型；西医则利用实验室检查，能找出痢疾杆菌病原体，发现病理性的共性改变。

中医学注重整体，把繁杂的证型利用脏腑、经络理论分析病因、病机、病位、病性，进行辨证，概括性比较强，主观臆断成分偏多；西医则注重局部，对疾病的诊断更加深入、具体，客观性较强，精确度也高。针灸临床与现代医学在很多方面的联系均较其他科目要广泛、密切得多。因此，在诊断方面，最好能结合中、西医两法进行。

明辨病证性质，还必须注意辨证与辨病相结合。辨证论治是中医诊治疾病的一大特色，但以往并不被针灸临床所注重。因此，对内脏病证的治疗就显得简单，从而影响疗效。辨病治疗是现代医学的专长，特别在诊断方面，比中医明确、精细。针灸临床在继承中医辨证论治特色的基础上，结合现代医学的检查诊断方法以及解剖、生理、病理知识，是十分重要的。

在证与病结合的诊断中，病是基础，证是主导。诊断是从症状入手的，任何症状总是从属于一定的病或证，从而为诊断提供依据。主症不但对诊断有着十分重要的特殊意义，同时还是决定证或病全

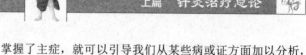

局的重要因素。由于主症是诊断的向导，掌握了主症，就可以引导我们从某些病或证方面加以分析，从而在漫无边际的病证中给诊断圈划一定的范围，使我们能在一定病证范围内进行思考。

总之，诊断着眼于辨证，落脚于辨证。辨病使辨证更全面、更准确，辨证与辨病结合是诊断过程的深化。中、西医各有所长，也各有其不足，如果我们在临床上能把现代医学的诊断方法与中医辨证融为一体，做到辨证与辨病的有机结合，取长补短，自然会大大提高诊断的准确率。随着中、西医知识的不断交流，相互渗透，辨证与辨病也定能融会贯通，为针灸临床辨证论治的新进展开拓思路。

二、注重整体观念

针灸治病要注重整体观念，善于处理局部与整体的关系。因为身体某一部分出现的局部病证，往往也是整体疾病的一部分。如头痛和目赤肿痛，多与肝火上炎有关；口舌生疮、小便短赤多因心和小肠有火造成；脱肛、子宫脱垂皆由中气不足引起。故金元时期窦汉卿《针经指南·标幽赋》载："观部分而知经络之虚实。"针灸治病，只有从整体观念出发，辨证施治，才不会出现头痛医头、脚痛医脚的片面倾向。

人是一个有机整体，通过经络内联脏腑、外络肢节，将整个人体有机地联系起来。针灸治病的特点是通过刺激局部的经络、腧穴产生治疗作用，除了产生局部影响外，也能通过经络传递给机体以整体性影响，甚至对全身产生广泛作用。例如足阳明胃经从头走足，经面部、颈部、胸腹部、下肢外侧前缘，终于次趾外侧端。本经脉膝关节以下的腧穴，除了具有治疗局部病证的作用之外，还可以治疗头面、五官、咽喉、胸腹以及胃肠等部位的病证。由于经络也有着与脏腑同样的表里络属关系，所以，刺灸胃经腧穴，不但能治疗本经的病变，同时还可以治疗脾（经）的病变。部分腧穴如合谷、太冲、足三里、三阴交、大椎、百会、气海、关元等，还可防治全身性疾病。

（一）局部治疗

针灸治病，在病变局部、邻近或是脏腑在体表的投影处施治，是常用方法之一。如牙痛、面瘫取地仓、颊车；胃痛、腹泻取中脘、天枢；腰酸背痛取身柱、肾俞；手足疾病取合谷、太冲等。局部治疗是所有腧穴共同具有的治疗作用，体现了"腧穴所在，主治所在"的治疗特点。局部症状的解除，有助于全身性疾病的治疗。

（二）整体治疗

针灸治病，除了局部施治外，还应施以整体性治疗。四肢肘膝关节以下的腧穴和背俞穴、腹募穴等，除了能治疗局部和邻近病变外，还能治疗头面、躯干、脏腑及全身的病变。部分腧穴如合谷、太冲、足三里、三阴交、大椎、百会、气海、关元等，还可防治全身性疾病。

整体治疗还包括针对某一病证的病因治疗。如外感发热、咳嗽，取合谷、外关、列缺发汗解表，宣肺止咳；对肝阳上亢引起的头痛、眩晕，取太溪、太冲透涌泉滋水涵木，育阴潜阳等。

（三）局部与整体同治

在多数情况下，需要局部与整体同时调治。如脾虚泄泻，局部取大横、天枢理脾止泻，整体取脾俞、足三里健运脾胃；风火牙痛，局部取颊车、下关疏调经络之气，远端取合谷、内庭清降胃肠之火。如此将局部同整体有机地结合起来，既着眼于症状治疗，又注重病因病机治疗，能够明显提高治疗效果。

一般而言，针灸的局部治疗仅是针对局部病证的治法。例如对肝阳上亢、肝火上炎引起的目赤肿痛，取攒竹、丝竹空、太阳等穴点刺出血。整体治疗则是针对疾病的病因病机进行治疗。以目赤肿痛为例，取足厥阴肝经的太冲、行间穴清泻肝火为其整体治法。若将局部治疗与整体治疗结合起来，确能明显提高疗效。因此，针灸治病要善于掌握局部与整体的关系，从辨证论治的整体观念出发，配穴处方，予以治疗。克服"知左不知右，知右不知左，知上不知下，知先不知后"（《素问·方盛衰论》）的片面倾向。

三、突出经络辨证

经络辨证是以经络学说为主要依据的辨证方法。主要是根据经络的循行分布（包括经络的交接、交叉、交会）、属络脏腑、联系器官、生理功能、病候特点等来确定疾病的经络归属，从而选择相应的经络治疗方法。在经络辨证的指导下，明确病因、病机、病位（涉及的脏腑和经脉）、病性，做到不同质的矛盾用不同质的方法解决，或针或灸或针灸并用；或补或泻或补泻兼施。

与脏腑相比，经络有深入浅出的循行方式，分布于肢体的一定部位，联系一定的组织器官，具有浅行体表的特点。所以，经络辨证多适用于体表部位的肌肉、关节、组织、器官的病变。经络学说是针灸医学的核心理论，针灸临床辨证论治也必须突出强调经络辨证核心。"盖经络不明，无以识病证之根源，究阴阳之转变……经络为识病之要道"（宋代窦材《扁鹊心书》）。

《灵枢·卫气》载："能别阴阳十二经者，知病之所生，候虚实之所在者，能得病之高下。"《灵枢·官能》载："察其所痛，左右上下，知其寒温，何经所在。"《灵枢·经脉》将不同的病候按十二经脉系统予以分类，是经络辨证在《黄帝内经》中的最早体现。东汉张仲景《伤寒杂病论》关于六经辨证学说的创立，又进一步发展和完善了《黄帝内经》的学术思想。后世医家也都十分注重经络辨证，宋代窦材在《扁鹊心书》卷首即列《当明经络》。金元时期窦汉卿《针经指南·标幽赋》载："既论脏腑虚实，须向经寻。"明代张三锡《经络考》载："脏腑阴阳，各有其经，四肢筋骨，各有其主，明其部以定经。"清代徐大椿的《医学源流论》载："治病者，必先分经络、脏腑之所在……然后择何经何脏对病之药而治之。"围绕经络核心进行辨证，复杂的证候即有所归属。可以有的放矢地指导循经取穴，选择归经药物，大大增强治病效果。

笔者在临床中曾遇到一个病例：患者右小腿痉挛性疼痛，先在一家医院行针灸治疗，医生为之针刺治疗2次疼痛也未见减轻。后由笔者接治，经详细询问病史，并让患者指出疼痛的具体部位和医生为之针刺穴位，发现疼痛是沿足太阴脾经走窜的，诊为"足太阴脾经经脉病"。而原来的医生为其针刺的是足三里和阳陵泉二穴。经笔者针刺阴脾经陵泉、地机、三阴交3穴，强刺泻法，治疗1次豁然而愈。这体现了按经络辨证先辨位归经、再循经选穴在针灸临床中的重要作用。

四、强调"动刺"结合

"动刺"，是运动针灸方法的简称，即在针灸施治的同时，选用适当的动态方式配合治疗。例如医生在为患者作针灸治疗的过程中，一边行针施行手法，一边嘱患者主动活动相应肢体、自行按摩病痛部位，或由医生、助手、患者家属帮助患者做相关肢体的被动活动，为患者推拿或拍打病痛部位。

启才精讲 "动刺"疗法种种

在传统针灸施术的同时，积极主动地配合适当的动态方式或结合其他外治方法配合治疗，称之为"动刺"。其特点是注重针刺点与病痛点之间的有机结合。充分体现了《黄帝内经》"杂合以治，各得其所宜"的学术思想。

"动刺"方式分主动运动和被动运动。主动运动又分肢体运动、按摩运动、呼吸运动、意念运动数种。

例如医生在为患者做浮刺治疗的过程中，一边行针施行手法，一边嘱主动活动相应肢体、自行按摩病痛部位，或配合不同节奏的呼吸，自我引动各种意念等。

被动运动又分为协助运动、推拿运动、拍打运动、运气运动数种。例如医生在为患者做浮刺治疗的过程中，一边行针施行手法，一边用押手在病痛点局部帮助患者做相关肢体的活动，推拿或拍打病痛部位，同时询问患者疼痛部位的感觉。

现将针灸临床能体现"动刺"特色的种种作法简述如下。

1. **叩头或干梳头（延伸至后发际的健脑、供血穴）**　失眠、脑萎缩、记忆力下降者在远端神门、内关、悬钟、大钟、三阴交等镇静宁神、健脑益智穴位行针时可以配合运用，以增强疗效。

2. **张口抹面**　面部疾病如面神经麻痹、面神经痉挛、三叉神经痛、下颌关节炎、腮腺炎等，均会不同程度出现面部不适、张口困难。在远端穴位合谷、内庭、太冲行针时，嘱患者反复张口、闭口，并用一只手反复摩擦患侧面部，可促使面部气血流通，开口度扩大。

3. **挤眉弄眼**　周围性面神经麻痹有不能蹙额、皱眉，眼闭合不全的体征，在远端合谷、太冲、申脉、照海行针时，不妨令患者反复地做上述难以做到的动作。刚开始可能不会有什么成效，但坚持几次后就会见到效果。

4. **搓耳前三穴（耳门、听宫、听会）**　治疗中耳炎、耳鸣、突发性耳聋时，耳朵局部穴位先针先取，远端外关、足临泣行针时运用。搓擦用力要重、速度要快，使耳朵内外发热、发麻。

5. **鸣天鼓**　"鸣天鼓"本是八段锦中的一节，在针灸治疗耳鸣、耳聋时，可以为我所用。在耳周局部腧穴取针之后，于远端穴（如中渚、外关、足临泣等）处行针，嘱患者双手掌心捂住耳朵，指尖向后，反复放开、按紧或掌心捂耳不放开，用拇指以外的四指拍打后枕部，或只用食指、中指弹击后枕部，使耳中发出震响。有疏调耳部经络之气、补肾填精的作用。

6. **耸鼻、呼气、吸气**　伤风感冒鼻塞不通气、面瘫鼻唇沟变浅或消失的状态下配合运用邻近穴风池、通天，远端肺俞、合谷。

7. **闭气或深呼吸**　行针中配合闭气或深呼吸，但不同于呼吸补泻法。呼吸补泻法仅限于进针或出针时的呼吸状态，而动刺中的闭气或深呼吸是在行针过程中实施。适用于与气有关的病证，如嗳气、呃逆、反酸、恶心欲呕等针刺膻中、膈俞、气冲、内关、公孙时。

8. **令其咳嗽**　针刺过程中令患者咳嗽，本来是古人进针时为了分散患者的注意力以减少进针疼痛的配合动作，现用于针治咳嗽、哮喘兼痰多，或有痰不易咳出者，嘱患者在中脘、丰隆穴行针时轻轻咳嗽。其效应是痰多者可促使其排净，不易咳出之痰变得易于咳出。本法也适用于慢性咽炎、梅核气患者。

9. **鼓腮、弄舌（舌操）、叩齿**　三种动作都在口腔中进行。鼓腮适用于面神经麻痹患者，一边鼓腮，一边用一只手的拇指和其余四指按压面颊。弄舌适合于舌强不语或中风失语者。方法是将舌头伸出口外又及时收回；舌头向口角两边不停地摆动；或用舌尖抵上颚、一侧的面颊，左右交替，反复进行。叩齿适用于牙痛，尤其是伴有牙根松动的肾虚牙痛效果更佳。

10. **吞咽动作**　针刺局部的天突和远端的列缺、照海行针中配合吞咽动作，主要适用于针灸治疗各种咽喉部位病变。诸如咽喉肿痛（急性扁桃腺炎）、慢性咽喉炎、咽干喉燥、声带麻痹、声音嘶哑、梅核气、食道癌等。动刺后，患者常常会感到咽喉湿润、疼痛减轻、吞咽动作较针前顺利。

11. **颈部活动（操）**　针灸治疗落枕、颈椎病过程中运用，医者一边在远离病变部位处的腧穴上（例如膝关节外下方腓骨小头前下方凹陷中的阳陵泉、第5掌指关节后的后溪穴、足外踝高点上3寸的悬钟穴）行针，一边嘱患者活动相应关节（越是不敢做的动作越要做），可大大提高疗效，缩短疗程（注意病理性体位下的阿是穴以及远近结合动刺法）。

12. 肩部活动 肩关节（周围）炎治疗过程中运用，医者一边在远离病变部位处的腧穴上（例如膝关节外下方腓骨小头前下方凹陷中的阳陵泉、外膝眼直下4寸，即足三里穴下1寸的中平穴）行针，一边嘱患者活动相应肩关节（越是不敢做的动作越要做），可大大提高疗效，缩短疗程。

13. 胸胁侧转身、捶打或深呼吸（咳嗽） 对于胸胁满闷和扭挫伤，在四肢远端内关（掌面腕横纹中点上2寸）、支沟（背面腕横纹中点上3寸）、阳陵泉（膝关节外下方腓骨小头前下方凹陷中）针刺过程中，配合实施。

14. 捏按乳房 针灸治疗产后乳少、急性乳腺炎，疗效肯定。如果能在针刺膻中、乳根、内关、肩井、梁丘、足三里等穴的行针过程中，令患者双手有规律地捏按双乳，对疏通乳部经络气血、促进乳汁分泌并顺利排除，大有裨益。针刺光明、足临泣退乳时也应如此。

15. 揉摩脘腹 消化系统疾病，例如胃脘痛、急性胃肠炎、大便秘结等，如在支沟、梁丘、足三里、三阴交行针时配合揉摩脘腹，将会促进胃肠蠕动，通调腑气，变"不通则痛"为"通则不痛"。上腹部以中脘穴为中心，中腹部以肚脐为中心，下腹部以关元穴为中心。当然，揉摩脘腹绝大多数情况下应按顺时针方向操作，切不可倒行逆施（"肠易激"例外）。

16. 腰部的各种活动或深呼吸（咳嗽） 急性腰扭伤、慢性腰肌劳损治疗时运用，医者一边在远离病变部位处的腧穴（例如人中、后溪、阳陵泉、委中穴）行针，一边嘱患者活动腰部（越是不敢做的动作越要做），配合深呼吸或咳嗽，可大大提高疗效，缩短疗程。

17. 收提肛门（撮谷道） 针刺承山穴行针中要求患者配合作收提肛门的动作，显然是治疗肛门病证如脱肛、痔疮的需要。这一动作不仅要在针刺中做，在艾灸百会穴时也应该做。不但有较好的即时效果，也有较好的远期疗效（清代乾隆皇帝几十年坚持撮谷道，得以享89岁高龄，成为中国历史上最长寿的皇帝）。

18. 下肢活动 瘫痪患者头针治疗中被动活动或带针行走，先行针几分钟，再行走几分钟，直至出针（中间可适当休息）。

19. 踩脚或叩击足跟、足底 脚底痛、跟骨骨刺、扁平足等在针刺健侧太溪、照海、复溜穴行针过程中，可嘱患者不断地踩脚，或脚前掌着地不动，足跟快速、反复地叩击地面。由于针灸治疗这些病以取足少阴肾经经穴为主（肾主骨、足少阴肾经分支别入跟中），在患足针刺留针中不便进行活动，故可以根据生物全息论的理论，按左右对应选穴法和上下对应选穴法，在健侧足部取穴针刺或同侧腕关节取大陵穴针刺，而后按常规进行踩脚或叩击足跟、足底动刺法。

动刺疗法无论是主动运动，还是被动运动，都是以"动"为核心，并贯穿整个治疗体系及治疗过程，使治疗达到"动态和谐"的至高境界。实验研究表明，通过各种运动，可以明显地促进机体新陈代谢、细胞的同化和异化、能源物质的分解与合成、肌肉的收缩与放松、神经的兴奋与抑制，由此推动着机体内部的一系列变化。在神经系统的调节下，充分发挥良好和谐的治疗作用。它强调了机体病变部位的活动，大大提高了针灸临床的治疗效果。

五、做到三因制宜

三因制宜，即因人、因地、因时制宜，也就是根据治疗对象、地理环境和不同季节、具体时辰制定适宜的治疗方案。

（一）因人制宜

因人制宜是根据患者的性别、年龄、体质、体形等不同特点制定适宜的治疗方案，是三因制宜的决定性因素。性别、年龄不同，生理功能和病理特点也不相同。人的体质有强弱、偏寒、偏热以及耐受性的不同，针灸时也应有所区别。对体形瘦小、体质虚弱和过敏体质者尤其要谨慎操作。

针灸临床对女性患者、老人和婴幼儿童应慎重对待。老人气血衰弱，不宜强刺；幼儿气血未充，难以配合，故针灸宜浅且不宜留针。女性患者有经、带、胎、产、乳等特殊生理情况，治疗时应全面了解，权衡考虑。

（二）因地制宜

《素问·异法方宜论》载："南方者，天地之所长养，阳之所盛处也。其地下，水土弱，雾露之所聚也。其民嗜酸而食胕，故其民皆致理而赤色，其病挛痹，其治宜微针。""北方者，天地所闭藏之域也。其地高陵居，风寒冰冽，其民乐野处而乳食。脏寒生满病，其治宜灸焫。"说明治疗方法的选用与地理环境、气候条件、生活习惯以及病变性质密切相关。由于地理环境的不同，各地的气候条件和人们的生活习惯也就不同，对人体的生理活动和发病特点影响也不一样，这就要求我们在治疗方法的选择上因地制宜。

（三）因时制宜

《灵枢·终始》载："春气在毛，夏气在皮肤，秋气在分肉，冬气在筋骨。刺此病者，各以其时为齐。"明确指出不同季节的不同针灸方法。四季气候的变化，对人体的生理功能、病理机制会产生一定的影响。春夏之季，气候由温转热，阳气升发，人体气血也趋向浅表，病邪伤人也多在浅表，针刺宜浅，少用灸法；秋冬之季，气候由凉变寒，阴气渐盛，人体气血也潜藏于内，病邪中人也多在深部，故针刺宜深，多用灸法。

一日之内，人体气血流注也呈现出与时辰变化相应的规律，针灸临床如能注重取穴与时辰的关系，采取择时治疗，则能增强治疗效果。

此外，对于周期性发作的病证应准确把握针灸施治的有效时机，也是因时制宜的体现。治能因时制宜，效可事半功倍。如失眠的最佳治疗时机在睡前1～2小时；治疗疟疾应在发作前2小时左右；治疗痛经宜在月经来潮之前3～5天开始。故《灵枢·卫气行》载："谨候其时，病可与期；失时反候者，百病不治。"

第三节 针灸八纲辨证论治

八纲，即阴阳、表里、寒热、虚实。八纲证治就是以望、闻、问、切四诊所获得的临床资料为依据，对病证的病位、病性以及正邪关系等情况进行综合分析，将其归纳为阴、阳、表、里、寒、热、虚、实八种情况的辨证论治方法，用以说明病变部位、性质及病程中正、邪双方力量对比等。

这四对纲领性的证候，是从各种辨证方法概括而成的，是各种辨证论治的总纲。疾病的表现尽管十分复杂，但基本可以归纳于八纲之中。论病证的类别，不属于阴便属于阳；论病证的深浅，不属于表便属于里；论病证的性质，不属于寒便属于热；论正邪的盛衰，不属于虚便属于实。在八纲中，表里、寒热、虚实六纲又可以用阴阳二纲加以概括。表证、热证、实证属阳；里证、寒证、虚证属阴。所以，阴阳又是八纲辨证的总纲。

八纲辨证，简明扼要，提纲挈领，对临床诊断和治疗，极为重要。

八纲证治与经络学说密切相关，可以说是经络学说的具体内容经过综合分析而形成的概念。如《景岳全书》载："以十二经分阴阳，则六阳属腑为表，六阴属脏为里……三阳之经，则又以太阳为阳中之表，阳明为阳中之里，少阳为半表半里。"《灵枢·经脉》针对每一条经脉病候寒热虚实的特点，提出了"盛则泻之、虚则补之、热则疾之、寒则留之、陷下则灸之、不盛不虚以经取之"的论治原则和具体方法。后世医家在此基础上总结成为八纲辨证论治的方法。

一、阴阳证治

阴阳指疾病的类别。小之可表示一个证情，大之可概括整个疾病，为八纲证治的总纲。在临床上，任何一种病证都可以分为阴证和阳证两大类别予以论治。

一般而论，凡不及的、抑制的、衰退的、低下的和里证、寒证、虚证属阴证的范畴；而太过的、兴奋的、旺盛的、亢进的和表证、热证、实证则属阳证的范畴。在临床上，阴证习惯上指虚寒证，阳证习惯上指实热证。张仲景继承、发展《黄帝内经》关于阴阳二纲的认识，结合脏腑、经脉的证候特点，将伤寒病分为三阴证、三阳证。阴阳二纲在八纲论治中的统率作用可见一斑。

《素问·阴阳应象大论》载"阴阳者，天地之道也，万物之纲纪，变化之父母"是言阴阳的生理意义；"阴胜则阳病，阳胜则阴病"是言阴阳的病理变化；"善诊者，察色按脉，先别阴阳"是言阴阳的诊断价值；《素问·至真要大论》载"谨察阴阳所在而调之，以平为期"及《素问·生气通天论》载"阴平阳秘，精神乃治"是言调理阴阳在治疗上的作用；《灵枢·终始》载"阴盛而阳虚，先补其阳，后泻其阴而和之；阴虚而阳盛，先补其阴，后泻其阳而和之……病先起于阴者，先治其阴而后治其阳；病先起于阳者，先治其阳而后治其阴"则是介绍调治阴阳的具体步骤和方法。

《灵枢·根结》载："用针之要，在于知调阴与阳。"《灵枢·寿夭刚柔》载："审之阴阳，刺之有方，得病所始，刺之有理。"针灸疗法对阴证的治疗大法为温中、散寒、补虚，针灸并用，重用灸法，针则深而久留，多行补法，灸则宜温和灸；阳证治宜解表、清热、泻实，只针不灸或多针少灸，针则浅刺疾出或点刺出血（泻法），灸则宜瘢痕灸，并速吹其火。

针灸调节阴阳的作用与刺灸手法有关。例如，临证取照海、申脉二穴治疗阴盛阳虚的多寐、癫痫，应泻阴补阳（泻照海、补申脉）；反之，用于阳盛阴虚的失眠、狂证，则应补阴泻阳（补照海、泻申脉）。

在疾病的发展和治疗过程中，阴证与阳证常常互相转化。如若阴证转化为阳证，说明病情有所好转；如若阳证转化为阴证，提示病情有加重的倾向。

二、表里证治

表里指病变部位的内外深浅和病情传变、转化的趋势。明辨表里，有利于判断病位的深浅，把握疾病的传变趋向。

疾病在经络、皮肉者属表。六淫之邪侵犯体表，症状反映在外的称为"表证"。一般发病较急、病位较浅、病势较轻、病程较短。主症为发热恶寒、肌肤疼痛或麻木、苔薄、脉浮。治宜通经活络、疏散表邪。根据表寒、表热、表虚、表实的不同决定针灸措施或补泻手法。表热、表实者只针不灸，针用泻法，浅刺疾出；表寒、表虚者针灸并用、补泻兼施，表寒者留针，表虚者多灸。常取诸阳经腧穴如大椎、合谷、曲池、列缺、外关、风池、风府、风门、肺俞等疏散表邪，卫外而固。

疾病在脏腑、筋骨者属里。病邪侵入体内，波及脏腑，症状表现在内的称为"里证"。主症表现为脏腑功能的紊乱、筋骨疼痛、苔厚、脉沉。一般发病较慢、病位较深、病势较重、病程较长。

里证的发生大致有以下三种情况：一是外邪直中脏腑而发病，如暴饮暴食或过食生冷、腹部受寒，以致寒湿、饮食内伤胃肠，导致里寒证，出现脘腹胀满而痛、喜暖喜按、恶心呕吐、肠鸣泄泻等；二是外感表热不解，内传于里，侵犯脏腑，形成胃肠实热证，出现高热、口渴喜冷饮、大便秘结、小便黄赤，甚至烦躁不安，神昏谵语，舌红、苔黄燥，脉洪大而数；三是情志内伤，使脏腑气血的功能失调，如暴怒伤肝，肝气郁滞，致胸胁胀满而痛、嗳气不舒；或思虑过度，内伤心脾，致食欲缺乏、心悸不安等。

里证的治疗总则是通调脏腑、行气活血。根据里寒、里热、里虚、里实的不同决定针灸措施和补泻方法。里热、里实者只针不灸、深刺泻法。例如，胃肠实热的里实、里热证常取中脘、天枢、大横、支沟、丰隆、足三里、上下巨虚等清热泻火、通调腑气。里寒、里虚证针灸并用，里虚者轻刺、补法、重灸；里寒者补泻兼施、深刺久留。例如，脏腑功能低下或寒邪直接侵犯胃肠的里虚、里寒证多取中脘、气海、神阙、关元、足三里、三阴交、背俞穴等温中散寒，补脏腑之虚。

在临床中，表里病证也是相互转化的。表证可以入里，里证也可以出表。如先有外感表证，慢慢出现口苦、胸中满闷、呕吐、不欲食，是表邪连及胸中，渐入于里；若继而又见心烦、失眠、口渴或腹痛、泻痢等，便是病邪进一步入里的证候，表示病情加重。如先有胸闷、咳逆、烦躁等里证，渐之发热汗出或见肌表出疹，即属里证达表的迹象，说明病情减轻。如若表邪入内，未及于里，或里证外出，未达于表，则称之分"半表半里"，证见寒热往来、胸胁苦满、心烦喜呕、嘿嘿不欲食、口苦咽干、脉弦等，治宜疏调三焦、和解少阳，常取手足少阳经阳池、外关、支沟、三阳络、内关、间使、丘墟、阳陵泉等，多针少灸，针用泻法。

三、寒热证治

寒热指疾病的性质。寒证是机体阴气过盛或阳气虚弱、不能抵御寒邪而导致的病证。主症为面色苍白、形寒肢冷、口不渴或渴喜热饮、小便清长、大便溏薄、舌淡苔润、脉象迟缓。病位有在表者，也有在里者，病情有属虚者，也有属实者，临证应根据不同情况区别对待。根据"寒则（温之）留之"的原则，治宜温通经络、助阳散寒，一般宜针灸并用、补泻兼施。对于寒邪在表、留于经络、肌肤疼痛或麻木者，艾灸最为适宜，也可以用皮肤针叩刺或加拔火罐。对于寒邪在里，凝滞脏腑者，因阳虚寒甚，难以得气，针宜深而久留，以候经气。阳气得复，寒邪乃散。温针之法尤为适宜，使温热之气随针体直达深层，驱散寒邪。虚寒者重用灸法以温中补虚、助阳散寒。可用"烧山火"综合补的手法。

热证是机体阳气过盛或阴气不足、不能抗御热邪导致的病证。有表热、里热、虚热、实热之分，一般多指实热。主症为身热面赤、口渴喜冷饮、大便秘结、小便短赤、舌红苔黄、脉数。治疗原则是"热则疾之"，只针不灸，针用泻法，浅刺疾出，可不留针。例如，热邪在表的风热感冒，常取阳经腧穴大椎、曲池、合谷、外关等清热解表。可浅刺不留针。若伴咽喉肿痛者可加少商、鱼际点刺出血。热闭清窍，症见高热抽搐、神昏谵语，常取水沟、十宣、十二井穴、大椎、耳尖、合谷、太冲等急刺、重刺或点刺出血以清泄热毒，醒神开窍。热邪在里（阴有阳疾），症见"四大"（即大热、大汗、大渴、脉洪大）及大便秘结、小便短赤，常取合谷、曲池、支沟、丰隆、足三里、上下巨虚、委阳清泻里热、通调腑气。因热邪深伏，也可以深刺留针，并可施以"透天凉"综合泻的手法。虚热只针不灸或多针少灸，平补平泻。

寒热之证既可以同时并见（寒热相兼），又可以相互转化（寒极生热、热极生寒），还可以有假象出现（真寒假热、真热假寒）。真寒假热证见身热却欲盖衣被，口不渴或渴喜热饮，脉大却重按无力或沉细迟弱，大便不实或先硬后溏，小便清长，舌淡苔白等。治宜温经散寒，针灸并用，重加灸法。真热假寒证见形寒肢冷却胸腹灼热、不欲衣被，脉沉却滑数有力，口渴喜冷饮，大便秘结，小便黄赤，舌红苔黄燥。治宜清热泻火，只针不灸，泻法。寒热相兼则针灸并用。

四、虚实证治

虚实指机体正气的盛衰和病邪的消长。《素问·通评虚实论》载："邪气盛则实，精气夺则虚。"可见，虚为正气不足，泛指机体脏腑、经络、卫气营血的不足、阴阳偏衰的一系列病证。如形体瘦弱、面色无华、少言懒语、肢软无力、食欲缺乏、舌淡苔薄、脉细弱无力等。针灸疗法应本着"虚则补之、虚则实之、陷下则灸之"的治疗原则，针灸并用，针补重灸，以益气养血，鼓舞正气，强壮脏腑、经络的功能。常用腧穴有气海、关元、神阙、百会、大椎、足三里、三阴交、血海、太溪、背俞穴等。阴虚火旺者只针不灸或多针少灸，平补平泻。

实为邪气有余，泛指机体各方面功能活动的亢进、阴阳偏盛的一系列病证。如高热、神昏、抽搐、惊厥、面赤、气粗、红肿疼痛、狂躁不安、消渴善饥、舌红苔黄、脉大而数等。在正气不虚的情况下应本着"盛则泻之、满则泄之、邪盛则虚之、宛陈则除之"的治疗原则，以针刺为主，泻法或点刺出血，以泻热启闭，祛邪外出，镇惊宁神，消肿止痛。常用腧穴有水沟、十宣、十二井穴、曲泽、委中、合谷、太冲以及特定穴中的募穴、郄穴、下合穴等。灸则行瘢痕灸，速吹其火。

虚实之证也可以同时并见（虚实夹杂），也可以相互转化，还可以有假象出现（真虚假实、真实假虚）。真虚假实证见脘腹胀满而痛但腹满时减，腹痛喜按，脉弦但重按无力，舌苔薄白，舌质淡而胖嫩，少言懒语，治宜补虚为正法。真实假虚证见形体消瘦，怠倦乏力但声高气粗，不欲饮食因嗳腐吞酸，脘腹胀满痛而拒按，舌苔厚腻，舌质苍老，脉迟但弦滑有力，治宜泻实为真谛。虚实夹杂则补泻兼施。

突出虚实证治，是十二经脉病候的一大特点。在《灵枢·经脉》中明确划分虚实不同证候的有手太阴、手阳明、足阳明、足少阴四条经脉，而"盛则泻之、虚则补之"则是针对十二经脉虚实证候共同制定的治疗法则。例如，手太阴肺经病候中，不论虚证、实证，均有肩背疼痛和小便异常改变，但病因病机和伴随证候却有所不同。属虚者兼有形寒、气短之证，病因于内，由于肺气虚弱，失于宣化，经络失于温煦而肩背疼痛，气化不及则膀胱不利，小便色变。治宜补肺调气、温经通络，针灸并用，补法。属实者兼有汗出、中风之证，病因于外，由于风寒束肺，失于肃降，经络闭阻不通而肩背疼痛，不能通调水道则小便数而欠。治宜宣肺调气，通经活络，针灸并用，泻法。

八纲从不同的方面反映了病变过程中的八类证候。由于机体感受的病邪性质和病变部位的不同，还有正邪盛衰的差异，因而，临床上八纲所属的证候往往不是单独存在，而是相兼出现的。可见，八纲之间既有区别，又有联系。病邪侵入机体，有时是由表及里，有时是由里达表。表现出来的证候有时会寒热相兼，有时会虚实夹杂。如表证有表寒、表热、表虚、表实之异；里证也有里寒、里热、里虚、里实之别；还有表寒里热、表热里寒、表里俱热、表里俱寒、表实里虚、表虚里实、表里俱虚、表里俱实等多种情况。寒证有虚寒、实寒；热证有虚热、实热。甚至还会有假象出现，如真寒假热、真热假寒、真虚假实、真实假虚等。临证又当仔细分辨，灵活处理。寒热相兼则针灸并用，虚实夹杂则补泻兼施。

就针刺和艾灸的作用比较而论，针刺法偏于泻实，艾灸法偏于补虚。所以，大凡阳证、实证、表证、热证用针刺治疗奏效较快；而阴证、虚证、里证、寒证用艾灸治疗易于成功。当然，因针刺和艾灸各自分别又有补有泻，这也只是相对而言。

在一定的条件下，八纲的证候性质还会发生转化，如表证转为里证，里证转为表证；寒证转为热证，热证转为寒证；虚证转为实证，实证转为虚证；阴证转为阳证，阳证转为阴证。因此，学习八纲辨证，既要熟知各自的证候特点，又要注意相互之间的关系。只有准确地把握八纲证候之间的相兼错杂、真假互见、相互转化，才能全面认识病证的部位、性质和正邪关系，从而对疾病做出正确的辨识和诊断，使治疗如矢中的，不失偏颇。

现将阴证、阳证、表证、里证、寒证、热证、虚证、实证的临床表现列表如下（表3-1至表3-4）。

表 3-1　阴证、阳证的临床表现

证　型	阴　证	阳　证
主症	面色晦暗，形寒肢冷，精神疲乏，少气懒言，声音低微，大便稀薄，小便清长	面红目赤，身热口渴，烦躁不安，呼吸急促，声音高亢，大便秘结，小便短赤
舌诊	舌淡，苔白	舌红，苔黄
脉象	沉细无力	洪大而数

表 3-2　表证、里证的临床表现

证　型	表　证	里　证
主症	发热，恶寒或恶风，鼻塞，流涕，喷嚏，头痛，肢痛，一身尽痛	脏腑功能紊乱，胸腹胀满而痛，呕吐，泄泻或便秘，烦躁，神昏，谵语
舌诊	苔薄白或薄黄	苔滑腻或黄燥
脉象	浮	沉

表 3-3　寒证、热证的临床表现

证　型	寒　证	热　证
主症	面色淡白，恶寒喜暖，手足不温，口淡不渴或渴喜热饮，大便稀溏，小便清长	面红目赤，身热喜凉，手足灼热，口渴喜冷饮，大便干结，小便短赤
舌诊	舌淡，苔白滑	舌红，苔黄燥
脉象	迟缓	洪数

表 3-4　虚证、实证的临床表现

证　型	虚　证	实　证
主症	形体瘦弱，精神疲乏，肢软无力，面色无华，少气懒言，声音低微，食欲缺乏，自汗盗汗，大便稀溏，小便频数或失禁，内脏下垂	形体壮实，高热神昏，抽搐惊厥，面红目赤，狂躁不安，胸腹胀满，疼痛拒按，大便秘结，小便不利或涩痛，肢体红肿或青紫疼痛
舌诊	舌淡，苔薄	舌红，苔厚
脉象	细弱无力	弦数有力

第四节　针灸脏腑辨证论治

　　脏腑证治是以脏腑学说为基础，将四诊所获得的证候和体征进行综合分析，从而对病变所在的脏腑部位、性质以及正邪的盛衰做出诊断并指导治疗的一种辨证论治方法。

　　脏腑是人体的重要组成部分，是生命活动的中心。各种原因导致的病变，实际上都是脏腑功能失调的反映。由于各个脏腑的生理功能不同，所以它们在病变过程中所反映出来的症状和体征也各不相同。根据各脏腑的生理功能，结合病因病机来判断其病理变化，就是脏腑辨证的方法和理论依据。由于十二经脉隶于六脏六腑，经脉与脏腑之间在生理上密切相连，病理上息息相关，故《灵枢·经脉》关于十二经脉的病候中，相应脏腑病证占有一定的比例。

脏腑病证也就是脏腑的病理表现，是由于脏腑生理功能发生异常变化的结果。只要我们能熟知脏腑的各种生理功能，利用逆向思维，顺藤摸瓜，就不难掌握脏腑的发病规律和病情表现形式。脏腑证治是在明确病因病机，并对疾病进行辨证分型的基础上采取的一系列治疗措施。只要我们能明辨每一证型的病因、病机、病位、病性以及涉及的脏腑经脉、标本缓急，利用正向思维，对号入座，就不难对各种复杂的病情确定治法，配穴处方，按方施治。

（一）肺病证治

肺居胸中，为五脏六腑之华盖。肺主气，司呼吸，开窍于鼻，系于气管、咽喉，外合皮毛，又主治节，主宣发肃降，通调水道。肺为娇脏，不耐寒热，当外邪由口鼻或皮毛而入，首先犯肺。其病理变化主要是肺气宣降功能失常。症见胸闷、胸痛、咳嗽、气喘、咯血、鼻塞、流涕、鼻衄、咽喉肿痛、失音等。由于肺（经）与大肠（经）相表里，手少阴经脉上肺，足少阴经脉入肺中，足厥阴经脉上注肺，胃之大络络肺，肺经起于中焦，与脾经交会于中府穴，故肺病的证治与大肠、心、肝、肾、脾、胃的关系最为密切。

1. 风寒束肺　恶寒重，发热轻，头痛，全身酸痛，无汗，鼻塞，流清涕，咳嗽，痰涎清稀，苔薄白，脉浮紧。治宜祛风散寒、宣肺解表，针灸并用，泻法（体虚者平补平泻）。取手太阴经和相表里的手阳明经以及足太阳经穴为主，如中府、太渊、列缺、合谷、曲池、风门、肺俞、大椎等。

2. 热邪壅肺　发热重，恶寒轻，有汗，口渴，鼻干或流黄涕，鼻衄，咽喉肿痛，咳痰黄稠，大便秘结，小便黄赤，舌红苔黄，脉浮数。治宜祛风清热、宣肺解表，只针不灸，泻法，并可点刺出血。取手太阴经及手阳明经穴为主，如中府、尺泽、鱼际、少商、合谷、曲池、外关、大椎、内庭等。

3. 痰湿阻肺　咳嗽气喘，胸膈满闷，喉中痰鸣，不得安卧，咳痰甚多，色白而黏，苔腻、脉滑。脾为生痰之源，肺为贮痰之器，病变主要涉及肺脾两脏，证属本虚标实（脾虚肺实）。治宜宣肺降气、除湿化痰，热痰针用泻法，寒痰平补平泻并可加灸。取手足太阴、足阳明经穴和相应背俞穴，如中府、太渊、尺泽、列缺、太白、三阴交、丰隆、足三里、肺俞、脾俞等。

4. 肺气不足　咳喘无力，少气懒言，气短不足以息，声音低微，面色苍白，倦怠无力，自汗，舌淡，脉细。治宜补肺调气、健脾益气、温肾纳气，针灸并用，补法。取手足太阴、足少阴、任脉经穴及相应背俞穴，如太渊、三阴交、太溪、膻中、气海、关元、足三里、肺俞、脾俞、肾俞等。

5. 肺阴不足　干咳无痰或痰少而黏，痰中带血，咽干喉燥，声音嘶哑，形体消瘦，五心烦热，潮热盗汗，舌红少津，脉象细数。治宜滋养肺肾之阴、清泻虚热，多针少灸，补法（阴虚火旺者平补平泻）。取手太阴经、足少阴经穴和相应背俞穴，如太渊、中府、尺泽、列缺、孔最、鱼际、太溪、照海、肺俞、肾俞、膏肓等。

（二）大肠病证治

大肠为传导之官，其功能主要是传送食物的糟粕，使其变化为粪便而排出体外。如果肠道感受外邪或为饮食所伤，致使传导、变化功能失常，即可出现肠道和大便异常的病证，如腹痛、肠鸣、泄泻、痢疾、便秘、痔疾、阑尾炎等。

《灵枢·本输》载："大肠、小肠皆属于胃。"在解剖结构方面，胃肠上下相连，在生理、病理方面也息息相关。在经络联系上，手太阴经脉络大肠，足太阴之络入络肠胃，故大肠的病理变化与肺、脾、胃、小肠最为密切。针灸治疗主要选用足阳明胃经腧穴。

1. 大肠实证　多因饮食积滞、壅塞肠道而致。症见腹痛拒按，大便秘结或下痢不爽，舌苔黄腻，脉象沉实有力。多见于暴饮暴食、肠腑积热者。治宜消积导滞、通调腑气，只针不灸，泻法。宜取中脘、天枢、足三里、上巨虚、大横、内关、支沟等。

2. 大肠湿热　因湿热下注大肠、气血壅滞而致。症见腹痛，大便溏泄不爽，色黄味臭，肛门灼热，里急后重，下痢脓血，身热口渴，小便短赤，舌苔黄腻，脉象滑数。如热结而为肠痈，则腹痛拒按，大便秘结，下肢屈而不伸。治宜清热燥湿、理肠导滞，只针不灸，泻法。宜取中脘、天枢、足三里、上巨虚、合谷、曲池等。

3. 大肠虚证　症见大便失禁，腹泻无度，肛门滑脱，腹痛隐隐，喜暖喜按，四肢欠温，舌淡、苔白滑，脉细弱无力。多因久泄、久痢而致。常见于慢性腹泻、慢性痢疾、脱肛等。治宜补气升阳、止泻固脱，针灸并用，补法，重灸。宜取气海、关元、中脘、百会、长强、足三里、脾俞、胃俞、大肠俞等。

4. 大肠寒证　多因外感寒邪或内伤生冷而致。症见腹痛，肠鸣，泄泻，舌苔白腻，脉象沉迟。治宜温里散寒、止痛止泻，针灸并用，泻法。宜取中脘、天枢、足三里、上巨虚、大肠俞等。

5. 大肠津亏　多由素体阴虚，或热病耗津、久病伤阴而致。症见大便干燥，难以排出，数日一行，状如羊屎，口干咽燥，舌红少津，舌苔黄燥，脉象细涩。常见于热病后期和老年人习惯性便秘。治宜滋阴增液、润肠通便，多针少灸，补法或平补平泻。宜取合谷、足三里、上巨虚、内关、支沟、太溪、照海、大肠俞等。

（三）胃病证治

胃主受纳、腐熟水谷，喜湿恶燥，以通降为顺。胃与脾互为表里，共誉为"后天之本"，为六脏六腑之海，气血生化之源。《灵枢·海论》载："胃者，水谷之海。"《灵枢·本输》载："大肠、小肠皆属于胃。"故胃的病证主要与饮食有关，还应包括肠道病变在内。凡饮食不节（或不洁）、饥饱失常、寒热不当、辛辣刺激等因素，都足以影响胃的和降功能，以致发生脘腹疼痛、恶心呕吐、呃逆、嗳腐吞酸、吐血、便血等证。

1. 食积伤胃　脘腹胀满，疼痛拒按，恶心呕吐，嗳腐吞酸，或兼腹泻，舌苔厚腻，脉滑。多见于暴饮暴食、消化不良。治宜消食化积、调理胃肠，只针不灸，泻法。取任脉、足阳明经穴和胃的募穴为主穴，如中脘、建里、梁门、足三里、内关、公孙、内庭等。

2. 胃寒偏盛　胃脘冷痛，喜暖喜按，呕吐清水，遇寒则重、得热则减，舌苔白滑，脉象沉迟弦紧。治宜温中散寒，针灸并用，平补平泻。取足阳明、足太阴经穴和相应俞、募穴，如梁门、足三里、公孙、三阴交、中脘、脾俞、胃俞等。

3. 胃热炽盛　胃脘灼痛，嗳腐吞酸，胃中嘈杂，消谷善饥，口渴饮冷，口臭，便秘，牙龈红肿或出血，舌红、苔黄，脉洪大滑数。治宜清泻胃热，只针不灸，泻法。取手足阳明经穴为主，如合谷、曲池、内庭、足三里、支沟、中脘、大陵等。

4. 胃阴不足　胃脘嘈杂而痛，干呕呃逆，饥而不食，口干舌燥，大便偏干，小便短少，舌红少津、少苔或无苔，脉细数。治宜养胃生津，多针少灸，补法（阴虚火旺者平补平泻）。取手足阳明经穴及胃的募穴为主穴，如合谷、中脘、梁门、足三里、内关、公孙、廉泉、金津、玉液等。

胃的病证除与脾、大小肠密切相关外，也时常受到肝的影响。由于足厥阴肝经挟胃，当肝气郁结之时，常常会横逆犯胃，出现胃痛连及两胁等症状。当以疏肝理气、和胃止痛为治法。穴取梁门、期门、中脘、太冲、行间、足三里等。

（四）脾病证治

脾主运化，喜燥恶湿，代胃行其津液，其气以升为顺。脾又统血，主四肢、肌肉。故其病变以运化失常（消化不良、腹胀、腹泻）、血不归经（便血、月经过多、崩漏）及肢体病变（身重肢冷、肌肤肿胀、肢软无力）为主。

1. 脾气虚弱 脾气虚弱则运化失常，致使水谷精微不能正常输布。症见食少纳呆，腹胀，肠鸣，便溏或腹泻，面色苍白或萎黄，倦怠乏力，少气懒言，舌淡、苔白，脉弱无力。气虚下陷则伴久泄、久痢、脱肛、内脏下垂、子宫下垂；气不摄血则兼便血、月经过多或崩漏、皮下出血。治宜补中益气，针灸并用，补法。取足太阴经、足阳明经穴和相应背俞穴，如太白、三阴交、足三里、丰隆、脾俞、胃俞等。气虚下陷加气海、关元、百会，重用灸法；气不摄血加隐白、血海、膈俞，重用灸法。

2. 脾阳不足 腹痛绵绵，喜暖喜按，腹泻清冷，小便不利，白带清稀，肢体不温或水肿，舌淡、苔白，脉沉迟无力。治宜温运脾阳，针灸并用，补法。以足太阴经、足阳明经穴和相应背俞穴为主，如太白、三阴交、足三里、丰隆、关元、脾俞、胃俞、肾俞等。

3. 湿热困脾 腹胀，纳差，厌油，恶心呕吐，口渴不欲饮，体倦身困，头重如蒙，大便不爽，小便不利，目黄、身黄、尿黄，苔黄腻，脉濡数。治宜清热利湿，只针不灸，泻法。取足太阴经、足厥阴经穴为主，如太白、商丘、三阴交、阴陵泉、太冲、章门、期门、足三里、阳陵泉等。

与脾相关的脏腑合病主要有脾胃不和、脾肾阳虚、肝木乘脾、心脾两虚、脾肺两虚等。

（五）心（包）病证治

心为五脏六腑之主，开窍于舌，经脉通过目系与大脑相联系。心司神明（主持思维、神志的大脑功能）、主血脉（推动血液循环的心脏功能），是维持人体生命和精神思维活动的中心。

心包为心脏的外围，具有保护心脏的作用。在生理上代心行事，病理上代心受邪，治疗上代心用穴。故《灵枢·邪客》载："诸邪之在于心者，皆在于心之包络。"心和心包的病证以心脏、神志、血脉三方面为主。可见，中医学的心、心包实则包括了心脏、血液循环、中枢神经系统和自主神经系统。临床上一些心血管疾病、血液疾病、神经精神疾病、自主神经功能紊乱等，无不与心、心包息息相关。所以，当外感病邪或七情内伤致病出现血脉病变或神志病变时，都属于心病的范围。在血脉病方面的证候，主要有吐血、衄血、斑疹以及血液运行的失调等。在神志病方面的证候，主要有心悸、健忘、失眠、昏迷、谵语、癫狂等。由于心（经）与小肠（经）相表里，心包（经）与三焦（经）相表里，足太阴经脉注于心，足少阴经脉络心，足三阴之络上走心包，足厥阴经脉布膻中，足三阳经别通于心，督脉贯心通脑，手少阴经脉又上肺。故心和心包病证治与小肠、三焦、肺、脾、肝、肾以及足三阳经、督脉均有关联。

1. 心气不足 面色㿠白，心悸，气短，自汗，体倦乏力，劳累后加重，舌淡、苔白，脉弱无力，时见结代，甚则四肢厥冷，大汗不止，神昏虚脱。治宜温通心阳、调和气血，针灸并用，补法。取手少阴经、手厥阴经穴和相应俞、募穴，如神门、通里、内关、膻中、心俞、厥阴俞、足三里等。

2. 心血亏虚 面色苍白，心悸易惊，健忘，失眠或多梦，五心烦热，盗汗，舌淡或舌红少津，脉细弱或见结代。治宜益气养血、宁心安神，针灸并用，补法（阴虚火旺者平补平泻）。取穴同上，并加太溪、三阴交、脾俞、膈俞等。

3. 心火亢盛 胸中烦热，失眠，口渴，口舌生疮，吐血，鼻衄，小便赤涩甚或尿血，或见肌肤疮疡，舌红，脉数。治宜泻热降火、清心除烦，只针不灸，泻法。取手足少阴经、手厥阴经穴，如阴郄、少府、大陵、劳宫、内关、郄门、太溪、照海等。

4. 痰蒙心窍 心烦失眠，心神不宁，神志错乱，意识不清，如呆如痴，或喜怒无常，语无伦次，狂躁不安，甚者神昏，喉中痰鸣，舌红、苔腻，脉弦滑。多见于癔病、癫狂、中风。治宜豁痰开窍、镇惊宁神，只针不灸，泻法，或三棱针点刺出血。取手少阴经、手厥阴经穴和督脉穴为主，如神门、少冲、中冲、内关、大陵、间使、水沟、大椎、合谷、太冲、丰隆、十二井穴等。

5. **心脉瘀阻** 胸闷，心悸，心痛，痛引臂内或左肩胛区，发作时大汗，惊恐，四肢厥冷，口唇青紫，舌质紫暗或有瘀点、瘀斑，脉涩或见结代。治宜活血化瘀、通络止痛，只针不灸，泻法。取手少阴经、手厥阴经穴和有关俞、募穴，如神门、阴郄、内关、郄门、膻中、巨阙、心俞、厥阴俞、膈俞等。

（六）小肠病证治

小肠与心相表里，上接幽门，与胃相通，下接阑门，与大肠相连。小肠生理功能主要是吸收食物中的精华，分清别浊，是胃腑降浊功能的继续。病理变化与心、脾、胃、大肠关系密切。若小肠分清别浊的功能失调，主要导致清浊混淆、二便失常。因小肠与心的经脉互为表里，在生理上有着密切的联系，在病理上也可相互影响。如心热可下移于小肠而为尿血，小肠有热也可上逆于心而为口舌生疮。

1. **小肠虚寒** 小腹冷痛，喜暖喜按，肠鸣泄泻，小便频数，舌淡、苔白，脉细弱或沉迟而紧。见于腹部受寒、消化不良。治宜温肠散寒、理气止痛，针灸并用，补法。取足阳明胃经穴（小肠下合于足阳明经）和相应俞、募穴，如足三里、下巨虚、天枢、中脘、关元、脾俞、胃俞、小肠俞等。

2. **小肠实热** 心烦，口渴，口舌生疮，小便短赤甚至尿血，前阴刺痛，小腹胀痛，矢气则舒，舌红、苔黄，脉象滑数。治宜清热降火、通利小便，只针不灸，泻法。取手足少阴经穴为主，如通里、少府、阴郄、太溪、照海、涌泉、支正、三阴交、关元、下巨虚等。

3. **小肠气滞** 多因小肠感受寒凉，气机凝滞而致。症见小肠凸起脐周或下坠于少腹及阴囊，少腹及阴囊坠胀绞痛，舌苔白滑，脉沉而弦紧。治宜温经散寒、理气止痛，针灸并用，泻法。取任脉、足阳明经、足厥阴经穴为主穴，如关元、气海、太冲、大敦、归来、足三里、下巨虚等。

（七）膀胱病证治

膀胱为津液之腑，主藏小便，在肾阳的温煦作用下产生气化作用，管理尿液的排泄。病变主要表现为小便异常。故《素问·宣明五气》载："膀胱不利为癃，不约为遗溺。"

由于膀胱（经）与肾（经）相表里，足少阴经脉络膀胱；足太阳经别通于心；三焦主决渎（其下腧并太阳之正入络膀胱）；肺为水之上源，主通调水道；脾主运化水湿；小肠分清别浊。故膀胱的证治与肾、肺、脾、心、三焦、小肠的关系甚为密切。

1. **膀胱虚寒** 小便频数、清冷，或淋漓不禁、遗尿，或小便不利、水肿，舌淡、苔润，脉沉细。治宜温阳化气、振奋膀胱，针灸并用，补法。取任脉、足太阳经穴为主穴，如中极、关元、气海、肾俞、膀胱俞、太溪、三阴交、足三里等。

2. **膀胱湿热** 小便频数而急、短涩不利，颜色或赤黄或浑浊或见脓血，或夹杂砂石，阴中灼热而痛，舌红、苔黄，脉数。治宜清热利湿、通调下焦，只针不灸，泻法。取任脉、足太阳经、足太阴经穴，如中极、关元、委中、委阳、肾俞、膀胱俞、小肠俞、三焦俞、三阴交、阴陵泉等。

（八）肾病证治

肾藏精，主骨生髓，主纳气，开窍于耳和前后二阴。肾既主水又藏命门真火，故称"水火之脏"，与机体的生长、发育关系最为密切，为"先天之本"。一般而论，肾脏疾病以虚证为主，可分为肾阴亏虚和肾阳不足两大类。

肾（经）与膀胱（经）相表里，足少阴经脉入肺中，络心，贯膈；任脉、督脉、冲脉、带脉均与肾相联系；阴维脉、阴跷脉均为足少阴经脉气所发。故肾病证治与膀胱、心、肺、脾和奇经八脉的关系甚为密切。

1. **肾阴亏虚** 头晕，目眩，耳鸣，咽干，舌燥，牙根松动隐痛，五心烦热，失眠，遗精，月经不调，盗汗，腰腿酸软，舌红、少苔，脉象细数。先天不足或后天精血亏损者，可兼见发育不全，生殖功能低下。小儿则骨弱，发育迟缓；成人则早衰，男子精少不育，女子经闭不孕。治宜滋养精血、壮水制火，多针少灸，补法（阴虚火旺者平补平泻）。取足少阴经穴和相应背俞穴为主穴，如太溪、照海、涌泉、复溜、大赫、肾俞、心俞、关元、三阴交、次髎、秩边等。

2. 肾阳不足　面色淡白，形寒肢冷，遗精，早泄，阳痿，月经不调，腰腿酸软，大便溏薄或滑泄、五更泄，小便清长或遗尿，舌淡、苔白，脉沉迟虚弱。肾不化水者兼见尿少、身肿；肾不纳气者伴有气短、喘息（呼多吸少，吸气困难，动则尤甚）。治宜温补肾阳、化水纳气，针灸并用，补法。取足少阴经、任脉和相应背俞穴为主穴，如太溪、复溜、大赫、气海、关元、肾俞、肺俞、脾俞、三阴交、命门、足三里等。

（九）三焦病证治

三焦为六腑之一，其功能是主持诸气，司一身之气化，疏调水道，参与机体的水液代谢。上焦主宣发、输布；中焦主受纳、运化；下焦主分清别浊。大凡机体脏腑的功能活动，诸如气血津液的运行输布，水谷精微的消化吸收，水液的代谢等，都赖其气化作用而维持正常活动。所以说，三焦的气化功能实质上是概括了人体上、中、下三个部分所属脏器的整个气化作用。当其发生病变，影响的范围也就必然广泛。就其病理机制而言，关键在于气化功能失司，水道通调不利，以致水湿潴留体内，泛滥为患。故临床以肌肤肿胀、腹满、小便不利等为主症。

由于三焦涵盖了其他五脏六腑，故其病变与肺、脾、肾、膀胱等密切联系。例如三焦气化失司，可影响肺气的宣降；三焦不利，可导致脾胃的升降失常；三焦化气行水功能失职，也使肾和膀胱温化水液的功能受到影响。

1. 三焦虚寒　多因肾气不足、三焦气化不行、水湿内停所致。症见肌肤肿胀，腹中胀满，小便不利或遗尿、失禁，苔白滑，脉沉细而弱。治宜温通三焦、促进气化，针灸并用，补法。取任脉腧穴和相应背俞穴为主，如气海、关元、中脘、阳池、太溪、三阴交、肾俞、三焦俞、足三里等。

2. 三焦实热　多由实热蕴结于里、三焦化气行水的功能失调，以致水液潴留体内。症见身热口渴，气逆喘促，肌肤肿胀，大便干结，小便不利，舌苔黄，脉滑数。治宜通利三焦、化湿行水，只针不灸，泻法。取任脉、手少阳经穴为主，如中脘、中极、水分、石门、水道、阳池、支沟、阴陵泉、三阴交、委阳、足三里等。

（十）肝胆病证治

肝为将军之官，主疏泄，性喜条达而恶抑郁。其病多实，多由肾水不足、水不涵木而致，以气郁阳亢、风火上逆之证为主。此外，由于肝藏血，开窍于目，主一身之筋，故目疾、筋病和妇女月经异常也往往与肝有关。肝病的证候主要有胁肋胀痛，嗳气呕逆，头晕目眩，肢体拘挛、抽搐，妇人月经不调等。

胆附于肝，贮存胆汁，在肝的疏泄功能支配下得以调节，故胆病与肝病常常相互影响。例如，肝气郁结可以影响胆汁的疏泄，引起黄疸、口苦、呕吐苦水；胆汁淤积也可以导致肝失条达，出现头晕、目眩、胸胁疼痛、心烦不眠、口苦等，二者的临床表现多有共同之处。由于肝（经）与胆（经）相表里，足少阳经脉络肝，经别与心相通；足少阴脉贯肝，肝肾同源；足厥阴脉挟胃、络胆、上注肺。故肝胆病证治与肾、（脾）、胃、肺、心（包）的关系十分密切。

1. 肝气郁结　情志抑郁，善太息，胸胁胀满，嗳气不舒，胃痛不欲食，女性伴月经不调、痛经、乳房胀痛，舌苔薄黄，脉弦。治宜疏肝理气，只针不灸，泻法。取足厥阴经穴为主，如太冲、行间、章门、期门、内关、阳陵泉、足三里等。

2. 肝阳上亢　头痛，眩晕，目胀，胁肋胀痛，心烦易怒，舌红，脉弦。治宜平肝潜阳，只针不灸，泻法。取足厥阴经、足少阴经穴和相应背俞穴为主穴，如太冲、行间、太溪、涌泉、照海、肝俞、肾俞、百会等。

3. 肝火上炎　面赤，头痛，眩晕，目赤肿痛，口苦咽干，心烦易怒，失眠，小便黄赤，甚至咳血，吐衄，舌红，苔黄，脉弦。治宜泻肝降火，只针不灸，泻法（可行点刺出血）。取穴同上，另加侠溪、太阳、印堂等。

4. 肝风内动　轻者头晕目眩，手足麻木，肢体震颤；重则高热神昏，四肢抽搐，项背强直，角弓反张。舌体偏斜，舌红，脉弦。治宜息风止痉，只针不灸，泻法。取足厥阴经、督脉腧穴为主，如太冲、行间、水沟、百会、大椎、筋缩、合谷、后溪等。

5. 肝脉寒滞　少腹胀满，引睾而痛，睾丸肿胀下坠，阴囊冷缩，苔白滑，脉沉弦。治宜温经散寒，针灸并用，泻法。取足厥阴经穴为主，如太冲、行间、大敦、急脉、关元、三阴交、阳陵泉等。

6. 肝血不足　面色无华，头晕目眩，目干涩作胀，视物昏花或近视、夜盲，耳鸣，指（趾）麻木，女性月经减少甚至闭经，舌淡、少苔，脉弦细。治宜滋养肝血，针灸并用，补法。取足三阴经穴和相应背俞穴为主穴，如太冲、曲泉、太溪、照海、三阴交、血海、光明、肝俞、肾俞、足三里等。

7. 胆火亢盛　偏头疼痛，耳鸣，耳聋，口苦咽干，呕吐苦水，胁肋疼痛，舌红，脉弦数。治宜清热利胆、平降胆火，只针不灸，泻法。取足少阳经、足厥阴经穴为主，如风池、日月、丘墟、阳陵泉、足临泣、侠溪、行间、太冲、期门、外关等。

8. 肝胆湿热　胸胁满闷，胀痛不舒，目黄、身黄、尿黄，外阴潮湿瘙痒，男子睾丸肿胀热痛，女子带下色黄腥臭，苔黄腻，脉弦数。治宜疏肝利胆、清热化湿，只针不灸，泻法。取足厥阴经、足少阳经、足太阴经穴和相应背俞穴为主，如太冲、行间、章门、期门、日月、阳陵泉、阴陵泉、三阴交、肝俞、胆俞、脾俞、足三里等。

　　针灸治疗脏腑病证，已经普遍用于临床。针灸治疗能克服许多药物治疗内脏病而导致的不良反应，越来越多地体现出其优越性。

启才精讲　脏腑病证论治举例

1. 心病证治

（1）养心宁神法：因心阴不足或心肾不交，症见烦躁不安，心悸不宁，健忘，失眠或多梦，甚则精神恍惚，舌淡苔薄或舌红少苔，脉细。治宜养心宁神、交通心肾，多针少灸，补法或平补平泻。穴取神门、内关、太溪、三阴交、心俞、肾俞、厥阴俞等。

（2）清心开窍法：因痰热内盛、蒙蔽清窍，症见言语谵妄，喜笑不休，烦躁昏蒙，神志不清，舌红，苔黄腻，脉滑数。治宜化痰醒脑、清心开窍，只针不灸，泻法。穴取少府、少冲、劳宫、中冲、内关、水沟、合谷、太冲、丰隆、涌泉等。

（3）通阳化瘀法：因心脉失养或血脉瘀阻，症见胸痛，胸闷，心悸，怔忡，甚或心中绞痛，舌紫暗或见瘀斑，脉结代。治宜滋养心血、通阳化瘀，针灸并用，平补平泻法。穴取膻中、巨阙、心俞、厥阴俞、膈俞、内关、太渊、阴郄、郄门、足三里等。

2. 肺病证治

（1）宣肺利气法：因风寒束肺或痰浊阻肺，症见鼻塞，流涕，咳嗽，痰多，胸闷，舌淡、苔白，脉浮紧。治宜疏风解表、宣肺化痰，针灸并用，泻法。穴取列缺、尺泽、身柱、风门、肺俞、膻中、丰隆、足三里等。

（2）泻热清肺法：因风热犯肺或痰热内蕴，症见身热，咳嗽，咳痰黄稠或痰中带血，口干喜冷饮，舌红，苔黄，脉浮数或滑数。治宜疏风、清热、化痰，只针不灸，泻法。穴取风门、肺俞、尺泽、孔最、鱼际、曲池、合谷、丰隆等。

（3）滋阴润肺法：因肺阴或肾阴不足、虚火上炎，症见咽干喉燥，声音嘶哑，干咳无痰或少痰或痰中带血，颧红，盗汗，舌红少苔，脉细数。治宜滋阴降火、润肺止咳，只针不灸或多针少灸，平补平泻法。穴取中府、鱼际、肺俞、膏肓、肾俞、太溪、照海、三阴交等。

3. 脾胃病证治

（1）和胃降逆法：因饮食伤胃或肝气犯胃，致胃气上逆，症见胃脘疼痛，嗳腐吞酸，恶心呕吐，呃逆，苔腻，脉弦。治宜消食化滞或疏肝理气、和胃降逆，以针刺为主，泻法。穴取中脘、梁门、期门、内关、公孙、太冲、足三里等。

（2）温中散寒法：因感受寒邪或过食生冷，伤及脾阳，致阴寒凝滞，症见胃脘冷痛，喜暖喜按，呕吐泛酸，饮食不化，面白肢冷，舌淡苔白，脉迟而紧。治宜温中散寒，针灸并用，补法或平补平泻。穴取中脘、气海、脾俞、胃俞、足三里、梁门。

（3）补中益气法：因脾胃虚弱，中气下陷，症见饮食不化，脘腹胀坠，面黄肌瘦，精神疲乏，大便稀溏，内脏下垂。治宜调补脾胃、补中益气，针灸并用，补法。穴取脾俞、胃俞、中脘、气海、关元、百会、足三里等。

4. 肝胆病证治

（1）疏肝理气法：因情志不畅、肝气郁结，症见精神抑郁，嗳气不舒，喜叹息，反酸或呕吐苦水，胁肋疼痛连及乳房，情绪不佳时症状加重，舌边红，苔薄黄，脉弦。治宜疏肝解郁、畅达情志，只针不灸，泻法。穴取太冲、行间、期门、日月、肝俞、支沟、阳陵泉等。

（2）平降肝阳法：因肝胆火盛、肝阳上亢，症见心烦易怒，面红目赤，头痛眩晕，耳鸣，舌红，苔黄，脉弦数。治宜清泻肝胆、平肝潜阳，只针不灸，泻法。穴取太冲、行间、侠溪、百会、风池、外关、足临泣等。

（3）清利肝胆法：因脾虚不运、肝胆湿热，症见胸胁满闷，胀痛不舒，目黄、身黄、尿黄，外阴潮湿瘙痒，男子睾丸肿胀热痛，女子带下色黄腥臭，舌边红，苔黄腻，脉弦数。治宜疏肝利胆、清热化湿，只针不灸，泻法。穴取太冲、行间、章门、期门、日月、阳陵泉、阴陵泉、三阴交、肝俞、胆俞、脾俞、足三里等。

5. 肾及膀胱病证治

（1）补益肾气法：因先天不足，肾气亏乏，小儿症见发育欠佳、五迟五软；成年男性可见遗精、阳痿、早泄，精少不育；女子可见月经不调，血虚不孕；均见腰膝酸软，小便清长或遗尿，舌淡，苔白，脉沉迟而弱；肾不纳气者伴有气短、喘息（呼多吸少，吸气困难，动则尤甚）。治宜补益肾气，针灸并用，补法。穴取气海、关元、肾俞、太溪、复溜、三阴交、足三里等。

（2）温补肾阳法：因肾阳不足，命门火衰，症见面色淡白，形寒肢冷，男子遗精、阳痿、早泄，精少不育；女子月经不调、血虚不孕；均见腰膝酸软，小便清长或遗尿，大便溏薄或滑泄、五更泄，舌淡，苔白，脉沉迟虚弱；肾不化水者兼见小便不利、尿少、肢体肿胀。治宜温补肾阳，针灸并用，补法。穴取气海、关元、大椎、命门、肾俞、脾俞、太溪、复溜、三阴交、足三里等。

（3）清利湿热法：因湿热下注，膀胱气化不利，症见外阴潮湿、瘙痒，小便频数而急、短涩不利，颜色或赤黄或混浊或见脓血，或夹杂砂石，阴中灼热而痛，舌红，苔黄，脉滑数。治宜清热利湿、通调膀胱，只针不灸，泻法。穴取中极、关元、委中、膀胱俞、三阴交、阴陵泉等。

上述各例仅供参考，病证繁多，可触类旁通。

第五节　针灸气血辨证论治

气血证治，就是在分析气血的一系列病理变化的基础上，对其所表现的不同证候进行辨证论治的一种方法。

气血是机体生命活动的物质基础，对机体起着濡养脏腑、疏通经络、抗御外邪、调节平衡的重要作用。人之有气血，如鱼得水，气血旺盛则体魄健壮，抗病力强；气血亏虚则体质衰弱，抗病力差；气血逆乱则百病丛生，神情不安；气血绝尽则精神散失，形体消亡。机体的一切组织、脏腑，只有靠气的推动和血的营养，才能进行正常的生理活动。而一定的组织、脏腑在正常生理活动下，又能生化气血。因此，脏腑有病，必然对气血的形成发生影响，而气血的病变也会影响脏腑的功能活动。由此可见，气血的病变与脏腑的病变是密切相关、互为因果的。在辨证论治中，必须注意到这种联系。

（一）气病证治

气的病证一般分虚、实两大类。虚指气之不足，表现为功能低下或衰退，有气虚、气陷之分。实指气的有余，表现为功能亢进或太过，有气滞、气逆之别。

1. 气虚证　此处所言气虚，系指全身性气的不足。多由先天不足或后天失养，重病、久病之后元气耗伤，年老体弱元气自衰所致。症见神疲乏力，面色淡白，头晕目眩，少气懒言，自汗出，稍事活动则气促而喘，舌淡、胖嫩有齿痕，脉细弱无力。治宜培元补气，针灸并用，补法。取气海、关元、膻中、肺俞、脾俞、肾俞、足三里等。至于各脏腑的气虚证治，详见脏腑证治有关内容。

2. 气陷证　气陷即气虚下陷，也属于气虚证的范畴，但较一般气虚证重。致病之由为中气不足，症见久泄、久痢不休，遗尿、崩漏不止，腹部坠胀，内脏下垂，脱肛，子宫脱垂，舌淡、苔白，脉沉弱无力。本着"陷下则灸之"的治疗原则，针灸并用，补法，重灸，以补中益气、升阳举陷。取百会、神阙、气海、关元、中脘、脾俞、胃俞、肾俞、足三里等。

由于气不摄血、失血过多，气不敛汗、大汗不止而引起的阳气暴脱，面色苍白，四肢逆冷，血压下降，脉微欲绝的虚脱危象，属于气陷重证。治宜升阳固脱、回阳救逆。重灸以上腧穴，并加针素髎、水沟、会阴三穴醒脑通阳。

3. 气滞证　气滞指身体某一部位的气机阻滞，运行不畅（通常以肝、肺、脾胃的气滞为主），属实证范畴。症见局部胀闷而痛（胀胜于痛），痛无定处，嗳气呕逆，善叹息，女子则乳房胀痛，月经失调。舌苔薄黄，脉弦或涩，情志不舒时证情加重，嗳气、矢气后则证情减轻。治宜通经活络、行气止痛，只针不灸，泻法。取中脘、膻中、合谷、太冲、期门、支沟、阳陵泉、足三里、上巨虚、下巨虚等。

4. 气逆证　在正常的生理情况下，肺胃之气以下行为顺，即肺气归元，脾升胃降。如果肺气上逆或肾不纳气，就会出现气逆咳喘；如果胃气不降，反而上逆，就会出现恶心、呕吐、嗳气、呃逆。

（1）肺气上逆：治宜宣肺调气、止咳平喘，只针不灸，泻法。取中府、列缺、太渊、孔最、膻中、肺俞、足三里等。

（2）胃气上逆：治宜理气和胃、平降冲逆，只针不灸，泻法。取中脘、梁门、内关、膻中、足三里、胃俞、气冲等。

（3）肾不纳气：治宜补肾培元、温肾纳气，针灸并用，补法。取气海、关元、太溪、复溜、命门、肾俞、三阴交、足三里等。

（二）血病证治

临床上有关血的病证很多，归纳起来有血虚、血瘀和出血三个方面。

1. **血虚证**　血虚，指全身的血液不足，或由于某种原因导致血对机体某些部位失于濡养而产生的病证。多由生血不足、失血过多，或心、肝、脾三脏对血的调节功能障碍引起。症见面色萎黄或苍白无华，眼结膜、口唇、指甲淡白无血色，头晕目眩，心悸，失眠，手足麻木，月经延期不至且量少色淡，舌淡，脉细而无力。治宜补血养血，或益气生血，针灸并用，补法。取血海、气海、膻中、悬钟、三阴交、足三里、心俞、膈俞、脾俞、肝俞、膏肓等。

2. **血瘀证**　血瘀指机体某部位因外伤、气滞、寒凝等因素导致血流不畅或局部有瘀血停滞。症见局部肿胀刺痛（痛有定处，拒按），皮下大片青紫或见散在瘀斑，女性则有经前或经期小腹疼痛，色紫暗夹有血块；全身性血瘀证候一般多在久病或重病时出现，可见面色黧黑，肌肤甲错，皮下有出血点。舌质紫暗或见瘀点、紫斑，脉涩。治宜活血化瘀、消肿止痛，初期只针不灸，泻法，或以三棱针点刺出血，并施行刺血拔罐术；后期针灸并用，平补平泻，促使瘀血消散。取血海、膈俞、气海、膻中、合谷、太冲、阿是穴等。

3. **出血证**　引起出血的原因很多，除创伤以外，还有气虚（气不摄血）、血热（迫血妄行）、阴虚火旺伤及脉络和瘀血内积阻碍血液的正常运行。

（1）气不摄血：多种出血（如吐血、便血、皮下出血、月经过多、崩漏等），血色淡红，同时兼有神疲乏力，气短而促，少气懒言，面色苍白，舌质淡，脉细弱无力等气虚征象。治宜补气摄血，针灸并用，补法，重灸。取穴在"气虚证治"的基础上，加隐白、孔最等。

（2）血热妄行：多因心、肺、肝、胃的实火伤及脉络而引起。常见有鼻衄、咳血、吐血、尿血、便血、月经过多、崩漏等，血色鲜红、量多，兼有发热，心烦，口渴，大便干结，小便短赤，舌质红绛，脉细数等实热征象。治宜清热、凉血、止血，只针不灸，泻法。鼻衄取迎香、上星、印堂、风池、合谷；咳血取中府、尺泽、鱼际、孔最、膈俞；吐血取中脘、梁门、内关、膈俞、内庭、足三里；尿血取中极、关元、三阴交、阴陵泉、下巨虚、肾俞、膀胱俞、小肠俞；便血取长强、中脘、梁门、孔最、承山；月经过多、崩漏取合谷、太冲、大敦、行间、膈俞、三阴交等。

（3）阴虚火旺：以肺部的出血（如咳血、咯血、痰中带血）最为多见，出血量一般不多，同时伴有咽干口燥，五心烦热，午后颧红，失眠或多梦，舌红少津，脉象细数等阴虚火旺征象。治宜养阴、清热、止血，只针不灸，平补平泻。取中府、鱼际、尺泽、太溪、肺俞、膏肓等。

（4）瘀血内积：多见于月经不调之出血，症见经前或经期小腹刺痛，痛有定处，经色紫暗、夹有血块，舌质紫暗或见瘀点、紫斑，脉涩。治宜活血化瘀，针灸并用，泻法。取穴同"瘀血证治"。

（三）气血同病证治

气属阳，血属阴，二者之间相互依存，关系密切。气为血之帅，气能生血，气能摄血，气行则血行，气滞则血瘀；血为气之母，血为气舍，无形之气必须依附于有形之血存在于体内，并有赖于血的滋养。生理上的密切联系，也导致病理上的气血同病。

1. **气血两虚**　气虚日久，伤及阴血，或血虚损及阳气。症见气虚、血虚的共同表现。治宜气血双补，针灸并用，补法。取气海、血海、膻中、脾俞、胃俞、肝俞、膈俞、悬钟、足三里等。

2. **气虚血脱**　气虚日久，对血失去了固摄能力，气虚下陷，血从下溢。证治同"气不摄血"。

3. **气随血脱**　各种大出血后，血脱气无所依。症见大量失血，血压急降，面色苍白，四肢厥冷，大汗淋漓，气息微弱，甚至昏厥，舌质淡，脉微欲绝或扎大而散。治宜大补气血、回阳救逆，针灸并用，补法，重灸。宜急灸神阙、气海、关元、百会、足三里，或针素髎、内关、足三里、三阴交等。

4. **气虚血瘀**　气虚无力推动血之运行，以致血行不畅，形成瘀滞。症见气虚证和血瘀证的共同表现。治宜补气行气、活血化瘀，针灸并用，平补平泻，可施行皮肤针局部叩刺出血。宜取气海、膻中、足三里、合谷、脾俞、胃俞、膈俞、阿是穴等。

5. 血瘀血虚　由于瘀血阻滞，致新血不生。症见局部红肿刺痛、拒按，面色苍白，头晕目眩，心悸，失眠，舌质淡有瘀点或瘀斑，脉细涩。治宜活血化瘀、祛瘀生新，针灸并用，平补平泻，可施行皮肤针局部叩刺出血。宜取血海、膈俞、合谷、太冲、足三里、脾俞、肝俞、三阴交、阿是穴等。

6. 气滞血瘀　多由情志不畅、肝气郁结，或闪挫扭伤而致气机郁滞、血流不畅。症见气滞证和血瘀证的共同表现。治宜行气活血、理气化瘀，以针为主，泻法，并施行三棱针点刺出血或刺血拔罐术。宜取膻中、合谷、太冲、委中、期门、膈俞、阿是穴等。

第六节　针灸经络辨证论治

经络证治是以经络学说为主要依据的辨证论治方法。主要是根据经络的循行分布（包括经络的交接、交叉、交会）、属络脏腑、联系器官、生理功能、病候特点等来确定疾病的经络归属，从而选择相应的经络治疗方法。多适用于体表部位的肌肉、关节、组织、器官的病变。

针灸临床辨证论治必须特别强调以经络证治为核心，通过望诊（望络脉和望皮部）、切诊（切按经脉和腧穴）、辨证归经（体现脏腑气血和八纲辨证）、辨位归经（按经络分布和体征表现）、经络电测定、知热感度测定等方法进行辨证诊断，然后酌情按本经、表里经、同名经、子母经、交会经等选穴配方施治。

一、经络辨证

经络病证有广义、狭义之分。广义经络病证包括经络所属的脏腑病证在内，合称"脏腑、经络病证"；狭义的经络病证则是指脏腑以外的肌肉、皮毛、筋脉、骨节以及五官九窍的病证。常见的有局部红、肿、热、痛（拒按）、抽搐的实性病证和肢冷、麻木、痿软、瘫痪的虚性病证。

（一）辨证归经

辨证归经是以临床证候表现为依据的归经形式，主要是根据《灵枢·经脉》所载十二经脉病候（即"是动病""所生病"）予以归经。围绕经络核心进行辨证，复杂的证候即有所归属，可以有的放矢指导循经取穴，大大增强针灸治病效果。

（二）辨位归经

辨位归经是直接按病变部位作为依据的一种归经形式。由于十二经脉在人体的分布既有明确的部位所在，又有一定的规律可循，所以，根据病痛发生的不同部位来判断是何经的病证，这在经络辨证中是至关重要的一环，临床应用十分普遍。

（三）"经络诊察"归经

"经络诊察"归经是根据经络具有诊断疾病的作用而确立的一种归经方法。包括经络望诊、经穴触诊、经络电测定、知热感度测定几种形式。

1. 经络望诊　经络望诊，《内经》称之为"诊络脉"，主要通过观察经脉循行部位（皮部、络脉）在色泽、润燥及组织形态等方面所表现出来的一系列病理变化来分析是属于何经的病变。

2. 经穴触诊　经穴触诊，是根据内脏有病会通过经脉的传导，在体表出现各种不同病理反应区或反应点的原理，在一定的经络循行部位或有关腧穴上进行触扪、按压，寻找和体验各种阳性反应，从而判断病在何经。目前，针灸临床上已经将穴位按压用于对癌症的辅助诊断之中。

3. **经络电测定**　经络电测定是利用经络测定仪测经络、腧穴皮肤导电量（或电阻值）的变化来分析脏腑、经络病变的一种诊断方法。后来演变为在经络腧穴的皮肤上观察引出的电流（或电位）的变化来判断受病脏腑、经络气血的盛衰虚实。

4. **知热感度测定**　知热感度测定是根据人体左右两侧同一经穴对灼热的感知程度是否等同，来判断左右经脉气血平衡或失衡的方法。目前针灸临床上已将知热感度测定法演变为用敏感的穴位测温仪测量穴位的温差来判断经络失衡的情况，是更为理想可靠的方法。

二、按经论治

按经论治是在经络辨证的基础上，遵照循经取穴的原则，病在何经即在该经及该经相关的经脉上选穴施治。

（一）十二经脉证治

十二经脉的证候表现，可分为经脉所属脏腑的病变、经脉循行所过部位的病变和相应组织器官疾病。据《灵枢·邪气脏腑病形》《素问·脏气法时论》的有关记载以及现今针灸临床的应用，对十二经脉的证治综合、归纳如下。

1. **手太阴肺经证治**　咳嗽，气短，喘息，胸部胀闷，鼻塞，咽痛，恶寒发热，汗出恶风，小便频数但量少，上肢内侧前缘沿经酸楚疼痛、麻木。治宜宣肺调气、通经活络，虚补实泻，寒甚加灸。以本经取穴为主，配以手阳明经、足太阳经穴。如中府、太渊、列缺、尺泽、孔最、少商、合谷、曲池、迎香、偏历、风门、肺俞、膻中、大椎等。

2. **手阳明大肠经证治**　手三阳经证候以经脉循行所过部位病变和相应组织器官病证为主。上肢外侧前缘沿经酸楚疼痛、麻木、上肢酸软无力、活动受限、肌肉萎缩、瘫痪失用、颈肿，肩痛，鼻塞，流涕，鼻衄，下齿疼痛，咽喉肿痛，面痛，面瘫，面痉挛，腹痛，肠鸣，泄泻，下痢，痔疮，便秘等。治宜通经活络、调理肠道，虚补实泻，寒甚加灸。以本经取穴为主，配以手太阴经、足阳明经穴。如合谷、曲池、三间、肩髃、手三里、迎香、列缺、孔最、足三里、天枢、上巨虚、中脘、大肠俞等。

3. **足阳明胃经证治**　胃脘疼痛，食欲不振，呕吐，腹痛，肠鸣，泄泻，痢疾，便秘，发热，下肢外侧前缘沿经酸楚疼痛、麻木，下肢酸软无力、活动受限、肌肉萎缩、瘫痪失用，颈肿，咽喉疼痛，上齿疼痛，鼻病，目疾，面痛，面瘫，面痉挛，前额疼痛等。治宜调理胃肠、通经活络，虚补实泻，寒甚加灸。以本经取穴为主，配以足太阴经穴以及本腑的募穴、背俞穴。如足三里、上巨虚、下巨虚、丰隆、内庭、梁丘、天枢、梁门、地仓、颊车、下关、四白、头维、公孙、大横、三阴交、合谷、中脘、胃俞等。

4. **足太阴脾经证治**　脘腹胀满，泄泻，食欲不振，黄疸，水肿，身重乏力，月经不调，崩漏，下肢内侧前缘沿经酸楚疼痛、麻木，舌根强直。治宜健脾和胃、通经活络，虚补实泻，寒甚加灸。以本经取穴为主，配以足阳明经穴以及本脏的募穴、背俞穴。如太白、隐白、公孙、三阴交、地机、血海、阴陵泉、大横、梁门、水道、丰隆、足三里、章门、脾俞等。

5. **手少阴心经证治**　胸痛，心悸，心痛，心烦，失眠，神志失常，咽干，口舌生疮，上肢内侧后缘沿经酸楚疼痛、麻木，手心热痛。治宜调理心神、通经活络，虚补实泻，寒甚加灸。以本经和手厥阴经穴为主，配以本脏的募穴、背俞穴。如神门、通里、阴郄、少府、少海、大陵、内关、间使、郄门、巨阙、膻中、心俞、厥阴俞等。

6. **手太阳小肠经证治**　上肢外侧后缘沿经酸楚疼痛、麻木，肩胛痛，咽喉疼痛，颊肿，目黄，耳鸣，耳聋，少腹疼痛，肠鸣，泄泻，小便短赤。治宜通经活络、调理肠道，虚补实泻，寒甚加灸。以本经取穴为主，配以足阳明经穴和本腑的募穴、背俞穴。如后溪、腕骨、小海、肩贞、天宗、颧髎、听宫、足三里、下巨虚、中脘、关元、小肠俞等。

7. **足太阳膀胱经证治**　遗尿，小便不利，小腹胀满，神志失常，各种脏腑病、五官病，下肢后面沿经酸楚疼痛、麻木，项背腰骶部疼痛，恶寒，发热，后枕部头痛。治宜调理膀胱、通经活络，虚补实泻，寒甚加灸。以本经取穴为主，配以本腑募穴。如天柱、大杼、风门、诸背俞穴、次髎、秩边、殷门、委中、委阳、承山、昆仑、申脉、京骨、中极、关元、太溪、三阴交等。

8. **足少阴肾经证治**　本经病变以虚证为主，症见遗尿，小便不利，遗精，阳痿，月经不调，男子不育，女子不孕，虚喘，咳血，失眠，多梦，下肢内侧后缘沿经酸楚疼痛，麻木，腰痛，足心热，咽干喉燥，近视，视物昏花，耳鸣，耳聋。治宜补肾培元、通经活络，针灸并用，多用补法。以本经取穴为主，配以任脉、足太阳经穴。如太溪、复溜、照海、涌泉、大赫、肾俞、次髎、秩边、命门、气海、关元、三阴交等。

9. **手厥阴心包经证治**　除经脉病为沿上肢内侧正中酸楚疼痛、麻木之外，其余均同手少阴心经证治。

10. **手少阳三焦经证治**　上肢外侧正中沿经酸楚疼痛、麻木，肩、颈、耳后疼痛，耳鸣、耳聋，偏头痛，咽喉疼痛，腹胀，水肿，遗尿，小便不利。治宜通经活络、疏调三焦，虚补实泻，寒甚加灸。以本经取穴为主，配以足少阳经、足太阴经穴以及本腑的募穴、背俞穴、下合穴。如阳池、中渚、外关、支沟、翳风、角孙、耳门、风池、阳陵泉、足临泣、三阴交、阴陵泉、石门、三焦俞、委阳等。

11. **足少阳胆经证治**　黄疸，口苦，目黄，身黄，尿黄，惊恐，失眠，下肢外侧正中沿经酸楚疼痛、麻木，胁肋疼痛，偏头痛，目疾，耳鸣，耳聋。治宜疏肝利胆、通经活络，虚补实泻，寒甚加灸。以本经取穴为主，配以手少阳经、足厥阴经穴。如丘墟、侠溪、足临泣、悬钟、光明、阳陵泉、风市、环跳、日月、率谷、风池、听会、支沟、外关、期门、太冲、肝俞、胆俞等。

12. **足厥阴肝经证治**　胁肋胀痛，黄疸，口苦，食欲减退，嗳气呕逆，心烦易怒，下肢内侧正中酸楚疼痛，麻木，疝气，面瘫，头晕目眩，头顶痛，近视，夜盲，视物昏花，目赤肿痛。治宜疏肝理气、通经活络，虚补实泻，寒甚加灸。以本经取穴为主，配以足少阳经、足少阴经穴。如太冲、行间、大敦、曲泉、章门、期门、侠溪、阳陵泉、光明、风池、日月、太溪、复溜、涌泉、足三里、百会、肝俞等。

（二）十二经别证治

十二经别是十二正经别行分出的另一经脉体系，但仍属于正经的范畴。其功能作用是补充十二正经循行之不足，加强十二经脉阴阳表里的相互联系，扩大十二经脉的病候和经穴的主治范围。本来，阴经经脉除心、肝二经之外均不上头面，但却有许多阴经腧穴能治头面五官病。例如，手厥阴心包经与咽喉本无直接联系，在经脉病候中也没有咽喉疾病记录，但心包经的大陵、内关、间使都能治疗咽喉疾病，就是基于手厥阴经"出循喉咙"之故；再如足太阳经别，一支"别入于肛中"，一支"别入于肛"，故膀胱经腘窝以下的承山、飞扬、承筋、合阳诸穴均有治疗肛门病证的作用。这些都是十二经别证治的具体体现。

（三）奇经八脉证治

奇经八脉贯穿于十二经脉之间，对十二经脉起着分类、组合的作用，加强了十二经脉之间以及十二经脉与机体之间的密切联系。另外，奇经八脉还能调节十二经脉气血之盈亏，对中医临床各科（尤其是妇产医学和老年医学）有极大的指导意义。特别是任、督、冲、带四脉与肾、肝、心、脾息息相关，对全身各个系统的生理、病理，尤其是对泌尿、生殖、内分泌、神经系统影响极大。跷脉主持机体的运动功能；维脉维系机体阴阳平衡；对于运动系统、神经系统和老年人强身健体、延年益寿也有着极其重要的作用，故为历代医家所注重。我国明代伟大的医药学家李时珍就十分注重对奇经八脉的理论研究，而清代著名医家叶天士则尤其擅长运用奇经八脉的一系列理论指导临床，辨证论治。

关于奇经八脉证治，古代医家积累了丰富的经验。总的来说，凡女子经、带、胎、产、乳诸疾多从任、督、冲、带四脉论治；里证多从阴维脉论治；表证多从阳维脉论治；运动功能失调、神志病（如癫痫、狂证、瘛病、失眠、多寐）多从督脉、跷脉论治。实则气滞血瘀、脉络闭阻，治宜宣通；虚则气血不足、脉络失养，治宜温补，佐以宣通。重用八脉交会穴。正如叶天士在《临证指南医案》中所云："奇经为病，通因一法，为古贤圣之定例。"

1. 任脉证治　《素问·骨空论》载："任脉为病，男子内结七疝，女子带下瘕聚。"这是任脉病的辨证提纲。概括了以泌尿、生殖疾病为主的下焦病变，如尿频、遗尿、小便失禁，尿潴留，男子疝气、遗精、阳痿、早泄、精衰不育，女子带下、功能性子宫出血、月经不调、腹内肿块、不孕等。此外，还应有消化、呼吸、心神方面的部分病证，如腹痛，腹泻，喘息，胸闷，癫疾，瘛病等。施治法则是调理三焦、宽胸和胃，胸部以针为主，腹部以灸为主或针灸并用，虚补实泻。常用主穴有中极、关元、气海、神阙、中脘、巨阙、膻中、天突、廉泉、承浆、列缺（手太阴肺经，八脉交会穴之一，通于任脉）。

2. 督脉证治　《素问·骨空论》载："督脉为病，脊强反折……女子不孕，癃，痔，遗溺，嗌干。"这是督脉病的辨证提纲。以运动功能失调、神志疾病为主，兼有泌尿、生殖、消化系统病证。施治法则是疏调经气、安神定志，可针可灸，尤其适用于皮肤针和拔罐疗法，虚补实泻。常用主穴有长强、腰阳关、命门、至阳、身柱、大椎、哑门、风府、百会、水沟、素髎、后溪（手太阳小肠经，八脉交会穴之一，通于督脉）。

启才精讲　**督脉奇证**

例1：1975年，笔者在吉林医科大学第四临床学院（现长春中医药大学）进修学习期间，与一起进修学习的宁夏医学院中医系的倪老师交流了一例典型的督脉奇证，让人记忆犹新。

这位老师还在读书期间，暑假回山区老家，村里出现了一位奇怪的患者，走路身体摇摆不定，总是向前倾倒，随即又向后仰面傻笑，每天如此，本地医生用中西药治疗均无效，病情已经持续半年之久。村民们见在省城高等中医学府学习的大学生回来了，都把希望寄托在他的身上。大学生说，自己还只是个学生，没有诊病资格，更没有诊疗经验，恐难胜任。但在缺医少药的山区，村里又没有其他医生，在患者家属的多次央求之下，大学生也不好多推辞，只好"赶着鸭子上架"。

经过亲自观察患者，饮食、睡眠及大小便都基本正常，舌体偏红，苔有些发腻，脉象弦滑。大学生想到了在学校学习过的针灸经络课程中的任督二脉。任脉分布在人体躯干的前面，督脉分布在人体躯干的后面，共同负担着调节者人体前后的相对平衡状态。此患者走路前后倾倒，正好是任督二脉失于平衡的结果。他给患者的病起了个病名"任督失调作揖症"，并决定从针刺任督二脉经穴、调节阴阳经脉的平衡入手，于是选取督脉的人中、百会、大椎、身柱、筋缩、脊中、腰阳关、印堂，任脉的承浆、膻中、中脘、关元等穴，再配以合谷、太冲"开四关"。每日治疗一次，锲而不舍。治疗一周之后，病情开始好转；于是效不更方，原法续治。半个月之后，病情显著好转。再治疗一个月后，患者行走已基本正常，接近痊愈。该学生也带着喜悦，满载着专业知识的收获，返回学校。

例2：朱某，男，60岁，河南人。两年前因受惊吓而得病，每次大便后自觉有一股寒凉之气从骶尾部由下向上冲，冲到背部时则感胸闷、胸痛，心悸气喘；冲至脑后时则觉耳鸣如蝉，满头冷汗，继而四肢发凉，神倦，每次持续时间5～10分钟。查两尺脉较弱，其他均正常。两年来曾到处求医，但均无效果。适逢笔者暑假返乡，前来求治。笔者也从未见过此病，思忖再三，回忆老师讲过："凡冲气攻痛从背而上者，系督脉主病"。详察本病，应与督脉有关，故从督脉求治。患者惊恐伤肾，加之年迈，肾气不足，肾阳不振，命门火衰；每大便时阳气暂时脱失，寒邪乘虚从谷道而入，因致本病。

治法：以督脉经穴为主。针法以补为要。益命火，壮肾阳，辅以散寒通经。取穴：命门、长强、肾俞、百会、风府、第3～5腰椎夹脊穴。长强深刺2寸，百会穿皮刺，命门、肾俞穴刺0.5～0.8寸，风府向下刺0.8寸，夹脊穴向外斜刺0.8寸。其中，命门、百会、肾俞针后加灸10分钟，以加强疗效。前后共针灸3次，竟获痊愈。

按：督脉总督一身之阳经，针之可以益命火、壮肾阳、驱寒邪。腰为肾之府，故取肾俞穴以调益肾气、温壮肾阳。百会乃督脉与三阳经之交会穴，气属阳，统于督脉，故针灸之有使阳气旺盛、升举收摄、苏厥之功；长强为督脉之络，能通调督脉；针风府以祛风散寒，宣导阳气；因本病之邪留滞于背脊之间，故取第3～5腰椎夹脊穴，适当深刺，以除久深之邪（河南中医学院董康）。

3. 冲脉证治　《素问·骨空论》载："冲脉为病，逆气里急。"这是冲脉病的辨证提纲。冲脉病表现为胸痛，胸闷，气上冲心，呼吸不畅，脘腹胀痛，挛急不舒等症。此外，也有女子月经失调、功能性子宫出血、带下、不孕，男子遗精、阳痿、精衰不育等。治法是宽胸和胃、平气降逆，针灸并用，虚补实泻。冲脉本身没有腧穴，借助与各经的交会穴发挥治疗作用。交会穴有会阴、阴交（以上2穴属任脉）、气冲（足阳明经）、横骨、大赫、俞府（以上3穴属足少阴经）、公孙（足太阴脾经，八脉交会穴之一，通于冲脉）。

4. 带脉证治　《难经·二十九难》载："带之为病，腹满，腰溶溶如坐水中。"这是带脉病的辨证提纲。实者症见湿热带下，肢体寒湿痹痛；虚者久带不愈，月经失调，子宫脱垂，疝气，腰腹弛缓无力，下肢痿弱瘫痪。治法是清热利湿、调经止带，针灸并用，虚补实泻。交会穴有命门（督脉）、章门（足厥阴经）、带脉、五枢、维道、足临泣（以上4穴属足少阳胆经，足临泣又为八脉交会穴之一，通于带脉）。

启才精讲　奇异"带脉病"治验

2004年5月，笔者在南京市中医院针灸科专家门诊接治了一位奇异的"带脉病"患者，经过针灸治疗4次而临床治愈。

王某，男，74岁，南京市人，退休职工。

主诉：不能系裤带，系则全身不适2年。

现病史：1987年开始出现尿频、尿急和排尿困难，夜尿多，一晚5～6次。一直采用中西医治疗，效果不明显。1992年6月22日在南京市立第一医院就诊时体检发现左侧睾丸下方有一个约1.0cm×1.0cm的硬块，前列腺肛门指检：前列腺Ⅰ～Ⅱ度肿大，表面不光滑，尾部肿大变硬，结节明显，有触痛。诊断为"附睾炎""前列腺癌（可疑）"，收住院作睾丸肿物切除术。术后因上述症状没有丝毫缓解，又于同年11月2日再次住院25天，行前列腺大部切除，病理切片排除癌症。术后近10年病情一直没有好转，且有所加重，小便开始带血。又于2002年3月22日第3次住院，4月5日作双侧睾丸全切术。

住院期间，前列腺肛门指检：前列腺呈Ⅱ度增生，B超提示：肾囊肿、膀胱内实质性占位性病变，CT提示：脑萎缩。血压：160/100mmHg。PSA（前列腺特异抗原）：术前70.6mg/ml，术后0.07mg/ml；FPSA（游离前列腺特异抗原）：术前5.9mg/ml，术后0.05mg/ml。

自第3次出院后，患者便出现不能系裤带、系则全身上下不适的现象，表现为头晕，头痛，咽喉不适，胸闷，恶心欲呕，小腹坠胀连及阴囊，全身软弱无力，肌肉跳动，双手持物发抖，腰部发痒且酸软疼痛，不能用手触及，也不能系裤带。每日只好用手提着裤子，待在家里，痛苦和烦恼之情难以言表。其间，曾经使用吊带式裤子，刚开始感觉尚可，时间不长就又出现了原来一样的不适症状。四处求医，均认为是心理因素而不予接治。在笔者接治以前，患者也曾作过针灸治疗，但未收疗效。

　　2004年5月11日，笔者接治该患者后，按"带脉病"施治：首次治疗取天枢透大横，大横透带脉，外关合足临泣为主穴，配用百会、合谷、太冲、关元、三阴交，针刺得气后行泻法，再接电针治疗仪，用疏密波连续刺激30分钟。次日复诊，反馈昨日针刺后腰部已有好的感觉，不像原来那样怕接触裤带了，可以系裤带2小时。

　　第2次治疗遵守原方，另加章门穴，治法同前。针后病情明显好转，患者反馈治疗取得了突破性进展，回家后系裤带的时间增加到8小时，但吃饭时仍需要松开裤带。

　　第3次治疗仍宗原方，章门向京门穴方向透刺。此次治疗后，患者已能正常系裤带，走路无须用手提着裤带，吃饭也不用松开裤带了。又续治1次巩固而愈。

　　按：此例患者是在睾丸肿物切除术、前列腺大部切除、睾丸全切术3次手术之后出现的胸闷、恶心欲呕、腹坠胀连及阴囊、全身软弱无力、肌肉跳动、双手持物发抖、腰部发痒且酸软疼痛，不能用手触及，也不能系裤带等系列症状。因症状重点突出表现在腰部，故笔者命之为"带脉病"。

　　中医古籍中关于带脉的病变大约有以下几方面的记载。《素问·痿论》载："带脉不引，足痿不用。"《难经·二十九难》载："带之为病，腹满，腰溶溶如坐水中。"《脉经》载："带脉为病，左右绕脐，腰脊痛冲阴股。"《奇经八脉考》载："带脉为病，左右绕脐，腰脊痛。诸经上下往来，遗热于带脉之间，寒热郁抑，白带满溢，随溲而下，绵绵不绝。"《傅青主女科》载："带脉无力，则难以提系，必然胎胞不固。"这里面除了一部分妇科病证外，其余的记载大多与本病的表现类似，故命之为"带脉病"，并围绕带脉的循行分布选取与带脉相关的腧穴予以治疗，是突出经络辨证论治的正确治法。

　　带脉围绕腰部环行一周，如束带然。天枢透大横、大横透带脉、章门、京门等穴本身都是位于腰部，而采用透刺法更能贯通和疏调带脉之气；外关配足临泣为八脉交会组穴，外关通阳维脉，足临泣通带脉，共同维持人体上下左右的平衡状态；百会安神定志；合谷配太冲是谓"开四关"，有通经络、行气血、平衡阴阳的作用；本病病位在生殖器官，病初即现小便方面的症状，继而向生殖器官发展、蔓延。关元、三阴交乃脾、肝、肾三经的交会穴，并与任脉贯通，是调理脾肝肾、治疗一切泌尿、生殖病证的重要组穴。诸穴巧妙合用，相得益彰，故能"奇"开得胜，收立竿见影之效。

　　5. 阴维脉证治　《难经·二十九难》载："阴维为病，苦心痛。"这是阴维脉病的辨证提纲。盖阴维脉主一身之里，若阴气内结，则可出现胸胁支满，脘腹冷痛等，故里证、虚寒之证多从阴维脉论治。施治法则是温中散寒、理气止痛，针灸并用，温针灸最为适宜。交会穴有天突、廉泉（以上2穴属任脉）、筑宾（足少阴经）、期门（足厥阴经）、冲门、府舍、大横、腹哀（以上4穴属足太阴经）、内关（手厥阴心包经，八脉交会穴之一，通于阴维脉）。

　　6. 阳维脉证治　《难经·二十九难》载："阳维为病，苦寒热"。这是阳维脉病的辨证提纲。盖阳维脉主一身之表，若阳气外盛，则可出现恶寒发热，头项强痛，一身尽痛等，故外感表证多从阳维脉论治。施治法则是疏散表邪、调和营卫，风热只针不灸，浅刺疾出，泻法；风寒针灸并用，泻法。交会穴有哑门、风府（以上2穴属督脉）、风池（足少阳经）、头维（足阳明经）、外关（手少阳三焦经，八脉交会穴之一，通于阳维脉）。

7. 阴跷脉证治　《难经·二十九难》载："阴跷为病，阳缓而阴急。"这是阴跷脉病的辨证提纲。指踝关节以上部位的皮肉、筋脉外侧弛缓，内侧拘急。因跷脉主肢体运动和眼的开合功能，故阴跷脉病还有腰髋疼痛连及阴中，癫痫夜发，思睡多寐，喉痛，失音等。治法是疏调经气、醒脑开窍，可针可灸，泻阴补阳。交会穴有睛明（足太阳经）、交信、照海（以上 2 穴属足少阴肾经，照海又为八脉交会穴之一，通于阴跷脉）。

8. 阳跷脉证治　《难经·二十九难》载："阳跷为病，阴缓而阳急。"这是阳跷脉病的辨证提纲。指踝关节以上部位的皮肉、筋脉内侧弛缓，外侧拘急。此外，还有腰背疼痛，角弓反张，失眠，狂躁，癫痫昼发等。治法是疏调经气、镇静宁神，只针不灸，泻阳补阴。交会穴有风府（督脉）、承泣、地仓（以上 2 穴属足阳明经），风池（足少阳经）、睛明、仆参、申脉（以上 3 穴属足太阳膀胱经，申脉又为八脉交会穴之一，通于阳跷脉）。

（四）络脉证治

络脉的病证包括大络和孙络、浮络三个方面的病理变化在内，是经络系统病证的重要组成部分。从《黄帝内经》所记到中医临证，都占有重要地位，受到历代医家的高度重视。张仲景、喻嘉言、叶天士、王清任、唐容川等都是络脉理论的倡导者和实践者。

叶天士是络脉理论承先启后的医家，在医疗实践中，全面继承、发展了络脉理论，提出了"久病入络""久痛入络"的学术观点，揭示了多种久病发展的趋势。这与《黄帝内经》所论疾病从络脉→经脉→脏腑，由浅入深的传变不同。叶氏认为经主气，络主血，气病多在经，络病多在血。"初为气结在经，久则血伤入络"。疾病初期，病在气分，气结于经，久病则入血分，血瘀于络。叶氏"久病入络"的学术思想，渊源于《灵枢·终始》载："久病者，邪气入深……必先调其左右，去其血脉。"《灵枢·寿夭刚柔》载："久痹不去身者，视其血络，尽出其血。"《素问·调经论》载："病在血，调之络。"

张仲景在《金匮要略》中认为，中风、黄疸、瘀血证、出血证、水肿、痹证、虚劳、月经不调等病证中的某些证型均与络脉瘀阻有关。在《疟病脉证并治》中指出疟病日久不愈，疟邪便会入络，结为"疟母"。医圣所见，也可谓"久病入络""久痛入络"的学术渊源之一。

"久病入络""久痛入络"的基本病理表现是"血瘀"。大凡久治不愈的病证，如若进一步出现面目暗黑、肌肤甲错、脉络怒张、爪甲青紫、舌质紫暗或见瘀点斑块、脉涩不利等血瘀之象；疼痛性病证久治不愈，其疼痛性质由胀痛转为刺痛，部位由移动变为固定；非疼痛性病证日久不愈，反而并发疼痛（刺痛、痛点固定、日轻夜重），均属"久病入络"的病理变化。

《素问·皮部论》载："邪客于皮则腠理开，开则邪入客于络脉，络脉满则注于经脉，经脉满则入舍于腑脏也。"可见，在疾病的传变过程中，络脉起着重要的转输传递作用。外邪侵入人体，可以由络脉传到经脉，再传到脏腑。反之，脏腑有病，也可以由脏腑传到经脉，再传到络脉。也就是说，络脉病证既可以由病邪直接侵犯络脉而产生，也可以由脏腑病或经脉病而传来。

由气滞、血瘀、津聚、痰凝或血虚引起的脉络阻滞是络脉（包括孙络、浮络）病证的最基本病理变化。表现为络脉怒张或脉管下陷、皮下出血或五官九窍及内脏出血、局部红肿或青紫肿胀等。

脉络血瘀在《黄帝内经》中称为"留血""恶血"。既可留滞络脉之中，也可溢瘀络脉之外。《灵枢·百病始生》载："阳络伤则血外溢，血外溢则衄血；阴络伤则血内溢，血内溢则后血；肠胃之络伤则血溢于肠外。"正如临床所见，离经之血淤积于肌肤，则见局部青紫、肿胀；离经之血溢于体外，则有鼻出血、牙龈出血、咳血、吐血、尿血、便血之患。

跌仆坠堕是损伤络脉造成瘀血的重要因素。《素问·缪刺论》载："人有所堕坠，恶血留内，腹中满胀，不得前后……此上伤厥阴之络，下伤少阴之络。"血溢络外，离经为瘀，就是络脉损伤的最基本病理现象。络脉损伤常伴有疼痛，如若络中血滞而瘀，气机不得宣通，不通则痛，此种疼痛性质为急痛或刺痛，痛而拒按，恶热。如若络中气血不足，局部组织失养，则体虚而痛，疼痛性质为缓痛、隐痛、痛而喜按、喜暖。

从络脉与经脉的关系而言，二者基本上是属于一体的。所不同的是经深络浅、经直络横、经长络短、经粗络细、经少络多而已。这就决定了络脉病证具有表浅性、区域性的特点，较少有全身性证候。而这些局部病证又往往是经脉病证的组成部分，所以，络脉病证与经脉病证之间既有一定的区别，又有十分密切的联系。正因为如此，十二络穴既有单独的病候体现，又可兼治表里两经的病变。

在《灵枢·经脉》中，除胃之大络以外的十五大络都有与表里两经相应的虚实病证。由于十五大络与十四经脉的气血是融于一体的，所以，它们反映出来的证候也就基本上属于十四经脉病证的范畴。例如足太阴之络"实则肠中切痛，虚则臌胀"与脾经病证相似；足少阴之络"实则癃闭，虚则腰痛"与肾经病证相似。《素问·缪刺论》还记载了五络俱竭的厥证："邪客于手足少阴、太阴、足阳明之络，此五络皆会于耳中，上络左角。五络俱竭，令人身脉皆动，而形无知也，其状若尸，或曰'尸厥'。"

现将《灵枢·经脉》篇所记的各经络脉的病理反应附录如下。

【手太阴络脉病证】

实则手锐掌热，虚则欠㰦，小便遗数。

按：手太阴肺经的络脉发生病变，属实证的会出现手掌后腕关节上的小指侧的高骨附近发热；属虚证的则会出现哈欠不止、小便频数或失禁。

【手阳明络脉病证】

实则龋、聋，虚则齿寒、痹膈。

《素问·缪刺论》：邪客于手阳明之络，令人气满胸中，喘息而支胠，胸中热……耳聋，时不闻音，耳中生风。

按：手阳明大肠经的络脉发生病变，属实证的会发生龋齿、耳中轰鸣、听力下降或耳聋；属虚证的则会出现牙齿发冷、胸中满闷及热感、喘息、膈间闭阻不畅。

【足阳明络脉病证】

其病气逆则喉痹、瘁音。实则狂巅，虚则足不收、胫枯。

《素问·缪刺论》：邪客于足阳明之络，令人鼽衄，上齿寒。

按：足阳明胃经的络脉发生病变，往往会有咽喉疼痛、突然失语、鼻子出血、上牙齿发冷；属实证的会出现神志失常、癫狂；属虚证的则会下肢无力甚或瘫痪、肌肉萎缩。

【胃之大络病证】

《素问·平人气象论》：胃之大络，名曰"虚里"。盛喘数绝者，病在（胸）中，其动应衣，宗气泄也。

按：虚里之脉，属胃之大络，位于左乳下第5肋间隙。中医学认为虚里之脉是十二经脉宗气所聚之处，切按虚里，对脉之宗气的虚实存亡有一定的诊断意义。正常情况下，按之应手、不快不慢、动而不紧、从容和缓。如若按之动数、应手太过，为心阳浮越，宗气外泄；如若按之时有时无、结代不续，乃心脉瘀血之象；如若按之动微，无应手之感，属心气内虚，宗气不足；如若其动已停，其他部位"动脉"也不可触及，则为脉气已绝，死亡之候。

【足太阴络脉病证】

厥气上逆则霍乱，实则肠中切痛，虚则臌胀。

《素问·缪刺论》：邪客于足太阴之络，令人腰痛，引少腹控䏚，不可以仰息。

按：足太阴脾经的络脉发生病变，厥气上逆易生霍乱（上吐下泻）；属实证的会出现腹部绞痛；属虚证的则会腹胀如鼓。此外，或有腰痛，向胸胁部或少腹部放散，以至于不敢深呼吸。

【脾之大络病证】

脾之大络……实则身尽痛，虚则百节皆纵。

按：足太阴脾经的大络发生病变，属实证的会全身疼痛不适；属虚证的则会出现全身懒散、懈惰的现象。

【手少阴络脉病证】

实则支膈，虚则不能言。

按：手少阴心经的络脉发生病变，属实证的会出现胸膈之间有支撑胀满不舒适的感觉；属虚证的则会出现不能言语。

【手太阳络脉病证】

实则节弛肘废，虚则生疣，小者如指痂疥。

按：手太阳小肠经的络脉发生病变，属实证的会出现关节弛缓，尤其是肘关节痿废，不能活动；属虚的则会因为气血不行，皮肤生疣。

【足太阳络脉病证】

实则鼽窒，头背痛，虚则鼽衄。

《素问·缪刺论》：邪客于足太阳之络，令人头项肩痛……拘挛背急，引胁而痛。

按：足太阳膀胱经的络脉发生病变，会令人头项肩背疼痛，拘急挛缩，或者向胁下放射而痛。属实证的还会出现鼻塞不通气；属虚证的则会出现鼻流脓涕，甚或鼻出血。

【足少阴络脉病证】

其病气逆则烦闷，实则闭癃，虚则腰痛。

《素问·缪刺论》：邪客于足少阴之络，令人卒心痛，暴胀，胸胁支满……痛不可纳食，无故善怒，气上走贲上。

按：足少阴肾经的络脉发生病变，就会感到胸胁胀满而痛或突发心气痛（胃痛），本能进食，不明原因的生气、发脾气，以至于气逆烦闷。属实证的会出现小便淋漓不尽甚或癃闭；属虚证的则见腰痛（喜暖、喜捶、喜按）。

【手厥阴络脉病证】

实则心痛，虚则烦心。

按：手厥阴心包经的络脉发生病变，属实证的会发生真心痛；属虚证的则会出现心烦。

【手少阳络脉病证】

病实则肘挛，虚则不收。

《素问·缪刺论》：邪客于手少阳之络，令人喉痹，舌卷，口干，心烦，臂外廉痛，手不及头。

按：手少阳三焦经的络脉发生病变，会令人咽喉疼痛、舌卷、口干、心烦，上臂外侧疼痛不适，功能活动障碍，手不能上及头部。属实证的会出现肘关节挛急不舒；属虚证的则肘关节弛缓不收。

【足少阳络脉病证】

实则厥，虚则痿躄，坐不能起。

《素问·缪刺论》：邪客于足少阳之络，令人胁痛不得息，咳而汗出……枢中痛，髀不可举。

按：足少阳胆经的络脉发生病变，令人胁痛不能正常呼吸，咳嗽、汗出，臀部疼痛，髋关节及股关节不能上抬。属实证的会出现厥逆现象；属虚证的则会导致下肢功能失用，坐下去后就很难站起来。

【足厥阴络脉病证】

其病气逆则睾肿卒疝，实则挺长，虚则暴痒。

《素问·缪刺论》：邪客于足厥阴之络，令人卒疝暴痛。

按：足厥阴肝经的络脉发生病变，病气上逆则致睾丸肿痛或疝气，属实证的则会阴茎勃起挺长；属虚证的则会出现外阴及睾丸奇痒。

【任脉络脉病证】

实则腹皮痛，虚则痒搔。

按：任脉的络脉发生病变，属实证的会出现腹部皮肤疼痛；属虚证的则会出现腹部皮肤瘙痒。

【督脉络脉病证】

实则脊强，虚则头重高摇之。

按：督脉的络脉发生病变，属实证的会出现脊柱强痛、不能俯仰；属虚证的则会出现头部沉重且摇晃不宁。

《灵枢·经脉》载："凡此十五（六）络者，实则必见，虚则必下。视之不见，求之上下。人经不同，络脉亦所别也。"络脉病变寒热虚实的外在表现是寒则色青而紧束，热则青紫而粗胀，虚则色淡而细短，实则色深而粗长。例如肝阳上亢之头痛，由于气逆上冲，常在太阳、头维、率谷等穴出现络脉隆起、跳动加强现象，这是"实则必见"的病理反应。反之，泻痢日久、失水过多致循环衰竭者，寸口脉沉伏不见，按之难及，甚至全身细小络脉均下陷，不易寻找，连静脉注射都难以发现血络，这就是"虚则必下"的结果。

络脉病证表浅，一般也从表论治。《素问·调经论》载："病在血，调之络。"《灵枢·官针》载："络刺者，刺小络之血脉也。"并记录了赞刺、豹纹刺等刺法。在现代针灸疗法中，三棱针点刺出血、皮肤针重叩出血、挑刺疗法和刺血拔罐等就是直接刺激络脉或络脉的分布区（即孙络、浮络之所在），以清除病邪的治疗手段，也是"宛陈则除之"这一治疗原则的具体实施。以局部选穴为主，一般只针不灸，泻法。

按：以上十五（六）络脉，如果是邪气实而致病者，血满脉中而显然易见；病气虚者，脉络陷下深伏，体表便不易看见。这是由于每个人的络脉气血盛衰不同，其络脉的充盈程度也就有所不同。这种情况下，就应该在所属络脉上下循按，细心查找。

（五）经筋证治

经筋病证多表现为肌肉、肌腱、关节、韧带在运动方面的功能失常，诸如筋脉的拘挛、抽搐、强直、弛缓、瘫痪等。

现将《灵枢·经筋》篇所记的各经筋的病理反应附录如下。

【手太阴经筋病证】

其病当所过者，支转筋痛，甚成息贲，胁急，吐血。

手太阴经筋病证表现为经筋所过之处抽筋、疼痛。甚至由于肺气积聚于胸胁，还会出现背痛、胁痛、呕逆、吐血的"息贲"证。

【手阳明经筋病证】

其病当所过者，支痛及转筋，肩不举，颈不可左右视。

手阳明经筋病证表现为本筋所过之处疼痛及抽筋，肩不能上举，颈项不可左顾右盼。

【足阳明经筋病证】

其病足中趾支，胫转筋，脚跳坚，伏兔转筋，髀前肿，㿉疝，腹筋急，引缺盆及颊，卒口僻，急者，目不合，热则筋纵，目不开，颊筋有寒则急，引颊移口，有热则筋弛纵缓，不胜收。

足阳明经筋发生的病证表现为足的中趾及胫骨部位抽筋，脚部颤抖及强硬不适，大腿前方正中部位抽筋肿痛，腹肌拘急，向下引起睾丸肿大，向上牵引至锁骨上窝以及面颊部，使得口角突然歪斜、眼睛闭合不全。面颊肌受热的刺激后，则经筋弛缓无力，眼睛就难以睁开；反之，面颊肌受寒的刺激，则经筋收引拘急，牵拉导致口角㖞斜。

【足太阴经筋病证】

其病足大趾支，内踝痛，转筋痛，膝内辅骨痛，阴股引髀而痛，阴器纽痛，上引脐，两胁痛，引膺中、脊内痛。

足太阴经筋发生的病证表现为足大趾疼痛并牵引至内踝骨疼痛，或抽筋痛，膝关节内下方的胫骨内侧髁疼痛，大腿内侧连及腹股沟乃至前阴器纽转痛，并向上牵引至肚脐、两胁疼痛，甚至引起胸部两侧和脊柱内痛。

【手少阴经筋病证】

其病内急，心承伏梁，下为肘网。其病当所过者支转筋，筋痛……其成伏梁、唾血脓者，死不治。

手少阴经筋病证表现为手少阴心经经脉所过之处转筋抽痛，胸闷、拘急、绞痛。心经气血瘀滞且久治不愈，会在心下或脐上有积块坚伏，如手臂之状（谓之"伏梁"）。如果在这种情况下，患者再出现呕吐脓血，病情就十分危重难治了。

【手太阳经筋病证】

其病小指支，肘内锐骨后廉痛，循臂阴，入腋下，腋下痛，腋后廉痛，绕肩胛引颈而痛，应耳中鸣痛，引颔，目瞑；良久乃得视，颈筋急则为筋瘘，颈肿。

手太阳经筋病证表现为手小指痛，肘内侧高骨后缘疼痛，腋下及腋后疼痛，围绕肩胛骨牵引颈部而痛，耳中有鸣响及闷痛，牵引颔部使眼睛无法睁开，需要经过很久才能看东西。如果颈筋拘急过久、过甚，则容易发生筋瘘、颈肿等证。

【足太阳经筋病证】

其病小趾支，跟肿痛，腘挛，脊反折，项筋急，肩不举，腋支，缺盆中纽痛，不可左右摇。

足太阳经筋发生的病证表现为足小趾及足跟肿胀疼痛、膝关节腘窝不挛急、脊柱强直反张、头项部肌肉强直发紧、腋窝部牵拉感、缺盆（锁骨上窝）纽痛、肩关节疼痛不能上举不可以左右摇动。

【足少阴经筋病证】

其病足下转筋，及所过而结者皆痛及转筋。病在此者主痫瘛及痉，在外者不能俯，在内者不能仰。故阳病者腰反折不能俯，阴病者不能仰……此筋折纽，纽发数甚者，死不治。

足少阴经筋病证表现为脚下抽筋，并放射到本经筋所过之处都疼痛或抽痛，还会发生抽搐、痫证。如果病在阳面、项背拘急、腰向后反折、身体便不能前俯；如果病在阴面、腹部拘急、腰向前胸屈曲、身体便不能后仰等，转筋疼痛如果发作的次数过多，程度很重，治疗难度就非常之大。

【手厥阴经筋病证】

其病当所过者支转筋，前及胸痛，息贲。

手厥阴经筋病证表现为本经筋所过之处抽筋、疼痛，放散至胸前区疼痛，也会出现背痛、胁痛、呕逆、吐血的"息贲"证。

【手少阳经筋病证】

其病当所过者支转筋，舌卷。

手少阳经筋病证表现为本经筋所过之处抽筋、疼痛，还见"舌卷"等证。

【足少阳经筋病证】

其病小趾次趾支转筋，引膝外转筋，膝不可屈伸，腘筋急，前引髀，后引尻，即上乘䏚，季胁痛，上引缺盆、膺、乳、项，维筋急，从左之右，右目不开，上过右角，并跷脉而行。左络于右，故伤左角，右足不用，命曰"维筋相交"。

足少阳经筋发生的病证表现为足下第四趾抽痛，并牵引放散至小腿外侧，膝关节活动受限不可以屈伸，腘窝筋肉挛急紧张并牵引至前后的髋关节以及尾骶部，又向上侵犯到胁肋下的空软处及软肋部疼痛，再向上牵引至锁骨上窝、胸部、乳房、头项部，使得所有连接的筋都感到拘急。如果从左侧向右侧维络的筋拘急，右侧眼睛就无法睁开，这是因为本筋上行过头到右边的筋与跷脉并行的缘故（跷脉主眼睛的开合）。由于左边的筋同右边的筋是左右交叉相互连接的，所以，如果左边的头角受伤，就会出现右下肢瘫痪，运动功能就丧失了。以上现象称之为"维筋相交"。

【足厥阴经筋病证】

其病足大趾支，内踝之前痛，内辅痛，阴股痛转筋，阴器不用，伤于内则不起，伤于寒则阴缩入，伤于热则纵挺不收。

足厥阴经筋病证表现为足踇趾痛连及内踝之前痛，胫骨内侧痛，大腿内侧疼痛抽搐连及前阴部。前生殖器功能障碍，伤于房事的会导致阳痿不举；伤于寒邪的阴器缩入（寒主收引）；伤于热邪者则阴茎挺长不收。

经筋之病，寒则反折筋急，热则筋弛纵不收，阴痿不用。阳急则反折，阴急则俯不伸。总之，凡是经筋所发生的病证，遇寒则筋拘急挛痛，遇热则会使筋迟缓不收，阴痿不用。背部阳面的筋拘急就向后反张，腹部阴面的筋拘急则向前俯而不能伸直。

《灵枢·经筋》对经筋病证提出了"治在燔针劫刺，以知为数，以痛为腧"的治疗方法。表明经筋病证应以火针、温针治疗。以取阿是穴为主，见效即止，不可过度。除火针以外，《灵枢·官针》所载的浮刺、分刺、恢刺、关刺、合谷刺等，也都可以运用于经筋病证。在选穴方面，除阿是穴外，还可以结合十二经筋的循行分布，适当选择一些远端腧穴配合治疗。由于肝主筋，脾主四肢、肌肉，故足厥阴、足太阴经脉的原穴（太冲、太白）、背俞穴（肝俞、脾俞）以及督脉的筋缩穴，足少阳经的阳陵泉（筋之会穴），也都是经筋病证的首选腧穴。

从四肢肌肉的功能特点出发，以上部穴带动下部穴、主要穴带动次要穴，针对下肢内、外侧肌力失去平衡（即《难经·二十九难》所载"阳缓而阴急，阴缓而阳急"）而引起的畸形改变——足内翻和足外翻，治疗即着眼于阴阳经筋缓急失衡状态而予以矫正。

（六）皮部证治

皮部是机体卫外抗邪的第一道防线。如果皮部的卫外功能低下，风、寒、湿邪侵犯机体，则皮部最先受病，而出现外感表证，肌肤肿胀、疼痛，感觉过敏或麻木。有时内脏有病也可通过经络在皮部出现各种不同的阳性反应，为经络辨证论治提供依据。

现代医学也认为不同疾病有着不同的面色、面容。例如贫血患者面色苍白，肺结核患者午后颧部潮红，心力衰竭者额头黑，尿毒症面面颊暗黑，阿狄森病（肾上腺皮质功能减退）具有特殊的古铜色面容，红斑狼疮面部可见蝶形红斑等等。

临床上常见的损容性皮肤病诸如痤疮、雀斑、黄褐斑、扁平疣、带状疱疹、各种皮炎、皮肤瘙痒、荨麻疹、湿疹、酒渣鼻、脱发、斑秃和影响容颜的皮肤松弛、面部皱纹、眼袋下垂、皮肤粗糙、毛孔粗大、肤色改变、毛发稀疏以及其他一些色素沉着性皮肤病等都属于皮部病理反应的范畴（在面部皮肤色泽的病理变化方面，《黄帝内经》中有专篇论述）。

有些疾病在病情的发生、发展过程中，有时还会在体表皮肤出现某种特异的、可见的"经络现象"。诸如沿经脉循行路线出现丘疹、水疱、脱毛、脱皮、红线、白线、皮下瘀斑、色素沉着等。例如呼吸道疾病可能会沿手太阴肺经出现红线；肠道病变可能会沿手阳明大肠经出现丘疹；泌尿或生殖系统病变可能会沿足少阴肾经出现脱毛；肝胆疾病可能会沿足厥阴肝经或足少阳胆经出现水疱等。

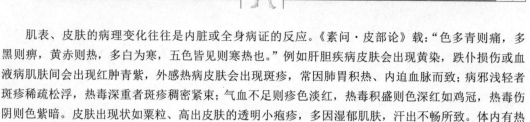
　　肌表、皮肤的病理变化往往是内脏或全身病证的反应。《素问·皮部论》载："色多青则痛，多黑则痹，黄赤则热，多白为寒，五色皆见则寒热也。"例如肝胆疾病皮肤会出现黄染，跌仆损伤或血液病肌肤间会出现红肿青紫，外感热病皮肤会出现斑疹，常因肺胃积热、内迫血脉而致；病邪浅轻者斑疹稀疏松浮，热毒深重者斑疹稠密紧束；气血不足则疹色淡红，热毒积盛则色深红如鸡冠，热毒伤阴则色紫暗。皮肤出现状如粟粒、高出皮肤的透明小疱疹，多因湿郁肌肤，汗出不畅所致。体内有热毒则肌肤多生痈疽疮疖。

　　皮部病证最为表浅，故只需浅刺即可达祛邪之目的。刺激皮部作为一种行之有效的治疗手段，在针灸疗法中已经有几千年的悠久历史了。《灵枢·官针》记载的半刺、毛刺、浮刺、扬刺、赞刺、直针刺等都是浅刺皮部的针刺方法。传统的艾灸、热熨、药物贴敷、药物熏洗、拔罐等疗法也是通过对皮部的温热刺激发挥治疗作用的。后世的皮肤针、皮内针、挑刺、割治以及现代的磁穴疗法、腕踝针、浮针、激光穴位照射、紫外线照射等疗法都是在上述治法的基础上发展起来的。

第七节　针灸六经辨证论治

　　六经证治是一代宗师张仲景在《黄帝内经》六经分证基础上创立的一种对外感疾病的辨证论治方法，就是把外感疾病发展过程中各经所出现的病证，按其性质加以归纳、分类，从而进行分经论治。六经，即手足三阴、三阳经（太阳、阳明、少阳、太阴、少阴、厥阴）的总称，宋代朱肱在《南阳活人书》中称之为"三阴三阳六条经络"。六经的实质，就是指经脉以及经脉所属的脏腑，也是六经在《黄帝内经》中的本义，是根据同名经脉"同气相通"的原理合并而成的。

　　六经病证可概括为三阳证和三阴证两大类，基本上都是十二经脉手足同名经病候的精简或补充。其内涵是对病因、病位、病性以及病情传变趋势等各种情况进行全面的分析。所涉及的内容不限于十二经脉，还有经筋、络脉、皮部等。"经、络、筋脉，类皆十二，配三阴三阳，而总以六经称"（方有执《伤寒论条辨》），我们不能简单地把六经病证仅仅视为六种病或六种"症候群"，而应该看成是经络辨证的前身和早期形式。

　　六经证治主要是以经脉所表现的证候（即十二经脉病候）为辨证依据的，故针灸治疗也常取期门、风府、风池等。六经传变也指的是经脉的传变，当然也就是以经络为传变渠道。例如《伤寒论》第8条"行其经尽"，即指太阳经；"欲作再经"指阳明经；"针足阳明，使经不传"也指对阳明经的预防治疗，以杜绝太阳病传入阳明之路。再如阳明"胃家实"、太阳"热结膀胱"、少阳"胸胁苦满"等主证，均为经脉病而累及脏腑。

　　从脏腑的角度看，三阳证以六腑病变为基础，三阴证以六脏病变为基础，阳明"胃家实"包括大肠内结燥屎在内；少阴病"脉微细，但欲寐"不仅仅指肾阳衰虚，也与心气不足有关；厥阴病"心中痛热"当系心包病变无疑。

　　仲景对六经病证的治疗，也体现了脏腑、经络证治的精神。例如《伤寒论》第11条、112条、147条、148条和221条，所论病证虽各不相同，但都以刺期门为治则，就是结合脏腑、经络证治的结果。

　　六经病证从病变的部位来划分，太阳病属表，阳明病属里，少阳病为半表半里，三阴证统属于里证。从病变的性质来划分，三阳证多为热证、实证，三阴证多为寒证、虚证。其治疗大法，三阳证重在泻实祛邪，只针不灸或多针少灸；三阴证重在补虚扶正，针灸并用，重用灸法。

一、太阳病证治

【提纲】太阳之为病，脉浮，头项强病而恶寒。

（一）经证

◎ 中风

【症状】头痛，身痛，发热，微恶风寒，汗出，苔薄白，脉浮缓。

【治则】疏风解肌，调和营卫。针灸并用，平补平泻。

【处方】风门、大杼、肺俞、风府、风池、大椎、列缺、合谷等。

◎ 伤寒

【症状】头痛，身病，骨节疼痛，恶寒，发热，无汗，咳喘，苔薄白，脉浮紧。

【治则】解表散寒，宣肺平喘。针灸并用，泻法。

【处方】大杼、肺俞、太渊、列缺、合谷、偏历、大椎、后溪等。

（二）腑证

◎ 蓄水证

【症状】主证兼烦渴引饮，水入即吐，小便不利，小腹胀满。

【治则】化气行水，兼解表邪。针灸并用，平补平泻。

【处方】肺俞、肾俞、膀胱俞、委中、中极、合谷、内关、三阴交等。

◎ 蓄血证

【症状】主证兼少腹急结或硬满，狂躁，小便自利，脉沉涩，舌紫暗或有瘀斑。

【治则】泄热通阳，活血化瘀。多针少灸，以泻为主。

【处方】大椎、膈俞、委中、委阳、中极、关元、下巨虚、三阴交等。

按：《素问·热论》载："伤寒一日，巨阳受之，故头项痛，腰脊强。"《灵枢·经脉》载足太阳之脉"头痛、目似脱、项似拔、脊痛、腰似折"。这是仲景组建太阳病"头项强痛、项背强几几"的根据。症状的出现，与足太阳经"上额、交巅、入络于脑、出于项下、循肩膊内、挟脊而行"密切相关，属于足太阳经的经脉病候。太阳腑证中的少腹急满、小便不利或自利，也因足太阳经脉"络肾、属膀胱"之故。

二、阳明病证治

【提纲】阳明之为病，胃家实是也。

（一）经证

【症状】身大热，汗大出，口大渴，面赤，心烦，舌红，苔黄燥，脉洪大而数。

【治则】清泄热邪，养阴生津。只针不灸，泻法。

【处方】合谷、曲地、颊车、内庭、足三里、大椎、阴郄、后溪、廉泉、金津、玉液等。

（二）腑证

【症状】便秘，腹满而痛（拒按），潮热，汗出，烦躁，谵语，舌红，苔黄燥，脉沉实有力。

【治则】通便泄热，急下存阴。只针不灸，泻法。

【处方】天枢、足三里、上巨虚、丰隆、内庭、曲池、合谷、内关、支沟等。

按：《素问·热论》载："二日，阳明受之，阳明主肉，其脉挟鼻，络于目，故身热、目痛而鼻干，不得卧也。"《灵枢·经脉》载足阳明之脉"腹胀……狂、疟、温淫、汗出"，手阳明之脉"口干"。这是组建阳明病"身热、汗自出"，"面合色赤"，"汗出多而渴"，"目中不了了、睛不和……大便难"，"谵语"

的依据。阳明在手经属大肠，在足经属胃。《灵枢·本输》载："大肠、小肠皆属于胃。"在生理上，胃与大小肠上下相连，在病理上也息息相关。故阳明经感受热邪，极易产生胃肠腑气不通（即"胃家实"）的病变。

三、少阳病证治

【提纲】少阳之为病，口苦、咽干、目眩也。

（一）本证

【症状】口苦，咽干，目眩，心烦，恶心呕吐，不欲饮食，寒热往来，胸胁胀满而痛，苔黄，脉弦。

【治则】疏调气机，和解少阳。只针不灸，泻法。

【处方】阳池、外关、支沟、内关、期门、太冲、丘墟、阳陵泉等。

（二）兼证

◎ 兼太阳证

【症状】主证伴发热，微恶寒，肢体疼痛。

【治则】和解少阳，调理营卫。多针少灸，平补平泻。

【处方】处方同上，酌情加大杼、风门、肝俞、合谷、大椎等。

◎ 兼阳明证

【症状】主证伴日晡潮热，大便不通，脘腹胀满。

【治则】和解少阳，通调腑气。只针不灸，泻法。

【处方】处方同本证，酌情加中脘、天枢、足三里、上巨虚、内庭等。

按：《素问·热论》载："三日，少阳受之，少阳主胆，其脉循胁络于耳，故胸胁痛而耳聋。"《灵枢·经脉》载足少阳之脉"口苦……心胁痛……汗出振寒、疟"。这是组建少阳病"两耳无所闻、目赤、胸中满而烦"以及"胁下硬满、干呕不能食、往来寒热"的依据。主要由于手足少阳经脉皆从耳后入耳中，出走耳前，布于胸胁之故。

四、太阴病证治

【提纲】太阴之为病，腹满而吐，食不下，自利益甚，时腹自痛（舌淡苔白，脉迟缓而弱）。

【症状】太阴是三阴之首，其病证的部位在里，性质属寒、多虚。

【治则】温中散寒，健运脾阳。针灸并用，补法。

【处方】太白、血海、三阴交、脾俞、中脘、足三里、丰隆等。

按：《素问·热论》载："四日，太阴受之，太阴脉布胃中，络于嗌，故腹痛而嗌干。"《灵枢·经脉》载足太阴之脉"食则呕、胃脘痛、腹胀、善噫、食不下、烦心、心下急痛、溏、瘕泄、水闭、黄疸、不能卧"。这是组建太阴病的依据。手太阴经脉起于中焦，下络大肠，还循胃口，系于咽喉；足太阴经脉上腹，属脾络胃，上膈挟咽，故太阴病以腹部（脾胃）、咽喉（食管）症状为主。

五、少阴病证治

【提纲】少阴之为病，脉微细，但欲寐也。

（一）寒化证

【症状】四肢厥冷，恶寒，神疲欲寐，蜷卧，下利清谷，小便清长，舌淡苔白，脉微欲绝。

【治则】温肾逐寒，扶脉回阳。针灸并用，重灸，补法。

【处方】太溪、复溜、肾俞、命门、气海、关元、三阴交等。

（二）热化证

【症状】心烦不眠，口干舌燥，咽喉疼痛，小便发黄，舌红少苦，脉象细数。

【治则】壮水制火，滋阴清热。只针不灸，平补平泻。

【处方】太溪、涌泉、然谷、照海、复溜、列缺、神门、内关、三阴交等。

按：《素问·热论》载："五日，少阴受之，少阴脉贯肾，络于肺，系舌本，故口燥、舌干而渴。"《灵枢·经脉》载足少阴之脉"口渴、舌干、咽肿上气、嗌干及痛、烦心、心痛、黄疸、肠澼"，手少阴之脉"嗌干、心痛"。这是组建少阴病"心烦，咽痛，咳而渴呕，口燥咽干，下利"的依据。手少阴经脉扶咽，足少阴经脉挟舌本，络于心。舌乃心之苗窍，心为君火，肾属寒水，水火相济，则心肾协调；水不制火，使阴虚火旺，虚火随经上冲，则生下虚上实之证。

六、厥阴病证治

【提纲】厥阴之为病，消渴，气上冲心，心中痛热，饥不欲食，食则吐蛔，下之，利不止。

【症状】厥阴病是六经传变的最后一经，处于阴尽阳生之际，是正邪交争、进退消长的关键时期。阳胜则热，阴胜则寒。证情多表现为寒热交错、上热下寒，舌黄而干，脉弦或沉伏。

【治则】清热温寒，安蛔降逆。针灸并用，平补平泻。

【处方】章门、期门、太冲、阳陵泉、中脘、巨阙、内关、血海、足三里等。

按：《素问·热论》载："六日，厥阴受之，厥阴之脉循阴器而络于肝，故烦满而囊缩。"《灵枢·经脉》足厥阴之脉"胸满、呕逆、飧泄"，手厥阴之脉"胸胁支满、心中憺憺大动、烦心、心痛"。这是组建厥阴病"气上冲心，心中痛热"，"心下满而烦"，"下利"的依据。除了反映手足厥阴经脉的病理变化外，还与脾胃虚寒有关。

另外，厥阴病有一种正邪胜复、厥热交替的征象。邪气胜则厥冷，正气复则发热。所以，从厥热交替的时间，可知病势的进退消长。如果厥时长，热时短，是正气益虚；热时长，厥时短，则为正气渐复，病将转愈。

七、六经传变

六经传变就是六经病证的发展和转化，即由这一经的病证发展、转化成另一经的病证，又称为"传经"。传经取决于受邪的轻重、病体的强弱和治疗措施是否得当三方面的因素。如若正气亏虚、邪气亢盛，则从阳到阴、自外而内、由表入里发生传变；如若正气渐复、邪气已衰，则不传而愈或从阴出阳、自内向外、由里达表发生传变。身体较强者，疾病的传变多在三阳经；身体虚弱者，则容易传入三阴。治疗及时、措施得当，疾病就向好的方面转化。相反，治疗不及时或误汗、误下，疾病就向坏的方面传变（称为"坏病"）。六经传变的具体方式如下。

（一）循经传

循经传就是按六经的次序或顺或逆而传。如疾病加重时，太阳病→少阳病→阳明病；三阳证→三阴证。疾病好转时，三阴证→三阳证；太阴病→阳明病；阳明病→少阳病→太阳病。

（二）越经传

越经传就是不按六经次序的隔经相传。如太阳病不愈，不传少阳而直传阳明；或不传少阳、阳明，直接传入太阴。疾病好转时，少阴病直接转化为太阳病；厥阴病直接转化为少阳病。

《伤寒论》第8条载："太阳病，头痛至七日以上自愈者，以行其经尽故也；若欲作再经者，针足阳明，使经不传则愈。"为了阻止病邪从外向内、由表及里发生传变，可以在未传之前或将传之时，在可能被传之经上选穴针刺。例如本条是防止太阳病不愈内传阳明，就先针足阳明经穴，可酌情选用足三里、上巨虚、下巨虚、丰隆、内庭、合谷、曲池、胃俞等穴。如不使病邪由太阳传入少阳，可针阳池、外关、支沟、内关、丘墟、阳陵泉、委阳等穴。如阻止病邪由三阳传入三阴，则可刺三阴交、公孙、太冲、期门、太溪、内关、心俞、厥阴俞、脾俞等穴。或施补法鼓舞正气，抵御外邪，或以泻法疏通经络，使邪发散。这种针刺方法同"见肝之病，知肝传脾，当先实脾"的治未病思想是一致的。

六经病证既可以单独出现，也可以两经或三经病证合并出现。一经病证未愈，另一经病证又起者，称之为"并病"；两经或三经病证同时出现者，称为"合病"；病邪不是由阳经传入，起病就见三阴证候者，称之为"直中"。

由于少阳证忌用汗、吐、下诸法，故对于太阳、少阳同病，少阳、阳明同病或三阳合病一般应以和解少阳为主，兼治太阳、阳明。太阳、少阳同病，方用柴胡桂枝汤已如前述。若下利者，以黄芩汤清泻里热；若呕吐者，以黄芩加半夏生姜汤降逆止呕。穴用阳池、外关、丘墟、阳陵泉、期门、肝俞、肺俞、大椎，下利者酌加中脘、液门、侠溪；呕吐者酌加中脘、内关，只针不灸，泻法。少阳、阳明同病，方用大柴胡汤（应有大黄或加芒硝）和解少阳，兼清里热。穴取外关、支沟、丘墟、阳陵泉、期门、足三里、上巨虚、内庭，只针不灸，泻法。对于三阳合病重证（腹满身重、面垢、谵语、遗尿、饥不欲食、言语不利），可予白虎汤独清阳明之热。针刺足三里、上巨虚、内庭、丰隆、合谷、曲池等穴，只针不灸，泻法。太阳、阳明同病，治疗重在宣发太阳之表，表解里自和。有下利者，用葛根汤；无利而呕者，用葛根加半夏汤。穴取大杼、风门、肺俞、大椎、列缺、中脘、足三里等，以针为主，平补平泻。若阳证与阴证并见，则以治疗里证为主。例如太阳病与太阴病并见，方用桂枝人参汤温中补气、散寒解表。穴取中脘、关元、三阴交、足三里、脾俞、风门、肺俞等，补法，重灸。这些治疗方法，正与《素问·至真要大论》"从内之外者，调其内；从外之内者，治其外；从内之外而盛于外者，先调其内而后治其外；从外之内而盛于内者，先治其外而后调其内"的治则相符。

六经证治，既突出了按经辨证论治，又强调了疾病的传变规律；既联系于经络、脏腑，又贯穿着八纲的理论，是对经络学说的创造性灵活运用；既使经络学说的理论（尤其是经络证治）更加具体、完善，又对整个中医辨证论治起到了典范作用。

正所谓：辨证识位，萌脏腑、经络证治之胚芽；审证定性，奠八纲证治之根基；察证求因，具病因证治之雏形；析证定量，发气血证治之端倪。

第八节　针灸三焦辨证论治

三焦证治也是温热病的辨证论治方法之一，由清代温病学家吴鞠通所倡导。它是按机体躯干上、中、下三大部位把温热病划分为上焦温病、中焦温病、下焦温病三类病证予以论治，在很大程度上与卫气营血证治有相同之处。上焦温病包括肺（经）、心（经）、心包（经）的病变，多为温热病的初期阶段；中焦温病包括脾（经）、胃（经）、大肠（经）的病变，多为温热病的中期阶段；下焦温病包括肝（经）、肾（经）、膀胱（经）的病变，多为温热病的末期阶段。十二经脉在进入人体与脏腑相联时，不是属一个脏、络一个腑，就是属一个腑、络一个脏。在属络表里脏腑的同时，也与其他相关脏腑发生联系，

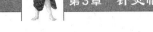

都离不开三焦的范畴。所以，三焦证治与络络学说也有着直接的关系。

一、上焦证治

（一）肺（经）

【症状】肺（经）主气属卫，与皮毛相合而统卫气。温邪上受，首先犯肺，病变类似卫分和气分两类，如恶寒发热，头痛，咳嗽，咽喉疼痛，口微渴，舌苔薄白或薄黄，脉浮数。

【治则】宣肺调卫，清热解表。只针不灸，泻法。

【处方】太渊、列缺、鱼际、少商、尺泽、合谷、曲池、外关、大椎、肺俞等。

（二）心和心包（经）

【症状】心（经）主血属营，心包在生理上代心行事，病理上代心受邪，治疗上代心用穴。心（经）和心包（经）的病变与营分病证类似，且更深重。症见发热夜甚，烦躁不眠，神昏谵语或舌謇，语言失利，舌质红绛，苔黄燥或黄腻，脉细滑而数。

【治则】清泄热毒，醒脑开窍。只针不灸，泻法或三棱针点刺出血。

【处方】神门、通里、大陵、中冲、劳宫、内关、合谷、曲池、太冲、水沟、十二井穴等。

二、中焦证治

（一）胃（经）

【症状】胃为阳土，喜湿恶燥，以降为顺。温邪伤胃，易从燥化。症见高热，面赤，心烦，气急而粗，汗多，口渴（喜冷饮），小便黄，大便干，舌红苔黄，脉洪大而数。

【治则】清泄阳明，生津止渴。只针不灸，泻法。

【处方】二间、合谷、曲池、颊车、内庭、外关、大椎、廉泉、金津、玉液等。

（二）脾（经）

【症状】脾为阴土，喜燥恶湿，以升为顺。温邪伤脾，易从湿化。症见身热不扬，头重如裹，身重倦怠，胸闷，脘腹胀满，纳呆，恶心欲吐，小便不利，大便不爽或溏泄，苔白腻，脉濡缓。

【治则】清热利湿，宣畅气机。针灸并用，平补平泻。

【处方】合谷、内关、外关、太白、商丘、三阴交、阴陵泉等。

（三）大肠（经）

【症状】大肠属金，乃脾胃之土所生。如为温邪所伤，则胃肠燥热与糟粕内结，形成燥屎，致气机阻滞，腑气不通。症见身热，汗出，小便黄赤，大便秘结不通，腹部胀痛拒按，甚或烦躁，谵语，苔黄燥，脉沉实有力。

【治则】泻热通便，通调腑气。只针不灸，泻法。

【处方】合谷、曲池、内关、支沟、中脘、天枢、大横、内庭、足三里、上巨虚等。

三、下焦证治

（一）肾（经）

【症状】肾为寒水之脏，主藏阴精。温邪耗伤肾阴，则见低热，咽干口燥，五心烦热，失眠，精神倦怠，

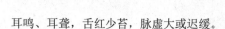

耳鸣、耳聋，舌红少苔，脉虚大或迟缓。

【治则】滋养肾阴，平降虚热。只针不灸，平补平泻。

【处方】太溪、照海、涌泉、复溜、经渠、劳宫、三阴交、肾俞等。

（二）肝（经）

【症状】肝为风木之脏，赖肾水以滋养。热入下焦，灼伤肾水，除上述肾阴耗伤见证外，又因肝木失其所养，则引发虚风内动。症见肢体抽搐，手足蠕动，肢厥，挛缩，心动悸而痛，舌绛少苔，脉象细数。

【治则】养血滋阴，柔肝息风。只针不灸，平补平泻。

【处方】太冲、肝俞、肾俞、太溪、照海、涌泉、复溜、三阴交等。

（三）膀胱（经）

【症状】湿热之邪阻滞下焦，致膀胱气化失司，水道不通。症见小便不利，头胀，身重而痛，口干不欲饮或兼恶心呕吐，苔白腻，脉濡滑。

【治则】清热利湿，化气行水。多针少灸，泻法。

【处方】中极、三阴交、阴陵泉、委中、委阳、膀胱俞、三焦俞等。

第九节　针灸卫气营血辨证论治

卫气营血辨证论治是外感温热病的一种辨证论治方法，由清代温病学家叶天士首创。叶氏在《黄帝内经》及历代医家有关营卫气血论述的基础上，结合自身在临床上对温病发生、发展规律的观察和总结，将卫气营血的概念用于对温病病机演变规律、病程发展阶段性的分析，从而形成了卫气营血辨证理论。运用卫气营血辨证理论可以对温病的病理变化及证候类型进行高度的概括，从而有效地指导温病的治疗。

卫气营血证治是按照温热病邪侵袭人体致病后的发展规律，将疾病的全过程分为卫、气、营、血四个阶段，以表示病变的浅深部位、轻重缓急和传变规律。卫指人体的外围（肌表皮肤），气乃六脏六腑的功能活动，营属津液等营养物质，血即血液等精微物质。一般而言，卫分病和气分病属无形之功能障碍性病变，营分病和血分病属有形之物质耗伤性病变。所谓"分"，即分界、阶段之意。

卫气营血证治是在六经证治基础上发展起来的，故而与经络学说有着十分密切的关系。运行气血是经络系统的主要功能之一，卫气营血在人体的流注、输布就是通过经络的途径才得以实现的。《灵枢·营卫生会》载："清者为营，浊者为卫，营在脉中，卫在脉外。"可见，伴随经络而行的营卫气血，在体内本来就有内外深浅之别。《灵枢·经脉》载："卫气先行皮肤，先充络脉。"正由于卫行脉外，分布表浅，故具有"温分肉、充皮肤、肥腠理、司开阖"（《灵枢·本脏》）的卫外功能。营行脉内，分布较深，故具有"和调于五脏、洒陈于六腑"（《素问·痹论》）的濡内作用。

一、卫分病证治

【症状】卫分主表，与肺（经）和足太阳经关系最为密切，其病也以外感表证为主，类似伤寒"太阳证"。症见发热，微恶风寒，少汗或无汗，头痛，咳嗽，口微渴，咽喉红肿疼痛，苔薄白，脉浮数。

【治则】调和肺卫，疏风解表。只针不灸，泻法。

【处方】太渊、列缺、合谷、曲池、肺俞、大椎、风府、外关、风池等。

按：温热病最易伤阴，故治疗应以清热养阴为主。只针不灸，泻法。艾灸有助阳伤阴之弊，故不宜使用。

二、气分病证治

气分清表示温热之邪入里化热，类似伤寒"阳明证"，与手足阳明、手足太阴经脉关系密切。

（一）热盛伤津

【症状】高热，多汗，口渴喜冷饮，尿少而黄赤，舌红苔黄燥，脉洪大。

【治则】清热泻火，生津止渴。只针不灸，泻法。

【处方】合谷、曲池、内庭、颊车、大椎、廉泉、金津、玉液等。

（二）热邪壅肺

【症状】发热，咳嗽，口渴，尿黄，苔薄黄，脉数。

【治则】清热泻火，宣肺平喘。只针不灸，泻法。

【处方】太渊、鱼际、列缺、尺泽、中府、合谷、曲池、肺俞等。

（三）热结肠道

【症状】高热，便秘，腹满而痛，甚至神昏谵语，苔黄燥焦黑，脉沉实有力。

【治则】清泄阳明，通调腑气。只针不灸，泻法。

【处方】合谷、曲池、内庭、天枢、足三里、上巨虚、中脘、支沟、大横等。

（四）湿热蕴结

【症状】身热起伏，胸闷，恶心欲呕，渴不多饮，肢体倦怠，小便短少，大便不爽或溏泄，苔白腻或兼黄，脉濡数或滑数。

【治则】清利湿热，宣通气机。只针不灸，泻法。

【处方】二间、合谷、曲池、内庭、内关、商丘、太白、三阴交、阴陵泉等。

三、营分病证治

【症状】营分受邪则耗伤津血，兼犯神明。症见发热夜甚，心烦不寐，狂躁谵语，斑疹隐隐，舌质红绛，少苔或无苔，脉细数。

【治则】清泄热毒，镇静宁神。只针不灸，泻法或三棱针点刺出血。

【处方】内关、神门、阴郄、合谷、太冲、水沟、大椎、神庭、十二井穴等。

四、血分病证治

【症状】血分病证是温热病最为深重的阶段，主要出现灼津伤血、迫血妄行和扰乱心神的病理变化，与心（经）、心包（经）、肝（经）、肾（经）关系密切。症见身热，咽干口燥，牙出血、鼻衄、吐血、尿血、便血、女子经血妄行，皮肤发斑，抽搐惊厥，神昏谵语，躁扰不安（入夜尤甚），舌深绛，脉细数。

【治则】清热凉血，镇痉宁神。只针不灸，泻法。

【处方】合谷、曲池、内关、阴郄、太冲、三阴交、膈俞、大椎等。

五、卫气营血的传变

一般情况而言，卫气营血的传变是按卫→气→营→血的次序，从外向内、由浅入深、自表及里的。正如叶天士所说："卫之后方言气，营之后方言血。"这只是卫气营血病证传变的一般规律，并不是固定不变的。由于温邪的类别、受邪的轻重、患者的体质、机体的反应等因素的差异，临证也有卫分病证之后，不经过口渴、烦躁的气分过程，而直接出现神昏谵语、舌绛等营分证候（即"逆转心包"）。倘若温热病邪从内向外、由深出浅、自里达表，则发病初期即不会有卫分病证的表现，而直接从气分或营分开始，出现里热偏盛的证候。除此之外，还有卫气同病、气营同病、营血同病、气血同病、气营血同病等多种情况。不论是从外向内的传变，还是从内向外的传变，都离不开经络系统沟通内外。

八纲辨证、脏腑辨证和经络辨证等，虽然内容不同，方法各异，但均从不同程度各有侧重地揭示病情。临床应用时应因证制宜，相互参考，慎思明辨，从而达到正确诊疗之目的。

启才精讲（一）　针灸治病八法

针灸治法是理、法、穴、方、术的综合体现。归纳起来，有汗、吐、下、升、温、清、消、补八法。

1. 汗法　即通过发汗的方法达到解表的目的，主要用于治疗风寒或风热感冒、恶寒发热、头痛、身痛、无汗、脉浮紧的表实证。可取大椎、身柱、风池、风门、肺俞、合谷、列缺、后溪、复溜等穴。针灸并用，泻法。

2. 吐法　即通过催吐的方法达到清理胃肠、通调腑气的目的，主要用于治疗饮食积滞或食物中毒证。可取天突、膻中、中脘、合谷、内关（强刺激）、丰隆、足三里等穴。只针不灸，泻法。

3. 下法　即通过泻下的方法达到通调腑气的目的，主要用于治疗胃肠积滞、大便秘结、腹痛拒按、舌红苔黄（燥）、脉沉实有力的里实证。可取合谷、曲池、天枢、大肠俞、丰隆、足三里等穴。只针不灸（腹部腧穴浅刺或斜刺），泻法。

4. 升法　即利用针灸补益中气、升阳举陷的治法，主要用于治疗清阳不升引起的头晕目眩和中气不足导致的气虚下陷证如久泄、久痢、内脏下垂等。《灵枢·官能》载"上气不足，推而扬之"及《素问·至真要大论》载"下者举之"均是谓此。

（1）益气升阳：对于清阳不升引起的头晕目眩、健忘、失眠等，多取气海、关元、百会、足三里、三阴交等穴，针灸并用，补法。

（2）升阳举陷：对于中气不足导致的气虚下陷证，多取气海、关元、中脘、百会、脾俞、胃俞、足三里等穴，针灸并用，补法。

5. 温法　即通过温灸的方法达到温通经络或温中散寒的目的，主要用于治疗风寒湿邪引起的肌肉或关节肿胀疼痛、肢体瘫痪、肌肉萎缩、内脏寒证（诸如肺寒咳喘、胃寒冷痛、肠鸣腹泻、肾阳虚五更泄等）。可取疼痛肌肉和（或）关节局部的腧穴和（或）阿是穴、与病变脏腑相应的募穴和（或）背俞穴等。针灸并用（温针灸最为适宜），肌肉或关节肿胀疼痛用泻法，肢体瘫痪、肌肉萎缩用补法，内脏寒证虚补实泻（详见第2章第二节"清热温寒"）。

气虚下陷证如久泄、久痢、内脏下垂以及阳气暴脱导致的休克、虚脱证等，也必须重用灸法以求治。常取神阙、气海、关元、百会、足三里等穴，补法。

6. 清法　即通过清热的方法达到解表、解毒、开窍等目的，主要用于治疗风热感冒、毒火壅盛、内脏积热、热极神昏等证（详见第2章第二节"清热温寒"）。

（1）清热解表：主治风热感冒，咳喘、舌红苔黄、脉浮数有力的表实证。可取大椎、身柱、风池、风门、肺俞、合谷、外关、曲池等穴。只针不灸，泻法，可点刺出血。

（2）清热解毒：主治气营两燔的高热证、温热毒邪内陷营血以及口舌生疮、咽喉肿痛、腮腺炎、疮疡痛疖、毒虫咬伤等毒火壅盛证。可取大椎、灵台、合谷、曲池、少府、劳宫、少商、阿是穴。只针不灸，泻法，宜点刺出血。

（3）清泻里热：主治各脏腑的里热证。可取合谷、曲池以及相应脏腑所属经脉的井穴、荥穴等。只针不灸，泻法，可点刺出血。

（4）泻热开窍：主治中暑神昏、中风闭证、小儿惊厥或因痰蒙清窍致精神失常等证。可取水沟、承浆、印堂、百会、合谷、十宣或井穴等。只针不灸，泻法，宜点刺出血。

7. 消法 即通过针灸活血化瘀、消肿散结或利水通淋、消除水肿的治法，主要用于治疗肌肉和关节的扭挫伤、毒虫咬伤、小便不利、肢体水肿等证。

（1）活血化瘀：主治气滞血瘀的血实证，可取合谷、太冲、膈俞、阿是穴等。只针不灸，泻法，宜点刺出血。

（2）利水消肿：主治三焦气化不利、小便淋涩不通的水肿病，可取中极、水分、水道、三阴交、阴陵泉、委中、委阳、肺俞、脾俞、肾俞等穴。针灸并用，泻法。

8. 补法 即用针灸扶助正气、增强功能、补益阴阳气血和脏腑虚损的治法，适用于各种虚证。

对于针灸补益正气的作用，历代医家颇有争议。《黄帝内经》强调通过补泻达到补虚的目的；朱丹溪（金元）、汪机（明代）等认为针无补法；张子和（金元）则认为针灸补虚是邪去正安的结果。

临床实践表明：针灸确有补的治疗作用。例如肺结核病的临床表现是肺虚证，经过针灸治疗后不仅临床症状有所好转，病灶也相应改善。只是虚证与实证相比，难奏立竿见影之效。实是太过，太过的减少比较容易；虚为不足，不足的要得到补充就比较难。故中医自古就有"泻实有实效，补虚无近功"之说。

在临床上，针灸补虚的途径主要有补益心肺、补养心脾、补中益气、升阳固脱、滋补肝肾、气血双补等几个方面（详见第2章第三节"补虚泻实"）。

启才精讲（二） 提高针灸临床疗效之我见

针灸临床的生命力在于不断拓宽治疗范围，提高治疗效果，包括提高有效率特别是治愈率，降低复发率。本文就如何提高针灸临床疗效的问题，略陈自己的一孔之见。

1. **调动医、患两个积极性** 针灸临床所涉及的病种以痹证和痿证两大门类为多。而这些病种往往又是经过中、西药物治疗罔效而最后求治于针灸疗法的，自然存在一定的难度。许多病见效慢、疗程长，让医生头痛，患者也没有信心。这就要求我们充分调动和发挥医者和患者两个方面的积极性。医生要关心、体贴患者，对他们倾注一片深情，设计周密、细致的治疗方案，还要从"治神"的角度给患者以心理治疗、精神安慰。尤其是对一些患疑难病证、慢性痼疾或以情志精神因素致病者，还应在针灸治疗期间多做深入细致的思想工作，使他们能充分认识机体状态、精神因素对疾病的影响和作用。鼓励他们树立并坚定战胜疾病的信心，积极配合治疗，加强各方面的功能锻炼，促使疾病的好转和身体的康复。正如《圣济经》所载："治病之道，其为治也，告之以其败，语之以其善，导之以其便，开之以其所苦。盖以神受则意诚，意诚则功倍故也。"

2. **突出经络辨证** 经络辨证是以经络学说为主要依据的辨证论治方法，经络学说是针灸医学的核心理论，针灸临床必须突出经络辨证。围绕经络核心进行辨证，复杂的证候即有所归属。可以有的放矢指导循经取穴，选择归经药物，大大增强治疗效果。只要我们能遵循经络辨证论治方法，掌握针灸理、法、穴、方、术的灵活应用，何愁针灸疗效不能提高（详见第3章第二节"针灸辨证论治要点"）。

3. 注重整体观念 针灸治病要注重整体观念，善于处理局部与整体的关系。只有从整体观念出发，辨证施治，才不会出现头痛仅医头、脚痛仅医脚的片面倾向。若将局部治疗与整体治疗结合起来，确能明显提高疗效（详见第3章第二节"针灸辨证论治要点"）。

4. 分清标本缓急 治病分标本缓急，就是抓主要矛盾。对于任何一种病证，是先治标，还是先治本，还是标本同治，都要根据病证的轻重缓急而定。一般情况下，"本"是主要矛盾，治病当先治本。若标急于本，则当先治标。治标是在紧急情况下的一种权宜之计，缓解了病情，解除了新病，可以给治本创造更加有利的条件，其目的仍是更好地治本（详见第3章第二节"针灸辨证论治要点"）。

5. 把握施治时间 把握治疗时间，是针灸处方的重要因素。早期应及时治疗，中期要按时治疗，后期须巩固治疗。主要有选择适宜的治疗时间、掌握好留针施灸时间、制定疗程时间和间歇时间、预测总体治疗时间等几个方面（详见第4章第三节"二、把握施治时间"）。

6. 处方精简确当 针灸处方要少而精，切忌多而杂。这就要求我们掌握腧穴主治功能，选用效好、安全、痛轻（急救时例外）、操作方便的穴位，综合考虑腧穴的局部与整体、邻近与远端、一般与特殊、即时与远期、单一与复合等多方面的作用。

在精简处方的问题上，我们真得好好向古代医家学习。《百症赋》载病八十多种，每一种病证基本上只有2个腧穴组成一个处方。一般病证，2～5穴即可。对于确是需要选穴较多的一些病证（如痹证、痿证等），可采取分组交替选用的方法，千万不要打"穴海战术"（《医学入门》载："百病一针为率，多则四针，满身针者可恶"）。须知，选穴一滥，章法就乱，有时难免违背五行相生、相克以及"虚则补母、实则泻子"之理。腧穴之间的相生关系会影响泻实，相克关系会影响补虚。同理，虚证用了子穴会使虚证更虚，实证用了母穴会使实证更实。例如肝虚证就不可用行间，肝实证也不可用曲泉；肾虚证不宜用涌泉，肾实证不宜用复溜。然而，上述这样的错误恰恰是许多针灸临床医生容易犯的常识性错误。

7. 取穴准确无误 穴位取得准确与否，直接关系到疗效。因为"刺之要，气至有效"（《灵枢·九针十二原》），准确取穴是"气至"的基本保证。正因为如此，古代医家才高度注重临证取穴的准确性。金元时期窦汉卿在《标幽赋》中说"取穴之法，必明分寸"，甚至提出"取五穴用一穴而必端，取三经用一经而可正"的严格取穴标准。明代高武在《百症赋》之首，也提出"百证俞穴，再三用心"。这里所谓"用心"，一指在辨证的基础上，用心思考针灸处方的组合，即讲求科学性；二指在针灸操作时，对所选腧穴要用心定位，即强调准确性。

为了求得穴位的准确，在借用体表解剖标志、采用骨度分寸、手指同身寸以及各种简便取穴方法的同时，还可以利用手指进行爪切、扣按，以寻求各种阳性反应（如过敏点、压痛点、麻木点、迟钝点、空虚点、舒适点、结节或条索状肿物等）。正如《针经指南·下针八法》所云："凡下针，用手指端摸穴处，以指甲切掐其处，针方有准。"

退一步说，万一做不到取穴准确无误，也只能上下略有偏差，绝不可左右出现偏差。《针灸大成》所云"宁失其穴，勿失其经"说的就是这个意思。

8. 熟练针刺手法，注重行针 针刺手法是进针（包括进针角度、方向、深浅）、行针和补泻的综合。关于针刺手法与临床疗效的关系，一般不被注重，似乎这仅仅只是一个如何操作的问题，其实不然！可以说，患者从一开始接受针灸治疗，就把他的病"交"给了这个疗法。进针是否疼痛，关系到他对针刺的认识，对医生的信赖程度，也关系到他坚持治疗，配合治疗。进针的角度、方向和深浅，也直接关系到针刺病所，刺激强度"到位"的问题。行针（无论是基本手法还是辅助手法）是得气的前提，补泻是得气的延续，都与疗效直接相关。如果把握得好，就能"随手见功，应针取效"（《百症赋》）。

如同《灵枢·九针十二原》所云："刺之要，气至而有效；效之信，若风之吹云，明乎若见苍天。"

对部分不容易得气的患者而言，针刺中可采取行针催气和留针候气的方法。行针催气是主动行为，留针候气是被动行为。当然，在被动的留针候气过程中，也有动留针和静留针之分。留针中如果医者能够每隔 3～5 分钟为患者行针 1 次，让患者始终保持较好的针感，无疑能提高治疗效果。

9. **针刺与运动相结合** 针刺与运动相结合，即在针灸施治的同时，选用适当的动态方式或外治方法配合治疗。动刺方式分主动运动、被动运动、辅助运动三大类。例如医生在为患者做针灸治疗的过程中，一边行针施行手法，一边嘱患者活动相应肢体、自行按摩病痛部位。对肢体活动受到限制的患者，在做针灸治疗中，一面行针施行手法，一面由医生、助手或患者家属帮助患者做相关肢体的被动运动，如为患者推拿或拍打病痛部位等。

针刺与运动相结合，无论是主动运动，还是被动运动，都是以"动"为核心并贯穿整个治疗体系及治疗过程，使治疗达到"动态和谐"的至高境界。实验研究表明，通过各种运动，可以明显地促进机体新陈代谢、细胞的同化和异化、能源物质的分解与合成、肌肉的收缩与放松、神经的兴奋与抑制，由此推动着机体内部的一系列变化，在神经系统的调节下，充分发挥良好和谐的治疗作用。它强调了机体的各部功能锻炼，改变了几千年来传统针灸单一、静止的治疗状态，丰富了针灸学的治疗手段，扩大了针灸临床适应证，能大大提高针灸的治疗效果（详见第3章第二节"针灸辨证论治要点"）。

10. **注意疾病的传变** 由于脏腑、经脉之间的相互关联，有时病邪在本脏腑、本经脉不愈，可以传至其他相关的脏腑、经脉。常见的传变方式有表里脏腑、经脉相传；按五行生克关系顺传、逆传、母病及子、子病及母；脏腑、经脉互通相传。例如肺的病变可以通过经脉的联系直接影响到大肠，出现便秘或泄泻；大肠腑气不通也可以通过经脉的联系引起肺气壅塞不宣，出现咳嗽、哮喘；这是表里脏腑、经脉病证的相互传变。《金匮要略》所云："见肝之病，知肝传脾。"《外感温热篇》所云："温邪上受，首先犯肺，逆传心包"则是按五行生克关系顺传或逆传的。

对疾病可能出现的传变，医者应有所预测，使心中有数，以便加强防范。治病不察传变，极易陷入被动。只有主动把握病情传变规律，方可防之于未变之前，治之于已变之后，随机应变，病变无穷，治也无穷。正如《针灸大成》所云："治法因乎人，不因乎数；变通随乎证，不随乎法。"如前所述，肝木之病常常克伐脾胃而影响食欲，治肝之时，当先实脾；外感之后出现腹泻，为寒邪从肺下移大肠，又当表里同治。对主症之外还有不少兼症的疾病，应该随症加减腧穴，做到"病症有变，穴有加减，方随证移，效从穴转"。

《针灸问对》载："病变无穷，灸刺之法亦无穷……审经与络，分血与气，病随经所在，穴随经而取，庶得随机应变之理。"要想做到病变无穷，治也无穷，除了选穴处方的随机应变之外，掌握多种行之有效的其他疗法也十分重要。当一种治法疗效欠佳时，就可以用另一种治法做配合治疗或取而代之。正所谓"东方不亮西方亮，阴了南方晴北方"。

第4章
针灸配穴及处方组成

针灸配穴处方是在分析病因病机、明确辨证立法的基础上，选择适当的腧穴和刺灸、补泻方法组合而成的，是针灸治病的关键步骤。腧穴的选取是否恰当，处方的组成是否合理，直接关系到治疗效果。故针灸配穴处方必须在中医学基本理论和针灸治疗原则的指导下，根据经脉的循行分布、交叉交会和腧穴的分布、功能及特异性，结合疾病涉及的脏腑、病情的标本缓急进行严密组合。做到有法有方、配穴精当、酌情加减、灵活多变。从临床实际情况需要出发，择优选用一种或多种配穴方法组成处方。

第一节 选穴原则

选穴是针灸处方的主要内容，选穴原则是临证选穴的基本法则，也是配穴的基础、前提和先决条件。明代高武《针灸聚英·百症赋》载："百症俞穴，再三用心。"《席弘赋》载："凡欲行针须审穴。"这些均强调临证选穴的重要性，说明腧穴的选择与配伍是处方的前提。

选穴的依据，首先通过辨证，明确病变所属经络，选择针对病情的经穴，即所谓"辨证归经，按经取穴"。这是针灸选穴处方的规律，任何选穴法，均不脱离这个原则。例如心肺病取手少阴、太阴；肝胆病取足厥阴、少阳；脾胃病取足太阴、阳明，或选取所属表里相关的经穴。其次是根据腧穴的主治作用选取，每一腧穴均有一定的主治作用，可针对病情选用。此外还有些具有特殊作用的腧穴（即"特定穴"），如五输穴、原穴、络穴、俞穴、募穴、郄穴、下合穴、八会穴、八脉交会穴、交会穴等。治疗时根据病情的需要选择针对性强的腧穴，严密组织，制定处方，随证制宜，灵活多变。晋代陈延之和明代张景岳曾将多种多样的取穴法归纳"近取法"和"远取法"两大类。言简意赅，颇可效法。

现今针灸临床有按部位（局部、邻近、远端）选穴、按经脉（本经、表里经、同名经、子母经、交会经）选穴、辨证选穴、随症选穴、结合现代医学知识选穴、结合现代临床和科研成果选穴等多种方法。

一、按部位选穴

（一）局部选穴

局部选穴即围绕受病的肢体、脏腑、组织、器官就近取穴。这是根据每一个腧穴都能治疗局部病证的作用而制定的一种基本选穴方法，体现了"腧穴所在，主治所在"的治疗规律。多用于治疗病变部位比较明确、比较局限的病证以及某些器质性病变。例如，头痛选百会或太阳，鼻病选素髎或迎香，面瘫选颊车或地仓，脱肛选会阴或长强等。

古代的"以痛为腧"，取"阿是之法"就是局部选穴法。《黄帝内经》中称之为"报刺"。《灵枢·经筋》所载痹证的刺法也以病变处为主（"治在燔针劫刺，以痛为输"）。近代也常常有以探查压痛点、敏感点、欣快点、迟钝点、异态点、跳动点为选穴依据的（也即取"阿是"之法），大部分也属局部选穴法。例如，肌肤麻木不仁，以皮肤针行局部叩刺；偏头痛在头维或太阳穴附近找怒张的浅表络脉点刺出血（即《灵枢·厥病》载："厥头痛，头脉痛，心悲，善泣，视头动脉反盛者，刺尽出血"）；胃病取上腹部经穴，肝胆病取胁肋间经穴，大小肠病取脐周各穴均为常用有效方法。

此法在大多数情况下都应作为选穴的主要依据，尤其对那些针感不明显的患者，从加强局部的刺激作用来看，更加适宜。例如，临床上对各种关节疼痛、痿证以及扭伤、皮肤病、腱鞘囊肿、甲状腺肿大等在局部选穴，用围刺法施针，其疗效就比较理想。

（二）邻近选穴

邻近选穴就是在距离病变部位比较接近的范围内选穴。例如，目疾、耳病取风池；牙痛取太阳或上关；鼻病取上星或通天；痔疮取次髎或秩边等。前后对应选穴法即身前有病在身后选穴，或身后有病在身前选穴，也属于邻近选穴。前者如视物昏花取风池、翳明；舌强不语取风府或哑门；胃脘疼痛取至阳或胃俞；前阴有疾取次髎或肾俞。后者如肩背疼痛取中府；脊柱强痛取水沟；肛门脱出取气海；腰骶损伤取膻中等。前后对应选穴法除了可以取腧穴之外，也可以取对应的阿是穴。方法是先在胸腹（或腰背）部探明阳性反应点，然后向腰背（或胸腹）部画一水平弧线，再于阳性反应点相对处定穴，前后各斜刺一针。此法多用于治疗胸腹或腰背疼痛性病证。

（三）远端选穴

远端选穴即在距离病变部位较远的地方选穴，《黄帝内经》中称之"远道刺"。这种选穴方法紧密结合经脉的循行，体现了"经脉所通，主治所及"的治疗规律。特别适用于在四肢肘、膝关节以下选穴，用于治疗头面、五官、躯干、内脏病证。如《四总穴歌》"肚腹三里留，腰背委中求，头项寻列缺，面口合谷收"就是远端选穴的典范。

后世总结出头面、口腔疾病取合谷（或内庭），头项、上肢病变取后溪（或列缺），肩胛、腰背疾病取委中（或殷门、昆仑），脾胃、肠道、肝胆疾病取足三里、上巨虚、下巨虚、阳陵泉等，均是行之有效的远端取穴法。

现将头面、躯干的远端选穴法列表如下（表4-1）。

表4-1 头面、躯干远端选穴法

部 位		选 穴
头部	前 额	三间、合谷、内庭、解溪
	侧 头	外关、中渚、侠溪、足临泣
	后 头	后溪、养老、昆仑、申脉
	头 顶	行间、太冲、涌泉、太溪
眼		合谷、太冲、行间、光明、足临泣、肝俞
耳		中渚、外关、风市、悬钟（绝骨）、足临泣、太溪、复溜、肾俞
鼻		合谷、列缺、少商、肺俞
舌		合谷、通里、内关、大陵、商丘、照海、心俞
牙齿		二间、合谷、内庭、解溪
咽喉		少商、鱼际、合谷、内关、列缺、照海

（续表）

部　位	选　穴
颈项	列缺、后溪、昆仑、悬钟（绝骨）
肩胛	合谷、外关、后溪、条口、阳陵泉
腰背	水沟、后溪、委中、殷门、昆仑、申脉
胸部	内关、太渊、尺泽、足三里
胁肋	内关、外关、支沟、太冲、行间、阳陵泉、足临泣
上腹	内关、公孙、足三里、梁丘
中腹	足三里、上巨虚、下巨虚、三阴交
小腹	太溪、复溜、委中、三阴交
前阴	大敦、太冲、太溪、复溜、三阴交、阳陵泉
后阴	百会、孔最、承山、承筋、飞扬

二、按经脉选穴

按经选穴通常以四肢肘膝关节以下的腧穴为目标，最能体现针灸经络辨证论治的思想。即《针灸问对·卷之上》所云："病随经所在，穴随经而取。"

（一）本经选穴法

《灵枢·终始》载："阴阳不相移，虚实不相倾，取之其经。"凡是本经脉循行的部位包括经脉所属络的脏腑、联系的组织器官发生病变而未涉及其他脏腑、经脉时（即本经自病，不及他经），即遵循"不盛不虚，以经取之"的治疗原则，只选取本经脉的腧穴配伍成方。

本经选穴法乃针灸临床最基本、最常用的循经选穴法。正如《医学入门·针灸》所载："因各经之病，而取各经之穴者，最为要诀。"其治疗疾病的规律，是近部腧穴治疗近部病证，远部腧穴治疗远部病证。

现今针灸临床，对于肺病咳嗽，病初多以手太阴肺经中府、列缺、太渊、尺泽相配治疗；少阳头痛，早期多以足少阳胆经率谷、风池、足临泣、足窍阴相配而治等。

（二）表里经选穴

表里经选穴法是以脏腑、经脉的阴阳表里关系为依据的配穴方法。由于经脉同脏腑一样，也存在着阴阳表里相合的关系，所以，当某一经脉及其所属的脏腑、组织器官发生病变时，除了选用本经腧穴以外，根据《素问·阴阳应象大论》载"从阴引阳，从阳引阴"的理论，还可以选用相表里经脉上的腧穴来治疗。具体方法是某一脏腑、经脉有病，除选取本经腧穴以外，同时配以表里经有关腧穴。如病在肺，即可选用手阳明大肠经的腧穴治疗；病在肝，即可选用足少阳胆经的腧穴治疗。

现今针灸临床上，心绞痛以手厥阴心包经内关配手少阳三焦经外关（可采取透穴形式）；肝病以足厥阴肝经期门、太冲配足少阳胆经阳陵泉；脾胃痛以足阳明胃经梁门、足三里配足太阴脾经太白、公孙；遗尿以足太阳膀胱经委中、肾俞配足少阴肾经太溪；鼻病和咽喉痛取手太阴肺经少商、列缺和手阳明大肠经合谷穴；也是这种选穴法的常用惯例。

表里经选穴既适用于表经或里经单独发病的情况，更适合于表里经同病的情况。而首选腧穴则是表里两经的络穴和原穴。《针灸指南·络说》所谓"络穴正在两经中间……若刺络穴，表里皆治（注：'治'

字诸多参照版本原文均为'活'，乃排版之误，今改之）。"一穴治两经，犹如一石击二鸟、一箭射双雕，正体现了表里经选穴的优越性。

（三）同名经选穴

同名经选穴法是在同名经"同气相通"的理论指导下，以手足同名经腧穴相配。例如，牙痛、面瘫、阳明头痛以手足阳明经的合谷、内庭相配；落枕、急性腰扭伤、太阳头痛以手足太阳经的后溪、昆仑相配；耳鸣、偏头痛、胸胁痛以手足少阳经的支沟、阳陵泉相配；失眠、多梦以手足少阴经的神门、太溪相配等。

现今针灸临床也常用本法治疗一些常见病，如失眠选用分属手、足少阴经的神门、太溪穴；癫痫选用手、足太阴经的少商、隐白，或者手、足厥阴经的内关、太冲穴。而头痛的分经论治，乃是同名经选穴法最典型的应用范例。

头为诸阳之会，但诸阳经在头部的分布却有所不同，手少阴心经和足厥阴肝经还通过内行径线贯面颊，注目交巅。针灸临床要紧密结合头痛的部位辨位归经，确定属于何经之头痛，然后有的放矢，按经论治。前额为阳明经所属，前头痛即为"阳明头痛"，可取合谷、头维、内庭等穴；侧头为少阳经分布，偏头痛即为"少阳头痛"，可取外关、率谷、足临泣等穴；后枕部为太阳经之分野，后头痛即为"太阳头痛"，可取后溪、天柱、申脉等穴；巅顶部为足厥阴之位，头顶痛即为"厥阴头痛"，可取内关、行间、太冲等穴；颅内为脑髓占据，心主神明，肾主骨、生髓、通脑，颅内痛当为"少阴头痛"，可取神门、太溪、复溜、涌泉等穴。

（四）子母经选穴

子母经选穴法是参照六脏六腑和十二经脉的五行属性，根据"虚则补其母，实则泻其子"的治疗原则制定的选穴方法。如虚劳咳嗽，病在肺，体弱羸瘦者见。肺属金，根据土生金、虚则补其母的原理，可足太阴脾经、足阳明胃经腧穴及其背俞穴，如血海、三阴交、足三里、脾俞、胃俞以培土生金；肝阳上亢引起的头晕、头痛、目赤肿痛等，根据木生火，实则泻其子经的原理，可选手少阴心经或手厥阴心包经腧穴，如神门、少冲、少府、内关，以泻火平肝。

（五）交会经选穴

交会经选穴法即按经脉的交叉、交会情况来选穴。某一病变部位有数条经脉交会或某一病证与数条交会经脉有关，都可按此法选穴。例如，阳白是足少阳经与足阳明经在前额部位的交会穴，故偏正头痛就宜选用阳白穴；环跳是足少阳经与足太阳经在髀枢部的交会穴，那么，髀枢部疼痛或足太阳、足少阳两型坐骨神经痛均可选取环跳穴治之；泌尿、生殖系疾病和妇科病，多与任脉、足三阴经病理变化相关，故常取任脉的关元、中极、足三阴经与任脉的交会穴三阴交治之。

三、辨证选穴

辨证选穴是在病位确定之后，再结合病因病机选择腧穴的方法。在针灸临床上应用也十分广泛。如胃痛本属胃腑病变，当取足阳明胃经的腧穴治疗，若引起胃痛的原因系肝气郁结、横逆犯胃而致，则还应加取足厥阴肝经的腧穴，以疏肝理气，和胃止痛。

临床上有许多病证，如发热、昏厥、虚脱、癫狂、失眠、健忘、嗜睡、多梦、贫血、月经不调等均属于全身性症状，因无法辨位，不能应用上述按部位、按经脉选穴的方法。此时，就必须根据病证性质，进行辨证分析，将病证归属于某一脏腑或经脉，然后按经选穴。如失眠，若属心肾不交者，归心、肾二经，在心、肾二经选穴；属心胆气虚者又归心、胆二经，则在心、胆二经选穴；若属心脾两虚者则归心、脾二经，也就在心、脾二经选穴。再如月经不调，本属任脉病变，若因肝气郁结引起者，归属肝经，在肝经、任脉选穴；若因脾气虚弱引起者，归属脾经，在脾经、任脉选穴。

四、随症选穴

针对某些突出症状，选择行之有效的腧穴予以治疗，即为随症选穴。例如，发热选大椎或曲池；痰多选丰隆或中脘；贫血选膈俞或足三里；恶心呕吐选中脘或内关等均是。由于随症选穴法都是长期临床经验的结晶，疗效较高，因此又称为"经验选穴"。

现将临床常见随症选穴举例列表如下（表4-2）。

表4-2 临床常见状随症选穴

症 状	选 穴	症 状	选 穴
发热	大椎、曲池、合谷、外关、耳尖	胁痛	支沟、阳陵泉、大包、章门、期门
惊厥	水沟、承浆、大椎、合谷、太冲、筋缩、阳陵泉	胆绞痛	日月、太冲、阳陵泉、胆囊穴
昏迷	水沟、十宣、百会、劳宫、涌泉	腹胀、腹痛	中脘、内关、公孙、天枢、足三里、上巨虚、下巨虚
虚脱	气海、关元、神阙、百会、素髎、足三里	泄泻	关元、天枢、足三里、上巨虚、下巨虚、脾俞
咳嗽	列缺、太渊、身柱、肺俞	便秘	内关、支沟、天枢、大横、足三里
气喘	天突、膻中、定喘、肺俞、肾俞	脱肛	百会、气海、长强、承山、足三里
痰多	中脘、天突、丰隆、足三里	遗尿	关元、中极、三阴交、肾俞、足三里、膀胱俞
多汗	合谷、复溜、肺俞、风门	癃闭	中极、关元、三阴交、合谷、阴陵泉
盗汗	阴郄、后溪、照海、太溪	肾绞痛	中极、京门、水泉、肾俞、三阴交
头晕	百会、印堂、太阳、风池、太冲	痛经	关元、地机、三阴交、足三里
项强	大椎、天柱、列缺、后溪、昆仑	皮肤瘙痒	血海、曲池、合谷、太冲、三阴交、风市
失眠、多梦	内关、神门、太溪、三阴交、心俞、肾俞	目赤肿痛	印堂、攒竹、鱼腰、丝竹空、太阳、太冲、行间
胸闷、胸痛	内关、阴郄、郄门、膻中	鼻塞、流涕	迎香、印堂、上星、通天、风池
心悸	内关、阴郄、郄门、心俞、厥阴俞	耳鸣、耳聋	耳周穴、风池、中渚、外关、风市、悬钟、足临泣
心绞痛	内关、大陵、阴郄、郄门、膻中、巨阙	口臭	大陵、劳宫、合谷、内庭
胃痛	中脘、梁门、梁丘、内关、公孙、胃俞、足三里	牙痛	颊车、下关、颧髎、合谷、二间、三间、内庭
恶心、呕吐	内关、中脘、天突、足三里	牙关紧闭	颊车、下关、合谷、水沟、承浆
呃逆	内关、中脘、天突、膻中、足三里、翳风、膈俞	咽喉肿痛	少商、鱼际、尺泽、内关、合谷
黄疸	太冲、阳陵泉、足三里、阴陵泉、至阳	失语	廉泉、合谷、哑门、内关、通里

五、结合现代医学知识选穴

在保持中医辨证论治特点的基础上，根据病情，结合现代医学知识选穴施治，可以提高治疗效果，并有助于对针灸治病机制的研究，促进针灸医学的发展。对此，我们应该兼收并蓄。

（一）按神经节段选穴

根据现代医学神经节段学说，发出脊神经的各个脊节，一方面向胸腔、腹腔分出支配内脏的交感、副交感神经；另一方面又向体表的一定部位分出知觉神经。二者在脊神经根部存在有交通支，构成内脏神经与躯体神经相互联系的桥梁。所以，人体内脏有病就能反映到相应的体表，而体表有病，也能影响到相应神经段支配的内脏。这种"体表－神经节段－内脏"的联系，与针灸医学的"穴位－经络－内脏"的联系十分近似。夹脊穴就是体现和实现这种有机联系的桥梁和转输点。临床上我们就可以结合这一原理，根据病变部位与神经节段的联系，刺灸位于脊神经根部的夹脊穴来治疗相应脏腑的疾病。

例如，上肢桡侧疼痛、麻木、感觉异常，可取第5颈椎至第1胸椎夹脊穴；腹部脏器病变，可选第5胸椎至第5腰椎夹脊穴；股外侧皮神经炎，则选取第1、2腰椎夹脊穴。还有截瘫、神经根炎、小儿麻痹后遗症、肥大性脊柱炎、肋间神经痛这些多表现肢体瘫痪、疼痛、麻木的脊神经病变，也可以在局部和循经选穴的基础上加用夹脊穴。现将夹脊穴的主治范围列表如下（表4-3）。

表4-3　夹脊穴的主治范围

夹脊穴	主治范围
颈椎	头面部疾病 颈项部疾病
胸椎	上肢疾病 胸腔内脏疾病
腰椎	腹腔内脏疾病 腰骶部、下肢疾病
骶椎	盆腔、前后二阴疾病

（二）按神经干的走向和分布选穴

经络与神经有着密切的联系，在辨证的基础上，结合刺激神经干及其末梢部位的腧穴，对某些疾病，尤其是部分神经系统疾病，如面神经麻痹、颈椎病、坐骨神经痛，小儿麻痹后遗症等有较好的疗效。可选腧穴牵正（耳垂中心点前方0.5～1寸，有面神经分支，适用于面神经麻痹）、夹承浆（承浆穴旁开1寸，有面、颏神经分支，适用于三叉神经痛、面神经麻痹、面神经痉挛等）、颈臂（锁骨内1/3与外2/3交点上1寸，胸锁乳突肌锁骨头后缘，深层正当臂丛神经，适用于手臂麻木、上肢瘫痪）、臂中（掌面腕横纹与肘横纹连线之中点，有正中神经和前臂掌侧皮神经分布，适宜于前臂神经痛、上肢瘫痪）、外阴廉（阴廉穴外上方，腹股沟韧带下一横指，股动脉搏动处外侧，有股神经分布，适宜于股神经痛、腰腿痛、下肢瘫痪）。

六、结合生理病理学知识，辨证与辨病结合选穴

脑源性疾病如脑血管意外后遗症、脑炎后遗症、大脑发育不全、帕金森病等疾病，其病变多表现在肢体，现代医学认为病变在脑，所以，这些疾病都可以结合头部腧穴进行治疗。如选取百会、风池、

风府、四神聪，或者头针疗法的头穴区。再如神经衰弱、癔病、癫痫、精神分裂症等，中医学认为与心、肝、肾等脏腑功能失常有关，而现代医学还是认为病变在脑，故治疗时也应注重在头部和与脑密切相关的督脉选穴，如百会、风池、风府、本神、神庭、四神聪、大椎、身柱、筋缩等。

七、结合现代临床和科研成果选穴

近几十年来，在针灸的临床和实验研究方面，均取得了许多新的成果，我们理应将这些研究成果与临床实践结合起来，更进一步提高针灸的临床疗效。

（一）呼吸系统

刺灸足三里穴可以增加肺的通气量，最大通气量能增加20%以上，故可用于哮喘病。动物实验证明，针刺素髎、水沟、会阴三穴，可以使呼吸运动即时性增强，兴奋呼吸中枢，对呼吸暂时停止的患者具有急救作用。三穴引起呼吸反应的发生率分别为素髎92%、水沟85%、会阴45%。气舍穴也有明显的兴奋呼吸中枢、醒脑开窍作用。

（二）循环系统

内关穴对心率和血压均有明显的双向调节作用，即能够使快心率变慢，慢心率加快；高血压降低，低血压升高。有类似作用的腧穴还有合谷、足三里等。内关、足三里还能改善心脏的供血不足，缓解心绞痛的发作，使心电图恢复正常。丰隆穴能降血脂、降低胆固醇、降低血黏度。素髎穴的升压效应也十分明显，对各种休克，均有急救意义。

（三）消化系统

中脘、天枢、胃俞、足三里等穴对胃肠平滑肌的蠕动均有双向调节作用，既可使蠕动慢的变快，治疗便秘；又可使蠕动快的减慢，治疗肠鸣、腹泻，并缓解痉挛疼痛。阳陵泉、太冲既可增强胆囊的运动，加速排空；又能缓解奥狄括约肌的痉挛，抑制胆绞痛。合谷、梁丘穴可调节胃酸的分泌。针刺四缝穴一方面可使肠管扩张，蠕动变快，排空加速，缓解肠痉挛，治疗便秘、肠梗阻；另一方面又能升高多种胃肠消化酶（如胃蛋白酶、胰蛋白酶、胰淀粉酶、胰脂肪酸）的活力，治疗消化不良、佝偻病。

（四）泌尿、生殖系统

太溪、复溜、照海、肾俞等穴可增强肾的泌尿、生殖功能，故又用于治疗肾炎、性冷淡、男子不育、女子不孕等。曲骨、中极、关元、膀胱俞等穴对膀胱括约肌的舒缩有双向调节作用，可分别治疗遗尿、尿失禁或小便不利、癃闭。

（五）免疫防卫系统

大椎、合谷、足三里等穴可使血中调理素明显增高，提高白细胞网状内皮系统的吞噬能力，具有消炎止痛作用，可用于抗感染。有助于抗体的形成，对增强机体的抗病能力有重要意义。

第二节　配穴方法

配穴是在选穴的基础上，将具有类似治疗作用的两个或两个以上的腧穴进行组合配伍而成。其目的在于加强腧穴之间的协同作用，相辅相成，提高疗效。配穴是否恰当，直接影响治疗效果。

针灸临证配穴，一定要从整体出发，结合患者的具体情况，全面考虑。以法统方，以方示法，使处方严谨有序，腧穴主次分明，大法有定而配方无穷。

许多疾病的病理变化在脏腑经脉之间往往是彼此关联、相互影响的，配穴处方也必须统筹兼顾。例如，呕吐本属胃疾，当选配中脘、足三里穴，若因肝气犯胃引起者，则应配加期门、太冲以疏肝理气，使胃不受侮，呕吐自平；水肿后期常呈肺、脾、肾数脏同病之候，也当兼取三经之穴。

具体配穴方法多种多样，从大的方面来讲，主要有按部配穴和按经配穴两大类。不论是按部配穴，还是按经配穴，具体做法都是将各种不同的选穴法加以组合，配伍成方。因各种选穴法在"选穴原则"中已有详论，故在此不赘述。这里仅在前面选穴法的基础上做某些必要的补充。

一、按部配穴

按部配穴是结合身体的一定部位进行配穴的一种形式，以充分发挥腧穴的局部治疗作用和远端治疗作用。头面、胸腹和腰背部腧穴多产生局部治疗作用，四肢肘、膝关节以下的腧穴基本上都有远端治疗作用。体现了经络学说的标本根结理论。具体可分局部配穴法、三部配穴法、前后配穴法、上下配穴法、左右配穴法等。

（一）局部配穴

对于病变部位比较明确、比较局限的病证以及某些器质性病变，可以采用局部配穴法，以疏调局部的经络之气。例如，头痛以印堂、太阳、百会、头维相配；面瘫以四白、地仓、颊车、下关相配；胃痛以中脘、梁门、不容、承满相配；膝关节病以膝眼、鹤顶、阳陵泉、阴陵泉相配等。

（二）三部配穴法

三部配穴法就是在病变的局部、邻近和远端同时选穴，配伍成方（古称"天、人、地三才"配穴法）。

三部配穴法在针灸临床上的应用最为广泛，疗效也比单一的局部选穴或远端选穴要理想得多。例如，眼病以局部的睛明、邻近的风池、远端的光明相配；失语以颏下的廉泉、项部的哑门、上肢的通里相配；痔疮以局部的长强、骶部的次髎、下肢的承山相配；肩周炎以局部的肩髃、邻近的曲池、远端的阳陵泉相配；肝病以肝区的期门、背部的肝俞、远端的太冲相配；胃病以腹部的中脘、梁门及背部的胃俞配四肢的内关、足三里等。

（三）前后配穴法

前后配穴法又称"腹背阴阳配穴法"，是以身体前后部位所在腧穴相互配伍的方法，《黄帝内经》中称"偶刺"。例如，睛明、风池治近视；迎风流泪，前取睛明、承泣，后配风池、翳明；迎香、风府止鼻衄；咳嗽、气喘，前取天突、膻中，后配肺俞、定喘；胃脘疼痛，前取中脘、梁门，后配胃俞、筋缩；脊柱强痛，前取水沟、龈交，后配脊中、身柱；中风失语，前取廉泉、承浆，后配风府、哑门；男女泌尿生殖病，前取气海、关元、中极、归来，后配命门、肾俞、秩边、次髎。凡此种种，均属于前后配穴法。

（四）上下配穴法

上下配穴法在针灸临床上应用很广。上指上肢或腰部以上，下指下肢或腰部以下。《灵枢·终始》所说的"病在上者下取之，病在下者高取之，病在头者取之足，病在足者取之腘"结合在一起综合应用，就成为上下配穴。例如，风火牙痛，上取合谷，下配内庭；胸腹满闷，上取内关，下配公孙；头项强痛，上取大椎，下配昆仑；子宫脱垂，上取百会，下配气海等。

此法既可上下分取，也可上下合用。前者如头痛选取下部的内庭、昆仑、太冲；面神经麻痹选取下部的太冲、申脉、照海、足三里；腰扭伤选取上部的水沟、攒竹、后溪；脱肛、痔疮选取上部的百会、曲池、孔最。后者如眼病取上部的睛明、风池配下部的太溪、光明；厥阴头痛选取上部的百会、印堂配下部的太冲、行间；脱肛、胃下垂选取上部的百会、中脘配下部的关元、足三里；急性腰扭伤选取上部的水沟、后溪配下部的委中、阳陵泉等。

在上下合用中，还有一种"相应部位配穴法"是根据全息理论以及古今临床经验用法总结出来的一种按上下或左右相应部位配穴的方法。诸如风湿病选取"四关穴"（合谷配太冲）；中风闭证选取"四心穴"（劳宫配涌泉）；急性胃肠炎选取"四弯穴"（尺泽配委中）；四肢疲乏无力选取手三里配足三里；肘膝关节疼痛选取曲池配阳陵泉；手足类风湿关节炎选取八邪配八风；高热、惊厥、癫狂选取少商配隐白或十宣配气端等。

（五）左右配穴法

由于十二经脉的循行是左右对称的，有的还具有左右交叉的特点，所以《素问·阴阳应象大论》又提出了"以右治左，以左治右"的配穴方法。与《灵枢·官针》中的"巨刺""缪刺"相类似，故又称"交经缪刺法"。经络在人体呈左右对称分布，保持着相对的平衡。在病理情况下，如果一侧虚而不足，另一侧就显得实而有余。反之，如果一侧实而有余，另一侧就显得虚而不足，就可以用左右配穴法来补虚泻实。金元时期窦汉卿《针经指南·标幽赋》说："交经缪刺，左有病而右畔取。"

左右配穴既可以左右交叉取（左病取右或右病取左），也可以左右对称取（左右同取）。此法对于治疗头痛、牙痛、风湿痹痛、扭伤以及面瘫、半身不遂等病证常有独到之处。疼痛发作针对侧，痿证后期刺健侧，以调节左右气血，促使经络平衡。左右交叉配穴多用于治疗头面疾病。如左侧面瘫取同侧地仓、颊车，配右侧合谷、手三里；右侧偏头痛取同侧太阳、头维，配左侧外关、足临泣。左右对称配穴多用于治疗内脏疾病，如胃痛取双侧梁门、足三里；咳喘取双侧肺俞、膏肓等。

在针灸临床上，还习用一种"上下、左右对应配穴"，即在上下、左右选穴中强调部位的对应或相近。上下对应是肩关节对髋关节（肩峰对髂前上棘），肘关节对膝关节（尺骨鹰嘴对髌骨、肱三头肌肌腱对髌韧带、肱骨外上髁对股骨内侧髁、肱骨内侧髁对股骨外侧髁），腕关节对踝关节（桡骨茎突对内踝、尺骨茎突对外踝），手指关节对足趾关节。例如，左侧肘关节疼痛选同侧膝关节的阳陵泉、膝阳关穴；右侧腕关节扭伤选同侧踝关节的解溪、申脉穴。此为上下对应配穴。如果左侧肘关节疼痛，选右侧肘关节处的曲池穴；右侧踝关节扭伤，选左侧踝关节处的昆仑、丘墟、阿是穴。此为左右对应配穴。若将上下对应、左右对应结合起来，又构成了上下左右对应配穴法。例如，左侧肘关节疼痛，选右侧膝关节的阳陵泉、膝阳关穴；右侧踝关节扭伤选左侧腕关节处的大陵、养老穴。

上下对应、左右交叉选穴最好是以上下左右四个方位与同名经脉、相应腧穴为依据。如左上肢手太阴肺经与右下肢足太阴脾经对应。细分之，少商对隐白，鱼际对太白，太渊对商丘，列缺对三阴交，孔最对地机，尺泽对阴陵泉，侠白对箕门。右上肢手阳明经与左下肢足阳明经对应。细分之，商阳对厉兑，二间对内庭，合谷对陷谷，阳溪对解溪，手三里对足三里，曲池对犊鼻，肘髎对梁丘，臂臑对伏兔。余可依此类推。本法对于四肢部位局限性疼痛，如各种扭伤、风湿痹痛、炎症性疼痛以及偏瘫等均有良好的治疗效果。

二、按经配穴

按经配穴即按经脉的理论和经脉之间的联系配穴。常规方法有本经配穴、表里经配穴、同名经配穴、子母经配穴、交会经配穴等5种方法，具体将前面单一的选穴变为复合的配穴就可以了，此不赘述。

这里再补充几种按经配穴法。

（一）根据部位分经配穴法

前头痛是阳明经的分区，采用手足阳明经相配；偏头痛是少阳经的分区，采用手足少阳经相配；后头痛是太阳经的分区，采用手足太阳经相配。上肢内侧和胸部病变选取手三阴经穴互配；上肢外侧和头面部病变选取手三阳经穴互配；下肢内侧和腹部病变选取足三阴经穴互配；下肢外侧和腰背部病变选取足三阳经穴互配。

（二）阴经腧穴互配法

例如，咽喉病变取手太阴经腧穴列缺、少商配足少阴经腧穴照海、涌泉；心、胸、胃疾病取手厥阴经腧穴内关配足太阴经腧穴公孙；失眠取手少阴经腧穴神门、手厥阴经腧穴内关配足少阴经腧穴太溪、足太阴经腧穴三阴交等。

（三）阳经腧穴互配法

例如，各种热病取手阳明经腧穴合谷、曲池配手少阳经腧穴外关；头痛、牙痛取手阳明经腧穴合谷、二间配足阳明经腧穴内庭；肝胆疾病、胁痛取手少阳经腧穴支沟配足少阳经腧穴阳陵泉等。

三、辨证配穴

（一）根据脏腑、经络理论配穴

例如，眼病取肝俞配太冲、光明；皮肤病取肺俞配曲池等；脾肝肾合病用关元配三阴交等。

（二）根据病因病机配穴

例如，风寒束肺引起的感冒取列缺、太渊配大椎、合谷、风池；肝气郁结导致的胁痛取期门、膻中配太冲、行间。

四、随症配穴

例如，发热取合谷配曲池；咳血取孔最配膈俞；痰多取肺俞配丰隆；心悸取内关配膻中；肩周炎取中平穴（足三里穴下1寸）配阳陵泉、条口透承山；呃逆取翳风配天突、攒竹；泌尿系结石取中极配阳陵泉、丰隆；糖尿病、高脂血症取内关配胰俞、丰隆；对于各种疑难杂证可以选配印堂、神门、丰隆和足三里等。

第三节　处方的组成

处方的组成就是选穴、配穴、针灸措施和补泻手法的结合。在针灸处方中，有主穴（即起主导作用的腧穴）、辅穴（即起辅助作用的腧穴）；对每一个腧穴都应标明是一侧还是双侧；是左侧还是右侧。是用针法还是灸法；是用补法还是用泻法。针法又有三棱针、皮肤针、电针、穴位注射等不同；灸法也有艾条灸、艾炷灸、温和灸、隔物灸、瘢痕灸的区别。此外，对每个腧穴的针刺深浅、留针或施灸时间、刺血疗法的出血量要求、艾炷灸的方法及壮数、电针的波型选择及穴位注射的药物剂量等，均应在针灸处方中明确表示出来。

一、影响针灸处方的因素

在针灸临床上，有时虽然使用同一个腧穴处方，但由于针灸的方法、施术的时间、针刺的深浅、补泻的手法不同，因而所产生的疗效也有所不同。所以说，影响针灸处方的因素很多，除了选穴、配穴两个最直接的因素之外，还有针灸方法的选择（针灸形式和工具）、补泻的实施、施术时间和留针时间、针刺强度、艾灸的量（壮数）、三棱针刺血的出血量、电针刺激参数（波型、波幅、波宽、频率等）的选择等因素参与其中。这些都是影响针灸处方的基本因素。

1. **穴有主次，术有先后**　针灸处方中，腧穴有主次之分，施术也有先后之别。主穴应每次必取，而且重点施术，配穴酌情选用。《灵枢·终始》载："病先起于阴者，先治其阴而后治其阳；病先起于阳者，先治其阳而后治其阴。"《素问·至真要大论》载："从内之外者，调其内；从外之内者，调其外；从内之外而盛于外者，先调其内而后治其外；从外之内而盛于内者，先治其外而后调其内。"《灵枢·五色》载："病生于内者，先治其阴，后治其阳，反者益甚；其病生于阳者，先治其外，后治其内，反者益甚。"说明施术的先后不同，其治疗作用也不相同。《灵枢·周痹》载："痛从上下者，先刺其下以过之，后刺其上以脱之；痛从下上者，先刺其上以过之，后刺其下以脱之。"临床上一般针灸施术的顺序是先上后下，先阳后阴。特殊情况可灵活处理，不可胶柱鼓瑟，拘泥一是。

2. **知达常变，随症增减腧穴**　一个处方中的腧穴增加或减少，不仅关系到治疗效果，而且还会改变处方的主治目标。一般来说，处方中的主穴是基本不变的，随着病情的变化而加减腧穴。例如，实证哮喘以膻中、列缺、肺俞、尺泽为基本方，若是风寒太盛，便减去尺泽，增加风门；若属痰热，则减去列缺，增加丰隆；若是哮喘急性发作，则减去肺俞，增加孔最。再如合谷乃手阳明大肠经原穴，其性能升能降，能开能合，为理气之要穴。倘若将合谷与本经曲池相配，则能祛风清热、活血止痒；如与足太阴脾经三阴交配用，则可理气活血、调经催产，为妇科临床所常用；若将足阳明胃经内庭穴与其配伍，则清热泻火、通调腑气、和胃降逆、止呕通便；而同足厥阴肝经原穴太冲配用，谓之"四关"，又具疏经通络、行气活血、平肝息风、镇痉宁神等效应。正所谓"病有增减，穴有抽添，方随症移，效从穴转"。

3. **针所不为，灸之所宜**　针灸刺激方式的选择至关重要，针灸临床上必须根据具体病证酌情施术。选择用针、用灸，或者针灸并用，决定多针少灸或者少针多灸，方能取得应有的疗效。针刺与艾灸虽然同属于外治法，但它们的作用不尽相同，临床上应有所区别。大凡急性病证和实证多用针刺法、泻法、强刺激、三棱针刺血法、电针连续波，只针不灸；慢性病证和虚证多用艾灸法、补法、弱刺激、电针断续波，虚寒证应少针多灸。

4. **针刺方法不同，治疗效果有别**　同一种病证、同一个（或一组）腧穴，如果针刺方向、深浅、刺激强弱、补泻手法不同，治疗效果也不尽相同。

（1）针刺方向：针刺方向，即针尖所向。总的来说，"刺向病所"的针刺方向针感好，得气后略加行针，往往会出现"气至病所"的经络感传现象，有助于疗效的提高。

（2）针刺深浅：针刺深浅与处方作用的发挥有着密切的联系。针刺深浅不同，产生的疗效就会有显著差别。《素问·刺要论》载："病有浮沉，刺有浅深。"《灵枢·官针》载："疾浅针深，内伤良肉……疾深针浅，病气不泻。"因此，针灸临床按方施术，要因人、因病、因时、因针刺部位的不同而灵活掌握针刺的深浅。

《灵枢·终始》载："春气在毫毛，夏气在皮肤，秋气在分肉，冬气在筋骨，刺此病者，各以其时为齐。故刺肥人者，以秋冬之齐，刺瘦人者，以春夏之齐。""久病者，邪气入深，刺此病者，深内而久留之。""脉实者，深刺之……脉虚者，浅刺之。"《灵枢·本输》载："甚者深取之，间者浅取之。"如外感轻证，取合谷、外关、曲池等穴针刺宜浅，而用于治疗便秘和上肢瘫痪时应深刺。《灵枢·阴阳清浊》载："刺阴者，深而留之；刺阳者，浅而疾之。"《灵枢·邪气脏腑病形》载："刺急者，深内而久留之；刺缓者，浅内而疾发针。"以及金元时期窦汉卿《针经指南·标幽赋》载："春夏瘦而刺浅，秋冬肥而刺深。"明代高武《针灸聚英·附辩》载："肌肉厚实处则可深，浅薄处则宜浅。"明代杨继洲《针灸大成·益》载："前面深似井，后面薄似饼，用针前面宜深，后面宜浅。"都可作为临床针刺深浅的依据。

（3）刺激强弱：刺激强弱对针刺疗效的影响很大，例如，明代医学典籍《医学入门》中就有内关穴弱刺激止呕、强刺激催吐之说。一般认为对身体虚弱者、慢性虚证针刺手法要轻，刺激量要小；对身强体壮者、急性实证针刺手法可强，刺激量要大，否则难以奏效。面瘫初期宜毫针轻刺激，不宜电针强刺激；痢疾、阑尾炎等急性病须强刺激。

但是，鉴于针刺的手法轻重与补泻的实际关系还不甚明了（有"轻刺激为补、重刺激为泻"的说法，也有相反认识的），所以，对有些病证的轻重刺激问题上，目前针灸界的意见还不大统一。诸如对于胃下垂、肢体瘫痪，有主张用轻刺激者，也有主张用重刺激者。

（4）补泻手法：补泻是针灸施治的基本法则，在同一个腧穴处方中，如果补泻手法不同，其治疗作用完全相反。如补合谷、泻三阴交有行气活血、通络化瘀之效，用以治疗气滞血瘀之经闭、痛经，并有堕胎作用；反之，泻合谷、补三阴交则有调理气血、固经养胎之效，用以治疗月经过多、崩漏，且有保胎作用。又如汗证，先补合谷，次泻复溜，可以发汗；反之，先泻合谷，次补复溜，则可以止汗。这都是补泻手法不同所产生的不同治疗结果。《灵枢·邪气脏腑病形》告诫我们："补泻反则病益笃。"

有些腧穴双向调节作用的实现，也与补泻手法密切相关。如《针灸集成》中记载："多汗，先泻合谷，后补复溜；少汗，先补合谷，后泻复溜。"

（5）留针和出针：留针方法有静留针（针置于体内不动）和动留针（留针过程中经常行针）之分，静留针是被动的，动留针是主动的。如果医者能在留针中每隔一段时间，主动地行针，将有利于针感的持续存在或不断增强，对提高疗效大有裨益。

出针方法也有静出针（出针前或出针过程中不行针）和动出针（出针前略加行针或出针过程中同时行针）之别，后者有利于针感的保持，值得提倡。

二、把握施治时间

把握施治时间，也是针灸处方的重要因素。主要有选择适宜的治疗时间、掌握好留针施灸时间、制定疗程时间和间歇时间、预测总体治疗时间等几个方面。

1. 治疗时间　针灸疗效的取得，与时间因素也有密切关系。由于人体生理活动随着年月、时辰、季节、气候的不同而有着规律性的变化，许多疾病的发生和发展也有一定的时间性，因此，针灸治疗的效应也必然受到时间因素的影响。把握最佳的治疗时机，是提高临床疗效的重要环节。

所谓治疗时机，有多方面的含义，早在《黄帝内经》中就有所反映的"治未病"和早期治疗的思想，就深刻地体现了这个道理。如急性腰扭伤、落枕、面神经麻痹、中风后遗症等应及时治疗以较少的腧穴和疗次获取最快、最好的治疗效果。

有些病证还要择时施治，即"察岁时于天道"，做到"春夏秋冬，各有所刺"，能够更好地发挥治疗作用，提高疗效。如失眠，上午治疗就不如下午或晚间治疗效果好，尤其是睡前1～2小时为最佳。有些周期性发作的病证，如疟疾、癫痫、月经不调、痛经等，一定要在发作前施术，疗效才好。《素问·刺疟》载："凡治疟，先发如食顷乃可以治，过之则失时也。"实践证明：针灸治疗疟疾的最佳时间是在规律性发作前2小时左右；癫痫应在发作前5～7天开始针刺；月经不调和痛经则应该在月经来潮之前3～5天开始治疗，直到月经干净为止；女子不孕最好能在排卵期前后连续针灸；神经性呕吐须在饭前施治，胆石症要在饭后治疗，头针疗法用于脑中风后遗症须待病情稳定（出血停止、血压稳定、神志清醒）后行针刺治疗为妥。

有实验表明：在注射热源物质前连续针刺有关腧穴3天，或者在注射后立即针刺，其结果抑制发热的效应十分明显；如果等体温已经升高后再行针刺，则抑制发热的效应就不明显。

子午流注和灵龟八法更具体地把取穴与时辰因素结合起来，集中地反映了古代"时间治疗学"的理念。

2. **留针时间**　留针时间也是针灸处方中的重要内容。一般病证以留针20～30分钟为宜。对于不容易配合针刺操作的婴幼儿以及肢体痉挛性疾病的患者，不适合留针，可略施行针手法后旋即出针，防止发生弯针、断针事故。但对于一些急性痛证，如急性阑尾炎、急性胆绞痛、肾绞痛等则需要长久留针，少则1～2小时，多则10小时以上。

3. **疗程时间**　多数疾病如面瘫、风湿痹痛等，以针灸10次左右为1个疗程。部分急性或简单的病证如急性扭伤、牙痛、目赤肿痛等，以3～5次为1个疗程，少数慢性病、疑难病和运动功能障碍性疾病，如肥胖症、男性不育、女子不孕、中风偏瘫、截瘫等，至少1个月为1个疗程。

4. **间歇时间**　《灵枢·经脉》载："凡刺寒热者，皆多血络，必间日而一取之。"《灵枢·逆顺肥瘦》载："婴儿者，其肉脆，血少气弱，刺此者，浅刺而疾发针，日再可也。"《灵枢·寿夭刚柔》载："形先病而未入脏者，刺之半其日；脏先病者而形乃应者，刺之倍其日。"这些条文均说明有的病（人）针刺时间短，有的病（人）治疗时间长，有的2日针1次，有的则1日针2次。一般慢性病证，可每日或隔日治疗1次。但对于一些需要尽早控制的疾病，如急性传染病、剧烈疼痛等，则需要每日2次或每隔5～6小时针灸1次，不可间隔太长时间，否则不利于积累疗效。每个疗程之间应休息3～5天，然后再继续下一个疗程。如此可以避免因连续刺激后机体产生的耐针性，使兴奋性降低而影响疗效。

针灸间隔时间，有时还需要根据不同针灸方法而定。如埋针疗法、埋线疗法、针挑疗法和刺络出血较多者，可1周左右治疗1次。施行瘢痕灸法者，其间隔时间也应适当延长。

5. **总体治疗时间**　一位患者需要治疗的时间，也是处方时需要考虑的问题。大致说来，凡急性、简单的病证，如昏厥、急性扭伤、落枕、牙痛等，治疗时间较短，少则1次，多则3～5次即获痊愈。而慢性病、疑难病和肢体功能障碍性疾病，如肥胖症、男性不育、女子不孕、中风偏瘫、截瘫等，治疗时间较长，少则数月，多则数年。有些疾病，在已经治愈后为了巩固疗效，防止复发，则需要续治3～5次。但对于左右经络失衡引起的病证，如面瘫、中风偏瘫、足内翻或足外翻等，经过治疗一旦达到了相对平衡，就应该收效即止，"已静勿动"。切不可贪效而多加治疗，以免"矫枉过正"，导致新的左右经络失衡。对于极少数疑难杂症的治疗，如果一时难以做出判断，不妨先试治5～10次，以观后效，再做出预测。

三、针灸处方符号

针灸临床中习用的处方符号如下表所示（表4-4）。

表4-4　针灸处方符号

针灸方法	针刺补法	针刺泻法	平补平泻	三棱针刺血	皮肤针	电针
符　号	丁	丄	∣	↓	※	N
针灸方法	皮内针	艾条灸	艾炷灸3壮	温针灸	拔罐	穴位注射
符　号	⊙	‖	△3	↑	○	IM

在针灸处方中，上述符号应直接写在腧穴后面。如合谷丄（泻法）、足三里丁（补法）、少商↓（点刺出血）、曲池↑（温针灸）、关元△5（艾炷灸5壮）、三阴交丁‖（补法，艾条灸）、肾俞∣○（平补平泻，加拔罐）、阿是穴↓○（三棱针刺血，拔罐）等。

注：传统针灸符号中的艾条灸为"×"，让人不明就里，今改成"‖"更形象化，便于记忆。

第5章

特定穴的临床应用

针灸特定穴有特殊制定、确定的意思，一共分为十大类别，计有原穴、络穴、俞穴、募穴、下合穴、郄穴、八会穴、八脉交会穴、交会穴以及五输穴，为古代医家临床实践经验的总结。机体有病，可能会在特定腧穴上出现各种不同的病理反应，而刺灸这些腧穴往往会收到一般腧穴所达不到的效果。

第一节　原穴、络穴的临床应用

原有本源之义，与人体三焦的原气关系密切。《难经·六十六难》载："三焦者，原气之别使，原者，三焦之尊号也。"原气为机体生命活动的原动力，导源于脐下"肾间动气"，关系着整个机体的气化功能，借三焦的气化作用输布全身，对促进六脏六腑的生理活动有着十分重要的意义。原穴即脏腑、经脉的原气输注、留止之处。每条经脉都有一个原穴，总共十二个，故习称"十二原"。其中，阴经的原穴也就是五输穴中的"输"穴，即"以输代原"。《类经图翼》称之为"阴经之输并于原"。阳经脉气盛长，于"输"穴之后另有单独的原穴。

络有联络、网络、散布之义。络穴即联络表里两经的腧穴，也是表里两经经气相通的部位。正如《医学入门》所载："络穴俱在两经之间，乃交经过络之处。"十二经脉各有一络穴，其中，脾、胃两经还有一个大络，加上任脉之络鸠尾、督脉之络长强，合称"十六络"。

十二经的络穴均位于四肢腕、踝关节以上，肘、膝关节以下，起互联表里经的作用。脾之大络大包穴位于胸胁，胃之大络虚里（即乳根穴）位于前胸，任脉之络鸠尾位于上腹，督脉之络长强位于尾骶。这样，十四经脉的气血通过络穴散布周身。

一、原穴的应用

原穴均位于四肢腕、踝关节附近。可以反映相应经脉、脏腑的病变，调治本经寒热虚实诸疾。

（一）原穴的诊断作用

《灵枢·九针十二原》载："五脏有疾也，应出十二原，而原各有所出，明知其原，睹其应，而知五脏之害矣。"说明内脏有病，可在原穴显现出某种反应，从而借以诊查内脏疾病。

（二）治病疗疾作用

《灵枢·九针十二原》载："十二原者，主治五脏六腑之有疾者也。"《难经·六十六难》载："五脏六腑之有病者，皆取其原也。"由于原穴与三焦的气化功能活动密切相关，三焦是原气之别使，导源于脐下肾间动气，输布全身，关系着整个人体的气化功能。刺灸原穴，能够和内调外，宣上导下，通达一身之原气，调节脏腑的各种功能，促使阴阳平衡。《灵枢·九针十二原》在论述原穴的治疗作用时载："五脏有六腑，六腑有十二原，十二原出于四关，四关主治五脏，五脏有疾，当取之十二原。"

原穴本属"五行输"范围之内，阴经经脉甚至是"以输代原"。"五行输"是按五行的生克规律排列和使用的，而原穴却不受其限制。原穴的主治作用和范围很广，凡本脏腑、本经脉的寒热虚实诸症均可选用，对本脏腑、本经脉的急慢虚实证均有较好的调治作用。可见，原穴的治疗作用，不是单向的，而是呈现一种双向的调节作用。

鉴于原穴既有诊断价值，又对本脏腑、经脉有着良性双向调治作用，针灸临床常常采用经络测定仪测定原穴的导电量或电阻值，确定电位差，用以判断相关脏腑、经脉的虚实和失衡情况，并将原穴作为刺激的主要目标，用以调整经络的虚实失衡状态。

启才新编十二原穴歌

肺原太渊心神门，心包之原是大陵；
脾原太白肝太冲，太溪为原本属肾；
大肠合谷小腕骨，三焦之原阳池深；
胃原冲阳胆丘墟，膀胱京骨踝外寻。

二、络穴的应用

（一）络穴的诊断作用

古代医家早在《黄帝内经》中就指出了望络、扪络的一系列诊法，称之为"诊络脉"。如《灵枢·经脉》载："十五络者，实则必见，虚则必下。""凡诊络脉，脉色青则寒且痛，赤则有热。胃中寒，手鱼之络多青矣。胃中有热，鱼际络赤。其鱼黑者留久痹也。其有赤有黑有青者，寒热气也。"用以说明观察络脉的色泽、形态变化对某些病证的诊断价值。

中医学认为，"虚里"之脉是十二经脉宗气所聚之处，切按虚里，对脉之宗气的虚实存亡有一定的诊断意义。正常情况下，按之应手、不快不慢、动而不紧、从容和缓。如若按之动数、应手太过，为心阳浮越，宗气外泄；如若按之时有时无、结代不续，乃心脉瘀血之象；如若按之动微，无应手之感，属心气内虚，宗气不足；如若其动已停，其他部位"动脉"也不可触及，则为脉气已绝，死亡之候。

（二）络穴的治疗作用

1. 治疗本络脉的病候　十六大络有一定的分布路线，也有各自的病候记载。当十六络脉气血异常，本络脉分布经过处的病变及本络穴的虚实病候，都可以取相应络穴来治疗。如手少阴心经之络，实则胸膈支满，虚则不能言语，可取其络穴通里，虚补实泻；足太阴之络，实则肠中切痛，虚则臌胀，可取其络穴公孙，虚补实泻。《灵枢·经脉》载："足阳明之别，名曰丰隆，去踝八寸，别走太阴；其别者，循胫骨外廉，上络头项，合诸经之气，下络喉嗌。其病气逆则喉痹卒瘖，实则癫狂，虚则足不收，胫枯。取之所别也。"在针灸临床上，丰隆穴不仅能主治喉痹、癫狂、登高而歌、弃衣而走、脘腹胀痛、下肢瘫软、肌肉萎缩等足阳明经及本络脉病候。还能治疗面肿身重、肢体肿胀、腹胀腹泻、舌本强痛等足太阴经病候。又因脾能统血，还能治疗月经不调、崩漏等。同时，肺胃脉气相通，丰隆也常用于治疗咳喘多痰、梅核气等。

任脉之络散布于胸腹部，故胸腹部病证可取任脉之络穴鸠尾调治；督脉之络从脊柱两旁经腰背上行散布于头，故腰背部和头部疾病可取督脉之络穴长强调治。脾之大络和胃之大络散布于胸胁，网罗周身气血，故全身疼痛不适可取脾之大络大包穴和胃之大络乳根穴调治。

由于十五大络与十四经脉的气血是融为一体的，所以，它们反映出来的证候也就基本上属于十四经脉病证的范畴。如足太阴之络"实则肠中切痛，虚则臌胀"与脾经病证相似；足少阴之络"实则癃闭，虚则腰痛"与肾经病证相似。

2. 治疗表里经脉病变　在《灵枢·经脉》中，除胃之大络以外的十五大络都各有与表里两经相应的虚实病候。络穴在生理上联络表里两经，在治疗上就可以治疗表里两经病证。《针经指南》载："络脉正在两经之间，若刺络穴，表里皆治。"说明络穴的主治特点，在于治疗表里两经的病变。如手太阴肺经络穴列缺，既治本经的咳嗽、气喘，又治手阳明经的头项强痛、牙痛、面瘫；足太阴脾经络穴公孙，既治本经的腹胀、泄泻，也治足阳明胃经的胃脘疼痛。

3. 治疗慢性疾病　以叶天士为代表的清代医家在对温热病的研究和治疗中发现，许多疾病的发病规律具有"病初在经，久病入络"以及"气血、痰饮积聚有形之物，每常由经滞络"的特点。基于这种认识，凡属内伤引起的慢性疾病，也可选取络穴来治疗。

启才新编十六络穴歌

> 十六络穴要记详，肺经列缺络大肠；
> 偏历隶属手阳明，胃经丰隆痰鸣响；
> 脾络自有公孙在，心经之络通里乡；
> 手太阳络支正穴，膀胱络穴要飞扬；
> 肾经之络敲大钟，心包内关在腕上；
> 外关一穴走三焦，胆络光明令眼亮；
> 肝经络穴寻蠡沟，任求鸠尾督长强；
> 脾之大络是大包，胃之大络虚里藏。
> 注："虚里"，即足阳明胃经之乳根穴。

三、原络配穴

以病变经脉的原穴与相表里经脉的络穴相配，称为"原络配穴法"或"主客配穴法"，为表里经配穴法的代表，主治表里两经的病变，临床应用最为广泛。如外感之人又患腹泻或便秘，应以肺经原穴太渊配大肠经络穴偏历宣肺止咳；以大肠经原穴合谷配肺经络穴列缺调理肠道。肝部化火而致胆之相火亢盛出现烦躁、口苦、胸胁苦满等郁火证，选肝经原穴太冲配胆经络穴光明，以疏泄肝胆之郁火。

关于表里经原络配穴法组合中原穴与络穴的选择，一般应遵循以下两点原则。

（一）按表里经脉病变之先后次序定原络

在表里两经同时出现病变的情况下，以先病经脉的原穴配后病经脉的络穴。例如，手太阴肺经先病，出现咳嗽、喘息、气急、胸闷等肺部症状，又兼见腹痛、腹泻或便秘等手阳明大肠经病候，就以手太阴经之原穴太渊配手阳明经之络穴偏历；反之，如果是大肠经先病，肺经后病，则应以手阳明经之原穴合谷配手太阴经之络穴列缺。再如足厥阴肝经先病，出现头晕目眩、视物昏花、两胁胀痛等症，又见口苦等足少阳胆经证候；就以足厥阴经之原穴太冲配足少阳经之络穴光明；反之，如果是胆经先病，肝经后病，则应以足少阳经之原穴丘墟配足厥阴经之络穴蠡沟。余依此类推。

（二）以表里经脉病变的主次轻重定原络

即以主要病经的原穴（主）配次要病经的络穴（客）。例如，病变以肺经为主，症见咳嗽、喘息、气急、胸闷、咽痛，伴轻微发热、头痛等，就以肺经之原穴太渊为主，配大肠经之络穴偏历为客；反之，如果病变以大肠经为主，症见发热、头项强痛、鼻塞、大便失调，伴轻度咳嗽，则应以手阳明之原穴合谷为主，配手太阴之络穴列缺为客。

有些由外感、内伤导致的慢性病证，也可以单用本经的原穴和络穴同治，往往收效良好。例如，久咳不愈以肺经原穴太渊透刺络穴列缺；长期失眠以心经原穴神门透刺络穴通里，或者以心包经原穴大陵配络穴内关；腕关节慢性劳损以手少阳之原穴阳池配络穴外关等。

当然，原穴也可以同背俞穴、腹募穴、下合穴等其他特定穴合用，治疗各脏腑、经脉的急慢虚实寒热之证。

第二节　俞穴、募穴的临床应用

俞穴和募穴均为脏腑、经脉之气输注、聚集的部位，二者脉气相通。元代滑伯仁《难经本义·六十七难》载："阴阳经络，气相交贯，脏腑腹背，气相通应。"俞穴位于背腰部，属阳；募穴位于胸腹部，属阴。二者都与内脏十分接近，既是脏腑气血聚结、转输的枢纽，又是病邪出入人体的门户。在生理上，经气可以由阴及阳，也可以由阳及阴，阴阳互通，维持机体的相对平衡。

俞穴全部位于腰背部足太阳经夹脊第一侧线上，故通常又称之为"背俞穴"。背俞穴的位置大体与相关脏腑在体内的部位上下排列相接近，故均以相应脏腑的名称命名。其中的心俞、肺俞、肝俞、脾俞、肾俞又简称"五脏俞"。募穴是脏腑经络之气聚集于胸腹部的十二个经穴，又称"腹募穴"。其位置也与相关脏腑在体内所处的部位相接近。俞穴和募穴均可治疗相应脏腑的疾病，但是在具体选用中有一定的差异。

一、俞穴的应用

（一）俞穴的诊断作用

《灵枢·背腧》载："则欲得而验之，按其处，应在中而痛解，乃其腧也。"说明背俞穴往往是内脏疾病的病理反应点。其表现可有压痛、敏感、迟钝、麻木、皮下组织变异等，并具有较高的诊断价值。现代针灸临床已经将背俞穴的压痛与判别肿瘤的部位结合起来，对确诊患有肿瘤但还不知道具体发生部位的患者，可以结合某个背俞穴的明显压痛而起到定位的作用。

（二）俞穴的治疗作用

背俞穴的治疗特点主要是扶正补虚、调节脏腑功能，偏于治疗相应脏腑的慢性虚弱性病证。如宋代《针灸资生经》中治疗咳嗽，慢性病用肺俞，急性病用膻中。现今许多针灸教材中（诸如《针灸学》《针灸治疗学》）以及针灸临床治疗胃痛、腹痛、腹泻、遗尿、痛经、闭经、功能性子宫出血、产后乳少、耳鸣之慢性虚证，也基本上是用背俞穴。

同时，"五脏俞"还可用于治疗所开窍的五官病、所主持的五体病。如肝俞治肝，肾俞治肾，心俞、肺俞调理心肺，脾俞、胃俞调理脾胃。肝主筋，开窍于目，肝俞即可治疗筋病和目疾；肾主骨，开窍于耳和前后二阴，肾俞即能治疗骨病和耳疾、前后二阴病变。肺俞治疗咳嗽、气喘，属于脏腑病；肺开窍于鼻、系于咽喉、外合皮毛，故肺俞又分别治疗鼻病、咽喉病和皮肤病。脾俞主治腹胀、腹泻，属于脏腑病；脾开窍于口、其华在唇、主四肢肌肉，故脾俞又分别治疗口唇和四肢病变。湿痹久治不愈，致四肢关节、肌肉肿胀疼痛，也可以根据"脾主湿"之理，取脾俞进行治疗。

启才新编：背俞定位主治歌

腰背分布膀胱经，夹脊寸半背俞平；

一椎大杼二风门，三肺四厥五是心；

六督七膈八椎胰，肝胆脾胃依次行；

腰椎三焦肾气海，大肠关元相呼应；

骶椎始接小肠俞，膀胱中膂白环停；

从上到下来排列，脏腑背俞相邻近；

经络气血注背俞，反映病变诊断明；

临床主治脏腑病，偏治慢性虚弱症；

相应五官病宜取，所主五体病可行；

夹脊三寸作辅助，五脏所藏来命名；

背部俞穴应斜刺，肾俞以下可刺深；

最宜灸法和拔罐，梅花叩刺常规经。

注：1.胰俞，主治糖尿病等与胰脏有关的病证。2.第1～5腰椎棘突下旁开1.5寸分别是三焦俞、肾俞、气海俞、大肠俞、关元俞。3.第1～4骶椎棘突下旁开1.5寸分别是小肠俞、膀胱俞、中膂俞、白环俞。4."五体"即肺主皮毛，心主血脉，肝主筋，肾主骨，脾主四肢肌肉。5.肺藏魄，与肺俞平齐的穴为魄户；心藏神，与心俞平齐的穴为神堂；肝藏魂，与肝俞平齐的穴为魂门；脾藏意，与脾俞平齐的穴为意舍；肾藏志，与肾俞平齐的穴为志室。6.针灸临床用梅花针治疗内脏病，往往把腰背部足太阳膀胱经夹脊1.5寸第一行作为常规叩刺部位。

二、募穴的应用

（一）募穴的诊断价值

募穴位于胸腹部，与相应脏腑的位置接近。如果某一脏腑发生病变，常常会以多种不同形式的阳性反应从所属募穴上表现出来。因此，可以用来辅助诊断疾病。如肺结核患者可在中府穴出现压痛，膀胱结石患者可在中极穴触及结节或条索状反应物等。

（二）募穴的治疗作用

募穴的治疗特点是驱邪泻实，有通调脏腑、行气止痛之功，偏于治疗相应脏腑的急性实证。如中脘通调腑气，治脘腹疼痛；期门疏肝理气，止胁肋疼痛；关元、天枢调理肠道，止腹泻腹痛；中极清利膀胱，治癃闭、小腹胀痛。现今许多针灸教材中（诸如《针灸学》《针灸治疗学》）以及针灸临床治疗胃痛、腹痛、腹泻、遗尿、痛经、闭经、功能性子宫出血、产后乳少、耳鸣等急性实证，也基本上是用背俞穴。即使在少数虚证用募穴的用例中，也是多用艾灸法来温中补虚。

启才新编：十二募穴歌

十二募穴六在任，肺募中府脾章门；

心包膻中心巨阙，期门属肝京门肾；

大肠天枢小关元，三焦之募定石门；

胃募中脘胆日月，膀胱募穴中极针。

三、俞募配穴

针灸临床上，同一脏腑的背俞穴和募穴常常配合使用，称"俞募配穴法"，寓"阴病行阳、阳病行阴"

之义，为前后配穴法的代表。如咳喘前取中府，后取肺俞；胃病前取中脘，后取胃俞等。

俞募配穴法充分体现了经络的调节阴阳作用。二者一前一后，一阴一阳，相互协调，相辅相成，对治疗阴证、阳证俱见的脏腑病证疗效颇著。《素问·奇病论》所载"胆虚，气上溢，而口为之苦，治之以胆募、俞"与《灵枢·五邪》所载"邪在肺，则病皮肤痛，寒热，上气，喘，汗出，咳动肩背。取之膺中外腧，背三节五脏之"（按：膺中外腧即肺之募穴中府，背三节五脏之旁即肺俞穴），就是俞募配穴法的早期应用实例。

《素问·阴阳应象大论》载："善用针者，从阴引阳，从阳引阴。"从阴引阳即阳病行阴，其治在腹募穴；从阳引阴即阴病行阳，其治在背俞穴。可见，腹募穴偏治腑病、阳证、热证、实证；背俞穴偏治脏病、阴证、寒证、虚证。这只是一般规律，因胸膈以上的背俞穴也可主治外感热证、喘急烦热、胸背引痛等阳性病证；腰脐以下的腹募穴也可主治虚劳羸瘦、遗精阳痿、崩漏、中风脱证等阴性病证。

由于俞穴与原穴在主治上有相当的一致性，临床也常常将本脏腑的俞穴与原穴配合使用，以增强协同作用。对于阴证、里证、虚证、寒证较为适宜，如肺俞配太渊治疗气虚咳喘，肾俞配太溪治疗遗精、阳痿等。

第三节　郄穴、会穴的临床应用

郄有空隙之义，郄穴是经脉之气深聚的部位。大多位于四肢肘、膝关节以下。十二经脉和奇经八脉中的阴维脉、阳维脉、阴跷脉、阳跷脉各有一个郄穴，共计十六穴。

八会穴首见于《难经·四十五难》中，其论与《黄帝内经》之气街、四海理论颇为近似，是指人体脏、腑、气、血、筋、脉、骨、髓等精气汇聚的 8 个穴位。即脏会章门，腑会中脘，气会膻中，血会膈俞，筋会阳陵泉，脉会太渊，骨会大椎（改大杼为大椎），髓会悬钟（绝骨）。

一、郄穴的应用

郄穴在生理上为气血深聚之处，在病理上也是脏腑经脉病证的反应点。郄穴具有诊断和治疗疾病的双重作用。

（一）郄穴的诊断作用

许多病证（以急性病证为主）会在郄穴出现不同反应，能为诊断疾病提供依据。例如，心痛、胸闷患者，往往在患侧手厥阴心包经郄门穴出现压痛；月经不调、痛经患者常常在足太阴脾经地机穴有压痛；急性胃痛会在足阳明胃经郄穴梁丘出现压痛；大肠经郄穴温溜压痛，可提示消化道穿孔；手太阴肺经郄穴孔最出现压痛，可见于肺结核咳血或哮喘急性发作。有人甚至将十二经脉郄穴作为相应脏腑疾病的"定性穴"，再配合某些"定位穴"，以此来进行穴位辨病定位诊断。

（二）郄穴的治疗作用

郄穴主要用于治疗本经或本脏的急性、发作性、疼痛性病证，其中阴经郄穴还可用于治疗各种出血证。例如，胃经郄穴梁丘主治急性胃痛；心经郄穴阴郄、心包经郄穴郄门用于治疗心绞痛、呕血；小肠经郄穴养老治疗急性肩背疼痛、落枕；脾经郄穴地机用于治疗痛经、崩漏、便血；肺经郄穴孔最用于治疗哮喘急性发作、咯血、痔疮下血等。正所谓"郄有孔隙义，本是气血聚，病症反应点，临床能救急"。

启才新编：十六郄穴歌

> 郄有孔隙义，本是气血聚；病症反应点，临床能救急；
> 肺郄取孔最，大肠温溜觅；胃腑寻梁丘，脾土定地机；
> 心经有阴郄，小肠养老及；膀胱金门穴，肾经水泉泌；
> 心包在郄门，三焦会宗依；胆腑走外丘，肝木中都取；
> 阴维求筑宾，阳维阳交系；阴跷应交信，阳跷附阳寄。

二、八会穴的应用

人之一身，本以脏、腑、气、血、筋、脉、骨、髓八大组织组成。它们相互依赖、相互为用。其中脏与腑互为表里，一阴一阳，共同主持机体的各种活动；而气为血之帅，气行则血行，气止则血凝；筋为脉之使，筋动则脉急，筋静则脉缓；骨为髓所养，髓充则骨实，髓虚则骨软。由此可见，八大组织的生理表现和病理变化都不是单一的、孤立的，而是有着极为密切的内在联系。八会穴主治所会组织的病变，凡脏、腑、气、血、筋、脉、骨、髓的病变，都可以取其相聚会的腧穴进行治疗，如腑病取中脘、脏病取章门、气病取膻中、血病取膈俞等。

（一）脏会章门

章门是足厥阴肝经腧穴，又是脾之募穴。脾之募穴可以调节脾的功能。章门与心脾关系甚为密切，足太阴脾经上注于心，心主血，脾为生血之源，又为后天之本，运化水谷，输布精微。脾主中州，为五脏之母，五脏以脾为中心，故五脏有疾，当先理脾。章门位于横膈之下；上临心肺，下居肝肾，故上可医心肺之痰饮，下可治脾肾之水肿。脾胃为升降之枢纽，脾气主升，肺主肃降，升降适宜，气机调达，五脏之疾可愈。诸如肝之郁结引起的胸胁胀满，脾胃虚弱所致的腹胀、泄泻、水肿，肾虚导致的腰背痛、水肿、泄泻，以及心脾两虚和肺之痰饮等，均可取章门穴治疗。

（二）腑会中脘

六腑以胃为中心，胃为太仓，主受纳水谷，是供给机体营养物质的仓库。《素问·逆调论》载："胃者，六腑之海。"如果胃的功能发生异常，那么六腑主受纳、消化、转输的集体组织系统都得受到不同程度的影响，故六腑有疾，宜先治胃。中脘乃胃之募穴，又恰在胃肠部位，主治六腑病，尤以胃肠病为主。六腑以通降为顺，针灸中脘穴可升清降浊，使六腑得以通降，保持六腑的正常功能。后世把调理脾胃作为治疗多种疾病的重要法则，体现了脏腑二会的重要性。

（三）气会膻中

《类经图翼》载："膻中，任脉穴，此三焦宗气所居，是为上气海，故曰'气会'。"膻中称为气会可从四个方面理解。其一，膻中属任脉，位于胸部正中，属肺之范围，肺主一身之气，故凡咳嗽喘逆、胸闷、胸痛等肺气不宣或肺气不利之证，均可取膻中治疗。其二，肺主气而朝百脉，膻中为心包之募穴，可调气以活血，益气以通脉，所以可治心痛。其三，三焦与心包相表里，三焦行一身之气化。人体一身之气，在上焦称"宗气"，在中焦称"中气"；在下焦称"元气"，可见三焦是通行三气的。故凡肺气上逆之胸膈满闷，呼吸不利，咳喘气急，肝气犯胃之嗳气、恶心、呕吐、呃逆、水气凌心之心悸、胸闷均可取膻中治疗。其四，足厥阴肝经布于胸胁，《灵枢·经脉》载"肝足厥阴之脉……其支者，复从肝别贯膈，上注肺"，故凡肝气郁结引起的胁痛、胸闷均可取膻中治疗。总之，膻中调理心肺肝胃之气，并有调气活血、益气通脉的作用。

（四）血会膈俞

血者心所主，脾所统，肝所藏。膈俞位于膈部，相当于膈膜的背俞穴，膈膜上有心肺，下有肝脾。心居上焦而主血，肺位胸中而朝百脉，脾胃位于中焦为后天之本，气血生化之源，脾统血，肝藏血，故从位置可知膈俞与心、肺、脾、肝关系密切。膈俞可用于血证疾病的治疗，诸如咯血、吐血、尿血、便血、崩漏、皮下出血以及瘀血痹阻经络之证。

（五）筋会阳陵泉

"筋会阳陵"之说，首见于《难经·四十五难》，但未详其因。笔者认为筋会阳陵，其由有三：一因阳陵泉是足少阳胆经第一要穴，又为胆腑的（下）合穴，主治腑病，而肝与胆相表里，肝主筋，故阳陵泉与筋有密切关系。二是阳陵泉位于膝关节部，是足三阳经筋和足三阴经筋结聚之处。三是阳陵泉主治各种经筋病，诸如腰痛、筋脉拘急、抽搐、半身不遂、下肢痿痹、腓肠肌痉挛以及各种扭伤等都有着独特的疗效。

启才精讲　阳陵泉针灸临床新用

阳陵泉，穴出《灵枢·邪气脏腑病形》，位于膝关节外下方、腓骨小头前下方凹陷中。为足少阳胆经（下）合穴，属于"筋之会"穴。

1. 阳陵泉治疗范围古今文献复习　关于阳陵泉的主治，古今文献均只记载了肝胆病和下肢痿痹、痉挛方面的系列证候，完全没有涉及其他内脏病证。

《灵枢·邪气脏腑病形》："胆合入于阳陵泉，胆病者，善太息，口苦，呕宿汁，心下憺憺，恐人将捕之，喉中吤吤然，数唾，在足少阳之本末，亦视其脉之陷下者灸之，其寒热者取阳陵泉。"

《针灸甲乙经》："胆胀者，阳陵泉主之……胁下椎满，呕吐逆，阳陵泉主之……髀痹引膝，股外廉痛，不仁，筋急，阳陵泉主之。"

《铜人俞穴针灸图经》："阳陵泉治膝伸不得屈，冷痹脚不仁，偏风，半身不遂。"

《马丹阳天星十二穴治杂病歌》："阳陵泉居膝下，外廉一寸中，膝肿并麻木，冷痹及偏风，起坐腰背重，面肿满胸中，举足不能起，坐卧似衰翁。"

《玉龙歌》："膝盖红肿鹤膝风，阳陵二穴堪可攻。"

《针灸大成》："主膝伸不得屈，髀枢膝股冷痛，脚气，膝股内外廉不仁，偏风，半身不遂，脚冷无血色，苦嗌中吤然，头面肿，足痉挛。"

《医宗金鉴·刺灸心法要诀》："阳陵泉治痹偏，兼治霍乱转筋痛。"

《针灸学》（全国高等医药院校4版教材）："下肢痿痹，脚气，口苦，呕吐，胁痛。"

《针灸学》（全国高等医药院校5版教材）："胁痛，口苦，呕吐，下肢痿痹，脚气，黄疸，小儿惊风。"

《腧穴学》（全国高等医药院校1版教材）："半身不遂，下肢痿痹、麻木，膝肿痛，脚气，胁肋痛，口苦，呕吐，黄疸，小儿惊风，破伤风。"

作为"筋之会"穴，阳陵泉在针灸临床的治疗作用并没有得到充分的彰显，当责之于古今针灸界对"筋"以及"经筋"的认识欠缺甚至错误。错误的理论就不可能正确地指导中医临床，于是，从古到今，阳陵泉的主治范围，除了肝胆病本身以外，其他方面也就只局限在肌腱、韧带方面了。

要想全面了解"筋会阳陵"的针灸治疗作用，就必须首先认识"筋"究竟是指什么？

2. 关于中医学所说的"筋"　"筋"的含义，我国最早的辞书汉代《说文解字》释为"肉之力也"，对"腱"的解释为"筋之本也"。结合中医学现存最早的医书《黄帝内经》，应该就是指"十二经筋"。

十二经筋首见于《灵枢·经筋》。经筋就是机体筋肉系统的总称，即十二经脉之气聚结于筋肉、骨骼、关节的体系。隶属于正经，为十二经脉在肢体外周的连属部分，故按十二经脉的循行部位予以分类。每一条经筋主要连系同名经脉循行部位上的若干肌肉群，故仅以十二经脉之意按手足、阴阳命名，而不冠以脏腑名称。

　　3. 质疑一　十二经筋只是肌腱、韧带吗？现今公认的看法，认为经筋相当于现代解剖学中的肌肉、肌腱、韧带等组织结构。如《辞源》《辞海》释为"大筋、小筋、筋膜"（包括韧带、肌腱等），《新华词典》《现代汉语词典》莫不如此。

　　那么，《说文解字》所说的"肉之力""筋之本"，意指能产生力量的筋和肉，不仅仅是指现代人体解剖中运动系统的骨骼肌、肌腱、韧带，诸如支配面部表情的轮匝肌，主管呼吸的胸肌和膈肌，运行气血的心肌和血管，维系肝、胃正常高度的肝膈韧带和胃肝韧带，推动胃肠蠕动的肠系膜，调控输尿管蠕动的平滑肌，支配胆囊、膀胱和肛门舒缩的括约肌等，都不是体表运动系统的肌腱、韧带，而是体内的肉之力、筋之本。

　　我们还可以从《黄帝内经》中找到经筋类似于神经系统组织结构的依据。《灵枢·经筋》载："手太阳之筋……弹之应小指之上。""足少阳之筋……左络于右，故伤左角，右足不用，命曰'维筋相交'。"前者为视手太阳经筋等同于现代解剖中的尺神经的例证，日常生活中，我们有意识或无意识弹及或碰撞肘关节尺骨鹰嘴与肱骨大结节之间的凹陷时，就会有触电感从肘尖放射到小指端，手太阳经筋的分布与尺神经的分布相一致，手太阳经筋"弹之应小指之上"与弹拨尺神经的反应相一致。后者则与中枢神经对机体的运动、感觉呈左右交叉、上下颠倒的支配形式完全吻合（即一侧脑部受伤，会导致对侧肢体瘫痪）。只不过《黄帝内经》是将椎体交叉现象称之为"维筋相交"而已。而经筋的系列病证如经脉瘛疭抽搐、角弓反张或弛缓不收、瘫痪失用，面肌麻痹、口眼㖞斜等均属于现代医学的神经系统疾病。

　　4. 质疑二　十二经筋不入内脏吗？现代针灸医学理论，受隋代杨上善《黄帝内经太素》"十二经筋内行胸腹廓中，不入五脏六腑"学术偏见的影响，认为经筋只相当于现代解剖学中的肌肉、肌腱、韧带等组织结构，而不入内脏。

　　关于经筋入内脏的问题，我们应当这样来分析：经筋的主体结构是机体外周的筋肉系统，部分经筋除了在体表聚结外，也进入体内散络，形成有关脏腑的组织结构（如内脏系膜、平滑肌等），只是与脏腑没有属络关系，并非不入脏腑。据《灵枢·经筋》的记载，手太阴、手厥阴经筋病候中的"息贲"，就类似现代临床中的肺积、肺痈等病证；手少阴经筋病候中的"伏梁"，就相当于现今的胃痛、痞块等证。其他诸如心肌、胃肠平滑肌、胆道括约肌、膀胱括约肌、输尿管腔等也均由经筋构成。

　　所以，完整地说，经筋所指的范围，应该包括骨骼、肌肉、肌腱、韧带、皮下脂肪、内脏系膜、内脏平滑肌和部分神经实体结构。而以上组织结构的病变，也都是阳陵泉的主治范围。

　　5. 肝肾同源，筋骨相连　当今针灸临床，甚至还有人认为肌筋膜病变只能用铍针、刃针、针刀等相应工具来解决，用穴位治疗基本没什么效果。这种一孔之见，忽悠了相当多的针灸临床工作者。

　　肌筋膜属于经筋范畴，肌筋膜的病变也就属于经筋的病变。在《黄帝内经》中对各种经筋的病变，早就有很全面、很深入的治疗方案和具体措施。《灵枢·终始》在战略上提出了"在筋求筋，在骨求骨"的基本对策；而在战术上，则提出了"以痛为腧"的"阿是之法"，"治在燔针劫刺"的火针疗法。

　　筋和骨都是属于经筋的范畴，密不可分。中医学认为，肝主筋，肾主骨，肝肾同源，筋骨相连，肝肾筋骨为一体。中医骨伤科俗语有"伤筋动骨一百天"之说，针灸治疗骨折，在愈合过程中，也要在灸治断端的治疗中配合用筋之会穴阳陵泉，缩短疗程，提高疗效。

6. 阳陵泉在针灸临床上的新用　笔者在针灸临床中，突破阳陵泉传统治疗肝胆疾病和下肢痿痹以及骨骼、肌腱、韧带病证的局限，广泛用于治疗多种内脏以及神经系统疾病，大大提高了本穴的临床适应范围和治疗效果。

（1）面神经麻痹或面神经痉挛：《灵枢·经筋》明文将面神经麻痹纳入经筋病变，对于面瘫，我除了在局部二侧同时用穴（尤其是阳白、颧髎、地仓用《内经》"合谷"法）之外，远端习用对侧合谷和双侧太冲、阳陵泉（调节面部两侧经络平衡）。而对于面神经痉挛，则少用面部穴位，多用上肢后溪穴和下肢阳陵泉缓解痉挛状态。

20世纪70年代，笔者在北非阿尔及利亚援外医疗期间，治疗一名患急性面神经麻痹的中年警官，12次痊愈（详见第8章第二节"周围面神经麻痹验案举例"）；20世纪80年代在武汉接治一名患面神经痉挛多年的香港商人，常规治疗无效，后经用微量氯丙嗪（冬眠灵）在面部做穴位注射，6次后显著好转。

（2）心绞痛：心绞痛是冠状动脉硬化性心脏病的主要症状。急性发作时，若在郄门、巨阙、膻中等常规处方基础上加用阳陵泉，直刺1～2寸，行提插、捻转泻法，对心脏平滑肌绞痛有明显的舒缓作用，能较好协助常规腧穴行气通阳、化瘀止痛，对因心绞痛引起的胁肋放射痛更能发挥舒经活络作用。笔者在几十年的临床工作中，受原北京中医学院针灸老前辈的启发，利用常规穴加阳陵泉治疗急性心绞痛取得满意效果（详见第6章第九节"心绞痛验案举例"）。

（3）气管、支气管痉挛、哮喘：气管、支气管痉挛是指气管或支气管平滑肌持续收缩，表现为呼吸困难、呛咳、哮喘、缺氧，严重时可因窒息危及生命。平滑肌病变属于经筋病范畴，宜紧急针刺天突、膻中、阳陵泉、丰隆等穴，缓解痉挛、化痰通络。

（4）食管、胃肠痉挛：食管、胃肠痉挛是由于胃肠平滑肌突发性痉挛而产生的胃脘部或腹部剧烈疼痛。除胸骨后及脘腹部疼如刀绞外，腹直肌多呈挛急状态。在这种情况下，可取膻中、中脘、梁丘强刺泻法，阳陵泉宜大幅度提插、捻转，或加用电针强刺激，以助中脘、梁丘通调腑气、止痉镇痛。

（5）膈肌痉挛：膈肌痉挛中医称"呃逆"，是膈肌不自主的间歇收缩运动，以气逆上冲、喉间呃呃有声、音短而频、令人不能自控为主要特征。针刺止呃的穴位很多，但直接与膈肌密切相连的却只有膈俞（膈之背俞）、阳陵泉（筋会，膈肌古称"贲"，乃诸多经筋所结之处）。故针刺阳陵泉缓解膈肌痉挛，可收立竿见影之效。

（6）胃下垂、肝下垂：胃下垂、肝下垂是指胃、肝的位置低于正常，多发生于身体瘦弱、从事站立工作的女性。主要由于胃膈韧带和胃肝韧带无力或腹壁肌肉松弛所致。

胃膈韧带、胃肝韧带以及腹壁肌肉都是属于"经筋"的范畴，在常规补中益气的针灸处方中加用"筋之会穴"阳陵泉，能有针对性地加强胃膈韧带和胃肝韧带以及松弛的腹壁肌肉紧张度，发挥更加理想的治疗效果。

（7）遗尿、尿失禁或尿潴留：遗尿、尿失禁或尿潴留都来源于膀胱括约肌对尿液的调节失控。《素问·宣明五气》载："膀胱不利为癃，不约为遗尿。"而这里所谓膀胱的"不利""不约"，其实就是膀胱括约肌对尿液的控制能力。

膀胱括约肌也是属于经筋的范畴，作为筋之会穴，阳陵泉对其紧张或松弛程度均有一定的调治作用。而作为宗筋之主的肝（经），在其"所生病"中也有遗尿和癃闭，就是对阳陵泉能够主治遗尿或尿潴留最好的佐证。

20世纪80年代初，笔者在北非阿尔及利亚援外医疗期间，以阳陵泉为主穴，为一家5个孩子治疗遗尿，获得显著效果。

（8）泌尿系绞痛：泌尿系绞痛是泌尿系结石的主要症状，病位在肾和膀胱，涉及肝脾。绞痛发作时阳陵泉宜急刺2寸左右，行大幅度、快频率提插、捻转泻法，或接电针以连续波、快频率强刺激，或以5%～10%葡萄糖液5ml左右穴位注射，对泌尿系平滑肌以及膀胱括约肌有良好的抗痉挛作用。20世纪80年代末，笔者在江苏省中医院针灸科病房临床工作时，就曾经应门诊急诊室之请，运用电针疗法连续波、快频率，强刺阳陵泉穴，即刻为肾结石患者止痛。

（9）阳痿、阳强、疝气：阳痿、阳强、疝气是男性的三个前生殖器病证，因阳痿、阳强多由肝血不足，疝气多系肝郁气滞。"前阴者，宗筋所聚，乃肝经所系"，也就是说"肝主宗筋"。三病在常规取用关元、三阴交的基础上加用"筋之会穴"阳陵泉，能够通过滋养肝筋、疏肝理气，达到起痿、壮阳、止痛的治疗目的。阳痿轻刺激补法，心理性的加灸头顶百会穴；阳强加针大敦穴；疝气强刺激泻法，加针下巨虚。

（10）脱肛、子宫脱垂：脱肛是直肠黏膜部分或全层脱出肛门之外，相当于西医学的"直肠脱垂"。常见于小儿、老人和多产妇女，主要与解剖缺陷、组织软弱及腹压增高有关。阳陵泉轻刺激补法，并加灸头顶百会穴，配合动刺收缩肛门括约肌。

子宫脱垂是指子宫从正常位置沿阴道下垂，子宫颈外口达坐骨棘水平以下，甚至子宫全部脱出于阴道口外，属于中医学"阴挺"的范畴。常由于产妇素来体质虚弱，产伤处理不当，产后过早参加体力劳动而腹压增加，或能导致肌肉、筋膜、韧带张力降低的各种因素引起。阳陵泉轻刺激补法，并加灸头顶百会穴，配合动刺收腹和收缩会阴部。

还有其他涉及"宗筋所聚"组织结构的病变：前后二阴病证如前所述，此外还有耳病、鼻病、乳房病、指头（指甲）病等。

（六）脉会太渊

太渊为手太阴肺经的原穴，是肺经与三焦原气相关的部位，能反映肺之状态和肺的功能。同时，太渊穴又位于寸口动脉，乃中医临证切脉之处。《难经·一难》载："寸口者，脉之大会，手太阴之脉动也。"另外，肺朝百脉而主治节。《素问·经脉别论》载："脉气流经，经气归于肺，肺朝百脉。"肺朝百脉即百脉朝肺，脉指周身的血脉而言。血液的正常运行，有赖于肺气的推动，气为血帅，气行则血行。故太渊除了治疗肺系的病变外，还主治各种血脉疾病。如血脉痹阻引起的脉管炎、无脉症、脉律不齐、心绞痛以及血脉失于固摄而引起的咳血、呕血等心肺疾病。

（七）骨会大椎

古今针灸文献关于"骨会大杼"之说，后世对此认识不统一，有说大杼者，有说大椎者。

"骨会大杼"的说法最早见于元代滑伯仁《难经本义·四十五难》，书中记载："骨会大杼，骨者髓所养，髓自脑下，注于大杼，大杼渗于脊心，下贯尾骶，渗注骨节。故骨之气，皆会于此。"明代王九思《难经集注》、杨继洲《针灸大成》及现今教材均源袭此说。

而明代张介宾的《类经图翼·经络六（督脉经穴）》载："大椎为骨会，骨病可灸之。"该书九卷之八会穴中又载："大椎，督脉穴，肩脊之骨会于此，故曰'骨会'。肩能任重，以骨会大椎也。"提出骨之会穴不是大杼，而在督脉的大椎穴。此外，明代王文洁《脉诀难经太素·四十五难·八会图》中骨之会也指大椎穴；日本针灸医家寺岛良安1712年出版的《和汉三才图会》一书中也明确指出大椎别名"大杼"；日本针灸医家原昌克1803年所著《经穴汇解·腰背部第四》中对骨会大椎之说提出了如下理由："椎骨又名'杼骨'，后人遂误混称'大椎'为'大杼'。"清代廖润鸿的《针灸集成》和民国针灸大家黄竹斋的《难经会通》也都推崇"骨会大椎"说。

启才精讲　骨关节病用穴误区——改"骨会大杼"为"骨会大椎"

　　笔者认为从《难经本义》关于骨会大杼"骨为髓所养，髓自脑下，注于大杼，大杼渗于脊心，下贯尾骶，渗注骨节"的论述来看，能"渗于脊心、下贯尾骶"的与位于脊柱之上的大椎穴完全相符，而与距脊柱1.5寸的大杼穴风马牛不相及。

　　按医理而论，针灸学中的"会"穴必须要满足两个基本条件：一是"会"穴理应同所会组织的所在部位、生理特性、病理变化以及治疗作用等存在着密切的联系；二是临床应用的客观性、可靠性、真实性和实效性。

　　首先，大椎穴属于督脉，部位在脊椎最大的骨头第7颈椎之下，其深层就是脊柱椎管的脊髓，也就是"主骨"的足少阴肾经从会阴贯脊、属肾、通脑的部位，这个部位是直通大椎穴的，而不通脊柱以外的大杼穴。

　　二是临床应用的客观性、可靠性、真实性和实效性。验之于针灸临床，大椎穴确实能治疗多种骨关节病（诸如落枕、颈椎病、肩周炎、肥大性脊柱炎、腰扭伤、腰椎间盘脱出以及各种关节疼痛、骨质增生等），往往多取大椎治疗，而少用大杼穴。

　　故从中医针灸医理、解剖部位和针灸临床实践诸多方面来分析，"骨会大杼"实乃"骨会大椎"之误。古代文献所记骨会足太阳膀胱经的"大杼"穴，完全是后人误将这里的"大杼骨"想当然地张冠李戴到膀胱经的大杼穴上。故本书改"骨会大杼"为"骨会大椎"，方合针灸临床实际。

　　其实，《难经本义·四十五难》关于"骨会大杼"的本意并没有错，是说的最大的骨头"大杼骨"（第7颈椎）下凹陷中大椎穴的别名"大杼"而言。第7颈椎因为最高、最大，古称"大杼骨"，于是，大椎穴也就顺理成章地有了"大杼"这个别名，并不是指足太阳膀胱经的大杼穴。殊不知，这个别名，却被后世有些不明就里的医家和现今国家的针灸教材《针灸学》《腧穴学》《针灸治疗学》的编者们错误地理解为"骨会足太阳膀胱经的大杼穴"。从而以讹传讹，使这一错误的学术理论泛滥古今，乃至国内外针灸学术界，严重地误导了针灸医学的学术理论以及针灸临床对骨病的正确治疗。

　　追根溯源，就现有文献资料来看，这一错误最早应归咎于新中国成立后江苏省中医学校（现南京中医药大学）针灸学科教研组编写的第1版国家《针灸学》教材（由江苏省中医学校针灸学科教研组编著，在江苏人民出版社于1957年10月出版，错误出现在第154、468页）；在此基础上，1961年1月又出版了中医学院试用教材《针灸学讲义》（南京中医学院针灸教研组编，在人民卫生出版社于1961年1月出版，错误出现在第72、176页）；1964年8月重订本《针灸学讲义》（南京中医学院主编，在上海科学技术出版社于1964年8月出版，错误出现在第97、250页），错误一直延续至今。

　　结论：古代文献所记"骨会大杼"完全是"骨会大椎"之误。对于这一重大理论和临床错误，必须正本清源！将"骨会大杼"改为"骨会大椎"，方合针灸学术理论和临床实际。现代的针灸临床，理应恢复大椎穴在针灸临床治疗骨关节病证"领头羊"的地位！

　　也许有人会问：现代的针灸书上或者针灸杂志上为什么也能看到一些用大杼穴治疗骨关节病证的报道啊！其实，这大多数是人为地在错误理论指导下以误传误甚至于弄虚作假造成的。

　　滑稽的是，许多针灸医生临床上是用的大椎穴治疗颈椎病等骨关节病证，而在论文或临床报道中为了能"合理地"解释机制，以求得与针灸文献尤其是针灸教材理论的一致性。

（八）髓会绝骨

　　绝骨穴，即悬钟穴，属足少阳胆经，《灵枢·经脉》有足少阳胆经"主骨所生病"的记载。骨与髓同源，骨为髓之外府，又赖髓之滋养。髓自脑生，悬钟穴在针灸临床中确能治疗与脑、髓相关的病证，如髓海空虚而致的头晕、目眩、耳鸣、耳聋、失眠、记忆力低下、大脑发育不全以及中风偏瘫、失语、造血功能低下等。

关于髓之会穴，后世也有分歧。如《难经本义·四十五难》载："四明陈氏曰，髓会绝骨，髓属于肾，肾主骨，于足少阳无所关。脑为髓海，脑有枕骨穴，则当为枕骨，绝骨误也。"此说可参。

启才新编：八会穴歌

> 脏会章门中脘腑，气在膻中血膈俞；
> 筋聚阳陵脉太渊，骨走大椎髓绝骨；
> 大杼应为大椎穴，部位主治才相符；
> 八大组织合人体，何方病变何穴助。
> 注："骨会大杼"改为"骨会大椎"。

三、郄会配穴

临床上，郄穴与八会穴也可相互配用，称"郄会配穴法"。如哮喘发作取手太阴肺经郄穴孔最配气之会穴膻中；咳血顿作取手太阴肺经郄穴孔最配血之会穴膈俞；急性胃痛取足阳明胃经郄穴梁丘配腑之会穴中脘；颈项强痛取手太阳小肠经郄穴养老配髓之会穴悬钟等。

第四节　下合穴的临床应用

《灵枢·邪气脏腑病形》载："合治内腑。"《素问·咳论》载："治腑者，治其合。"指出下合穴主要用来治疗六腑病变。

六腑病多实证，治疗则应以通为用，以降为顺。下合穴是手足六阳经之经气内通六腑之所，故临证用下合穴治疗急腹症，以通降腑气，多获良效。如足三里治疗胃脘痛；上巨虚治疗痢疾、阑尾炎；下巨虚治疗小腹痛、腹泻；阳陵泉治疗黄疸、胆绞痛；委中、委阳治疗膀胱和三焦气化失常引起的尿频、癃闭等。

临床上可以结合脘腹疼痛的不同区域来分别选用下合穴。胃区（以中脘穴为中心，上至巨阙穴，下至下脘穴，两旁至足阳明经线）取足三里；大肠区（以天枢穴为中心，上至滑肉门穴，下至水道穴，距任脉2寸左右）取上巨虚；小肠区（以肚脐为中心，上至水分穴，下至关元穴，距任脉1寸左右）取下巨虚；胆区（以胁肋下部为中心，内至足阳明经的不容、太乙穴，外至季肋，下至带脉穴）取阳陵泉；膀胱区（以中极穴为中心，上至关元穴，下至曲骨穴，距任脉1寸左右）取委中（若疼痛非因膀胱引起者，另当别论）；三焦区（疼痛走窜无定处）取委阳穴。

下合穴可以分别与原穴、募穴相互配用。例如，脾胃失和引起的恶心、呕吐、腹胀、泄泻，以足三里配脾经原穴太白，健脾和胃，升清降浊；肝胆火旺所致的头晕目眩、口苦咽干、胁肋疼痛，以阳陵泉配肝经原穴太冲，清利肝胆，平肝降火；胃肠病更可用足三里配大肠经原穴合谷调理胃肠，消积化滞；肝气犯胃之胃痛，也可以用足三里配肝经原穴太冲疏肝理气，和胃止痛。

下合穴与募穴配用是基于二者对六腑阳证、实证、热证的主治共性，均偏于泻六腑之实。例如，上巨虚配大肠募天枢穴治疗痢疾、阑尾炎；阳陵泉配胆募日月穴治疗各种胆道疾病等，疗效均十分显著。

启才新编：下合穴歌

> 胃腑下合三里乡，上下巨虚大小肠；

膀胱当合委中穴，三焦之合是委阳；

胆经合于阳陵泉，合治内腑效必彰。

第五节 八脉交会穴的临床应用

八脉交会穴是十二经脉与奇经八脉发生互通关系的8个腧穴，分别是列缺、后溪、公孙、足临泣、内关、外关、照海、申脉。八脉交会穴是人体四肢（"本"部）的要穴，临床主治范围十分广泛。故明代李梴《医学入门·针灸子午八法》有"八法者，奇经八穴为要，乃十二经之大会……周身三百六十穴，统于手足六十六穴，六十六穴又统于八穴"之说。不仅主治本经脉循行所过的四肢躯干（包括内脏）、头面五官病变，也主治奇经八脉的有关病变，且为治疗所通奇经病证的首选腧穴。如后溪主治脊柱强痛、角弓反张的督脉病变；公孙主治胸腹气逆而拘急、气上冲心的冲脉病变。

八脉交会穴既可以单独使用，也可以配伍应用。为增强疗效，针灸临床常将八穴分为四组，配成四对简易处方，组合的方法是内关配公孙、列缺配照海、后溪配申脉、外关配足临泣。一个上肢穴配一个下肢穴，为上下配穴法的典型代表。阴经两对按五行相生关系配伍，偏治五脏在里之疾；阳经两对按同名经同气相应关系配伍，偏治头面肢体在表之病。

一、内关配公孙

内关为手厥阴心包经之络穴，联络心包、三焦二经；调理三焦，宣上导下；穴通阴维脉，阴维脉从足至腹，行于胁肋、胸膈和咽喉，既主一身之里，又是手足三阴经之纲维。公孙为足太阴脾经之络穴，联络脾、胃二经；调理脾胃，疏通肠道；穴通冲脉，冲脉也行于腹、胸、咽喉部位，发病时，气从少腹上冲，状如奔豚，胸腹胀满，胃脘而痛。二穴合于心、胸、胃，并主治相应病变，如胃痛，恶心，呕吐，嗳气，反酸，呃逆，腹胀，腹痛，气上冲心等。

二、列缺配照海

列缺为手太阴肺经之络穴，属肺络大肠，系于咽喉，穴与任脉相通；任脉循行于胸腹正中，上达咽喉。照海属足少阴肾经，通于阴跷，肾经和阴跷脉均与胸膈、肺系和咽喉相通。二穴合于胸膈、肺系、咽喉，并主治相应病证，如胸中满闷，咳嗽气喘，咽喉疼痛，声音嘶哑或失音，梅核气等。

三、后溪配申脉

后溪属手太阳小肠经，与督脉相通；申脉属足太阳膀胱经，通于阳跷。二穴在体表均与眼、耳、头项、肩胛、腰背等相连系，故共同主治耳、目内眦、头项、肩胛及腰背的病证。由于二穴所在的经脉均与督脉相连，通达于脑，也可以主治心、脑、肝、肾的病证，如头晕，头痛，失眠，癫狂，痫病，神昏，抽搐，面瘫，面肌痉挛等。

四、外关配足临泣

外关为手少阳三焦经之络穴，与阳维脉相通，阳维脉主一身之表；足临泣属足少阳胆经，通于带脉。两穴之经脉均连系于耳、偏头、胸胁，故共同主治耳、目外眦、偏头、胸胁及外感风邪引起的病证。

现将八脉交会穴的配伍及主治病证列表如下（表5-1）。

表5-1　八脉交会穴配伍及主治

穴 名	所属经脉	所通经脉	主治范围
列缺	手太阴肺经	任脉	肺系、咽喉、胸膈疾病
照海	足少阴肾经	阴跷脉	
后溪	手太阳小肠经	督脉	耳、目内眦、头项、肩胛、腰背疾病
申脉	足太阳膀胱经	阳跷脉	
内关	手厥阴心包经	阴维脉	心、胸、胃疾病
公孙	足太阴脾经	冲脉	
外关	手少阳三焦经	阳维脉	耳、目外眦、侧头、颈肩、胸胁疾病
足临泣	足少阳胆经	带脉	

当然，在常规4组配穴的基础上，也有其他配伍方法。其中应用最多的当属申脉配照海。二穴分属足太阳、足少阴，内外阴阳表里相对，因腧穴位置的解剖学关系，应用时对刺。

启才新编：八脉交会主治歌（1）

列缺属肺任脉通，照海阴跷膈喉咙；

后溪督脉肩颈项，申脉阳跷耳目聪；

公孙冲脉心胸胃，内关阴维胃心胸；

临泣带脉肩颈颊，外关阳维偏头风。

八脉交会主治歌（2）

内关、公孙心胸胃，列缺、照海咽喉肺；

外关、临泣耳胁肋，后溪、申脉枕腰背。

第六节　交会穴的临床应用

交会穴指两条或两条以上经脉相交会之腧穴，主要用于治疗交会经脉所属脏腑、组织的病变。人体全身的交会穴约有100个，其中，有的是在体表交会，有的则在体内贯通。例如，大椎为诸阳经之交会穴，能通一身之阳；头维是足阳明、足少阳两经的交会穴，可同时治疗阳明、少阳两型头痛（即偏正头痛）；三阴交为足三阴经交会穴，调理脾、肝、肾有独到之处；关元、中极为任脉与足三阴经交会穴，故能广泛用于治疗属于任脉、足三阴经的脾胃肝肾病变。

现将人体交会穴归纳、整理如下（表5-2）。

表5-2 交会穴（○为经脉归属，√为交会经脉）

穴名	任脉	督脉	手太阴经	手阳明经	足阳明经	足太阴经	手少阴经	手太阳经	足太阳经	足少阴经	手厥阴经	手少阳经	足少阳经	足厥阴经	冲脉	带脉	阴维脉	阳维脉	阴跷脉	阳跷脉	出处及说明
会阴	○														√						《针灸甲乙经》
曲骨	○													√							同上
中极	○					√				√				√							同上
关元	○					√				√				√							同上
阴交	○									√					√						《外台秘要》
下脘	○					√															《针灸甲乙经》
中脘	○				√			√				√									《针灸聚英》
上脘	○				√			√													《针灸甲乙经》
膻中	○					√		√		√		√									《针灸大成》。还应与手三阴经交会
天突	○																√				《针灸甲乙经》
廉泉	○																√				同上
承浆	○	√		√	√																《针灸聚英》。还应与足厥阴经交会
长强		○								√			√								《针灸甲乙经》
陶道		○							√												同上
大椎		○		√	√			√	√			√	√								《针灸聚英》
哑门		○																√			《针灸甲乙经》
风府		○																√			同上
脑户		○							√												《针灸甲乙经》
百会		○							√												《类经图翼》。还应与阳维脉、阳跷脉交会

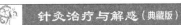

（续表）

	任脉	督脉	手太阴经	手阳明经	足阳明经	足太阴经	手少阴经	手太阳经	足太阳经	足少阴经	手厥阴经	手少阳经	足少阳经	足厥阴经	冲脉	带脉	阴维脉	阳维脉	阴跷脉	阳跷脉	出处及说明
神庭		○			√				√												《针灸甲乙经》
水沟		○		√	√																同上
龈交	√	○			√																《针灸聚英》。还应与足厥阴经交会
中府			○			√															王冰注《素问》
肩髃				○								√								√	《奇经八脉考》
巨骨				○																√	《针灸甲乙经》
迎香				√	√																同上
承泣	√				○															√	《针灸甲乙经》。还应与手少阴经、足厥阴经交会
巨髎				√	○															√	《针灸大成》
地仓	√			√	○															√	《针灸聚英》
下关					○								√								《针灸甲乙经》
头维					○								√					√			同上
气冲					○										√						《难经》
三阴交						○				√				√							《针灸甲乙经》
冲门						○								√							同上
府舍						○								√			√				同上
大横						○											√				同上
腹哀						○											√				同上
膈俞								○										√			同上

（续表）

穴名	阳跷脉	阴跷脉	阳维脉	阴维脉	带脉	冲脉	足厥阴经	足少阳经	手少阳经	手厥阴经	足少阴经	足太阳经	手太阳经	手少阴经	足太阴经	足阳明经	手阳明经	手太阴经	督脉	任脉	出处及说明
秉风								√	√				○				√				同上
颧髎									√				○								同上
听宫								√	√				○								同上
睛明	√	√										○	√			√					王冰注《素问》
大杼												○	√						√		《奇经八脉考》
风门												○							√		《针灸甲乙经》
附分												○	√								《外台秘要》
跗阳	√											○									《针灸甲乙经》
申脉	√											○									同上
仆参	√											○									同上
金门			√									○									同上
照海		√									○										同上
交信		√									○										同上
筑宾				√							○										同上
横骨						√					○										同上
大赫						√					○										同上
气穴						√					○										同上
四满						√					○										同上
中注						√					○										同上
肓俞						√					○										同上

（续表）

穴名	任脉	督脉	手太阴经	手阳明经	足阳明经	足太阴经	手少阴经	手太阳经	足太阳经	足少阴经	手厥阴经	手少阳经	足少阳经	足厥阴经	冲脉	带脉	阴维脉	阳维脉	阴跷脉	阳跷脉	出处及说明
商曲										○					✓						同上
石关										○					✓						同上
阴都										○					✓						同上
通谷										○					✓						同上
幽门										○					✓						同上
天池											○			✓							《针灸聚英》
天髎												○	✓					✓			王冰注《素问》
翳风												○	✓								《针灸甲乙经》
角孙												○	✓								《铜人腧穴针灸图经》
和髎												○	✓								《外台秘要》
瞳子髎												✓	○								《针灸甲乙经》
上关					✓							✓	○								同上
颔厌					✓							✓	○								同上
悬厘					✓							✓	○								同上
曲鬓									✓				○								同上
天冲									✓				○								王冰注《素问》
率谷									✓				○								《针灸甲乙经》
浮白									✓				○								同上
头窍阴									✓				○								同上
完骨									✓				○								同上

（续表）

穴名	任脉	督脉	手太阴经	手阳明经	足阳明经	足太阴经	手少阴经	手太阳经	足太阳经	足少阴经	手厥阴经	手少阳经	足少阳经	足厥阴经	冲脉	带脉	阴维脉	阳维脉	阴跷脉	阳跷脉	出处及说明
本神													○					√			同上
阳白				√	√								○					√			《针灸聚英》
头临泣									√				○					√			《针灸甲乙经》
目窗													○					√			同上
正营													○					√			同上
承灵													○					√			同上
脑空													○					√			同上
风池												√	○					√			《针灸聚英》。还应与足太阳经交会
肩井					√							√	○					√			《针灸聚英》
日月						√							○					√			《铜人腧穴针灸图经》。还应与足厥阴经交会
带脉													○			√					王冰注《素问》
五枢													○			√					同上
维道													○			√					《针灸甲乙经》
居髎													○							√	同上
环跳									√				○								王冰注《素问》
阳交													○					√			《针灸甲乙经》
章门						√							√	○							同上
期门						√								○			√				同上

注：根据经络在人体的分布与联系，交会穴还应有足阳明经缺盆（手、足三阳经交会）、足太阳经至阴（与足少阴经交会）、足少阳经京门（与足厥阴经交会）。

第七节　五输穴的临床应用

五输穴是指十二经脉的井、荥、输、经、合5组穴位。五输穴除治疗局部病证之外，对经脉循行远端部位（头面、躯干、内脏）乃至全身性疾病均有较好的治疗作用。

一、五输主病

关于五输穴的主病，《黄帝内经》中总结了一定的经验，如"治脏者治其输，治腑者治其合""荥输治外经，合治内腑""病在阴之阴者，刺阴之荥输"。总结最为全面的是《灵枢·顺气一日分为四时》，即"病在脏者取之井，病变于色者取之荥，病时间时甚者取之输，病变于音者取之经，经满而血者，病在胃及以饮食不节得病者，取之于合"。

《难经·六十八难》根据《黄帝内经》的经旨，结合经脉的生理、病理特点，进一步总结出"井主心下满，荥主身热，输主体重节痛，经主喘咳寒热，合主逆气而泄"的主病规律。

（一）井主心下满

"心下满"即胸胁部郁闷、痞满，乃肝病之疾。肝属木，主疏泄，经脉布于胸胁。如果肝失于疏泄，肝气横逆，克伐脾胃，就会出现心烦、郁闷不乐、胸胁胀满、烦躁易怒、头痛脑涨、嗳气反酸、脉弦等症状，则可取用井穴疏肝理气、解郁除烦。

（二）荥主身热

心属火，"身热"主要是心火亢盛的表现，当然也包括其他脏腑、经脉的热证（包括阴虚火旺之证）在内。诸如热伤神明引起的心悸、心烦、狂躁不宁、神昏谵语，热伤肺卫导致的发热、咽喉肿痛；肝火上炎引起的面红目赤、口苦咽干，热伤津液导致的口干舌燥、干咳无痰、尿少、便秘；心火下移小肠导致小便黄赤、尿道涩痛或尿血；热伤血络引起的吐血、鼻出血、大便下血；心、肺、肠道热毒壅盛引起的肌肤痈肿疮疖等，则取用诸经荥穴清热泻火。

（三）输主体重节痛

脾主四肢、肌肉，"体重节痛"属于肌肉和关节的病变，主因脾失健运、水湿阻滞。由此引起的其他症状如食欲缺乏、脘腹胀满、恶心呕吐、大便稀溏、肢体浮肿等，均可取用相应"输"穴予以治疗，以健脾和胃、运化水湿。

（四）经主喘咳寒热

"喘咳寒热"系邪袭肺卫、肺失宣降所导致的外感及其呼吸系统病变，如恶寒发热、咳嗽气喘、鼻塞不通、咽干咽痒、声音嘶哑、二便失调等，均可选取"经"穴，以宣肺解表、止咳平喘。

（五）合主逆气而泄

"逆气而泄"指气机上逆、二便失调的病证，病变部位主要在六腑和肾及前后二阴。如遗尿、泄泻（包括"五更泄"）、遗精、阳痿、早泄、男子不育、女子不孕、小儿发育不良、肾不纳气之气逆而喘等。凡此，均可选用"合"穴调理肠道、调补肾气。

五输穴在阴经和阳经中的五行排列不同，但其主治作用为何相同呢？这是因为五输穴的主治病证是以五行生克关系为依据的。如"井主心下满"，井穴在阴经中的五行属性属木，与肝相应，邪气在肝时，可横犯脾胃，故出现"心下满"的症状。用井穴治疗，须用泻法，使肝气平降而不乘脾土，故心下满得以消除；而用阳经井穴（五行属金）治疗，须用补法，使金旺而能克木，木平则不能克土。再如"荥主身热"，荥穴在阴经中的五行属性属火，与心相应，邪气在心时，则心火灼肺（火克金），故出现"身热"的症状。用荥穴治疗，须用泻法，使火不克金，故身热可除；而用阳经井穴（五行属水）治疗，须用补法，壮水以克火，则身热自退。余皆类同。

五输穴的主治病证各有特点，临床除了参考《黄帝内经》《难经》关于五输穴的主病规律外，目前在针灸临床上井穴多用于急救昏迷病证（在 12 个井穴中，手厥阴心包经的井穴中冲位于中指顶端，足少阴肾经的井穴涌泉位于脚底足心，二穴一上一下，水火相济，对于神昏急暴之症最具通经接气、醒神开窍之功）；荥穴多用于热病；输穴多用于关节疼痛；经穴多用于肺卫、咽喉病；合穴多用于腑病。

启才新编：五输穴歌（1）

> 少商鱼际和太渊，经渠尺泽肺相连；
> 商阳二间三间接，阳溪曲池大肠牵；
> 厉兑内庭与陷谷，解溪三里胃经点；
> 脾经隐白接大都，太白商丘阴陵泉；
> 少冲少府和神门，灵道少海记心间；
> 少泽前谷加后溪，阳谷小海小肠边；
> 至阴通谷连束骨，昆仑委中膀胱遣；
> 涌泉然谷流太溪，复溜阴谷肾经延；
> 中冲劳宫与大陵，间使曲泽包络圈；
> 关冲液门中渚索，支沟天井三焦沿；
> 窍阴侠溪足临泣，阳辅阳陵属于胆；
> 大敦行间和太冲，中封曲泉肝经全。

五输穴歌（2）

> 井一荥二输穴三，输四临泣只有胆；
> 阳经输穴另有定，阴经输穴本是原；
> 经穴特殊方须记，经渠灵道间使先；
> 商丘复溜和中封，阳溪阳谷支沟连；
> 解溪属胃胆阳辅，膀胱昆仑是名山。

二、子母补泻

子母补泻法是根据疾病的虚实性质，结合脏腑、经脉和五输穴的五行属性，虚则补其母穴，实则泻其子穴。《难经·六十四难》载："阴井木，阳井金；阴荥火，阳荥水；阴输土，阳输木；阴经金，阳经火；阴合水，阳合土。阴阳皆不同，其意何也？然：是刚柔之事也。"这是十二经脉五输穴的阴阳、五行分属规律。为什么阴经经脉五输穴的五行排列以木为始，而阳经经脉五输穴的五行排列却以金为始呢？此乃阴柔阳刚之理。十二经脉五输穴的井、荥、输、经、合按五行相生的次序排列，而阴阳经脉五输穴的五行分属按五行相克的次序排列，这正是一种阴阳平衡之理。

《难经·六十九难》载："虚者补其母，实者泻其子……不虚不实，以经取之。"五输穴子母补泻有本经补泻、异经补泻两种方法。

（一）本经取穴法

病在某经，就按其虚实性质在本经选取母子穴。如肺（经）五行属金，太渊五行属土而为其母穴，尺泽五行属水则为其子穴。因此，肺的虚证宜补太渊，肺的实证宜泻尺泽。胃（经）五行属土，解溪属火为其母穴，厉兑属金为其子穴。因此，胃的虚证宜补解溪，胃的实证宜泻厉兑。再如，足厥阴肝经五行属木，肝（经）之实证、热证，本着"实则泻其子"的法则，应取本经行间穴泻之，因行间为"荥火"，乃木之子穴；肝之虚证，按照"虚则补其母"的法则，应取本经的曲泉穴补之，因曲泉为"合水"，乃木之母穴。

（二）异经取穴法

异经取穴法系按十二经脉之间的五行生克关系，根据"实则泻其子，虚则补其母"的治疗原则，分别在病变经脉的母经或子经选穴施术。此法较为复杂，具体运用时又有以下4种不同的方法。

1. 在子母经上随意取穴　例如肝（经）的实证，在其子经（手少阴心经）任取一穴，用泻法；虚证在其母经（足少阴肾经）任取一穴，用补法。

2. 选用子母经的"本"穴　所谓"本"穴，是指与本经五行属性相同的五输穴。例如肺虚证补足太阴脾经太白（母经本穴），肺实证泻足少阴肾经阴谷（子经本穴）；肝实证选用心经本穴少府（属火），肝虚证选用肾经本穴阴谷（属水）。

3. 选用子经子穴或母经母穴　例如肝实证选用手少阴心经子穴神门（属土）；肝虚证选用足少阴肾经母穴复溜（属金）。

4. 选用相表里经脉的子母穴　这属于一种变法，例如肝实证选取胆经的阳辅（子穴）；肝虚证选取胆经的侠溪（母穴）。

现将五输穴子母补泻的具体应用列表如下（表5-3）。

表5-3　五输穴子母补泻取穴法

经　脉	虚　实	本经取穴	异经取穴	经　脉	虚　实	本经取穴	异经取穴
手太阴肺经	虚	太渊	太白	足太阴脾经	虚	大都	少府
	实	尺泽	阴谷		实	商丘	经渠
手少阴心经	虚	少冲	大敦	足少阴肾经	虚	复溜	经渠
	实	神门	太白		实	涌泉	大敦
手厥阴心包经	虚	中冲	大敦	足厥阴肝经	虚	曲泉	阴谷
	实	大陵	太白		实	行间	少府
手阳明大肠经	虚	曲池	足三里	足阳明胃经	虚	解溪	阳谷
	实	二间	足通谷		实	厉兑	商阳
手太阳小肠经	虚	后溪	足临泣	足太阳膀胱经	虚	至阴	商阳
	实	小海	足三里		实	束骨	足临泣
手少阳三焦经	虚	中渚	足临泣	足少阳胆经	虚	侠溪	足通谷
	实	天井	足三里		实	阳辅	阳谷

启才新编：五输穴子母补泻歌

> 肺补太渊泻尺泽，大肠曲池二间接；
> 胃母解溪子厉兑，脾补大都商丘泻；
> 少冲心母神门子，小肠后溪小海决；
> 膀胱至阴与束骨，复溜补肾涌泉竭；
> 心包中冲连大陵，三焦中渚天井穴；
> 胆母侠溪子阳辅，肝补曲泉行间泻。

三、因时而用

因时而用，即根据时令使用五输穴。《灵枢·顺气一日分为四时》载："脏主冬，冬刺井；色主春，春刺荥；时主夏，夏刺输；音主长夏，长夏轻刺经；味主秋，秋刺合。"《难经·七十难》载："春夏刺浅，秋冬刺深。"《难经·七十四难》载："春刺井，夏刺荥，季夏刺输，秋刺经，冬刺合。"都是结合四季应用五输穴的方法。

按季节而论，春夏之季，阳气在上，人体之气也行于浅表，故应浅刺井荥；秋冬之季，阳气在下，人体之气也深伏于里，故宜深刺经合。

将季节结合部位而论，五输穴的分布，井、荥所在的部位肌肉浅薄，而经、合所在的部位肌肉较为丰厚，故可春夏浅刺井、荥，秋冬深刺经、合等。例如春天患感冒可取少商、商阳，秋冬患感冒宜取经渠、尺泽、曲池、阳溪；春夏患腹泻可取商阳、内庭，秋冬患腹泻宜取足三里、曲池。

另外，"子午流注"针法，也是以五输穴为取穴依据的时间针刺法。

第八节　特定穴选穴配穴规律

上述各类特定穴既有各自的主治范围，又形成一定的、特有的配穴方法。

一、特定穴的单一作用

1. **原穴**　《灵枢·九针十二原》载："十二原者，主治五脏六腑之有疾者也。"原穴对本经脉、本脏腑有双向调节作用，寒热虚实证均可选用。

2. **络穴**　联络表里经，主治表里经病变。《针经指南》载："络穴正在两经之间，若刺络穴，表里皆治。"

3. **俞穴**　又称"背俞"。主治相应脏腑病，但偏治慢性虚弱性病证，寓"阴病治阳"之义。其中，"五脏俞"还治五脏开窍的五官病、五脏所主的五体病、五脏所属的经脉病。

4. **募穴**　又称"腹募"。主治相应脏腑病，但偏治急性疼痛性病证，寓"阳病治阴"之义。

5. **下合穴**　与五输穴中的合穴在意义上有所不同。《灵枢·邪气脏腑病形》云"合治内腑"，明确提示下合穴为六腑病证首选穴。

6. **郄穴**　"郄有孔隙义，本是气血聚，病症反应点，临床能救急"。郄穴主治本脏腑、经脉的急性、发作性、疼痛性病证。

7. **八会穴**　即为脏、腑、气、血、筋、脉、骨、髓八大组织的会通穴，也就分别主治各自所会组织的病变。

8. **八脉交会穴**　十二经脉中八个与奇经八脉相通的腧穴，主治所通奇经八脉的病证。

9. **交会穴** 两条或两条以上经脉交叉、交会之处的腧穴，主治有关交会经脉以及所属脏腑的病证。

10. **五输穴** 主治本经病、本脏或本腑病、四肢肘膝关节以下局部病、经脉所及远端的头面、五官、躯干病。细分之，井穴泻热开窍，用于急救；荥穴主治身热，泻本经和脏腑之热；输穴主治肌肉、关节的疼痛性病证；经穴主治以呼吸系统疾病为主；合穴主治消化系统（尤其是六腑）疾病。

二、特定穴配穴规律

1. **原络配穴** 针灸临床常常将一条经的原穴与相表里经的络穴相配伍，治疗表里两经的病变，是谓"原络配穴"。为表里经配穴的典型代表。选原穴之经为主，配络穴之经为客，故又称"主客配穴"。

2. **俞募配穴** 同一脏腑背俞与腹募配伍，广泛用于治疗本脏腑的急慢虚实证。

3. **募合配穴** 六腑的相应募穴配其下合穴，加强通调腑气作用。

4. **郄会配穴** 相关郄穴与八会穴相配。如胃经郄穴梁丘配中脘（腑会）止急性胃痛；肺经郄穴孔最配膻中（气会）平哮喘发作等。

5. **八脉交会穴配对** 针灸临床上常常将八脉交会穴分成四组对穴，以加强治疗作用。阴经穴互配治内脏病，阳经穴互配治体表病。即内关配公孙主治心、胸、胃的疾病；列缺配照海治疗肺系、胸膈、咽喉疾病；后溪配申脉主治头项、腰背、下肢后面的疾病；外关配足临泣治疗偏头、胸胁、下肢外面的疾病。

6. **交会穴互配** 交会穴治交会经脉的病证顺理成章，交会穴互配加强疗效相得益彰。例如，头维、阳白都属足阳明与足少阳交会穴，二穴配伍主治偏正头痛；关元与三阴交均为足三阴经交会穴，二穴配用主治一切肝、脾、肾（即泌尿系、生殖系、消化系）疾病。

三、不同病证选配特定穴规律

笔者结合临床体会，对不同病证提出以下特定穴选配规律如表5-4。

表5-4　不同病证特点穴选配规律

病　证	特定穴选配规律
本经病证	原穴、五输穴
表里经病证	原穴、络穴
交会经病证	交会穴
奇经八脉病证	八脉交会穴、相关交会穴
脏　病	原穴、背俞、募穴、章门（脏会）
腑　病	原穴、背俞、募穴、下合穴、中脘（腑会）
气　病	膻中（气会）、足三里、背俞穴
血　病	膈俞（血会）、膻中、足三里、背俞穴
筋　病	阳陵泉（筋会）、太冲、肝俞
脉　病	太渊（脉会）、内关、郄门、阴郄、神门、心俞、厥阴俞
骨　病	大椎（骨会，文献中"骨会大杼"非足太阳经大杼穴，乃大椎之别名）、太溪、肾俞
髓　病	悬钟（髓会）、太溪、肾俞
急性、疼痛性实证	原穴、募穴、郄穴、下合穴
慢性、虚弱性病证	原穴、背俞、关元、膻中、膈俞、三阴交、足三里

中篇 针灸治疗各论

【**本篇阅读提示**】对传统《针灸治疗学》教材进行了修订和充实。

1. 鉴于许多中医病名古奥难懂，西医不懂，患者更不懂，不利于公众对针灸适应证的了解。本教材做到病名规范化、通俗化，诸如头痛、胃痛、中风之类一目了然的病名，保留不变；而对于那些生僻难懂的传统中医病名则弃之不用，全部用现代医学病名，让中医、西医、患者都明白适合针灸治疗的疾病范围，有利于拓展针灸临床适应证，扩大针灸临床的影响力。

2. 在疾病的选择上，紧密结合临床实际，既不偏废中医也不脱离西医。书中删去了脚气、瘰疬、破伤风和小儿麻痹等现已少见甚至于消失或鲜用针灸治疗的疾病，以世界卫生组织公布的针灸适应证为基础，结合当代针灸临床实际，又增添了高血压、低血压、贫血、白细胞减少症、抑郁症、震颤麻痹、百日咳、小儿厌食、肠炎、胃下垂、前列腺炎、前列腺增生、尿失禁、尿道综合征、男性不育、糖尿病、甲状腺疾病、单纯性肥胖、注意力缺陷多动症、更年期综合征、乳腺增生病、脉管炎、颈椎病、截瘫、小儿脑瘫、下颌关节炎、神经性皮炎、色盲、视神经萎缩、戒断综合征、慢性疲劳综合征、竞技紧张综合征等30多个针灸临床常见的疾病以及针灸美容、抗衰老、抗肿瘤等内容。

3. 为了突出体现针灸疗法对急性病证、疼痛性病证和痿证的治疗优势以及辨证施治方面的共性，特将急性病证、疼痛性病证（痹证系列）和瘫痪性病证（痿证系列）集中放在篇首。

4. 鉴于内科、儿科病证在临床表现和针灸治疗上基本一致，故将儿科与内科合并。考虑到部分成年人也患有遗尿，故将遗尿视为内儿科通病，而非小儿科病证。

5. 考虑到老年男性也有更年期综合征之患，并非妇科专病，故将更年期综合征列入内科病种。

6. 突出针灸临床特点，强调经络辨证。将"西医诊断、中医辨证、针灸治疗"的诊疗思想有机结合，发挥中西医各自的特长。

7. 一病一主方，并根据不同证型略作加减，克服了以往教材一病多方的繁杂弊病，使学习条理明晰、清楚，临床应用规范、明确。

8. 为了开阔读者的思路，在相应章节附录了作者的诸多临症经验和心得体会。

9. 附录开辟了作者从教、从医近50年的针灸临床教学方法和临床经验研讨园地。

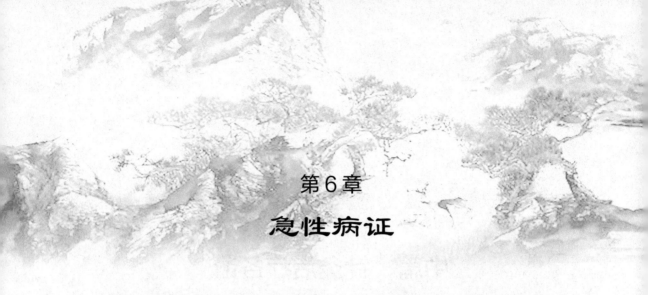

第6章

急性病证

急性病证是指起病急骤、病势发展变化较快、病情较重甚至危及患者生命，需要及时诊治的病证。由于急症以新病暴急而起或痼疾卒然发作或加重为特征，故在古代文献中有关急症的病名常冠以"中""暴""卒"等字样，如中暑、中风、暴厥、暴喘、暴病、卒中、卒心痛、卒死等，以区别于慢性病。历代医家都很重视急症的治疗，并积累了很多有效经验，特别推崇用针灸治疗急症。

第一节　高热

凡口腔温度超过39℃即为高热，属于临床常见急症之一，在许多疾病过程中都可出现。常见于急性感染性疾病、急性传染病、风湿病、结缔组织病、部分恶性肿瘤、严重灼伤、中暑和阿托品中毒等。

高热属于中医学热病范畴，古代文献中有壮热、实热、灼热、身大热等名称。外感六淫邪气是引起高热的主要原因，其中以风寒、风热、温热之邪和疫疠之气为主，亦有内伤发热者。

【临床表现】

本病以口温39℃（或腋温39.5℃、肛温38.5℃）以上、口干渴、小便黄、脉洪大而数为主症，具有发病急、病程短的特点。

白细胞计数能反映人体对致病因素特别是感染的反应状态，临床上根据白细胞总数和中性粒细胞的增减可协助诊断。

1. **风寒束表**　恶寒发热，无汗，头痛身痛，鼻塞流清涕，舌苔薄白，脉浮紧。

2. **风热壅盛**　发热汗出，微恶风寒，头痛鼻塞，咽喉肿痛，咳嗽痰稠，渴喜冷饮，小便黄赤，舌红，苔黄，脉浮数。

3. **热在气分**　高热汗出，烦渴引饮，小便黄赤，大便秘结，腹痛拒按，舌红，苔黄，脉洪数。

4. **热入营血**　高热夜甚，烦躁不安，甚则神昏谵语，或斑疹隐隐，或吐血、衄血、便血，舌红绛而干，脉细数。

5. **疫毒熏蒸**　壮热烦躁，头面红肿热痛，咽喉肿痛甚至糜烂，或丹痧密布，舌红，苔黄，脉数。

【治疗方法】

1. **治则**　清热泻火，热入营血者清营凉血，疫毒熏蒸者泻火解毒，只针不灸，泻法。

2. **处方**　大椎、曲池、中冲、耳垂下端。

3. **方义**　大椎属督脉，为诸阳之会穴，能宣散一身阳热之气；肺与大肠相表里，曲池为手阳明经合穴，宣肺解表，清泻阳明实热；中冲清泻心火，泻热开窍；耳垂下端泻热降温。

4. **加减**　风寒加风池、风门散寒解表；风热加合谷、外关清热解表、疏散风热；气分热盛加内庭、支沟通腑泄热；热入营血加曲泽、委中清营凉血；神昏谵语加水沟、百会开窍泻热；肌肤丹痧加血海、膈俞、委中清热解毒、凉血止血。

5. 操作　各腧穴均常规针刺，泻法，留针 0.5 ～ 1 小时，间歇行针；大椎、中冲、耳垂下端、曲泽、委中均可点刺出血。每日可治疗 2 ～ 3 次。

6. 其他疗法

（1）耳针：取耳尖、神门、耳背静脉、肾上腺。耳尖、耳背静脉用三棱针点刺出血`，余穴用毫针浅刺，强刺激，留针 15 ～ 30 分钟。

（2）穴位注射：取曲池、风门、足三里。选用柴胡注射液、银黄注射液、鱼腥草注射液或 5% ～ 10% 葡萄糖溶液，每次每穴注射 1 ～ 2ml。也可选用维生素 B_1 0.3 ～ 0.5ml 于双侧风池穴位注射；或安乃近 1ml、复方氨林巴比妥注射液（安痛定）2ml 加地塞米松注射液 5ml 混合，每穴 0.5 ～ 1ml（小儿用量减半）。

【验案举例】

蒋某，女，26 岁，南京市公安局干警。2005 年 10 月，全国城运会在南京举行，患者荣幸地接受了一项十分重要的政治任务。然而，在正式上岗的前一天夜晚，突发近 40℃ 的高热。其母当时正跟笔者学习针灸，就在家自行为女儿重力掐按大椎、曲池、合谷、外关 4 穴，1 小时后体温降到 38.2℃；女儿见有效，要母亲隔 1 小时后再行指压术。天亮之际，患者体温恢复正常，没有影响当天执行政治任务。

启才解惑

1. 针灸退热有很好的效果，可以作为处理高热的措施之一。但应查明病因，明确诊断，针对病因进行治疗。效果不显者，应结合其他方法综合治疗。

2. 高热汗多者应多饮糖盐水，病情严重者应予输液。饮食宜清淡、易于消化，忌油腻、辛辣厚味、鱼虾。

第二节　中暑（热痉挛）

中暑，古称"中暍""中热"，俗称"发痧"，是盛夏季节突发于高温环境中的一种急性外感热病。以高热、汗出、心慌、头晕、烦躁，甚则神昏、抽搐等为主症。根据不同的临床症状，尚有不同的命名，如见头晕、头痛、懊侬、呕恶者称"伤暑"；卒然昏倒者称"暑厥"；抽搐者称"暑风""暑痫"等，都属于中医学"暑证"范畴。

本病的发生多因盛夏酷暑时节，冒暑劳作、远行或高温作业，或年老体弱者在通风不良之处，或因睡眠不足，劳倦过度，饮食减少，正气亏虚，复感暑热、暑湿秽浊之邪，轻者郁于肌表，阻遏气机，重者暑热炽盛，内陷心包，蒙蔽清窍，或耗气伤津，导致气阴两虚甚则两脱之危候。

【临床表现】

本病在盛夏或高温环境下骤然起病，以高热汗出或无汗、心慌、头晕、烦渴甚则神昏、抽搐等为主症。实验室检查可见白细胞总数和中性粒细胞增高；尿常规可见蛋白和管型。

1. 轻症　头晕头痛，胸闷恶心，心烦，口渴，身热多汗，疲乏无力，面红溲赤，舌红，苔黄，少津，脉洪大，为中暑阳证；身凉无汗，肢厥困倦，胸闷气短，纳少便溏，恶心呕吐，渴不欲饮，面色垢腻，舌淡，苔薄白，脉濡缓，为中暑阴证。

2.**重症**　高热汗出，或壮热无汗，烦躁不安，胸闷呕恶，口唇干燥，甚则卒然昏倒，神志不清，手足抽搐，舌质红绛少津，脉洪数或脉伏欲绝。若热盛而气阴两伤，则面色苍白，烦躁不安，冷汗自出，汗出如珠，肢厥息促，不省人事，舌红绛，少苔，脉微细欲绝。

【治疗方法】

1.**治则**　清泻暑热，解暑宁心，以针刺为主，泻法。

2.**处方**　以督脉、手厥阴心包经腧穴为主。选百会、大椎、内关、曲泽、合谷。

3.**方义**　百会、大椎属督脉经穴，督脉为诸阳之会，可通阳泻热；阳明主肌表，取阳明经原穴合谷疏泻阳明热邪，奏清热解暑、泻热止痉之功；内关为手厥阴经之络穴，又为八脉交会穴，通于阴维脉，功擅清心除烦，宽胸理气，和胃止呕；曲泽为手厥阴心包经之合穴，长于清营血之热而解暑。

4.**加减**　头晕头痛加印堂、太阳、头维解热止痛；呕吐加中脘、公孙和胃止呕；中暑阴证加足三里、关元、气海和中化湿；中暑阳证加二间、内庭清泻阳明；中暑重症加曲池、委中清泻营血暑热；神志昏迷加水沟、中冲清热醒神开窍；手足抽搐加阳陵泉、太冲息风止痉；汗出肢冷，脉微欲绝加关元、气海、太渊益气敛阴，回阳固脱。

5.**操作**　百会、大椎、太阳、印堂、十宣、曲泽、委中可用三棱针刺络出血；其他腧穴常规针刺，泻法；中暑阴证足三里、关元、气海、百会加用灸法或用温针灸。

6.**其他疗法**

（1）温熨法：取温热适度又能熨敷的物品如热毛巾、热水袋、布包热土、炒盐等，温熨热敷腹部或关元、神阙等穴。用于中暑卒然昏倒的阴证。

（2）耳针：取耳尖、神门、肾上腺、皮质下、心、枕。毫针浅刺，强刺激，留针20～30分钟，耳尖点刺出血。

启才解惑

1.中暑发病急骤，变化快，需及时抢救。首先是离开高温环境，将患者移到阴凉通风处，再施以急救。

2.针灸治疗中暑疗效肯定，方法简便，可作为急救的首要措施。危重病例应严格观察病情变化，采取综合措施治疗。

3.夏季节做好防暑降温工作，备用清凉饮料，保持室内通风，注意劳逸结合。

第三节　抽搐

抽搐，又称"瘛疭"，筋脉拘急挛缩者为"瘛"；筋脉弛缓而伸者为"疭"。此外还有"搐搦""拘挛""刚痉""柔痉""痉厥""惊厥"等名称。凡筋脉拘急致四肢不自主的抽动，统称为"抽搐"。常见于西医学的高热惊风、急性颅内感染、高血压脑病、癫痫、妊娠痫证、破伤风、颅内占位性病变、颅脑外伤、癔病等疾病。

中医学认为本病的发生与心、肝、肾有关，尤其与肝的关系最为密切。肝主筋，凡热极生风、肝风内动或肝血不足、血虚生风，均可引起筋脉抽动。此外，风毒内袭、金刃所伤、虫兽咬伤、阴血亏虚等，也是引起抽搐的重要原因。

【临床表现】

以四肢不自主抽动、颈项强直、口噤不开、角弓反张为主症，严重者可伴有昏迷。因外感热毒之邪而诱发者起病急、病程短；因久病后阴血亏虚而诱发者起病缓、病程长。

体温、血压和血常规检查，可协助诊断。

1. **热极生风（肝风内动）**　颈项强直，甚至角弓反张，壮热，头痛，汗大出，渴欲冷饮，神志昏迷，舌红，苔黄，脉洪数。

2. **虚风内动（脾虚生风）**　肢体瘛动势缓，低热，心烦不宁，口干舌燥，精神疲乏，舌淡，苔少，脉细数。兼头昏目眩，汗出，气短，神疲乏力，舌淡，脉弱者属气血两伤；兼腰膝酸软，胁肋灼痛，午后低热，舌红绛，脉细数者属肝肾阴虚。

【治疗方法】

1. **治则**　息风止痉，只针不灸，实证用泻法，虚证平补平泻。

2. **处方**　以督脉腧穴和筋之会穴为主。选水沟、大椎、筋缩、合谷、太冲、阳陵泉。

3. **方义**　督脉总督诸阳，督脉为病脊强反折，取水沟、大椎、筋缩息风通络止痉；合谷为手阳明经原穴，有祛风之功；肝主筋，太冲为肝经原穴，有平肝息风止痉的作用，与合谷相配称为"四关"，为镇痉宁神、平肝息风的重要组穴；阳陵泉为胆经合穴和筋之会穴，镇肝息风，缓解痉挛。

4. **加减**　热毒壅盛加劳宫、曲池、中冲泻热止痉；风邪甚者加风府、风门祛风止痉；气血虚弱加膈俞、足三里、气海补益气血；肝肾阴虚加肾俞、肝俞、三阴交、太溪补益肝肾；神昏加百会、涌泉开窍醒神。

5. **操作**　热极生风者用强刺激、泻法，中冲可点刺出血；风府、风门不可深刺，以免刺伤脊髓和肺尖；虚风内动者中度刺激，平补平泻。抽搐频繁者，每日治疗 2 ～ 3 次。

6. **其他疗法**

（1）耳针：取肝、肾、皮质下、神门、脑干。毫针强刺激，留针 30 ～ 60 分钟；或埋针数小时。

（2）电针：取合谷、太冲、阳陵泉等穴。在针刺得气的基础上接通电针仪，用连续波、快频率、中弱刺激 20 ～ 30 分钟。

（3）穴位注射：取合谷、太冲、阳陵泉、曲池、三阴交等，每次选 2 ～ 3 穴，用中药地龙注射液、芍药甘草注射液，于抽搐发作时一次性注入，每穴 1 ～ 2ml。

启才解惑

1. 抽搐病情危急，应抓紧治疗，针灸治疗本病有一定疗效。抽搐停止后，要针对病因治疗。

2. 患者在抽搐时针刺或针刺中出现抽搐，应注意防止滞针、弯针、断针现象发生。

第四节　急惊风

急惊风俗称"抽风"，是以四肢抽搐、颈项强直、两目上视、牙关紧闭甚或神昏为主要表现的儿科常见危急病证。本病相当于西医学的小儿惊厥，可见于多种疾病，如高热、乙型脑炎、流行性脑膜炎（或脑炎、脑膜炎的后遗症）、原发性癫痫等。以 1 － 5 岁的小儿最为多见。

本病病因较为复杂，以外感时邪、痰热内蕴或暴受惊恐为主要因素。小儿肌肤薄弱，腠理不密，易感风热时邪，化火动风；小儿元气未充，如暴受惊恐，气机逆乱，可致惊惕不安；如饮食不节或误食污染毒邪之物，郁结肠胃，痰热内生，蒙蔽心包，也可引动肝风。

【临床表现】

以四肢抽搐、颈项强直、两目上视、牙关紧闭、神志昏迷等为主症。

1. **外感时邪**　发病急骤，高热头痛，咳嗽咽红，面红唇赤，气急鼻扇，烦躁不安；继而神志昏迷，脊背强直，四肢抽搐或颤动，两目上视，牙关紧闭，苔薄黄，脉浮数。

2. **痰热内蕴**　发热，痰多色黄，咳吐不利，呼吸急促，纳呆呕吐，腹胀腹痛，便秘，目瞪发呆，或神昏痉厥，苔腻，脉滑。

3. **暴受惊恐**　夜寐不安，躁动抽搐或昏睡不醒，频频惊叫，醒后啼哭，惊惕频作，面色乍青乍赤，苔薄，脉细数。

【治疗方法】

1. **治则**　清热息风，豁痰开窍，镇惊宁神，只针不灸，泻法。

2. **处方**　水沟、中冲、合谷、太冲、阳陵泉。

3. **方义**　水沟为督脉腧穴，开窍镇惊，醒神启闭；中冲为心包经井穴，可泻热开窍，镇惊宁神；合谷、太冲两穴合用谓之"四关"，可通行气血，息风镇惊。

4. **加减**　外感时邪加外关、风池解表退热；痰热内蕴加中脘、丰隆导滞化痰；暴受惊恐加印堂、承浆镇惊宁神；高热加大椎、曲池泻热镇惊；头痛加印堂、太阳疏风止痛；牙关紧闭加下关、颊车通络开窍息风；角弓反张加大椎、筋缩疏调督脉。

5. **操作**　水沟刺向鼻中隔，强刺激；中冲、大椎可点刺出血；印堂、承浆可在针刺之后行灯火灸；余穴常规针刺。

6. **其他疗法**

（1）指针：用拇指指甲重掐水沟、印堂、十宣、合谷、太冲穴，以抽搐停止为度。

（2）三棱针：取十宣或十二井穴点刺出血。

（3）耳针：取心、肝、交感、神门、皮质下，毫针强刺激。

启才解惑

1. 针灸治疗本症疗效肯定。但必须查明病因，采取相应的治疗和预防措施。

2. 惊风伴痰涎过多者，应注意保持呼吸道通畅；保持室内安静，避免惊扰患儿。

第五节　昏厥

　　昏厥以突然昏倒、不省人事、颜面苍白、汗出肢冷为主要特点。一般昏厥时间较短，苏醒后无后遗症；病情严重者，昏厥时间较长，甚至一厥不复而死亡。常见于西医学中各种原因引起的晕厥（如反射性晕厥、心源性晕厥、脑源性晕厥）、休克、中暑、低血糖昏迷以及癔病性昏迷等疾病。

　　昏厥属于中医学厥证范畴。厥证之名首见于《黄帝内经》，历代文献多有论述。由于病因不同，临床表现各异，其名称有气厥、血厥、痰厥、寒厥、热厥、暑厥、尸厥、秽厥、色厥、肢厥、蛔厥、食厥、尿厥等数十种之多。但概而言之，一指卒然昏倒，暴不知人。如《素问·厥论》载："厥或令人腹满，或令人暴不知人。"二指气机逆乱，阴阳之气不相顺接致手足逆冷。如《伤寒论》论述外感热病中的寒厥、热厥的病机为"阴阳不相顺接，便为厥。厥者，手足逆冷是也。"外感寒邪、暑热、疫疠之邪、内伤情志、饮食、劳倦以及跌仆创伤是引起厥证的主要病因。阴阳失调、气机逆乱、气血运行悖逆为其主要病机。病位在脑，涉及五脏六腑，而与肝尤为密切。

【临床表现】

以突然昏倒、神志不清、四肢厥冷为主症，伴气壅息粗，喉间痰鸣，牙关紧闭，面色苍白，自汗出等。起病急，病程短。

血常规、血糖、血脂等实验室检查，心电图、颈胸X线、彩超、脑电图、头部CT等也是帮助确诊昏厥病因的必要辅助检查。

1. **气厥**　暴怒气逆，突然昏仆，不省人事，口噤握拳，呼吸气粗，四肢逆冷，脉伏或沉弦者为实证；素体虚弱，疲劳惊恐，眩晕昏仆，面色苍白，呼吸微弱，汗出肢冷，舌质淡，脉沉微者为虚证。

2. **血厥**　暴怒气逆，血随气升，突然昏倒，牙关紧闭，面赤唇紫，舌红，脉沉弦者为实证；因失血过多，突然昏厥，面色苍白，口唇无华，四肢震颤，目陷口张，自汗肤冷，呼吸微弱，舌质淡，脉细数无力者为虚证。

3. **痰厥**　平素多湿多痰，复因恼怒气逆，痰气交阻，突然昏厥，喉中痰鸣，或呕吐涎沫，呼吸气粗，舌苔白腻，脉沉滑。

4. **寒厥**　元阳亏损，寒邪直中于里，面青身冷，蜷屈而卧，四肢厥逆，意识模糊，下利清谷，尿少或遗溺，舌淡、苔白，脉沉细。

5. **热厥**　初病身热头痛，胸腹灼热，渴欲饮水，便秘尿赤，烦躁不安，继则神志昏蒙，手足厥冷，脉沉伏而数。

【治疗方法】

1. **治则**　苏厥开窍，实证只针不灸，泻法；虚证针灸并用，重灸，补法。

2. **处方**　以督脉腧穴为主。选水沟、百会、中冲、合谷、太冲。

3. **方义**　本病病位在脑，督脉入络于脑，总督诸阳，水沟、百会为督脉经穴，是醒脑开窍之要穴；中冲为心包经井穴，醒神启闭；合谷属手阳明主气；太冲属足厥阴主血，调和气血逆乱，醒神开窍。诸穴相配治疗昏厥，其苏厥开窍之功相得益彰。

4. **加减**　气厥实证配行间疏肝理气；虚证配气海、足三里益气升阳；血厥实证配内关、行间通行气血、引降肝火或涌泉导血下行；虚证配关元、足三里益阴固脱；痰厥配中脘、丰隆开窍豁痰；热厥配大椎泻热启闭；寒厥灸神阙、关元温阳散寒；牙关紧闭加颊车、下关开窍启闭；或加针"五心穴"（即百会、双劳宫、双涌泉）。

5. **操作**　实证、热证诸穴强刺泻法，百会可点刺出血，再开"四关"（合谷向后溪透刺，太冲向涌泉透刺）；虚证、寒证针灸并用，重灸补法，神阙、关元可用隔盐灸。

6. **其他疗法**

（1）指针：紧急情况下用拇指重力掐按水沟、合谷、内关穴，以患者出现疼痛反应并苏醒为度。

（2）三棱针：实证昏厥取大椎、百会、太阳、委中、十宣，点刺出血。

（3）耳针：取心、脑、神门、下屏尖、下脚端。每次选2～3穴，实证用强刺激，虚证用弱刺激，动留针30分钟，每5分钟捻转一次。

（4）电针：实证可在针刺得气的基础上加用电针仪，连续波刺激直至患者苏醒。

【验案举例】

张某，女，38岁。1986年8月25日凌晨，在笔者乘坐的湖北襄阳至武汉的列车上，广播室传来寻找医生的紧急呼救声，告知有位乘客突然昏倒在地，不省人事，已经有二十几分钟，需要救治。笔者闻之，迅速赶到现场，只见很多乘客都围着躺在火车过道上的中年妇女。笔者让围观者各自回到自己的座位，给患者一个通风的环境。只见患者面色苍白，牙关紧闭，四肢厥冷，昏迷不醒，呼吸不可闻，脉搏不可及，症情十分险恶。

在没有任何医疗器具的情况下，笔者就地以拇指重掐其人中穴，患者当即清醒过来，长长地呼了一口气，脱离了险境。我请其他旅客给患者让了个座位，患者感觉头晕、胸闷、恶心欲吐，我又为其轻按合谷、内关遂愈。同患者交谈，了解到她为了赶火车，来不及吃饭；临时买票，没有座位；加之夏天暑热，导致昏厥。在这种情况下，患者需要一个空气新鲜的外在环境，而且不可以马上坐起来，要保持头低足高位针刺醒脑开窍穴救治。在笔者到达现场之前，已经有一位心血管内科医生和一位外科医生前来，他们二位问列车长有没有手电筒、听诊器和血压计？结果什么也没有，令他们束手无策。事后，他们高度赞扬针灸简易实用，不受环境和条件限制，值得发扬光大。（南京中医药大学王启才医案）

启才解惑

1. 昏厥是临床上常见的危重病症，应紧急救治。针灸对部分昏厥，能收立竿见影之效。但要注意原发病的治疗，以免贻误病情。

2. 昏厥和虚脱可以相互转化，厥证多为脱证先兆，脱证为厥证的进一步发展，治疗时应防病情的突变。

第六节　虚脱

虚脱是临床危急症候，以面色苍白、冷汗淋漓、四肢逆冷、烦躁不安或神情淡漠，甚则神昏、二便失禁、脉微欲绝为主要特征。常见于西医学各种原因引起的休克。

本病属于中医学"脱证"范畴，是以亡阴、亡阳为主要表现的一种病证。为阴阳气血严重耗损，机体正气严重亏损的综合反映。根据发病的急缓而有暴脱和虚脱之分，因中风、大汗、大吐、大泻、大失血等导致阴阳离绝者称为"暴脱"；而久病元气亏损、真精逐渐消亡、脏腑功能极度衰竭引起者称为"虚脱"。古代文献中有亡阴、亡阳、阴阳俱亡的论述，多为大病久病之后元气虚弱，精气衰竭的必然结果。阴不敛阳，阳不固阴，阴阳外越致阴阳离绝为其主要病机。

【临床表现】

面色苍白，四肢厥逆，汗出淋漓，二便失禁或少尿，神情淡漠或烦躁不安，甚则神昏，血压下降，脉微欲绝或脉搏紊乱。

生命体征均有明显改变。可针对性检测血气分析、血液动力、血液流变等指标。

1. **阴脱**　伴发热，烦躁，心悸，多汗，口渴喜饮，尿少色黄，唇舌干红，无苔，脉细数或沉微欲绝。

2. **阳脱**　呼吸微弱，面色晦暗，出虚汗，体温不升，口唇发绀，尿少或失禁，下利清谷，舌淡、苔白，脉微欲绝。

3. **阴阳俱脱**　属虚脱之重证，神志昏迷，目张口开，瞳仁散大，喉中痰鸣，气少息促，汗出如油，舌卷囊缩，手撒，周身俱冷，二便失禁，脉微欲绝。

【治疗方法】

1. **治则**　回阳固脱，调节阴阳，针灸并用，重灸，补法。

2. **处方**　取任脉、督脉经穴为主。选百会、素髎、大椎、神阙、关元。

3. **方义**　任脉维系一身之阴，督脉总督一身之阳，取二经穴为主通行阴阳，以防阴阳二气决离。神阙、关元二穴系于元气，阴中有阳，重灸有回阳固脱复脉的作用；素髎醒脑开窍，振奋阳气；百会、大椎为诸阳之会穴，重灸能补益、升提人体阳气，防止虚脱。

4. **加减**　阴脱加太溪、涌泉养阴固脱；阳脱加气海、足三里益气固脱；汗出多者加合谷、复溜敛汗固阴；汗出肢冷加命门、三阴交温阳救逆；二便失禁加会阴、肾俞补肾固涩。

5. **操作**　素髎用强刺激泻法；关元、气海、大椎、百会以灸为主；神阙隔盐灸；余穴针用补法或温针灸。

6. **其他疗法**

（1）指针：取素髎、内关、神门等穴，用拇指按压 1～3 分钟。

（2）灸法：取神阙、关元、足三里、百会，用艾条悬灸 30～60 分钟；或重灸"五心"穴，醒神复脉。

（3）耳针：取肾上腺、心、神门、皮质下、枕。轻刺激，留针 1～2 小时。

（4）穴位注射：取关元、足三里，用 1% 肾上腺素 1ml 加注射用水至 5ml 混合参麦注射液或参附注射液，每穴 1ml。

【验案举例】

陈奶奶，74 岁，南京人。2020 年 7 月 20 日，参加社区"艾心堂居家养老中心"的活动。由于时值小暑，当日天气炎热，陈奶奶在上卫生间时，突然感到天旋地转，呼吸困难，便扶墙移动到大厅门口呼救。两名工作人员闻声赶来，扶住陈奶奶，发现她已经四肢瘫软，晕厥了。工作人员赶紧拨打 120 急救电话。

组织活动的卢筱燕医生迅速赶到，先轻拍陈奶奶双肩，并大声呼叫她的名字，没有回应，就立即针刺她的人中、合谷、内关穴，同时在她十个手指末端（十宣穴）点刺放血。大约 5 分钟，陈奶奶苏醒了，120 也赶到了，经询问得知老人患高血压等心脑血管病多年，工作人员便陪同 120 一起将陈奶奶送往医院进一步观察治疗。陈奶奶家属得知情况后专程到社区向卢筱燕大夫表示感谢（南京弟子卢筱燕医案）。

启才解惑

1. 虚脱是一种危重病症，应及时抢救。针灸（特别是灸法）对本病有一定疗效，但必须对虚脱的原发病进行治疗，必要时配合西医抢救方法。

2. 对虚脱重症患者要加强护理，详细观察病情变化，逐日做好脉象、体温、出入量、呼吸、血压等记录。

第七节　中风

中风是以突然昏倒、不省人事，伴口角㖞斜、语言不利、半身不遂，或不经昏仆仅以口㖞、半身不遂为临床表现的病证。因发病急骤，病情变化迅速，与风之善行数变特点相似，故名"中风""卒中"。相当于西医学的急性脑血管病，如脑梗死、脑出血、脑栓塞、蛛网膜下腔出血等。总体上可分为出血性和缺血性两类。

中风的发生是多种因素所导致的复杂的病理过程，风、火、痰、瘀是其主要的病因。肝肾阴虚，水不涵木，肝风妄动；五志过极，肝阳上亢，引动心火，风火相扇，气血上冲；饮食不节，恣食厚味，痰浊内生；气机失调，气滞而血运不畅，或气虚推动无力，日久血瘀；风、火、痰浊、瘀血等病邪上扰清窍，导致脑络阻滞或破裂，脑络阻滞则气血不通，脑失所养；脑络破裂则血溢脉外，压迫脑组织，脑神失用则发生中风。

【临床表现】

以突然意识障碍或无意识障碍、半身不遂为主要临床表现。临床上根据意识有无障碍而分为中经络、中脏腑两种。

颅脑 CT、MRI 检查对本病有确切的诊断意义。

1. **中脏腑**　凡以神志恍惚、迷蒙、嗜睡或昏睡，甚者昏迷、半身不遂为主症者属中脏腑。

（1）闭证：兼见神昏，面赤，呼吸急促，喉中痰鸣，牙关紧闭，口噤不开，肢体强痉，二便不通，苔黄腻，脉洪大而数。

（2）脱证：兼见面色苍白，瞳神散大，气息微弱，手撒口开，汗出肢冷，二便失禁，苔滑腻，脉散或微。

2. **中经络**　凡以半身不遂、舌强语謇、口角㖞斜而无意识障碍为主症者属中经络。

（1）肝阳暴亢：兼见面红目赤，眩晕头痛，心烦易怒，口苦咽干，尿黄，便秘，舌红或绛，苔黄或燥，脉弦有力。

（2）风痰阻络：兼见肢体麻木或手足拘急，头晕目眩，苔白腻或黄腻，脉弦滑。

（3）痰热腑实：兼见口黏痰多，腹胀便秘，舌红，苔黄腻或灰黑，脉弦滑大。

（4）气虚血瘀：兼见肢体软弱，偏身麻木，手足肿胀，面色淡白，气短乏力，心悸自汗，舌暗，苔白腻，脉细涩。

（5）阴虚风动：兼见肢体麻木，心烦失眠，眩晕耳鸣，手足拘挛或蠕动，舌红，苔少，脉细数。

【治疗方法】

1. **中脏腑**

（1）治则：醒脑开窍，调神通络。闭证兼开窍启闭，只针不灸，泻法；脱证兼回阳固脱，重用灸法，补法。

（2）处方：以督脉腧穴为主，水沟、百会、内关、合谷、太冲。

（3）方义：脑为元神之府，督脉入络脑，水沟、百会均属督脉，内络于脑，可醒脑开窍，调神导气；心主血脉，内关为心包经络穴，可调理心气，促进气血运行；合谷、太冲通行气血、醒神开窍。

（4）加减：闭证加刺中冲或十宣开窍启闭；脱证加针素髎，加灸关元、气海、神阙回阳固脱；呼吸衰竭加气舍益宗气而调呼吸；肝阳暴亢加行间、太溪镇肝潜阳；风痰阻络，喉中痰鸣加天突、丰隆化痰通络，清利咽喉；痰热腑实加曲池、内庭、丰隆清热豁痰；气虚血瘀加气海、血海益气活血；阴虚风动加太溪、风池滋阴潜阳。

（5）操作：素髎、水沟用雀啄法，以患者面部表情出现反应为度；百会、内关用捻转泻法，持续运针 1～3 分钟；十宣用三棱针点刺出血；合谷、太冲、丰隆用泻法，强刺激；天突先直刺 2～3 分，然后竖起针柄，沿胸骨后刺入 1～1.5 寸，切勿进针过深，也不宜向两旁斜刺，以免伤及肺尖和颈部动脉；关元、气海用大艾炷灸法，神阙用隔盐灸法，直至四肢转温为止。

2. **中经络**　详见中篇第 8 章第三节中风后遗症。

【验案举例】

例1：吴某，男，58 岁，安徽安庆市人。2007 年 9 月 28 日在江西九江市突发脑出血，急送当地解放军 171 医院重症监护室接受输液治疗，当时患者头痛，意识不清，语无伦次，烦躁不安，是被捆绑着手脚输液的。因为颅内出血量大，住院四个多月不能手术，病情无好转，家属托人找到我，希望将患者接回安徽安庆市老家治疗。于 2008 年 2 月 2 日从九江接回到安庆后即入院治疗。MRI 显示脑内大出血，已经进入脑室。当时患者血压 150/110mmHg，意识不清，烦躁不安，大便不通，左侧偏瘫，舌质淡胖，苔白腻，脉弦紧。治疗经过如下。

（1）通大便：①大黄、制附子各 15g，细辛 10g，水煎灌服。②针刺支沟、上巨虚：常规消毒，用3 寸毫针，快速破皮，缓慢进针 1～1.5 寸，得气后，用平补平泻手法，间歇行针；上巨虚得气后，用泻法，间歇行针。

大便秘结乃大肠传导失常，气机不利，气化功能失调所致。故针刺手少阳三焦经的支沟穴通利三焦，宣畅气机；上巨虚是足阳明胃经穴，为大肠之下合穴，针上巨虚具有理气和胃，通降肠腑之功，促使肠道蠕动。

（2）大便通下后：①针刺百会、大椎、梁丘、丰隆、阴郄、郄门、太冲、太溪、水泉；百会为督脉、手足太阳、少阳、足厥阴之会穴，天、人、地"三才"之天穴，有纵贯头足之功力，调阳气以促动；沿皮刺入皮下约 1 寸，捻转 5 分钟，留针 5 分钟，再次捻转，重复 3 次，共计 30 分钟。②静脉滴注甘露醇、维生素 C、能量合剂、辅酶 A 等。

百会合大椎能回阳救逆，稳定血压；郄穴是治疗各种急性病证的急救穴，也是止血安神穴，取心经和心包经上的阴郄、郄门，针刺用补法，使心气充盈，血脉有主，血行常道，气血有力，通经活血；"治风先治血，血行风自灭"，怪病多痰，脑出血患者都有气虚、阴虚，痰瘀互结的病机，脾为生痰之源，脾能统摄血脉，固摄气血。所以泻梁丘、丰隆，运中州，除痰湿，统气血；取肾经之太溪、水泉穴，针刺用补法，急补肾阴，肾通脑髓，使脑得到濡养。诸穴合用，共奏通腑泻腑，涤痰醒脑，活血化瘀，息风通络。

（3）中药内服：补阳还五汤加减。黄芪、当归、生地黄、玄参、麦冬、三七、红花、葛根、石决明、夏枯草、赤芍、川芎、桃仁、丹参、大黄、胆南星、半夏、天竺黄、代赭石、槐米、远志、石菖蒲、郁金、全蝎、水蛭、地龙、地鳖虫（土元）、益母草、泽兰、山茱萸、甘草、生龙骨、生牡蛎。

经过 8 天治疗，患者转危为安。2 月 9 日复查 MRI，脑内出血基本消失。能下地行走，手足能动。当天带药回家过年，嘱咐回家后坚持肢体功能锻炼。

2 月 24 日来院复诊，状况良好，生活能自理，偏瘫肢体已基本恢复正常。继续开中药半个月，丸药（上面原药方加减）3 个月。

西医专家感到惊奇，追问这样快就使得脑内出血消失的原因。现在十几年过去了，患者一切如常，但当时患者烦躁不安、骂人，以及有关治疗经过，患者已记不清了。

然而，让人惋惜的是，绝大多数脑出血患者，急救都是以西医为主，中医很少介入，患者无法得到最好的治疗。脑出血具有病情多变、患者死亡率高、后遗症大等特点。众多脑出血患者，身体残疾，智力衰退，精神崩溃，过着极为艰难的生活，不但患者身心遭受极大的痛苦，也给家庭和社会带来负担。

中医早期介入治疗脑出血，具有疗效好、恢复快、后遗症小等特点。为此，认识脑出血，预防脑出血，及时有效地治疗脑出血显得非常必要。（安徽安庆裴文恺中医师医案）

例 2：谷某，女，40 多岁，安徽安庆市人。脑出血，在县级医院西医治疗 10 日，一直昏迷不醒。患者不吃、不喝、不大便，医院已经下三次病危通知。受朋友之邀，前往探视。只见患者从上到下插氧气管、输液管、导尿管、重症监护仪配备完善。

查看眼睛有黄染，导尿管里的是血尿。朋友请我救治，并说万一有什么不测，一切后果由她承担。我按例 1 的思路全力以赴救治后，患者转危为安。十年过去了，患者一切皆好。患者病愈后出现一个很奇怪的现象，本来内向的性格变得开朗了许多，而且忘掉了自己家乡的方言，改说一口标准的普通话。（安徽安庆裴文恺中医师医案）

启才解惑

1. 针灸以"醒脑开窍法"治疗中风急救效果满意。急性期如出现高热、神昏、心衰、颅内压增高、上消化道出血等情况时应采取综合治疗措施。

2. 中风患者应注意保证呼吸道通畅，经常翻身，预防压疮。

3. 中风重在预防！如年逾四十、经常出现头晕头痛、肢体麻木，偶有发作性语言不利、肢体酸软无力者，多为中风先兆，可艾灸足三里、悬钟、三阴交等穴，每日1次，每次每穴灸3～5分钟，连灸1周。

第八节　产后血晕

产后血晕是指产妇分娩后突然头晕目眩，不能起坐，或心胸满闷，恶心欲呕，甚至神志不清，不省人事。相当于西医学"产后失血性休克"，为产后危急病症之一，若不及时抢救可致阳气暴脱而危及生命。

中医学认为，本病与产妇素体虚弱，气虚血虚，产后感受寒凉，情志不舒，血瘀气逆有关。若产妇素体虚弱，加之分娩用力过度，耗伤气力，或产程过长、失血过多，致气随血脱；产后体虚，复感寒邪，或情志不舒，肝气郁结，血瘀气逆，并走于上，闭阻清窍，而发晕厥。

【临床表现】

以产妇分娩后突然头晕目眩，不能起坐，或心胸满闷，恶心欲呕，甚至神志不清，不省人事为主症。

1. **血虚气脱**　身体虚弱，分娩中失血过多，面色苍白，头晕目眩，不能起坐，心慌气短，胸闷欲吐，继而晕厥，汗出肢冷，血压下降，舌淡，苔薄，脉微弱欲绝或浮大虚数。

2. **血瘀气逆**　产后感寒或心情不快，恶露不下或下之不畅，心下满闷不舒，少腹坠痛拒按，喘促不安，神志昏蒙，不省人事，牙关紧闭，面紫唇青，舌紫暗或有瘀点瘀斑，苔薄黄，脉弦而涩。

【治疗方法】

1. **治则**　血虚气脱者温经通络，补益气血，针灸并用，补法；血瘀气逆者行气活血，化瘀降逆，以针刺为主，可灸，泻法或平补平泻。

2. **处方**　水沟、内关、膻中、三阴交、足三里。

3. **方义**　水沟属督脉，与脑相通，交通阴阳，开窍醒神；内关属手厥阴心包经，与阴维脉相通，能宽胸理气，活血通络，养心宁神；膻中居于胸中，为气之会穴，既宽胸理气，又补气行气；三阴交、足三里分属于脾、胃两经，既能补益气血，又可通行气血。

4. **加减**　气虚血脱，出血不止者加关元、气海、血海、隐白补气摄血；血压下降者加素髎、会阴强心升压；血瘀气逆者加合谷、膈俞活血降气；胸闷欲吐加中脘、丰隆理气化痰；喘促不安者加天突、孔最、神门定喘宁神。牙关紧闭者加下关、颊车、合谷止痉开窍。

5. **操作**　诸穴均常规针刺。刺激手法不宜过重，一般可重用灸法以温通血脉。每日治疗2次。

6. **其他疗法**

（1）皮肤针：中强度刺激素髎、百会、颈部胸锁乳突肌、手厥阴心包经（肘关节以下）和足太阴脾经（膝关节以下）等部位，每次15～20分钟。

（2）耳针：取心、肝、脾、神门、交感、肾上腺、内生殖器，毫针中强度刺激30～60分钟，间歇行针。

启才解惑

1. 针灸疗法对产后血晕的救治有较好的效果，能很快让患者清醒复苏。
2. 危重患者应采取中西医综合疗法救治。

第九节　心绞痛

心绞痛是冠心病的主要临床表现。以左侧胸部心前区突然发生的压榨性疼痛，伴心悸、胸闷、气短为特征。属于中医学"胸痹""心痛""厥心痛""真心痛"等范畴。本病是由冠状动脉供血不足，心肌急剧的、短暂的缺血或缺氧所引起的综合征。多见于40岁以上的男性，劳累、情绪激动、饱食、受寒、阴雨天气、急性循环衰竭等为常见诱因。

中医学对本病的险恶性和高死亡率早有认识。《灵枢·厥病》载："真心痛，手足青至节，心痛甚，旦发夕死，夕发旦死。"中医学认为本病多由正气内虚，寒邪入侵，胸阳闭阻；或情志郁结，气滞血瘀；或饮食无度，痰浊内生，导致阴寒、气滞、血瘀、痰浊闭阻心络，不通则痛；或因劳逸失度，年迈肾虚，以致营血亏耗，心阳不振，心脉失养，发为心痛。病位在心，与肝、脾、肾有一定关联。心脏气血失调，心脉痹阻不畅为基本病机。

【临床表现】

以突发胸闷、左胸心前区绞痛、心悸、气短，甚则心痛彻背、喘息不得卧为主症。伴汗出和前胸压榨、紧闷和窒息感、恐惧感以及呼吸困难、面色苍白、四肢逆冷，舌紫暗，脉弦涩。多在受寒、饮食、劳累或情绪激动后发作，一般持续1～5分钟，并可向左侧颈部及肩臂放射。

心绞痛发作时常见血压升高，心率加快，第二心音可有逆分裂，有时出现第三心音或第四心音奔马律，可有暂时性心尖部收缩期杂音和交替脉。心电图多见有T波、S-T段改变，超声心动图、胸部X线检查以及冠状动脉造影有助于诊断。

1. 气滞血瘀　胸膺刺痛，痛处固定不移，入夜更甚，喘不得卧，心慌汗出，面色晦暗，唇甲青紫，舌紫暗或有瘀斑，脉涩或结代。

2. 寒邪凝滞　心痛彻背，喘不得卧，遇寒痛剧，得热痛减，面色苍白，四肢不温，舌淡红，苔薄白，脉弦紧或沉迟。

3. 痰湿闭阻　胸闷痞满而痛，或心痛彻背，喘不得卧，喉中痰鸣，形体肥胖，肢体沉重，口黏乏味，纳呆脘胀，舌紫暗，苔浊腻，脉沉滑。

4. 心阳不足　胸闷气短，甚至心痛彻背，心悸汗出，喘不得卧，形寒肢厥，腰酸乏力，或虚烦不寐，面色淡白，唇甲青紫或淡白，舌淡红有齿痕，苔薄润或白滑。脉沉细或沉微欲绝。

【治疗方法】

1. 治则　行气通阳，化瘀止痛，针灸并用，泻法，体虚者补法。

2. 处方　以手厥阴心包经腧穴和相应郄穴、募穴为主。选巨阙、膻中、内关、郄门、阴郄、阳陵泉。

3. 方义　巨阙、膻中分别为心与心包之募穴，活血化瘀，镇静宁神，且气会膻中，取之可行气通阳，化瘀镇痛；内关属手厥阴心包经，与阴维脉相通，能宽胸理气、活血通络；郄门、阴郄分别是手厥阴心包经和手少阴心经的郄穴，功善行气通络、化瘀止痛；阳陵泉为"筋"之会穴，能缓解心肌的痉挛状态。

4. 加减　气滞血瘀者加太冲、膈俞行气化瘀；寒邪凝滞者加灸神阙、关元散寒止痛；痰湿闭阻者加中脘、丰隆化痰除湿；心肾阳虚者加心俞、厥阴俞、肾俞温补心肾；心脾两虚者加心俞、脾俞、足三里补养心脾；呼吸急促者加天突、孔最理气止痛。

5.操作　巨阙及背部腧穴注意针刺的方向、角度和深度。一般用泻法，体虚者用补法，可重用灸法以温通脉络。发作期每日治疗 2 次，间歇期可 2 日治疗 1 次。

6.其他疗法

（1）指针：取心俞、厥阴俞、膈俞、内关、间使、三阴交、心前区阿是穴。每次选 3 ～ 4 穴，用拇指掐按，每穴 3 ～ 5 分钟。

（2）穴位贴敷：取七厘散少许，撒于麝香虎骨膏上，贴敷于膻中、巨阙、心俞、厥阴俞等穴。2 日 1 次。

（3）耳针：取心、神门、交感、皮质下、内分泌。每次选 3 ～ 4 穴，强刺激，动留针 30 ～ 60 分钟。

（4）电针：取阴郄、郄门、膻中、巨阙。在针刺得气的基础上接电针仪，以连续波、快频率刺激 20 ～ 30 分钟。

（5）穴位注射：取郄门、心俞、厥阴俞、足三里等穴。每次选 2 穴，用复方丹参注射液或川芎嗪、山莨菪碱注射液，每穴 2ml。每日 1 次。

【验案举例】

杨某，男，62 岁，医生（原南京市某医院院长）。患有冠心病多年，心绞痛时有发作，一直依靠口服硝酸甘油片缓解。2003 年 9 月中旬的一天，在家突发心绞痛，口含硝酸甘油片 10 多分钟不起作用。老伴系本市中医院神经内科主任，在家为其做心电图检查也不正常。那个时候她正在跟笔者学习针灸，于是情急之中试用按压内关穴 5 分钟，症状很快缓解，再做心电图也恢复正常。

启才解惑

1. 心绞痛病情危急，必须及时救治，慎重处理。针灸对减轻和缓解心绞痛、心律不齐疗效确切，对心肌梗死也有一定疗效。

2. 间歇期坚持治疗，对于减少心绞痛发作、减轻症状以及心电图的改善大有帮助。

3. 患者应注重饮食起居，饮食宜清淡，忌肥甘厚味，力戒烟酒。

4. 畅达情志，勿大喜、大悲、过于激动，保持平静、愉快的心境。

第十节　胃肠痉挛

胃肠痉挛是由于胃肠平滑肌突发的一阵阵强烈收缩而引起的剧烈胃痛、腹痛，是临床常见的急腹痛。属于中医学"胃脘痛""腹痛"范畴。胃痉挛常见于西医学的急性胃炎、胃溃疡、胃癌和胃神经官能症等疾病；肠痉挛好发于儿童，有反复发作史。

中医学对本病早有认识，认为本病多由饮食积滞、寒积胃肠引起。其病位在胃、肠，病性属实或虚实夹杂。《素问·举痛论》载："寒气客于胃肠之间、膜原之下，血不得散，小络引急，故痛。"

【临床表现】

以突然发作的阵发性胃痛、腹痛，发作间隙缺乏异常体征为特点。局部受凉、饮食不节（或不洁）、暴饮暴食、食后剧烈运动等为常见诱因。

消化道 X 线钡餐、纤维胃镜或纤维肠镜等检查可明确病因诊断。

1.饮食积滞　脘腹疼痛势如刀绞、拒按，伴恶心呕吐、嗳腐吞酸、面色苍白、汗出肢冷，苔白腻，脉弦紧。

2. **寒客胃肠**　脘腹疼痛如针刺刀绞，腹皮挛急，喜暖喜按，面色苍白，汗出肢冷，苔白，脉紧。

【治疗方法】

1. **治则**　消食化滞，通调腑气，温中散寒，理气镇痛，以针刺为主，泻法。

2. **处方**　以足阳明胃经腧穴及相应募穴、郄穴为主。选穴中脘、天枢、梁丘、足三里、阳陵泉。

3. **方义**　中脘为胃募、腑会穴，取之可通调腑气，和胃止痛；天枢为大肠募穴，配中脘可增强通调腑气、解痉镇痛的作用；梁丘属胃经郄穴，专治急性、发作性痛证；足三里乃胃之下合穴，"合治内腑"，《四总穴歌》云："肚腹三里留"，胃肠有疾，当为首选；阳陵泉为"筋"之会穴，能缓解胃肠平滑肌的痉挛状态。

4. **加减**　饮食积滞加建里、公孙以消食和胃；寒客胃肠加灸神阙、关元温寒止痛；胃痉挛加内关、梁门以和胃解痉；肠痉挛加上巨虚、下巨虚理肠解痉；恶心呕吐加内关、膈俞宽胸和胃，降逆止呕；腹皮挛急加筋缩解痉止痛。

5. **操作**　诸穴均常规针刺，强刺激泻法，动留针 20 ～ 30 分钟；针后加灸或用温针灸。

6. **其他疗法**

（1）指针：取至阳穴或筋缩穴，以拇指指腹点压弹拨 3 ～ 5 分钟，间歇 5 分钟，再重复操作 1 次。

（2）热熨法：将食盐和吴茱萸混合炒热，装入布袋中，热熨脘腹部，至脘腹疼痛消失为止。此法尤适用于小儿。

（3）药物贴敷：吴茱萸、丁香、干姜、艾叶、白胡椒各等份，研为细末，取药粉 2g 装入 2cm×3cm 细纱布袋内，置于肚脐，用胶布或宽布腰带固定。

（4）耳针：取胃、大肠、小肠、神门、交感、腹、皮质下。每次选 4 ～ 5 穴，毫针强刺激，动留针 20 ～ 30 分钟。

（5）电针：在针刺得气的基础上接电针仪，将电极连接腹部和远端腧穴，用连续波、快频率强刺 20 ～ 30 分钟。

（6）穴位注射：取中脘、天枢、足三里、胃俞、大肠俞、小肠俞、内关。每次选 1 ～ 3 穴，用阿托品注射液或山莨菪碱注射液、2% 利多卡因，每穴 0.5 ～ 1ml。

【验案举例】

邹某，女，13 岁，中学学生。清早饱食，又吹冷风，上课时突然胃脘部剧痛，由同学背来诊治。当时患者面色铁青，汗出肢冷，弯腰屈背，双手紧捂胃脘部，哭号不已。内科急诊室诊为"急性胃痉挛"转针灸科治疗。首先重刺双侧梁丘，而后轻取局部中脘，当即痛止，破涕为笑。（南京中医药大学王启才医案）

启才解惑

1. 针灸对本病有良好的镇痛作用。若经治疗疼痛不能缓解者，应查明原因，给予相应的处理。

2. 养成良好的饮食习惯，进食要有规律，避免暴饮暴食；多吃含纤维丰富的食物，少食易产气的食物；适当节制冷饮；饱食后不宜立即剧烈运动。

第十一节　食物中毒

人们食用被细菌或细菌毒素污染的食物即可发生食物中毒，一般餐后少则半小时，多则 48 小时发病。

【临床表现】

食物中毒以剧烈腹痛、恶心、呕吐、腹泻等急性胃肠炎表现为主要特征，可伴见神经系统症状，如头痛、发热、烦躁不安、抽搐、瞳孔散大、视物模糊、吞咽及呼吸困难等。中毒严重者可因腹泻造成脱水性休克，或因衰竭而死亡。同餐人群可集体发病，所有中毒患者的临床表现基本相似。

【救治方法】

1. 一般处理　出现中毒症状时，轻者可以对症处理，给患者以良好的护理，尽量使其安静，避免精神紧张，注意休息，防止受凉，同时补充足量的淡盐水。危重者应及时向急救中心呼救，尽快联系附近医院住院治疗。要特别注意保存导致中毒的食物，提供给卫生部门检疫。

2. 催吐　进食 1～2 小时后，可用催吐的方法，使刚吃不久、尚未被消化的中毒食物尽快排出。

（1）重力按压内关穴。内关穴是一个止呕的穴位，但对呕吐却具有良性的双向调整作用。轻刺激止呕，重刺激催吐。

（2）立即取食盐 20g，加开水 200ml，冷却后 1 次喝下；如果无效，可多服几次，迅速催吐；也可以同时配合手指深探咽喉部位，帮助催吐。

（3）可用鲜生姜 100g，捣碎取汁，用 200ml 温水冲服。

（4）如果食用的是变质食物，则可服用十滴水来迅速催吐。

3. 导泻　如果患者进食受污染的食物已超过 2～3 小时，但精神仍较好，则可服用泻药，促使受污染的食物尽快排出体外。

（1）上肢前臂外侧腕背横纹中点上 3 寸的支沟穴强力透刺掌面腕横纹中点上 2 寸的内关穴，或反其道而行之，内关穴透刺支沟穴，连续提插捻转，都有疏通三焦、清肠通便的攻下作用。

（2）可用大黄 30g，煎服 1 次。

（3）老年患者可选用玄明粉 20g，开水冲服，即可缓泻。

（4）体质较好的老年人，选用番泻叶 15g，煎服 1 次或开水冲服，也能导泻。

4. 解毒　如果是食用变质的鱼、虾、蟹等引起的食物中毒，应迅速解毒。

（1）取食醋 100ml，加水 200ml，稀释后 1 次服下。

（2）绿豆 50g，紫苏 30g，生甘草 10g，煎服 1 次。

（3）若是误食了变质的防腐剂或饮料，最好用鲜牛奶或其他含蛋白质的饮料灌服。

5. 穴位急救　若烦躁不安、抽搐或昏迷者，急用指甲重力掐按人中（或鼻尖素髎穴）、百会、合谷醒脑开窍；急刺合谷、太冲、筋缩（背部第 9 胸椎下凹陷中）、阳陵泉等穴，息风止痉。仍无改善者，急呼 120，或者尽快到附近医院救治。

【验案举例】

例 1：患者误食毒菌中毒，导致发热、神昏、呼吸急促、瞳孔散大，血压下降到 65/35mmHg，脉搏微细无力，难以摸清。诊断为"食物中毒性昏厥"，经用西药救治未效，改用针灸。拟醒神开窍，通调血脉为治法，针灸并用，平补平泻。针刺内关穴，动留针 4.5 小时，同时艾灸气海、关元、百会、足三里 30 分钟。血压复升到 80/50mmHg，神志恢复。

例 2：周某，男，55 岁，干部，2020 年 12 月 24 日下午诊治。

主诉：腹痛、腹泻、恶心、呕吐，神志恍惚、面色苍白，大汗淋漓，视物模糊 30 分钟。

病史：患者 30 分钟前在饭店进食药膳（药膳不详，只知道有熟地），突然感觉腹痛、腹泻、恶心、呕吐未消化食物。伴见头昏、面色苍白、大汗淋漓、神志恍惚、视物模糊、四肢乏力，急来我院诊治。

查体：呼吸急促，血压为 60/40mmHg，脉细弱而急促，心率 108 次 / 分。

诊断：中医辨证：虚脱、呕吐。

西医诊断：食物中毒、休克。

治疗：急速针刺双侧内关、足三里、太冲，强刺激泻法，留针15分钟。取针后患者神志清醒，面色转红，汗出停止，自觉头昏消失，视物清晰，肢体有力。血压上升到100/70mmHg，脉率也恢复正常。患者诸症缓解，转危为安，甚赞针灸急救的神奇效果。事后患者深有感触地说：看来，针灸急诊真管用，中医并不是慢郎中啊！这要是到大医院急诊室去，排队、挂号、全套检查、拿药、打针、挂水、观察……说不定还要住院。起码需要一二天时间，还不知道要花多少钱呢，而中医针灸几百块钱就解决了。

第十二节　胆绞痛

胆绞痛是一种常见的急腹症，以右上腹胁肋区绞痛、阵发性加剧或痛无休止为主要特征。属于中医学"胁痛"的范畴。常见于西医学的多种胆道疾病如胆囊炎、胆管炎、胆石症、胆道蛔虫病等。女多于男。

中医学对本病早有认识。《灵枢·经脉》载："胆，足少阳之脉……是动则病口苦，善太息，心胁痛，不能转侧。"本病的发生，多与情志不遂、肝胆气滞；饮食不节、伤及脾胃；痰湿壅盛，化热或成石；或蛔虫妄动，误入胆道有关。其病位在肝、胆，涉及脾、胃和肠道。

【临床表现】

以突发性右上腹剧痛、持续性绞痛、阵发性加剧为主要症状。疼痛部位拒按、压痛或叩击痛，并向右肩背部放射。忧思恼怒、过食油腻、饥饿及寒温不适均可诱发本病。

腹部X线、B超等检查可提示胆囊及胆道的急性炎症、结石或蛔虫等病变。

1. **肝胆气滞**　绞痛常因情志波动而发作。伴见胸闷、嗳气、恶心呕吐、纳差、心烦易怒。舌苔薄白，脉弦紧。

2. **肝胆湿热**　右上腹绞痛并伴见寒战发热、口苦咽干、恶心呕吐。甚者目黄，身黄，小便黄，大便秘结，冷汗淋漓，舌苔黄腻，脉弦数。

3. **蛔虫妄动**　右上腹及剑突下钻顶样剧痛、拒按，辗转不安。常伴有寒战发热，恶心呕吐，吐蛔、纳差，舌苔薄白，脉弦紧。

【治疗方法】

1. **治则**　疏肝利胆，行气止痛，以针刺为主，泻法。

2. **处方**　以足少阳胆经腧穴和相应募穴、背俞穴为主。选穴中脘、日月、胆俞、阳陵泉、胆囊穴。

3. **方义**　中脘为腑会，刺之有通调腑气的作用；日月为胆之募穴，胆俞为胆之背俞穴，俞募相配，可疏调肝胆气机，奏疏肝利胆之功；阳陵泉为胆经下合穴，"合治内腑"，胆腑有疾，当为首选；胆囊穴为治疗胆系疾病的经验效穴。

4. **加减**　肝胆气滞加太冲、侠溪以增疏肝利胆之力；肝胆湿热加三阴交、阴陵泉清利湿热；蛔虫妄动加百虫窝、迎香透四白以安蛔，驱蛔；发热寒战加曲池、支沟、外关和解少阳；恶心呕吐加内关、足三里和中止呕；湿热发黄加至阳、肝俞、阴陵泉清利湿热以退黄。

5. **操作**　日月沿肋间隙由内向外斜刺；胆俞向下或朝脊柱方向斜刺，勿深刺，以免刺伤内脏；肝俞、胆俞可用大艾炷灸至皮肤灼热起疱；余穴常规针刺。宜强刺激，久留针（可根据病情留针1～2小时），间歇行针以保持较强的针感，每日2次。

6. **其他疗法**

（1）指针：取胆俞或其附近的阳性反应点。以拇指重力点压10～20分钟。

（2）耳针：取肝、胆、直肠下段、腹、胸、神门、交感、胃、脾。每次选3～4穴，毫针强刺激，动留针 30 分钟。每日 1 次。

（3）电针：在针刺得气的基础上选腹部、下肢穴接电针仪，用连续波、快频率强刺激 30～60 分钟。每日 1～2 次。

（4）眼针：取眼针双侧 4 区、5 区。用 0.5 寸毫针在眼眶缘外 0.2 寸处沿皮浅刺，左眼用补法，右眼用泻法，留针 5 分钟。每日 1 次。

（5）穴位注射：取右上腹部的压痛点、日月、期门、阳陵泉、胆囊穴。用山莨菪碱注射液、阿托品 0.5～1mg，可加异丙嗪 50mg 或维生素 K_3 1ml、2% 盐酸普鲁卡因 2～4ml，每穴注入 0.5～1ml。每日 1 次。

启才解惑

1. 针灸对胆绞痛效果较好，对急性发作、病程短、无严重并发症者疗效更佳。但在治疗中应查明原因，结合病因治疗才能进一步提高疗效。

2. 患者应注意饮食清淡，少食肥甘厚味。注意保暖。

第十三节　泌尿系绞痛

泌尿系绞痛是由泌尿系结石引发的剧痛，以阵发性剧烈腰部或侧腹部绞痛并沿输尿管向下或向上放射，伴程度不同的尿痛、尿血为主要特征。属于中医学"腰痛""石淋""沙淋""血淋"的范畴。男性的发病率高于女性。

中医学认为，饮食不节、下焦湿热、肾阳不足而致结石是本病的基础；机体在排石的过程中，结石刺激脏腑组织是发生绞痛的直接原因；而结石伤及脏腑组织黏膜、血络则是出现尿血的主要因素。其病位在肾和膀胱，与肝、脾密切相关。

【临床表现】

根据结石部位的不同，有肾结石、输尿管结石、膀胱结石、尿道结石之分，但均以突发性腰部剧烈绞痛，牵引小腹，并向前阴、会阴、大腿内侧放射；或小便时尿液突然中断，尿道剧烈刺痛、涩痛，有血尿，伴肾区叩击痛为主要临床症状。痛剧而久者可见面色苍白，恶心呕吐，冷汗淋漓，甚则昏厥。

腹部 B 超、X 线、肾盂造影等检查可提示结石的部位、大小和形状。尿常规检查可见白细胞、红细胞。

1. **下焦湿热**　小便黄赤浑浊或尿血或有砂石排出，淋沥不畅，舌红、苔黄或黄腻，脉弦紧或弦数。

2. **肾气不足**　排尿乏力，小便断续，甚则点滴而下，少气，神疲，舌质淡、苔薄白或薄黄，脉弦紧。

【治疗方法】

1. **治则**　下焦湿热者清热利湿，通淋止痛，只针不灸，泻法；肾气不足者补益肾气，利尿排石，以针为主，酌情加灸，补法或平补平泻。

2. **处方**　以肾和膀胱的俞、募穴为主。选穴中极、京门、肾俞、膀胱俞、三阴交、阳陵泉。

3. **方义**　本病病位在肾与膀胱，中极、京门分别为膀胱与肾的募穴，肾俞、膀胱俞为二者背俞穴，俞募相配，可助膀胱气化，清下焦湿热，通调肾与膀胱气机，达调气止痛之目的；三阴交穴通脾肝肾，为鼓舞肾气、利尿通淋要穴，可增强中极清利下焦湿热的作用；阳陵泉为"筋"之会穴，能缓解肾、输尿管以及膀胱括约肌的痉挛状态。

4.**加减** 湿热甚者加曲骨、阴陵泉清利湿热；肾气不足加命门、气海、关元温补肾气；恶心呕吐加内关、足三里和中止呕；小便淋沥不畅加水分、水道、委阳、三焦俞利尿通淋；尿中砂石加委阳、次髎、然谷、秩边通淋排石止痛；尿血加膈俞、血海清热凉血。

5.**操作** 中极、京门不可直刺、深刺，以防伤及内脏；余穴常规针刺。强刺激，动留针30～60分钟，使患者保持较强的针感，每日2次。

6.**其他疗法**

（1）腕踝针：在小腿内、外侧面中线上和内、外踝高点上3横指，各取一进针点。向上斜刺，进针1.5寸，留针30分钟。每日1次。

（2）拔罐法：取肾俞、阿是穴。疼痛发作时，拔罐并留置5～10分钟。

（3）耳针：取肾、膀胱、输尿管、神门、交感、皮质下、三焦、脑。每次选3～4穴，毫针强刺激，留针30～60分钟。

（4）电针：在针刺基础上，每次选2对穴，以连续波、快频率强刺激30～60分钟，以痛止为度。必要时可每日治疗2次。

（5）穴位注射：取腰部压痛点、肾俞、京门、中极、关元、三阴交、阴陵泉。每次选3～4穴，分别选用5%～10%葡萄糖注射液、2%利多卡因、维生素K_3注射液、注射用生理盐水、当归注射液等。每穴3～5ml，维生素K_3注射液每穴可4mg，每日1次。

【验案举例】

患者，男，49岁，天津某医院中医医师。肾结石病史多年，自行针刺脐针卦位艮兑坎震（图6-1至图6-3）。艮兑坎的卦意让其瘀阻的管道畅通，补其肾气中医讲阴成形阳化气，再运用震卦的卦意让石头动起来好掉下来（因患者当时是脾肾阳虚的现象所以用此卦位）。

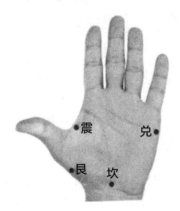

图6-1 八卦手针点

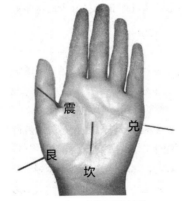

图6-2 八卦手针刺法

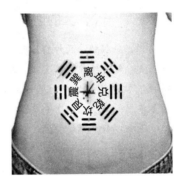

图6-3 脐针卦位及针法

针后感觉肚脐排寒风，左腿发凉，足心也排凉风，足冰凉，右腿无明显排风现象。3天后复查双肾和输尿管彩超示积水消失，结石还在。效不更方连续调理15天，肾结石在第15天下午排出。15时小便感觉疼痛，结石未排出，堵在阴茎头处。嘱其喝3瓶水后不断走动，结石随小便排出来。（河北石家庄周月谦中医师医案）

启才解惑

1. 针刺（尤其是电针）对泌尿系绞痛有肯定的疗效，通过镇痛和排石达到治疗目的。为增强治疗作用，治疗期间宜多饮水，多做跑跳运动。

2. 对于绞痛持续发作不能缓解者，应明确病因，采取综合治疗。需要手术治疗者应及早手术。

启才精讲 针灸镇痛ABC——关于针灸镇痛若干问题的思考

针灸镇痛既是针灸医学中的一个基本的话题，又是一个永恒的话题。说它是一个基本的话题，是因为它直接关系针灸疗法的起源和发展；说它是一个永恒的话题，是因为它一直为中外医学界所注重。

从针灸医学的渊源看，针灸疗法最初就是以治疗疼痛病证为基点的。在远古的石器时代，人们在石器作业过程中，"带病坚持工作"的现象是十分普遍的。当飞起的碎小石片落在头顶，击中了相当于现在的百会穴处，头皮虽然破了，出了一点血，但却减轻了头痛；男人在追赶猎物时，小腿难免被树枝、石头碰伤，当碰伤足三里穴处，却意外地消除了胃痛、腹痛；妇女在树上采集野果时，也很容易被荆棘刺伤，当一根小刺刺入大拇指桡侧端少商穴时，会使咽喉疼痛减轻；而刺入手背第一、二掌骨之间的合谷穴后，会使牙痛消失……这些"无巧不成书"的现象虽然不会经常发生，但在漫长的历史岁月中又不会少见。于是，人们再有头痛、胃痛、腹痛、牙痛、咽喉疼痛时，就会主动地、有意识地用石头（砭石）、荆棘刺激上述部位。这种从偶然到必然、从被动到主动、从不自觉到自觉、从无意识的发现到有意识的运用，促使了针灸疗法的起源和形成。砭石和荆棘成为最古老的针具，疼痛的部位就成了最原始的腧穴（以痛为腧）。

我国针灸医学历经了漫长历史岁月的千锤百炼，已经昂然挺立于世界医学之林。在针灸镇痛方面创立了一系列基础理论，积累了丰富的实践经验，强有力地指导着针灸对临床各科病证的治疗。

一、一个伟大的创举

根据针刺镇痛的作用原理，结合治神调气的临床效应，我国针灸医务工作者与外科、麻醉学科医务人员在针灸镇痛临床实践基础上，首先将针刺技术同外科手术结合起来。经过多年的摸索、探讨和实践，于1957年成功地为一例患者做了针刺麻醉扁桃体摘除术。由于历史的原因，针刺麻醉这一伟大创举直到20世纪60年代后期才向世界公布，继而在全国范围内普遍展开。

最初以针刺麻醉施行肺、胃切除术，往往需要取80多个穴位，由好几位针灸医师持续行针，花上好几小时。手术切口处也要取穴针刺，给手术操作带来不便。现在，结合经络理论，采用按手术切口处的皮肤分部循经远取最佳腧穴，加上耳穴的介入，仅用数穴甚至1～2穴即可在几十分钟内顺利完成手术。诸如面部手术选合谷，开颅手术用耳穴神门透肾，胸部手术取郄门，上腹部手术针足三里，下腹部手术刺三阴交等。由于针刺腧穴距手术部位较远，既方便了术者操作，又缩短了手术时间。如针麻剖腹产手术，就由最初的几个小时缩短为二十几分钟。

针刺麻醉解决了一部分对麻醉药物过敏或因身患某些疾病，不能使用麻醉剂患者的手术问题。因为针麻手术对患者的生理干扰少，手术中患者一直处于清醒状态之下，能很好地与医护人员配合，且手术中出血少，术后创口修复快，能早进食、早下床、早活动，有利于患者康复。针刺麻醉的成功既为外科手术的麻醉方法开辟了新路，为麻醉医师增添了新的武器，又丰富了针灸医学的理论和临床应用，推动了针灸医学的发展。

二、两大实施领域

针刺镇痛，主要体现在两个领域：一个是体表疼痛，一个是内脏疼痛。体表疼痛即人体肌肉、骨骼、关节的各种痛证，中医学统称之为"痹证"系列。

《素问·痹论》载："风、寒、湿三气杂至，合而为痹。"《千金方》载："凡病皆由血气壅滞不得宣通，针以开导之，灸以温暖之。"可见，"经络不通，不通则痛"就是体表疼痛性病证的基本病因病机。现今针灸临床上，体表疼痛诸如肌肉风湿、落枕、颈椎病、肩周炎、腰腿痛、坐骨神经痛以及各种骨关节病、扭挫伤等，占据了针灸诊室大半壁河山。这既是一种好现象，又是一种不正常现象。好现象是说明人们患了体表痛证，都知道并喜爱做针灸治疗，是对针灸镇痛疗效的认可。不正常则表明针灸临床治疗范围还太局限、太狭小，广大患者对针灸能治疗内、外、妇、儿、五官各科诸多疾病还知之甚少，缺乏了解。向广大人民群众大力宣传针灸疗法的适应证，扩大针灸的治疗范围，是我们每一位针灸临床工作者义不容辞的职责和义务。

针灸治疗内脏痛，主要有心绞痛、胃痛、腹痛、胃肠痉挛性绞痛、胆绞痛、泌尿系绞痛以及有关脏腑、组织的炎性肿痛。早在1979年，联合国世界卫生组织（WHO）建议在全世界推广应用的43种针灸适应病证中，就有胃痛、十二指肠溃疡、急性细菌性痢疾、急性扁桃体炎、牙痛等。1996年公布的第二批病证中，又有胆绞痛、尿路结石、肾绞痛、痛经、分娩疼痛、手术后痛等。

体表疼痛因于风、寒、湿邪，以实证为主；而内脏疼痛则虚实兼而有之（虚寒证疼痛隐隐，喜暖喜按；实热证痛势剧烈，恶热拒按）。针灸治病有句名言："痛，针灸至不痛；不痛，针灸至痛。"《医宗金鉴》载："皮不痛者毒浅，灸之知痛为止；皮痛者毒深，灸之不知痛为度。"其意也充分体现了针灸治病的良性双向调节作用。诸如头痛、胃痛、关节痛等各种痛证，经过针灸治疗后使疼痛减轻或消失；而肌肤麻木、肢体瘫痪之类的痿证患者，治疗初期因病变局部感觉低下，可能感觉不到针灸时的疼痛，但随着治疗次数的增加、疗程的积累，肢体的痛觉也会逐渐恢复；延髓麻痹患者的吞咽困难，初针少商穴时患者往往无痛感，但当麻痹好转乃至痊愈后，再针少商穴时痛感就十分明显了。针灸治病，无论是针刺还是艾灸，刺激皮肉时难免有点疼痛之感。这种"以痛治痛"的方法，犹如药物治病"以毒攻毒"一般。

三、三条治疗法则

针灸镇痛有三大治疗法则，也即三条治疗途径，一是疏经通络止痛法，二是温中补虚止痛法，三是镇静宁神止痛法。

疏经通络止痛法，广泛用于针灸临床之中，已为大家所熟知。既然"凡病皆由血气壅滞不得宣通"，经络不通，不通则痛。那么我们就应该本着"针以开导之"（疏通）、"灸以温暖之"（温通）之法，疏经活络，通行气血，活血化瘀，消肿止痛。经络疏通，通则不痛，是所有体表疼痛性病证和部分内脏实性痛证的治疗总则。

由于受古代医家"疼痛为实"（金元时期窦汉卿《针经指南·标幽赋》）学术偏见的影响，温中补虚止痛法常常被人们所忽视。大凡内脏疼痛，实证多由气滞血瘀或腑气不通，这种疼痛以行气活血、通调腑气（即第一种止痛法则）即可获效。虚证常因气虚感寒、血虚不荣引起，此类疼痛则应补益气血、温中散寒。

相比之下，镇静宁神止痛法鲜为人知。疼痛是大脑皮质对疼痛性刺激的一种主观感觉，针灸临床如果能利用经络、腧穴对大脑皮质的镇静功能，乃至于在针灸治疗中巧妙地利用医者的语言或行动暗示，调动脑神，治神守气，则能提高机体的抗痛能力，增高痛阈。《针灸大成》中就以东汉名医华佗在没有麻醉药的情况下，用语言激将法为关羽刮骨疗毒为例，说明"心不惧怕，痛从何生"的道理。

前面提到耳穴麻醉开颅手术，也常用"神门透肾"作主打穴位，也在于调动脑神的抗痛能力。

四、四种有力武器

三棱针点刺出血、电针疗法、穴位注射和浮刺疗法，是针灸临床医生治疗疼痛性病证的四件武器。

三棱针点刺出血术，自古有之，谓之"刺络"，独具疏经活络，通行气血，活血化瘀，消肿止痛功能。尤其对各种急性扭挫伤引起的肌肤、关节的剧烈疼痛，往往是针到痛止、血出痛消，是"宛陈则除之"针灸治疗原则的具体体现。

电针疗法中的连续波，就是一种对各类疼痛有明显抑制作用的镇痛波。在使用中，更可配合频率的调节，来达到抑制疼痛的最佳效果。针刺麻醉手术，也少不了电针治疗仪的良好镇痛作用。

西医的封闭疗法，是针灸穴位注射疗法的前身。它借助某些药物的止痛功效以及药液对疼痛部位的挤压而产生镇痛效果。如当归、川芎、防风、寻骨风、延胡索、红花、骨宁等中药注射液穴位注射对（风湿性）关节疼痛、跌打损伤的治疗；西药阿托品、普鲁卡因穴位注射对体表和内脏疼痛的镇痛作用。现今针灸临床以5%低渗葡萄糖液穴位注射，治疗泌尿系结石绞痛，既止痛、又排石，已经取得了令人信服的疗效。

浮刺疗法是一种治在体表、针在皮下，类似腕踝针、皮内针和羊肠线穴位埋藏的新疗法。通过刺激皮部，发挥疏经通络、化瘀止痛作用。目前主要用于体表疼痛性病证，如颈椎病、肩周炎、腰椎间盘突出、坐骨神经痛、各种关节疼痛及扭挫伤等。对内脏痛证（如胃痛、胆绞痛、癌肿疼痛等）也在观察使用之中。它与针刺疼痛部位阿是穴不一样，要求在距痛点6～10cm处进针，针尖朝着压痛点的方向进针，但针尖不抵达压痛点（距2～3cm），在施行"摇针"手法后，将钢针退出，包在钢针外面的特制塑料软管则留置在体内，24小时后自行取出，能快速止痛，效果良好，绝对安全，无任何不良反应。

五、五类特定腧穴

郄穴、募穴、下合穴、四关穴、筋会穴是针灸镇痛中的五大特定腧穴。

郄穴是经脉气血深聚之处，主要用于脏腑或经脉的急性、发作性、疼痛性病证，诸如阴郄、郄门治疗冠心病心绞痛，梁丘止急性胃肠痉挛性绞痛，地机治疗妇人突发性痛经……正所谓：郄有空隙义，本是气血聚，病症反应点，临床能救急。

募穴是脏腑、经脉气血输注于胸腹部的一组经穴，主治相应脏腑的急性实证、痛证。如中府（肺募）治咳嗽胸痛，巨阙（心募）、膻中（心包募）治心绞痛，期门（肝募）、日月（胆募）治肝胆区疼痛，中脘（胃募）治疗胃痛，天枢（大肠募）治疗急性阑尾炎……急性痛证（阳证）在胸腹部（阴面）取募穴施治，充分体现了中医学"阴病治阳、阳病治阴"的法则。

下合穴是专治六腑急性痛证的特效穴。"肚腹三里留"，足三里主治消化系统，包括胃、脾、大肠、小肠、肝、胆、胰等一切痛证；"腰背委中求"，委中主治各种腰背疼痛以及下腹膀胱区的疼痛；胆结石、胆道蛔虫症引起的绞痛当取阳陵泉；肠道病引起的腹痛可取上、下巨虚；满腹胀痛无定处则取三焦下合委阳穴。

四关穴，即合谷配太冲。合谷为手阳明大肠经原穴，属阳主气；太冲属足厥阴肝经原穴，属阴主血。二穴相配，疏经络以通利关节，行气血以化瘀止痛，治疗范围十分广泛，在针灸镇痛中，主治肢体及内脏的多种疼痛。正如《标幽赋》所云："寒热痹痛，开四关而已之"，"开四关"即用泻的手法施术。

筋会穴即八会穴之一的筋之会阳陵泉，又为足少阳胆经下合穴。其在痛证中的运用，古今文献多用于体表的各种疼痛，如膝关节及下肢痹痛、经脉拘急、腓肠肌痉挛及各种扭挫伤等。内脏疼痛仅涉及肝胆疾病引起的胁痛、胆绞痛。笔者在临床中体会到，阳陵泉对心绞痛、胃肠痉挛、泌尿系结石绞痛，同样有十分理想的舒筋通络、缓急解痉之效。因为从经筋的角度深入思考，内脏的各种平滑肌当属于经筋的范畴，绝不像隋朝杨上善在《黄帝内经太素》中所云："十二经筋内行胸腹廓中，不入五脏六腑"（现今针灸教材也都将十二经筋不入内脏作为其主要特点之一）。笔者认为，十二经筋的主体结构是机体外周的筋肉系统，在其循行过程中只是与脏腑没有属络关系而已，但并非完全不入内脏。部分经筋，除在体表聚结外，也进入体内散络，形成有关脏腑的组织结构（如内脏系膜、平滑肌等）。也就是说，胃、胆、膀胱、大肠、小肠这些器官，也应属于经筋的范畴。作为筋之会穴，阳陵泉在体表可舒筋通络，在内脏能缓急解痉，在针灸镇痛中能发挥独特的治疗作用。

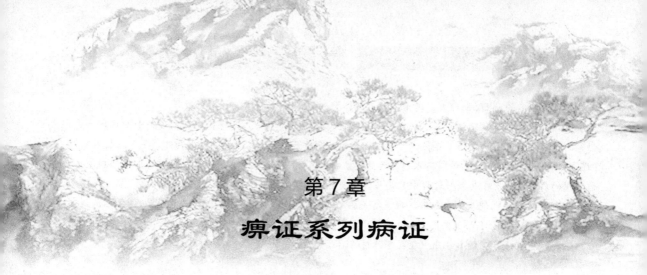

第7章
痹证系列病证

第一节 痹证

"痹"同"闭"，有闭阻不通之义，经络气血不通，不通则痛。痹证泛指全身骨骼、关节、肌肉疼痛性病证，包括现代所称的肌肉风湿、风湿性关节炎、类风湿关节炎、骨性关节炎、风湿热、肢体神经痛、肩关节周围炎、坐骨神经痛、痛风等。

《素问·痹论》载："风、寒、湿三气杂至，合而为痹。"很明确地指出了外风、寒冷、潮湿是导致痹证的三大主要因素。也可由跌扑损伤、慢性劳损、关节周围组织损伤所诱发。

【临床表现】

以肢体或关节酸麻、疼痛、沉重不适，关节伸屈不利、活动受限为主症。风湿性关节炎以大关节病变为主，实验室检查血沉、抗"O"增高；类风湿关节炎以小关节病变为主，以"晨僵"为特点，近端指（趾）关节常呈梭形肿胀，最终导致关节僵硬、畸形，实验室检查类风湿因子（RF）阳性占80%；骨性关节炎以关节软骨退行性病变及关节韧带附着处骨质增生为特点，X线检查可见关节边缘尖锐有唇样骨刺或骨桥形成，关节间隙不匀称、狭窄等；痛风以跖趾小关节病变为主，常常有痛风石形成，实验室检查血尿酸增高。

1. 风寒湿痹 疼痛与气候变化关系明显。根据感受风、寒、湿邪的不同，又有风痹（行痹）、寒痹（痛痹）、湿痹（着痹）之分。

（1）风痹：风性善走，痛无定处，此伏彼起，有时伴寒热，苔薄黄，脉浮。

（2）寒痹：寒性凝滞，痛有定处，疼痛较剧，喜热恶冷，苔薄白，脉弦紧。《素问·痹论》载："痛者，寒多也，有寒故痛也。"

（3）湿痹：湿性粘连，痛有定处，肢体重着，肌肤肿胀，苔白腻，脉濡缓。

2. 热痹 关节或肌肉红、肿、热、痛，喜冷恶热，痛不可触，遇冷则减，伴发热，口渴，舌红，苔黄燥，脉滑数，病久可致肌体酸软无力，肌肉萎缩。

此外，中医学还认为，久痹不愈，易入脏腑，瘀血凝滞，即发心痹。《素问·痹论》载："脉痹不已，复感于邪，内舍于心。"《素问·长刺节论》中还有筋痹、肌痹、骨痹等，意指病变波及的部位和表现各不相同。如"病在筋，筋挛节痛，不可以行，名曰'筋痹'；病在肌肤，肌肤尽痛，名曰'肌痹'；病在骨，骨重不可举，骨髓酸痛，名曰'骨痹'"。

【治疗方法】

1. 治则 疏经通络，行气活血，祛风除湿，消肿止痛，针灸并用，泻法，热痹不灸，但可点刺出血。

2. 处方 合谷、太冲、阿是穴。

（1）下颌关节：上关、下关、颊车、听宫。

（2）上肢：肩髃、曲池、合谷、外关。

（3）肩关节：肩三针（肩髃、肩前、肩贞）、阳陵泉、中平穴（足三里下 1 寸）。

（4）肘关节：曲池、小海、少海、天井、肘髎、手三里。

（5）腕关节：外关、阳池、阳溪、阳谷、腕骨。

（6）指掌关节：三间、中渚、后溪、八邪。

（7）腰背（脊柱）：大椎、身柱、脊中、命门、腰阳关、肾俞。

（8）下肢：环跳、风市、阳陵泉、阴陵泉、足三里、昆仑、悬钟。

（9）髀枢（髋关节）：环跳、秩边、居髎。

（10）大腿部：伏兔、风市、承扶、殷门、委中。

（11）膝关节：膝眼、委中、膝阳关、鹤顶、阳陵泉、阴陵泉。

（12）踝关节：昆仑、太溪、申脉、照海、丘墟。

（13）跖趾关节：大都、太白、足临泣、八风。

3. 方义　以上取穴方法，以病变局部腧穴为主要刺激点，疏通局部经络，改善气血运行；合谷、太冲合用称为"四关"，通行气血，消肿镇痛，适用于各种关节痹痛（《标幽赋》载："寒热痹痛，开四关而已之"）；阿是穴即"以痛为腧"，功能作用如同取局部腧穴。

一旦经络疏通，气血流畅，则风寒湿邪便无所依附，痹痛便得以解除，达到通则不痛的目的。

4. 加减

（1）风痹：加膈俞、血海、三阴交、风门、肺俞、风市行血祛风，取"治风先治血，血行风自灭"之意。

（2）寒痹：加灸大椎、肾俞、腰阳关振奋阳气以散寒邪，"益火之源，以消阴翳"。

（3）湿痹：加阴陵泉、丰隆、脾俞、三阴交温运脾阳、健脾化湿。

（4）热痹：加曲池、大椎、合谷、外关清热止痛。

《灵枢·终始》载："手屈而不伸者，其病在筋；伸而不屈者，其病在骨。在骨求骨，在筋求筋。"四肢痹痛除局部选穴外，病在筋加阳陵泉（筋会），病在骨加大椎（编者注：骨会，文献中"骨会大杼"应为大椎之别名，非足太阳经大杼穴）。

5. 操作　均常规针刺。

6. 其他疗法

（1）灸法：适宜于寒痹、湿痹（温和灸或温针灸），类风湿可行瘢痕灸。

（2）火罐：主要用于寒痹、湿痹。

（3）皮肤针：局部叩刺，可点刺出血，寒痹及湿痹还可在出血的基础上加拔火罐，以去其寒湿之气。

（4）电针：连续波、快频率、中强刺激 20 ～ 30 分钟。

（5）穴位注射：将具有疏经通络，行气活血，祛风除湿，消肿止痛的中药制剂如当归、川芎、防风、威灵仙、牛膝、寻骨风等选择注入上述腧穴，严重者可用 2% 盐酸普鲁卡因、1% ～ 2% 利多卡因、氢化可的松或醋酸泼尼松龙等，每次每穴 2ml。每日或 2 日 1 次。

【验案举例】

例1：患者，男，61 岁，退休教师，辽宁大连市人。主诉左膝关节肿痛，行走困难 1 周。

病史：以前身体非常棒，经常和同事爬大黑山。后来患了风湿性关节炎，经常疼痛，山爬不动了。最近左膝关节肿痛，蹲起动作艰难，影响走路，尤其是爬楼梯时疼痛更甚。2017 年 11 月 3 日前来就诊。

查体：左膝关节红肿，活动受限，舌红、苔白厚。中医诊断为痹证（寒湿型，病在脾、胃经）；西医诊为"风湿性关节炎"。

治疗：首次在血海、梁丘、委中及红肿局部刺血，后又针刺内外膝眼、鹤顶、阳陵泉透阴陵泉，接电针治疗仪连续波，留针30分钟，当时疼痛减半。同时配合中药（桂枝芍药知母汤）口服。治疗4天后，患者已无疼痛感，第5天患者主动要求再针灸1次，以巩固疗效。（辽宁大连王雪芳中医师医案）

例2：患者，女，54岁，辽宁大连人。主诉左膝关节肿胀疼痛，行走困难。2017年12月25日就诊。

病史：左膝关节肿胀疼痛多年，最近活动受限。舌体胖大有齿痕，色紫暗、苔白，脉弦涩。在医院X线检查提示膝关节积液。

中医诊断：痹证（肝肾不足、气血亏虚）。

西医诊断：膝关节积液。

治疗：首先针刺内外膝眼（少捻转）、鹤顶、丰隆、阳陵泉透阴陵泉穴，接电针治疗仪连续波，留针30分钟；再在膝关节肿痛处刺血拔罐。第二天关节肿胀积液已基本消退。按上法治疗3次后，膝关节已再无疼痛感。一年后微信随访，一直未再疼痛。（辽宁大连王雪芳中医师医案）

例3：患者，女，26岁，河北石家庄人。主诉左腿冷痛、冰凉2天。从小爱穿短裙，露膝，时常关节痛。近几天下雨，又着凉了，伴有胃寒、怕进食寒凉，后项部正中间疼痛、怕冷。2017年8月14日前来诊治调理，诊察、辨证为正气不足，寒气外侵入络，气血受阻，导致下肢疼痛；寒气上犯督脉，阳气不通，导致后项部冷痛。

用道医的"易法针灸"在乾卦上施针，针刺时患者反馈左腿感觉排凉风，左腿和颈椎马上就不疼了。为了加强和巩固疗效，又在离卦加了一针，患者诉左腿从上向下有热的感觉，脚排风厉害，颈椎后面也发热了，感觉很舒服。留针30分钟，结果1次而愈。嘱咐回去早上煮点姜片红糖水喝，过一段时间再来调理胃寒，增加脾胃阳气，增强抗病能力。随访二年余一直没有复发（图7-1和图7-2）。

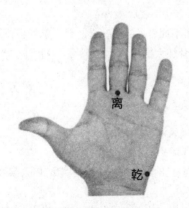

图7-1　八卦手针点图

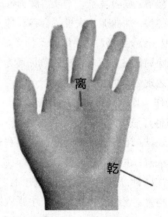

图7-2　八卦手针刺法

用针思路：这是一个典型的乾卦病例。根据洛书所记，乾卦对应左腿，可以调理左腿所有问题。乾卦对应脊柱督脉，又是纯阳之卦，有疏通督脉气血、升发阳气的作用。离卦属火，全息对应颈椎和脏腑（心），可调血。患者又是受寒引起的颈椎和腿痛，故取火来升阳，以活血祛寒。（河北石家庄周月谦中医师医案）

启才解惑

1. 针灸治疗痹证有较好的效果，尤其对风湿性关节炎针灸并用，疗效肯定。痛风、类风湿关节炎等病情缠绵反复，属于顽痹范畴，非一时能获效。

2. 治疗期间及取得疗效之后，应时刻注意防寒保暖，避免感受寒凉、淋雨、涉水。

3. 注意与骨结核、骨肿瘤鉴别，以免延误病情。

启才精讲　针灸治疗类风湿关节炎

笔者1980年在阿尔及利亚援外医疗期间，收治一名患类风湿关节炎的儿童，用针灸治疗两个多月，获得显著效果。现报道如下，以供参考。

患者，女，11岁，阿尔及利亚特里木逊省哈塞维县人。

病史：患儿5岁时出现发热、四肢关节红肿疼痛，经用解热镇痛药治疗好转。以后时有发作。8岁时开始感觉四肢酸软无力，两手不能提重物，行走困难，四肢关节肿大。持续2年后，于10岁时完全瘫痪在床，生活不能自理，由家人背来中国医疗队求治。经内、儿科检查，诊断为"类风湿关节炎"。因患儿骨质高度疏松，严重脱钙，已经不适合激素治疗，故转针灸科单用针灸治疗，配合功能锻炼。

入院检查：患儿体质瘦弱，呈贫血面容，脊柱弯曲，四肢大小关节均肿大变形，不能伸直且有压痛，肌肉严重萎缩，两手握力差，双下肢抬高约30°时髋关节便感到疼痛，骨盆也呈畸形改变。血红蛋白7.6g，血沉40～80mm/h，四肢、脊椎、骨盆X线检查可见大小关节明显增生，尤以指、趾关节结节更为明显，高度骨质疏松。

治疗方法如下。

（1）针刺：第1组选用合谷、外关、曲池、肾俞、夹脊、脾俞透胃俞；第2组选用风市、血海、太冲、解溪、足三里、阳陵泉。每日1次，两组穴位交替使用，中弱刺激，留针30～40分钟。

（2）穴位注射：以维生素 B_1、维生素 B_{12} 穴位注射。上肢取治瘫2穴（三角肌中点）、手三里，下肢取环跳、伏兔穴。每日1次，每穴2～4ml。

（3）灸法：分别选用阳池、鹤顶、大椎、身柱、筋缩、脊中、命门、腰阳关等穴。施以瘢痕灸，每周1次，每次2穴，每穴1～2壮。灸治当天，停止针刺和穴位注射治疗。在灸后化脓期间，为保持局部清洁，防止污染，酌情涂少量甲紫药水，并加盖敷料，保护灸疮。

以上处方配穴的治则，采用祛风除湿、通经活络治其标，温肾培元、补中益气固其本。曲池、外关、阳池、风市、环跳、鹤顶、解溪诸穴均有祛风湿、通经络的作用；阳陵泉为筋之会穴，此穴有舒筋活络、通利关节的作用；合谷是手阳明大肠经的原穴，太冲是足厥阴肝经的原穴，二穴相配，称为"四关"，调和气血而止痛；取脾俞、胃俞、血海、足三里调理脾胃，补益气血以使后天之本得复；久病必虚，肾气易伤，取肾俞、夹脊；督脉沿脊柱上行，贯脊属肾，取大椎、命门、腰阳关等督脉诸穴，可通一身之阳而助肾气。为了配合治疗，嘱患儿进行功能锻炼。

按上法治疗1个月后，患儿行动逐渐恢复，开始能在他人搀扶之下慢慢行走。于是，嘱其加强功能锻炼。继续治疗1个多月后，患儿便可独自行走、玩耍，上下楼梯也无须搀扶，生活逐渐恢复自理。治疗两个多月出院，出院时患儿面色红润，血红蛋白10.2g，血沉8～18mm/h；四肢关节、腰背也较入院前伸直，关节压痛消失，两手握力增加强，两下肢抬高90°时髋关节也无疼痛感觉，但X线检查尚无明显改善。

第二节　扭伤

扭伤是指四肢或躯干近关节部的软组织（如肌肉、肌腱、韧带、血管等）损伤,而无皮肉破损或骨折、脱位、肌腱韧带断裂等现象。扭伤部位常发生于肩、肘、腕、腰、髋、膝、踝（尤以腕、腰、踝最多）。多由持重（提、抬、挑重物）姿势不当、超负荷、运动失度或跌仆摔打,关节韧带的过度牵拉、扭转等,引起经筋、络脉或关节的损伤,以致经气运行受阻,气血壅滞而成。

【临床表现】

以损伤部位肿胀疼痛、关节活动受限为主症。病变多在筋腱,且有瘀血留滞。新伤如果仅见局部微肿、肌肤发红、按之有压痛、活动关节时疼痛较轻,表明伤势较轻,病变多在皮肉;如果局部肿甚、肌肤青紫、关节屈伸活动受限,提示伤势较重。

陈旧性损伤既往有扭伤病史,活动或负重稍有不慎,极易再度损伤,也常因感受风寒湿邪而反复发作。

【治疗方法】

1. 治则　舒筋通络,行气活血,消肿止痛。轻者行针刺泻法,重者应点刺出血（并可加拔火罐）,陈旧性损伤常诱发风湿,宜针灸并用,平补平泻。

2. 处方　以合谷、太冲、阳陵泉和受伤局部、邻近腧穴、阿是穴为主。

（1）颈部:大椎、天柱、后溪、悬钟。

（2）肩部:肩三针（肩髃、肩前、肩贞）、肩髎。

（3）肘部:曲池、小海、少海、天井、上肢扭伤穴（曲池与阳池连线上1/4）。

（4）腕部:阳溪、阳池、阳谷、腕骨、外关、大陵。

（5）指掌关节:三间、中渚、后溪、八邪。

（6）腰部:肾俞、腰眼、腰阳关、委中、水沟、后溪。

（7）髋枢部:环跳、秩边、承扶、居髎。

（8）膝部:膝眼、鹤顶、梁丘、膝阳关、下肢扭伤穴（殷门穴水平向外1寸）。

（9）踝部:解溪、昆仑、丘墟、申脉、照海。

（10）跖趾关节:大都、太白、足临泣、八风。

3. 方义　治疗扭伤,一般采取局部取穴的方法,以疏通局部经络,行气活血,消肿止痛,使受到损伤的组织逐渐恢复功能活动;合谷、太冲合用称为“四关”,通行气血,消肿镇痛,适用于各种肌肉、关节的软组织损伤;阳陵泉属胆经,肩、腰、髋、膝、踝均为胆经所过,乃筋之会穴,治疗经筋病变有独到之处,有良好的舒筋活络功效。不同部位扭伤远取阳陵泉穴,既符合“经脉所通,主治所及”这一循经取穴的原则,又是上下对应取穴法的具体运用,更突出了阳陵泉对以经筋病变为主的损伤的治疗价值。阿是穴即“以痛为腧”,功能作用如同取局部腧穴。一旦经络疏通,气血流畅,则风寒湿邪便无所依附,痹痛便得以解除,达到通则不痛的目的。

腰为肾之府,督脉贯脊属肾,水沟为督脉要穴,后溪为八脉交会穴之一,也与督脉相通,二穴配用能疏通督脉经气而止腰痛（动刺）。足太阳经脉也循行于腰部,并于肾俞穴处入腰中络肾,委中是足太阳经在腰脊两行经脉循行线的汇合处。《四总穴歌》云:“腰背委中求”,表明委中是治腰背病变的首选穴。

4. 加减　颈部和腰部损伤可以酌情加用夹脊穴。阿是穴、夹脊穴疏通局部经络、消肿止痛。

5. 操作　各部腧穴均按常规操作;在远端部位行针时应配合做扭伤部位的活动;陈旧性损伤可在针刺的基础上加灸。

6.其他疗法

（1）刺络拔罐：取扭伤部位相关腧穴或阿是穴。先用三棱针点刺，或用皮肤针重叩出血，然后再加拔火罐。适用于新伤局部血肿明显、陈伤瘀血久留、寒邪袭络等证。

（2）耳针：取相应部位敏感点、神门、皮质下。毫针中度刺激，捻针时让患者同时活动受伤部位的关节，留针 30 分钟。

（3）穴位注射：选用当归注射液、川芎注射液、红花注射液或 5% ～ 10% 葡萄糖溶液、氢化可的松加入 0.5% ～ 1% 普鲁卡因适量进行穴位注射。每日或隔日 1 次。

【验案举例】

例1：1979 年笔者还在湖北中医学院（现湖北中医药大学）工作期间，一名男学生在踢足球时被对方重重地踢伤了小腿。当时，受伤的学生摔倒在地，患侧小腿疼痛难忍，迅速肿胀，几个小时后，整个小腿从膝关节以下到足趾末端尽显青紫肿胀。后在同学们的搀扶之下，来到我院附属医院针灸科门诊诊治。先进行 X 线检查排除了骨折，然后施行三棱针放血治疗。经过无菌消毒后，在患侧小腿局部点刺出血，以阳陵泉、丰隆二穴为主穴，每穴 50 ～ 60ml；足三里、昆仑、丘墟、太冲为配穴，每穴 20 ～ 30ml。结果 1 次而愈，2 天后青紫肿胀全消。（南京中医药大学王启才医案）

例2：患者，女，46 岁，因骑自行车摔伤致前胸、后背痛、双季肋痛 10 天，诊断为"软组织损伤"。先后中西医服药均无效，要求针灸治疗。我先用脐针加局部阿是穴，患者胸痛有所缓解；再以浮刺疗法在上腹部皮下接力浮刺，采用苍龙摆尾手法。不到 2 分钟，疼痛全消，患者兴奋不已。今天又过来就诊，自觉疼痛略有反复，求进一步治疗。效不更方，还是按昨天的浮刺法（没有用脐针），2 ～ 3 分钟患者已无任何不适感，佩服得赞不绝口。（广东东莞弟子马超医师医案）

例3：许某，女，35 岁，公司职员，广西南宁人，2021 年 4 月 11 日就诊。

主诉：右肩痛 3 天，加重 1 天。

病史：患者 4 天前出差，右手拉皮箱后出现右肩部不适感，当时没有在意，休息 2 天后疼痛加重。经某医院诊断为"肩周炎"，行推拿和针灸治疗等，仍未有效控制病情发展。当晚右肩疼痛并肿胀，不能安睡，穿脱上衣勉强自理。为进一步康复治疗，遂来我科室就诊。

查体：右肩稍肿胀，未见瘀血，无畸形改变；右肩关节周围压痛明显，尤其肩峰及肱二头肌长头肌腱附着处压痛明显；右肩关节主、被动前屈、外展后伸等活动受限。B 超检查示右侧肱二头肌长头肌腱内异常回声，考虑肌腱损伤。

中医诊断：伤筋病（右肩伤筋）

治疗：患肩局部粗针浮刺；普通针刺（远端取穴）。

经治疗后疼痛症状减轻，当晚可安睡，次日自己可梳理头发，穿衣、脱衣较前便利；第二次治疗效不更方，肩关节活动明显改善；第三次巩固治疗痊愈。（广西南宁温升医师病案）

启才解惑

1.针灸治疗各部扭伤效果良好，但必须排除骨折、脱位、肌腱或韧带断裂等情况。

2.扭伤早期宜先行冷敷止血，后行热敷，以助消散。

3.受伤后应限制扭伤局部的活动，避免加重损伤。病程长者，要注意局部护理。运动要适度，避免再度扭伤。局部要注意防寒保暖，避免风寒湿邪的侵袭。

第三节　颞下颌关节功能紊乱综合征

颞下颌关节功能紊乱综合征又称"颞颌关节功能障碍综合征"，是指颞颌关节区疼痛、弹响、肌肉酸痛、乏力、张口受限、颞颌关节功能障碍等一系列症状的综合征。属于中医学的"颌痛""颊痛""口噤不开""牙关脱臼"等范畴。本病常见于 20 － 40 岁的青壮年，多为单侧患病，也可双侧同病。

本病的发生与情绪、外伤、劳损、寒冷刺激等有关。情绪激动、精神紧张及愤怒时的咬牙切齿等均可使颞颌关节周围肌群痉挛而致颞颌关节功能紊乱；也有因先天发育不良、外伤或经常反复过度张口引起劳损者而造成双侧颞颌关节运动不平衡所致；还因感受寒冷刺激，使颞颌关节周围肌群痉挛所致者。

中医学认为，风寒外袭面颊，寒主收引，致局部经筋拘急；面颊外伤、张口过度，致颞颌关节受损；先天不足，肾气不充，牙关发育不良等因素均可使牙关不利，弹响而痛。

【临床表现】

张口或闭口时颞颌关节区酸痛、强直、弹响，咀嚼无力，张口受限和下颌运动异常。少数患者可并发头晕、耳鸣、听力障碍等。

查体见面部两侧不对称，张口运动时，下颌偏向患侧，在髁状突、咀嚼肌、颞肌附着处有压痛。X 线检查早期常示髁状突位置不正常，后期可有关节头或关节窝改变和骨皮质不完整。

1. 寒湿痹阻　开口不利，咀嚼受限，关节弹响，咀嚼时关节区疼痛，平时酸胀麻木不适，遇寒湿风冷症状加重，舌淡，苔薄白，脉弦略紧。

2. 肝肾不足　开口不利，咀嚼障碍，关节区有弹响，关节区时有酸痛，头晕耳鸣，腰膝酸软，舌质红，脉细无力。

【治疗方法】

1. 治则　祛风散寒，舒筋活络，针灸并用，泻法或平补平泻。

2. 处方　以颞颌关节局部取穴为主，选穴上关、下关、颊车、听宫、合谷（健侧）。

3. 方义　上关属足少阳胆经，下关、颊车是足阳明胃经穴，听宫是手太阳小肠经穴，与手少阳经交会，四穴均为局部近取，可疏通面部经气，是治疗颞颌关节病变的主穴；合谷是手阳明经原穴，善治头面之疾（经脉所通、主治所及、面口合谷收）。诸穴远近相配，共奏通经活络、祛散寒邪、开噤止痛之效。

4. 加减　肝肾不足者加肝俞、肾俞补益肝肾；头晕加风池、太阳祛风醒脑；耳鸣加耳门、翳风止鸣复聪。

5. 操作　诸穴均常规针刺，得气后行泻法，使针感向面颊及颞颌关节部放射；寒湿痹阻者加灸。

6. 其他疗法

（1）指针：取下关、颊车、听宫、颧髎（均双侧）。用指端持续点压，患侧穴位稍加用力，每穴 1 ～ 2 分钟；间歇 3 ～ 5 分钟后再依次点压，每穴点压 3 ～ 5 遍。

（2）温针灸：取听会、听宫、下关。进针后以 1.5 ～ 2cm 艾炷置于针柄上灸之。初发病者每日 1 次，病程长者隔日 1 次。

（3）耳针：选颌、面颊、肾上腺为主；耳鸣加内耳、颞；头面疼痛加颞、额。毫针浅刺，快速捻转，动留针 20 分钟；或用王不留行籽贴压。

（4）电针：取下关、颊车。进针得气行捻转泻法，再接电针仪，正极接颊车穴，负极接下关穴，用连续波强刺激 20 ～ 30 分钟。每周 2 ～ 3 次。

（5）穴位注射：对顽固患者用 0.5% ～ 1% 普鲁卡因注射液注入下关穴（先做皮试）。每周 2 次。

也可用当归、维生素 B_1 和维生素 B_{12} 注射液，2% 利多卡因注射液 1ml，地塞米松或氢化可的松 10mg 穴注。

启才解惑

1. 针灸治疗颞颌关节功能紊乱疗效较好。若韧带松弛而发生关节半脱位，应适当限制下颌骨的过度运动。全脱位者应首先复位，否则针灸难以奏效。

2. 先天性颞颌关节发育不良者，应避免下颌关节的过度活动。

3. 注意饮食，不吃干硬的食物，避免下颌关节的进一步损伤。避免风寒侵袭，平时可自我按摩，增强颞颌关节抵御外邪的能力。

第四节　落枕

落枕又称"颈项伤筋"，是一种急性、单纯性颈项强直而疼痛的病证，具有反复发作的特点。多见于成年人，小儿少见，老年则多为颈椎病。

本病多因睡眠时姿势不正、枕头过高或过低、颈部肌肉长时间过分牵拉，或风寒之邪侵袭项背，导致颈项局部经筋发生痉挛，督脉、足太阳、足少阳经气不通，血脉瘀阻，不通则痛，也可见于颈椎小关节滑膜嵌顿，半脱位或肌肉筋膜的炎症。

【临床表现】

多在起床后，自觉一侧项背发生牵拉痛，甚至向同侧肩胛及上臂扩散，颈项活动受限，不能前后俯仰、左右回顾，扭向健侧痛甚，头常向患侧倾斜，局部压痛明显。

针灸临床结合经脉分布，可分为太阳经型和少阳经型两类。前者以痛在项背、颈项前俯后仰受限为主；后者以痛在颈臂、颈项左顾右盼受限或不能向两侧偏斜为主。

【治疗方法】

1. **治则**　祛风散寒，舒筋活络，针灸并用，泻法。

2. **处方**　以督脉、手足太阳、足少阳经穴为主。《灵枢·杂病》载："项痛不可俯仰刺足太阳，不可以顾刺手太阳也。"选穴大椎、肩井、后溪、悬钟、落枕。

3. **方义**　大椎、肩井为局部取穴，针灸可疏通颈项部督脉、手足太阳之经气，后溪、悬钟、落枕为远端取穴，后溪属于太阳经，又与督脉相通，悬钟属足少阳经，"经脉所通，主治所及"；落枕穴为专治落枕之经验效穴。

4. **加减**　病及太阳经可加天柱、申脉；病及少阳经者可加外关、足临泣；向肩胛区放射痛加天宗、秉风等。

5. **操作**　诸穴可酌情选用，常规针刺；远端穴最好双侧同时进针，同施手法，行针同时令患者向前后左右活动颈项部，如此远刺近动相结合，收效颇佳；由风寒所致者，局部加灸。

6. **其他疗法**

（1）推拿、按摩：最好在针灸、拔罐之前进行，以缓解患部的肌紧张程度。注意用力均匀、手法柔和，正确使用颈部扳法。

（2）指针：取患侧承山穴。医者以拇指尖重掐，至局部酸胀，边指掐边让患者活动颈部。适宜于病证初始。

（3）皮肤针：叩刺颈项强痛部位及肩背部压痛点，使局部皮肤潮红。每日1次。

（4）拔罐：取大椎、肩井、天宗、阿是穴。疼痛轻者，直接拔罐，每日1次。若疼痛较重者，可先在局部用皮肤针叩刺出血，然后再拔火罐；也可行走罐法。每日1次。

（5）耳针：取颈、颈椎、神门。毫针浅刺，留针30分钟，间歇行捻转泻法，并嘱患者活动颈项部。

【验案举例】

2004年夏，笔者到安徽马鞍山一个学生的私人诊所刚坐下一会，就来了一位落枕的患者。学生按照常规的针灸方法，先给他推拿一下肩背部，然后针刺落枕穴等，同时让患者配合做颈项部的活动。患者说有一些好转，但是还没有完全好。我就过去看看，发现学生将落枕穴扎高了1～2寸（其实扎到了上面的腰痛点）。我就在正确的落枕穴上加了一针，然后让患者活动一下颈项部。患者说：怪了，这位师傅加了一针，脖子马上就完全好了。学生笑着说：这是我的老师。（南京中医药大学王启才医案）

启才解惑

1. 针灸治疗落枕，疗效快捷而显著。治疗的关键在于局部取穴强调"以痛为腧"，远端穴位要用强刺激，同时令患者配合颈项部运动。

2. 注意保持正确的睡眠姿势；枕头高低适中，枕于颈项部；避免风寒等外邪的侵袭。

3. 中老年患者久治不愈或反复发作，应排除颈椎病。

第五节 颈椎病

颈椎病又称"颈椎综合征"，是指因颈椎骨质增生、颈椎间盘慢性退变，髓核脱水、弹性降低、纤维环破裂，韧带及关节囊的退行性改变或肥厚等病变，刺激或压迫颈神经、神经根、脊髓、血管、交感神经和其周围组织而引起的症候群。本病是一种常见的中老年疾病，多见于长期伏案工作的人，如教师、作家、财务工作者以及经常看手机、电脑者。

因其主症为颈肩部疼痛，中医学将其归入"痹证"的范畴。年老肝肾不足、正气亏虚、筋骨失养或久坐耗气为本病发生的内因；外感风、寒、湿、热，扭挫损伤均为引起本病的外因。由于内因、外因相互作用，导致督脉、手足太阳经脉阻滞，气血运行不畅。

【临床表现】

发病缓慢，临床以头、颈项、肩、手臂及前胸等部疼痛，并可有进行性肢体感觉及运动功能障碍为主要特征。轻者头晕、头痛，恶心，颈肩疼痛，上肢疼痛、麻木无力。重者可导致瘫痪，甚至危及生命。病变好发于第5、6颈椎，其次是第6、7颈椎和第4、5颈椎之间的椎间盘。按其受压部位的不同，一般可分为神经根型、椎动脉型、脊髓型、交感神经型、混合型等。开始常以神经根症状为主要表现，逐渐出现椎动脉、交感神经及脊髓功能或结构上的损害，并引起相应的临床表现。

神经根型颈部僵硬板滞，活动受限，疼痛部位都在受累神经根分布区内，疼痛常向肩臂、前臂、手指及前胸等处放射，伴肢冷无力、手指麻木，颈后伸或向患侧弯曲时，上肢及手部麻木，疼痛加重，有时出现受压神经根所支配的皮肤感觉减弱，肌力下降，肌肉萎缩，腱反射降低。椎动脉型颈肩痛或颈枕痛，可出现位置性眩晕。交感神经型枕部疼痛，头晕，心慌、胸闷、视物模糊、双侧瞳孔或睑裂大小不等，一侧面部无汗或多汗，手麻、肿、发凉，或有心律不齐、心动过速或过缓等交感神经功能紊乱的表现。中央型（或称"脊髓型"）上下肢麻木酸软无力，日渐加重，甚至出现不同程度的痉挛性瘫痪，有痛觉、触觉减退等感觉障碍，少数患者伴有大小便失禁，是颈椎病中最重者。混合型则诸症混现。

颈椎X线检查可见颈椎椎体后缘有唇样骨刺突出，颈椎间盘椎间隙变窄，椎间孔相应缩小，小关节及椎间孔周围骨质密度增加，颈椎前突曲度消失，呈颈强直。

1. **风寒痹阻型** 肩颈部疼痛，肢体酸胀重着、麻木，尤以天气变化时为甚，遇寒痛剧，得温痛减，颈部僵硬，活动受限，后颈部可触及条索状物或有压痛。舌苔薄白或白腻，脉弦紧。

2. **气滞血瘀型** 颈部及患侧上肢针刺样或烧灼样疼痛，痛处固定不移，手指麻木，活动不利，肩胛上下窝及肩头有压痛，舌紫暗或有瘀斑，脉弦细而涩。

3. **肝肾不足型** 颈项酸软疼痛，手足麻木乏力，活动拘急不利，或伴有头晕眼花，耳鸣耳聋，腰膝酸软，男子遗精、阳痿，女子月经不调，舌红，苔少，脉象细弱。

【治疗方法】

1. **治则** 风寒痹阻型祛风散寒，通经活络，针灸并用，泻法。气滞血瘀型行气活血，化瘀止痛，针灸并用，泻法。肝肾不足型滋养肝肾，调和气血，针灸并用，补法或平补平泻。

2. **处方** 以项后、肩背部腧穴为主。选穴大椎、肩井、天柱、后溪、病变颈椎压痛点或夹脊穴。

3. **方义** 大椎属督脉，为诸阳之会穴，刺之能激发诸阳经经气，通阳活络；后溪、天柱分别为手足太阳经穴，天柱为局部取穴，后溪又为八脉交会穴之一，与督脉相通，合大椎可疏调太阳、督脉经气，通络止痛；肩井和压痛点、夹脊穴，均系病变局部腧穴，疏调局部经络气血，通络止痛。诸穴远近相配共奏祛风散寒，舒筋活络，理气止痛之功。

4. **加减** 风寒痹阻型加风池、风门祛风散寒；气滞血瘀型加身柱、膈俞活血化瘀；肝肾不足型加肝俞、肾俞、悬钟养肝益肾；头晕头痛者加百会、血海、膈俞通络止痛；肢体痛麻者加曲池、合谷、外关、八邪等通经活络；恶心呕吐者加天突、内关调理胃肠。

5. **操作** 大椎直刺1～1.5寸，使针感向肩背部传导；夹脊穴直刺或向颈椎斜刺，施平补平泻法，使针感向肩背、上肢传导；其他穴位按常规针刺。

6. **其他疗法**

（1）皮肤针：取病变部位压痛点及大椎、大杼、肩中俞、肩外俞，叩刺使皮肤发红并有少量出血，然后加拔火罐，使出少量瘀血。每周1～2次。

（2）耳针：取颈、颈椎、肩、颈、神门、交感、肾上腺、皮质下、肝、肾。每次选3～4穴，毫针强刺激，留针20～30分钟，每日或隔日1次；也可用王不留籽贴压，每2～3日更换1次。

（3）电针：取大椎、颈部夹脊、大杼、天宗、肩中俞。每次选用2～4穴，针刺得气后接通电针仪，以连续波或疏密波刺激20分钟。每日1次。

（4）穴位注射：取大杼、肩中俞、肩外俞、天宗。用1%普鲁卡因2ml，或维生素B₁ 100mg、维生素B₁₂ 100μg注射，每穴注射0.5 ml；也可选用当归、川芎、丹参、红花、骨宁等中药注射液穴注，每穴1～2ml。每日1次。

启才精讲 雪莲注射液为主治疗神经根型颈椎病

山东威海李保勃医师在临床中采用雪莲注射液穴位注射治疗神经根型颈椎病优于其他疗法，一般一次见效，视病情轻重一般治疗3～7次可达到临床痊愈。

1. **配制药液** 取雪莲注射液2ml、利多卡因注射液2ml加0.9%生理盐水总量至20ml～30ml。

2. **选穴和区域** 天柱穴区和风池穴区压痛点，第2～7颈椎棘突旁夹脊穴，肩井穴区选1个最痛点，天宗穴区选1～2个最痛点，均取患侧。

3. 注射方法和剂量 患者俯卧位，充分暴露施术部位，严格消毒后选取口腔科 5 号针头。天柱穴区和风池穴区常规注射 2ml；夹脊穴 2～3ml；肩井穴区 2～3ml；天宗穴区 3～5ml。

4. 注意事项 注射结束后患者仰卧休息 10 分钟，观察无异常方可离开，嘱患者注意保暖、休息、饮食等。

【验案举例】

例1：崔某，女，34 岁，山东省康复研究中心医务人员。

病史：颈椎病史 10 年左右，经常头痛、眩晕，严重时一天内呕吐多次。以前都是用推拿和普通针刺法治疗，效果一般，躺下休息一晚才能缓解一些。2020 年 11 月 30 日，中午吃饭时坐到窗边，风直吹颈部，下午听课时颈部开始不适，课后和同事一起去超市购物，头痛难忍，眉棱骨痛，睁不开眼，恶心，时时欲吐。

回到宾馆，同事用浮刺法为其针刺两侧风池、左侧肩井穴，恶心、头痛症状先后缓解，整个人精神多了，说话声音都大了。留针时在床上趴了一会，起针后头痛消失，恶心呕吐感也消失，还吃了晚饭。以前颈椎病犯了，用其他疗法从来没有这么快的效果。严重时食后则吐，这次吃完却没有一点不舒服的感觉。第二天早上颈椎很舒服，人也特别有精神。（山东济南崔芳芳医师医案）

例2：患者，男，52 岁，河北石家庄人。主诉头痛和颈椎两侧大筋牵拉痛有几年了，经医院检查，诊断为"颈椎病"，在医院诊治过多次，疗效不显。半个月前经友人介绍前来调理。查体发现患者除了颈椎不适以外，还伴有上肢及手指疼痛麻木，系脊神经根型颈椎病。用易法手针乾、坎、巽、离卦（图 7-3）治疗，针 10 余分钟后感觉以上症状减轻很多，连续针灸 3 天后相关症状基本缓解，后又调理 7 次加以巩固。

布卦思路：乾坎调理脊柱督脉和膀胱经，同时补其肾气培元固本；巽卦可以舒筋活血调理神经，离卦可以调理心脏血液脊椎，离为火有软筋暖肉的功效。（河北石家庄周月谦中医师医案）

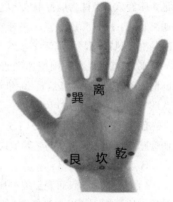

图 7-3

启才解惑

1. 针灸治疗颈椎病有一定疗效，对于缓解颈项痛、肩背痛、上肢痛、头晕头痛等，效果尤为明显。可单用针灸，若配合按摩、外敷则疗效更佳。

2. 长期伏案或低头工作者，要注意颈部保健。连续工作时间不宜过长，防止颈部疲劳，工作 1～2 小时后要活动颈部（可做颈项部前俯后仰、左顾右盼、左右侧偏以及缓慢旋转颈部各四八拍的颈部活动操）、上肢或自我按摩局部，放松颈部肌肉。

3. 落枕会加重颈椎病病情，故平时应注意正确睡眠姿势，枕头高低要适中，枕于颈项部。并注意颈部保暖，避免风寒之邪侵袭。

第六节 肩关节周围炎

肩关节周围炎简称"肩周炎"，中医学有"肩痹"（表明本病属于痹证范畴）、"漏肩风"（说明本病的病因与风邪直接相关）、"冻结肩"（体现了本病功能活动受限的临床特征）、"肩凝症"等多种名称，因常见于中年以后，尤以50岁左右的人居多，故又有"五十肩"之称。女性多于男性。

肩周炎为肩关节周围的软组织退行性、炎症性病变，多继发于肱二头肌腱腱鞘炎、冈上肌腱炎、冈上肌腱破裂或肩峰下滑囊炎。肩部感受风、寒、湿邪或劳累过度、慢性劳损致肩部经络闭阻不通、气血凝滞不行为主要成因。一般都是单侧为患，双侧同时受病较为少见。

【临床表现】

早期以疼痛为主，症见肩部酸痛，可向颈部或上肢放散，静止痛、日轻夜重，夜间甚至可因疼而醒，早上较轻，稍事活动，疼痛反可减轻。局部可有广泛性压痛，肩关节功能活动（外展、内旋）受限。

后期以功能障碍为主，因病变组织产生粘连、冻结，症状由早期的功能活动受限发展为功能活动障碍，不能抬肩、梳头、摸后枕部及对侧肩胛区，肩关节疼痛程度反而减轻。长年日久，可出现患肢肌萎缩（尤以肩部、上臂为主）。

本病若以肩前中府穴区疼痛为主、后伸疼痛加剧者属太阴经证；以肩外侧肩髃、肩髎穴处疼痛为主、三角肌压痛、外展疼痛加剧者属阳明少阳经证；以肩后侧肩贞、臑俞穴处疼痛为主、肩内收时疼痛加剧者属太阳经证。

本病与冈上肌腱炎、肩峰下滑囊炎、肱二头肌长头腱鞘炎存在解剖上和病理方面的联系，具体鉴别如下。

1. 冈上肌腱炎　肱骨大结节附近压痛，上肢外展上举活动在60°～120°时，肩关节疼痛，不足或超过此范围则无疼痛感。

2. 肩峰下滑囊炎　肩部外侧疼痛，当上肢外展或旋转时产生疼痛、活动受限。急性患者因滑囊膨胀，出现三角肌前缘球形膨出，导致患肩轮廓扩大。

3. 肱二头肌长头腱鞘炎　肱二头肌长头处肿胀疼痛，用力做屈肘活动时疼痛加剧，局部明显压痛，并可触及细碎的摩擦感。

【治疗方法】

1. 治则　早期宜通经活络而止疼痛，后期应行气活血恢复功能。针灸并用，泻法，配合动刺。

2. 处方　以肩关节局部取穴为主。选穴肩三针（肩髃、肩前、肩贞）、阳陵泉、中平（足三里下1寸）。

3. 方义　"肩三针"穴从前、中、后三个不同方位疏通肩关节周围的经络之气，从而达到"通则不痛"的治疗效果；经络疏通，气血乃行，肩关节局部组织粘连凝滞状况改善，功能活动得以恢复；阳陵泉为上下对应配穴法，又为筋之会穴，舒筋之效显著；中平穴系现代临床新发现的治疗肩周炎的经验效穴。诸穴远近相配，使病邪得祛，筋脉舒通，气血调和，疼痛自止。

4. 加减　肢疼痛加曲池、合谷、臂臑；肩胛疼痛加天宗、曲垣。太阴经证加尺泽、阴陵泉；阳明、少阳经证加手三里、外关；太阳经证加后溪、大杼、昆仑；痛在阳明、太阳经配条口透承山。

5. 操作　肩髃穴向腋窝正中的极泉穴深刺、透刺；肩前、肩贞相互对刺、透刺，但要把握好针刺角度和方向，切忌向内斜刺、深刺；阳陵泉深刺或透向阴陵泉；条口透承山可用强电激；局部畏寒发凉可加灸；针后肩部还可加拔火罐，并行走罐；余穴均按常规操作。凡在远端穴位行针时，均令患者活动肩部。

6. 其他疗法

（1）推拿、按摩：取穴同上，既止疼痛，又有助于恢复功能活动。

（2）芒针：取肩髃透极泉、肩贞透极泉、条口透承山等。肩不能抬举者，可局部多向透刺，使肩能抬举。条口透承山时，边行针边令患者活动患肢，动作由慢到快，用力不宜过猛，以免引起疼痛。

（3）刺络拔罐：对肩部肿胀疼痛明显而瘀阻浅表者，可用皮肤针中、强度叩刺患部，使局部皮肤微微渗血，再加拔火罐；如瘀阻较深者，可用三棱针点刺 2～3 针，至少量出血，再加拔火罐，使瘀血外出，邪去络通。每周治疗 2 次。

（4）耳针：取肩、肩关节、锁骨、神门、对应点等穴。每次选 3～4 穴，毫针强刺激，留针 30 分钟，每日 1 次；也可用王不留行籽贴压，每 2～3 日更换 1 次。

（5）电针：取肩髃、肩髎、肩前、天宗、曲池、外关等穴。每次选择 2～4 穴，接通电针仪，早期用连续波、快频率强刺激止痛；后期用断续波或疏密波中强刺激，促进功能活动的恢复。

（6）穴位注射：以具有疏经通络、行气活血、化瘀止痛作用的中药制剂（如当归、川芎、防风、寻骨风、威灵仙、红花、延胡索等）或 10% 葡萄糖注射液、普鲁卡因、泼尼松龙行穴位或痛点注射，每穴每次 2ml。如压痛点广泛，可选择 2～3 处压痛点最明显处注射。隔日 1 次。

【验案举例】

例1：患者，女，54 岁，辽宁大连人。右肩关节疼痛，抬举困难多年。在医院诊为"肩周炎"，服药未效，求治于针灸。经强刺激阳陵泉透阴陵泉，提插捻转 2 分钟后，患者即可以抬右肩，自由活动肩关节，没有丝毫痛感。（辽宁大连王雪芳中医师医案）

例2：方某，女，64 岁。患肩周炎多年，因症状不严重，再加上没有什么经济来源，所以一直没有在意治疗。1999 年 6 月的一天，患者在路上被一位骑自行车的小伙子撞倒在地，自行车的前轮正好从其患肩部压过，使得病情加重，雪上加霜。肩部剧痛，夜间无法入睡。笔者在南京雨花医院坐诊时，老人在她儿子的陪同下前来要求针灸治疗。

取肩关节局部的"肩三针"（肩髃、肩前、肩贞）、曲池，同侧下肢的阳陵泉、中平穴。常规针刺，加电针连续波强刺激（肩关节 10 分钟，下肢 30 分钟，肩关节取针后，下肢加强电刺激量，配合肩关节各方位的活动），10 次一个疗程。前 2 个疗程没有见到任何效果，患者认为治不好了，心灰意冷，想放弃治疗。我鼓励她说：这个病是针灸的适应证，如果坚持治疗一定会有转机的。她听从了我的建议，坚持治疗，并坚持肩关节的功能锻炼。果然，从第 3 个疗程的第 3 次开始效果明显，夜间疼痛的时间大大缩短了，第 4 个疗程获得了痊愈。事后有一次患者还应南京中医药大学的邀请，为联合国邮电代表团现场演示针灸治疗肩周炎的全过程以及她痊愈后肩关节的活动情况。至今也一直没有复发。（南京中医药大学王启才医案）

启才解惑

1. 针灸治疗肩周炎有很好的疗效。但必须明确诊断，排除肩关节结核、肿瘤、骨折、脱白等其他疾病，并与颈椎病、内脏病等引起的牵涉痛相区别。

2. 把握针灸治疗时机，一般病程越短效果越好。对组织产生粘连、肌肉萎缩者，应结合推拿治疗，以提高疗效。

3. 自主锻炼和被动锻炼是配合针灸治疗、早日恢复肩关节功能不可缺少的环节。必须强调适当进行肩部功能练习，每日面对墙壁做 2～3 次"爬墙"活动。

4. 注意肩部保暖，避免风寒侵袭。

第七节 肱骨外（内）上髁炎

肱骨外（内）上髁炎又称"肱骨外（内）上髁综合征"，俗称"网球肘"，是以肘部疼痛、关节活动障碍为主症的疾病，以肱骨外上髁炎中最为多见。属于中医学"痹证""肘劳""伤筋"的范畴。多因前臂旋转用力不当而引起肱骨外上髁桡侧伸肌腱附着处劳损，是常见的肘部慢性损伤。本病多见于从事旋转前臂、屈伸肘关节和肘部长期受震荡的劳动者，如网球运动员、打字员、木工、钳工、矿工等。中年人发病率较高，男女之比为 3 : 1，右侧多于左侧。

中医学认为劳累汗出，营卫不固，寒湿侵袭肘部经络，使气血阻滞不畅；长期从事旋前、伸腕等剧烈活动，使筋脉损伤、瘀血内停等均能导致肘部经气不通，不通则痛。

【临床表现】

起病缓慢，肘关节外侧逐渐出现疼痛，握物无力，用力握拳及作前臂旋转动作如绞毛巾时疼痛加剧，严重时疼痛可向前臂或肩臂部放射。肘关节活动正常，局部红肿不明显，在肘关节外侧、肱骨外上髁、肱桡关节或桡骨头前缘等处可找到一个局限而敏感的压痛点。在腕关节背伸时于手背加压可引起疼痛。

【治疗方法】

1. 治则 舒筋活血，通络止痛，针灸并用，泻法。

2. 处方 以肘关节局部手阳明经穴为主。曲池、肘髎、手三里、手五里、阿是穴。

3. 方义 肱骨外上髁炎好发于肘外侧，此乃手阳明经脉所过之处，阳明为多气多血之经，又"主润宗筋"，对劳损引起的肘关节疼痛，取手阳明经曲池、肘髎、手三里、手五里旨在疏通经络气血，配阿是穴祛邪活络，舒筋止痛。

4. 加减 下臂前旋受限者加下廉；下臂后旋受限者加尺泽；肱骨内上髁炎肘内侧疼痛加少海；肘尖疼痛加天井。

5. 操作 手阳明经穴按常规针刺；阿是穴可行多向透刺或多针齐刺，留针 20 ～ 30 分钟；并可同时施灸，也可在痛点拔气罐或小火罐。

6. 其他疗法

（1）火针：取阿是穴（可取 1 ～ 2 个痛点），常规消毒后，将火针置酒精灯上烧红，迅速点刺。如仍有疼痛，则 3 ～ 5 日后再治疗 1 次。

（2）刺络拔罐：先用皮肤针在局部叩刺至皮肤渗血，再用小火罐拔 5 分钟左右，使之出血少许。隔日 1 次。

（3）耳针：取相应部位敏感点、神门、皮质下、肾上腺等。针刺并留针 15 ～ 30 分钟；或埋针 24 小时；疼痛剧烈者，也可用粗毫针或三棱针点刺耳尖和相应部位敏感点出血。

（4）电针：选 1 ～ 2 组腧穴，针刺后接通电针仪，用连续波或疏密波强刺激 10 ～ 15 分钟。

（5）穴位注射：取醋酸泼尼松龙 0.5ml 或泼尼松龙 1ml 加 1% 普鲁卡因注射液 2ml 注入上述 1 ～ 2 个穴位，也可用野木瓜、当归注射液 4ml 加维生素 B_{12} 1ml 穴注。如仍有疼痛，7 日后再注射 1 次。

【验案举例】

例1：刘某，女，学员，湖南娄底人。2015 年 7 月下旬在浮刺疗法培训班上，诉患右侧肱骨外上髁炎 2 个多月，肘关节局部不能触及，我在查找压痛点时碰触了一下就高呼疼痛。教学演示中，我用浮刺法从痛点下方（相当于手三里穴）进针，针尖朝向痛点推进，施行要摆手法后当即止痛，再弹及患处，就没有痛感了。2 个月后她在班群微信中反馈：我是培训班第一个演示中扎肘关节痛的（当时不能碰的），这么久了也没有再痛。真想不到是一根小小的新浮刺针具，效果如此神奇。（南京中医药大学王启才医案）

例2：魏某，男，42 岁，浙江金华人。2016 年 9 月 24 日，笔者在浙江金华培训新浮刺疗法，患者系培训班所在宾馆的推拿按摩师。诉几天前与同事掰手腕，因暴力而扭伤，导致肱骨内上髁损伤，疼痛。当时查其肱骨内侧髁压痛明显，于是，以肱骨内侧髁压痛点为靶点，从小指侧肘关节上下选点从皮下对刺，当即疼痛消失，一次而愈。（南京中医药大学王启才医案）

例3：郭某，女，42 岁，羽毛球运动员，2020 年 5 月 4 日就诊。

主诉：左肘关节外侧高点疼痛、活动受限 3 个月。

病史：由于长期打羽毛球，慢性劳损，患者 3 个月前出现左上肢肘关节外侧疼痛、活动受限。查体：左上肢肘关节旋臂疼痛，肱骨外上髁明显压痛（拒按），余无其他不适。

治疗：我按照师父王启才教授《实用中医新浮刺疗法》的治疗方案施行浮刺治疗，分别在痛点上下（相当于手阳明大肠经循行线）各 4～6cm 处确定 2 个进针点。消毒后，针尖对准痛点，皮下快速浅刺 2～3cm，摇针 2 分钟左右。再按痛点时，已经基本无痛。第二天再巩固治疗 1 次而愈。（澳门弟子陈尔国医师医案）

启才解惑

1. 针灸治疗本病效果满意，一般 1～2 次即可见效。

2. 治疗期间应避免肘部过度用力，急性发作者应绝对避免肘关节运动。病程较长、局部肌腱或组织发生粘连者，可配合推拿，并做适当的活动，有利于康复。

3. 注意局部保暖，免受风寒。

第八节　腱鞘炎

腱鞘炎是以手腕部（或手指、足背部）的腱鞘受到外伤、劳损而逐渐肿胀、疼痛为主的常见疾病。属于中医学"筋痹"或"筋凝症"的范畴。常以受损关节屈伸不利、局部肿痛并向患侧肢体放射为主要症状。因其解剖部位不同，临床又有"桡骨茎突狭窄性腱鞘炎""屈指肌腱狭窄性腱鞘炎"和"先天性拇长屈肌腱鞘炎"之分。

本病多由劳伤损及经筋，气血运行不畅所致。

【临床表现】

起病缓慢，患指不灵活，桡骨茎突部狭窄性腱鞘炎症见腕关节桡侧疼痛，不能提重物，疼痛可向前臂放射，握拳（拇指曲在掌心）尺屈时，患处有剧痛。如果患者手指局部疼痛，有时向腕部放射，不能正常伸屈，手指用力伸屈时疼痛，出现弹跳动作、并伴有弹拨响声，又称之为"弹响指"或"扳机指"，即西医学"屈指肌腱狭窄性腱鞘炎"，是屈指肌腱与掌指关节处的屈指肌腱纤维鞘管反复摩擦，导致腱鞘组织发生无菌性的炎性改变。好发于拇指，也有单发于食指、中指，极少数患者发于无名指、小指及多个手指同时发病。晨起、遇寒和劳动后症状较重，活动或热敷后症状减轻。

【治疗方法】

1. 治则　舒筋活络，消肿止痛，针灸并用，平补平泻。

2. 处方　以局部取穴为主。选穴列缺、合谷、阳溪、阿是穴。

3. 方义　腱鞘炎好发于桡骨茎突周围，累及手太阴、手阳明经脉，列缺正在桡骨茎突之上，合谷、阳溪二穴也在其周围，外加阿是穴均属局部或邻近取穴，有通经活络、舒筋止痛的作用。

4.**加减**　足背部加解溪、太冲、足临泣。

5.**操作**　阿是穴因所在部位肌肉的厚薄不同而灵活掌握针刺深浅；其他穴位常规针刺，同时配合施灸。

6.**其他疗法**

（1）穴位贴敷：取阿是穴。将腱鞘炎膏（白芷 90g，肉桂、没药、煨南星各 30g、炒草乌 24g，乳香、细辛各 15g，炒赤芍 10g，干姜、炒大黄各 4.5g，麝香 3g，共研细末，用凡士林调成糊状即成）贴于压痛最明显的部位，覆盖油纸，纱布包扎。隔日换贴 1 次。

（2）穴位注射：取阿是穴。用泼尼松龙 50mg（2ml）加 0.25％～ 0.5％的盐酸普鲁卡因 1 ～ 3ml 缓缓注入，对慢性者可加入地塞米松 0.5 ～ 1mg。每 2 ～ 3 日 1 次。

【验案举例】

例1：徐某，女，43 岁，重庆文化企业高管。

主诉：双手手腕酸痛无力，不能提重物，并向肘关节放散痛 10 余年。

病史：经市骨科医院等医疗机构以针灸、超声波、中药敷包治疗效果均不佳，有时疼痛钻心难忍，多年来一直强受疼痛困扰。来我医馆求治时观其手腕痛点在阳池穴，肘关节痛点曲池。

治疗时用套管针先在双手支沟处扎下进针，向指端阳池穴浮刺摇针 3 分钟；然后以手三里处向曲池穴浮刺摇针 3 分钟，出针后贴上创可贴后，患者感受到疼痛消失，赞叹针法太神奇了。医嘱：1 周内别提重物，有望治愈。（重庆弟子周泽新医师医案）

例2：王某，女，48 岁，工人。

主诉：右手拇指关节疼痛、弹响 3 个月余，疼痛加重 2 天。

病史：因长期用手指挽绕假发，导致右手拇指关节疼痛、弹响。右手拇指不能自由伸屈，活动时疼痛，伸屈出现弹响或绞锁现象，拇指指掌关节掌侧处有压痛，可触及结节。

治疗：运用独创的"疼痛四针"治疗法则，先针刺右手的太渊穴（1 针）和拇指的掌指关节处（2 针），再针刺左手的拇指掌指关节掌侧处反应不适处（3 针），留针 30 分钟后起针；最后在肘部以下的肺经结节或者压痛处点刺松解即出针（4 针）。每日治疗 1 次，连续治疗 7 次后疼痛消失，伸屈再无弹响。（江苏南京田波医师医案）

启才解惑

1. 针灸对本病有较好的疗效。

2. 治疗期间，患部应注意保暖，避免寒湿。

第九节　腱鞘囊肿

腱鞘囊肿是筋膜部位发生的囊性肿物，以腕关节多见，也可发生于手掌指关节和足趾的背面、腘窝等处。属于中医学"筋瘤""筋结"等范畴。本病多见于青壮年女性，病因尚不完全明了，但与外伤、劳损有关。若腱鞘、关节囊受损，引起局部炎性肿胀，腱鞘和关节囊积液、变薄、扩张而逐渐形成囊肿。本病多由劳作伤筋、经气阻滞、血行不畅、瘀血内停或遭受外伤、经脉受损、气血凝滞而逐渐形成。

【临床表现】

腕关节、手指背侧或掌面、足及趾的背面、腘窝出现圆形肿块，突出体表，大小不一，小如黄豆，大如核桃，表面光滑，边界清楚，与皮肤无粘连，推之能活动，触之有囊性感或较硬，压之稍有酸痛感。患肢可有轻度酸痛及乏力感。除局部症状外，一般无全身症状，关节功能不受限或轻度受限。

【治疗方法】

1.治则 行气活血，化瘀散结，以针刺为主，泻法。

2.处方 以局部取穴为主。阳池、囊肿局部（阿是穴）。

3.方义 阳池穴位于腕关节背面正中，是腱鞘囊肿的多发部位，与阿是穴同用，疏通局部经络之气，具有舒筋活血、通络散结的作用。

4.加减 上、下肢酸痛无力者，可按酸痛部位循经选取相应腧穴，活血通络，舒筋止痛。

5.操作 用毫针在囊肿四周呈45°分别向囊底刺入，穿透囊壁，行提插捻转泻法，留针10分钟；或用三棱针在囊肿高点处进针，直刺穿透囊壁，出针时摇大针孔，用手指由轻而重挤压囊肿片刻，将囊液尽可能挤出；最后在局部置一消毒的硬币，用消毒纱布加压敷盖包扎2～3天。

6.其他疗法

（1）火针：在囊肿上选2～3个点作标记，待火针烧红后，迅速点刺。出针后，用手指由轻而重挤出囊液，并用消毒纱布加压敷盖。

（2）温针：于囊肿中央直刺1根18～20号的短粗毫针，并施以温针灸法。针后于囊肿处加压，挤出囊液，加压包扎数日。

启才解惑

1. 针灸治疗本病有良效，可作为首选之法。

2. 操作时要注意局部严密消毒，防止感染。排出囊液后局部加压是关键环节。如囊肿复发，再予针治，依然有效。

3. 治疗期间和治愈之后1个月内，应注意局部保暖，避免寒湿的侵入。

第十节　腰痛

腰痛又称"腰脊痛"，以自觉腰部疼痛为主症。腰痛的病因非常复杂，临床上常见于西医学的腰部软组织损伤、肌肉风湿、腰椎病变、椎间盘病变及部分内脏病变等。

腰痛主要与感受外邪、跌扑损伤和劳欲太过等因素有关。感受风寒，或坐卧湿地，或长期从事较重的体力劳动，或腰部闪挫撞击伤未完全恢复，均可导致腰部经络气血阻滞，不通则痛。素体禀赋不足，或年老精血亏衰，或房劳过度，损伤肾气。腰为肾之府，腰部脉络失于温煦、濡养，可致腰痛。从经脉循行上看，主要归足太阳膀胱经、督脉、带脉和肾经（贯脊属肾），故腰脊部经脉、经筋、络脉的不通和失荣是腰痛的主要病机。

【临床表现】

以腰部疼痛为主要表现。疼痛在腰脊正中部，为督脉病证；疼痛部位在腰脊两侧，为足太阳经证。

腰椎X线及CT、妇科相关检查有助于本病的诊断。

1.寒湿闭阻 腰部有受寒史，天气变化或阴雨风冷时加重，腰部冷痛重着、酸麻，或拘挛不可俯仰，或疼痛连及下肢。

2.气滞血瘀 腰部有劳损或陈旧损伤，晨起、劳累、久坐时加重，腰部两侧肌肉触之有僵硬感，痛处固定不移。

3. **肾虚**　起病缓慢，腰部隐隐作痛（以酸痛为主），劳作后尤甚，喜捶、喜按、喜暖，男性可伴有遗精、阳痿，女子可伴有月经不调，脉细弱无力。

【治疗方法】

1. **治则**　寒湿腰痛温经散寒，瘀血腰痛活血化瘀，均针灸并用，泻法；肾虚腰痛益肾壮腰，针灸并用，补法。

2. **处方**　以督脉和足太阳经腧穴为主。选穴脊中、腰阳关、阿是穴、肾俞、大肠俞（或腰眼穴）、委中。

3. **方义**　脊中、腰阳关、阿是穴、肾俞、大肠俞（或腰眼穴）均可疏通局部经脉、络脉及经筋之气血，通经止痛；腰为肾之府，肾俞还有壮腰益肾作用；委中是腰背足太阳经两分支在腘窝的汇合点，"腰背委中求"，可疏调腰背部经脉之气血，活络止痛。

4. **加减**　寒湿腰痛加灸大椎、腰俞温阳散寒；瘀血腰痛加膈俞活血化瘀；肾虚腰痛加灸命门益肾壮腰。

5. **操作**　诸穴均常规操作；寒湿腰痛和瘀血腰痛可于局部拔罐或刺络拔罐；肾虚腰痛者命门穴以隔附子灸为佳。

6. **其他疗法**

（1）皮肤针：在腰痛局部用皮肤针叩刺出血并加拔火罐。适用于寒湿腰痛和瘀血腰痛。

（2）三棱针：在病变局部或委中穴用三棱针点刺出血，腰部可加拔火罐。适用于急性腰扭伤患者。

（3）耳针：取患侧腰骶椎、肾、神门。毫针针刺并嘱患者活动腰部；或用揿针埋藏；或用王不留行籽贴压。

（4）电针：按针灸处方取穴，在针刺得气的基础上接电针仪，用连续波中强刺激 20～30 分钟。适宜于寒湿闭阻型和气滞血瘀型。

（5）穴位注射：取当归注射液与维生素 B_1 注射液 100mg 混合，或地塞米松 5ml 和普鲁卡因 2ml 混合液于痛点注射，每穴 0.5～1ml。每日 1 次。

【验案举例】

例1：患者，男，50 岁。腰痛多年，近 10 天加重。在医院针灸、输液无效，后又推拿、贴膏药稍微缓解，但是过后又恢复原样，经人介绍来试试道医的"易法针灸"。来时腰痛不敢弯腰、咳嗽、大声说话。经过问诊和查体，腰部冷痛，腰中间有一个痛点，两侧膀胱经有手掌大痛点，肌肉僵硬，是由于 10 天前天气热在地上铺凉席睡了一晚上，第二天就起不来了。同时还有下肢冷、腿脚发凉，夜尿多，一晚上 6～7 次。判断其肾阳虚，有腰椎间盘膨出。由于受寒凉引起气血阻络，血不养筋，肌肉受寒引起挛缩，新旧伤合并引起。因同时有尿频现象，用卦中土、艮、乾、坎、震、离及内关调理（图 7-4），针刺 3 分钟后让其慢慢活动，患者说已经缓解百分之六七十；调针的方向让其再次活动，疼痛全消，可以做各种动作，3 次痊愈。（河北石家庄周月谦中医师医案）

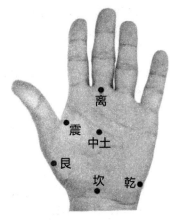
图 7-4

例2：韦某，男，42 岁，2020 年 11 月 16 日诊治。

主诉：腰部疼痛伴活动受限两天。两天前起床后出现腰部疼痛伴腰椎活动受限，在床上翻身、弯腰及坐下站起时疼痛明显。经休息及患处贴伤湿止痛膏、舒筋活络膏等效果不明显。

查体：患者表情痛苦，行走步态尚可。腰部转、侧、弯腰活动受限，腰部后伸感觉轻松，疼痛不明显，仰卧位直腿抬高试验右侧阳性。经 CT 检查，诊断为腰椎退行性变、腰椎椎间盘病变。

治疗：按照师父传授的浮刺操作常规，在压痛点的上下选择了 3 个进针点，针尖朝向痛点沿着皮下进针、摇针并配合"动刺"。针完前面两个点，第三个点压痛消失，没有再扎第三针。患者立马在床上翻身活动，无明显疼痛，直腿抬高试验阴性。下床活动，一切如常，疼痛消失。

正好有两个新来的实习生跟着我，他们看了以后非常吃惊，感觉非常神奇。虽然他们对传授浮刺技术的王启才老师还不太了解，但对老师的诊疗技术都产生了浓厚的兴趣。（广西南宁温升医师医案）

例3：曾经有一位老者腰痛找我诊治，通过问诊和检查，辨证为"肾虚腰痛"。于是让他侧卧，下腹部关元、气海施灸，腰部肾俞拔罐。老人不理解地问：医生，我是腰痛，不是肚子痛，你怎么在我肚子上治疗啊？我说：你是肾虚腰痛，要补丹田之气，是治本之法，也是我们中医针灸用穴位治疗的一种奥妙，即前后配穴法。通过 15 ～ 20 分钟的治疗，老人躺在那里说：医生，我现在感觉非常好，腰已经不痛了，而且全身都感到舒服。治疗结束后，老人还连声说：奇怪！奇怪！当然也还有另外两个字：谢谢！谢谢！（南京中医药大学王启才医案）

启才解惑

1. 针灸治疗腰痛因病因不同，疗效常有差异。风湿性腰痛和腰肌劳损疗效最好；腰椎病变和椎间盘突出引起的腰痛，针灸可明显缓解症状；腰部小关节周围的韧带撕裂疗效较差；内脏疾病引起的腰痛要以治疗原发病为主；因脊柱结核、肿瘤等引起的腰痛，不属针灸治疗范围。

2. 平时常用两手掌根部揉按腰部，早晚一次，可减轻和防止腰痛。

3. 对于椎间盘突出引起的腰痛可配合推拿、牵引等疗法。

第十一节　急性腰扭伤

急性腰扭伤俗称"闪腰""伤筋""岔气"，是由于腰部软组织过度牵拉或卒然扭闪所致的腰部肌肉、韧带、筋膜等软组织的急性损伤。以剧烈腰痛、腰肌紧张、活动受限为特征。

急性腰扭伤常因负重时用力过度或体位、姿势不当，或强力扭转、牵拉，引起腰部肌肉强烈收缩，使肌肉、韧带、筋膜等发生损伤，导致筋脉拘挛，局部经脉气血闭阻；或因素体虚弱，年老体衰，腰部肌肉薄弱，稍遇外力或用力不当，即可导致软组织损伤，腰部经气逆乱不通导致疼痛、不能俯仰。

【临床表现】

本病属实证，病变多涉及督脉、足太阳经或足少阳经。多由经脉闭阻、气滞血瘀而致腰部剧烈疼痛，局部肌肉痉挛，腰部活动受限，俯仰屈伸转侧困难，咳嗽、喷嚏时加重，舌暗红或有瘀点、苔薄，脉弦紧。

【治疗方法】

1. **治则**　通经活络、行气止痛，以针刺为主，泻法。

2. **处方**　以腰部和督脉腧穴为主。选穴水沟、腰阳关、阿是穴、腰痛点、后溪、委中。

3. **方义**　急性腰扭伤主要伤及督脉，水沟、腰阳关属督脉腧穴，后溪为八脉交会穴，也与督脉相通，合而用之通调督脉经气；阿是穴即腰部压痛点，疏通局部经络之气血，化瘀止痛；委中是腰背足太阳经两分支在腘窝的汇合点，"腰背委中求"，可疏调腰背部经脉之气血；腰痛点是治疗腰痛的经验效穴。

4. **加减**　如果疼痛位于腰部一侧或两侧，为伤及足太阳经，局部可加肾俞，远端可加攒竹、天柱、昆仑；疼痛位于腰部正中，为伤及督脉，局部可加十七椎下，远端可加印堂穴。

5. 操作　先针局部腧穴，针刺得气后留针 5 ～ 10 分钟取出；再针远端腧穴，针刺水沟穴时令患者取站位，用提捏进针法，针尖向上斜刺 0.5 寸左右，使局部有胀痛感，在留针过程中施捻转泻法（后溪也是），同时嘱患者缓缓活动腰部，并不断加大活动幅度；委中可行点刺出血法。若有陈旧性扭伤，留针中应配合艾灸或局部加拔火罐。每日 1 ～ 2 次。

6. 其他疗法

（1）三棱针：取腰部压痛点和委中穴。常规消毒后，用三棱针迅速点刺出血，腰部压痛点可加拔火罐，待血的颜色由紫暗转为红色时取罐止血。

（2）电针：按针灸处方取穴，在针刺得气的基础上接电针仪，用连续波中强刺激 20 分钟。每日1 ～ 2 次。

（3）穴位注射：将当归、川芎、红花、麝香等中药注射液或普鲁卡因、利多卡因、低渗或等渗葡萄糖盐水选择性注入上述穴位。每日 1 ～ 2 次。注射后适当按摩局部，并注意活动腰部。

【验案举例】

例1：章某，男，26 岁。患者在水利工地劳动时抬石头过重不慎扭伤腰部，致腰痛难忍，查体：腰部功能活动受限，不能直伸，尤其不能前俯后仰，第 2 ～ 4 腰椎两侧明显压痛，以左侧为甚。当即先取局部肾俞穴，轻刺不留针，后强刺水沟、后溪及手针"腰痛点"。一边行针，一边令其活动腰部，当即腰部疼痛大减，活动改善。次日如同前法再治 1 次而告痊愈。

例2：笔者于 2009 年在江苏卫视穴位养生保健节目播出后，电视台安排前往常州市做公益讲座，不料在前一天下午在家里给小狗狗洗澡时因突然站起，导致急性腰扭伤，当时腰部疼痛难忍，活动受限，不能下蹲和起身。想到第二天清早就要乘车去常州，心中不免十分着急。于是，晚饭后就围着小区慢慢散步，一边走一边按压人中、后溪和腰痛点。两圈下来，腰部肌紧张开始消除，腰痛越来越轻，已经能慢慢下蹲和站起了。睡了一觉，次日一大早就活动自如了，没有影响前往常州的讲座，讲座时还结合自己的腰扭伤为听众朋友们现身说法。（南京中医药大学王启才医案）

启才解惑

1. 针灸治疗急性腰扭伤具有独特的疗效。病情较轻或初次发作且治疗及时者，一般 1 ～ 2 次即可痊愈。病情较重或反复发作者一般 5 次左右也可收到明显的效果。

2. 强调动刺。在针刺远端腧穴留针过程中间歇行针，强刺激，要使患者有强烈的针感，令患者缓慢地向前后左右活动腰部，常能很快缓解疼痛。

3. 急性期应注意休息，宜睡硬板床；治疗获效后应尽可能地减少腰部负重，搬持重物时采取正确的姿势；平时注意腰部保暖，避免风寒之邪的侵袭，以防腰痛复发。

第十二节　腰肌劳损

腰肌劳损是由于腰部扭伤后没有及时治疗，或治疗不得法而延误病情，以致腰背肌纤维和筋膜产生的慢性炎症。以腰痛、腰部板硬活动欠利，或疼痛牵及臀部及大腿上部为特征。本病多见于青壮年，是慢性腰痛中最常见的原因之一。

中医学认为腰为肾之府，肾虚则外府不荣；或外感风寒湿热之邪，湿热内蕴，邪滞经络，气血失和；或跌仆闪挫，伤及经络，气血受损，以致经筋失于濡养，气血运行障碍而致慢性腰痛。

【临床表现】

以腰痛、腰部板硬活动欠利，或疼痛牵及臀部及大腿上部为主症。

1. 风寒湿阻　腰部冷痛重着，怕风、怕冷、怕潮湿，遇阴雨天加重，苔白腻，脉濡缓。

2. 气滞血瘀　腰如刺痛，日轻夜重，活动困难，痛点固定，舌暗紫或见瘀点瘀斑，脉弦或涩。

3. 肾虚　腰部酸软空痛，绵绵不已，喜按喜揉，四肢不温且膝软无力，劳后更甚，卧则减轻；男子可伴有遗精、阳痿；女子可伴有月经不调；阳虚者面色淡白，舌淡，苔白，脉沉细；阴虚者面色潮红，心烦不眠，咽干口燥，舌红，脉细数。

【治疗方法】

1. 治则　风寒湿阻、气滞血瘀者祛风散寒，化湿通络，行气活血，消瘀止痛，针灸并用，泻法；肾虚引起者补益肝肾，强壮腰膝，针灸并用，补法。

2. 处方　以腰部和足太阳经腧穴为主。肾俞、腰阳关、腰眼、委中、昆仑。

3. 方义　腰为肾之府，肾俞可壮腰益肾；合局部的腰阳关、腰眼疏通局部经络及经筋之气血而止疼痛；委中是腰背足太阳经两分支在腘窝的汇合点，"腰背委中求"，疏调腰背部经脉之气血作用力强；昆仑属足太阳经远端腧穴，直刺透足少阴太溪穴，疏调二经之气而止疼痛。

4. 加减　风寒湿阻型加大椎温通一身之阳；气滞血瘀型加膈俞化瘀止痛；肾虚型加命门、太溪益肾壮腰。

5. 操作　诸穴均常规针刺；针后可加灸或拔火罐。

6. 其他治法

（1）皮肤针：中度叩刺腰部夹脊或足太阳经穴；对于急性发作病例可在皮肤针叩刺出血的基础上再加拔火罐。

（2）耳针：取肾、腰椎、骶椎、神门、皮质下等穴。每次选 2～4 穴，中强度刺激；也可埋针或药丸。

（3）电针：腰肌劳损急性发作时，可在针刺得气的基础上接电针仪，用连续波或疏密波中度刺激20 分钟。适宜于风寒湿阻和气滞血瘀型。

（4）穴位注射：取肾俞、腰阳关、腰眼、阳陵泉。用复方当归、川芎等中药注射剂，每穴注入2ml，也可酌情用 2% 普鲁卡因 2ml、地塞米松 1ml。每日或隔日 1 次。

【验案举例】

李某，男，39 岁，工人。1998 年 3 月 23 日诊治。

主诉：慢性腰痛数年（原有腰扭伤病史），每遇劳累加重，卧则痛减。仰卧及下蹲困难。

查体：弯腰不能超过 70°，第 4 腰椎右侧明显压痛，舌质淡，苔薄白，脉沉细。经腰椎 X 线检查和尿液化验，排除腰椎骨质病变和肾脏病变。诊断为"腰肌劳损"。

治疗：取命门、肾俞（双）、腰阳关、腰眼（双）、委中（双）、太溪（双）、昆仑（双），火针烧红，迅速点刺上述穴位 0.5～0.8 寸，速刺疾出。治疗 1 次后病情好转，2 次后腰痛大减，4 次后腰痛消失、痊愈。一年后随访没有复发。

启才解惑

1. 针灸对慢性腰肌劳损有较好的疗效，可有效地缓解疼痛，减少急性发作的次数和时间。但本病易复发，应坚持治疗。

2. 急性发作期间应注意休息，睡硬板床。疼痛缓解期应适当进行腰背肌锻炼，平时应注意纠正不良用腰姿势。注意防寒保暖。

第十三节　腰椎间盘突出（脱出）症

腰椎间盘突出（脱出）症是临床常见病、多发病，常因其退变或外力、外伤而致其突出（甚或脱出），压迫了相应脊神经或脊髓而发病。

【临床表现】

临床常表现为腰痛较剧，一侧或偶尔双侧下肢放射性疼痛、酸胀、麻木。重症者常因腰腿剧烈疼痛，功能受限而严重影响其工作和生活。

X 线、MRI、CT 检查能明确具体病变部位，有助于诊断。

【治疗方法】

1.治则　行气活血，消瘀止痛为主，针刺泻法；兼有风湿和肾虚者祛风散寒，化湿通络，温补肝肾，针灸并用。

2.处方　根据 X 线、MRI、CT 检查结果，以相应夹脊穴、腰部和足太阳经腧穴为主。第 2～5 腰椎夹脊穴、大椎、膈俞、腰阳关、秩边、委中、阳陵泉。

3.方义　病在腰椎骨关节，故取腰部相应夹脊穴和大椎（骨之会穴）以及血之会穴膈俞活血化瘀、消瘀止痛；合局部的腰阳关、秩边疏通局部经络气血；远端的膀胱经穴委中（四总穴之一）是腰背足太阳经两分支在腘窝的汇合点，"腰背委中求"，疏调腰背部经脉之气血作用力强；阳陵泉属于筋之会穴，舒筋通络、行气活血而止疼痛。

4.加减　风寒湿阻型加灸身柱、命门温通一身之阳；肾虚型加命门、腰眼益肾壮腰。

5.操作　诸穴均常规针刺；针后可加灸或拔火罐。

6.其他治法

（1）皮肤针：中度叩刺腰部夹脊或足太阳经穴；对于急性发作病例可在皮肤针叩刺出血的基础上再加拔火罐。

（2）耳针：取肾、腰椎、骶椎、神门、皮质下等穴。每次选 2～4 穴，中强度刺激；也可埋针或药丸。

（3）电针：腰肌劳损急性发作时，可在针刺得气的基础上接电针仪，用连续波或疏密波中度刺激 20 分钟。适宜于风寒湿阻型和气滞血瘀型。

（4）穴位注射：取肾俞、腰阳关、腰眼、阳陵泉。用复方当归、川芎等中药注射液，每穴注入 2ml，也可酌情加 2% 普鲁卡因 2ml、地塞米松 1ml。每日或隔日 1 次。

【验案举例】

袁某，女，44 岁，炊事员，2005 年 10 月 20 日诊治。

病史：患者于 2005 年 10 月 15 日中午抬蒸笼时不慎闪腰，腰痛难忍，但因厨房人手少，工作繁忙，又带病坚持工作，3 天后腰痛连及右下肢放射性疼痛、酸胀，逐日加重。因疼痛剧烈，已呈强迫弯腰体位，活动严重受限。于 2005 年 10 月 20 日来我科住院治疗。

入院检查：第 5 腰椎和第 1 骶椎椎间及两旁深压痛明显，右下肢直腿抬高试验阳性。腰椎 CT 检查示：第 3、4 腰椎椎体缘骨质增生，第 5 腰椎和第 1 骶椎椎间盘向右后方突出，硬脊膜囊及右神经根明显受压。

诊断：中医辨证：腰腿痛。

　　　　西医诊断：腰椎间盘突出症。

治疗方法如下。

（1）针刺加电刺激：取双侧第 3～5 腰椎夹脊、第 1 骶椎夹脊为主穴，右侧大肠俞、秩边、环跳、承扶、委中、阳陵泉、承山、悬钟、昆仑等为配穴。每次主穴全用，配穴取 3 ～ 5 穴，针刺得气后接电针仪用连续波刺激 30 分钟，每日 1 次。

（2）电热灸法：采用电热铜灸器进行灸治，分别在上述穴位上进行点灸法、直接灸法、顺经移动灸法各 30 ～ 40 秒。每次治疗总体时间约 40 分钟，每日上午、下午各 1 次。

（3）刺络拔罐：取大椎、腰阳关、双侧委中，严格消毒，用小号三棱针对准穴位处显现的络脉作快速点刺、浅刺、斜刺，待针孔出血自止时再拔罐 10 ～ 15 分钟，每 3 日 1 次。

经上述方法并用治疗 1 周，腰腿疼痛、酸胀明显好转；共治 12 天，腰腿疼痛已基本消失，在使用腰围保护下已能独自直立下床活动，痊愈出院。（江苏丹阳何联民、何军医师医案）

启才解惑

1. 本病急性期应卧床休息，最好睡硬板床，腰部宜束宽腰带。

2. 配合腰部牵引和推拿按摩治疗。

3. 本病经过治疗取得疗效或痊愈后，必须注意善后调理，以防复发。

（1）首先要注意防寒保暖，防止腰部及下肢感受寒凉。

（2）起床动作应按先侧卧、后起坐、再下床 3 个步骤来完成。

（3）体力劳动之前，应进行一定的肢体活动，重点进行腰、腿关节的活动；参加体力劳动和体育锻炼要适度，注意劳逸结合，防止过度疲劳；如果是长期从事腰部负重和弯腰工作的，应经常用阔腰带护腰；改正不良的劳动姿势，单独从事体力劳动时，用力要均匀，切勿过猛，二人以上的协同劳动，要配合默契，防止扭伤。

（4）体力劳动刚结束时，不可用冷水洗身，防止汗后体虚感受寒凉，要用温水洗浴或擦身；之后可进行腰腿部自我按摩，减轻腰腿部肌肉的紧张和疲劳。

（5）如发觉腰部和下肢有酸痛感出现，应及时到医院复诊，以防病情反复或加重。

第十四节　坐骨神经痛

坐骨神经痛是指沿坐骨神经通路（腰部、臀部、大腿后侧、小腿后外侧及足外侧）以放射性疼痛为主要特点的综合征。

中医学对本病早有认识，古代文献中称为"坐臀风""腿股风""腰腿痛"等。在《灵枢·经脉》篇记载足太阳膀胱经的病候中有"脊痛，腰似折，髀不可以曲，腘如结，腨如裂……"，形象地描述了本病的临床表现。中医学认为腰部闪挫、劳损、外伤等原因，可损伤筋脉，导致气血瘀滞，不通则痛；久居湿地或冒雨、涉水、衣着单薄、汗出当风等原因，均可使风寒湿邪入侵腰部，导致气血瘀滞，不通则痛；或湿热邪气浸淫，或湿浊郁久化热，或机体内蕴湿热，流注足太阳、少阳经脉，均可导致腰腿痛。主要属足太阳、足少阳经脉及经筋病证。

【临床表现】

本病以腰部或臀部、大腿后侧、小腿后外侧及足外侧出现放射性、电击样、烧灼样疼痛为主症。患肢不敢伸直，常呈保护性体位，身体向健侧倾斜，直腿抬高试验阳性。通常分为根性坐骨神经痛和干性坐骨神经痛两种，临床上以根性坐骨神经痛多见。

根性坐骨神经痛的病位在椎管内脊神经根处，常继发于腰椎管狭窄、腰椎间盘突出症、脊柱炎、脊柱裂（结核）等。主要表现为自腰部向一侧臀部、大腿后侧、小腿后外侧直至足背外侧放射，腰骶部、脊柱部有固定而明显的压痛、叩痛，小腿外侧、足背感觉减退，膝腱、跟腱反射减退或消失，咳嗽或打喷嚏等导致腹压增加时疼痛加重。

干性坐骨神经痛的病变部位在椎管外沿坐骨神经分布区，常见于髋关节炎、骶髂关节炎、臀部损伤、盆腔炎及肿物、梨状肌综合征等。腰痛不明显，臀部以下沿坐骨神经分布区疼痛，在坐骨孔上缘、坐骨结节与大转子之间、腘窝中央、腓骨小头下、外踝后等处有压痛，小腿外侧足背感觉减退，跟腱反射减退或消失，腹压增加时无影响。

针灸分型主要根据疼痛放射的路线，沿下肢大腿及小腿后缘疼痛一直放散到足踝、足背、足趾的为足太阳经型（临床体会：此型多属干性坐骨神经痛，疗效较好，疗程较短）；沿大腿后缘以及小腿外侧疼痛一直放散到足踝、足背、足趾的为足少阳经型（临床体会：此型多属根性坐骨神经痛，疗程较长，疗效较差）。

腰椎 X 线、肌电图、CT 等检查有助于本病的诊断。

【治疗方法】

1. 治则　通经活络，疏筋止痛，针灸并用，泻法。

2. 处方　以足太阳、足少阳经腧穴为主。

（1）足太阳经型：环跳、阳陵泉、秩边、承扶、殷门、委中、承山、昆仑。

（2）足少阳经型：环跳、阳陵泉、风市、膝阳关、阳辅、悬钟、足临泣。

3. 方义　由于坐骨神经痛有沿足太阳经、足少阳经放射疼痛两种情况，故循经取足太阳经穴和足少阳经穴以疏导两经闭阻不通之气血，达到"通则不痛"的治疗目的。环跳为两经交会穴，一穴通两经；阳陵泉乃筋之会穴，舒筋通络止痛，故可通用。

4. 加减　有腰骶部疼痛者，加肾俞、大肠俞、腰阳关、腰夹脊、阿是穴疏调腰部经络之气；与天气变化有关者，加灸大椎、阿是穴温经止痛；气滞血瘀者，加膈俞、合谷、太冲化瘀止痛。

5. 操作　诸穴均常规针刺，用提插捻转泻法，沿腰腿部足太阳经、足少阳经向下放射为佳。

6. 其他疗法

（1）刺络拔罐：用皮肤针叩刺腰骶部；或用三棱针在压痛点刺络出血并加拔火罐。

（2）电针：根性取第 4～5 腰椎夹脊、阳陵泉或委中；干性取秩边或环跳、阳陵泉或委中。针刺得气后接通电针仪，用密波或疏密波，刺激量逐渐由中到强。

（3）穴位注射：用 10% 葡萄糖注射液 10～20ml，加维生素 B_1 100mg 或维生素 B_{12} 100μg 混合，注射第 2～4 腰椎夹脊及秩边等穴，在出现强烈向下放射的针感时稍向上提，将药液迅速推入每穴 5～10ml；疼痛剧烈时也用 1% 普鲁卡因注射液 5～10ml，注射阿是穴或环跳穴。

【验案举例】

例1：何某，女，56 岁，家庭妇女。右下肢持续掣痛 2 天，加重 1 天。因夜晚睡觉时腿伸于被子外面感受寒凉而致。白天不能活动，夜间无法入眠，疼痛难忍，不可言状。由家人抬来诊治。当时患者呻吟不止，哭号不已。查体：右下肢疼痛自臀部沿股后向小腿放散；腰部无明显压痛；右下肢屈曲，呈保护性体位；髀枢和腓肠肌部位以及委中、昆仑穴多处压痛；直腿抬高试验强阳性，约 30° 时即呼痛不止。诊断为"干性坐骨神经痛"（足太阳经型）。急取患肢环跳、殷门、委中、阳陵泉、承山、昆仑 6 穴，以电针连续波、快频率强刺激 30 分钟，当即疼痛大减，停止哭号、呻吟。次日自己挂拐杖前来复诊，3 次即告痊愈。半年后随访未见复发。（南京中医药大学王启才医案）

例2：戚某，男，51 岁，广州人。2021 年 10 月 15 日就诊。

病史：左侧腰腿后侧以及膝关节胀痛半个月时间，抬腿受限，轻微影响走路。曾自行贴敷膏药无效，后前来我处治疗。当天患者多，无法为其安排床位，就让他坐着等候针灸。查体：抬腿略受限，轻微影响走路。诊断为坐骨神经痛。

治疗方法：双手半握拳，拳眼向内，取双手虎口处的合谷穴，消毒后刺向手心劳宫穴 0.5～0.8 寸；再取双侧液门穴（第 4、5 指掌关节前 0.5 寸）消毒后由前向后透刺中渚穴（第 4、5 指掌关节后 0.5 寸）1 寸；最后再取第 5 指掌关节下后纹头端的后溪穴，消毒后快速透掌心劳宫 1 寸，待每穴都得气（针刺部位有酸麻胀重的感觉）后，留针 30 分钟，中途提插捻转行针一次，同时要求患者尽量活动腰部及左下肢。

第二天晨起时，患者发现之前的疼痛症状均已消失。于是兴奋地前来诊所报喜。（苏州弟子、生幼堂药业有限公司董事长钱娟医师医案）

启才解惑

1. 针灸治疗坐骨神经痛效果显著。如因肿瘤、结核等引起者，应治疗其原发病；腰椎间盘突出引起的可配合牵引或推拿治疗。

2. 急性期应卧床休息，椎间盘突出者须卧硬板床，腰部宜束宽腰带。

3. 本病经过治疗取得疗效或痊愈后，必须注意善后调理，以防复发。

（1）首先要注意防寒保暖，防止腰部及下肢感受寒凉。

（2）起床动作应按先侧卧、后起坐、再下床 3 个步骤来完成。

（3）体力劳动之前，应进行一定的肢体活动，重点进行腰、腿关节的活动；参加体力劳动和体育锻炼要适度，注意劳逸结合，防止过度疲劳；如果是长期从事腰部负重和弯腰工作的，应经常用阔腰带护腰；改正不良的劳动姿势，单独从事体力劳动时，用力要均匀，切勿过猛，二人以上的协同劳动，要配合默契，防止扭伤。

（4）体力劳动刚结束时，不可用冷水洗身，防止汗后体虚感受寒凉，要用温水洗浴或擦身；之后可进行腰腿部自我按摩，以减轻腰腿部肌肉的紧张和疲劳。

（5）如发觉腰部和下肢有酸痛感出现，应及时到医院复诊，以防病情反复或加重。

第十五节　股外侧皮神经炎

股外侧皮神经炎是皮神经炎中最常见的一种，又称"感觉异常性股痛"，是由于股外侧皮神经受损而产生的大腿前外侧皮肤感觉异常及疼痛的综合征。股外侧皮神经为感觉神经，通过腹股沟韧带的下方穿出，浅行于大腿前外侧。本病是由无菌性炎症、神经受压或外伤等，引起该神经末梢代谢障碍，血供受限而发病。常由外伤、腰椎退行性病变、腰大肌压迫、糖尿病、肥胖、妊娠、腹部手术等情况引起。

本病可归属中医学的肌肉痹证范畴，《针灸甲乙经》中有"髀痹引膝股外廉痛，不仁"的记载，颇似对股外侧皮神经炎临床表现的描述。本病的病机为外感风寒湿邪，致营卫不和；或外伤、受压等因素导致经络阻滞，不通则痛；肌肤失养则麻木不仁。

【临床表现】

在大腿前外侧面出现疼痛、麻木、烧灼感、针刺感。常为单侧性，局部痛觉和触觉减退，无肌肉萎缩，无膝反射改变。

【治疗方法】

1. 治则　疏经通络，行气活血，针刺为主（寒湿引起者加灸），泻法或平补平泻。

2. 处方　以股外侧局部和足少阳经腧穴为主。风市、环跳、血海、伏兔、阿是穴。

3. 方义　风市、环跳为足少阳经穴，风市位于病变局部，可疏通少阳经气；伏兔、血海通行气血；阿是穴可疏通局部经络，活血化瘀。

4. 加减　腰椎病变或腰大肌压迫引起者加腰夹脊、大肠俞。

5. 操作　局部阿是穴采用围刺法，或用隔姜灸，加拔火罐；余穴常规操作。

6. 其他疗法

（1）皮肤针：在病变局部用皮肤针叩刺，以局部渗血为度。

（2）三棱针：在病变局部用三棱针点刺或散刺出血，再加拔火罐。适用于病程长、以麻木为主症者。

（3）电针：在病变局部围刺后，接通电针仪，以疏密波中等刺激20分钟。

（4）穴位注射：以注射用水、维生素B_1加维生素B_{12}注射液、1%～5%普鲁卡因、呋喃硫胺20mg（2ml），或当归、川芎等中药注射液5～10ml，注入患部上下左右（围刺）及异常感觉最明显处，围刺时针尖斜向病变中部。

【验案举例】

赵某，男，67岁，退休干部。1996年5月16日诊治。

主诉：双大腿前外侧麻木伴烧灼样疼痛3年余，经中西医药物治疗效果不显。

查体：左侧大腿前外侧有6cm×12cm皮肤感觉减退，右侧大腿前外侧有9cm×21cm皮肤感觉减退。舌质淡、苔薄白，脉缓。诊断为"股外侧皮神经炎"。

治疗：主穴取风市、环跳、血海、伏兔、阳陵泉、足三里、阿是穴，腰椎病变或腰大肌压迫引起者加腰夹脊、大肠俞。局部皮肤常规消毒，将粗中火针在燃烧的酒精棉球上烧至白亮，对准穴位速刺疾出，深度为0.5～1.0寸。隔日1次。治疗2次后，感觉症状明显减轻；治疗8次后，症状完全消失痊愈。一年以后随访没有复发。

> **启才解惑**
>
> 1. 针灸治疗本病有较好的效果。对于有明显的致病因素者，应积极治疗原发病。
>
> 2. 患者应注意病变局部的保暖，避免受凉。

第十六节　退行性膝关节炎

退行性膝关节炎也即"膝关节增生性关节炎"，是指常年慢性劳损导致的膝关节骨质增生，从而引起一系列症状和体征的一种疾病。

【临床表现】

主要表现为膝关节疼痛、肿胀，局部有压痛，功能活动障碍、行走困难、下蹲及上楼时疼痛加剧。病情与天气变化关系密切，病程长久可致关节僵硬、肌肉痉挛、关节变形等严重改变。

【治疗方法】

1. 治则　温经通络，行气活血，针刺为主，寒者加灸，泻法或平补平泻。

2. 处方　以膝关节局部经穴或阿是穴为主。鹤顶（髌骨上缘正中）、内外膝眼（髌韧带两侧凹陷中）、阳陵泉（膝关节外下方腓骨小头前下凹陷）、阴陵泉（膝关节内下方高骨下凹陷）。每穴操作2～3分钟，结束后反复做膝关节的屈伸、内收、外展、旋转活动。每日或隔日1次。

3. 方义　鹤顶、内外膝眼、阳陵泉、阴陵泉、阿是穴均位于病变局部，可疏通膝关节局部经气；阳陵泉筋之会，缓解经筋挛急疼痛；阴陵泉属足太阴脾经，健脾化湿。配合做膝关节的屈伸、内收、外展、旋转等活动，能更好地通行气血、化瘀止痛。

4. 加减　对膝关节韧带损伤、半月板损伤、髌下脂肪垫损伤等，应在膝关节局部及其周围穴位用艾条温和灸，或艾炷隔姜灸3～5壮，每穴2～3分钟。每日或隔日1次。

5. 操作　局部阿是穴采用围刺法，或用隔姜灸，加拔火罐；膝关节高低不平，拔罐有一定难度，宜选择小号罐具拔鹤顶、血海（髌骨内上缘上2寸）、梁丘（髌骨外上缘上2寸）、委中、阳陵泉等穴，留罐10分钟左右。

6. 其他疗法

（1）刮痧：在膝关节局部及其周围穴位自上而下刮痧，重点刮压痛点，刮至局部出现痧痕为度。每周2次。

（2）腕踝针疗法：下1、下2、下3、下4、下5、下6，每次选用2组，从下往上针刺。

（3）皮肤针：在病变局部用皮肤针重力叩刺，致局部皮肤散在出血为佳；疼痛较重者可在皮肤针叩刺出血的基础上拔罐。每日或隔日1次。

（4）三棱针：在病变局部用三棱针点刺或散刺出血，再加拔火罐。适用于病程长、以麻木为主症者。

（5）电针：在病变局部围刺后，接通电针仪，以疏密波中等刺激20分钟。

（6）穴位注射：以注射用水、维生素B_1加维生素B_{12}注射液、1%～5%普鲁卡因、呋喃硫胺20mg（2ml），或当归、川芎等中药注射液5～10ml，注入患部上下左右（围刺）及异常感觉最明显处，围刺时针尖斜向病变中部。

【验案举例】

例1：张某，二十多年前在福州某部队任排长，由于平素喜欢打球、爬山等运动，加之部队生活，经常带领战士们摸爬滚打的，免不了有跌打损伤或风寒之邪侵扰，右侧膝关节肿大疼痛。先后在福州部队和地方医院诊断为"滑膜炎"，按照西医膝关节穿刺放液、激素治疗，只能略有缓解，但却经常发作疼痛。后来，还要求他停止运动，这对当时在部队基层工作的他是不可能做到的事。

一个偶然的朋友聚会，他认识了一位福建中医学院附属医院的针灸医生（硕士研究生），交谈中这位医生让他试试艾灸疗法，并详细告知了一些操作细节。他就到药店购买了几盒艾条，每天在家围绕着右侧膝关节髌骨上下左右四个穴位施灸，每个穴位灸2～3分钟，每次灸治15分钟左右，每日早晚各1次。

他施灸很认真，还对比观察了左右两侧膝关节对艾灸热力的感知情况：右侧（患侧）膝关节灸后皮肤发红，还有热乎乎的感觉，而左侧（健侧）膝关节再怎么灸也不会发红，也没有热的感觉。由此表明右侧膝关节寒气很重。

在施灸的过程中，他停止了西药的激素以及膝关节腔抽液，也没有像西医说的那样停止运动。结果膝关节的情况越来越好，疼痛次数越来越少，程度越来越轻。灸治将近半年，右侧膝关节就彻底痊愈了。从部队转业到江苏工作的十几年中，右侧膝关节痛从来也没有复发过。从那以后，他就成了中医针灸的忠实粉丝和义务宣传员，有时还到我们艾心堂接受艾灸保健。

患者的艾灸情缘，是对艾灸强身保健、防治疾病的现身说法，不但表明了中医学"寒则温之"的科学性和正确性，而且还说明种瓜得瓜，种豆得豆，凡事只要能持之以恒，就一定会有所收获，有所回报。（南京艾心堂弟子卢晓燕医师医案）

例2：黄某，女，72岁，2020年11月2日就诊。双膝关节肿痛二十余年，怕风、怕冷，夏天双

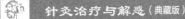

腿都用棉质护膝。近1年不能下蹲，走路需要柱拐杖。诊断为骨质疏松、双膝关节骨关节炎。

曾收治住院给予维生素D针剂、碳酸钙、骨松宝、塞来昔布（西乐葆）、静脉注射唑来磷酸，还用了脐针、平衡针、首尾穴、火针，虽然也有比较好的效果，但是治疗20多次患者还不能脱离拐杖，遇到了瓶颈。

2020年11月2日，也就是我学习浮刺疗法的第二天，试着在她膝关节附近找了3个痛点做了标记，按照浮刺针法操作常规，分别在痛点垂直线上下4cm处沿皮下进针，针尖对准痛点，然后做苍龙摆尾约2分钟，呈二龙戏珠之状。留针不到1小时，患者疼痛消失，下床后可自由行走，脱离拐杖下楼了，我好兴奋！（广东东莞弟子马超医师医案）

例3：张某，女，49岁。双膝关节骨质增生，平时不能多走路，走路疼痛，不能下蹲、起立，上下楼梯需要搀扶，还吃力且疼痛难忍。平时双下肢冰凉，双膝关节尤甚。2016年9月18日她女儿正在北京跟随我学习新浮刺疗法，在培训班上现场为张女士治疗（当时患者双侧膝关节冰冷）。从双侧小腿胫骨前嵴外侧旁开一横指的足阳明胃经上选任意部位，从下向上用"接力"针法，摇针后留针；同时，膝关节局部用毫针加刺膝眼、阳陵泉二穴。取出毫针后患者膝关节疼痛大大减轻，兴奋地登上教室的台阶，自己下蹲、起立，对浮刺治疗效果非常满意，并向我鞠躬致谢。次日，其女微信告知：经过一次新浮刺治疗，妈妈回家时已经不需要搀扶自己上楼梯了，上楼梯时，双侧膝关节疼痛大为减轻（50%～60%），也不怎么吃力了。鉴于患者双下肢以及膝关节特别冰凉，嘱咐患者今后多在膝眼、足三里、三阴交穴施行温针灸法，或其他简易疗法，如局部阿是穴隔姜灸、局部阿是穴刺血加拔罐。（南京中医药大学王启才医案）

启才解惑

1. 膝关节病痛，新浮刺疗效多数情况下较好，有时可收针入病除之效。但对膝关节骨性关节炎、韧带损伤、半月板损伤、髌下脂肪垫损伤等伴有器质性病变引起的疼痛，因为这些受损的组织修复能力较差，针灸可使病痛部分减轻，但不容易完全部消失，需要多次针刺加灸综合治疗。

2016年8月2日广州市政医院骨科大师钟士元教授微信告知：他最近治疗一位半月板Ⅲ度损伤、前交叉韧带断裂、膝关节肿痛、无法行走的患者，其他医院建议手术（手术费6万元），被患者拒绝。钟士元教授通过将针灸、手法、易罐等多种有利的、有效的方法集中起来作用于患部。第一次治疗后当场就能下床走路。仅治疗3次，就能自如地蹲下、站起和走路，患者非常满意和开心。

2. 注意膝关节保暖，戴护膝，尽量少爬楼梯或少爬山，减少站立或行走的时间，减少下蹲和起立活动，减少负重或不负重；但需要保持适当的膝关节伸曲活动。

3. 治疗期间应减少活动，勿长时间站立及行走，尤其不能穿高跟鞋行走。

4. 防寒保暖，回避潮湿环境；避免汗出当风，防止外邪侵袭。

第十七节　痛风

痛风全称痛风性关节炎，是由嘌呤代谢紊乱所致的全身性疾病。以反复发作的小关节（尤其是足部趾跖关节）疼痛、血尿酸增高为主症。属于中医学"痹证"的范畴。常见于肥胖的中老年人，男性多于女性。

中医学认为，若人平素嗜酒成性或恣食肥甘厚味，加之年老体弱，脏腑气化功能失调，体力劳动和体育运动减少，体内水湿容易停滞，淤积日久，化热生痰，闭阻于经脉、关节之间而生本病。

【临床表现】

急性痛风性关节炎是原发性痛风最常见的首发症状，病变关节呈单侧不对称性，主要在踇趾关节或第一跖趾关节，其次是踝、指、腕、膝、肘关节。起病急骤、疼痛剧烈、发展迅速是本病的主要特征。病情可在一天内达到高潮，受累关节及周围软组织红肿热痛，痛觉过敏，常在半夜因脚趾关节剧痛而醒。疼痛持续数天或数周后可自行缓解而进入间歇期，功能活动逐渐恢复。仅存留关节局部皮肤色泽改变等痕迹。

本病常反复发作，受累关节随发作次数的增加而增多，以致形成慢性痛风性关节炎及关节肥大、畸形、僵硬、活动受限。尿酸盐结晶可在关节或关节附近的肌腱、腱鞘以及皮肤结缔组织（如耳廓）中沉积，形成黄白色结节（痛风石），磨损溃破则形成瘘管，常有白色尿酸盐结晶排出。历时更久者还会伴发肾脏的损害（如尿路感染、肾结石、尿路结石、肾功能衰竭）和心血管系统的病变（如高血压、高血脂、动脉硬化、冠心病）以及糖尿病等。

实验室检查见血尿酸（UA）增高（男性＞340μmol/L，女性＞256μmol/L）；急性期血中白细胞增高，红细胞沉降率升高。X线检查为急性期仅见关节周围软组织肿胀，慢性反复发作者可见骨质改变，关节软骨缘破坏，关节面不规则，关节间隙狭窄，软骨下骨内或骨髓内有痛风石形成，骨质呈凿孔样缺损、边缘可见增生现象。肾区可见结石阴影（可借助于肾盂造影确诊）。

1. **风湿热痹**　踇趾关节红肿热痛，喜凉恶热，皮肤可见红斑，局部触之有热感，关节屈伸不利，可伴有全身发热、汗出、乏力、头昏、心烦口渴、尿黄便干，舌红，苔黄燥或黄腻，脉滑数。

2. **寒湿阻络**　踇趾关节酸胀疼痛，但无红肿、热感，局部怕凉，喜温恶寒，关节屈伸不利，形寒肢冷，面色少华，口淡不渴，舌淡或有齿印，苔薄白而腻，脉濡缓。

3. **痰瘀阻滞**　踇趾关节刺痛，入夜尤甚，痛点固定不移，关节呈梭形肿胀或畸形改变，屈伸不利，关节周围筋肉僵硬，皮色紫暗，压之痛甚，皮下可触及硬结，面色晦滞，唇舌暗红或有瘀斑、瘀点，苔白腻而厚，脉细涩。

4. **肝肾亏虚**　踇趾关节痹痛日久，关节肿胀、畸形，屈伸不利，筋肉痿软，四肢瘦削，行走艰难，面色少华，神衰疲乏，头目昏花，舌质偏红，少苔或无苔，脉细数。

【治疗方法】

1. **治则**　风热湿痹者清热利湿，通经活络，只针不灸，泻法；风寒湿痹者温化寒湿，通经活络，痰瘀痹阻者行气活血，化瘀止痛，均针灸并用，泻法；肝肾亏虚者滋养肝肾，疏通经络，多针少灸，平补平泻。

2. **处方**　以足太阴经和趾（指）关节局部腧穴为主，选穴太白、大都、商丘、八风、太冲、合谷、三阴交。

3. **方义**　太白、大都、商丘属于足太阴经，且均位于趾跖关节部位，化湿通络、疏利关节；太冲、八风也均位于趾跖关节，疏通局部经络气血、活血化瘀、消肿止痛；合谷是手部腧穴，既可以疏通手部经络气血，同时与太冲配用谓之"四关"，是全身重要的止痛要穴，适用于各种痹痛（《标幽赋》云："寒热痹痛，开四关而已之"）；三阴交调理脾、肝、肾，改善三脏所主相应五体（肌肉、筋脉、骨骼）的功能。

4. **加减**　风湿热痹者加曲池、阴陵泉增强清热化湿之力；寒湿阻络加灸阿是穴温经通络；痰瘀阻滞者加丰隆、膈俞活血化瘀；肝肾亏虚者加太溪、肝俞、脾俞、肾俞滋养肝、脾、肾，补益先后天；手部肿胀疼痛加外关、二间、三间、八邪消肿止痛。

5. **操作**　诸穴均常规针刺；针刺手法宜中度偏强。肢端肿胀、疼痛甚者可用三棱针行局部穴位点刺出血术。

6. 其他治法

（1）三棱针：取太白、大都、商丘、八风、八邪等，每穴点刺出血3～5滴。适用于风湿热痹型和痰瘀阻滞型。

（2）皮肤针：按针灸处方选穴，施以中、重度刺激（可见轻微出血），每次5～10分钟。

（3）电针：按针灸处方选穴，在针刺得气的基础上接通电针仪，用连续波或疏密波中强度刺激。

【验案举例】

张某，男，47岁，干部。2005年3月14日诊治。

主诉：右侧足趾关节疼痛3年余，加重4天。

病史：痛风史3年，时常发作疼痛，每次发作均服用秋水仙碱、别嘌醇多能缓解。本次发作因4天前饮大量啤酒引发右侧足趾关节剧痛难忍，服药却无改善。伴烦躁不安、口苦咽干、大便干结常4～5天一次，小便短赤。

检查：右侧足趾第1跖趾关节及踝关节红肿疼痛，局部灼热、拒按，行走困难。舌红、苔黄腻，脉滑数。血尿酸783mmol/L。诊断为"痛痹（湿热蕴结型）""痛风性关节炎"。

治疗：将中、粗火针在燃烧的酒精棉球上烧红至白亮后，分别快速点刺第1跖趾关节及踝关节太白、大都、行间、太冲、商丘、照海、解溪、阿是穴等，大约0.2～0.5cm，速刺疾出，针后有少量出血，当时患者即感疼痛缓解、减轻。隔日复诊，疼痛明显减轻，红肿消退，行走自如。又针刺2次，临床症状全部消失。复查血尿酸也恢复正常。一年内随访，没有复发。

～启才解惑～

1. 针灸对于本病有一定的止痛效果，但不容易根治。

2. 急性期应卧床休息，抬高患肢，以利血液循环，必要时予以冷敷。当疼痛缓解3天以后方能恢复活动。

3. 不吃高嘌呤类食物，诸如动物内脏、骨髓、鸡汤、鱼卵、蛤蟹、海味、豆制品及菠菜等；力戒烟酒（尤其是啤酒）和肥甘厚味，防止发胖。

4. 平时应多饮水，增加尿量（每日2000ml以上），以利尿酸排出。

5. 穿鞋不宜过紧，尽量避免足趾关节的损伤，减少诱发因素。

第十八节　足跟痛

足跟痛是急性或慢性损伤引起的足跟部疼痛。症状虽然简单，但病因复杂，且多缠绵难愈。一般多因人从高处落下，强大暴力撞击足跟底部，或走路时足跟部被高低不平的路面或小石子顶挫致伤。因职业关系长期站立于硬板地工作，扁平足跑跳过多，足底跖筋膜、肌肉、韧带长期处于紧张状态，反复牵拉跟骨附着处可引起足跟底痛。跳跃运动员踏跳过多，长跑运动员用前足掌蹬地过多，由于跖腱膜、屈趾短肌、跖方肌以及跖长韧带等反复牵拉，日久也可发病。

根据不同的损伤原因，可致跟底脂肪垫、滑液囊及跖膜挫伤，或跖腱膜、屈趾短肌等在跟骨结节前方附着处的牵拉伤。损伤后，跖筋膜附着处可发生充血性渗出，脂肪垫充血、肿胀，滑囊慢性炎症，跟骨骨膜增生，产生骨刺等改变。

中医学认为，该病的形成是以肝肾亏虚、气血失和、筋脉失养为先决条件，复因风、寒、湿邪侵袭，外伤，劳损等致使气血阻滞而成。

【临床表现】

患者多在中年以上，有急性或慢性足跟部损伤史。站立或走路时足跟及足底疼痛，不敢着地。疼痛可向前扩散到前脚掌，运动及行走后疼痛加重，休息减轻。

检查可见足跟部轻微肿胀，压痛明显。根据压痛点可以确定病变部位：跖腱膜炎和跟骨骨刺压痛点在跟骨结节前方；脂肪垫损伤与跟骨下滑囊炎的压痛点在足跟中部或稍偏内侧。踝背伸抗阻时，部分患者跟底部疼痛加重。

X线检查早期多为阴性，晚期可见跟底骨膜增厚，或跟骨结节前方骨刺，骨刺与跖腱膜方向一致。也有的患者虽有骨刺形成，但却无临床症状。

【治疗方法】

1.**治则**　疏经通络，化瘀止痛，针灸并用，泻法或平补平泻。

2.**处方**　以足跟局部和足少阴、足太阳经腧穴为主，选穴太溪、照海、昆仑、申脉、悬钟、阿是穴。

3.**方义**　太溪是足少阴经之原穴，足少阴经"别入跟中"，配照海强健筋骨、宣痹镇痛；昆仑、申脉位于足跟部，属于足太阳经，与肾相表里，能舒筋脉、行气血、通络止痛；悬钟为八会穴之髓会，既可补髓壮骨，又能通经活络；阿是穴作用直达病所，以疏通局部经气，化瘀定痛。

4.**加减**　痛及小腿加承山、阳陵泉柔筋止痛；气虚加脾俞、足三里健脾益气；血瘀加膈俞、太冲活血祛瘀；肝肾不足加肝俞、肾俞、复溜补益肝肾；按照肢体上下左右对称的全息原则，可以选用对侧足跟的太溪、昆仑穴和上肢腕关节的大陵穴。

5.**操作**　太溪、昆仑常常采取互相透刺法；申脉、照海则刺向跟底部；其他穴位常规针刺；针灸并用；针灸对侧足跟的太溪、昆仑穴和腕关节的大陵穴时，可令患者不断做患侧足跟快速叩地的动作，能够增强治疗效果。

6.**其他疗法**

（1）耳针：取足跟、肾、神门、皮质下等穴。毫针刺入，快速捻转，留针0.5～1小时，必要时可埋针；轻者可用王不留行籽贴压。

（2）头针：取顶颞后斜线上1/5、顶旁1线。进针后快速捻转或接电针仪，用连续波刺激30分钟。

（3）电针：选太溪、仆参。针刺得气后接通电针仪，用连续波刺激15～20分钟。

（4）穴位注射：用醋酸泼尼松龙0.5～1ml加1%盐酸利多卡因4ml，或氢化可的松0.5ml加1%普鲁卡因溶液5ml注入上述穴位，每穴0.5～1ml，每周1～2次；也可以用当归、丹参注射液，每穴1ml，每周2～3次。注意切勿将药液注入跟腱中。

（5）激光照射：以10W CO_2 激光仪照射阿是穴及周围皮肤，每次每穴5分钟。

【验案举例】

例1：云某，男，67岁，退休。2006年9月11日诊治。

主诉：右侧足后跟疼痛10个月。

病史：患者于10个月前开始感觉右侧足后跟疼痛，经X线检查诊断为跟骨骨刺。曾间断服用骨刺平片、布洛芬缓释胶囊（芬必得），中药足浴、理疗等，疼痛未能减轻。近2周来疼痛加重，足跟不能着地，行走极度困难。经针灸治疗10天无效，故而求治于火针。

取穴：太溪、照海、昆仑、申脉、悬钟、承山、阿是穴，用中号火针在燃烧的酒精棉球上烧至白亮，对准穴位速刺疾出，深度约为0.4～0.5寸。隔日1次。经过3次治疗，足跟疼痛完全消失，随访一年未复发。

例2：患者，女，30岁，江苏盐城人，2016年9月25日盐城新浮刺疗法培训班男学员家属。左侧足底板疼痛近半年，不能着地（平底足），曾做X线检查，有跟骨骨刺。经浮刺内侧复溜穴（内踝高点与跟腱连线中点太溪穴上2寸）向下透刺太溪穴、外侧跗阳穴（外踝高点与跟腱连线中点昆仑穴上3寸）向下透刺昆仑穴，摇针并配合叩击足底3分钟左右。当时局部疼痛减轻，但仍不能下地走动。留针1个多小时后，左足底疼痛大减，即可下地行走。（南京中医药大学王启才医案）

例3：患者，女，45岁，匈牙利人，按摩师。于2019年5月初诊。

主诉：右足跟疼痛2个月。

病史：2个月前郊游后右足跟疼痛，行走、承重和受寒时严重，平卧、休息、保暖时好转，无其他关节红肿热痛。查体：右足跟略有肿胀，压痛以脚足跟赤白肉际处最为明显。舌质淡红、苔薄白，脉浮。

中医诊断：痹证（痛痹）。

治疗：应用浮刺疗法通经活络止痛。根据疼痛部位沿经寻找紧张压痛点在承山穴附近，用0.52mm×36mm粗毫针，在痛点上半寸针头指向疼痛处快速刺入皮下，改针头以浮刺入皮下疏松结缔组织，以"青龙摆尾"针法左右摇摆，配合"循而摄之"的远刺近动的行气手法，以加强行气活血、化瘀止痛的治疗作用。并嘱患者自动足跟前后左右牵动10分钟后带针下地走，自觉足跟后及小腿明显放松，疼痛明显减轻。

2天后复诊，再次取承山穴并加跗阳穴以同样浮刺法加左右摇针手法5分钟，疼痛彻底缓解。一周后复诊未复发。（匈牙利布达佩斯弟子王丽芬医师医案）

启才解惑

1. 针灸治疗本病疗效可靠。但对有些病例非一时能治愈，须坚持治疗，或配合其他方法综合治疗。

2. 急性期应注意休息，症状缓解后应减少站立和步行。平时宜穿软底鞋，或在患足鞋内放置海绵垫。

3. 注意劳逸结合，避免风冷潮湿。

第8章

痿证系列病证

第一节 痿证

痿证是以肢体筋脉弛缓、软弱无力，日久因不能随意运动而致肌肉萎缩的一种病证。临床上以下肢萎弱较为多见，故称"痿躄"。"痿"指肢体痿弱不用，"躄"指下肢软弱无力，不能步履之意。主要见于西医学的运动神经元病、脑血管意外、周围神经损伤、急性感染性多发性神经根炎、脑瘫、外伤性截瘫等。

中医学认为，本病与外邪侵袭（湿热毒邪）、饮食不节、久病体虚等因素有关。外感湿热毒邪，或高热不退，或病后余热燔灼，伤津耗气，使肺热叶焦，不能输布津液；坐卧湿地或冒雨、涉水，湿邪浸淫，郁而化热，湿热阻闭经络；饮食不节，脾胃虚弱，气血津液生化不足；或久病体虚，或劳伤过度，精血亏虚均可使经络阻滞，筋脉功能失调，筋肉失于气血津液的濡养而成痿证。

【临床表现】

以肢体软弱无力、筋脉弛缓，甚则瘫痪、肌肉萎缩为主症。有软（肢体软弱无力）、瘫（肢体瘫痪）、细（肢体肌肉萎缩）、凉（瘫痪肢体发凉）、畸（瘫痪肢体关节畸形改变）五大特征。肌力下降，肌张力减退（少数患者可增强）。

CT、肌电图、腰椎 X 线等检查有助于本病的诊断。

1. **肺热伤津** 发热多汗，热退后突然出现肢体软弱无力，心烦口渴，小便短黄，舌红，苔黄，脉细数。

2. **湿热浸淫** 肢体逐渐痿软无力，下肢为重，微肿而麻木不仁，或足胫热感，小便赤涩，舌红，苔黄腻，脉滑数。

3. **脾胃虚弱** 肢体痿软无力日久，食少纳呆，腹胀便溏，面浮不华，神疲乏力，舌淡或有齿印，苔腻，脉细无力。

4. **肝肾亏虚** 起病缓慢，下肢痿软无力，腰脊酸软，不能久立，或伴眩晕耳鸣，甚至步履全废，腿胫肌肉萎缩严重，舌红，少苔，脉沉细。

【治疗方法】

1. **治则** 肺热伤津、湿热浸淫者，清热祛邪、通行气血，只针不灸，泻法；脾胃虚弱、肝肾亏虚者，补益气血、濡养筋脉，针灸并用，补法。

2. **处方** 以手、足阳明经腧穴和夹脊穴为主。上肢取肩髃、曲池、手三里、合谷、外关、颈胸夹脊。下肢取髀关、伏兔、足三里、丰隆、风市、阳陵泉、三阴交、腰夹脊。

3. **方义** 阳明经多气多血，主润宗筋。选上、下肢阳明经穴位，可疏通经络，调理气血，取"治痿独取阳明"之意；夹脊穴位于督脉之旁，又与膀胱经第一侧线的脏腑背俞相通，可调脏腑阴阳，通行气血；外关、风市分属手、足少阳经，辅佐阳明经通行气血；阳陵泉乃筋之会穴，能通调诸筋；三阴交可健脾、补肝、益肾，以达强筋、壮骨、起痿之目的。

4. 加减 肺热津伤加鱼际、尺泽、肺俞清肺润燥；湿热浸淫加阴陵泉、中极利湿清热；脾胃虚弱加脾俞、胃俞、章门、中脘补益脾胃；肝肾亏虚加肝俞、肾俞、太冲、太溪补益肝肾。

5. 操作 鱼际、尺泽针用泻法，或三棱针点刺出血；上肢肌肉萎缩手阳明经排刺；下肢肌肉萎缩足阳明经排刺；余穴均常规操作。

6. 其他疗法

（1）皮肤针：反复叩刺背部肺俞、脾俞、胃俞、膈俞和手、足阳明经线。隔日1次。

（2）电针：在瘫痪肌肉处选取穴位，针刺得气后接电针仪，用断续波中强刺激，以患肢出现规律性收缩为佳，每次20～30分钟。

（3）穴位注射：不论何种原因导致的痿证，均可以将具有舒筋通络、行气活血或益气养血、营养神经作用的中草药制剂（如当归、川芎、红花、人参、黄芪、丹参、麝香等注射液）或维生素B_1、维生素B_{12}，加兰他敏等注射液注入四肢相关腧穴，上肢每穴1～2ml，下肢每穴2～4ml。每日或隔日1次，加强治疗效果。

【验案举例】

例1：张某，男，52岁，工人。有高血压病史十余年，1986年3月，因与家人生气争吵，情绪激动，出现头痛，继而神昏，意识丧失，不省人事，遂送湖北中医附院急救。清醒后左侧肢体及面肌瘫痪，以"中风后遗症"收入针灸病房治疗。查体：左侧肢体瘫痪，肌张力减弱，上、下肢肌力均为Ⅱ级。

针灸治疗，上肢取曲池、合谷穴为主，下肢以阳陵泉、足三里、太冲穴为主，面部取地仓透颊车。中强刺激，留针30分钟。1周后加用电针、穴位注射交替使用，嘱患者家属每日帮助患者进行患肢被动运动。经治半月，瘫痪肢体开始恢复运动功能，上肢肌力由Ⅱ级提高到Ⅲ级，下肢肌力由Ⅱ级提高到Ⅳ级，面瘫明显好转。续治半个月，上肢肌力Ⅳ级，下肢肌力Ⅴ级，口角已正。又巩固治疗2周，痊愈出院。（南京中医药大学王启才医案）

例2：吴某，男，36岁，苏州市个体业主，2001年5月5日诊治。

病史：4年前因骑摩托车遭遇车祸导致严重脑挫裂伤，当时深度昏迷不醒，经及时送医院脑外科紧急手术救治3个月后，苏醒、病情稳定。但遗留四肢瘫软、肌力0～Ⅰ级，手指握力为0，二便失禁、语言不清等后遗症。中医辨证为"痿证"；西医诊断为"重症脑外伤后遗症"，于我院康复中心诊治。

（1）传统针刺加电刺激法：上肢取肩髃、曲池、手三里、外关、合谷透后溪；下肢取环跳、阳陵泉、足三里、解溪、昆仑；口角歪斜加牵正、地仓透颊车；语言不利加廉泉、哑门、通里、金津、玉液等。每次选用2～4对主穴接电针治疗仪，疏密波刺激30分钟。

（2）"醒脑开窍"针刺法：主穴选人中、内关、三阴交；配穴选极泉下2寸、尺泽、委中；配穴：吞咽障碍加风池、翳风、完骨；语言不利加金津、玉液刺血。针四肢穴位时患者取仰卧位，委中仰卧直腿屈膝取穴，行针中使肢体不自主各抽动3次为度。金津、玉液用三棱针点刺出血1～2ml。

（3）穴位注射法：复方当归注射液4ml、维生素B_{12}注射液500μg（2ml），混合摇匀，每次选择上、下肢各3～5穴，每穴0.5～1ml。诸穴交替使用。

每日上午用传统针刺加电刺激法，下午用"醒脑开窍"针刺法，针后加穴位注射（隔日1次），10天为1疗程。3个疗程后，患者四肢肌力已达Ⅱ级，手指已能小幅度伸展。持续治疗16个月，四肢肌力恢复正常，语言基本流畅清晰，生活基本自理，已能独自骑三轮车行驶20多里路。（江苏丹阳何联民、何军医师医案）

例3：患者，女，70岁，法国籍越南人。2018年5月29日初诊。

病史：在2018年5月29日前，患者一阵头痛头昏后，左下肢突发软弱无力，继而不能行走，生活不能自理。因神志清醒，又知道我过几天就要到他们家里去，所以就没去医院看医生。5月29日晚上我到他们家后，看到女主人瘫痪在床，身体偏胖。患有高血压、心脏病（装有支架）、糖尿病多年，血压常年波动在150/100mmHg，靠降压药维持。时而头痛、头昏，但没有视力障碍和恶心、呕吐等颅内压增高症状。查体：右侧上下肢肌力及活动正常，左侧上肢肌力Ⅳ级，握力差，下肢肌力Ⅲ级，不能自己行走，但可以在家人搀扶之下蹒跚而行，搀扶上楼，抬足困难且足尖下垂总碰楼梯。朋友问我是不是脑子里长什么东西了？我说不是，只是轻度的中风，让他太太放心接受针灸治疗。

　　诊断：中医辨证：脑卒中（中经络）。

　　　　　　西医诊断：急性脑血管痉挛后遗症（脑卒中先兆期）、左侧肢体不完全瘫痪。

　　治疗：取头部百会穴，患侧上肢治瘫穴（三角肌正中点），曲池、手三里交替，合谷、后溪交替，内关透外关、外关透内关交替，每天4穴；患侧下肢伏兔、风市交替，足三里、阳陵泉交替，三阴交、丰隆穴交替，申脉、太冲交替，每天4穴。每次动留针30分钟，取针后稍加患肢按摩。

　　如此治疗4次后即可独立慢行，6次后动作加快，可以自己手扶栏杆上下楼梯且没有脚趾碰撞楼梯的现象（足下垂已纠正）。8次后，上下肢肌力恢复正常，行走自如，生活已恢复自理。自觉患肢比右下肢更有劲。

　　女主人是佛教徒，她高兴地对周围的朋友们说我是菩萨及时派来拯救她、为她治疗的，真没想到她的病会好得这么快（刚开始治疗时他们问我需要治疗多长时间？我说大概需要半个月，谁知不到十天就基本痊愈了）！一直夸针灸治病效果神奇，非常开心。（南京中医药大学王启才医案）

启才解惑

　　1. 痿症采用针灸疗法可获得较好效果，但久病畸形者应配合其他疗法。

　　2. 卧床患者应保持四肢功能体位，以免造成足下垂或内翻，必要时可用护理架及夹板托扶。还应采取适当活动体位等措施，避免压疮发生。

　　3. 在治疗的同时，应加强主动及被动的肢体功能锻炼，以助早日康复。同时，上肢还必须正确使用吊带，注意防止肩关节脱臼和手部肿胀。

　　4. 由于痿痪患者病程长，加之患者大都素有肝亢之疾，故治疗中要经常注意血压的变化，避免恶性刺激，消除悲观情绪，使患者树立战胜疾病的信心。积极配合被动或主动的肢体锻炼，促使身体早日康复。

启才精讲　痿症的针灸治疗思路和方法

　　痿证是针灸临床中的一个最为常见的病种，是以肢体筋脉弛缓、软弱无力，日久因不能随意运动而致肌肉萎缩的一种病证。临床上以下肢萎弱较为多见，故称"痿躄"。"痿"指肢体痿弱不用，"躄"指下肢软弱无力，不能步履之意。主要见于西医学的运动神经元病、脑血管意外、周围神经损伤、急性感染性多发性神经根炎、脑瘫、外伤性截瘫等。

　　针对痿证"软（肢体软弱无力）、瘫（肢体瘫痪）、细（肢体肌肉萎缩）、凉（瘫痪肢体发凉）、畸（瘫痪肢体关节畸形改变）"的5大症候特点，其治疗思路和方法主要依据"治痿独取阳明"的法则。具体应用起来又有一些灵活的变通之法。

　　其中，治"软"宜滋养肝肾、强筋壮骨；治"瘫"宜疏经通络、行气活血；治"细"宜补养脾胃、益气养血；治"凉"宜温通经络、重用灸法；治"畸"宜调和阴阳、纠正失衡。

1."治痿独取阳明"的立论机制　"治痿独取阳明"是中医学针灸治疗痿证的基本法则。"痿"即肢体筋脉弛缓、肌肉萎缩、软弱无力、瘫痪失用的一种病证。因其多发生在下肢，故又称"痿躄"。阳明，从脏的角度是指胃腑、大肠，从经脉的角度是指手、足阳明经。"独取"者，有"多取""常取""着重取"之义。

"治痿独取阳明"实质上应包括两层意思：其一，治疗痿证必须以治胃为主，针灸则重在选取手足阳明之经穴；其二，不论哪一种痿证，除积极治疗受病之脏，取本脏所属经脉上的腧穴之外，还必须同时兼治阳明。

（1）阳明为五脏之本：阳明经在上肢者隶属大肠，在下肢者归属胃腑。然《灵枢·本输》载："大肠、小肠皆属于胃。"胃主受纳，腐熟水谷，别称"五脏六腑之海"。五脏以胃为本，胃气的盛衰有无，直接关系到机体生命。今五脏为患而生五体之痿，必与胃气之本不足有关，取阳明乃是治胃求本之法。

（2）阳明经多气多血：胃居中焦，是水谷精微汇集之处，为人体后天之本，气血生化之源。在治疗过程中，取阳明，资后天，也是治本求源的需要。气血生化有源，使"足受血而能步，掌受血而能握，指受血而能摄"（《素问·五脏生成论》），促成痿弱之体日渐向愈。

（3）阳明主润宗筋：从经络的角度而言，痿证属于十二经筋的病变范畴，故以筋脉弛缓、肌肉萎缩、软弱无力、瘫痪失用为主证。《素问·痿论》载："阳明者，五脏六腑之海，主润宗筋，宗筋主束骨而利机关……阳明虚，则宗筋纵，带脉不引，故足痿不用也。"

对于有机体来说，经筋的作用就是连接骨骼、关节，主持肢体运动。经筋乃十二经脉的连属结构，其正常作用的发挥，受十二经脉的调节，有赖于十二经脉（特别是足阳明胃经）气血津液的濡养滋润，才能产生一定的力量。如若阳明脉虚，不能行气血、营阴阳，胃阴耗伤，不能濡筋骨、利关节，上无以供心肺，至皮毛、脉络枯竭；下不能充肝肾，使筋膜、骨骼软弱。

（4）阳明与太阴相表里：在十二经脉中，手足阳明分别与手足太阴互为表里。手太阴属肺，肺朝百脉，外合皮毛，主一身之气；足太阴属脾，脾主肌肉，应于四肢，代胃行其津液。两脏在痿证的病理变化中至关重要。

如果脾虚胃弱，气血难以资生，致脉络空虚；水湿不得运化，致痰湿阻滞，气血不能畅达四肢，久而成痿。取阳明，补脾肺，正是培土生金、补母养子、充卫气、资后天之正法。

2."治痿独取阳明"的具体应用　由于引起痿证的原因甚多，临床表现也不尽相同，病变范围一般不局限于一经一脏。所以，《素问·痿论》在"治痿独取阳明"这一总则之下，又提出了"各补其荥而通其俞"的具体治法。

张介宾注云："补者所以致气，通者所以行气……治痿当取阳明，又必察其所病之经而兼治之也。如筋痿者，取阳明、厥阴之荥俞；脉痿者，取阳明、少阴之荥俞；肉痿、骨痿其治皆然。"显然，治疗痿证如果拘泥于"独"取阳明，死守固定的方法，就违背了中医学的整体观念和辨证论治原则。

（1）独取阳明法：痿证初期，病位尚浅，病情较轻者，可单取阳明经穴。面部可选用四白、地仓、颊车、下关；上肢可选用合谷、曲池、手三里、臂臑、肩髃；下肢可选用髀关、伏兔、足三里、上巨虚、下巨虚、丰隆、解溪、内庭等穴。

①补气养血，扶阳明之正：合谷、手足三里、上下巨虚。针用补法，针灸并用。

②行气清胃，泄阳明之热：合谷、曲池、内庭、伏兔、足三里。只针不灸，针用泻法。

③祛风活血，通阳明经络：四白、地仓、颊车、下关、合谷、曲池、肩髃、臂臑、手足三里、髀关、解溪，多针少灸，平补平泻。

④健脾利湿，化阳明痰浊：地仓、合谷、手足三里、丰隆、伏兔。针灸并用，平补平泻。

（2）表里同用法：对于外感温邪、肺热叶焦、脾失健运、痰湿阻滞导致的痿证，在取阳明经穴的同时，还应在表里经脉上选穴施术。如肺热较盛者，配手太阴肺经之列缺、尺泽、鱼际，只针不灸，针用泻法，以清热润肺；脾虚湿重者，配足太阴脾经之商丘、公孙、血海、阴陵泉、三阴交，针灸并用，平补平泻，以健运脾气，运化水湿。

（3）兼顾肝肾法：痿证日久，病位已深，势必伤及肝肾，致病情加重，缠绵难愈。在取阳明经穴的基础上，尚须选用足厥阴肝经之太冲、中封、曲泉；足少阴肾经之太溪、复溜、照海以及肝肾之背俞穴。针用补法，针灸并用，补益肝肾。

（4）多经取穴法：对于病变范围广、涉及经脉多的痿证，宜采用多经取穴法。主要是结合十二经筋的循行分布及其病理特点，在局部取阳明经穴的基础上，适当加用一些远端腧穴配合治疗。重点选取肺、肝、脾、肾四经的原穴、背俞穴和督脉的筋缩、命门、腰阳关，筋之会穴阳陵泉，骨之会穴大椎（不用大杼），髓之会穴悬钟，经外奇穴华佗夹脊。为了避免一次取穴过多，可以结合疗程，有计划地轮番选用。

针刺之后，在得气的基础上，应接通电针治疗仪，用断续波连续刺激30分钟，以肢体能够出现规律性收缩动作为佳（此举既可以让瘫痪肢体产生被动运动，有助于提高疗效，同时还可以作为判断预后的一个依据）。

在上下肢的瘫痪中，病初基本上都是弛缓性瘫痪。随着病程的久延，部分患者可转化为痉挛性瘫痪。主要表现为肢体肌张力增强，上肢屈曲难伸，手指挛急不开，足踝强直，呈内（外）翻、足下垂状态。

手指掌屈曲、挛急不开属"阳缓而阴急"所致，取穴重点应放在阳经经穴上，以振奋阳经经脉的牵拉作用，纠正局部肌肉、肌腱和有关韧带的拮抗失衡状态，恢复经脉的相对平衡。故阳经经穴可酌情选用合谷、曲池、手三里、二间、三间、鱼际；阴经经穴可适当选用尺泽、内关、大陵；经外奇穴则选用位于阳面的八邪、腰痛点（精灵、威灵）。

在上述选穴中，曲池和手三里、二间和三间、八邪和腰痛点均交替使用。针刺方法则宜用长针透刺法：合谷穴直刺深透直达后溪穴；曲池穴直刺深透直达少海穴；手三里直刺深透直达对侧皮下；二间或三间向食指末端沿皮透刺，直达商阳穴；鱼际向拇指末端沿皮透刺，直达少商穴；八邪向腕关节透刺；腰痛点则行对刺法。

在施行二间或三间透刺商阳、鱼际透刺少商的过程中，应提捏针刺所过部位的皮肤和表浅肌肉组织，使透针顺利并减轻疼痛。在留针过程中，接电针治疗仪，用断续波（或疏密波），使手指产生节律性的伸张动作。

足内翻也属"阳缓而阴急"所致，取穴重点应放在阳经经穴上，以振奋阳经经脉的牵拉作用，纠正局部肌肉、肌腱和有关韧带的拮抗失衡状态，恢复经脉的相对平衡。故阳经经穴可酌情选用丘墟、悬钟、光明、足临泣、昆仑、申脉、丰隆、阳陵泉等；阴经经穴可适当选用太溪、照海、三阴交。在留针过程中，接电针治疗仪，用断续波（或疏密波），使足背向外、足趾向上（背屈）产生节律性的伸张动作。

足外翻属"阴缓而阳急"所致，取穴重点应放在阴经经穴上，以振奋阴经经脉的牵拉作用，纠正局部肌肉、肌腱和有关韧带的拮抗失衡状态，恢复经脉的相对平衡。故阴经经穴可酌情选用太溪、照海、商丘、蠡沟、三阴交、阴陵泉等；阳经经穴可适当选用悬钟、申脉、丰隆、阳陵泉。在留针过程中，接电针治疗仪，用断续波（或疏密波），使足背向内、足趾向下（跖屈）产生节律性的内收动作。

足下垂主要由于足阳明、足太阴、足少阳、足厥阴等经脉的弛缓而导致。故可酌情选用解溪、胫上（脑清）、足三里、丰隆、太冲、三阴交、阳陵泉等。在留针过程中，接电针治疗仪，用断续波（或疏密波），使足背和足趾均向上（背屈）产生节律性的收缩动作。

（5）针药结合法：对于病程较为长久、症情较为复杂、单纯针灸治疗效果欠佳者，应适当配合药

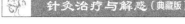

物治疗。

①药物内服：外感温邪、肺热叶焦，方宜清燥救肺汤加减，以清热润燥、养肺生津；阳明热盛、胃阴耗伤，可予承气汤急下存阴或益胃汤、叶氏养胃汤养胃生津、滋阴降火（壮水之主，以制阳光）；湿热内蕴、痰浊阻滞，当用加味二妙散或加味温胆汤清热利湿、除痰化浊；肝肾不足、精血亏虚，加服虎潜丸或鹿角胶丸补益肝肾、填充精血；久病致虚、气血两亏，投以补阳还五汤、参苓白术散或补中益气汤温阳健脾，大补气血。津液充足，筋脉得养，气血得复，痿证自愈。

②穴位注射：不论何种证型之痿，均可以在萎弱肢体的经穴上注射具有舒筋通络、益气养血或行气活血作用的中草药制剂（如当归、川芎、红花、人参、黄芪、丹参、麝香等注射液）或维生素 B_1、维生素 B_{12}、加兰他敏等，加强治疗效果。

第二节　周围性面神经麻痹

周围性面神经麻痹是以口、眼向一侧歪斜为主要表现的病证，又称为口眼㖞斜，俗称"面瘫"。本病可发生于任何年龄，多见于冬季和夏季。发病急速，以一侧面部发病为多。手、足阳经均上头面部，当病邪阻滞面部经络，尤其是手太阳和足阳明经筋功能失调，可导致面瘫的发生。

周围性面神经麻痹，最常见于贝尔麻痹。局部受风或寒冷刺激，引起面神经管及其周围组织的炎症、缺血、水肿，或自主神经功能紊乱，局部营养血管痉挛，导致组织水肿，使面神经受压而出现炎性变化。

中医学认为，劳作过度，机体正气不足，脉络空虚，卫外不固，风寒或风热乘虚入中面部经络，致气血痹阻，经筋功能失调，筋肉失于约束，出现㖞僻。周围性面瘫包括眼部和口颊部筋肉症状，由于足太阳经筋为"目上冈"，足阳明经筋为"目下冈"，故眼睑不能闭合为足太阳和足阳明经筋功能失调所致；口颊部主要为手太阳和手、足阳明经筋所主，因此，口歪主要系该三条经筋功能失调所致。

【临床表现】

以口眼㖞斜为主要特点。常在睡眠醒来时，发现一侧面部肌肉板滞、麻木、瘫痪，额纹消失，眼裂变大，露睛流泪，鼻唇沟变浅，口角下垂歪向健侧，病侧不能皱眉、蹙额、闭目、露齿、鼓颊；部分患者初起时有耳后疼痛，还可出现患侧舌前 2/3 味觉减退或消失，听觉过敏等症。病程迁延日久，可因瘫痪肌肉出现挛缩，口角反牵向患侧，甚则出现面肌痉挛，形成"倒错"现象。

肌电图检查多表现为单相波或无动作电位，多相波减少，甚至出现正锐波和纤颤波。病理学检查示，面神经麻痹的早期病变为面神经水肿和脱髓鞘。

1. **风寒证**　见于发病初期，面部有受凉史，舌淡，苔薄白，脉浮紧。

2. **风热证**　见于发病初期，多继发于感冒发热，舌红，苔薄黄，脉浮数。

3. **气血不足**　多见于恢复期或病程较长的患者，见肢体困倦无力，面色淡白，头晕等症。

【治疗方法】

1. **治则**　活血通络，疏调经筋，针灸并用，平补平泻。

2. **处方**　以面颊局部和足阳明经腧穴为主。取穴四白、颊车、地仓、阳白、颧髎、翳风、合谷。

3. **方义**　面部腧穴均可疏调局部经筋气血，活血通络；合谷为循经远端选穴（面口合谷收），与近部腧穴翳风相配，祛风通络。

4. **加减**　风寒证加风池祛风散寒；风热证加曲池疏风泻热；抬眉困难加攒竹；鼻唇沟变浅加迎香；人中沟歪斜加水沟；颏唇沟歪斜加承浆；恢复期加足三里补益气血，濡养经筋。

5. **操作**　面部腧穴均行平补平泻法，恢复期可加灸法；在急性期，面部穴位手法不宜过重，肢体远端的腧穴行泻法且手法宜重；在恢复期，合谷行平补平泻法，足三里施行补法。

6. 其他疗法

（1）皮肤针：叩刺阳白、颧髎、地仓、颊车，以局部潮红为度。适用于恢复期。

（2）刺络拔罐：用三棱针点刺阳白、颧髎、地仓、颊车，而后拔罐。每周 2 次。适用于恢复期。

（3）电针：取太阳、阳白、地仓、颊车，针刺得气后接通电针仪，以断续波刺激 10 ～ 20 分钟，强度以面部肌肉微见跳动而能耐受为度。适用于恢复期。

（4）穴位贴敷：选太阳、阳白、颧髎、地仓、颊车。将马钱子锉成粉末 1 ～ 2 分，撒于胶布上，然后贴于穴位处。每 5 ～ 7 日更换 1 次；或用蓖麻仁捣烂加麝香少许，取绿豆粒大一团，贴敷穴位上。每隔 3 ～ 5 日更换 1 次；或用白附子研细末，加冰片少许做面饼，贴敷穴位。每日 1 次。

（5）穴位注射：取维生素 B_1 注射液 100mg，维生素 B_{12} 注射液 0.5mg，加兰他敏注射液 5mg，普鲁卡因注射液 40mg 混合，注入上述腧穴。每穴 0.2ml 左右，隔日 1 次。注射后最好用热毛巾敷面部，以减少疼痛，促进药物的尽快吸收。

【验案举例】

患者，男，37 岁，阿尔及利亚人，警官。1980 年 6 月 14 日就诊。

主诉：右侧面部口眼㖞斜一天。

病史：一天前因天气特别炎热，白天在办公室吹空调，晚上回家睡觉又接着吹。第二天起床便自感面部紧板不适，照镜子发现眼睛闭不拢，口㖞，伴流泪、说话漏风、喝水漏水、吃饭漏饭。查体：右侧额纹完全消失，不能皱额；眉毛下垂，不能皱眉和抬眉；眼裂增大，闭合不全（眼裂约 5mm），贝尔征（＋），下眼睑外翻，角膜反射及眼轮匝肌反射均减弱；鼻唇沟消失；口角下垂，向左侧偏斜，人中沟、颏唇沟俱向左歪斜，发笑时尤为明显；说话漏风，吐字发音欠清；鼓腮漏气，不能示齿、噘嘴、吹口哨；食物残渣滞留于右侧齿颊之间。诊断为“面神经麻痹”。

治疗：治以通经活络，疏调气血。针刺右侧面部以地仓透颊车、阳白透鱼腰、颧髎透迎香，远端取合谷、太冲、阳陵泉，平补平泻法。针后在面部加闪火拔罐，并行按摩术，晚间睡觉嘱其在右侧面部复位的情况下用宽胶布贴右侧口角至耳后乳突。每日 1 次，经过 12 次治疗痊愈。（南京中医药大学王启才医案）

按：从某种意义上来说，面瘫也属面部肌肉（经筋）的痿证，应本着“治痿独取阳明”（首选手足阳明经穴）的法则及时治疗（我国江浙一带“面神经麻痹发病初期 7 ～ 10 天不宜做针灸治疗”的说法不靠谱）。《百症赋》云：“颊车、地仓穴，正口㖞于片时。”“太冲泻唇㖞以速愈。”足阳明经之地仓、颊车穴位于面颊部，相互透刺，有良好的舒筋通络、行气活血效应，成为古今治疗面瘫最为常用的两个验穴。迎香、合谷分别为手阳明经局部近取和循经远取腧穴，由于经脉在从手走头的过程中是左右交叉行走的，所以，取合谷必须遵循“左取右、右取左”的原则。太冲属足厥阴肝经原穴，疏调肝经之气作用最强。肝经从足走腹胸后，有一条分支环绕口唇、贯面颊、注目交巅，取太冲治口眼㖞斜，正是“经脉所过，主治所及”的体现。

启才解惑

1. 针灸治疗面瘫具有卓效，是目前治疗本病安全有效的首选方法。

2. 面部应避免风寒，必要时应戴口罩、眼罩；因眼睑闭合不全，灰尘容易侵入，每日点眼药水 2 ～ 3 次，以预防感染。

3. 周围性面瘫的预后与面神经的损伤程度密切相关，一般而言，由无菌性炎症导致的面瘫预后较好，而由病毒导致的面瘫（如亨特氏面瘫）预后较差。

4. 本病应与中枢性面瘫相鉴别。

启才精讲　"合谷刺法"治疗面神经麻痹

"合谷刺法"并非刺合谷的方法，而是《灵枢·官针》所载："合谷刺者，左右鸡足，针于分肉之间，以取肌痹，以脾之应也"，属于"五刺以应五脏"的刺法。具体方法：先将一根针斜刺（或沿皮刺）入皮下肌层，再从同一进针点分别向左右呈一定夹角各刺入一针（即一穴三针），其状如同鸡足一般。笔者在针灸临床中以此治疗面神经麻痹，每收良效。

1. 临床资料　本文共报道96例，其中周围性面瘫72例，中枢性面瘫24例；男性56例，女性40例；年龄最小3岁，最大72岁；病程在1天至10个月，1周以内68例；中医分型：风寒型52例，风热型20例，风痰型和气血两虚型各12例。

2. 治疗方法　以颜面部"合谷刺法"为主要治疗措施，主穴共分为三组：阳白分别透刺攒竹、鱼腰、丝竹空；颧髎分别透刺地仓、大迎、颊车；地仓分别透刺迎香、水沟、承浆。周围性面瘫三组均取，中枢性面瘫只取第二、三两组。配穴为对侧远端的合谷和双侧的太冲穴。对极少数后期出现患侧面肌痉挛的"倒错现象"，则加刺后溪、申脉穴。平补平泻手法施术，每次留针20～30分钟。病程已达10天以上者，可以加用电针。风寒型和气血两虚型，取针之后，再施以"闪罐"法10～20下，以皮肤红润为度。最后略施局部按摩，结束治疗。

治疗期间，嘱患者每日自行按摩患侧面部2～3次，每次5～10分钟，并多做蹙额、抬眉、皱眉、闭眼、鼓腮、示齿和吹口哨等面部运动。每晚睡觉时，在瘫痪面部复位的基础上，以宽4～5cm的胶布一端固定于口角，一端固定于耳后乳突，第二天早上取下。6次针灸治疗为1个疗程，间隔1天，开始第二个疗程。所有患者在针灸治疗期间均不加服中西药物，只给抗生素眼药水滴眼，防止眼部感染。

3. 疗效标准

（1）痊愈：自觉症状全部消失，面部外观完全正常，表情肌运动自如，蹙额、抬眉、闭眼、鼓腮以及咀嚼功能均正常。

（2）显效：自觉症状基本消失，面部外观大致正常，表情肌运动自然，但尚存口角麻木或鼓腮阻力稍差。

（3）好转：自觉症状及面部外观均有改善，表情肌运动有进步，但尚未完全恢复正常，额纹和鼻唇沟尚浅，眉毛和口角略显偏低，眼睛尚不能完全闭合。

（4）无效：经治5个疗程，症状及面部外观与治疗前比较，基本无改善。

4. 治疗结果　本文以5个疗程为疗效统计依据。病程与疗效的关系见表8-1：病程越短，见效越速；病程越长，疗效越差。病程在一周内者68例，痊愈率为88.2%，显效率为11.8%，总效100%。证型与疗效的关系见表8-2：风寒型疗效最好，52例中，痊愈率为88.5%，总有效率100%；风热、风痰两型次之；气血两虚型较差。疗程与疗效的关系见表8-3：大部分病例在第一个疗程开始见效，但以第二、三疗程效果最佳，第二个疗程开始出现痊愈病例，第三个疗程则痊愈病例显著增多。5个疗程总计，痊愈68例（占70.8%），显效13例（占13.6%），好转10例（占10.4%），无效5例（占5.2%），总有效91例（占94.8%）。

表 8-1 病程与疗效的关系

病 程	总例数 (N)	痊 愈 n（%）	显 效 n（%）	好 转 n（%）	无 效 n（%）	总 效 n（%）
1 周内	68	60（88.24）	8（11.76）	0	0	68（100）
1～2 周	11	8（72.27）	3（27.27）	0	0	11（100）
1～4 周	7	0	1（14.29）	6（85.7）	0	7（100）
1～6 个月	6	0	1（16.67）	3（50）	2（33.3）	4（66.7）
6 个月以上	4	0	0	1（25）	3（75）	1（25）

表 8-2 证型与疗效的关系

证 型	总例数 (N)	痊 愈 n（%）	显 效 n（%）	好 转 n（%）	无 效 n（%）	总 数 n（%）
风寒	52	46（88.5）	4（7.7）	2（3.8）	0	52（100）
风热	20	11（55）	5（25）	3（15）	1（5）	19（95）
风痰	12	6（50）	2（16.7）	3（25）	1（8.3）	11（91.7）
气血两虚	12	5（41.6）	2（16.7）	3（25）	2（16.7）	10（83.3）

表 8-3 疗程与疗效的关系

疗 程	总例数 (N)	痊 愈 n（%）	显 效 n（%）	好 转 n（%）	无 效 n（%）	总 数 n（%）
1	96	0	32（33.3）	48（50）	16（16.7）	80（83.3）
2	96	12（12.5）	36（37.5）	35（36.5）	13（13.5）	83（86.5）
3	84	39（46.4）	30（35.7）	6（7.1）	9（10.7）	75（89.3）
4	45	10（22.2）	28（62.2）	1（2.2）	6（13.3）	39（86.7）
5	35	7（20）	13（37.1）	10（28.6）	5（14.3）	30（85.7）
总计	96	68（70.8）	13（13.5）	10（10.4）	5（5.2）	91（94.8）

5. **典型病例** 见前。

6. **体会** 面神经麻痹有周围性、中枢性之分，周围性又称"面神经炎"，即面神经管内段的面神经非化脓性炎症。多因感受风寒使局部神经血管痉挛，以致神经缺血、水肿，或因该处骨膜炎使神经受压而发病，引起周围神经麻痹。中枢性面瘫则因脑血管意外而引起，仅见眼以下面肌及神经瘫痪。

本病的基本治则是宣散风寒或风热之邪，疏调面部的经络之气，行气活血，化痰通络，促使局部气血循环，消除炎症和水肿，调节面部左右经络气血的失衡状态，恢复面神经的正常功能。根据经络的分布规律，手足六阳经皆聚结于头面部，尤以手足阳明经为主要分布。针灸治疗应遵循"治痿独取阳明"的原则，取手足阳明经穴为主，辅以手足少阳、太阳经穴。在调理手足三阳经气的同时，辅以疏风散寒或疏风清热，刺激宜浅、宜轻。鸡足刺法以其取穴少、浅刺透穴、刺激面广为主要特点。本法以阳白、颧髎、地仓三穴为中心刺激点，连同所透之穴，广泛涉及手足六阳诸经，结合局部解剖来看，上述部位覆盖面部四大肌群，即额肌、眼轮匝肌、面颊肌、口轮匝肌，各刺激点又为面部表情肌之最佳运动点。治疗中辅以局部按摩、拔罐，可使毛细血管扩张，局部充血，经络疏通，气血畅达，寒湿诸邪随血流宣泄，直接改善局部症状。

从表 8-3 "病程与疗效的关系" 中我们可以看出，病程越短，见效越速。但对于周围性面神经麻痹，针灸界不少人认为本病在病初 7 ~ 10 天，病情有进行性加重的趋势，故不适合做针灸治疗。对此观点，笔者实不敢苟同。相反，如果在其病势有加重倾向时，能及时针治，"迎而夺之"，便可以遏制其风寒、风热、风痰之邪，控制病情，为提高疗效奠定基础，为缩短疗程创造契机。如果等病情入深而后治，无疑将增加治疗难度，延长疗程。

治疗期间，配合面部运动十分重要。每次治疗结束，先取出面部毫针，而后在远端合谷、太冲二穴行针，同时嘱患者做蹙额、皱额、抬眉、皱眉、闭眼、鼓腮、示齿和吹口哨等运动，谓之 "动刺"，非治疗时间也要求患者尽量多做几次。可兴奋患侧面神经和肌肉的生理功能，改善面部的血流循环和营养状况，促进炎症和水肿的消退，有利于面部表情肌各肌群功能的全面康复。

本病初期应及时治疗，以求面神经功能的早期恢复。但尚不宜过早使用电针强刺，以免引发面肌痉挛。电针适合在发病 7 ~ 10 天之后进行，在针刺的基础上，接通电针机输出电源，负极接主穴，正极接配穴，以慢频率、疏密波或断续波刺激 20 ~ 30 分钟。电流强度以患者感到面部舒适为度，最好能出现患侧面肌节律性收缩。如果患者感到疼痛不适或不自主咬牙，提示针刺过深，刺中咬肌，应退针浅刺。

周围性面神经麻痹患者，在治疗期间应注意休息，忌熬夜，避房事，不可过度疲劳。由于一侧眼睑闭合不全，眼角膜很容易感受外界风沙烟尘的不良刺激，为防止引起眼部的感染或损伤，也为避免风寒，除予抗生素眼药水点眼之外，患者出门还要戴口罩、眼罩或墨镜。

本病患者痊愈后，尚有 30% 左右的复发率，复发的间隔时间少则十余天，多则十余年。所以病愈之后仍需避免风寒或风热之气的再度侵袭，谨慎调养，防止复发。

第三节　中风后遗症

中风后遗症即脑血管意外后遗症，以半身不遂伴口角㖞斜、语言不利为主症。属于中医学 "中风（中经络）" 的范畴。

【临床表现】

中风之后存留半身不遂、口角㖞斜。伴有口角流涎、语言不利、记忆力下降甚至痴呆。肢体有软、瘫、细、凉、畸五大特征。瘫痪肢体肿胀，肌力下降（0 ~ Ⅳ 级不等），弛缓型瘫痪者肌张力减退，痉挛型瘫痪者肌张力增强。部分病例伴有肩关节脱臼、大小便失禁现象。舌苔白腻或黄腻，脉弦滑。

【治疗方法】

1. 治则　疏通经络，行气活血，以针刺为主，平补平泻。

2. 处方　曲池、内关、极泉下、尺泽、委中、三阴交、足三里。

3. 方义　心主血脉，内关为心包经络穴，可调理心气，促进气血的运行；三阴交为足三阴经交会穴，可滋补肝肾；极泉下、曲池、尺泽、委中、足三里分别疏通上下肢体经络气血，使肢体得以气血濡养，功能活动逐渐恢复。

4. 加减　上肢不遂加肩髃、曲池、手三里、合谷；下肢不遂加环跳、阳陵泉、阴陵泉、风市；足内翻加悬钟、纠内翻（承山穴外侧旁开 1 寸）、丘墟透照海；足外翻加中封、太溪、纠外翻（承山穴内侧旁开 1 寸）；足下垂加解溪、胫上；口角㖞斜加颊车、地仓；喉中痰鸣加天突、丰隆；头晕加风池、完骨、天柱；便秘加丰隆、支沟；尿失禁或尿潴留加中极、曲骨、关元。

5. 操作　内关用捻转泻法，持续运针 1～3 分钟；三阴交、足三里用提插补法；刺极泉时，在原穴位置下 2 寸心经上取穴，避开腋毛，直刺进针，用提插泻法，以患者上肢有麻胀和抽动感为度；尺泽、委中直刺，提插泻法，使肢体有抽动感。

6. 其他疗法

（1）电针：在患侧上、下肢体各选 2 个穴位，针刺得气后接通电针仪，用断续波或疏密波中度刺激，以肌肉出现规律性收缩为佳。

（2）头针：选顶颞前斜线、顶旁 1 线及顶旁 2 线，毫针平刺入头皮下，快速捻转 2～3 分钟，每次留针 30 分钟，留针期间反复捻转 2～3 次。行针后鼓励患者活动肢体。

（3）穴位注射：将具有舒筋通络、行气活血或益气养血、营养神经作用的中草药制剂如当归、川芎、红花、人参、黄芪、丹参、麝香等注射液或维生素 B_1、维生素 B_{12}、加兰他敏等注射液注入瘫痪肢体的相关腧穴，每穴 2～4ml，每日或隔日 1 次。

【验案举例】

严某，男性，48 岁，英国籍马来西亚华人。有"三高症"、脑血栓和局部缺血性中风病史十几年，血压靠口服药物维持在 160/105mmHg。2018 年 8 月突然发作头痛、左侧肢体偏瘫，伴视力障碍模糊不清。在英国伦敦沃德福德医院住院诊治（具体不详），效果不佳。

2020 年 4 月 19 日，第一次坐着轮椅由家属陪同前来要求针灸治疗。患者精神、心情很好，自诉很激动，想尽快通过针灸治疗尽快好起来。

查体：左上肢一直呈强痉挛性瘫痪僵硬紧握状、有汗，左侧上下肢肌力 0 级，下肢尤其小腿和足面皮肤呈紫黑色。舌质暗红，舌边有齿痕，舌面凹凸不平，中有裂纹，左侧内陷，右边隆起，右舌大于左舌，舌中线左移，舌尖稍平；薄白苔。辨证为"中风"（中经络、脾肾阳虚、肝郁气滞）。

治疗：上肢取合谷、外关、阳池、曲池，下肢取足三里、阴陵泉、阳陵泉、悬钟、丘墟、足临泣。坐在轮椅上针刺，针刺时肢体有感觉，行针中，合谷、外关有手指掌屈抓握反应，悬钟、足临泣足有背屈反应。拔针时针眼出黑色浓稠血。嘱咐每周针灸治疗 3 次。

4 月 23 日，调整穴位加用大椎、三阴交、解溪、照海，针刺时发现左手变得松软且可以伸开了，有汗，小腿及足部皮肤颜色较之以前滋润变红，少许肿胀。

后来患者经历了左腿开始可以活动、可以自己从轮椅上站立起来、自己手扶栏杆行走、腿逐渐有力、自己扶拐行走一百多步。

后期针灸又增加了左侧中渚穴、后溪和左手八邪，便于左手背曲伸展手指；下肢加复溜、侠溪穴，增加腿脚肌力。

针灸治疗 4 个月后，患者各方面感觉良好，血压 136/90mmHg。下肢 Ⅱ～Ⅲ 级，左上肢肌力尚不到 Ⅱ 级。嘱其加强左侧肢体功能锻炼，继续观察治疗康复中。（英国伦敦弟子樊志超医师医案）

✿ 启才解惑 ✿

1. 针灸治疗中风后遗症疗效显著，尤其对于神经功能的康复（如肢体运动、语言、吞咽功能等）有促进作用。治疗越早效果越好，是康复治疗的首选之法。

2. 肢体功能锻炼有助于提高疗效。早期可在家属或医护人员的帮助下做被动运动，当肢体功能逐渐恢复时应加强主动运动的康复锻炼。

启才精讲（一） 中风后遗症的治疗思路和方法

中风后遗症是针灸临床中的一个最为常见的病种，半身不遂为其最主要的症状表现。此外，还有面瘫（口舌歪斜）、失语（运动性失语、命名性失语、感觉性失语）、智力障碍（健忘、记忆力低下或痴呆）、大小便失禁等。

1. **半身不遂的治疗思路和方法** 针对中风后遗症半身不遂"软、瘫、细、凉、畸"的五大症候特点，其治疗思路和方法主要依据"治痿独取阳明"的法则。具体应用起来又有一些灵活的变通之法。其中，治"软"宜滋养肝肾、强筋壮骨；治"瘫"宜疏经通络、行气活血；治"细"宜补养脾胃、益气养血；治"凉"宜温通经络、重用灸法；治"畸"宜调和阴阳、纠正失衡（详见第8章第一节"痿证"之启才精讲："痿症的针灸治疗思路和方法"）。

2. **口舌歪斜的治疗思路和方法** 口舌歪斜属中络脉，常因正气虚弱，感受风寒所致。早期可先在面部进行推位复正，再取患侧颧髎透地仓，地仓透颊车，颊车透颧髎（谓之"面部三角刺"）以及翳风、合谷（对侧）等穴。或施行"合谷刺"法：先将一根针斜刺（或沿皮刺）入皮下肌层，再从同一进针点分别向左右成一定夹角各刺入一针（即一穴三针），其状如同鸡足一般。具体可用颧髎分别透地仓、大迎、颊车，地仓分别透刺迎香、水沟、承浆，配穴为对侧远端的合谷和双侧的太冲穴。舌歪则加刺廉泉、聚泉、金津、玉液。对极少数后期出现患侧面肌痉挛的"倒错现象"，则重点选用后溪、申脉、照海、手三里、足三里、三阴交、阳陵泉等。每日1次。也可加服祛风通络之品：黄芪8g，防风3g，蜈蚣2条（研细末冲服），水煎服。

3. **失语的治疗思路和方法** 中风失语可分运动性失语、命名性失语和感觉性失语三种类型。主要由于舌体瘫痪强直、记忆下降健忘或认知障碍思维不清导致。运动性失语针灸可选用廉泉、哑门、天突、通里、合谷、金津、玉液等穴通心脉、开舌窍，同时要多对患者进行语言训练；命名性失语针灸可选用百会、四神聪、印堂、心俞、脾俞、通里、内关、大钟、悬钟等穴养心神、促记忆，同时要多教患者识别各种物体；感觉性失语针灸可选用百会、四神聪、神庭、风池、脾俞、通里、内关、大钟、悬钟等穴醒神志、理思维，同时要多引导患者进行正确思维。

4. **智力障碍的治疗思路和方法** 化痰通络、醒脑开窍，具体选穴参考上述"命名性失语"。

5. **二便失禁的治疗思路和方法** 对于二便失禁，重在调理任督二脉气机，激活和振奋肠道与膀胱的功能，提高肛门括约肌、膀胱括约肌对大小便的约束能力。取会阴、长强、中极、关元、次髎、秩边、三阴交、足三里、阳陵泉等穴，以电针低频率、疏密波刺激30分钟，并以当归、黄芪、维生素B_1、维生素B_{12}注射液各2ml穴位注射会阴、长强二穴。每日或2日1次。

6. **预防"复中"** 中风病有较高的复发率，而且有"一轻、二重、三不良"的危害。所以，对于中风后遗症患者来说，预防"复中"是十分重要的。既然发生中风的主要原因在于内亏，致经络气血瘀阻或络破血溢，凡年过四旬，肝阳偏旺之人，出现头晕目眩、肢软麻木、口角发麻、舌体不灵活及一侧肢体出汗等症，这是将要发生中风的先兆，应该提高警惕，采取以下措施，以减少卒中的发生。

（1）针灸疗法：针刺曲池、合谷、足三里、悬钟、三阴交等穴，搓足心涌泉或每日用艾条灸上述腧穴各3～5分钟。坚持日久，有降血压、降血脂、软化血管之功，可有效地防止中风的发生。

（2）运动经络：上肢前伸，向内弯曲成抱球状，指尖朝上空握拳。先缓慢自由运动十指，逐渐加快，一般每分钟屈伸手指60次，每日5～10分钟（也可双手常玩健身球）。坚持日久，即感肢体轻快灵活，头脑清楚，食欲增加，确保健康无病。

（3）畅达情志：保持情绪稳定，心平气和地对待日常事务。切忌大喜、大悲、大怒等过于激动之举。以防大喜伤及心神，暴怒引动肝火，诱发中风。

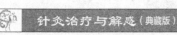

（4）调节饮食：多吃粗食杂粮、新鲜蔬菜和水果等清淡饮食。忌肥甘厚味，力戒烟酒，并宜常服橘红山楂汤，以减少血管脆性，降低血压，营养心肌，促进体内脂肪代谢，抑制胆固醇在肠道的吸收。

（5）注意生活起居：平时户外活动要小心谨慎，防止跌倒，不宜参加剧烈活动，切勿汗出当风。夏天少吹电扇，冬季天寒地冻，气血流动变慢，尤其要注意防寒保暖，避免中风。

启才精讲（二） 长针透刺，缓中风之挛急

中风后遗症是针灸临床中的一个最为常见的病种，半身不遂为其主症。在上下肢的瘫痪中，病初均为弛缓性瘫痪，随着病程的延长，部分患者可转化为拘挛性瘫痪。主要表现为肢体肌张力增强，上肢屈曲难伸，手指挛急不开，足踝强直，呈内翻状态。针灸治疗虽然能收到一定疗效，但疗程甚长，收效也相当缓慢。对于病程在1年以上者，针灸治疗也十分棘手，收效甚微。

笔者在临床工作中，摸索出一种特殊的缓解手指拘挛性瘫痪的长针透刺法，应用于数例患者，疗程较短，收效较快。现介绍如下，供针灸同道临床参考。

1. **选针** 由于手指部位肌肉浅薄，针体太细难以透刺，针体太粗则刺痛剧烈，故应选择28～30号粗细、2～3寸长短之针具为宜。

2. **选穴** 依据经络学说的理论，手指掌屈曲、挛急不开属"阳缓而阴急"所致，取穴重点应放在阳经经穴上，以振奋阳经经脉的牵拉作用，纠正局部肌肉、肌腱和有关韧带的拮抗失衡状态，恢复经脉的相对平衡。故经穴选用合谷、曲池、手三里、二间、三间、鱼际，经外奇穴则选用位于阳面的八邪、腰痛点（精灵、威灵）。在上述选穴中，曲池和手三里、二间和三间、八邪和腰痛点均交替使用。

3. **针刺方法** 针刺部位常规消毒之后，合谷穴直刺深透直达后溪穴；曲池穴直刺深透直达少海穴；手三里直刺深透直达对侧皮下；二间或三间向食指末端沿皮透刺，直达商阳穴；鱼际向拇指末端沿皮透刺，直达少商穴；八邪向腕关节透刺；腰痛点则行对刺法。在施行二间或三间透刺商阳、鱼际透刺少商的过程中，应提捏针刺所过部位的皮肤和表浅肌肉组织，使透针顺利并减轻疼痛。在留针过程中，接电针仪输出电极于穴上，选择疏密波或断续波，使手指产生节律性的伸张动作，每次30分钟。2日1次。

4. **典型病例** 张某，女，68岁，南京市人，退休职工。1989年冬因脑溢血致左侧肢体瘫痪，经治疗病情好转。但肢体功能活动恢复欠佳，于1990年10月收住江苏省中医院。查左上肢肌张力增高，肘关节屈曲难伸，手指严重掌屈，挛急不开，尤以拇、食两指为甚。经用上法治疗10次后，拘挛症状明显缓解，上肢肌张力复常，伸屈自如，五指全部伸展开来，原来僵直拘挛的拇指、食指可以自如活动，并有一定的握力。嘱进一步加强患侧手指功能锻炼，以巩固疗效。

第四节 小儿脑瘫

脑瘫是指脑损伤所致的非进行性中枢性运动功能障碍，属于中医学五迟、五软、五硬、痿证的范畴。主要由围产期和出生前各种原因引起颅内缺氧、出血等导致，如母孕期感染、胎儿窘迫、新生儿室息、早产、脑血管疾病或全身出血性疾病等。

中医学认为本病多因先天不足、肝肾亏损或后天失养、气血虚弱所致。

【临床表现】

以肢体运动功能障碍为主症。痉挛型因锥体系受损而表现为受累肌肉的肌张力增高、腱反射亢进、锥体束征阳性，可出现单瘫、偏瘫、截瘫、三肢瘫、四肢瘫等；运动障碍型主要由于锥体外系损伤出

现不自主和无目的的运动，可表现为手足蠕动或舞蹈样动作等；共济失调型因小脑受损出现步态不稳，指鼻试验易错，肌张力减低，腱反射减弱等；兼见上述任何两型或两型以上症状的为混合型。常伴有智力障碍、癫痫、视力异常、听力减退和语言障碍等。

脑电图、头部 X 线、CT 等有助于本病的明确诊断。

1. 肝肾不足　肢体瘫痪，智力低下，生长发育迟缓，筋脉拘急，屈伸不利，急躁易怒或多动秽语，舌红，脉弦或弦细。

2. 脾胃虚弱　四肢痿弱，手不能举，足不能立，咀嚼乏力，口开不合，舌伸外出，流涎不禁，面色萎黄，神情呆滞，反应迟钝，少气懒言，肌肉消瘦，四肢不温，舌淡，脉沉细。

【治疗方法】

1. 治则　补益肝肾，益气养血，疏通经络，强筋壮骨，针灸并用，补法。

2. 处方　以督脉腧穴为主。选穴百会、四神聪、大椎、身柱、曲池、足三里、悬钟、阳陵泉。

3. 方义　大椎、身柱疏通督脉经气；百会、四神聪醒脑开窍，健脑益智；悬钟为髓会，可养髓健脑充骨；筋会阳陵泉，可舒筋通络，强筋壮骨；曲池、足三里分别疏通上下肢经络气血。

4. 加减　肝肾不足加肝俞、肾俞、太溪、三阴交补养肝肾；脾胃虚弱加中脘、脾俞健运脾胃；上下肢瘫痪分别加手三里、合谷、外关、伏兔、环跳、风市、委中、承山、丰隆等疏通肢体经气。

5. 操作　风府朝鼻尖以下方向针刺 1 寸左右，切勿向上深刺，以免误入枕骨大孔；四神聪分别从 4 个不同方位刺向百会穴；背俞穴宜斜刺、浅刺；其余穴位常规针刺。

6. 其他疗法

（1）耳针：取皮质下、交感、神门、脑干、肾上腺、心、肝、肾、小肠；上肢瘫痪者加肩、肘、腕；下肢瘫痪者加髋、膝、踝。每次选用 4 ~ 6 穴，针刺或用王不留行籽贴压。每日按压刺激 2 ~ 3 次。

（2）头针：取顶颞前斜线、顶旁 1 线、顶旁 2 线、颞前线、枕下旁线。毫针刺激，留针 1 ~ 4 小时。每日 1 次。

（3）穴位注射：取风池、大椎、肾俞、曲池、手三里、足三里、阳陵泉、承山等穴。每次选 2 ~ 3 穴，用人胎盘组织液、灯盏花素注射液、维生素 B_1、维生素 B_{12} 等注射液，每穴注入 0.5 ~ 1ml。每日 1 次。

启才解惑

1. 针灸治疗本病有一定的疗效，年龄小、病程短者效果较好。

2. 治疗期间嘱家长对患儿配合进行肢体功能锻炼、语言和智能训练。

第五节　截瘫

外伤性截瘫是指由外伤而致的脊髓横断性病变，属中医学"痿证"的范畴。临床多见于胸椎、腰椎压缩性骨折、粉碎性骨折或合并脱位后脊髓受损。

中医学认为，肾经贯脊属肾，督脉贯脊入络脑，二脉与脊髓、脑的关系极为密切。因此，脊髓受损则阻遏肾、督二脉，气血运行不畅，筋骨失养，必致肢体瘫痪失用。

【临床表现】

根据脊髓损伤部位的不同，出现损伤水平面以下的瘫痪。胸段损伤可引起双下肢痉挛性瘫痪；腰段以下损伤可出现下肢弛缓性瘫痪；同时伴有损伤水平面以下各种感觉缺失以及尿潴留或尿失禁、大便秘结或失禁、患肢皮肤干燥、脱屑、汗腺分泌功能异常等。颈脊髓前方受压严重者，可引起前侧脊髓综合征，有时可出现四肢瘫痪，但下肢和会阴部仍有位置觉和深感觉。脊髓半横切损伤，损伤平面以下同侧肢体运动及深感觉消失，对侧肢体痛觉和温度觉消失。

X线、CT检查可明确病变部位，并能排除其他原因引起的截瘫。

1. 经脉瘀阻　损伤肢体肌肉松弛，痿废不用，麻木不仁，二便不通，舌苔黄腻，脉弦细涩。

2. 肝肾亏虚　损伤肢体肌肉萎缩，拘挛僵硬，麻木不仁，头晕耳鸣，腰膝酸软，二便失禁，舌红、少苔，脉象弦细。

【治疗方法】

1. 治则　疏通督脉、调和气血，以针刺为主，平补平泻。

2. 处方　以督脉和下肢三阳经腧穴为主。选取损伤脊柱上、下1～2个棘突的督脉穴及其夹脊穴、环跳、委中、阳陵泉、足三里、悬钟、三阴交。

3. 方义　外伤性截瘫多系督脉受损，督脉"并于脊里"，取损伤脊柱上、下1～2个棘突的督脉穴及其夹脊穴可激发受损部位的经气，调和气血，有促进神经功能恢复的功用；环跳、委中、阳陵泉、足三里可调理经气、舒筋活络，对肢体运动功能的恢复有较好的作用；悬钟是髓会，是治疗下肢痿躄的常用穴；三阴交是足三阴经之交会穴，针之补肝肾、养气血、通经脉、强筋骨。

4. 加减　经脉瘀阻加合谷、太冲、膈俞强化活血通络之力；肝肾亏虚加肝俞、肾俞、关元补益肝肾；上肢瘫痪加肩髃、曲池、手三里、合谷、外关疏通上肢经脉之气；下肢瘫痪加秩边、风市、丰隆、太冲疏通下肢经络之气；大便失禁加长强、大肠俞调理肠道；小便失禁加中极、关元、肾俞、膀胱俞补肾固摄；小便不通加合谷、气海、关元、阴陵泉调理膀胱，利尿通便。

5. 操作　督脉穴用28号1.5～2寸毫针，向上斜刺1～1.5寸，如进针有阻力突然消失的感觉，或出现触电样感向二阴及下肢放射，当终止进针，以免造成脊髓新的损伤；夹脊穴可刺向椎间孔，针感向脊柱两侧或相应肢体放射，或相应部位的体腔出现紧束感；关元、中极在排小便后针刺，使针感向外生殖器放射，若尿潴留则应注意针刺深度；其他穴位按常规操作。

6. 其他疗法

（1）皮肤针：取督脉背腰段、足太阳经和瘫痪肢体的手足三阳经、太阴经。每次选2～3经，按循行部位中度叩刺，至皮肤潮红或隐隐出血为度。由于瘫痪肢体神经调节障碍，故叩刺前必须严格消毒，以防感染。

（2）芒针：取大椎穴。沿背正中线皮下向下透刺至受伤平面椎体；自受伤平面脊椎两侧的夹脊穴透刺至骶髂关节。如遇阻力不能一次透达要求部位时，可酌情分段透刺2～3针。

（3）电针：在督脉或瘫痪肢体选取2～3对穴位，针刺得气后接通电针仪，以断续波中度刺激，以肌肉轻轻收缩为度，留针20～30分钟。适用于弛缓性瘫痪。

（4）头针：取顶颞前斜线、顶颞后斜线、顶旁1线。针刺后快速捻转1～2分钟，再通以弱电流刺激15～20分钟。

（5）穴位注射：取损伤椎体上下两旁的夹脊穴、肾俞、次髎、髀关、血海、足三里、三阴交、腰俞。每次选2～3对穴位，用维生素B_1、维生素B_{12}、二甲弗林（回苏灵）或当归、川芎、丹参、人参、黄芪、麝香、红花等注射液，每穴0.5～1ml。大小便失禁者还可用二甲弗林在腰俞、会阴穴注射，每次1ml。

【验案举例】

张某，男，27岁。患者从三层楼上坠落摔伤，当即昏迷，急送医院抢救而苏。后因第2～4腰椎压缩性骨折合并脊髓损伤，双下肢截瘫，二便失禁，转入针灸病房治疗。查体可见双下肢无自主运动，肌力为0级，肌张力低下，感觉消失；腹壁、肛门及提睾反射均消失，膝腱反射消失。

治疗：轮流选取患侧环跳、伏兔、足三里、阳陵泉、悬钟、三阴交，双侧肾俞、秩边、次髎、相应夹脊穴以及命门、腰阳关、中极、关元等穴。针刺加电针，用疏密波、低频率中强刺激30分钟，2日1次；穴位注射以当归、川芎、维生素B_1、维生素B_{12}各4ml，选注上述腧穴，2日1次；两种方法交替使用。4个月后，双下肢功能活动逐渐恢复，肌力Ⅲ级以上，能独自依杖而行，腹壁、提睾反射出现，但二便失禁依旧。嘱加强下肢功能锻炼，并加用会阴、长强二穴，每日电针1次，然后每穴注入上述混合药液4ml。1个月后，患者可以弃杖慢步，大小便已基本控制。又续治个1月，双下肢肌力接近正常，疗效巩固而出院，同年10月结婚。（南京中医药大学王启才医案）

启才解惑

1. 本病目前尚无满意的治疗方法，针灸对其中部分病例有一定的疗效。其恢复的程度视损伤的程度、年龄、体质、病程、治疗方法等多方面的因素而定。对下肢穴位针刺无任何反应、经数个疗程无改善者效果不佳。

2. 自主锻炼和被动锻炼是配合针灸治疗、早日康复不可缺少的环节。针灸治疗本病疗程较长，有的患者需要治疗数年之久，故需鼓励患者树立战胜疾病的信心，坚持治疗和功能锻炼。

3. 避免受凉，防止肺炎的发生。除经常更换体位、鼓励患者用力咳嗽外，还要每日定时坐位，做深呼吸运动。

4. 由于截瘫患者膀胱内总有残存余尿，或经常反复导尿，还应注意避免发生泌尿系感染。

5. 加强护理，防止压疮。要求2小时翻身1次，用棉垫放置于身体突出部位，并用红花药酒按摩被压红的部位。

第9章

内、儿科病证

第一节　头痛

头痛，又称"头风"，是指以头部疼痛为主要临床表现的病证。常见于现代医学的紧张性头痛、血管神经性头痛以及脑膜炎、高血压、脑动脉硬化、头颅外伤、脑震荡后遗症等疾病。

脑为"髓海"，又为诸阳之会、清阳之府，五脏六腑之气血皆上会于头。若外邪侵袭或内伤诸疾皆可导致气血逆乱，瘀阻脑络，脑失所养而发生头痛。

【临床表现】

头痛的部位多在前额、巅顶、一侧额颞，或左或右或呈全头痛而辗转发作。疼痛的性质有昏痛、隐痛、胀痛、跳痛、刺痛或头痛如裂。

十二经脉中，六阳经及足厥阴经循行于头的不同部位，故针灸临床上可将前头痛、偏头痛、后头痛、头顶痛辨位归经为阳明头痛、少阳头痛、太阳头痛和厥阴头痛。

1. **阳明头痛**　即前额痛，包括眉棱骨痛和因眼（如青光眼）、鼻（如鼻窦炎）、上牙病引起的疼痛在内。

2. **少阳头痛**　即偏头痛，包括血管神经性头痛、耳病（中耳炎）、耳后疱疹等引起的疼痛在内。

3. **太阳头痛**　即后枕痛，包括感冒、颈椎病等引起的疼痛在内。

4. **厥阴头痛**　即巅顶痛，包括高血压引起的疼痛在内。

5. **偏正头痛**　即前额及两侧头部的疼痛。

6. **全头痛**　即整个头部的疼痛，难以分辨出具体的疼痛部位。

【治疗方法】

1. **治则**　疏经活络，通行气血，以针为主，虚补实泻。

2. **处方**　以局部取穴为主，配合循经远端取穴。

（1）阳明头痛：印堂、上星、阳白、攒竹透鱼腰及丝竹空、合谷、内庭。

（2）少阳头痛：太阳、丝竹空、角孙、率谷、风池、外关、足临泣。

（3）太阳头痛：天柱、风池、后溪、申脉、昆仑。

（4）厥阴头痛：百会、通天、太冲、行间、太溪、涌泉。

（5）偏正头痛：印堂、太阳、头维、阳白、合谷、内庭、外关、足临泣。

（6）全头痛：百会、印堂、太阳、头维、阳白、风池、合谷、外关。

3. **方义**　头痛乃头部经络气血瘀滞不通或经络气血亏虚不荣所致，本方以局部取穴为主（腧穴所在，主治所在），远部取穴为辅（经脉所通，主治所及），配合使用，共奏疏经活络、通行气血之功，使头部经络之气"通则不痛。"

4. 加减　外感风邪加风池、风门、肺俞，风寒加灸大椎，风热针泻曲池，风湿针泻三阴交，宣散风邪、清利头目；痰浊上扰加中脘、丰隆、足三里化痰降浊、通络止痛；气滞血瘀加合谷、太冲、膈俞行气活血、化瘀止痛；气血不足加气海、膻中、膈俞、血海、足三里益气养血、补虚止痛；肝阳上亢治同厥阴头痛；各部头痛均可加阿是穴。

青光眼引起的头痛：印堂、太阳、风池、合谷、太冲、光明。以针刺为主，可点刺出血。

鼻窦炎引起的头痛：印堂、迎香（透鼻根）、风池、通天、合谷、肺俞。以针刺为主，多针少灸。

上牙痛引起的头痛：颊车、下关、太阳、合谷、内庭。只针不灸。

血管神经性头痛：太阳、角孙、率谷、阿是、膈俞、内关、太渊、外关。以针刺为主，可点刺出血。

中耳炎引起的头痛：耳门、听会、翳风、液门透中渚、外关、足临泣。多针少灸。

耳后疱疹引起的头痛：耳门、听会、完骨、角孙、阿是穴（围刺）针刺或皮肤针叩刺。

感冒引起的头痛：风池、大椎、合谷、列缺、后溪、申脉。针刺为主，风寒证可灸。

颈椎病引起的头痛：大椎、肩井、天柱、颈夹脊2～3对。电针并配合推拿按摩手法。

高血压引起的头痛：百会、印堂、曲池、太冲、涌泉（可用透刺法）、太溪、复溜。多针少灸。

脑震荡引起的头痛：百会、四神聪、太阳、阿是、膈俞、合谷、太冲、足三里。灸法或皮肤针叩刺。

5. 操作　头部腧穴大多应平刺，少数腧穴如太阳、天柱、风池可直刺，但风池穴应严格注意针刺的方向和深浅，防止伤及延髓；外感风邪、痰浊上扰、气滞血瘀、肝阳上亢针刺用泻法；气滞血瘀、肝阳上亢可在阿是穴点刺出血；气血不足针用补法，加灸。急性头痛每日治疗1～2次，每次留针30～60分钟；慢性头痛每日或隔日1次。

6. 其他疗法

（1）皮肤针：重叩印堂、太阳、阿是穴，每次5～10分钟，直至出血。适用于风寒湿邪侵袭或肝阳上亢型。

（2）三棱针：头痛剧烈时，取印堂、太阳、百会、大椎、攒竹等穴，以三棱针刺血，每穴3～5滴。

（3）电针：取合谷、风池、太阳、阿是穴等，针刺得气后接电针仪，用连续波中强刺激。适用于气滞血瘀型或顽固性头痛。

（4）耳针：取枕、颞、额、皮质下、肝阳、神门。每次选2～3穴，毫针强刺激，留针时间视头痛缓解情况而定；也可用王不留行籽贴压，2～3日更换1次；顽固性头痛还可取耳背静脉刺血。

（5）穴位注射：根据中医证型，分别选用柴胡注射液、当归注射液、丹参注射液、川芎注射液、维生素 B_1 或维生素 B_{12} 注射液，常规取2～3穴，每穴0.5ml。

【验案举例】

例1：患者，女，不明原因头顶刺痛6年，经多家大医院检查，都查不出原因。也吃了不少的药，一直没有效果。她妈妈是某部队医院护士长，在其同学的介绍下来我处针灸。我按照针灸经络辨证原理，辨证为"厥阴头痛"，就在其头顶百会穴以及附近按八卦方位给她针了8个点，并且还针刺了双合谷和涌泉穴，左手的后溪透腕骨、三间透合谷穴，右手的液门透中渚。动留针片刻，一次治愈6年之痛。（海南弟子符庄彪中医师医案）

例2：赵某，男，58岁，武汉某大学党委书记。1978年，因车祸造成严重脑震荡，头痛、眩晕、记忆力几近丧失（已经回忆不起车祸发生的情景）。因其不愿意接受针刺治疗，我就选择用皮肤针叩刺百会及其上下左右的四神聪穴为主以治疗，每次叩刺5～10分钟，使局部出血。每日2次。经过1个月的治疗，头痛、眩晕逐渐好转；2个月后各种症状明显减轻，记忆力有所提高；3个月头痛、眩晕完全消失，记忆力也完全恢复，痊愈出院。因其头部明显谢顶，经几个月皮肤针叩刺头皮，头顶正中竟然还生出了许多类似刚孵出的小鸡、小鸭那样的细小绒毛，使他和老伴喜出望外，还产生了用

皮肤针使毛发再生、返老还童的念头。（南京中医药大学王启才医案）

第二节　三叉神经痛

三叉神经痛是以三叉神经分布区出现放射性、烧灼样抽掣疼痛为主症的疾病。以第二、三两支并痛为多，是临床上最典型的神经痛。多发于 40 岁以上的女性，有原发性和继发性之分，属于中医学"面痛""面风痛""面颊痛"等范畴。

中医学认为，本病多与外感风邪、情志不调、外伤等因素有关。风寒之邪侵袭面部阳明、太阳经脉，寒性收引，凝滞筋脉，气血痹阻；或因风热毒邪浸淫面部，经脉气血壅滞，运行不畅；外伤或情志不调，或久病入络，使气滞血瘀；面部经络气血痹阻，经脉不通，而生面痛。眼部痛，主要属足太阳经病证；上颌、下颌部痛，主要属手、足阳明和手太阳经病证。

【临床表现】

面部疼痛突然发作，呈闪电样、刀割样、针刺样、火灼样剧烈疼痛。伴面部潮红、流泪、流涎、流涕和面部肌肉抽搐，持续数秒到 2 分钟。常因说话、吞咽、刷牙、洗脸、冷刺激、情绪变化等诱发。发作次数不定，间歇期无症状。

1. **风寒证**　有感受风寒史，面痛遇寒则甚、得热则轻，鼻流清涕，苔白，脉浮紧。

2. **风热证**　痛处有灼热感，流涎，目赤流泪，苔薄黄，脉浮数。

3. **气血瘀滞**　常有外伤史，或病程日久，痛点多固定不移，舌暗或有瘀斑，脉涩。

【治疗】

1. **治则**　疏通经络，祛风止痛，针刺为主，泻法。

2. **处方**　以面颊局部和手、足阳明经腧穴为主。选穴四白、下关、地仓、攒竹、合谷、内庭、太冲。

3. **方义**　四白、下关、地仓、攒竹疏通面部经络；合谷为手阳明经原穴，"面口合谷收"，与太冲相配可祛风通络、止痛定痉；内庭可清泻阳明经风热之邪。

4. **加减**　眼支痛加丝竹空、阳白；上颌支痛加颧髎、迎香；下颌支痛加承浆、颊车、翳风；风寒加列缺疏散风寒；风热加曲池、外关疏风清热；气滞血瘀加内关、三阴交活血化瘀。

5. **操作**　针刺时宜先取远端穴。面部诸穴均宜透刺，但刺激强度不宜大，应柔和、适中。风寒证酌情施灸。

6. **其他疗法**

（1）皮内针：在面部寻找扳机点，将撳针刺入，外以胶布固定。2～3 天更换 1 次。

（2）刺络拔罐：选颊车、地仓、颧髎，用三棱针点刺，行闪罐法。隔日 1 次。

（3）耳针：取面颊、额、颌、神门。针刺或埋针。

（4）穴位注射：选上述腧穴（单侧）2～3 个，面部穴注入维生素 B_1、维生素 B_{12} 注射液或

0.25% ～ 2% 的普鲁卡因、1% 利多卡因 0.2ml，风池和四肢穴可注射 2 ～ 3ml。每日 1 次，左右交替。也可于四白穴和阿是穴（痛点及扳机点）注入无水酒精 0.5 ～ 1ml。注射后用热毛巾敷面部，以减少疼痛，促进药物吸收。

【验案举例】

例1：数年前，笔者在云南昆明培训《内经》浮刺疗法，班上有一个东北学员，他家太太陪同一起到昆明旅游。第二天上课时，他说他太太三叉神经痛发作了（在家经常发作，尤其是洗脸、刷牙、吃饭时容易诱发）。在当地医院诊治误以为是牙痛，已经拔了两颗牙了。我给她做了一次套针浮刺并留下软套管。她太太反馈说：第二天早上洗脸、刷牙、吃饭时都没有疼痛发作。要求把套针的软套管多留几天，以保证学习班结束后在昆明游览不发作。我同意了，她很高兴！还说万一回东北再发，她家先生已经学会了，可以给她治疗了。（南京中医药大学王启才医案）

例2：患者，女，46 岁，英国籍印度尼西亚人。患右侧三叉神经痛多年，服药无效。曾在中国针灸医生诊所针灸，效果也不明显，有时还会引发疼痛。笔者 2019 年 6 月赴英国讲学期间，接诊了这名患者，原来海外针灸医生是按照针压痛点的方法取穴针刺的，所以，往往有引发疼痛之弊。笔者教针灸医生采用不针刺压痛点的《内经》浮刺法针刺，从离开扳机点 2 ～ 3cm 进针，针尖对准扳机点的方向，然后摇针，不但不引发疼痛，反而收到明显的止痛效果。患者非常感谢！（南京中医药大学王启才医案）

启才解惑

1. 三叉神经痛是一种顽固性难治病证，针刺治疗有一定的止痛效果。对继发性三叉神经痛要查明原因，采取适当措施，根除原发病。

2. 针刺治疗时局部穴宜轻刺而久留针，远端穴位可用重刺激手法，尤其在发作时，宜在远端穴位行持续强刺激手法。

第三节　面肌痉挛

面肌痉挛是以阵发性、不规则的一侧面部肌肉不自主抽搐为特点的疾病，属于中医学的"面风""筋惕肉瞤"等范畴。本病以神经炎症、神经血管压迫等神经损伤为主要原因，但确切的机制尚不清楚。诱发本病的因素有膝状神经节受到病理性刺激、精神紧张、疲劳、面部随意运动、用眼过度等。

中医学认为，本病属于面部经筋出现筋急的病变，由多种原因所导致。外邪阻滞经脉，或邪郁化热、壅遏经脉，可使气血运行不畅，筋脉拘急而抽搐；阴虚血少、筋脉失养，导致虚风内动而抽搐。

【临床表现】

一侧面部肌肉阵发性抽搐，起初多为眼轮匝肌阵发性痉挛，逐渐扩散到一侧面部、眼睑和口角，痉挛范围不超过面神经支配区。少数患者阵发性痉挛发作时，伴有面部轻微疼痛。后期可出现肌无力、肌萎缩和肌瘫痪。

本病的主要病理为面神经的损伤，出现异常兴奋。肌肉放电较随意运动时的频率为高，肌电图检查可出现肌纤维震颤和肌束震颤波。

【治疗方法】

1.**治则**　舒筋通络，息风止搐，只针不灸，泻法或平补平泻。

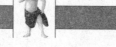

2. 处方　以面颊局部取穴为主。选穴翳风、攒竹、太阳、颧髎、合谷、太冲。

3. 方义　翳风、攒竹、太阳、颧髎均位于面部，疏调面部经筋、脉络之气；合谷为手阳明经原穴，从手走头面，"面口合谷收"；肝经贯面颊，太冲为肝经原穴，合谷配太冲称为"四关"，与诸穴合用加强息风止搐之功。

4. 加减　风寒阻络加风池祛风散寒；风热袭络加曲池、内庭清泻郁热；虚风内动加太溪、三阴交滋养肾阴而息风。

5. 操作　先刺合谷，后刺翳风及面部穴，用捻转泻法；面部穴操作手法不宜重。

6. 其他疗法

（1）皮内针：取面部扳机点，将揿针埋入，胶布固定。3～5天后更换穴位，重新埋针。

（2）三棱针：取颧髎、太阳、颊车，用三棱针点刺出血，或加闪罐法。

（3）耳针：取神门、眼、面颊，针刺或药丸贴压。

（4）穴位注射：选用2%的利多卡因或地西泮（安定）注射液，每穴（单侧）注入1～2ml。也可用25～50mg氯丙嗪0.2ml穴位注射。隔日1次。注射后用热毛巾敷面部，以减少疼痛，促进药物吸收。氯丙嗪穴注后应由家人陪同回家，或休息几个小时后再从事有关活动，防止发生意外事故。

【验案举例】

例1：郑某，男，42岁，原籍湖北武汉，后移居香港。1981年因患耳疾在武汉某医院行针灸治疗，耳后翳风穴针刺过深，导致一侧面肌痉挛，起初每分钟发作十余次，后来随着时间的推移病情日渐加重，每分钟达20～30次，尤其是在同别人谈生意时更为严重，几乎没有间歇，就连睡觉中也不停止发作。1985年求治于我，先用一般毫针针刺法，不能收效。后采用25～50mg氯丙嗪0.1～0.2ml穴注，隔日1次。经治6次之后，病情已见明显好转，平时和睡觉时面部抽搐减轻、间歇时间延长；治疗12次后，平时和睡觉时面部抽搐已经完全消失了，仅在与人谈生意情绪激动时还会出现比较轻微的面部抽动，但其程度和持续时间都明显减轻和缩短了。（南京中医药大学王启才医案）

例2：邓某，女，38岁，湖南长沙人，个体经商，2021年6月27日诊治。

病史：由于天热，白天吹空调工作，夜间吹空调睡觉，几天后发现左侧眼皮及周围跳动。本以为慢慢会好，谁知却逐日加重。1周后前来诊治。问诊中可以观察到左侧眼皮间歇性跳动，波及前额眉毛、外眼角、下眼皮及颧骨以上区域。

中医诊断：面肌瞤动（风邪上扰）；西医诊断：面肌痉挛。

治疗：取左侧面部阳白、攒竹透丝竹空、太阳穴、四白、颧髎，右侧合谷、双侧太冲。中弱刺激为主，动留针30分钟。针刺2次后面肌痉挛次数及强度减少、减少；6次痊愈。（南京中医药大学王启才医案）

启才解惑

1. 针灸治疗面肌痉挛一般可缓解症状，减少发作次数和程度。但对于病程较长而症状较重者疗效差，可作为辅助治疗。

2. 患者应保持心情舒畅，防止精神紧张及急躁。

3. 癫痫小发作也可以引起局限性面肌痉挛，多见于口角部位，常伴有口眼转动，有时可累及肢体抽搐，脑电图有异常放点现象。可作鉴别。

第四节　神经衰弱

神经衰弱是指由于精神创伤或忧虑、长期繁重的脑力劳动以及睡眠不足等原因引起的精神活动能力减弱。主要特征是精神疲乏、脑力减退、记忆力下降，但无器质性病变。本病是一种常见的神经官能症，多见于中壮年的脑力劳动者。

本病症情复杂，广泛见于中医学的虚劳、头痛、眩晕、心悸、失眠、健忘、郁证等病证之中。涉及心、肾、脾、胃、肝、胆等脏腑、经脉。中医学认为，本病的发生与思虑太过、劳逸不当、情志失调、体质素虚或病后体弱等因素有关。若思虑太过、过劳或过逸，均可损伤心脾，使气血不足，心失所养；或情志不调、郁怒不解，肝失条达，郁而化火，上扰心神；或平素体虚、久病体弱，肾阴耗伤，水不济火，心阳独亢；也有因饮食不节、食滞肠胃、痰热内生，上扰心神而致者。

【临床表现】

以精神疲乏、脑力减退、记忆力下降为主症，并伴有各种躯体不适感和睡眠障碍。

1. 气血不足　精神疲乏，面色少华，夜来不易入睡，寐则多梦易醒，惊悸，健忘，容易出汗，大便溏薄，舌淡，苔白，脉细弱。

2. 阴虚火旺　头晕耳鸣，惊悸，虚烦不寐，或稍寐即醒，健忘，口干咽燥，手足心热，出汗，遗精，腰酸，舌红，脉细数。

3. 肝火上扰　头晕而痛，不能入寐，早醒，心烦易怒，面赤，耳鸣，或伴有胁痛、口苦，苔薄黄，脉弦数。

4. 痰热内蕴　头晕目眩，心中烦闷不舒，睡眠不实，脘腹痞满，呕吐痰涎，小便黄，大便秘结，苔黄腻，脉弦滑。

【治疗方法】

1. 治则　气血不足者补益心脾，益气养血，针灸并用，补法；阴虚火旺者养肝益肾，滋阴降火，只针不灸，平补平泻；肝火上扰、痰热内蕴者清热泻火，化痰宁神，只针不灸，泻法。

2. 处方　神门、内关、太溪、三阴交、足三里。

3. 方义　针灸治疗本病重在养心安神，调和阴阳。神门、内关分属心和心包二经，以养心安神为务；太溪属肾经，配神门、内关交通心肾；足三里属胃经，理脾和胃，化生气血；三阴交属脾经，又与肝、肾二经交会，理脾、养肝、益肾，总体调和阴阳。

4. 加减　气血不足加心俞、脾俞；阴虚火旺加大陵、涌泉；肝火上扰加太冲、百会；痰热内蕴加中脘、丰隆；心悸胸闷加膻中、心俞、厥阴俞；失眠健忘加百会、安眠、四神聪。

5. 操作　诸穴均常规针刺，可将处方或加减分成两组，交替使用。针刺操作手法不宜过强，得气为度。背部穴可适当加灸。隔日1次。

6. 其他疗法

（1）皮肤针：取夹脊穴和头项部、颞部以及手少阴、手厥阴、足太阴、足少阴、足阳明经在四肢的相应经脉和腧穴。以轻度手法叩刺，使局部有红晕为度。隔日1次。

（2）耳针：取心、脾、肾、枕、交感、神门、皮质下。用埋针法或药丸按压法，嘱患者每日自行按压数次（尤其是午睡或夜晚睡眠前应按压1次），使耳部稍有胀痛感即可。每次每穴按压1分钟。

（3）穴位注射：取心俞、厥阴俞、脾俞、肾俞、足三里等穴。每次选1～2穴，用10%的葡萄糖、维生素 B_1、维生素 B_{12}、人胎盘组织液或当归、酸枣仁等中药注射液，每穴注入2ml。隔日1次。

启才解惑

1. 针灸治疗本病有较好效果，能较快而明显改善全身多种症状，对本病起到整体调节作用。但本病易于反复，症情反复时针灸仍然有效。

2. 患者应积极参加体育锻炼和适当的体力劳动，根据发病原因和患者个性特征，帮助患者消除不良情绪，增强信心。

第五节　失眠

失眠又称"不寐""不得眠""不得卧""目不眠"，常见于现代医学的神经衰弱、神经官能症以及贫血等疾病中。

中医学认为，本病的病位在心，涉及肝肾脾胃。凡思虑忧愁、操劳太过、损伤心脾、气血虚弱、心神失养；或房劳伤肾、肾阴亏耗、阴虚火旺、心肾不交；或脾胃不和、湿盛生痰、痰郁生热、痰热上扰心神；或抑郁恼怒、肝火上扰、心神不宁等均可导致失眠。

【临床表现】

患者不能获得正常睡眠，轻者入寐困难或寐而易醒，醒后不寐；重者彻夜难眠。常伴有头痛、头晕、心悸、健忘、多梦等。

1. **心脾两虚**　多梦易醒，伴心悸、健忘、头晕目眩、神疲乏力、面色无华。舌淡，苔白，脉细弱。

2. **心胆气虚**　心悸胆怯，善惊多恐（提心吊胆），夜寐多梦易惊，舌淡，苔薄，脉弦细。

3. **阴虚火旺**　心烦不寐，或时寐时醒，手足心热，头晕耳鸣，心悸，健忘，颧红潮热，口干少津，舌红，苔少，脉细数。

4. **肝郁化火**　心烦不能入睡，烦躁易怒，胸闷胁痛，头痛眩晕，面红目赤，口苦，便秘尿黄，舌红，苔黄，脉弦数。

5. **痰热内扰**　睡眠不安，心烦懊侬，胸闷脘痞，口苦痰多，头晕目眩，舌红，苔黄腻，脉滑（数）。

【治疗方法】

1. **治则**　调和阴阳，宁心安神。心脾两虚者补益心脾，心虚胆怯者补心壮胆，均针灸并用，补法；阴虚火旺者育阴潜阳，只针不灸，平补平泻；肝郁化火者平肝降火，痰热内扰者清热化痰，均只针不灸，泻法。

2. **处方**　神门、内关、百会、安眠。

3. **方义**　失眠一症，主因为心神不宁。治疗首选心经原穴神门、心包经之络穴内关宁心安神，为治疗失眠之主穴；百会穴位于巅顶，入络于脑，可清头目宁神志；安眠为治疗失眠的经验效穴。诸穴合用，养心安神，恰合病机。

4. **加减**　心脾两虚加心俞、脾俞、三阴交补益心脾，益气养血；心虚胆怯加心俞、胆俞、丘墟补心壮胆，安神定志；阴虚火旺加太溪、太冲、涌泉滋阴降火，宁心安神；肝郁化火加行间、太冲、风池平肝降火，解郁安神；痰热内扰加中脘、丰隆、内庭清热化痰，和胃安神。

5. **操作**　所有腧穴常规针刺；背俞穴注意针刺的方向、角度和深度。以睡前 2 小时、患者处于安静状态下治疗为佳。

6. **其他疗法**

（1）皮肤针：轻叩印堂、百会、颈项部及腰背部背俞穴，每次 5 ～ 10 分钟，以局部皮肤潮红为度。

每日 1 次。

（2）耳针：取心、脾、神门、皮质下、交感。每次选 2～3 穴，轻刺激，留针 30 分钟。每日 1 次。

（3）穴位注射：选用黄芪、当归、五味子等中药注射液 5～6ml 或适量维生素 B_1、维生素 B_{12}、5% 葡萄糖溶液、苯巴比妥钠 1ml 加生理盐水 2ml，按常规操作注入上述 3～4 个穴位。最好在睡前 30 分钟注射，每日或隔日 1 次。

【验案举例】

例1：刘某，女，43 岁，兽医。1986 年 4 月因胃下垂于湖北中医学院（现湖北中医药大学）附属医院针灸科行针灸治疗，诉自己长期失眠，每晚只能睡 3～4 小时。一次，笔者利用值夜班的机会，在她准备睡觉之前，先针百会、神门穴，又在后枕部的安眠穴上埋了 2 枚撳针，当晚她美美地睡了 7 个多小时才醒。后几天连大白天都想睡，毛衣也打不起来，就让我把针提前给取了。（南京中医药大学王启才医案）

例2：庞某，女，50 岁，于 2011 年 12 月 22 日就诊。

主诉：失眠 3 年，加重 1 个月。

病史：3 年前因家中老人过世，致严重失眠，常常彻夜不寐，服用艾司唑吡（舒乐安定），仅能维持 1～3 小时的睡眠，3 年间转诊于多家医院，收效甚微。1 个月前，复因生气，病情加重。现每晚服用艾司唑吡 3 片，仍感无法入睡或寐后多梦易醒，头顶拘急，精神萎靡，心烦健忘，两胁胀痛，月经尚在，然 40～50 天一行。舌淡暗，苔薄白，脉沉短滑。

治疗：主穴取膻中、期门、中脘、天枢、气海、内关、足三里、三阴交、太冲；配穴取百会、四神聪、章门、申脉、照海。刺络拔罐取大椎、厥阴俞、膏肓、筋缩、肝俞、魂门。膻中、期门穴平刺 15～25mm 得气后施以捻转泻法；气海、足三里直刺 20～35mm 得气后施以呼吸补法，其他穴位得气后平补平泻，留针 30 分钟。治疗 6 个疗程后，诸证皆愈。3 个月后随访未有反复。（河北沧州弟子侯献兵医师医案）

例3：张某，女，52 岁，工人，徐州人。

主诉：入睡困难 1 年余，伴头晕、乏力、胸闷。

病史：一年前开始入睡困难，11 时睡觉，睡到凌晨 3 时就醒了，然后就难以再入睡。2018 年 8 月 4 日经其女儿介绍来中医理疗中心求治。二便调，舌淡，苔薄白，脉细。

诊断：中医诊断：不寐（心脾两虚型）。

西医诊断：失眠。

治疗方法如下。

（1）针灸：取百会、气海、大陵（双）、血海（双）、足三里（双）、三阴交（双），均针刺加艾灸。百会入络于脑、可清头目宁神志；大陵，心包经原穴，可宁心安神；足三里、三阴交、太白可健脾利湿，增强气血生化之源；气海补气，血海补血，气血充足可补益心脾，养心安神。每 20 分钟行针一次，行针 2 次；温针灸，每次 50 分钟。每日 1 次，10 次 1 个疗程。

（2）方药：当归、党参、黄芪（炒）、白术、白茯苓、远志、酸枣仁（炒）、龙眼肉各 10g，甘草（炒）6g，大枣 3 枚。水煎，每日 1 剂，早、晚温服，10 剂 1 个疗程。

（3）医嘱：心情开朗、乐观，不发脾气；多食易消化食物，勿食寒凉、生硬之物；适当活动。

治疗当晚即可多睡约 30 分钟；次日治疗后，可延长 1 小时左右，醒来后很快就能入睡；第 6 次治疗后，一觉可睡 5～6 小时，10 次治疗后睡觉如常人，随访 2 个月无复发。（江苏徐州弟子孟凡华医师医案）

启才解惑

　　1. 针灸治疗失眠有较好的疗效，但在治疗前应做各系统和实验室检查。如因发热、咳喘、疼痛等其他疾病引起者，应同时治疗原发病。

　　2. 因一时情绪紧张或因环境吵闹、卧榻不适等而引起失眠者，不属病理范围，只要解除有关因素即可恢复正常。老年人因睡眠时间逐渐缩短而容易醒觉，如无明显症状，则属生理现象。

第六节　嗜睡

　　嗜睡是一种以睡眠节律紊乱而时时欲睡为特征的病证，可见于西医学中的原发性睡眠增多症、发作性睡病等。

　　本病属于中医学"多寐"和"嗜卧"的范畴。其病机不外乎虚实两端，实证为实邪干扰，困阻清窍；虚证为正气不足，髓海空虚。但无论虚实，均与脾肾功能失调相关，尤以脾虚湿盛为关键。

【临床表现】

　　经常昏昏欲睡，睡眠较常人明显增多，甚则一日之内可有数次至数十次睡潮来袭。伴有体倦乏力、头晕头痛、记忆力减退等。严重者在清醒时突发卒倒，出现睡眠性麻痹或入睡后幻觉。

　　1. **湿浊困脾**　终日昏昏欲睡，头目昏沉，少气懒言，身体重着，形体肥胖，时有冷感，舌胖大而淡、舌边有齿痕、苔白腻，脉濡或细滑。

　　2. **胆经湿热**　头晕嗜睡，时时如入梦境，甚则喃喃梦呓。兼见胸闷、口苦、恶心、小便黄赤。舌质红、苔黄腻，脉滑数。

　　3. **气血亏虚**　嗜睡多卧，睡则多梦，眩晕头重，神疲乏力，面色萎黄，动则汗出，爪甲不荣，形体消瘦，唇淡无华，舌淡、脉细弱无力。

　　4. **肾精不足**　昏昏欲睡，神疲乏力，耳鸣目眩，健忘，腰膝酸软，腰骶部发凉，小便频数，舌淡、苔白，脉沉细或弱。

【治疗方法】

　　1. **治则**　交通阴阳，调神醒脑，胆经湿热只针不灸，泻法；湿浊困脾、气血亏虚、肾精不足者针灸并用，补法或平补平泻。

　　2. **处方**　以督脉腧穴为主。选穴印堂、百会、四神聪、丰隆、足三里。

　　3. **方义**　印堂、百会属督脉，重在调神；四神聪位于头颅之巅，为醒脑之要穴，也为前人治疗昏困多寐的经验穴；丰隆、足三里意在调理中焦，和胃安神。

　　4. **加减**　湿浊困脾加脾俞、三阴交健脾利湿；胆经湿热加胆俞、至阳清利湿热；气血亏虚加气海、心俞、脾俞补益气血；肾精不足加关元、肾俞补益肾精。

　　5. **操作**　四神聪针刺时针尖都朝向百会；其余腧穴常规针刺。

　　6. **其他疗法**

　　（1）耳针：取脑点、枕、内分泌、脾、肝、神门。每次选用3～5穴，毫针浅刺，留针30分钟；也可用王不留行籽贴压。

　　（2）穴位注射：根据中医辨证，分别选用丹参注射液、参附注射液或生脉注射液，也可选用维生素 B_1 或维生素 B_{12} 注射液，按常规取2～3穴，每穴2～4ml。

第七节　痴呆

痴呆，又称"痴证""呆病"等，是指意识清楚的患者，由于各种躯体疾病而引起持续性高级神经功能的全面障碍，包括记忆力、解决日常生活问题的能力，已习得的技能，正确的社交技能和控制情绪反应能力的障碍，最终导致精神功能衰退的一组后天获得的综合征。本病多发于老年人或儿童，常见于西医学的老年性痴呆（真性老年痴呆）、早老性痴呆（阿尔茨海默病）、脑血管性痴呆和小儿大脑发育不全等。

中医学认为，引起本病的基本原因是肝肾不足、气血亏虚、经脉失养、髓海不充。此外还有痰浊瘀血阻滞经络等继发因素。病变脏腑主要在肾，其次为心、脾。

【临床表现】

起病缓慢，主要是精神功能障碍和出现神经系统的症状。早期仅表现为记忆力和思维敏捷性和创造性的轻度减退，对环境的适应能力下降，难以持久从事某一工作，易于疲劳、焦虑和精力不充沛等。继而出现记忆障碍，认知障碍，人格改变，情感障碍，言语障碍和精神异常，并可出现各种神经功能障碍如肢体失用、震颤麻痹、共济失调、癫痫、锥体束征等。最后生活完全不能自理，无自主运动，缄默不语，成为植物人状态。

1. **肝肾不足**　记忆力减退，暴发性哭笑，易怒，易狂。伴有头昏眩晕，手足发麻、震颤，失眠，重者发作癫痫。舌质红，苔薄黄，脉弦数。

2. **气血亏虚**　行为表情失常，终日不言不语，或忽笑忽歌，喜怒无常，记忆力减退甚至丧失，步态不稳，面色淡白，气短乏力，舌淡，苔白，脉细弱无力。

3. **痰浊闭窍**　表情呆板，行动迟缓，终日寡言，坐卧不起，记忆力丧失，二便失禁，舌胖嫩而淡，边有齿印，苔白厚而腻，脉滑。

4. **瘀血阻络**　神情淡漠，反应迟钝，常默默无语，或离奇幻想，健忘易惊，舌质紫暗，有瘀点或瘀斑，脉细涩。

【治疗方法】

1. **治则**　补肾填精，健脑益智，肝肾亏虚、气血不足者针灸并用，补法；痰浊中阻、瘀血阻络者以针为主，平补平泻。

2. **处方**　以督脉和足少阴肾经腧穴为主。选穴百会、风府、四神聪、太溪、大钟、悬钟、足三里。

3. **方义**　本病病位在脑，"脑为髓之海"。百会、四神聪均位于巅顶，通过督脉内入络脑，乃局部取穴，以醒神开窍、健脑益智；肾主骨生髓，补肾即能生髓，太溪、大钟可补肾养髓；悬钟为髓之会穴，补之也可补养脑髓，髓海得充，可健脑益智；足三里补益后天，化生气血以助生髓之源。诸穴合用，共奏益肾补髓、健脑醒神之效。

4. **加减**　肝肾阴虚加肝俞、三阴交补益肝肾；气血虚弱加气海、膈俞益气养血；痰浊中阻加丰隆、中脘化痰通络；瘀血阻络加膈俞、委中以活血化瘀。

5. **操作**　各腧穴均常规针刺；四神聪刺向百会穴；百会针后加灸20分钟以上，每天或隔天治疗1次。

6. 其他疗法

（1）头针：取顶中线、额中线、颞前线、颞后线。每次选 2～3 穴，毫针强刺激。还可配合使用电针，疏密波中强刺激 30～40 分钟。

（2）耳针：取心、肝、肾、枕、脑点、神门、肾上腺。每次选用 3～5 穴，毫针浅刺、轻刺，留针 30 分钟；也可用王不留行籽贴压。

（3）穴位注射：每次酌情选 3～5 穴，取 1% 麝香注射液 10ml，每次每穴 1～2ml。每日 1 次。

启才解惑

1. 西医学认为痴呆与神经递质、受体、神经肽有关，实验表明针灸可调节神经递质和神经肽，能控制和延缓疾病的进展，有一定的治疗作用。

2. 针灸治疗本病以早期效果较好，晚期疗效较差。有明确病因者在针灸治疗的同时还应积极治疗原发病。

3. 戒酒，少用安眠镇静的药物。

第八节　抑郁症

抑郁症是临床常见的精神障碍，主要表现为情绪郁闷低落、焦虑不安、激动难抑、对外界事物丧失兴趣、自我价值下降等。多发于先天禀赋阴气过盛、气量小、心胸狭窄的女性。属于中医学"癫证""郁证"范畴。

中医学认为，本病的发生与情志因素和体质有关。由于情志失调，心情压抑久久不得宣泄，大脑的气机紊乱，失于控制而致本病。继而又影响到心、肝、脾、肾诸脏的功能，导致心脾气血不足或肝肾阴液亏虚，使气血精微不能上荣于脑，脑失调控进一步加重，从而出现心境低落等情志症状。

【临床表现】

以情绪郁闷低落、焦虑不安、自我评价过低、对外界事物丧失兴趣为主症。

1. **肺气不宣**　情绪低落，悲伤、喜哭，少气懒言，胸闷不舒，自我评价过低，对工作失去热情，对生活缺乏信心，对未来失去希望，自暴自弃，悲观失望，甚至产生自杀念头，舌苔淡白，脉弱无力。

2. **肝气郁结**　精神抑郁，情绪不宁，善怒易哭，喜叹息，胁肋胀痛，痛无定处，脘闷不舒，嗳气反酸，或有呕吐，腹胀痛泻，女子月经不调，苔薄腻，脉弦。

3. **痰瘀阻络**　精神恍惚，悲忧善哭，胸胁胀闷疼痛，咽中如有梗物（梅核气），吞之不进，吐之不出，苔白腻，脉弦滑。

4. **心脾两虚**　精神疲倦，头晕目眩，面色无华，心事重重，惊悸胆怯，少寐多梦，健忘，纳少便溏，舌淡，脉细弱。

5. **肝肾阴虚**　头晕耳鸣，烦躁不宁，易怒，心悸少寐，腰膝酸软，潮热盗汗，男子遗精、阳痿，女子月经不调，舌红，脉弦细数。

【治疗方法】

1. **治则**　肝气郁结、痰瘀阻络者行气解郁，化痰通络，只针不灸，泻法；肺气不宣补益心肺，宽胸理气，针灸并用，平补平泻；心脾两虚者补益心脾，益气养血，针灸并用，补法；肝肾阴虚者滋养肝肾，养阴清热，只针不灸，平补平泻。

2. 处方　以督脉腧穴为主。选穴膻中、人中、百会、大椎、肺俞、内关、合谷、太冲、三阴交。

3. 方义　本病病位在脑，与心、肺、肝、脾、肾五脏均有关联，故取与大脑相通的督脉穴百会、人中、大椎清脑宁神；膻中居胸中，宽胸理气；肺俞乃肺之背俞穴，宣发肺气、调理情志；内关属心包经，养心安神；合谷、太冲相配谓之"四关"，调理气血；三阴交为足三阴经交会穴，调理脾、肝、肾。

4. 加减　肺气不宣者加中府、身柱、魄户、太渊，肝气郁结者加期门、行间；痰瘀阻络者加天突、丰隆；心脾两虚者加心俞、脾俞、足三里；肝肾阴虚者加太溪、肝俞、肾俞；失眠加心俞、厥阴俞、安眠；梅核气加天突、列缺、照海。

5. 操作　诸穴均常规针刺；期门、背俞穴不可直刺，防止伤及内脏；膻中穴宜用"合谷刺"法。根据证候虚实采用相应手法。

6. 其他疗法

（1）耳针：取心、肝、脾、肾、神门、交感、内分泌。毫针中度刺激，隔日1次；也可埋针或王不留行籽贴压。

（2）电针：百会、神庭穴在针刺得气的基础上接电针仪，中强度刺激30分钟。

（3）穴位注射：取风池、心俞、肝俞、太冲。每次选2穴，用丹参注射液或维生素B_1、维生素B_{12}注射液，每穴注入0.5～1ml。如失眠严重者则于睡前注射。

启才解惑

1. 针灸对本病有良好的疗效，不仅能明显改善症状，同时可使患者的脑电活动趋于正常（脑电图的慢波δ功率降低，快波α波增高）。对年龄轻、病程短的患者疗效更佳。

2. 对于服用西药者，配合使用针灸治疗可以减少药量和药物本身的不良反应，降低对人体的伤害。

3. 调节情志，保持心情舒畅和乐观情绪，消除顾虑及精神负担。对患者进行心理卫生知识教育，参加适当的体育和文娱活动，增强体质。

启才精讲　对抑郁症病因病机及辨证论治的新认识

抑郁症是一种以持续性忧虑、情绪低落及一系列精神症状和躯体症状为主要特征的心理、精神障碍性疾病。主要表现为情绪郁闷低落、焦虑不安、激动难抑、对外界事物丧失兴趣、自我评价过低等。多发于先天禀赋阴气过盛、心胸狭窄、气量偏小的人，由精神刺激、情志不舒，导致气机郁滞而引发。具有患病率、复发率、自杀率三高的特点。中医学没有抑郁症的病名，其症状散见于"癫证""郁证""癔病""脏躁""百合病"之中。

从中医学的角度分析，本病的发生与情志因素和体质有关。由于情志失调，心情压抑，不得宣泄，大脑的气机紊乱，失于控制，继而影响到心、肺、脾、肝、肾诸脏的功能，导致心脾气血不足、肝郁肺气不宣和肝肾阴液亏虚，使气血精微不能上荣于脑，脑失调控进一步加重，从而出现情绪失常、悲伤、心境低落等一系列情志症状。

然而，纵观古今中医学对抑郁症病因病机的认识，都只是局限在心、脑以及肝、脾、肾等脏器和组织上，几乎没有涉及肺（仅在魏之琇《续名医类案》和叶天士《临证指南医案》中偶见按肺论治之个案）。而病因病机的缺陷，必然会引起辨证论治的偏差和片面性。例如：中国中西医结合研究会精神卫生专业委员会于1987年制定的躁狂抑郁症中医辨证分型标准就只有按脾论治（3证）、按肝论治（2

证)、按心、肾论治各1证；该会1991年制定的抑郁症中医辨证分型标准也只有按肝论治（3证）、按脾论治（2证）、按心、肾论治各1证。以上都没有涉及肺的一个证型，显然与中医基础理论和临床实际不符。

有人为了探求五脏与情志异常的关系，应用症状自评量表（SCL-90）对不同脏腑疾病患者进行临床调查研究，结果发现：无论是患者总体，还是各脏病患者，躯体化因子都显著高于常模，说明五脏疾病都可以引起情志病变，其中以肺病患者的因子分最高，其次才是心、肝、脾、肾。这一客观检测结果，虽然针对的是所有情志异常病证，但对发病率极高、且以情志异常为主症的抑郁症而言，验证"肺为主病脏"的立论依据，确实是有说服力的。

笔者认为，根据中医学对肺生理功能的认识，肺的病理变化不仅仅只是与抑郁症有关的问题，而且还是十分重要和主要的因素。其理由和依据有以下六方面。

1. **肺主"悲（忧）"与抑郁症的主症相符**　五脏主五志、藏五神是中医学情志学说的核心内容，也是认识抑郁症病因病机、对抑郁症辨证论治的理论基础。在五情为病中，肺是主"悲"、主"忧"的，而抑郁症患者的主症恰恰就是情绪低落、悲伤、喜哭。悲、忧是以心境凄楚为主要表现，是一种消极情绪，均为受到不良刺激后的情绪反应。悲、忧致病，多影响到心肺系统。过度的忧愁、悲哀，容易导致肺的宣发肃降功能失常；心的气机不畅，清窍闭塞不宣；持续日久的不合心意或处于逆境中的不良心情，势必情志沉郁，悲忧焦虑。

2. **肺藏"魄"与抑郁症自我评价过低相合**　根据中医学对五脏所藏的认识，肺藏"魄"，提示如果一个人的肺功能健旺（肺气足），那么，他做事就有主见，有条理，有魄力。再看抑郁症患者，自我评价过低也恰恰是其致命的主症，总觉得自己干什么都不如别人，以至于对工作失去热情，对生活失去信心，对未来失去希望。从而自暴自弃，悲观失望，甚至产生自杀念头。

3. **肺气、心神本一体**　肺与心同居于上焦，心为"君主之官"，肺为"相傅之官"，一个主气，一个主血，一阴一阳，共同维持着人体最基本的生命活动。在情志方面，心主喜，肺主悲（忧），一正一反，共同表达着一个人最基本的两种感情。《灵枢·本神》所载：心主血脉，"脉舍神，心气虚则悲，实则笑不休……喜乐无极则伤魄。"《素问·调经论》也载："神有余则笑不休，神不足则悲。"肺所主的"悲"，恰恰是心气、心神不足而造成的；而心若喜乐无极，则伤肺所藏的"魄"。悲忧发于心而肺应之，不正说明心神失常与肺气的失常本是一体的吗？

4. **肺与脑神也相关**　中医学认为，脑为"元神之府"，主思维和"灵机记性"，脑神是心功能的一个分支，属于"神明之心"的范畴。五脏所藏，心藏神，肺藏魄，魄是心神的反映，一个人是否有魄力，首先需要心神健旺。换言之，心神是魄力的物质基础，魄力是心神的活动结果。心神与肺气的紧密关系已如上述，那么脑神与肺的相关性也就不言而喻了。

5. **从痰论治不忘肺**　中医临床对于神经、精神系统的病证，一贯主张从痰论治，以化痰通络、醒脑开窍、调理心神，平衡阴阳。"脾为生痰之源，肺为贮痰之器"，为什么住院的中医治痰常着眼于健脾化痰而不考虑宣肺化痰呢？

6. **肺气不宣也是郁**　对于气郁，古今医家临证几乎都是千篇一律地仅从肝气郁结考虑，而不从肺气不宣的角度来思考。其实，肺之气，宜宣降，如若肺气不宣、气不豁达，则可导致胸闷、胸痛、呼吸不利；肝之气，宜疏泄，如若肝气郁结、气不疏泄，也往往导致胸胁及乳房胀满而痛、善太息。可见，肺气失于宣降与肝气失于疏泄在气机升降的生理、病理方面是一脉相承的。"见郁皆责之于肝"论可以休矣！

有人在针灸临床中观察到：抑郁症患者中，约有80%以上的病例在督脉经脊柱段出现压痛点，多数患者可能出现2～6个甚至更多的压痛点，压痛点的分布主要集中在第3胸椎棘突下的身柱穴到第

7 胸椎棘突下的至阳穴区域中。这些压痛点可以作为治疗抑郁症的理想腧穴，在针灸治疗抑郁症时，选用这些压痛点腧穴进行治疗，取得了良好的治疗效应，其主症和伴随症状往往会随着治疗而减轻或消失。

"有诸内必形于外"，压痛点的出现，往往是内脏疾病的一种反映。从抑郁症患者出现的压痛点分布主要集中在第 3 胸椎棘突下的身柱穴到第 7 胸椎棘突下的至阳穴区域中的事实我们可以看出，抑郁症主要与肺、心的关系最为密切。从脊椎及其脊神经根同躯体及内脏的联系来看，第 3 胸椎棘突下及其脊神经根主要联系肺脏；第 4、5 胸椎棘突下及其神经根主要联系心和心包；第 7 胸椎棘突下及其神经根主要联系膈肌，所有联系均集中在上焦范畴。当肺、心（包）和肝的功能障碍或紊乱，就构成抑郁症心神失常、肺气不宣的病因病机。

那么，是什么原因导致中医学在看待抑郁症的病因病机问题上只注重心、脑、肝、脾、肾，却忽视了肺功能失调对抑郁症的重要影响这一理论缺陷呢？笔者认为当责之于古代医家们仅从心神、脑神和肝郁等方面来认识郁证的病因病机，而缺乏对肺与心、脑、肝密切联系的思考。而当代医者又惟传统古典医籍是从，理论与实际脱节，不加思考，不加分析，忽视了肺与心神的密切关系，忽视肺与脑神的密切关系，忽视肺与肝气的密切关系，才导致这一重大理论缺陷。

可喜的是这个问题目前已经开始引起中医学术界的注意，有人已经开始注意到肺与抑郁症的关系，并且提出了从肺论治抑郁症的构想。这无疑是一种学术的进步，必将深化中医对抑郁症病因病机的全面认识，促进和推动中医对抑郁症辨证论治的全面性、准确性和规范化。

综上所述，有了明确的"以肺为主病脏"的病因病机，再在常规的辨证分型的基础上增加"肺气不宣"或"肺失宣降"之证型。药可用杏仁、桔梗、百合、麦冬、紫菀之属；穴可取膻中、中府、身柱、肺俞、魄户、心俞、厥阴俞、太渊之类。那么，中医学对抑郁症的病因病机认识和辨证论治的方法也就趋于至臻完善了。

第九节　癫病

癫病以精神抑郁、表情淡漠、沉默痴呆、语无伦次、静而少动为特征，多见于西医学的忧郁症、强迫症、精神分裂症等。常因情志刺激、意欲不遂等因素而诱发，或有家族史。

本病属于中医学"郁证"的范畴，认为本病的发生乃阴气过旺（所谓"重阴则癫"），多因情志所伤、思虑太过、所愿不遂，以致肝气郁结，心脾受损，脾失健运，痰浊内生，痰气上逆，蒙蔽心神，神志失常，发为本病。

【临床表现】

精神抑郁，多疑多虑，焦急胆怯，自语少动，悲郁善哭，呆痴叹息等。

1. 痰气郁结　精神抑郁，神志呆钝，胸闷、恶心欲呕，喜叹息，忧虑多疑，自语或不语，不思饮食，舌苔薄白而腻，脉弦细或弦滑。

2. 气虚痰凝　精神抑郁，淡漠少语，甚则目瞪若呆，妄闻妄见，面色萎黄，大便稀溏，小便清长，舌胖而淡，苔白腻，脉滑或脉弱。

3. 心脾两虚　神志恍惚，言语错乱，心悸易惊，善悲欲哭，夜寐不安，食少倦怠，舌淡，苔白，脉细弱。

4. 阴虚火旺　神志恍惚，多言善惊，心烦易躁，不寐，形瘦面红，口干，舌红，少苔或无苔，脉细数。

【治疗方法】

1. 治则　涤痰开窍，养心安神，心脾两虚者针灸并用，补法；痰气郁结、气虚痰凝、阴虚火旺者以针刺为主，泻法或平补平泻。

2. **处方**　以足太阳经背俞穴为主。选穴中脘、心俞、脾俞、神门、丰隆。

3. **方义**　心为神之舍，取心经原穴神门、心之背俞心俞调养心神，醒脑开窍；脾为生痰之源，取中脘和脾之背俞脾俞、胃之络穴丰隆健脾胃，化痰湿以治其本。标本同治，癫病当除。

4. **加减**　痰气郁结加太冲调气解郁；气虚痰凝加足三里益气健脾；心脾两虚加足三里、三阴交健脾养心，益气安神；阴虚火旺加肾俞、太溪、大陵、三阴交滋阴降火；癫证昼发加申脉，癫证夜发加照海。

5. **操作**　所用腧穴均常规针刺；背俞穴注意针刺的方向、角度和深度，以防伤及内脏。

6. **其他疗法**

（1）耳针：取心、皮质下、肾、枕、神门。每次选用 3～5 穴，毫针浅刺、轻刺，留针 30 分钟；也可用王不留行籽贴压。

（2）电针：取百会、水沟、通里、丰隆。针刺得气后在四肢穴位接电针仪，疏密波强刺激 15～30 分钟。

（3）穴位注射：选上述腧穴 2～3 个，以当归、天麻等中药注射液，或维生素 B_1 加维生素 B_{12}、氯丙嗪 25～50mg 加注射用水 2ml 穴注，中药、维生素 B_1 加维生素 B_{12} 每穴注入 1～2ml，氯丙嗪每穴注入 0.5～1ml。每日或隔日 1 次。注射氯丙嗪后家人应注意对患者的看护。还可以用其他镇静药如苯巴比妥钠 0.1～0.2g 穴注。

启才解惑

针灸对本病有一定疗效，但在治疗过程中，应结合心理治疗，家属也应积极配合，对患者加强护理。

第十节　痫病

痫病，俗称"羊角风"。是以卒然昏仆、强直抽搐、醒后如常人为特征且与家族遗传有关的发作性疾病。本病相当于西医学的癫痫，包括原发性癫痫和继发性癫痫。

中医学认为，本病是由痰、火、血瘀以及先天性因素等使气血逆乱，蒙蔽清窍而致。

【临床表现】

起病急骤，每因惊恐、劳累、情志过极等诱发。发作前常有眩晕、胸闷等先兆。大发作时突然昏倒，项背强直，四肢抽搐，口吐白沫，醒后如常人，常反复发作；小发作时仅两目瞪视，呼之不应，头部低垂，肢软无力；局限性发作时可见多种形式，如口、眼、手等局部抽搐，或幻视、呕吐、多汗，或有言语障碍，出现无意识动作等。

脑电图检查常见异常放电现象。

1. **实证**　多见于痫证初期，卒然昏仆，不省人事，牙关紧闭，口吐白沫，角弓反张，筋急抽搐，或有吼叫声。发作后肢体酸痛疲乏，略加休息即可恢复正常。

（1）痰火扰神：卒然昏仆，不省人事，四肢强痉拘挛，口中有声，口吐白沫，烦躁不安，气高息粗，痰鸣辘辘，口臭便干，舌质红或暗红、苔黄腻，脉弦滑。

（2）风痰闭阻：卒然昏仆，目睛上视，口吐白沫，手足抽搐，喉中痰鸣，舌淡、苔白腻，脉滑。

（3）血瘀阻络：既往有脑外伤或产伤史，发作时卒然昏仆，抽搐，或仅见口角、眼角、肢体抽搐，颜面口唇青紫，舌质紫暗或有瘀点，脉弦或涩。

2. **虚证** 多见于痫证后期，发作次数频繁，抽搐强度减弱，苏醒后精神萎靡，表情痴呆，智力减退。

（1）血虚风动：卒然昏仆，面部烘热，或两目瞪视，或局限性抽搐（四肢抽搐无力、手足蠕动），二便自遗，舌淡，少苔，脉细弱。

（2）心脾两虚：久发不愈，卒然昏仆，或仅见头部低垂，四肢无力。伴面色苍白、口吐白沫、四肢抽搐无力、口噤目闭、二便自遗。舌淡，苔白，脉弱。

（3）肝肾阴虚：卒然昏仆，或手足蠕动，四肢逆冷，语謇，失眠，健忘，腰膝酸软，舌质红绛，少苔或无苔，脉弦细数。

【治疗方法】

1. **治则** 豁痰开窍，息风止痫，实证只针不灸，泻法；虚证以针刺为主，平补平泻。

2. **处方** 以督脉腧穴为主。选穴水沟、鸠尾、长强、筋缩、丰隆、阳陵泉。

3. **方义** 水沟为督脉要穴，醒脑宁神；长强属督脉，鸠尾属任脉，两穴乃任督之络穴，合用能交通任督，调整阴阳，是治疗痫病的重要组穴；阳陵泉为筋会，配以筋缩可舒缓筋肉，解痉止搐；丰隆和胃降浊，清热化痰。诸穴合用，共奏豁痰开窍，息风止痫之功。

4. **加减** 痰火扰神加行间、内关、合谷豁痰开窍，清泻肝火；风痰闭窍加本神、风池、太冲平肝息风，豁痰开窍；血瘀阻络加百会、太阳、膈俞活血通络，醒神止搐；血虚风动加血海、三阴交养血柔筋，息风止搐；心脾两虚加心俞、脾俞补益心脾，益气养血；肝肾阴虚加肝俞、肾俞、太溪补益肝肾，潜阳安神；病在夜间发作加照海，白昼发作加申脉通调阴阳；眩晕加合谷、百会祛风通窍。

5. **操作** 水沟向鼻中隔深刺、强刺；针长强穴不留针，可点刺出血；针刺鸠尾应掌握正确的针刺方向、角度和深度，以防伤及肝、脾等腹腔脏器；其他腧穴常规针刺。

6. **其他疗法**

（1）耳针：取胃、皮质下、神门、心、枕、脑点。每次选2～3穴，毫针强刺激，动留针30分钟。

（2）穴位注射：取足三里、内关、大椎、风池。每次选2～3穴，用维拉帕米（异博定）10mg、牛黄醒脑注射液、脑生素或维生素 B_1 注射液，每穴注入0.5ml。

启才解惑

1. 针灸治疗痫症有一定的疗效，但应做脑电图等检查以明确诊断。有条件者应做脑CT、MRI检查，以便与中风、厥证、癫病等相鉴别。对继发性痫症更应重视原发病的诊断、治疗。

2. 对痫症间歇期也应坚持辨证治疗，以治其本。

3. 对痫症持续发作伴有高热、昏迷等危重病例必须采取综合疗法。

4. 应避免精神刺激和过度劳累；注意饮食起居，以防复发。

第十一节 狂病

狂病以精神亢奋、躁扰不宁、打人毁物、动而多想为特征，多见于青少年。本病相当于西医学的精神分裂症、狂躁型精神病等，多有情志刺激、意愿不遂或脑外伤等诱发因素，或有家族史。

中医学认为，狂病的发生是由于阳气暴亢（所谓"重阳则狂"），恼怒悲愤，伤及肝胆，不得宣泄，郁而化火，煎熬津液，结为痰火，痰火上扰，蒙蔽心窍，神志逆乱，狂躁不宁，喧扰打骂，成为狂病。

【临床表现】

精神错乱，哭笑失常，妄语高歌，狂躁不安，不避亲疏，打人毁物等。

1. **痰火扰神** 彻夜不眠，头痛躁狂，两目怒视，面红目赤，甚则狂乱莫制，打人毁物，逾垣上屋，高歌狂呼，舌质红绛，苔多黄腻或黄燥，脉弦大滑数。

2. **火盛伤阴** 狂躁日久，病势较缓，时而烦躁不安，时而多言善惊，恐惧不安，形瘦面红，心烦不寐，口干唇红，舌质红，无苔，脉细数。

3. **气血瘀滞** 躁扰不安，恼怒多言，甚则登高而歌，或妄闻妄见，面色暗滞，胸胁满闷，头痛心悸，舌质紫暗或有瘀斑，脉弦数或细涩。

【治疗方法】

1. **治则** 清心降火，宁神定志，只针不灸，痰火扰神、气血瘀滞用泻法；火盛伤阴者平补平泻。

2. **处方** 以督脉和心包经腧穴为主。选穴水沟、大椎、风池、劳宫、大陵、丰隆。

3. **方义** 水沟、大椎均属督脉，督脉为阳脉之海，又与脑相通，二穴合用，醒脑开窍，安神定志；风池接近大脑，能醒脑宁神；劳宫清心包而泻心火，安神定志；大陵为心包经原穴，可醒神开窍，宁心定志；丰隆化痰通络，醒脑开窍。

4. **加减** 痰火扰神加中脘、神门清心豁痰；火盛伤阴加神门、大钟、三阴交滋阴降火，安神定志；气血瘀滞加合谷、太冲、血海、膈俞活血化瘀，通窍醒神。

5. **操作** 所有腧穴常规针刺（针刺大椎、风池二穴时需控制患者乱动，以免发生意外）。急性发作时可不留针，并可配合刺血治疗。

6. **其他疗法**

（1）三棱针：取大椎、水沟、百会、中冲，点刺出血。

（2）耳针：取心、皮质下、肾、枕、神门。每次选用 3～4 穴，强刺激，留针 30 分钟。

（3）电针：取百会、水沟、通里、丰隆。针刺得气后在四肢穴位接脉冲电流，用连续波做时间较长的刺激。

（4）穴位注射：取心俞、膈俞、间使、足三里、三阴交。每次选 1～2 穴，用 25～50mg 氯丙嗪注射液或氟哌啶醇 2ml（10mg），每穴注入 0.5～1ml，每日 1 次。也可用复方当归注射液、维生素 B_1 注射液穴位注射。穴位注射后再加用电针可以提高疗效。

【验案举例】

法国男青年，23 岁，祖上世袭高官，自幼家里条件优越，健身、拳击、举重、滑雪、冲浪……练就了一副好身板，身高力壮。同时也养成了吸大麻的习惯（连续吸毒 7 年），目中无人，狂妄自傲，唯我独尊。在大街上，动不动就与人大声吼叫，掀翻柜台，行凶打人，开车撞人。在家里不服管教，有一次竟然还欲杀其亲生父亲。曾先后三次被警方押送到当地精神病院监管，除了病历上的"精神分裂症（狂躁症、躁郁症）"诊断外，还有一项"危害社会治安罪"。在医院不接受治疗，打骂医护人员是家常便饭，所以，经常是需要捆绑在床上打针、输液。为此，被法国医院判为不治之症，医生甚至主张放弃治疗，让家人把他带到非洲撒哈拉大沙漠，丢弃他，让他自生自灭……

2019 年 1 月下旬，孩子的父亲亲自邀请我到法国用针灸和中药为其儿子治疗。查患者表情淡漠、情绪低落（为长期大剂量注射镇静药的结果）、舌胖大、水湿多而红绛、苔黄腻灰黑，乃痰湿淤积之象。考虑到患者病情比较复杂，对医护人员的敌视情绪很大，我先从心理疏导入手。我从中国给他带来了一盒五彩缤纷的南京雨花石送给他作礼物，问他：好不好看？喜不喜欢？他回答说：很漂亮！很喜欢！我说：为了他今后的新生活也能像雨花石一样灿烂美好，希望他能配合我的针灸治疗。他握拳表示愿意接受并一定配合针灸治疗。

在之后一个多月的治疗中，通过轮流针刺开四关、百会、人中、鸠尾、中脘、大椎、中冲、内关、申脉、照海、蠡沟、"五心穴"（百会、劳宫、涌泉）等穴和清心肝胃火四组穴位，镇静宁神，醒脑开窍，戒烟解毒，均用泻法，每日1次。内服中成药牛黄清心丸和礞石滚痰丸，服药后涌吐痰涎、大便次数多。1周后就已经初见成效，症状开始好转，法国医院也开始给西药减量了（原来不能减，减了就发病）。

十几次治疗后，病情显著好转，情绪少有波动，舌质由当初的红绛转红，舌苔由黄燥灰黑厚腻转为薄黄。患者情绪稳定，医院西药渐停，家属十分欣喜。治疗1个月后，患者言谈举止和为人处世都很正常，再无犯病迹象，体重102kg减到98kg。医院和警方考虑经过三次对患者院外考察（我回国之前，已经通过了医院和家属两关，患者外出表现非常出色，都能文质彬彬，礼貌待人）。

3月5日我要启程回国，在前一天他和家人为我饯行时，他高兴地呼喊："我自由啦"，并同他爸爸相拥而泣。我表扬他不怕痛、表现好，他却说很感谢我为他治好了病，让他过上了正常人的生活，他要给我两个大拇指点赞！并且说，等他的病彻底痊愈后，还要到中国来学习中医针灸。后来获悉3月16日他顺利通过了警察局的最后一关考核，第二天回到了自己的家中。为此，法国尼斯市分管卫生工作的副市长在会见我时说我用中国的针灸和中药在法国创造了一个医学奇迹！并为我颁发了法国尼斯市荣誉市民证书。（南京中医药大学王启才医案）

启才解惑

1. 针灸治疗本病有较好的效果。在治疗过程中，要对患者进行严密的监护，防止自杀以及伤人毁物。

2. 本病易复发，应在病情缓解后的间歇期继续治疗，以巩固疗效。

第十二节　癔病

癔病以抑郁善忧、情绪不宁或易怒善哭为主症，类似于西医学的神经官能症、歇斯底里症等，是一种心因性情志疾病。

中医学认为，癔病多由情志不舒、郁怒伤肝、思虑伤脾所致。肝气郁结则化火，脾气郁结则生湿，气机失常，郁结为患，日久则心情愈加抑郁，饮食减少，气血不足，引起脾气虚弱或肾阴亏耗等病理变化。脾气虚则不能为胃行其津液，肾阳虚则不能上济心火，虚火妄动，以致心神不宁，终致五脏气机失和而发病。

【临床表现】

患者常有多种原因的情志所伤史。每多忧郁不畅，胸闷胁胀，善太息，不思饮食，失眠多梦，易怒善哭等。部分患者会伴发突然失明、失听、失语、肢体瘫痪和意识障碍等。

1. **肝气郁结**　精神抑郁，胸胁作胀，或脘腹痞闷，嗳气频作，善太息；或咽中不适，如有物阻，吞之不下，咯之不出，但饮食吞咽无碍（梅核气）；女子或见月经不调；苔白，脉弦。

2. **气郁化火**　急躁易怒，哭笑无常，胸闷胁胀，头痛目赤，口苦，嘈杂泛酸，便结尿黄，舌红、苔黄，脉弦数。

3. **心脾两虚**　苦思多虑，胸闷心悸，失眠健忘，面色萎黄，头晕目眩，神疲倦怠，易出汗，纳谷不香，舌淡，苔白，脉弦细或细数。

4. 阴虚火旺　病程日久，虚烦少寐，烦躁易怒，哭笑无常，头晕心悸，午后颧红，手足心热，口干咽燥，或见盗汗，舌红、苔薄，脉弦细或细数。

【治疗方法】

1. 治则　理气解郁，养心安神。肝气郁结、气郁化火者，只针不灸，泻法；阴虚火旺者，只针不灸，平补平泻；心脾两虚者，针灸并用，补法。

2. 处方　以手、足厥阴经腧穴为主。选穴神门、大陵、内关、期门、心俞、合谷、太冲。

3. 方义　本病总由心神失调，故取心经原穴神门、心包经原穴大陵宁心安神；心包经之络穴内关宽胸解郁；心之背俞穴心俞补益心气而安神；肝之募穴期门、原穴太冲疏肝理气以解郁；合谷配太冲为"开四关"之法，有醒神开窍作用。

4. 加减　肝气郁结加行间、肝俞疏肝理气解郁；气郁化火加行间、内庭、支沟清泻肝火，解郁和胃；心脾两虚加脾俞、三阴交、足三里、中脘健脾益气，养心安神；阴虚火旺加三阴交、太溪、肾俞滋阴降火，养心安神；梅核气加天突、列缺、照海清利咽喉；失明加太阳、四白、光明开窍复明；失聪加耳门、听宫开窍助听；失语加廉泉、风池通利舌窍；肢体瘫痪加曲池、足三里、阳陵泉疏经通络；意识障碍加水沟、百会醒神开窍。

5. 操作　期门穴针刺宜平刺或斜刺，不可直刺过深，防止导致气胸或伤及肝脏；背俞穴注意针刺的方向、角度和深度，以防伤及内脏；其他腧穴常规针刺。

6. 其他疗法

（1）耳针：取心、枕、脑点、肝、内分泌、神门。每次选3～5穴，毫针浅刺或加电针，用强刺激手法，留针20分钟；恢复期可用埋针法或王不留行籽贴压。

（2）电针：取足三里、内关、太冲、三阴交。每次对称取穴2～3对，针刺并通电10～20分钟。每日1次。

（3）穴位注射：取风池、心俞、脾俞、足三里。用注射用水、生理盐水、维生素B_1或当归、川芎、丹参、参麦等任何一种非特异性注射液，也可以用地塞米松10～20mg加普鲁卡因0.5～1ml混合，发作时一次性注射。每穴注入0.5～1ml（如失眠则在睡前注射），同时配合夸张的语言暗示。

（4）穴位埋线：取肝俞、心俞、脾俞、足三里，按操作规程埋入消毒肠线，敷盖无菌纱布固定。每月2次。

启才解惑

1. 本病是一种心因性的情志病，治疗时不能忽视语言的暗示作用，应该恰如其分地解除病员的思想顾虑，树立战胜疾病的信心。

2. 应做各系统检查和实验室检查以排除器质性疾病。注意与癫病、狂病以及脑动脉硬化、脑外伤等所产生的精神症状作鉴别。

启才精讲（一）　暗示疗法的妙用

"暗示疗法"就是通过积极、主动的暗示，利用心理作用的影响，治疗心理因素引起的心因性疾病，属于心理疗法的范畴，也是一种有趣的治病艺术。

暗示疗法的种类很多，常见的有情志暗示、环境暗示、声音暗示、器具和药物暗示、治疗经验暗示、气功暗示、语言暗示等。对于各种心因性病证，巧妙地运用暗示疗法，往往会收到意想不到的治疗效果。

1. **情志暗示**　俗话说："一朝被蛇咬，十年怕草绳。"这种怕，显然是一种心病，是受其他事物强烈暗示的结果。"心病还须心药医"，情志暗示就是治疗心病的"特殊药"。我国古代有许多名医，都善于运用情志暗示法来治疗各种心病。

据《吕氏春秋》记载：公元前三百年，齐文王患病，众医以药治无效，太子请来名医文挚。文挚经过诊断，认为国王的病需要用激怒的心理疗法方能治愈，但又怕国王加罪。太子叫文挚不用怕，说为了父王的病，我和母亲会保护你的。后来，齐文王的病果真因激怒而愈。然而，太子并没有兑现自己的诺言，齐王盛怒之下还是将文挚捆放在锅中煮死了。

金元时代，名医张子和治疗一位因爱子夭折而忧伤疯癫的妇人，他一不用药，二不施针，而是三次装疯卖傻，引得妇人大笑，使其性情开朗，血脉畅达，神气归心，其病不药而愈。这就是"一个小丑进城，胜过十打医生"的哲理。

少数非心因性病证，也可以用情志暗示法来治疗。在我国最早的医学著作《黄帝内经》中就有"哕……大惊之"的记载。哕即呃逆，对正发呃逆的患者，可以突然编造一个令他吃惊、感到意外的谎言，使呃逆因受惊而止。当然，所编造的谎言必须自然、合理，且有分寸。

2. **环境暗示**　《晋书·乐广传》中记载的"杯弓蛇影"的故事，早已为人们所熟悉。那位坐在挂有弓箭的墙边饮酒的宾客，由于弓映入杯中，他总以为饮下的酒中有一条小蛇，因而一病不起。乐广将军知道这位宾客的病因后，既不寻医问药，也不求神拜佛，而是在原地重设酒宴，照例将弓挂在墙上，让患者重新身临其境，使之看清实情，疑云顿开，绕心缠身的"蛇病"也就不医而愈了。

变换环境也是暗示的需要。影视剧《京华烟云》中的姚夫人，因其子早死，精神受到极大刺激而疯了，总以为家中有其子的鬼魂出现，致使病情日益加重。姚老爷决定换一个环境居住。于是舍弃原宅，买下了旧王府花园。后来，姚夫人的病果真慢慢地好了起来。日常生活中，人们常常劝慰那些精神忧郁的人外出旅游，或迁居他地，目的都在于换换环境，改变心情。

3. **声音暗示**　这里介绍一个"击木定惊"的故事。金元时代，中原某地一县令夫人因受火灾惊吓，患了一种"闻声则惊"的怪病，不管什么声音，也不论声音大小，都足以使她惕然而惊。诸医皆以镇惊宁神药治之，收效甚微。唯名医张子和采用击木定惊之法，当着患者的面，一次又一次用木头敲打桌椅门窗。开始几次，患者也十分惊恐，后来，患者见响声并没有引起什么可怕之事，也就不以为然了，反而对医生无事乱敲桌椅感到好笑，从此对任何大小声音也都习以为常了。夫人之病，与《黄帝内经》所记足阳明胃经的病证十分相似。而张子和的高明之处，就在于以其所恶之声，克其所患之病，"以毒攻毒"，出奇制胜。

1976年，我国唐山发生了强烈地震，死伤者甚多。侥幸活下来的人中，许多人患了类似上述"闻声惊恐症"。笔者在武汉曾护理来自灾区的姐弟二人，弟弟系股骨骨折，姐姐则闻声而惊（尤其怕听火车鸣叫）。在护理姐姐期间，我经常嘱其弟故意学火车叫。起初，姐姐还因此殴打过弟弟，不过几日，姐姐的"病"就完全好了。

4. **器具、药物暗示**　对中医称之为"癔病""脏躁"，西医称之为"神经官能症"的精神反应性疾病，不妨使用此法。这类患者通过各种检查，并没有什么实质性病变发现。但他们却主观感觉到自己的病很多，而且较重。医者可以在患者面前将各种检测仪器的准确性和一些常规药物的来源、作用神秘化、扩大化，将会对患者起到意想不到的宽慰，使其迅速解除思想包袱。

1977年秋，笔者收治了一位诉说下肢疼痛的女患者，整天呼喊疼痛，有时甚至不能入眠。各种检查又没有发现任何阳性体征，针灸治疗效果不佳。一次交谈中，我听说，她乡下的胞弟因患髋关节肿瘤（肺癌转移）医治无效而死亡，便怀疑自己也有类似的病。我当即意识到她的病显然是受其胞弟之死强烈暗示的结果。于是，我告诉她说，医院从国外引进一种最先进的检测仪器，什么病都能一次检查出来。带她去检查，结果一切正常，她的顾虑打消了一大半，腿也不那么"痛"了。我又在她足三里穴上打了一支注射用水，佯称是当今治疗腿疼的特效药。结果，患者满意极了，"腿痛"很快就消失了。

5. 治疗经验暗示　对患有"心因性疾病"的人，医者不妨特意"炫耀"治疗这种病有着十分丰富的经验，每一位患者都是一次治愈的。这种暗示，既能增强患者对医者的信任，也能增强患者的自信心。1986年5月，我接治一名女工程师，因在家中同儿子争吵生气，突然不能讲话，急得直哭。我在为其针刺合谷、廉泉穴时告诉她，我治愈过许多这类病，经验很多，有绝对把握一次治愈。她听后高兴得直点头，充满着治愈的希望和信心。果然，针到病除，旋即开口讲话。

6. 气功暗示　所谓气功的"外气效应"，也是心理暗示作用的结果。任何一个"气功大师"在为人治疗时，总是要求患者微闭双眼、意守丹田，并摆出一种特殊姿势，还要不停地使用语言、表情、动作、吹风、吹口哨等暗示手段。实验证明，如果不使用暗示或阻断暗示，"外气效应"就不会出现。而使用暗示手段，即使不是"气功大师"，也可以使患者产生"外气效应"。

那么，如何看待"外气效应"使肢体产生的某些活动呢？让我们来看看俄国病理学家别赫捷列夫曾经做过的一种试验：一个人躺在跷跷板上（保持平衡状态），然后心里老想着骑自行车。高度意念的结果，使跷跷板失去了平衡，靠脚的一端下降了。这是因为用脚进行体力活动暗示，意念动作使下肢血管扩张，血流增加的缘故。与所谓"外气效应"使肢体能抬高、摆动的情况类似。至于极少数人在气功"骗子"的误导下出现的狂呼乱叫、手舞足蹈，也只能证明他们本身就是极容易受到暗示影响的"气功迷"。因此，广大患者和气功爱好者一定要正确看待所谓"气功大师"的"带功报告"，不可盲目崇拜，甚至达到迷信的地步，以致上当受骗。要多从"内养功"方面加强锻炼，以修身养性、强身壮体、防病保健。

7. 语言暗示　在众多的暗示疗法中，语言暗示是第一重要的。诸如上述种种暗示，无一不是借助语言暗示而起着强化作用的。俄国伟大的生理学家巴甫洛夫曾经说过："暗示是人类最简化、最典型的条件反射。"消极、被动的语言暗示，能够破坏机体生理功能，扰乱人的心理和行为。而积极、主动的语言暗示却能纠正上述被扰乱、被破坏的心理和行为，改善机体的生理功能。如医护人员在给患者打针的时候，如果问患者"疼不疼"，那么，对于容易被暗示的人来说，"疼"这个不良的语言暗示就会在他们的大脑中枢产生一个恶性刺激，本来不疼的，也感到疼痛了。而改问"有什么感觉"，就比较妥当。在这方面，东汉时代的名医华佗就很高明，华佗在给人针刺治疗时，总是告诉患者，针刺过程中一定会有一种感觉从针刺点向所病之处"游走"，让患者细心体会。这就是华佗巧妙地运用语言暗示，以促使患者积极、主动地"意守感传"。这样做，可以大大提高治疗效果，值得后人效法。

启才精讲（二）　针灸结合暗示治疗癔病验案举隅

笔者从教、从医五十年有余，以针灸配合暗示治疗癔病，针到病除，效如桴鼓。今录典型病例数则如下。

例1：张某，女，24岁，工人，吉林省长春市人。

1975年4月28日，我正在吉林医科大学第四临床学院门诊针灸科值班。一位50多岁的老工人背进一位24岁的张姓年轻女子，诉其女前一日在工厂上夜班，离家时还是好好的，回来时神情慌张，一进门就瘫软在地，一句话也说不出来。直到次日清晨，还是不能说话，也站不起来。

我接诊后发现该女神志、发育均正常，其父说以往从未有过类似发作。我初步诊断为："癔病性瘫痪、失语"，当即为其针刺廉泉、合谷2穴，强刺激泻法，并有意识问她感觉怎样？昨晚究竟出了什么事？

对于这种患者，医者千万不要以为她真的不能说话了，一定要有意识地同她讲话，诱其回答。

果然，该女突然失声大哭起来，旋即开口讲话。原来她在下夜班回家途中，遇到一名小流氓跟踪，无理纠缠，受到惊吓后飞跑回家就发病了。

接着，我就为其针刺足三里、太冲、阳陵泉3穴，并告知（开始暗示）取针后就能走路了。留针30分钟后取针，患者下床便行走自如，自行回家了。

然而，1周之后，该女又一次被其父亲背来（这次只有下肢瘫痪，没有失语），诉："前晚做梦，梦见那个小流氓又来与之纠缠不休，清早起床就不能动了。"我一边为其针灸治疗，一边佯称那个流氓在"五·一"期间作案已被公安拘捕了。她信以为真，十分高兴，从此再未发病。

例2：李某，女，42岁，技术员，湖北省武汉市人。

患者平素心胸狭窄，少言寡语。1986年5月15日，因同子女闹意见，生气后突然不能讲话。心情十分焦急，哭泣不休。先在某医院以地西泮、脑乐静等药物治疗，并针刺哑门穴，未收明显效果（只能发出"咿""呀"之声），乃求治于笔者。经强刺廉泉、合谷二穴，动留针10分钟，并配合语言暗示（告知此病只需针治一次即愈），并问她的针刺感觉，结果，留针中就可以清楚地回答医生的问话，乃欣喜而去。

癔病性失语是一种常见的神经官能症，属中医学"郁证""脏躁"范畴。多由七情致病，并非真正的语言中枢的病变。对于这种情况不加分析就取哑门，既不对症，也不安全。而廉泉配合谷疏调咽喉经气，又具开窍宁神之功。同时寓暗示于治疗之中，故能立竿见影，获桴鼓之效。

例3：赵某，女，72岁，江苏省南京市人。

有高血压病史20余年，1990年10月2日清晨上公共厕所时，遇见一患有"中风后遗症"的老邻居，一瘸一拐的，担心自己也会这样（自我暗示），紧张之感油然而生。数分钟后即感心慌、头痛、头晕，左侧肢体麻木，酸软无力，随即瘫痪于厕，伴口角㖞斜。

家人迅速将其送往江苏省中医院急诊室救治，脑CT显示：左侧丘脑部位有1.31cm×1.31cm的高密度区，诊断为"脑出血"。10月4日病情稳定后以"中风后遗症"收住针灸科病房（抬入）。

首次针灸治疗，取合谷、太冲、足三里、阳陵泉等穴，中强刺激，留针30分钟。在取常规腧穴通经活络、疏调气血的基础上，配合语言暗示。我胸有成竹地告诉老人家："类似你这种情况的病我治得了，都是一针见效的，待一会儿取针后，你也会立即下床走路，而且不久便会恢复正常，放心好了。"

留针过程中，间歇行针3次，取针后下床，果然能在家属"象征性"的搀扶下行走数十米。此例患者因确有轻度脑出血，故住院1周而告痊愈。

例4：患者，女，43岁，公司职员，法国人。

1996年，笔者去法国讲学，其间也从事一些医疗活动。4月16日，该女士突发瘫痪并伴有失语，请笔者诊治。患者的丈夫是一名警官，为其代诉病史。1995年初夏，他们夫妇两人偕同两个儿女外出旅游度假，行车途中发生车祸，其子不幸身亡，其余三人也受了轻伤。夫人悲痛欲绝，并留下了重度的心理恐慌，每每在影视中看到发生车祸的场面，就心惊肉跳，肢体疲软，不能行动，并伴发失语。此次发病，原因如故。

经采用与例1完全相同的针灸治疗方法，配合语言暗示，患者针后即能讲话，行走如常。该患者先后发病数次，每次都是针到病除。失语一症，甚至不用针刺，当患者一看到针具后就能讲话了（条件反射→暗示→自愈）。

其夫请求我说，能否给他几支针，等夫人再发病时拿出来展示一下，让她立即自愈。我笑答："那没有用，因为您不是医生，在患者心目中没有信任度，如果可行的话，您的警棍应该比针更有威力。"这类患者之所以能有如此奇效，有患者对医生医疗行为的高度信赖感在起作用。

综合 4 例患者的发病原因，都与心理因素直接相关。例 1 是受惊吓而发癔瘫、失语；例 2 是生气，暴怒伤及心肝，闭阻清窍而失音；例 3 是担心自己会瘫痪，精神过于紧张的结果；例 4 则是车祸阴影未消，心有余悸而癔病再三复发。

俗话说：解铃还须系铃人，心病还须心药医。4 个病例的针灸治疗，都把心理治疗放在首位。所不同的是，例 3 在心理因素影响下，的确出现了脑出血的实质性病变，故在针灸结合心理治疗取得显著疗效的基础上，仍须继续针灸治疗，直至痊愈。而其余 3 例则纯粹属于一时性精神刺激或不良暗示引起的精神障碍，并无器官性病变可言，所做针灸治疗，也纯粹只是一种暗示形式。凡是暗示得来的病，必能用暗示来治愈，且针到病除，这就是许多癔病患者能一针见效的秘诀所在。

第十三节　震颤麻痹

震颤麻痹又称"帕金森病"，属于中医学"颤证""震颤"的范畴，是一种常见的中枢神经系统变性的锥体外系疾病，以静止性震颤、肌强直、运动徐缓为主要特征。

西医学对未发现任何确切原因的称为"原发性震颤麻痹"，对有确切原因的则称为"继发性震颤麻痹"或"震颤麻痹综合征""帕金森综合征"。原发性震颤麻痹好发于 50 — 60 岁，男多于女，少数人有家族史。继发性震颤麻痹多见于脑炎、动脉硬化、颅脑损伤、基底节肿瘤、甲状旁腺功能减退或基底节钙化、慢性肝脑变性以及一氧化碳或二硫化碳等化学物质中毒等。

中医学很早就对本病有所认识，明代王肯堂《证治准绳·杂病》中的"颤振"载："颤，摇也；振，动也。筋脉约束不住而莫能任持，风之象也……此病壮年鲜有，中年以后乃有之，老年尤多。"其基本病机多由肝肾亏虚、气血不足、脾湿痰浊、阻滞脉络、经筋失养、虚风内动而致。病位在脑，病变脏腑主要在肝，涉及肾、脾，病性属本虚标实。

【临床表现】

起病隐匿缓慢，多数患者在患病 2 年之后方能明确诊断。以震颤、肌强直、运动徐缓为三大主症。

震颤多自一侧上肢手部开始，呈"搓丸样"，情绪激动时加重，肢体运动时减轻，睡眠时消失。肌强直可见全身肌肉紧张度增高，被动运动时呈"铅管样强直"，若同时有震颤则有"齿轮样强直"；面肌强直使表情和眨眼减少，出现"面具脸"；若舌肌、咽喉肌强直，可表现说话缓慢、吐字含糊不清，严重者可出现吞咽困难。运动徐缓表现为随意运动始动困难，动作缓慢和活动减少；一旦起步可表现为"慌张步态"；患者因失去联动动作，行走时双手无前后摆动；坐时不易起立，卧时不易翻身；书写时可出现"写字过小症"。

部分患者有其自主物神经症状，如怕热，大量出汗，皮脂溢出，排尿不畅，顽固性便秘，及直立性低血压等。部分患者还有精神症状，如失眠，情绪抑郁，反应迟钝，智力衰退及痴呆等。

1. 肝肾亏虚　筋脉拘急，肌肉强直，动作笨拙，头及四肢震颤（静止时明显，情绪激动时加剧，随意运动时减轻或消失），头目眩晕，耳鸣，失眠或多梦，腰酸肢软，肢体麻木，舌体瘦，质暗红，脉细弦。

2. 气血不足　筋脉拘急，肌肉强直，运动减少，肢体震颤，四肢乏力，精神倦怠，头晕目眩，面色无华，舌质暗淡，苔白，脉细无力。

3. 痰浊动风　筋脉拘急，肌肉强直，动作困难（震颤时重时轻，常可自我控制），胸脘痞闷，食少腹胀，头晕目眩，舌淡，胖大有齿痕，苔腻，脉弦滑。

【治疗方法】

1. 治则　补益肝肾，益气养血，化痰通络，息风止颤，针灸并用，肝肾亏虚、气血不足用补法，痰浊动风则平补平泻。

2. 处方　百会、四神聪、风池、合谷、太冲、阳陵泉。

3. 方义　本病病位在脑，病脏主要在肝。百会、四神聪均位于巅顶部，通过督脉内入络脑，乃局部取穴以醒脑、宁神、定惊；风池祛风、宁神、定痉；合谷属手阳明，可通经络、行气血；太冲乃肝经原穴，平肝息风，与合谷相配为"四关"穴，通行气血，调和阴阳；肝藏血、主筋，阳陵泉为筋之会穴，可养血柔筋，舒筋通络。诸穴合用，共奏柔肝息风，宁神定颤之效。

4. 加减　肝肾亏虚加肝俞、肾俞、三阴交补益肝肾；气血不足加气海、血海、足三里益气养血；痰浊动风加丰隆、中脘、阴陵泉化痰通络；震颤甚者加大椎，僵直甚加大包、期门以除颤止僵。

5. 操作　各腧穴均常规针刺；四神聪针刺时针尖都朝向百会；震颤甚者大椎深刺，使患者产生触电感向四肢放射为度，有此感觉则迅速出针，不提插、不捻转、不留针；或用三棱针刺大椎，再加拔大玻璃火罐，使之出血少许，每周施术 1 次；僵直甚者大包、期门加灸，每穴灸 10 分钟；百会、大椎二穴若用灸法，应加灸 20 分钟以上，使患者感到艾灸热力达到颅内和穴位深层。

6. 其他疗法

（1）电针：头部穴位针刺后选 2～3 对加用电针，用疏密波中弱刺激 20～30 分钟。

（2）耳针：取皮质下、缘中、神门、枕、颈、肘、腕、指、膝。每次选 2～4 穴，以毫针中度刺激；或加用电针；也可用药丸贴压。

（3）头针：取顶中线、顶颞后斜线、顶旁 1 线、顶旁 2 线。动留针 30 分钟左右。

（4）穴位注射：取天柱、大椎、曲池、手三里、阳陵泉、足三里、三阴交、风池等。每次选用 2～3 穴，用芍药甘草注射液或当归注射液、丹参注射液、黄芪注射液等，也可用脉络宁注射液、注射用水、维生素 B_1 和维生素 B_{12}、10% 葡萄糖注射液或 0.25% 普鲁卡因注射液（使用前先做皮试），每穴注入药液 0.5～2ml。

启才解惑

1. 本病属疑难病，目前尚无特效治疗方法。西药不能阻止病情进展，需要终身服药，药物不良反应非常明显。针灸治疗本病可取得一定疗效，病程短者疗效较好，对僵直症状的改善比对震颤症状的改善明显。

2. 除常规治疗外，应鼓励患者量力活动，并可配合体疗、理疗。晚期患者应加强护理和生活照顾，加强营养，防止并发症，延缓全身衰竭的发生。

3. 原发性震颤麻痹引起脑组织变性的原因尚不清楚，故预防比较困难。一般说来应注意精神调养，保持心情愉快，避免忧思郁怒等不良精神刺激。起居有节，饮食清淡，劳逸适度，适当参加体育锻炼。此外，注意环境保护，避免一氧化碳、锰、汞、氰化物侵害以及抗忧郁剂、利血平等药物的使用，都是必要的。

第十四节　注意力缺陷多动症

注意力缺陷多动症是一种常见的儿童时期神经精神病综合征，习称"小儿多动症"。以多动、注意力不集中、参与事件能力差但智力基本正常为特点。属于中医学脏躁、躁动证的范畴，与健忘、失聪亦有关联。多见于学龄期儿童，男孩多于女孩。预后良好，绝大多数患儿到青春期逐渐好转而痊愈。

本病的发病原因尚不明了，一般认为可能有遗传倾向。还可能与脑损伤诸如早产、中枢神经系统感染、中毒等有关。心理因素可能是诱因。

中医学认为，本病由先天不足、肾精亏虚，心脾两虚、脑髓不充，肝阳上亢、元神受扰而致。

【临床表现】

患儿好动，坐立不安，难以持久地集中注意力，很难有始有终地完成一项任务，易受外来影响而激动，难以控制的活动过多，说话过多，不守纪律，任性冲动，情绪不稳，参与事件能力差，但智能接近正常或完全正常。由于在学习中缺乏必要的注意力而导致学习成绩下降或学习困难，少数人有认知障碍。

1. **肾虚肝亢** 手足多动，动作笨拙，性格暴躁，冲动任性，难以静坐。或五心烦热，盗汗，大便秘结，舌红，苔薄，脉细弦。

2. **心脾两虚** 心神不宁，神疲乏力，形体消瘦或虚胖，多动而不暴躁，言语冒失，做事有始无终，眠差健忘，自汗盗汗，偏食纳少，面色无华，舌淡嫩，苔少或薄白，脉虚弱。

【治疗方法】

1. **治则** 肾虚肝亢者调养肝肾，育阴潜阳，以针为主，平补平泻；心脾两虚者补益心脾，安神定志，针灸并用，补法。

2. **处方** 选穴神门、内关、三阴交、太溪、太冲、四神聪。

3. **方义** 神门为心经原穴，内关为心包之络，合用可宁心镇定安神；三阴交乃脾、肝、肾三经交会穴，合肾经原穴太溪、肝经原穴太冲，调养肝、脾、肾，育阴潜阳；四神聪位于头部，可安神定志，健脑益智。

4. **加减** 肾虚肝亢加肾俞、行间补肾填精，平降肝阳；心脾两虚加心俞、脾俞、足三里益养心脾。

5. **操作** 四神聪分别从4个不同方位刺向百会穴；背俞穴不宜直刺、深刺，以防伤及内脏；其余腧穴常规针刺。

6. **其他疗法**

（1）耳针：取皮质下、心、肾、神门。针刺、埋针或用王不留行籽贴压。每周2次。

（2）头针：取顶颞前斜线、额中线、顶中线、顶旁1线、顶旁2线、颞前线，毫针刺入后，予疏密波电流刺激20分钟。隔日1次。

【验案举例】

姚某，男，11岁，小学生，江苏扬中人。

病史：父母代诉，患儿喜动，尤其是不停地眨眼耸鼻，每日频发不停，尤以吃饭和看电视时为甚，入眠后方终。病程将近1年，曾求治于当地中西医，均认为此非病，乃不良习惯而已，未予治疗。1992年6月由笔者接治。

刻下：患儿面色淡白，双目干涩（患有夜盲症），手脚不停乱动，眨眼耸鼻不止，心烦易怒，烦于回答医者问话，舌淡苔白，脉细而缓。经分析证属肝血不足，脾虚生风。

治疗：印堂、四白、迎香、合谷、太冲五穴，平补平泻手法，留针30分钟，间歇行针2～3次，每日1次。经治2次后，手足乱动和耸鼻次数减少，但眨眼依然。上穴再加风池，续治四次，耸鼻完全控制，眨眼好转。七诊去印堂、迎香，以四白、合谷、太冲加攒竹透丝竹空为第1组穴；风池加肝俞、太溪、三阴交为第2组穴。每日针刺一组，两组交替使用。又经1周治疗之后，手足乱动和眨眼现象也完全消失，终日不发，遂愈。

按：此例患儿手足乱动和眨眼耸鼻并见，病因在血，病机属风。治宜通经络，行气血，祛风止痉。穴取印堂、四白、迎香、攒竹透丝竹空，目的在于疏调眼鼻局部的经络之气。风池为邻近选穴，祛风通络，开窍宁神，对于眼、鼻等五官诸症均有良好的调治作用。合谷配太冲名曰"四关"，所属手阳明、足厥阴二经，皆与眼鼻密切相关，此处寓疏经通络，行气活血，祛风止痉之义。目为肝之窍，靠肝血灌注，赖肾精滋养，故取肝俞养肝，太溪益肾，三阴交调理脾、肝、肾三经气血。既养血制风，又治夜盲，诸穴合用，方奏奇功。

启才解惑

1. 针灸对本病有较好的治疗效果。

2. 在治疗期间，应帮助患儿培养良好的生活习惯，对不良行为要耐心教育，多加关怀和爱护。切忌打骂、歧视和不耐烦，以免患儿自暴自弃。学习困难者应予指导、帮助，做功课可分步逐一完成，成绩有进步就予以表扬、鼓励，不断增强其信心。

第十五节 感冒

感冒是常见的呼吸道疾病，因病情轻重不同而分为伤风、重伤风和时行感冒。四季均可发生，尤以冬、秋两季多发。

中医学认为，本病系感受风邪所致，与人的体质强弱密切相关。常因起居失常、冷暖不调、涉水淋雨、过度疲劳、汗出当风等导致机体抵抗力下降而发病，患有各种慢性病的体弱者则更易罹患。风邪多与寒热暑湿之邪夹杂为患，由皮毛、口鼻侵入，伤及肺卫，出现一系列的肺卫症状。秋冬多风寒，春夏多风热，长夏多暑湿。因患者机体有阴阳偏盛偏衰之别，故感受同一外邪亦有从寒而化和从热而化之分。

【临床表现】

以鼻塞、流涕、咳嗽、头痛、恶寒发热、全身酸楚等为主症。若感邪深重或误治失治，体虚无力抗邪，则时邪病毒可由表入里，产生化火动风，逆传心包等变证。

1. 风寒证 鼻塞，流清涕，咳嗽，痰液清稀，咽喉微痒，打喷嚏，恶寒重，发热轻，无汗，头痛，肢体酸重，口不渴或渴喜热饮，舌苔薄白，脉浮或浮紧。

2. 风热证 鼻塞而干，少涕或流浓涕，咳嗽声重，咯痰色黄而黏，咽喉肿痛，恶寒轻，发热重，有汗热不解，头痛或昏胀，面红目赤，口干渴喜冷饮，尿黄、便干，舌苔薄黄，脉多浮数。

3. 暑湿证 咳声重浊不扬，咯吐白色黏痰，身热不扬，汗出不畅，肢体酸重，头昏重而胀，胸脘痞闷，纳呆，腹胀，大便溏泄，尿少、色黄，舌苔白腻或淡黄腻，脉濡。

【治疗方法】

1. 治则 风寒证祛风散寒，宣肺解表，针灸并用，泻法；风热证疏散风热，清利肺气；暑湿证清暑化湿，疏表和里，均只针不灸，泻法。

2. 处方 选穴风池、大椎、列缺、合谷、外关。

3. 方义 风邪与寒、热、暑湿之邪夹杂伤表，故取风池、大椎、外关疏风祛邪解表；合谷祛风清暑、解表清热，列缺宣肺止咳，二穴相配乃原络配穴之法，加强宣肺解表作用。

4. 加减 风寒证加风门、肺俞祛风散寒；风热证加曲池、尺泽疏散风热；暑湿证加中脘、足三里和中化湿；邪盛体虚加肺俞、足三里扶正祛邪；鼻塞流涕加迎香宣肺通窍；头痛加印堂、太阳祛风止痛；咽喉肿痛加少商清热利咽。

5. 操作 风寒者大椎、风门、肺俞、足三里针灸并用；风热者大椎、少商用三棱针点刺出血；其他腧穴常规针刺。伤风每日1次，重伤风和时行感冒每日1～2次。

6.其他疗法

（1）三棱针：取耳尖、委中、尺泽、太阳、少商。每次选 1 ～ 2 穴，点刺出血。适用于风热证。

（2）拔罐：取肺俞、风门、大椎、身柱。每次选 2 ～ 3 穴，留罐 10 分钟，或于背部膀胱经走罐。适用于风寒证。

（3）耳针：取肺、内鼻、气管、咽喉、额、肾上腺。每次选 2 ～ 3 穴，毫针浅刺，留针 30 分钟；也可用王不留行籽贴压。

（4）穴位注射：选取上述腧穴 3 ～ 4 个，用柴胡、防风、当归、银黄、板蓝根、穿心莲、鱼腥草等中药注射液，或维生素 B_1、维生素 C、人胎盘组织液、维生素 D_2 果糖酸钙注射液，每穴 1 ～ 2ml。每日 1 次。

启才解惑

1. 本病须与流行性脑膜炎、流行性乙型脑炎、流行性腮腺炎等传染病的前驱症状作鉴别诊断。

2. 针灸治疗本病疗效明显，但若出现高热持续不退、咳嗽加剧、咯吐血痰等症时，宜尽快采取综合治疗措施。

3. 感冒流行期间，应保持居室内空气流通，少去公共场所，并可灸大椎、足三里等穴进行预防。

第十六节　咳嗽

咳嗽是肺系疾病的常见病证。"咳"指肺气上逆，有声无痰；"嗽"指咯吐痰液，有痰无声。临床上一般多声痰互见，故并称"咳嗽"。根据发病原因，可分为外感咳嗽和内伤咳嗽两大类。外感咳嗽多属感受外邪引起的急性病证，调治失当可转为慢性咳嗽；内伤咳嗽多为缘于内脏的慢性病证。《内经》："五脏六腑皆令人咳，非独肺也。"以肺、脾、肾的虚证多见或心肝之火伐金伤肺，本虚标实，复感外邪也可急性发作。若迁延不愈，或年老体弱，肺气大伤，则可并发喘息，遂成"咳喘"。常见于西医学的上呼吸道感染，急、慢性支气管炎，支气管扩张等。

外感咳嗽多因风寒、风热、燥热等外邪侵袭所致。外邪入侵，首先犯肺，肺主气，肺失宣肃，津液失于输布，聚而成痰，阻塞气道，引起咳嗽、咯痰。内伤咳嗽因病情迁延日久，多与肺、脾、肾三脏功能失调有关。肺虚则宣降失司，气无所主；脾虚则水湿内停，湿聚成痰；肾虚则摄纳无权，息短气促；若肝火犯肺，肺热伤津，则咳嗽阵作，甚则痰中带血。外感咳嗽多为实证，内伤咳嗽以虚证多见或为本虚标实之证。

【临床表现】

1.外感咳嗽　起病较急，病初干咳，咽喉或痒或痛，数日后咯出少量黏痰或稀痰。可伴有发热、恶寒、流涕、头身酸痛等表证。

（1）风寒束肺：咳嗽白痰，鼻塞流涕，恶寒发热，头痛，全身酸楚，舌淡，苔薄白，脉浮紧。

（2）风热犯肺：咳嗽黄痰，黏稠难以咳出，口干咽痛，头痛身热，舌红，苔薄黄，脉浮数。

（3）燥热伤肺：干咳无痰或痰少而黏，甚则痰中带血，咯痰不爽，鼻燥咽干，胸闷而痛，头痛发热，便干尿赤，舌红少津，脉细数。

2.内伤咳嗽　病程较长，反复咳嗽、咯痰，或伴有喘息。一般秋冬加重，春夏减轻，甚者常年咳嗽不断，发为咳喘重症。

（1）痰湿阻肺：咳嗽痰多，色白呈泡沫状，易于咯出，咳声重浊，胸部满闷或喘促短气，纳呆腹胀，舌淡，苔白腻，脉濡滑。

（2）肺肾阴虚：干咳无痰或少痰，痰黏带血，口干咽燥，五心烦热，潮热盗汗，形体消瘦，舌红，少苔，脉细数。

（3）脾肾阳虚：咳嗽气喘，动则尤甚，痰液清稀，面色淡白，形寒肢冷，或肢体浮肿，小便不利，舌淡，苔薄白微腻，脉沉细。

（4）火热灼肺：咳嗽气逆，阵阵而作，痰少而黏，咯吐不易，甚则痰中带血，胁肋胀痛，咽喉干痒，目赤口苦，便秘尿赤，舌边及舌尖红，苔薄黄，脉弦数。

【治疗方法】

1. 治则　外感咳嗽宣通肺气，驱邪止咳，以针刺为主（风寒加灸），泻法；内伤咳嗽调理脏腑功能，补肺、健脾、益肾、清肝，化痰止咳；痰湿阻肺者针灸并用，泻法；脾肾阳虚者针灸并用，补法；肺肾阴虚者只针不灸，平补平泻；肝火灼肺者只针不灸，泻法。

2. 处方　以手太阴肺经腧穴和肺的俞、募穴为主。选穴中府、身柱、肺俞、列缺、太渊。

3. 方义　咳嗽病变在肺，按俞募配穴法取肺俞、中府调理肺脏气机，宣肺化痰；身柱位于两肺（俞）之间，宣肺止咳，功同肺俞；列缺为手太阴络穴，配肺俞可宣通肺气；太渊为肺经原穴，配肺俞可宣肺化痰。诸穴合用，可收祛邪化痰、宣肺止咳之功。

4. 加减　风寒束肺加风门祛风宣肺；风热犯肺加大椎、曲池、尺泽祛风清热；燥热伤肺加太溪、照海润燥止咳；痰湿阻肺加中脘、丰隆化痰止咳；火热灼肺加行间、少府或劳宫、鱼际泻火清肺；肺肾阴虚加肾俞、膏肓、太溪滋阴降火；脾肾阳虚加脾俞、肾俞、关元、足三里培补脾肾；胸痛加膻中宽胸理气；胁痛加阳陵泉疏利少阳；咽喉干痒加照海滋阴利咽；痰中带血加孔最清肺止血；盗汗加阴郄滋阴敛汗；肢体浮肿，小便不利加阴陵泉、三阴交健脾利湿。

5. 操作　虚寒宜灸罐，补法（指压、按摩力轻）；实热宜针刮，泻法（重刮、刺血）；针刺太渊注意避开桡动脉；中府、风门、肺俞、脾俞、肾俞等穴不可直刺、深刺，以免伤及内脏；其他腧穴常规操作。外感咳嗽者每日治疗1～2次，内伤咳嗽者每日或隔日治疗1次。

6. 其他疗法

（1）皮肤针：取项后、背部第1胸椎至第2腰椎两侧足太阳膀胱经、颈前喉结两侧足阳明胃经。外感咳嗽者叩至皮肤隐隐出血，每日1～2次；内伤咳嗽者叩至皮肤潮红，每日或隔日1次。

（2）拔罐：取肺俞、风门、膏肓等穴。留罐10～15分钟，适用于外感风寒咳嗽者。

（3）穴位贴敷：取肺俞、膏肓、大椎、大杼、身柱、定喘、天突、中府、膻中。用白芥子、甘遂、细辛、延胡索、肉桂、南星等制成膏药，每次贴敷3～4穴，3日换药1次。适用于内伤咳嗽者。

（4）耳针：取肺、脾、肾、气管、神门、肾上腺、皮质下。每次选2～3穴，毫针针刺，外感咳嗽者用强刺激；内伤咳嗽者用中等刺激；动留针30分钟。也可用王不留行籽贴压。

（5）电针：按针灸处方或加减每次选2～3对穴，针刺得气后接电针仪，用疏密波、较快频率中度刺激20～30分钟。外感咳嗽者每日治疗1～2次，内伤咳嗽者每日或隔日治疗1次。

（6）穴位注射：取肺俞、天突、定喘、第1～7胸椎夹脊。每次选2～3穴。外感咳嗽者选用青霉素、链霉素等抗生素，每次治疗剂量不超过肌内注射量的1/5～1/2，并做皮试；也可选用板蓝根、鱼腥草注射液；内伤咳嗽者可用复方当归注射液、黄芪注射液、人胎盘组织液，按4：2：1的比例混合后注射。每穴0.5～1ml。外感咳嗽者每日或隔日1次；内伤咳嗽者每隔3日1次。

【验案举例】

曹某，女，58岁。有慢性支气管炎病史10余年，每遇天冷即频作咳喘。白天咳嗽较轻，尚能忍受，夜间阵咳加剧，无法入眠。咳喘发作时，喉中痰鸣，咳痰浓稠量多，双肺下部听诊可闻及哮鸣音和少许湿性啰音。先后服用大量中西药物，证情未减，患者要求针灸治疗。先针天突穴，强刺泻法不留针，后取双侧肺俞、定喘穴，轻刺补法，留针 30 分钟。针治 1 次后，当夜咳喘大减。续治 3 次，咳喘即平。（南京中医药大学王启才医案）

启才解惑

1. 内伤咳嗽病程较长，易反复发作，应坚持长期治疗。急性发作时宜标本兼顾；缓解期须从调整肺、脾、肾三脏功能入手，重在治本。

2. 本病若出现高热、咯吐脓痰、胸闷喘促气短等重症时，应采用综合治疗措施。

3. 感冒流行期间应减少外出，避免因感冒诱发本病。咳嗽发作时应注意休息，谨防病情加重或演变为肺结核病。

4. 平时注意锻炼身体，增强体质，提高机体防御疾病的能力及对寒冷环境的适应能力。

第十七节　百日咳

百日咳又称"顿咳""疫咳""天哮"，民间俗称"鸬鹚咳"，是以小儿阵发性痉挛咳嗽、咳后出现特殊的吸气性吼声为临床特征的一种病证。本病相当于西医学中的百日咳综合征。四季均可发病，但以冬、春季节为多。患病年龄以学龄儿童为主，年龄越小其病情和伴发症状越重（由于计划免疫工作的开展，现在本病已明显减少）。病程较长，往往迁延 2～3 个月之久。

中医学认为，本病主要由外感风寒或风热时邪，痰浊内伏，阻于气道，肺气失宣，上逆喉间而致。若痉咳日久，进一步伤及肺脾，则导致肺阴不足、脾胃虚弱。

【临床表现】

以阵发性痉挛咳嗽、咳后出现特殊的吸气性吼声（鸡鸣样回声）为主症。

1. **初咳期**　有类似感冒的症候群，如咳嗽、流涕、喷嚏、轻度恶寒发热等。偏风寒者痰稀色白，苔薄白，脉浮紧；偏风热者痰黄稠不易咳出，咽红，苔薄黄，脉浮数。两天左右症状大多逐渐好转，咳嗽却日渐加剧。此期可持续 1～2 周。

2. **痉咳期**　咳嗽阵作，日轻夜重，咳时连续几十声而无吸气间隙。患儿常面红耳赤，泪涕交流，弯腰捧腹，两手紧握；继之咳嗽暂停，得以深长吸气，喉间发出一种类似鸡啼的吼鸣声；紧接着又是一阵阵剧烈咳嗽。如此反复多次，直至咳出大量痰涎或吐出胃内容物，痉咳才得以暂时缓解。每日痉咳可达十多次或数十次。部分病例可见眼胞浮肿，眼结膜下出血，鼻腔出血，痰中带血，舌下肿胀、溃疡。少数重症患儿可出现昏迷、抽搐。舌红、苔黄腻，脉滑数。此期可持续 2～6 周。

3. **恢复期**　咳嗽渐轻，咳声无力；脾气虚者形体虚弱，神疲乏力，面色淡白虚浮，气短声怯，痰稀而少，纳差便溏，舌淡、少苔，脉细弱；肺阴虚者干咳无痰，心烦不眠，两颧发红，盗汗，手足心热，舌红、少苔，脉细数无力。此期可持续 2～3 周。

【治疗方法】

1. **治则**　初咳期宣肺解表，镇咳化痰，针用泻法，风寒证加灸；痉咳期清热化痰，宣肺镇咳，只针不灸，泻法；恢复期健脾益肺，生化气血，针灸并用，补法。

2. **处方**　选穴身柱、肺俞、列缺、丰隆。

3. **方义**　肺俞宣发肺卫，解表止咳；身柱位于两肺（俞）之间，宣肺止咳，功同肺俞；列缺为肺经之络穴，可疏风解表，宣肺止咳；丰隆健脾、化痰、止咳。

4. 加减　初咳期加合谷、外关宣肺解表；痉咳期加天突、孔最利咽镇咳；恢复期加太渊、太白、脾俞、足三里补益肺脾之气；痰中带血加鱼际、孔最、膈俞清热止血；咳吐频繁加内关、内庭镇咳止吐；形体虚弱加气海、膏肓、足三里补气养血。

5. 操作　背部腧穴宜斜刺、浅刺，以防伤及内脏；天突沿胸骨后斜刺 1 ～ 1.5 寸，切勿进针过深或向两旁斜刺；其他穴位常规针刺。

6. 其他疗法

（1）皮肤针：取天突、膻中、风门、肺俞、丰隆、足三里、肺经太渊至尺泽及第 1 ～ 4 胸椎夹脊穴，叩刺至局部潮红或轻度渗血为度。每日 1 次。

（2）三棱针：取身柱穴，用三棱针挑刺出血，然后用小口径火罐吸拔 5 ～ 10 分钟。隔日治疗 1 次。

（3）拔罐：取膻中、身柱、风门、肺俞、脾俞、膏肓等穴。用小罐吸拔。每日 1 次。

（4）耳针：取肺、气管、神门、交感、对屏尖。每次选 2 ～ 3 穴，毫针中等刺激，不留针；或用王不留行籽贴压，两耳交替。

（5）穴位注射：取肺俞、身柱、大杼。用 0.25% 普鲁卡因注射液 2ml、链霉素 25 ～ 50mg（以注射用水化成 0.5ml）、小檗碱（黄连素）注射液（用量为 1 － 3 岁每穴 1ml，3 － 5 岁每穴 1.5ml，5 － 7 岁每穴 2ml），每穴注入 0.5 ～ 1ml。每日 1 次。

【验案举例】

2005 年上半年，一位跟我学习针灸的学生带来一个 5 岁的日本小华侨。孩子咳嗽已经将近 3 个月，在日本诊为"百日咳"。即采用过药物治疗，也找过日本的针灸医生治疗，都不见效果。这次母亲有事回国就将孩子带回来，想请正宗的中国针灸医生治治看。孩子形体瘦弱，面色淡白，气短声怯，咳声无力，痰稀而少，似为本病的恢复期。首次治疗我只在孩子的大椎、身柱、肺俞穴上拔了 3 个玻璃火罐，每穴 10 分钟。治疗后病情就好转一大半，2 次就基本痊愈了。

启才解惑

1. 针灸对本病有一定的镇咳效果，但重症或伴发肺炎者应用中西药物综合施治。

2. 痉咳期应注意防止黏痰难以咳出而造成呼吸困难。

3. 本病具有较强的传染性，治疗期间应隔离患儿。注意室内通风，保持空气清新。

第十八节　哮喘

哮喘是一种以发作性喉中哮鸣、呼吸困难、甚则喘息不得平卧为特点的过敏性病证（常见过敏原有植物花粉、动物皮毛、烟酒鱼虾、部分抗生素药物、自然界烟尘、日用品油漆涂料等），常见于现代医学的支气管哮喘、喘息性支气管炎和阻塞性肺气肿等疾病。"哮"为喉中痰鸣有声，"喘"为气短不足以息。本病可发生于任何年龄和任何季节，尤以寒冷季节和气候骤变时多发。

中医学认为，本病主要因痰饮伏肺而引发。外感风寒或风热，吸入花粉、烟尘等可致肺失宣肃而凝津成痰；饮食不当，脾运失健则聚湿生痰；每当气候突变、情志失调、过分劳累、食入海腥发物等而触引内伏之痰饮，痰随气升，气与痰结，壅塞气道，肺气上逆而发为哮喘。病初在肺，多属实证；若反复发作，则致脾、肺、肾、心诸脏俱虚。脾虚则运化失常，酿生痰浊；肺虚则气无所主，短气喘促；肾虚则摄纳无权，动则喘甚；心虚则脉动无力，唇甲青紫，汗出肢冷，甚则出现神昏、烦躁等危候。

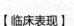
【临床表现】

多数患者在发作前会出现鼻咽发痒，咳嗽，喷嚏，胸闷等先兆症状。典型发作时突感胸闷，呼吸困难，喉中哮鸣，呼气延长数倍于吸气时间，不得平卧，烦躁，汗出，甚则发绀。发作可持续数分钟、数小时或更长时间（哮喘发作持续 24 小时以上称为"哮喘持续状态"）。发作将停时，常咳出较多稀薄痰液，随之气促减轻，哮喘缓解。

发作时胸部多较饱满，叩诊呈过度反响，听诊两肺布满哮鸣音。

1. 寒饮伏肺 遇寒触发，胸膈满闷，呼吸急促，喉中痰鸣，咯痰稀白，初起多兼恶寒发热，头痛无汗，鼻流清涕，舌淡，苔白滑，脉浮紧。

2. 痰热壅肺 喘急胸闷，喉中哮鸣，声高息涌，痰黄质稠，咯吐不爽，发热口渴，舌红，苔黄腻，脉滑数。

3. 肺脾气虚 咳喘气短，动则加剧，咳声低怯，痰液清稀，畏风自汗，神疲倦怠，食少便溏，舌淡，苔薄白，脉濡细。

4. 肺肾阴虚 短气而喘，咳嗽痰少，头晕耳鸣，腰膝酸软，潮热盗汗，舌红，少苔，脉细数。

5. 心肾阳虚 喘促短气，呼多吸少，气不得续，畏寒肢冷，尿少浮肿，甚则喘急烦躁，心悸神昏，冷汗淋漓，唇甲青紫，舌质紫暗或有瘀点瘀斑，苔薄白，脉沉细或微弱而结代。

【治疗方法】

1. 治则 寒饮伏肺者温肺散寒，止哮平喘，针灸并用，泻法；痰热壅肺者清热润肺，化痰平喘，只针不灸，泻法；肺肾阴虚者滋阴润肺，平降喘逆，多针少灸，补法或平补平泻；肺脾气虚者培土生金，扶正固本；心肾阳虚者益心肾，温阳平喘；均针灸并用，补法。

2. 处方 以手太阴肺经腧穴和肺的俞募穴为主。选穴天突、膻中、中府、定喘、肺俞、孔最。

3. 方义 天突降逆顺气，祛痰利肺；膻中为气之会穴，宽胸理气，舒展气机；痰饮伏肺，壅塞气道，肺气上逆，发为哮喘。取肺之俞募穴肺俞、中府调理肺脏功能，止哮平喘；定喘为止哮平喘之经验效穴；孔最为肺经郄穴，主急性发作性病证，肃肺化痰、降逆平喘。诸穴合用可收降气化痰，止哮平喘之功。

4. 加减 寒饮伏肺加风门、太渊疏风宣肺；痰多加丰隆化痰平喘；痰热壅肺加大椎、曲池、太白清化痰热；肺脾气虚加脾俞、足三里培土生金；肺肾阴虚加肾俞、关元、太溪滋肾益肺；心肾阳虚加心俞、肾俞、气海、关元、内关补益心气，振奋元阳；潮热盗汗加阴郄、复溜滋阴敛汗。

5. 操作 风门、肺俞、脾俞、肾俞、心俞等穴不可直刺、深刺，以免伤及内脏；心肾阳虚加灸气海、关元；其他腧穴常规针刺；顽固性哮喘可施行瘢痕灸。严重发作者每日针治 2 次或数次，缓解期每隔 1～2 日治疗 1 次。

6. 其他疗法

（1）皮肤针：取两侧胸锁乳突肌、足太阳膀胱经第 7 颈椎至第 2 腰椎旁开 1.5 寸处、手太阴肺经。鱼际至尺泽穴每个部位循序叩刺，以皮肤潮红或微渗血为度。适用于发作期。

（2）穴位贴敷：取肺俞、膏肓、膻中、脾俞、肾俞。用白芥子、甘遂、细辛、肉桂、天南星等药制成膏药，在"三伏"期间贴敷。适用于缓解期。

（3）耳针：取对屏尖、肾上腺、气管、肺、皮质下、交感。每次选 3 穴，毫针强刺激，留针 30 分钟。发作期每日治疗 1～2 次，缓解期用弱刺激，每周治疗 2 次。

（4）电针：按针刺处方每次选 2～3 对穴，针刺得气后接电针仪，用疏密波刺激 30～40 分钟，哮喘持续者可适当延长刺激时间。多用于发作期。

（5）穴位注射：急性发作期选用 0.1％肾上腺素注射液，每穴注入 0.2ml，每日 1 次；或用地塞米松 5mg（1ml）加普鲁卡因或山莨菪碱注射液 2mg（2ml）混合，每穴注入 0.5～1ml，每日 1 次；缓

解期用维生素 D_2 果糖酸钙注射液、人胎盘组织液与黄芪注射液按 1∶2 比例混合，每穴注入 0.5～1ml，每周 2～3 次。

【验案举例】

家母，年逾古稀，患支气管哮喘十余年，并有高血压心脏病史。1979 年春节前夕因受厨房油烟的刺激，导致哮喘急性发作。症见呼吸困难，喉中痰鸣，张口抬肩，不能平卧，口唇青紫，缺氧现象极为严重，家人皆惊慌失措。当时，余正探亲在家，查体：两肺布满哮鸣音，苔薄白，脉濡缓。迅速以针刺急救，取孔最、内关、天突、定喘四穴，中等刺激，持续行针。5～10 分钟，哮喘平息，化险为夷。（南京中医药大学王启才医案）

启才解惑

1. 针灸治疗哮喘有较好的效果，在急性发作期以控制症状为主；在缓解期以扶助正气、提高抗病能力、控制或延缓急性发作为主。

2. 哮喘发作持续 24 小时以上，或经针灸治疗 12 小时以上仍未能控制者，易导致严重缺氧、酸碱平衡破坏及电解质紊乱，出现呼吸、循环衰竭，宜采取综合治疗措施。

3. 在缓解期间，可用艾条灸风门、肺俞、膏肓、脾俞、肾俞、关元、气海、足三里等穴。每次选用 3～5 穴，灸至皮肤潮红为度。每日 1 次，连续灸治 3～6 个月，常有较好的防治作用。

4. 平时积极锻炼身体，增强体质，提高抗病能力。认真查找过敏原，避免接触而诱发。防寒保暖，力戒烟酒，不吃或少食肥甘厚腻之品及海腥发物。

第十九节　肺结核

肺结核是由结核杆菌引起的慢性呼吸道传染病。以咳嗽、咯血、潮热、盗汗、胸痛、消瘦等为主要特征。临床上分为原发性和继发性两大类。人群普遍易感，好发于严重感染结核杆菌而又抵抗力低下者。自然感染或接种卡介苗而产生特异性免疫力者，对本病有很强的免疫力。本病最主要的传染源为长期排菌的慢性纤维空洞型肺结核患者，绝大多数通过呼吸道传播。结核杆菌在体内引起炎症，具有渗出、变性和增生的病理变化，三种病变可先后发生，同时存在，往往以一种病变为主。结核结节和干酪样坏死是本病最显著的病理特征。

本病属于中医"肺痨"范畴。其发病之因，一为外感痨虫，一为内伤体虚。正气不足，以致痨虫侵入体内而直伤肺阴，肺失清肃，出现咳嗽、吐痰、气喘、胸痛，如损伤肺络，则见咯血，肺阴既伤，内热即起，故潮热不休，肺伤则皮毛不固，内热蒸腾，发为盗汗。若正气强盛，则可抵御痨虫，使病变限于肺脏，并逐渐好转；若正气日虚，则由肺累及脾肾，终致三脏皆虚，出现短气、喘息、浮肿等阴损及阳之候。

【临床表现】

全身症状主要为午后低热，乏力，食欲缺乏，体重减轻，盗汗等。当肺部病灶急剧进展播散时，可有高热，女性可出现月经不调或闭经。

呼吸系统症状表现为干咳或有少量痰液，继发感染时有黏痰或脓痰。约 1/3 患者咯血，大咯血时可发生休克，有时血块阻塞大气道，引起窒息。炎症波及壁层胸膜时可有胸痛。慢性重症肺结核时，可出现渐进性呼吸困难，甚则发绀。并发气胸或胸腔大量积液时，可突然发生呼吸困难。

1. **肺阴亏虚** 干咳少痰，咳声短促，咯血或痰中带血丝，午后手足心热，胸闷并隐隐作痛，咽干舌燥，盗汗，疲乏，舌质红，少苔，脉细数。

2. **肺脾气虚** 咳嗽痰多，痰液清稀或夹少量血丝，午后低热，自汗或盗汗，食少，肠鸣，便溏，腹胀，神疲，面色㿠白，舌淡，少苔，脉虚大无力。

3. **肺肾亏虚** 呛咳气急，痰少质黏，咯吐鲜血，胸痛，午后潮热，盗汗，颧红，心烦口渴，心悸，失眠，消瘦，男子梦遗滑精，女子经闭，舌质红绛，苔光剥，脉沉细而数。

4. **阴阳俱虚** 喘息气促，痰呈泡沫状或带血，自汗畏寒，声音嘶哑，形体消瘦或面浮脚肿，便溏泄泻，舌淡少津，苔光剥，脉虚无力。

【治疗方法】

1. **治则** 肺阴亏虚者滋阴润肺，只针不灸或多针少灸，平补平泻；脾肺气虚者补益脾肺之气，针灸并用，补法；肺肾亏虚者滋补肺肾，针灸并用，补法；阴损及阳者温阳补气滋阴，针灸并用，补法。

2. **处方** 肺俞、膏肓、大椎、足三里、结核穴（第7颈椎棘突下旁开3.5寸）。

3. **方义** 病位主在肺脏，取肺俞直达巢穴以撼其根；肺痨缠绵难愈，非膏肓难以起沉疴痼疾；大椎通达诸阳，且善治骨蒸潮热；足三里补气健脾、培土生金。四穴合用，意在治本；结核穴为治痨之经验效穴。本方旨在标本兼治，诸穴共奏扶正固本、驱邪治痨之功。

4. **加减** 肺阴亏虚加中府、太渊、尺泽滋阴润肺；脾肺气虚加脾俞、天突、中脘补益脾肺之气；肺肾亏虚加肾俞、肝俞、三阴交、太溪滋补肺肾之阴；阴损及阳加关元、神阙、气海、太溪补气温阳滋阴；痰多加丰隆运化痰浊；咯血加孔最、鱼际滋阴清热凉血；胸痛加内关、阿是穴宽胸理气；潮热加鱼际、复溜滋阴清热；盗汗加阴郄滋阴敛汗；便溏加命门、气海温肾暖土；心烦不寐加神门清心安神；遗精滑泄加精宫、关元固摄精关；经闭加关元、血海补气益血调经；喘息加气海、膻中补气利肺。

5. **操作** 肺俞、膏肓、结核穴、中府、肝俞、脾俞、天突等穴不可直刺、深刺，以免伤及重要脏器；神阙只灸不针；脾肺气虚者选脾俞、中脘加灸；阴损及阳者选关元、神阙、气海，加灸；便溏者选命门、气海，加灸；滑泄者选精宫、关元，加灸；喘息者选气海，加灸；其他腧穴常规针刺。脾肺气虚、阴损及阳者可施行瘢痕灸。1～3日治疗1次。

6. **其他疗法**

（1）耳针：取肺、脾、肾、内分泌、神门。每次选2～3穴，毫针用中等刺激，留针30分钟。2～3日1次；也可用王不留行籽贴压，2～3日更换1次；或用0.25%普鲁卡因0.1ml加链霉素10mg或异烟肼5～10mg，选择耳穴敏感点缓慢注入，每日1次。

（2）穴位注射：取中府、肺俞、结核穴、膏肓、脾俞、肾俞、足三里、三阴交，每次选2～3穴。用维生素B_1 100mg或链霉素200mg注射。每日1次。

启才解惑

1. 本病初期和病情较轻者，可单独使用针灸治疗。若见病情复杂、症状严重、全身衰弱明显和并发症等，应与其他疗法同用。

2. 结核活动期应卧床休息，保持充足的阳光和新鲜的空气。注意防寒保暖，切忌疲劳，戒除烟酒，饮食应富有营养而易于消化。

3. 对痰结核杆菌阳性患者应适当隔离，定期进行胸部X线检查，早期发现，早期治疗。

4. 禁止随地吐痰，对患者的痰液及污物须正确处理和消毒。提高生活水平，增强体质，改善卫生环境，接种卡介苗并注意及时复种有助于预防本病。

第二十节　心律失常

心律失常是指心搏频率与节律的异常。按心率的快慢，可分为心动过速和心动过缓两种情况。临床以胸闷、心慌、头晕甚至突然心脏停搏为特征。本病属中医学"惊悸""怔忡"的范畴。

中医学认为，本病病位在心，与肝、胆、脾、胃、肾诸脏腑密切相关。主要由于体质素虚、情志内伤和外邪侵袭。若体质素虚或久病体虚，思虑过度，劳伤心脾，致气血两亏，心失所养；久病之后，阳气虚衰，心阳不振，致心脉受阻，血行不畅；若饮食所伤，痰湿内生，郁而化火，痰火互结，上扰心神；寒邪侵袭，心脉痹阻，气血运行不畅，心失所养；脾肾阳虚，不能温化水液而停聚成饮，上凌于心均可导致心律失常。

【临床表现】

以胸闷、心慌、头晕甚至突然心脏停搏为主症。

1. **心血不足**　心慌，头晕目眩，面色不华，倦怠乏力，胃纳欠佳，腹胀，舌淡，脉细弱。

2. **心脉瘀阻**　心慌不安，胸闷不舒，心痛时作，疼痛部位较固定，或见唇甲青紫，舌质紫暗或有瘀斑，脉涩或结代。

3. **痰热上扰**　心慌气短，胸闷胀满，烦躁易怒，口干欲饮但饮而不多，大便干，小便赤，舌红，舌苔黄腻，脉滑数。

4. **脾肾阳虚**　心慌，喘咳不能平卧，形寒肢冷，下肢浮肿，纳差，小便清长或不利，舌淡，苔白，脉沉缓。

心电图检查可以明确诊断。

【治疗方法】

1. **治则**　心血不足、脾肾阳虚者滋养心血、温补脾肾，针灸并用，补法；心脉瘀阻、痰热上扰者活血祛瘀、化痰通络，以针刺为主（心血瘀阻可灸），泻法。

2. **处方**　以任脉、心和心包相应俞、募穴为主。选穴膻中、巨阙、心俞、厥阴俞、神门、内关、足三里。

3. **方义**　心律失常病位在心，故取心经和心包经之神门、内关穴补养心血，通利血脉；膻中、巨阙、心俞、厥阴俞分别为心和心包的俞募穴，加强养心通脉作用；足三里健脾和胃，以资气血生化之源。

4. **加减**　心血不足加膈俞、膏肓；心脉瘀阻加膈郄、膈俞；痰热上扰者加丰隆、阴陵泉；脾肾阳虚加脾俞、肾俞；头晕目眩者加百会、太阳；失眠健忘者加安眠、悬钟。

5. **操作**　诸穴按常规针刺，刺激不宜过强；巨阙、心俞、厥阴俞不宜直刺、深刺，以免伤及内脏。

6. **其他治法**

（1）耳针：取心、皮质下、交感、神门。毫针轻刺激；也可用埋针或药丸按压法。

（2）穴位注射：取内关、心俞、厥阴俞。用当归或丹参注射液，神门、内关注入 0.5ml，其他穴位注入 1～2ml。每日 1 次。

启才解惑

1. 针灸治疗心律失常有较好的疗效，不仅对控制症状有效，而且对引起心律失常的疾病有一定调整和治疗作用，对冲动起源失常的疗效优于冲动传导障碍者，以窦性心动过速疗效最好。

2. 轻症患者，可做适当的体力活动，以不感觉劳累为度。应避免剧烈活动及强体力活动。重症患者，平时即觉心慌、气短甚至面目浮肿、脉象结代，则应卧床休息。

3. 保持心情愉快，避免情志内伤，减少发病。注意寒暑变化，避免外邪侵袭，防止感受风、寒、湿、热等外邪而发病或使病情加重。饮食有节，起居有常，注意劳逸结合。

第二十一节　心悸

心悸，又名"惊悸""怔忡"，是指心跳异常、自觉心慌不安的病证。多见于西医心神经官能症、风湿性心脏病、冠状动脉硬化性心脏病、肺源性心脏病、贫血、甲状腺功能亢进症等。

中医学认为，本病的病位在心，无论是心脏本身的原因如心气不足、心血亏虚、心阳不振，还是其他脏腑的病变影响到心脏，均可使心失濡养或心脉痹阻而导致心悸。

【临床表现】

自觉心动异常，或快速，或缓慢，或跳动过重，或忽跳忽止，呈阵发性或持续不解，神情紧张，心慌不安。可伴有头晕、胸闷不适、心烦不寐、颤抖乏力等。中老年患者，还可伴有心胸疼痛、喘促不安、汗出肢冷、晕厥。脉象可见数、促、结、代、缓、迟等。常因情志刺激、惊恐、紧张、劳倦、饮酒等因素诱发。

血常规、血沉、抗"O"（抗溶血性链球菌素O）、T_3（血总三碘甲状腺原氨酸）、T_4（血总甲状腺素）及心电图、X线、血压等检查有助于明确诊断。

1. **心阳不振**　心悸动则为甚，头晕，面色苍白，胸闷气短，畏寒肢冷，舌胖大而淡，苔白，脉沉细迟或结代。

2. **心胆气虚**　心悸常因惊恐而发，气短自汗，神倦乏力，少寐多梦，舌淡，苔薄白，脉细弦。

3. **心脾两虚**　心悸不安，失眠健忘，面色淡白，头晕乏力，胸闷气短，自汗，纳差，舌淡，苔薄白，脉弱无力。

4. **阴虚火旺**　心悸不宁，思虑劳心尤甚，五心烦热，少寐多梦，头晕目眩，耳鸣，口干，面颊烘热，舌质红，苔薄黄，脉细弦数。

5. **心脉瘀阻**　心悸怔忡，胸闷心痛阵发，或面唇紫暗，舌有紫气或见瘀斑，脉细涩或结代。

6. **水气凌心**　心悸怔忡不已，胸闷气喘，不能平卧，咳吐大量泡沫痰涎，面浮足肿，尿少，苔白腻或白滑，脉弦滑数疾。

【治疗方法】

1. **治则**　养心安神，宁心定悸，针灸并用，补法（阴虚火旺者只针不灸，平补平泻）。

2. **处方**　以心经、心包经和相应俞募穴为主。选穴巨阙、膻中、心俞、厥阴俞、内关、神门、通里。

3. **方义**　神门为心经原穴，宁心安神以定惊悸；内关为心包经之络穴，通里为心经之络穴，功在宁心通络，安神定悸；心俞、厥阴俞、巨阙、膻中分别为心和心包之俞穴、募穴，两对俞募配穴，调补心气以定悸。

4. **加减**　心阳不振加关元、足三里振奋心阳；心虚胆怯加百会、胆俞补心壮胆；心脾两虚加脾俞、足三里益气心脾；阴虚火旺加劳宫、太溪滋阴降火；心血瘀阻加曲泽、膈俞活血化瘀；水气凌心加水分、阴陵泉行水降逆、宁心定悸。

5. **操作**　所有腧穴常规针刺；背部穴位应当注意针刺的角度、方向和深度。急性发作可用泻法，留针30～60分钟，以症状消失或减缓为度。

6. **其他疗法**

（1）皮肤针：取气管两侧、下颌部、后颈、骶部以及内关、膻中、三阴交、人迎，中度刺激至局部出现红晕略有出血点为度。发作时可每日治疗2次。

（2）耳针：取心、交感、神门、皮质下、小肠。毫针轻刺激，留针中行针2～3次。也可施行药丸按压。

（3）穴位注射：按常规选穴，用当归、（复方）丹参注射液或维生素B_1、维生素B_{12}、去氧肾上腺素注射液10mg，每穴注射0.5ml。隔日1次。

【验案举例】

例1：患者，男，52岁。两年前胸闷、气短、心慌、心动过速。在天津胸科医院急诊治疗诊断为"心梗"，进行了搭桥手术，但术后患者的症状并没有得到改变，走不了100步就仰头喘气，每天必须服用美托洛尔（倍他乐克）才行。半个月前经友人介绍前来调理，诉：主观感觉左胸部存在粘连，检查脊柱第3～5椎有点错位，经复位后患者起来感觉症状消失。布卦思路：乾坎调理脊柱督脉和膀胱经，同时补其肾气培元固本；艮卦调理脾胃，同时还可以补肺益气；肺经和膀胱经又是别通关系，所以也能同时调理膀胱经脉；巽卦可以舒筋活血调理神经，离卦可以调理心脏血液颈椎，离为火，有软筋暖肉的功效；内关通其气血调理心脏（图9-1和图9-2）。后又调理7次加以巩固，患者非常高兴，连说易法手针太神奇啦。（河北石家庄周月谦中医师医案）

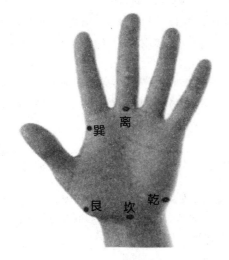

图9-1　八卦手针点

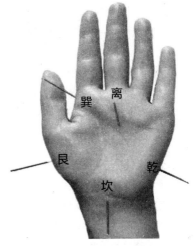

图9-2　八卦手针刺法

例2：肖某，男，63岁，炊事员，2020年11月9日诊治。

病史：患者有轻度高血压病史，平时一直是靠服用西药稳定。近一周来不明原因出现胸闷、憋气、腰背强痛，常叹气不已。血压：122/84mmHg，心率110次/分。舌红绛，苔黄，脉细涩。

诊断：中医辨证：心悸（气滞血瘀型）。

西医诊断：阵发性心动过速。

治疗：①背部心肺段夹脊穴（双侧）拔罐（闪罐加走罐）20分钟；②针刺双侧内关穴、劳宫穴，得气后留针15分钟。

出针后，患者顿感胸部豁然开朗，呼吸舒畅。再次检测心率79次/分，立即拿出手机拍下血压计上测定的心率数据告知夫人，针刺减缓心率的时间超过了维拉帕米，甚是欢喜。（澳门弟子肖健添医师医案）

例3：耿某，女，50岁，浙江人，教师，2020年12月10日诊治。

主诉：头晕伴步态不稳3年，加重1年。

病史：10年前因爱子早逝，悲痛万分，精神、心理刺激过大，至更年期病情加重。经常感觉胸闷、心慌、胆怯，不能单独行走，行走需拄拐并由丈夫搀扶，行走20～50米，疾病便会发作，出现恶心、呕吐、眩晕、自汗或冷汗淋漓，不能说话，甚至休克，需原地坐下休息，方可缓解。三年来，曾多次到医院抢救。

查体：舌尖左偏、舌质淡白，六脉沉细，左寸关尤甚。

诊断：中医辨证：心悸（心阳虚）。

西医诊断：脑梗死后遗症、混合型颈椎病、更年期综合征。

治疗方法如下。

（1）针灸：①针刺取印堂、上星透百会、神门、内关、合谷、足三里、复溜，复溜用补法，其他穴均平补平泻，留针 30 分钟。每日 1 次。②隔姜灸百会、关元各 20 分钟。每日 1 次。

（2）中药：桂枝、柴胡、天麻、太子参、炙甘草各 15g，黄芪、生牡蛎、浮小麦各 30g，龙骨 20g，郁金、合欢皮各 10g。水煎早晚温服，每日 1 剂，连服 5 剂。

二诊：眩晕、恶心症状大有好转，乏力明显改善，可独立慢步而行。药方加减：炙黄芪、太子参、浮小麦、鸡血藤各 30g，白芍、牡蛎、山茱萸、麸炒山药各 15g，怀牛膝、酒升麻、醋北柴胡、炙甘草各 10g，砂仁 4g。水煎，后加阿胶、鹿角胶各 6g（烊化），早晚温服，每日 1 剂。

三诊：病情进一步好转。药方加减：黄芪、浮小麦各 30g，当归、赤芍、牡蛎、山茱萸、麸炒山药、醋北柴胡各 15g，桂枝、川芎、怀牛膝、淫羊藿、醋郁金、合欢皮、炙甘草各 10g。水煎，后加阿胶、鹿角胶同前，早晚温服，每日 1 剂。

四诊：黄芪、浮小麦各 30g，太子参、制附子、煅牡蛎各 15g（附子先煎），桂枝、赤芍、石菖蒲、炒栀子、酒升麻、醋郁金、炙甘草各 10g，醋北柴胡 6g。水煎，后加阿胶、鹿角胶同前，早晚温服，每日 1 剂，连服 10 剂而愈。（江西抚州黎浩明医师医案）

启才解惑

1. 心悸可因多种疾病引起，针灸治疗的同时应积极查找原发病，针对病因进行治疗。

2. 针灸治疗心悸不仅能控制症状，而且对疾病的本身也有调整和治疗作用。但在器质性心脏病出现心衰倾向时，则应及时采用综合治疗措施，以免延误病情。

3. 患者在治疗的同时，应注重畅达情志，避免忧思、恼怒、惊恐等刺激。

第二十二节　眩晕

眩晕，又称"头眩""掉眩""冒眩""风眩"等。"眩"是指眼花，"晕"指头晕，是以头晕目眩、视物运转为主要表现的一种自觉症状。常见于西医学的梅尼埃病、颈椎病、椎－基底动脉系统血管病以及贫血、高血压病、脑血管病等。

中医学认为，本病病位在脑，与忧郁恼怒、恣食厚味、劳伤过度和气血虚弱有关。因情志不舒、气郁化火、风阳升动、肝阳上亢而发；或因恣食肥厚、脾失健运、痰湿中阻、清阳不升而发；或因劳伤过度、肾精亏损、不能上充于脑而发；病后体虚、气血虚弱、脑失所养亦能发生眩晕。

【临床表现】

本病以头晕目眩、视物运转为主要表现。轻者如坐车船，飘摇不定，闭目少顷即可复常；重者两眼昏花缭乱，视物不明，旋摇不止，难以站立，昏昏欲倒，甚则跌仆。可伴有恶心呕吐、眼球震颤、耳鸣耳聋、汗出、面色苍白等症状。

1. 风阳上扰　眩晕耳鸣，头目胀痛，烦躁易怒，失眠多梦，面红目赤，口苦，舌红，苔黄，脉弦数。

2. 痰浊上蒙　头重如裹，视物旋转，胸闷恶心，呕吐痰涎，口黏纳差，舌淡，苔白腻，脉弦滑。

3. **气血不足**　头晕目眩，面色淡白或萎黄，神倦乏力，心悸少寐，腹胀纳呆，舌淡，苔薄白，脉弱。

4. **肝肾阴虚**　眩晕久发不已，视力减退，少寐健忘，心烦口干，耳鸣，神倦乏力，腰膝酸软，舌红，苔薄，脉弦细。

【**治疗方法**】

1. **治则**　风阳上扰者平肝潜阳，清利头目，只针不灸，泻法；痰浊上蒙者健脾除湿，化痰通络，针灸并用，平补平泻；气血不足者补益气血，充髓止晕，针灸并用，补法；肝肾阴虚者补益肝肾，滋阴潜阳，以针刺为主，平补平泻。

2. **处方**　以头部腧穴为主。选穴百会、风池、头维、太阳、悬钟。

3. **方义**　眩晕病位在脑，脑为髓之海，无论病因为何，其病机皆为髓海不宁。故治疗首选位于巅顶之百会穴，因本穴入络于脑，可清头目，止眩晕；风池、头维、太阳均位于头部，近部取穴，疏调头部气机；悬钟乃髓之会穴，充养髓海，为止晕要穴。

4. **加减**　风阳上扰加行间、太冲、太溪滋水涵木，平肝潜阳；痰浊上蒙加内关、中脘、丰隆健脾和中，除湿化痰；气血不足加气海、血海、足三里补益气血，调理脾胃；肝肾阴虚加肝俞、肾俞、太溪滋补肝肾，培元固本。

5. **操作**　针刺风池穴，应正确把握进针的方向、角度和深浅；其他腧穴常规针刺；痰浊上蒙者可在百会加灸。重症每日治疗2次，每次留针30～60分钟。

6. **其他疗法**

（1）三棱针：眩晕剧烈时可取印堂、太阳、百会、头维等穴，三棱针点刺出血1～2滴。

（2）耳针：取肾上腺、皮质下、枕、脑、神门、额、内耳；风阳上扰加肝、胆；痰浊上蒙加脾、缘中；气血不足加脾、胃；肝肾阴虚加肝、肾。每次取一侧3～5穴，毫针中等刺激，留针20～30分钟；还可用王不留行籽贴压。

（3）头针：取顶中线、枕下旁线。中等刺激，留针20～30分钟。每日1次。

（4）穴位注射：选针灸处方中2～3穴，注入5%葡萄糖液或维生素 B_1、维生素 B_{12} 注射液、当归注射液，每穴0.5ml。

【**验案举例**】

李某，女，71岁，退休干部，徐州人。

主诉：晨起头晕、天旋地转1天。

病史：有头晕史十余年，颈椎有时酸痛。今天早晨感觉头晕，在床上睡下后也不能缓解，有天旋地转的感觉，不能睁眼，一睁眼就头晕。面色无华，纳差。2018年1月3日，患者儿子开车接我到她家出诊治疗。测量血压180/120mmHg（否认有高血压家族史），苔薄，脉弦细。

诊断：中医辨证：眩晕。

　　　　西医诊断：颈源性高血压。

治则：活血化瘀、通经止痛。

治疗：先用3支圆利针行项部松解术，松解颈部粘连的项韧带、冈上肌，通经络，增加脑部供血供氧；然后拔气罐排瘀血，最后贴敷创可贴，头晕瞬间就好多了。1周后，患者又前来我的诊所做了第2次巩固治疗，头脑、颈椎都很轻松，血压也不高了。

颈源性高血压患者，由于项韧带、冈上肌的粘连致经络、脑部供血供氧受阻，从而导致头晕眼花等症状，用圆利针松解颈部粘连，排除瘀血，畅通经络，改善大脑供氧，头晕、恶心等症状自然就消失了。（江苏徐州弟子孟凡华医师医案）

启才解惑

1. 针灸治疗本病效果较好，但应分辨标本缓急。眩晕急重者，先治其标；眩晕较轻或发作间歇期，注意求因治本。

2. 为明确诊断，在治疗的同时应测血压，查血色素、红细胞计数及心电图、电测听、脑干诱发电位、眼震电图、颈椎X线以及CT、MRI等检查。

3. 眩晕发作时，令患者闭目安卧（或坐位），以手指按压印堂、太阳等穴，使头面部经气舒畅，眩晕症状可减轻。

4. 痰浊上蒙者应以清淡食物为主，少食油腻厚味之品，以免助湿生痰，酿热生风。也应避免辛辣食品，戒除烟酒，以防风阳升散之虞。

第二十三节 贫血

贫血是指周围血液单位容积内红细胞数、血红蛋白量和（或）血细胞比容低于正常状态，一般以血红蛋白量低于正常参考值95%下限作为诊断标准（成年男性血红蛋白＜120g/L，成年女性血红蛋白＜110g/L，妊娠妇女血红蛋白<100g/L）。按程度不同可分为轻度贫血（血红蛋白在90g/L与正常参考值下限之间）、中度贫血（血红蛋白在60～90g/L）、重度贫血（血红蛋白在30～60g/L）、极重度贫血（血红蛋白＜30g/L）。本病主要由于血液的生成不足或损耗过多，可以是一种综合征，也可以是许多疾病的一个症状。常见有营养不良性贫血、缺铁性贫血、溶血性贫血、再生障碍性贫血等。

本病属于中医学"血虚""虚劳""黄胖病"的范畴。中医学认为其发病机制主要责之于脾胃，所谓"饮食入胃，中焦受气取汁，变化而赤是为血"，由于饮食中营养物质的缺乏，或脾胃失于健运而使气血生化无源；另外，精血同源，肾生髓藏精，肾气不足则其髓藏精的功能受损，精不足也可导致血虚。血液损耗过多见于多种失血、妊娠、儿童生长期、诸虫症、毒性理化因素殃及诸脏虚损等。

【临床表现】

头晕眼花，心悸气短，疲乏无力，食欲缺乏，腹胀恶心，皮肤、黏膜苍白等，或伴有舌炎、皮肤干燥、毛发干脱、指甲脆裂或反甲，甚则发热、轻度水肿、性欲降低。溶血性贫血则见有黄疸、脾肿大、蛋白尿等。

1. **心脾两虚** 面色苍白，倦怠乏力，头晕心悸，舌胖而淡，苔薄，脉濡细。

2. **脾胃虚弱** 面色萎黄或淡白，神疲乏力，纳少便溏，舌质淡，苔薄腻，脉细弱。

3. **脾肾阳虚** 面色苍白，倦怠乏力，少气懒言，畏寒肢冷，自汗，腰酸腿软，遗精阳痿，月经不调，舌胖大而淡，苔薄白，脉沉细。

4. **肾阴亏虚** 面色苍白，倦怠乏力，两颧潮红，头晕目眩，腰膝酸软，咽干喉燥，低热盗汗，五心烦热，失眠，遗精，月经过多或崩漏不止，舌质红，苔少，脉弦细。

【治疗方法】

1. **治则** 补益心脾肾，调养气血，针灸并用，补法（肾阴亏虚者只针不灸，平补平泻）。

2. **处方** 以足太阳经背俞穴为主。选穴气海、心俞、膈俞、肝俞、脾俞、肾俞、血海、悬钟、足三里。

3. **方义** 贫血以虚为本，补虚为治疗贫血第一要旨。取气海、血海气血双补；配以血之会穴膈俞、髓之会穴悬钟补血养髓；心俞、肝俞、脾俞、肾俞滋养心肝脾肾；足三里调理脾胃，以助气血生化之源。

4. **加减** 头晕加百会补脑止晕；心悸加内关宁心定悸；纳差加中脘健胃增食；潮热盗汗、五心烦热加劳宫清热除烦；两颧潮红加太溪益肾滋阴；遗精阳痿加关元固肾培元；月经不调、月经过多或崩漏不止加灸关元、三阴交、隐白理脾调经。

5. 操作 所有穴位常规针刺，背部穴位应当注意针刺的角度、方向和深度。

6. 其他疗法

（1）耳针：取皮质下、肝、肾、膈、内分泌、肾上腺。每次选用 3～4 穴，毫针中等刺激；或用耳穴压丸法。

（2）穴位注射：取血海、膈俞、脾俞、足三里。用当归注射液或黄芪注射液，每穴注射 0.5ml；或维生素 B_{12} 注射液，每穴注射 100μg。每日 1 次。

（3）穴位埋线：取血海、肾俞、脾俞，用羊肠线埋藏。每月 2 次。

（4）割治疗法：取膈俞、公孙、然谷。每次选 1～2 穴位，切口长 1cm，取出少量脂肪，用消毒纱布贴敷。

启才解惑

1. 针灸有较好的改善贫血作用，但必须首先明确病因，在针灸治疗的同时采取针对性治疗。如缺铁性贫血适当补充铁剂，营养不良性贫血则补充营养，出血性疾病应及时止血等。

2. 对于中、重度贫血应采取综合治疗措施，必要时可予以输血。

第二十四节　白细胞减少症

白细胞减少症是指循环血液中的白细胞计数持续低于 $4.0×10^9$/L，可分为原发性和继发性两类。多由理化因素、感染以及相关疾病，通过人体变态反应和对造血细胞的直接毒性作用，或抑制骨髓的造血功能，或破坏周围血液的白细胞而引起。

本病属于中医学"虚劳""虚损"的范畴，多因脾胃气虚，气血生化无源，不能化血生精，益肾生髓，致使精血不足，肌体失养所致。

【临床表现】

多数患者病程短暂呈自限性，无明显临床症状。持续性白细胞减少可有头晕眼花，神疲肢倦，少气懒言，腰酸背痛，嗜睡困倦，健忘，耳鸣，自汗，纳呆等。

1. 气血虚弱 面色萎黄或淡白，头晕气短，神疲乏力，嗜睡困倦，纳少便溏，舌淡，苔薄，脉细。

2. 脾肾阳虚 除脾气虚弱症状以外，还可见少气懒言，畏寒肢冷，自汗，腰膝酸楚，遗精阳痿，月经不调，舌胖大而淡，苔薄白，脉沉细。

【治疗方法】

1. 治则 健脾益气，温肾固本，针灸并用，补法。

2. 处方 以足太阳经背俞穴为主。选穴气海、大椎、膏肓、膈俞、心俞、肝俞、脾俞、肾俞、血海、足三里、三阴交。

3. 方义 本病以气虚、阳虚为本，故取气海、大椎补气通阳；取心、肝、脾、肾之背俞穴以及三脏（经脉）之交会穴三阴交，健全三脏功能，化生气血；膈俞乃血之会穴，与膏肓、血海、足三里为益气补虚之常用主穴。数穴合用，相得益彰。

4. 加减 脾气虚弱加中脘、胃俞补胃健脾；脾肾阳虚加灸关元、命门温肾固本。

5. 操作 所有穴位均常规针刺；膏肓、大椎以灸治为主，每次重灸 30 分钟以上；背部穴位应当注意针刺的角度、方向和深度。

6. 其他疗法

（1）耳针：取脾、胃、肾、内分泌、皮质下。毫针轻刺激，留针期间捻针 2 ～ 3 次；也可用药丸耳穴贴压。

（2）穴位注射：取足三里、血海。选用黄芪注射液、当归注射液、参麦注射液或地塞米松 25mg、自身静脉血加入 2.5% 枸橼酸钠溶液，常规剂量分别注入各穴。2 ～ 3 天 1 次。

【验案举例】

杨某，男，42 岁，武汉人。1986 年 5 月以"白细胞减少症"收治住入湖北中医学院（现湖北中医药大学）附属医院针灸科病房。患者系化工厂技术员，因工作关系，长期接触化学元素"苯"，导致白细胞减少，白细胞计数经常在 $4.0×10^9$/L 以下，致使头晕目眩、疲乏无力、少气懒言、嗜睡困倦、记忆力下降、耳鸣。入院化验结果白细胞为 $3.6×10^9$/L。

穴取大椎、膏肓、膈俞、肝俞、脾俞、足三里、三阴交等，每日温和灸 1 次，每穴每次 3 分钟。前 2 周每 3 天化验复查 1 次，第 3 周起每周化验复查 1 次。结果：灸治 3 天后白细胞开始升高，1 周后白细胞升高到比较满意的水平，连灸 2 周白细胞计数达到高峰，且很难再继续上升。期间曾观察停止灸疗后的反应，结果发现停止灸疗 1 周，白细胞计数可以维持在相应的理想水平；停止 2 周则白细胞计数又开始下降。住院治疗 3 个月后复查白细胞为 $7.8×10^9$/L，以临床治愈出院。嘱平日里在家常灸上述穴位，以巩固疗效。（南京中医药大学王启才医案）

启才解惑

1. 针灸对本病的疗效较好，但应同时治疗原发病。

2. 注重预防，避免滥用药物，控制放、化疗剂量，尽量减少理化因素的刺激。

第二十五节　原发性高血压

原发性高血压是一种常见的慢性疾病，以安静状态下持续性动脉血压增高（140/90mmHg 以上或 18.5/12kPa 以上）为主要表现。本病发病率较高，且有不断上升和日渐年轻化的趋势。病因至今未明，目前认为是在一定的遗传易感性基础上由多种后天因素作用所致，与遗传、年龄、体态、职业、情绪、饮食等有一定的关系。

高血压也可作为某些疾病的一种症状，如心脑血管疾病、内分泌疾病、泌尿系统疾病等发生的高血压，称为"症状性高血压"或"继发性高血压"，须与高血压病相区别。

根据临床上的主要症候、病程转归以及并发症，本病可归属于中医"头痛""眩晕""肝风"等范畴。《素问·至真要大论》载："诸风掉眩，皆属于肝。""肾虚则头重高摇，髓海不足则脑转耳鸣。"中医学认为本病与肾阴不足、肝阳偏亢有关，多因精神因素、饮食失节等诱发。

【临床表现】

高血压病早期约半数患者无明显症状，常在体检时偶然发现。如血压波动幅度大则症状较多，常见头痛，头晕，头胀，眼花，耳鸣，心悸，失眠，健忘等。随着病情的发展，血压明显而持续性地升高，则可出现心、肾、脑、眼底等器质性损害和功能障碍。

1. 肝火亢盛　眩晕头痛，惊悸，烦躁不安，面红目赤，口苦，尿赤便秘，舌红，苔干黄，脉弦。

2. **阴虚阳亢**　眩晕头痛，头重脚轻，耳鸣，五心烦热，心悸，失眠，健忘，舌质红，苔薄白，脉弦细而数。

3. **痰湿壅盛**　眩晕头痛，头重，胸闷，心悸，食少，呕恶痰涎，苔白腻，脉滑。

4. **气虚血瘀**　眩晕头痛，面色萎黄，心悸怔忡，气短乏力，纳差，唇甲青紫，舌质紫暗或见有瘀点，脉细涩。

5. **阴阳两虚**　眩晕头痛，面色晦暗，耳鸣，心悸，动则气急，甚则咳喘，腰腿酸软，失眠或多梦，夜间多尿，时有水肿，舌淡或红，苔白，脉细。

【治疗方法】

1. **治则**　肝火亢盛、阴虚阳亢者滋阴降火，平肝潜阳，只针不灸，泻法；痰湿壅盛者健脾化痰，清利头目，针灸并用，平补平泻；气虚血瘀者益气养血，化瘀通络，针灸并用，补泻兼施；阴阳两虚者滋阴补阳，调和脏腑，针灸并用，补法。

2. **处方**　百会、曲池、合谷、太冲、涌泉、三阴交。

3. **方义**　百会居于巅顶，为诸阳之会，并与肝经相通，针之泻诸阳之气，平降肝火；曲池、合谷清泻阳明，理气降压；太冲为肝经原穴，疏肝理气，平降肝阳；涌泉穴为肾经起点穴、肾水之源，与太冲合用起到标本同治的效用；三阴交为足三阴交会穴，调补脾肝肾，配伍应用以治其本。

4. **加减**　肝火亢盛加风池、行间平肝泻火；阴虚阳亢加太溪、肝俞滋阴潜阳；痰湿壅盛加丰隆、足三里健脾化痰；气虚血瘀加血海、膈俞益气活血；阴阳两虚加关元、肾俞调补阴阳；头晕头重加印堂、太阳清利头目；心悸怔忡加内关、神门宁心安神。

5. **操作**　痰湿壅盛、气虚血瘀、阴阳两虚者，百会可加灸；太冲应朝涌泉方向透刺，以增滋阴潜阳之力；涌泉还可以在早晚用搓脚心法，每次200下左右；其他腧穴常规针刺。

6. **其他疗法**

（1）皮肤针：叩刺项后、腰骶部和气管两侧，力度依病情虚实和患者体质强弱而定。每日1次。

（2）三棱针：取耳尖、百会、大椎、印堂、太冲、曲池等穴。每次选1～2穴，点刺出血3～5滴。2～3天1次。

（3）耳针：取降压沟、肾上腺、耳尖、交感、神门、心等。选3～4穴，针刺或埋针；也可用王不留行籽贴压；血压过高还可在降压沟和耳尖点刺出血。

（4）穴位注射：选取上述2～3穴，用利血平注射液0.5～1mg，每穴0.2～0.3ml；也可选用天麻、地龙注射液穴注。每日1次。

【验案举例】

例1：患者，女，48岁，河北石家庄人。

主诉：严重高血压史多年，血压在不服药的情况下维持在180/110mmHg，服药后维持在150/94mmHg。伴眩晕、头昏、头痛、脾气急躁、口干苦、尿频、偶有血尿，舌红少津、苔微黄，兼有轻度糖尿病。

中医辨证：眩晕（肾阴不足、肝阳上亢）、消渴。

治疗：考虑肝阳升发太过，用易法针灸针刺坤、兑两卦既能泄心火，又能加强肺的肃降功能；坎、离能使心肾相交，用肾水来抑制肝火，平肝潜阳。糖尿病用此配卦滋阴降火、润肺清热；坤、兑、坎三针有强脾润肺增加肾水以灭火除热；离卦引火下行，温补肾之寒水，加快人体下焦水分的蒸腾，让三焦得以正常吸收转化，增加血液的水分，糖自然就降下来了（图9-3和图9-4）。降压点和降糖点都是对症治疗，有的放矢，相得益彰。治疗3个疗程（30次）后，血压、血糖指标恢复正常。（河北石家庄周月谦中医师医案）。

227

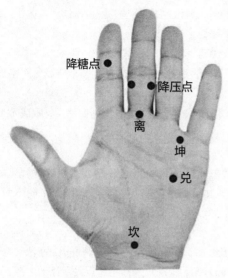

图9-3　八卦手针点

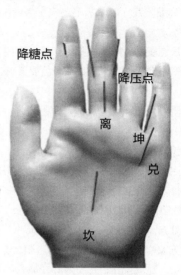

图9-4　八卦手针刺法

例2：崔某，男，44岁，哈尔滨人，公司老板。2021年4月6日就诊。

主诉：高血压病史5年余。

病史：平时工作忙，压力大，应酬也多，经常熬夜工作、喝酒。5年前体检发现患高血压，后来又曾经中风。血压最高达160/100mmHg，伴经常头晕、脑涨不适，一直服用降压药维持。

查体：肥胖体型，舌体胖大、舌边红、有齿痕，中间有明显裂痕，苔厚腻，脉濡滑。

诊断：高血压病（痰湿闭阻、肝阳上亢）。

治疗方法如下。

（1）1号营养液（黄芪精华提取液）：天宗穴开背0.1ml；大杼至膈俞各1ml。

（2）2号营养液（当归、川芎、藏红花精华提取液）：长强至悬枢、阿是穴，肝俞至三焦俞各0.075ml；肾俞至膀胱俞各0.1ml。

（3）1号营养液、2号营养液：大椎穴（梅花点阵、穴内外两圈6点）交替使用，每穴0.1ml；肩髃、肩髎、巨骨、秉风、肩中俞交替使用，各0.075ml。

（4）第1～6次加强穴：大椎、人迎、太冲、涌泉、足三里、三阴交各用2号营养液0.1ml。

经过6次调理后，血压降为120/75mmHg，白天没有头晕不适感，基本不需要吃降压药。他非常感谢，也非常信服，就让爱人也一起调理，说只有全家人都健康才是真正的幸福。[上海漾亮医疗美容医院弟子张燕（心羽）医案]

启才解惑

1. 针灸对1、2期高血压病有较好的效果，对3期高血压可改善症状，最好能配合中西降压药物治疗。高血压危象时慎用针灸。

2. 长期服用降压药物者，在针灸治疗过程中不要突然停药。治疗一段时间，待血压降至正常或接近正常、自觉症状明显好转或基本消失后，再逐渐减小药量或减少服药次数。

第二十六节　低血压症

低血压症是指成年人的血压持续低于 90/60mmHg 或 12/8kPa（老年人低于 100/70mmHg 或 13/9kPa）。西医学将低血压分为体质性、体位性、继发性三类。体质性低血压最为常见，一般认为与体质瘦弱和遗传有关，多见于 20－50 岁的妇女和老年人；体位性低血压是患者长时间站立或从卧位到坐位、站立位时，因血压调节不良，突然出现血压下降超过 20mmHg，并伴有相应症状；继发性低血压多由某些疾病或药物引起，如腹泻、大出血、风湿性心肌病、心肌梗死、脊髓空洞症、中风、降压药或抗抑郁药等。

本病属于中医"眩晕""虚损"的范畴。以气虚为本，涉及心、肺、脾、肾等脏器。心主血脉，肺朝百脉，心肺之气不足，不能推动血行脉中；脾气不足，无以化生气血；肾气亏虚，气血运行无力均可导致血不充养于脉而生本病。

【临床表现】

病情轻微时，仅有头晕、头痛、食欲缺乏、疲劳、脸色苍白、消化不良、易晕车船以及情绪自控能力差、反应迟钝或精神不振等。严重时表现为心悸、站立性眩晕、呼吸困难、发音含糊、共济失调、四肢厥冷甚至昏厥。

1.心阳不振　头晕健忘，精神萎靡，神疲嗜睡，脸色苍白，四肢乏力，手足发凉，舌质淡，舌体胖嫩，脉沉细或缓而无力。

2.中气不足　头晕，气短，自汗，四肢酸软，食欲缺乏，舌淡，苔白，脉缓无力。

3.心肾阳虚　头晕耳鸣，心悸怔忡，腰酸膝软，汗出肢冷，手足发凉，性欲减退，夜尿多，舌质淡，苔薄白，脉沉细。

4.阳气虚脱　头晕，面色苍白，恶心呕吐，汗出肢冷，步态不稳，不能站立，神志恍惚，甚则晕厥，舌质淡，脉沉细无力。

【治疗方法】

1.治则　补益心脾，调和气血，补肾充髓，温阳化气，针灸并用，补法。

2.处方　以足太阳膀胱经上的背俞穴为主。选穴百会、气海、心俞、脾俞、肾俞、足三里。

3.方义　百会位于巅顶，属于督脉，为诸阳之会，内络于脑，可提升阳气；气海位于脐下，属于任脉，可补气升压；足三里补中健脾，化生气血；心俞、脾俞、肾俞调补心脾肾，益气养血升压。

4.加减　心阳不振加膻中、厥阴俞振奋心阳；中气不足加中脘、胃俞补中益气；心肾阳虚加内关、太溪温补心肾；阳气虚脱加神阙、关元施灸以回阳固脱；头晕头痛加印堂、太阳健脑止晕；失眠健忘加四神聪安神益智；四肢不温加灸大椎、命门温经通阳；危急情况下可加内关、素髎穴回阳升压。

5.操作　所有腧穴均常规刺灸，补法；背俞穴注意针刺的方向、角度和深浅；百会重灸；足三里宜常年施灸。

6.其他疗法

（1）皮肤针：按针灸处方选穴叩刺。每次每穴 2～3 分钟。

（2）耳针：取心、肾上腺、升压点；头晕加肾、枕；乏力加脾；记忆力减退加皮质下、缘中；心悸、胸闷加胸、神门。选 3～5 穴，用王不留行籽贴压，中、弱刺激。2 日 1 次，两耳交替。

（3）穴位注射：取上述 2～3 穴，选用黄芪注射液、当归注射液、参麦注射液等，常规剂量分别注入各穴。2～3 天 1 次。

第二十八节　胃痛

胃痛，又称"胃脘痛"，常见于西医学的急、慢性胃炎、消化性溃疡、胃痉挛、胃扭转、胃下垂、胃黏膜脱垂症、胃神经官能症等疾病中。

古代文献中的"心痛""心下痛"多指胃痛而言。本病的病位在胃，无论是胃腑本身的原因还是其他脏腑的病变影响到胃腑，均可使胃络不通或胃失濡养而导致胃痛。多由寒邪客胃、饮食伤胃、肝气犯胃、脾胃虚弱等各种病因引发。其中，实证常因于肝，虚证多涉及脾。但无论何种胃痛，胃气失和、胃络不通、胃失濡养是其基本病机，常因饮食不节、情志不畅、劳累、受寒等因素而诱发或加重。

【临床表现】

以上腹胃脘部疼痛为主症。常伴有胃脘部痞闷或胀满、恶心呕吐、食欲缺乏、吞酸嘈杂等症状。

上消化道 X 线钡餐或纤维胃镜等检查可见胃、十二指肠黏膜炎症、溃疡等病变。

1. **食积伤胃**　因暴饮暴食而胃脘疼痛，胀满拒按，嗳腐吞酸，或呕吐不消化食物，吐后痛减，苔厚腻，脉滑。

2. **寒邪犯胃**　胃痛因感受寒邪而暴作，畏寒喜暖，苔薄白，脉弦紧。

3. **肝气犯胃**　胃脘胀满而痛，连及两胁，嗳气反酸，喜叹息，情绪不佳时痛作或痛甚，脉弦。

4. **脾胃虚寒**　胃痛发作较缓，隐隐作痛，喜暖喜按，空腹加重，食后痛减，劳累、受凉、饮食生冷后发作或加重，舌淡，苔白，脉虚弱。

5. **胃阴不足**　胃脘灼痛，饥不欲食，咽干口燥，大便干结，舌红少津，脉弦细或细数。

6. **瘀血停滞**　胃脘部刺痛，痛有定处，按之痛甚，舌质紫暗或有瘀点、瘀斑，脉涩不利。

【治疗方法】

1. **治则**　食积伤胃者消食化滞，行气止痛；肝气犯胃者疏肝理气，和胃止痛；瘀血停滞者行气活血，化瘀止痛，均只针不灸，泻法。脾胃虚寒及寒邪犯胃者温经、散寒、止痛，针灸并用，虚补实泻；胃阴不足者养阴清热，益胃止痛，只针不灸，补法或平补平泻。

2. **处方**　中脘、内关、公孙、足三里。

3. **方义**　胃为六腑之中心，以通降为顺。中脘是胃之募、腑之会穴，足三里乃胃之下合穴，凡胃脘疼痛，不论其寒热虚实，均可用之通调腑气、和胃止痛；内关为手厥阴心包经之络穴，沟通三焦，功擅理气降逆，又为八脉交会穴，通于阴维脉，"阴维为病苦心痛"（《难经·二十九难》），取之可畅达三焦气机、和胃降逆止痛；公孙为足太阴脾经之络穴，调理脾胃而止疼痛，也为八脉交会穴，通于冲脉，"冲脉为病，逆气里急"（《素问·骨空论》），与内关相配，专治心、胸、胃病证。

4. **加减**　脾胃虚寒加神阙、气海、脾俞、胃俞温中散寒；胃阴不足加胃俞、太溪、三阴交滋阴养胃；寒邪犯胃加神阙、梁丘散寒止痛；饮食停滞加梁门、建里消食导滞；肝气犯胃加期门、太冲疏肝理气；瘀血停滞加膈俞、阿是穴化瘀止痛。

5. **操作** 寒邪犯胃和脾胃虚寒者，中脘、气海、神阙、足三里、脾俞、胃俞施行艾条灸法或隔姜灸（中脘、气海、足三里还可施行温针灸），并可加拔火罐；期门、膈俞等穴不可直刺、深刺，以免伤及内脏；其他腧穴常规针刺。急性胃痛每日1～2次，慢性胃痛每日或隔日1次。

6. **其他疗法**

（1）指针：取中脘、至阳、足三里等穴，用双手拇指或中指点压、按揉，力度以患者能耐受并感觉舒适为度。同时令患者行缓慢腹式呼吸。连续按揉3～5分钟即可止痛。

（2）耳针：取胃、十二指肠、脾、肝、神门、交感。每次选用3～5穴，毫针浅刺，留针30分钟；也可用王不留行籽贴压。

（3）穴位注射：按常规取穴，根据中医辨证，分别选用当归注射液、丹参注射液、参附注射液或生脉注射液等，也可选用维生素 B_1 或维生素 B_{12} 注射液，每次2～3穴，每穴注入药液2～4ml。

（4）兜肚法：取艾叶30g，荜茇、干姜各15g，甘松、山柰、细辛、肉桂、吴茱萸、延胡索、白芷各10g，大茴香6g。共研为细末，用柔软的棉布40cm折成15cm直径的兜肚形状，将上药末均匀放入，紧密缝好，日夜兜于中脘穴或疼痛处。适用于脾胃虚寒胃痛。

启才解惑

1. 针灸治疗胃痛疗效显著，往往针灸1次或数次即有明显止痛效果。但慢性胃痛需坚持治疗才能取得较好的远期疗效。

2. 饮食调理、生活规律和精神调节对胃痛的康复具有重要意义。饮食宜定时、定量，勿过饥、过饱；忌食生冷、刺激性食物；力戒烟酒；保持心情舒畅。

3. 胃痛有时可与肝胆疾病、胰腺炎、心肌梗死等有相似的临床表现，须注意鉴别，以免延误病情。

4. 对溃疡病出血、胃穿孔等重症胃痛，应及时采取综合治疗措施或转外科治疗。

第二十九节　胃炎

胃炎系指各种原因所致的胃黏膜的炎性病变，有急性胃炎（单纯性胃炎和感染性胃炎）、慢性胃炎（浅表性胃炎和萎缩性胃炎）之分。以胃脘部饱胀、疼痛，嗳气或呕逆，食欲减退等为特征。本病属中医学"胃脘痛"的范畴。

中医学认为，本病的发生与饮食失调、脾胃虚弱、外邪侵袭、情志刺激等因素有关。暴饮暴食，过食生冷，食积于胃，通降不利；嗜食肥甘、辛辣，损伤脾胃，湿热内生，阻于中焦；素体虚弱，复感寒邪，胃阳不振，虚寒内生；恼怒忧思，肝失疏泄，气机阻滞，横逆犯胃；胃病日久，耗伤阴液，胃失濡养或久病入络，气机不利，伤及胃络等，均可使胃气阻滞，失其和降而发病。

【临床表现】

以胃脘部饱胀、疼痛，嗳气或呕逆，食欲减退为主症。胃镜检查可明确诊断，并有助于确定病位、病性。

1. **饮食积滞** 胃脘胀满，疼痛拒按，食后更甚，嗳腐吞酸，恶心呕吐，吐后痛减，不思饮食，大便不爽，舌红，苔厚腻，脉弦滑。

2. **风寒犯胃** 胃脘突发剧痛，得热则减，发热恶寒，恶心呕吐，身体酸痛，腹痛泄泻，舌淡，苔白，脉浮紧。

3. **湿热中阻** 胃痛较重，拒按，嘈杂不安，口黏纳呆，渴而思饮，头身沉重，大便黏滞，舌红，苔黄腻，脉滑数或濡数。

4. 肝气犯胃　发病与情绪有关，胃脘胀痛，连及两胁，嗳气频作，泛吐酸水，喜叹息，胸腹痞闷，矢气则减，舌红，苔薄黄，脉弦。

5. 脾胃虚寒　胃脘隐痛，喜暖喜按，食后腹胀，呕吐清涎，面色无华，四肢不温，神疲乏力，大便稀溏，舌淡，苔白腻，脉沉细而缓。

6. 胃阴不足　胃脘灼痛，嘈杂不安，饥不欲食，口干咽燥，手足心热，大便偏干，舌红少津或有裂纹，脉象细数。

【治疗疗法】

1. 治则　饮食积滞、湿热中阻、肝气犯胃者消食化滞，疏肝理气，只针不灸，泻法；风寒犯胃、脾胃虚寒者温中散寒，针灸并用，风寒泻法，虚寒补法；胃阴不足者养阴清热，以针刺为主，平补平泻。

2. 处方　中脘、内关、脾俞、胃俞、足三里。

3. 方义　中脘为胃之募、腑之会穴，通调腑气、和胃止痛；内关为手厥阴心包经之络穴，沟通三焦，功擅理气降逆，又为八脉交会穴，通于阴维脉，"阴维为病苦心痛"，取之可畅达三焦气机，和胃降逆止痛；脾俞、胃俞是脾胃之背俞穴，调理脾胃；足三里乃胃之下合穴，通调腑气，和胃止痛。

4. 加减　饮食积滞加建里、公孙；风寒犯胃及脾胃虚寒加灸神阙、梁门；湿热中阻加内庭、阴陵泉；肝气犯胃者加期门、太冲；胃阴不足者加太溪、三阴交；久病入络、气滞血瘀加合谷、膈俞；胃脘痛呈急性发作加梁丘、至阳；大便溏泄者加太白、三阴交。

5. 操作　诸穴均常规针刺；风寒犯胃、脾胃虚寒者可用隔姜灸法。

6. 其他疗法

（1）耳针：取胃、脾、肝、三焦、交感、神门。每次选 3～4 穴，毫针轻刺激；或用药丸按压。隔日 1 次。

（2）穴位注射：取上述腧穴 3～5 个，急性胃炎用庆大霉素 4 万～8 万 U、山莨菪碱注射液 10mg，硫酸阿托品 0.5mg（加生理盐水稀释为 2ml）；慢性胃炎酌情选用当归、黄芪、丹参、川芎或维生素 B_1、维生素 B_{12}、人胎盘组织液等，每次每穴注入 2ml。隔日 1 次。

【验案举例】

王某，男，56 岁，南京人。2002 年 6 月的一天，笔者到一家文印室印名片，老板见我是针灸医生，说他患有慢性胃炎多年，几乎每天都出现胃中嘈杂不安，随之反酸呕吐，为此，有时候在路上就要蹲在路边呕吐，十分狼狈。询问有何良法解除？我告知按内关穴的方法。等我数天后去取名片的时候，他说在两天前又一次发作，按照我教的按内关穴的方法使用后果然灵验。为此，他怎么都不肯收名片印刷费，说我传授的保健知识是无价之宝。

启才解惑

1. 针灸治疗急、慢性胃炎均可取得较好的效果。对于上腹部饱胀不适、疼痛、食欲减退、恶心呕吐等主要症状具有明显的作用，且见效快。但慢性胃炎病程较长，病情多虚实夹杂，治疗难度相对较大，故应坚持长期治疗。

2. 注意饮食调理，勿饥饱无常或暴饮暴食，避免生冷、辛辣刺激性食物和烟酒。

3. 平时应注意保持心情舒畅，愉快、乐观，避免精神过度紧张，劳逸结合，进行体育锻炼，如打太极拳、练气功等。

第二十九节　胃、十二指肠溃疡

胃、十二指肠溃疡简称"溃疡病"，以规律的、周期性发作的上腹部疼痛和饱胀、恶心呕吐、食欲缺乏、上消化道出血为特点。本病也属于中医学"胃脘痛"的范畴。

中医学认为，本病与饮食不节、脾胃虚弱、情志失调有关。病变部位在胃，与肝、脾关系密切。如素体阳虚，饮食失节或偏嗜生冷、辛辣，又复感寒邪，寒凝气滞，湿热蕴结，损伤脾胃；或情志不舒，肝郁气滞，疏泄失常，横逆犯胃；如若久痛入络，脉络受损，而致吐血或便血。

【临床表现】

以规律的、周期性发作的上腹部疼痛和饱胀、恶心呕吐、食欲缺乏、吐血或便血为主症。

胃、十二指肠溃疡出血期间大便镜检隐血试验阳性。胃镜或X线钡餐检查可明确诊断。

1. **胃肠积热**　胃脘胀满，疼痛拒按，嗳气泛酸，嘈杂呕恶，吐出为舒，大便干，小便黄，舌红，苔厚腻，脉象滑数。

2. **肝胃不和**　胃脘胀痛，胸胁痞满，嗳气泛酸，遇怒加重，食少纳呆，喜叹息，烦躁易怒，大便不调，苔薄白或薄黄，脉弦。

3. **气滞血瘀**　胃脘疼痛有定处，如针刺或刀割，痛而拒按，食后痛甚，或见吐血、黑便，舌紫暗或见瘀点瘀斑，脉涩或沉弦。

4. **脾胃虚寒**　胃脘冷痛，喜温喜按，饥饿加重，得食痛减，泛吐清水，四肢不温，纳食减少，大便溏薄，舌胖而淡、苔薄白，脉沉迟。

5. **胃阴不足**　胃脘隐痛或灼痛，午后尤甚，嘈杂心烦，口燥咽干，纳呆食少，大便干结，舌红，少苔、干而少津，脉细数。

【治疗方法】

1. **治则**　胃肠积热、肝胃不和、气滞血瘀者清泻胃肠，通调腑气，疏肝和胃，活血化瘀，只针不灸，泻法；脾胃虚寒者补中益气，温中散寒，针灸并用，补法；胃阴不足者滋养胃阴，生津止痛，只针不灸，平补平泻。

2. **处方**　以足阳明经腧穴为主。选穴中脘、梁门、内关、公孙、足三里。

3. **方义**　中脘是胃之募、腑之会穴，梁门属于胃经，均位于胃脘部，疏调胃肠经气；内关为手厥阴心包经之络穴，沟通三焦，又为八脉交会穴，通于阴维脉，"阴维为病苦心痛"，取之可畅达三焦气机，和胃降逆而止痛；公孙为足太阴脾经之络穴，调理脾胃而止疼痛，也为八脉交会穴，通于冲脉，"冲脉为病，逆气里急"，与内关相配，专治心、胸、胃病证；足三里乃胃之下合穴，"肚腹三里留"，凡胃脘疼痛，不论其寒热虚实，均可用之通调腑气、和胃止痛。

4. **加减**　胃肠积热者加曲池、内庭；肝胃不和者加期门、太冲；气滞血瘀者加合谷、天枢、膈俞；脾胃虚寒者加脾俞、胃俞；胃阴不足者加太溪、三阴交；胃痛剧烈者加梁丘、至阳；大便秘结或溏泄者加天枢、上巨虚；黑便可加血海、膈俞。

5. **操作**　诸穴均常规操作；胃肠出血期间腹部腧穴不宜直刺、深刺。急性发作期每日治疗1次，间歇期隔日或每周治疗2次。

6. **其他疗法**

（1）皮肤针：取中脘、合谷、足三里、第6～12胸椎夹脊。轻中度叩刺，每次10分钟左右。隔日1次。

（2）耳针：取胃、十二指肠、脾、肝、神门、交感、皮质下。每次选3～4穴，毫针中度刺激；或用埋针、药丸按压。

（3）穴位注射：取中脘、梁门、脾俞、胃俞、肝俞、足三里。每次选 3～4 穴，用当归、黄芪、川芎、红花等中药注射液或维生素 B_1 100mg 加维生素 B_{12} 250μg，每穴注入 1～2ml。隔日 1 次。

启才解惑

1. 针灸对本病有较好的疗效，能有效地抑制胃酸的分泌，缓解、改善症状。

2. 本病活动期应注意休息，少活动，进流质或半流质饮食。若出现上消化道出血或胃穿孔等并发症，应当采取中西医综合治疗措施。

3. 平时应避免暴饮暴食或饥饱无常，避免生冷、坚硬、刺激性食物和烟酒，限制肥甘厚味的摄入。

4. 保持心情舒畅，避免精神紧张；注意劳逸结合，适当体育锻炼。

5. 慎用某些对胃有刺激的药物如阿司匹林、利血平、咖啡因和各种激素等。

第三十节　胃下垂

胃下垂是指胃的位置低于正常以下。主要由于胃膈韧带和胃肝韧带无力或腹壁肌肉松弛所致。多发生于身体瘦高的女性。

胃下垂属于中医学"胃痛""胃缓""痞满""腹胀"等范畴。主要因为素体脾胃虚弱，或长期饮食失节、劳倦过度等损伤脾胃，脾虚气陷，肌肉不坚，无力托举胃体所致。

【临床表现】

患者形体瘦弱，轻者可无明显症状，重者常见上腹部坠胀、疼痛不适，多在食后、久立及劳累后加重，平卧后减轻或消失。站立时腹主动脉搏动明显，平卧或双手由下腹部向上托起则上腹坠胀减轻。常伴有胃脘饱胀、厌食、恶心、嗳气、腹泻或便秘等症状。甚者还可出现站立性昏厥、低血压、心悸、乏力、眩晕等"循环无力症"的表现。也可同时伴有肝、肾、结肠等脏器的下垂。

X 线钡餐检查可以确诊，可见胃角部（胃小弯切迹）或幽门管低于髂嵴连线，胃呈长钩型或无力型，上窄下宽，或几乎整个胃都位于腹腔左侧。根据胃下垂的程度分可为Ⅰ、Ⅱ、Ⅲ度。

中医辨证本病为脾虚气陷，症见形体消瘦，面色无华，心悸眩晕，食少乏力，脘腹隐痛，坠胀不适，久立、劳累、饮食后加重，平卧后减轻，舌淡、苔薄，脉细弱。若兼见痞满、恶心等为脾气不升，胃失和降；兼见嗳气、喜叹息等为肝郁气滞，克伐脾胃。

【治疗方法】

1. 治则　健脾益气，升阳举陷，针灸并用，补法。

2. 处方　以任脉和脾、胃的背俞穴为主。选穴中脘、气海、百会、胃俞、脾俞、足三里。

3. 方义　胃下垂病变在胃，故取胃之背俞穴与胃之募穴中脘、下合穴足三里补益胃气；脾俞、气海以健脾益气、补中和胃；百会可升阳提气。

4. 加减　痞满恶心者加公孙、内关和降胃气；嗳气喜叹息者加太冲、期门疏肝理气。

5. 操作　诸穴均常规针刺，主穴均用补法，配穴均用平补平泻法；上腹部和背部穴针后加灸或加拔火罐。

6. 其他疗法

（1）芒针提胃法：取提胃（中脘穴旁开 4 寸）、升胃（下脘穴旁开 4 寸）。用 6～7 寸长的芒针分别朝肚脐（或脐下）方向斜刺，得气后先用行针辅助手法搓法造成人为滞针现象，然后双手持针柄向

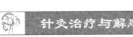
上提拉 30 ～ 50 下（也可以在针刺得气的基础上接电针仪，用断续波中强刺激 3 ～ 5 分钟，以腹肌出现阵发性规律收缩为佳），间歇 5 分钟再重复进行。反复操作 3 ～ 5 次。

（2）耳针：取胃、脾、交感、皮质下。毫针刺法，也可以埋针或用王不留行籽贴压。

（3）穴位注射：取穴同针灸处方，每次选 1 ～ 3 穴。用人参、黄芪、当归、生脉注射液，或维生素 B$_1$、低渗葡萄糖溶液、三磷腺苷（ATP）注射液注入提胃（中脘穴旁开 4 寸）、升胃（下脘穴旁开 4 寸）、脾俞、胃俞、足三里，每次每穴注 2 ～ 4ml。每日或隔日 1 次，10 次 1 个疗程。

（4）穴位埋线：取中脘、脾俞、胃俞、气海、足三里等穴。行常规穴位埋线，2 周 1 次。

【验案举例】

刘某，女，39 岁，兽医，湖北武汉人，1986 年 6 月 23 日初诊。

主诉：脘腹胀痛伴下坠感 4 年。

病史：曾在当地行 X 线钡餐检查为"胃下垂"，服中西药治疗无明显疗效。近期胃痛、腹胀及下坠感加重，胃纳极少。由门诊以"胃下垂"（Ⅱ度）收入院针灸治疗。

查体：身高 164cm，形体偏瘦，体重 46kg；腹部膨隆，有震水音；舌淡、苔白，脉细弱。胃 B 超提示饮水后胃下极位于脐下 8cm，排空功能差；X 线钡餐检查提示胃角隔部在髂嵴连线下 4cm，胃下极 9cm，胃蠕动减弱，排空功能差。

治疗按其他疗法的穴位注射治疗 5 次后症状开始好转，1 个疗程后各种症状明显减轻。

复查：体重 49kg；胃 B 超示饮水后胃下极位于脐下 6cm，排空加速；X 线钡餐检查示胃角隔部在髂嵴连线下 2.5cm，胃下极 7cm，胃蠕动增强，排空有力。

续治 2 个疗程，诸症消失。B 超和胃 X 线钡餐检查示胃恢复到正常位置，胃蠕动力强，排空正常。临床治愈而出院。

启才解惑

1. 针灸治疗本病有一定疗效，但病程较长，须坚持治疗。

2. 平时应注意饮食有节，少吃多餐，以减轻胃的负担。起居有时，调畅情志，对本病的治疗有重要作用。

3. 平时要积极参加体育锻炼，运动量可由小到大，不宜久站和剧烈跳动。气功锻炼对本病也有较好效果。

启才精讲 长针提胃法治疗胃下垂 26 例临床观察

胃下垂是指胃的位置低于正常（胃角隔或幽门管低于髂嵴连线以下，胃下极位于髂嵴连线下 6cm 以上），是常见的消化系统疾病。多发生于身体瘦弱、从事站立工作的女性（如教师、营业员等）。主要由于胃膈韧带和胃肝韧带无力或腹壁肌肉松弛所致。

本病属于中医学"胃痛""胃缓""胃下""痞满""腹胀"等范畴。主要因为素体脾胃虚弱或长期饮食失节、劳倦过度等损伤脾胃，脾虚气陷，肌肉不坚，无力托举胃体所致。

笔者在针灸临床中应用长针提胃法治疗本病，取得较为满意的疗效，现报告如下。

1. 临床资料 共治疗 26 例患者，其中男性 8 例，女性 18 例；年龄在 30 － 40 岁 12 例，41 － 50 岁 6 例，50 岁以上 8 例；病程最短 3 个半月，最长 16 年；胃下垂Ⅰ度 12 例，Ⅱ度 9 例，Ⅲ度 5 例。

2.诊断标准

（1）临床表现：形体瘦弱，轻者可无明显症状，重者常见上腹部坠胀、疼痛不适，多在食后、久立及劳累后加重，平卧后减轻或消失。站立时腹主动脉搏动明显，平卧或双手由下腹部向上托起则上腹坠胀减轻。常伴有胃脘饱胀、厌食、恶心、嗳气、呕吐、腹泻（或便秘）等症状。甚者还可出现低血压、心悸、乏力、眩晕、站立性昏厥等循环无力症表现。也可同时伴有肝、肾、结肠等脏器的下垂。

中医辨证本病为脾虚气陷，症见形体消瘦，面色无华，心悸眩晕，食少乏力，脘腹隐痛，坠胀不适，久立、劳累、饮食后加重，平卧后减轻，舌淡、苔薄，脉细弱。若兼见痞满、恶心等为脾气不升，胃失和降；兼见嗳气、喜叹息等为肝郁气滞，克伐脾胃。

（2）体征：患者多为消瘦体形，上腹部有压痛，腹部有震水音，舌淡、苔薄，脉细弱无力。

（3）B超检查：定量饮水后胃下极低于脐下6cm以上，胃蠕动减弱，排空功能差。

（4）X线检查：X线钡餐检查可以确诊，可见胃角隅部（胃小弯切迹）或幽门管低于髂嵴连线，胃呈长钩型或无力型，上窄下宽，或整个胃几乎位于腹腔左侧。胃张力低下，蠕动减弱。根据胃下垂的程度分可为Ⅰ度（胃角隅位于髂嵴连线下1.5cm，胃下极位于髂嵴连线下6～8cm）、Ⅱ度（胃角隅位于髂嵴连线下1.6～5cm，胃下极位于髂嵴连线下8～10cm）、Ⅲ度（胃角隅位于髂嵴连线下5cm以上，胃下极位于髂嵴连线下10cm以上）。

3.治疗方法

（1）治则：健脾益气，升阳举陷，针灸并用，补法。

（2）选穴：提胃（中脘穴旁开4寸）、升胃（下脘穴旁开4寸）为主；配中脘、气海、百会、胃俞、脾俞、足三里；脘腹痞满，恶心呕吐加公孙、内关；嗳气喜叹息加太冲、期门。

（3）操作：常规皮肤消毒，取提胃、升胃穴，用26～28号、5～6寸长的毫针分别朝肚脐（或脐下）方向斜刺，得气后先用行针辅助手法搓法，造成人为滞针现象，然后双手持针向上提拉插30～50下（也可以在针刺得气的基础上接电针仪，用断续波中强刺激3～5分钟，以腹肌出现阵发性规律收缩为佳）。间歇5分钟左右再重复进行，反复操作3～5次。最后将针按反方向单向捻转，待针体松动后即可出针。

配穴及加减穴均常规针刺，配穴均用补法，加减穴均用泻法或平补平泻法；腹部和背部穴针后加灸或加拔火罐。

每日1次，20次为1个疗程。每个疗程完成后，行B超和胃X线钡餐检查复查。共观察3个疗程。个别Ⅲ度患者可加服补中益气丸。

4.疗效分析

（1）疗效标准：临床治愈为症状消失，体重明显增加，B超和胃X线钡餐检查示胃恢复到正常位置；显效为症状基本消失，体重增加，B超和胃X线钡餐检查示胃角隅部较治疗前上升2cm以上；好转为症状缓解，体重有所增加，B超和胃X线钡餐检查示胃角隅部较前上升1～1.5cm以上；无效为症状无改善甚或加重，B超和胃X线钡餐检查示胃的高度没有升高甚或有所下降。

（2）结果：临床治愈7例，显效11例，好转6例，无效2例，有效率为92.3%。

5.病例介绍　见上述验案举例。

6.体会　提胃法是运用古代辅助行针手法"搓法"，一味施行单向捻转，致使肌纤维缠绕针身造成人为滞针现象而实施的一种特殊针刺方法。滞针可使行针、出针均感困难，患者也感觉疼痛。因此，滞针现象一直是作为针刺异常情况记载于针灸医籍（包括现今教科书）中的。然而，它却给胃下垂的治疗带来了新的契机。

胃下垂病变在胃，故取脘腹局部的奇穴提胃和升胃，在人为产生滞针状态后配合反复提拉，可加大腹肌的紧张度，有利于胃下垂的回升；胃之募穴中脘合胃之背俞穴胃俞、下合穴足三里补益胃气；

脾俞、气海以健脾益气，补中和胃；百会可升阳提气；脘腹痞满，恶心呕吐加公孙、内关和降胃气；嗳气，喜叹息加太冲、期门疏肝理气。

针灸治疗本病有较好疗效，但病程较长，必须坚持治疗。饮食有节、起居有时、调畅情志，对本病治疗有重要作用。在治疗期间及病愈之后，患者要注意饮食、营养及生活起居，切忌生冷、辛辣等有刺激性和难以消化的食物；饭后需（卧床）休息 0.5 ～ 1 小时，以配合治疗，减少复发，巩固疗效。

第三十一节　呕吐

呕吐是指胃失和降、气逆于上而致的以胃的内容物从口中吐出为主要临床表现的病证。有物有声为"呕"，有物无声为"吐"，无物有声为"干呕"。因呕与吐常同时出现，故并称为"呕吐"。常见于西医学的急性胃炎、幽门痉挛（或梗阻）、胃下垂、十二指肠淤积症、胃神经官能症、胆囊炎、胰腺炎等病。

呕吐的病因虽多，但无外乎虚实两端，虚者因胃腑自虚，胃失和降；实者因外邪、饮食、痰饮、郁气、瘀血等邪气犯胃，胃气上逆。基本病机是胃失和降，胃气上逆。呕吐病变部位在胃，病变脏腑除胃之外，还与脾、肝有关，虚证涉及脾，实证常责之于肝。多由饮食不慎、寒温失宜、情志不畅、闻及特殊气味、晕车、晕船、晕飞机、药物反应、妊娠等因素而诱发。

【临床表现】

以呕吐食物、痰涎、水液、胆汁诸物或干呕无物为主症。常伴有脘腹不适、恶心纳呆、吞酸嘈杂等症状。

上消化道 X 线检查及内镜检查有助于诊断及鉴别诊断。

1. **外邪犯胃**　突发呕吐，呕吐量多。伴有发热恶寒、头身疼痛等表证。舌苔白，脉濡缓。

2. **饮食停滞**　因暴饮暴食或饮食不洁而呕吐酸腐，脘腹胀满，吐后反快，苔厚腻，脉滑实。

3. **肝气犯胃**　每因情志不畅而呕吐或吐甚，嗳气吞酸，胸胁胀满，脉弦。

4. **痰饮内停**　呕吐清水痰涎，脘痞纳呆，眩晕心悸，苔白滑或白腻，脉滑。

5. **脾胃虚弱**　素来脾虚胃弱，饮食稍有不慎即发呕吐，时作时止，呕而无力，面色无华，少气懒言，纳呆便溏，舌淡，苔薄，脉弱。

6. **胃阴不足**　呕吐反复发作，呕量不多或时作干呕，饥不欲食，咽干口燥，舌红少津，脉细数。

【治疗方法】

1. **治则**　理气和胃，降逆止呕；饮食停滞、肝气犯胃者只针不灸，泻法；外邪犯胃、脾胃虚弱、痰饮内停者针灸并用，补法；胃阴不足者只针不灸，平补平泻。

2. **处方**　中脘、胃俞、内关、足三里。

3. **方义**　呕吐病变在胃，总由胃气上逆所致。故首取胃的募穴中脘配胃之背俞穴为俞募配穴法以和胃止呕；内关功擅理气降逆，为止呕要穴；足三里为胃腑下合穴，"合治内腑"，通调腑气，降逆止呕。

4. **加减**　外邪犯胃加外关、大椎解表散邪；饮食停滞加梁门、建里消食止呕；肝气犯胃加太冲、期门疏肝理气；痰饮内停加丰隆、公孙化痰消饮；脾胃虚弱加脾俞、公孙健脾益胃；胃阴不足加脾俞、三阴交滋胃养阴。

5. **操作**　诸穴均常规针刺；脾胃虚弱者可行艾条灸、隔姜灸或温针灸；上腹部穴和背俞穴针后可加拔罐。每日 1 次，呕吐甚者每日可治疗 2 次。

6. **其他疗法**

（1）耳针：根据病变部位取胃、贲门、幽门、十二指肠、肝、胆、脾、神门、交感。每次选用 2 ～ 4

穴，毫针浅刺；也可埋针或用王不留行籽贴压。

（2）穴位注射：以地西泮注射液、山莨菪碱药液加异丙嗪注射液、注射用生理盐水、5%～10%低渗葡萄糖溶液各 2～4ml 或甲氧氯普胺（胃复安）2ml，选择性注入上述穴位，每穴 2ml。每日或隔日 1 次。

（3）穴位贴敷：取神阙、中脘、内关、足三里等穴，切 2～3 分厚生姜片如硬币大，贴于穴上，用伤湿止痛膏固定。本法也可预防晕车、晕船、晕飞机引起的呕吐，临乘车船、登机前半小时贴药（不用生姜，仅在上述穴位上贴伤湿止痛膏也有效）。

【验案举例】

2001 年夏，南京市少年文化宫组织少年儿童夏令营活动，乘车前往安徽歙县等地进行人文考察，请我担任随队保健医生。车驶出了南京市，在安徽山区的路上颠颠簸簸地前进，有一个女孩子就开始晕车呕吐，服晕车灵、藿香正气软胶囊均不能解决问题。第三天返回南京的时候，夏令营领队就让我同这位小女孩坐在一辆车上。只要她感觉到一点不舒服，我就给她轻轻按揉内关穴。这样，一直到南京市，她也没有晕车和呕吐一次。（南京中医药大学王启才医案）

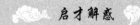

1. 针灸治疗各种原因引起的呕吐效果良好。

2. 上消化道严重梗阻、癌肿引起的呕吐以及脑源性呕吐，除用针灸止吐外，还应高度重视原发病的治疗。

3. 平时宜注意饮食调理，忌暴饮暴食，少吃厚甘味及生冷、辛辣食物，以免损伤胃气。

第三十二节　呃逆

呃逆，古称"哕"，又称"哕逆"。是因气逆动膈，致喉间呃呃有声，声短而频，不能自控的病证。相当于现代医学的膈肌痉挛。除单纯性膈肌痉挛外，胃肠神经官能症、胃炎、胃扩张、胃癌、肝硬化晚期、脑血管病、尿毒症、胃或食道术后等均可引起本病。

本病病位在膈，基本病机为气逆动膈。凡上、中、下三焦诸脏腑气机上逆或冲气上逆均可动膈而致呃逆。如上焦肺气或虚或郁，失于肃降；中焦胃气失于和降，或胃肠腑气不通，浊气上逆；下焦肝气郁结，怒则气上；肾不纳气，虚则厥逆等均可动膈。临床以胃气上逆动膈最为常见。多由饮食、情志和突然吸入冷空气而引发。

【临床表现】

以气逆上冲、喉间呃呃连声、声音短促、频频发出、不能自控为主症。常伴有胸膈痞闷、胃脘不适、情绪不安等。偶然发作者多可短时间内不治自愈；也有持续数日，甚至数月、数年不愈者。

1. **胃寒积滞**　呃逆常因感寒或饮冷而发作，呃声沉缓有力，遇寒则重，得热则减，苔薄白，脉迟缓。

2. **肝郁气滞**　呃逆常因情志不畅而诱发或加重，呃声连连，郁闷、心烦，胸胁胀满，苔薄白，脉弦紧。

3. **胃火上逆**　呃声洪亮有力，冲逆而出，口臭烦渴，喜冷饮，尿赤便秘，苔黄燥，脉滑数。

4. **脾胃阳虚**　呃声低沉无力，气不得续，脘腹不适，喜暖喜按，身倦食少，四肢不温，舌淡，苔薄，脉细弱。

5. **胃阴不足** 呃声低微、短促而不得续，口干咽燥，饥不欲食，舌红，少苔，脉细数。

【治疗方法】

1. **治则** 胃寒积滞、脾胃阳虚者温中散寒，通降腑气，针灸并用，虚补实泻；肝郁气滞、胃火上逆者疏肝理气，和胃降逆，只针不灸，泻法；胃阴不足者养阴清热，降逆止呃，只针不灸，平补平泻。

2. **处方** 以任脉腧穴为主。选穴翳风、天突、中脘、膻中、膈俞、内关。

3. **方义** 本病病位在膈，故不论何种呃逆，均可用膈俞利膈止呃；内关为手厥阴心包经的络穴，通阴维脉，可宽胸利膈，畅通三焦气机，为降逆要穴；中脘、足三里和胃降逆，不论胃腑寒热虚实所致胃气上逆动膈者用之均宜；天突位于咽喉，利咽止呃；膻中穴位近膈，又为气会穴，功擅理气降逆，使气调则呃止；翳风是笔者在针灸临床实践中发现的止呃特效穴。

4. **加减** 胃寒积滞、胃火上逆、胃阴不足者加胃俞和胃止呃；脾胃阳虚者加脾俞、胃俞温补脾胃；肝郁气滞者加期门、太冲疏肝理气。

5. **操作** 诸穴常规针刺；膈俞、期门等穴不可深刺，以免伤及内脏；胃寒积滞、脾胃阳虚者，诸穴可用艾条灸或隔姜灸；中脘、足三里也可用温针灸，胃俞可加拔火罐。

6. **其他疗法**

（1）指针：翳风、天突、攒竹、鱼腰、内关，任取一穴，用拇指或中指重力按压，以患者能耐受为度，连续按压3～5分钟，同时令患者深吸气后屏住呼吸，常能立即止呃。

（2）耳针：取膈、胃、神门、相应病变脏腑（肺、脾、肝、肾）。毫针强刺激；也可耳针埋藏或用王不留行籽贴压。

（3）穴位贴敷：麝香粉0.5g，放入神阙穴内，用伤湿止痛膏固定，适用于实证呃逆，尤其以肝郁气滞者取效更捷；吴茱萸10g，研细末，用醋调成糊状，敷于双侧涌泉穴，胶布或伤湿止痛膏固定，可引气火下行，适用于各种呃逆，对肝、肾气逆引起的呃逆尤为适宜。

（4）穴位注射：取上述腧穴2～3个，用普鲁卡因加维生素B_1、维生素B_6或山莨菪碱注射液5mg、异丙嗪50mg（2ml），每穴0.5ml。每日1次。

【验案举例】

冯某，男，30岁，武汉军区歌舞团小号手，1977年8月26日就诊。10天前因突击专业训练，早餐匆匆，后在抽烟时发生呃逆。起初每间隔3～5分钟发作1次，每次发作持续1小时。因忙于工作，先在本单位医务室治疗，给予口服溴丙胺太林（普鲁本辛），未收效果；后又在武汉军区总医院针刺内关、中脘等穴，同时加服地西泮、氯丙嗪等药物，也未见好转；继而来到武汉医学院附属医院治疗仍未见效。到第8天，呃逆呈持续状态，呃声高亢、洪亮，伸颈仰头、面红耳赤、大汗淋漓、全身抖动，并感呼吸困难，不能进食和饮水，食则呕吐，夜间不能睡眠，以致疲惫不堪，患者甚为焦虑、紧张和痛苦，乃求治于湖北中医学院（现湖北中医药大学）附属医院中医内科。初诊以旋覆代赭石汤加减，服药未吐，但因服药后呃逆未止并感腹中膨胀疼痛而自动停服。二诊经西医内科肌内注射苯巴比妥镇静处理，昏睡约3小时，呃逆停止，但醒后呃逆即发。三诊由针灸科其他医生先后针刺内关、中脘、足三里、梁丘、膻中、气海、期门、三阴交、神门、大陵等常规止呃腧穴，并以三棱针点刺中冲出血，按压膈俞、至阳、眼球等均不见效。四诊由笔者针刺天突穴，强刺不留针，按压攒竹穴，呃声变得低微，并有1～2分钟的间歇，但尚不能完全停止，最后以重力按压双侧翳风穴，呃逆顿时停止。于是鼓励患者吃糕点3块，喝果汁约300ml，没有呕吐，亦未致呃逆发作。隔3小时后，呃逆又发作，为进一步验证翳风穴对呃逆的治疗作用，又先针其他穴位，并做耳穴膈点埋针，仍无效果，再重力按压翳风穴，呃逆又立刻停止。当天和次日呃逆未发，饮食及睡眠正常。第3天，患者因吃冰棒，呃逆又小发作1次，即中度按压翳风穴而愈。患者当晚即正常参加演出。2个月后随访，未再发作。（南京中医药大学王启才医案）

启才解惑

1. 针灸治疗呃逆有显著疗效，往往能针到呃止，手到病除。
2. 对于反复发作的慢性、顽固性呃逆，应积极查明并治疗引起呃逆的原发病。
3. 年老体弱、慢性久病和重症患者出现呃逆，往往是胃气衰败、病情加重之象，针灸疗效欠佳。

启才精讲　翳风穴治疗呃逆

　　自从 1980 年笔者在广州《新中医》杂志第 4 期首次报道了指压翳风穴治疗 1 例持续 11 天之久的顽固性呃逆病例之后，在 20 余年的针灸临床工作中，笔者又以同样的方法观察治疗 226 例，大部分病例手到病除，1 次即愈。国内也有许多同道按照笔者介绍的方法，对翳风穴治疗呃逆的效果进行了临床验证，均收到十分满意的疗效。

　　1. 翳风穴主治范围的历史文献　翳风，手少阳三焦经经穴，位于耳垂后颞骨乳突与下颌骨之间的凹陷中，最早见于《针灸甲乙经》。关于翳风穴的主治范围，《针灸甲乙经》载："聋、不能言、口僻不正、失欠脱颌、口不开。"《千金方》载："耳痛鸣聋、下牙齿痛、牙齿龋痛、狂、瘛疭、癫不能言。"《铜人腧穴针灸图经》载："不能言、颊肿、牙车急痛。"《针灸大成》载："耳鸣耳聋、口眼歪斜、脱颌、颊肿、口噤不开、不能言、口吃、牙车急、小儿喜欠。"高等医药院校教材《针灸学》《腧穴学》载："耳鸣耳聋、口眼㖞斜、牙关紧闭、齿痛、颊肿、瘰疬。"纵观古今针灸文献，均没有治疗呃逆的记录。

　　2. 对翳风穴治疗呃逆的临床验证　1980－1998 年，笔者以指压翳风之法治疗各种原因引起的呃逆 226 例。男性 137 例，女性 89 例；功能性 173 例，中风后遗症 23 例，各种肿瘤 14 例，手术后 12 例，肝肾衰竭 4 例。其中，148 例轻症呃逆 1 次即愈，占 65.48%；重症呃逆 2 次痊愈 52 例，占 23.01%；3 次痊愈 15 例，占 6.64%；4 次以上不愈者作无效处理，共 11 例，占 4.87%；3 次以内总治愈率为 95.13%。此后，针灸界同道的临床验证为数不少。其中以按压法治疗者有朱忠泽治疗 2 例，均 1 次而止。顾耀平治疗 89 例，1 次痊愈 32 例，2 次止呃 40 例，3 次见效 12 例，无效 5 例。张日治疗 30 例，1 次痊愈 16 例，2 次止呃 6 例，3 次见效 5 例，4 次收效 3 例。姚光潮治疗 19 例，全部治愈。张玉琴治疗 3 例顽固性呃逆，先住院数日治疗未效，后经按压翳风穴，均 1 次而愈。林欲才以小木棒（如火柴杆、棉签头等物）代替指压，治疗 63 例（其中有中风、尿毒症、癌症等危重患者 28 例），均在 1 分钟内止呃（30 秒止呃 42 例）。李育红治疗 62 例（病程 3～24 小时 10 例、1～30 天 48 例、1 月至 20 年 4 例，实证 57 例、虚证 5 例），经 1 次治疗止呃 56 例，2 次止呃 4 例，有效率 98.4%。宁卫兵在指压翳风穴的基础上加电针内关、合谷、足三里、上巨虚、下巨虚，治疗 28 例（腹部手术 8 例、中风 14 例、胃癌 5 例、肝癌 3 例）。每日 1 次，5 次为 1 个疗程。结果：痊愈 22 例（1 次愈 12 例、1 疗程内痊愈 10 例），显效 4 例，好转 2 例，全部有效。安荣彩治疗 80 例，每次按压 30 秒至 1 分钟，效果良好。范寿生、陈德成、安凤华、王文安等人也均有报道。

　　另外，还有人以针刺法和穴位注射法进行了观察。王书香对一例因驱虫需要，口服中药使君子而导致呃逆三天不止的患儿，在口服氯丙嗪效果不显的情况下，针刺翳风穴 1 次即愈。吕哲治疗 29 例，均系功能性呃逆，在呃逆发作时，经强刺双侧翳风穴，并令患者配合深度腹式呼吸，29 例全部 1 次而愈。陈德军针刺翳风穴治疗顽固性呃逆，常获奇效。王士广治疗 38 例，多数为服药无效者，经针刺翳风，1 次痊愈 35 例，好转 3 例。方美善针刺治疗顽固性呃逆 20 例，病程 2～23 天不等。经治疗，1 次痊愈 4 例，2～7 次痊愈 14 例，好转 1 例，无效 1 例。王彩虹以针刺翳风治疗呃逆屡治屡效。王尔文以针刺治疗 40 例，一般 1 次而愈。刘继明、赵波以针刺翳风、睛明穴治疗顽固性呃逆 33 例，痊愈 26 例，显效 3 例，好转 3 例，无效 1 例，有效率 96.97%；另设 22 例以山莨菪碱注射液 2ml 加生理盐水 2ml 注入膈俞、足三里穴作对照，痊愈 5 例，显效 4 例，好转 8 例，无效 8 例，有效率 68%；两组疗效有显著差异。何刚也有类似报道。

骆方以翳风穴穴位注射治疗呃逆 52 例（脑占位性病变、神志不清者注山莨菪碱药液，每次每穴 5mg/ml；手术后尿潴留和中老年男性伴前列腺肥大者注异丙嗪 50～75mg）。结果：5～10 分钟止呃 44 例，好转 6 例，无效 2 例（均系晚期胃癌患者）。

3. 典型病例

（1）见上"验案举例"。

（2）1988 年 9 月 24 日上午，笔者在湖北老家路遇黄、吴二位女性同时发呃逆，询问方知，二人系姑嫂关系。原来，嫂子清早起来即突发呃逆，早饭后家人要小姑陪同其嫂前往医院诊治。小姑在送嫂子上医院途中，因受嫂子连连不断的呃声影响，自己也发生呃逆。当时经笔者为其二人按压翳风穴，呃逆相继停止。

4. 体会

呃逆，俗称"打嗝""打噎"，古称"哕"，现代医学称"膈肌痉挛"，以气逆上冲、喉中呃呃有声、短促而频繁、令人不能自控为主要特征。其轻重差别十分明显，偶然发作者，症情大多轻浅；也有数小时不已或昼夜不停甚至持续数天、数月不愈者，可对呼吸、讲话、咀嚼、睡眠以及精神情绪等造成严重影响，常致患者疲惫不堪，十分痛苦。

呃逆一证，常因饮食不节、过食生冷寒凉之物和产气食品，突然吸入冷空气，致寒邪郁气蓄于胃中；或因暴饮暴食、过食炙热辛辣之品，使燥热内结，气不顺行；或恼怒抑郁，情志不畅，气机不利，厥而上逆，郁而化火，肝火犯胃，胃失和降；或因手术伤及血络，脉道瘀而不通，致使胃气上逆；还可由于胃肠、肝胆、胸膜、颅内的某些疾病，直接或间接影响呼吸中枢，使膈神经受到刺激，导致膈肌不自主、不规则的间歇收缩，而在空气被突然吸入呼吸道的同时，伴发吸气期气门突然关闭，从而产生出一种奇特的呃呃之声。众多病因，总不外胃气上逆。正如《素问·宣明五气》所载："胃为气逆，为哕为恐。"《景岳全书》也有"致呃之由，总由气逆"之说。若见于肿瘤、脑血管病和其他危重疾病晚期，则多为久病致虚，中气衰竭，提示病情危重，预后不良。故《素问·宝命全形论》载："病深者，其声哕。"

呃逆既然主因于胃气上逆，其治也应以宽胸理气、和胃降逆为正法。考翳风穴为手少阳三焦经腧穴，有疏调三焦之气的功能。《灵枢·经脉》关于三焦经的主病中有"主气所生病……"的记载，呃逆乃胃气上逆之证，按压翳风治疗呃逆，就是通过疏调三焦之气而产生治疗作用，并达到治愈目的。从现代医学角度分析，翳风穴深处有面神经、迷走神经和耳大神经分布，刺激该穴能反射性地抑制迷走神经和膈肌的异常兴奋，缓解膈肌痉挛，平息呃逆。

根据笔者临床体验，翳风穴治疗呃逆，以功能性病变引起者为佳，对器质性病变或肿瘤、危重病晚期引起者疗效稍差。以按压法同针刺法比较，则按压法更为简捷便利、安全可靠，当为首选之法。针刺如用之不当，难免有损伤面神经之弊，理当谨慎！

施术方法，患者取坐位或卧位均可，医者以拇指、食指、中指按压都行。轻症以中度按压法，使患者感觉发胀、疼痛为度，每次按压持续 1 分钟以上。重症久呃不止者，按压手法应重而强，使患者咽喉发紧、口中分泌唾液，有难以忍受之感，每次按压持续 3 分钟以上。若配合深呼吸后屏气数秒钟，则疗效更佳。按压 1 次不止者，可连续按压 2～3 次。止后又发者，只需施行轻中度按压即可获愈。

5. 建议

大量临床实践表明，翳风穴治疗呃逆，方法简便，安全可靠，疗效确切，并经得起重复，效而可证。确实具有独特的临床价值，应当予以充分肯定，并大力推广、应用。建议有关部门在进一步核准、验证之后，对翳风穴治疗呃逆的新经验进行技术鉴定，正式将呃逆纳入翳风穴的主治之中，载入文献，以利后学。

第三十三节　腹痛

腹痛是指胃脘以下、耻骨联合以上部位发生的以疼痛为主要表现的病证。因腹内有许多脏腑，且为诸多经脉所过之处，所以不论何种病因，如外邪、饮食、情志等，凡导致有关脏腑气机不利或经脉气血不通时，均可引起腹痛。

腹痛是临床上的常见症状，可见于内科、妇科、外科等多种疾病中，以肠道疾病和妇科病引起的腹痛较为多见。西医学的急、慢性肠炎、胃肠痉挛、肠易激综合征等疾病引起的腹痛，可参照本节进行治疗。

【临床表现】

以腹部疼痛为主症，可分别表现为全腹痛、脐腹痛、小腹痛、少腹痛等。其发作或加重多与饮食、情志、受凉、劳累等诱因有关。可反复发作，常伴有饮食、大便异常。

下消化道 X 线钡餐检查、纤维结肠镜、腹部 B 超等检查有助于明确诊断。

1. 饮食所伤　暴饮暴食后脘腹胀痛，拒按，嗳腐吞酸，恶食，得吐泻后痛减，舌苔厚腻，脉滑。

2. 肝郁气滞　侧腹胀痛，痛则欲便，便后痛缓，喜叹息，得嗳气或矢气则减，遇恼怒则剧，苔薄白，脉弦紧。

3. 寒邪内阻　多因感寒饮冷突发腹部拘急剧痛，得温痛减，遇寒更甚，舌苔白，脉沉紧。

4. 脾阳不振　腹痛隐隐，时作时止，喜温喜按，每食生冷或饥饿、劳累后加重，进食及休息后痛减，舌淡、苔薄，脉沉细。

【治疗方法】

1. 治则　饮食所伤、肝郁气滞者调气化滞，只针不灸，泻法；寒邪内阻者温中散寒，针灸并用，泻法；脾阳不振者温补脾阳，针灸并用，补法。

2. 处方　以任脉和足阳明经腧穴为主。选穴中脘、天枢、关元、足三里。

3. 方义　中脘在脐上，是胃之募穴、腑之会穴；天枢在脐旁，为大肠募穴；关元在脐下，为小肠募穴；故不论何种腹痛，均可在局部选用上穴，对胃肠疾病所致腹痛，用之尤宜；"肚腹三里留"，腹痛应首选足三里。诸穴合用，相得益彰。

4. 加减　饮食停滞加建里、内庭消食导滞；肝郁气滞加期门、太冲疏肝理气；寒邪内阻加神阙、气海温中散寒；脾阳不振加神阙、脾俞健脾温中。

5. 操作　诸穴均常规针刺；寒邪内阻和脾阳不振者可用灸法或温针灸；神阙穴可采用隔盐灸法。

6. 其他疗法

（1）耳针：取腹、大肠、小肠、神门、脾、肝、交感。每次选用 3～5 穴，毫针强刺激；也可埋针或用王不留行籽贴压。

（2）穴位注射：取异丙嗪和阿托品各 0.5mg 混合，注入相应穴位，每穴 0.5～1ml。

（3）药熨：取麦麸 50g，葱白（切碎）、生姜（切碎）各 30g，食盐 15g，白酒 30ml，食醋 15ml。混匀，放铁锅内炒热，布包，乘热熨疼痛处。药凉后再炒热再熨。适用于虚寒腹痛。

启才解惑

1. 针灸治疗腹痛有较好的疗效，但针刺止痛后应明确诊断，积极治疗原发病。

2. 急腹症引起的腹痛，在针灸治疗的同时应严密观察，必要时应采取其他治疗措施或转手术治疗。

第三十四节　肠炎

肠炎是指各种原因引起的肠道吸收功能紊乱或肠壁黏膜的炎症性改变，有急性和慢性两种。以腹痛、大便次数增多、粪便稀薄甚或水样为特征，属于中医学"泄泻"的范畴。

中医学认为，本病病位在脾胃和大小肠。其病因有感受外邪、饮食所伤、七情不调及脏腑虚弱等。主要由于脾胃功能失调、肠道传导失司所致。

【临床表现】

以腹痛、大便次数增多、粪便稀薄甚或水样为主症。

1. **外感寒湿**　腹部受凉后腹痛肠鸣，泻下清稀甚至呈水样，脘闷食少，头重身痛，苔白腻，脉濡缓；或兼有恶寒发热、鼻塞流涕、肢体酸痛，苔薄腻，脉浮。

2. **湿热内蕴**　腹痛，泄泻，泻而不爽或泻下臭秽，肛门灼热，身热心烦，口渴不欲多饮，小便短赤，苔黄腻，脉滑数或濡数。

3. **食滞胃肠**　脘腹胀满，嗳腐吞酸，腹痛肠鸣，大便多为不消化食物，泻后痛减，苔厚腻或腐腻，脉滑数。

4. **肝脾不和**　每遇精神刺激、情绪紧张时即发生腹痛、泄泻，泻后痛减。常兼脘胁痞闷、嗳气食少。苔薄，脉弦。

5. **脾气虚弱**　大便溏薄，迁延反复，饮食减少，食后脘闷不舒，面色萎黄，倦怠乏力，舌淡、苔白，脉细弱、沉缓。

【治疗方法】

1. **治则**　外感寒湿者温化寒湿，针灸并用，泻法；湿热内蕴、食滞胃肠、肝脾不和者利湿通腑，疏肝理脾，只针不灸，泻法；脾气虚弱者补中健脾，针灸并用，补法。

2. **处方**　以任脉、足阳明、足太阴经腧穴为主。选穴中脘、关元、天枢、足三里、三阴交、阴陵泉。

3. **方义**　中脘、关元属于任脉，天枢归于胃经，三穴均位于腹部，中脘是腑之会穴，关元是小肠募穴，天枢为大肠募穴，调理肠腑，乃司其职；三阴交、阴陵泉、足三里分属于脾胃二经，健脾化湿，理脾和胃乃其专长。诸穴合用，相得益彰。

4. **加减**　外感寒湿者加灸气海；湿热内蕴者加曲池；食滞肠胃者加建里；肝脾不和者加章门；脾气虚弱者加脾俞；恶寒发热者加大椎、曲池；嗳气呕恶者加内关、天突；久泄脱肛者加灸百会。

5. **操作**　诸穴均常规针刺。急性肠炎多属实证，针以泻法为主，每日治疗 2～3 次；慢性肠炎多虚，宜针灸并用，刺激手法宜轻，每日或隔日治疗 1 次。

6. **其他疗法**

（1）耳针：取脾、胃、大肠、小肠、肝、肾、神门。每次选 3～4 穴，毫针中度刺激；或用埋针、药丸按压。

（2）穴位注射：取天枢、足三里、上巨虚、脾俞、大肠俞。用黄芪、当归等中药注射剂或小檗碱、阿托品、异丙嗪等注射剂，每穴注入 1～2ml。隔日 1 次。

【验案举例】

记得有一次在针灸门诊，一位女同志带来一个六七岁的小男孩，说是孩子前一天过生日，晚上美味佳肴吃多了（据孩子自己形容说吃的东西已经到了喉咙了，半夜就开始腹痛、泄泻，即《黄帝内经》所云"饮食自倍，胃肠乃伤"）。自己在家吃了治泄泻的药不管用，就到医院来看急诊了。急诊室的医生诊断是急性胃肠炎，建议到针灸科治疗，说针灸的效果来得还快些。当时，由于孩子捂着肚子哭着喊着不让针灸，只好在家长的帮助下，强行针了左右两侧腿上的足三里穴。结果，孩子马上就破涕为笑了。事后，笔者还写了一篇科普文章，发表在《家庭中医药杂志》上，题目叫作"美味不可多得"，被江苏省科协评为优秀医学科普作品二等奖。（南京中医药大学王启才医案）

启才解惑

1. 针灸对本病疗效显著，特别对急性肠炎可获得立竿见影的效果。对于反复发作的慢性肠炎只要坚持治疗，疗效也比较理想。

2. 急性期患者应注意休息。饮食要清淡、容易消化，切忌进食肥甘厚味之品，水泻量多者应多饮淡盐水。

3. 吐泻频繁、脱水严重者应注意防止津液亏损，必要时予以输液，并配合中西医药物治疗。

第三十五节　泄泻

泄泻是以大便次数增多、便质清稀甚至如水样为主要特征的病证。慢性为泄，急性为泻常见于西医学的急性或慢性肠炎、肠结核、胃肠功能紊乱、肠道激惹综合征、慢性非特异性溃疡性结肠炎等疾病中。

泄泻的病位在肠，但关键病变脏腑在脾胃，此外尚与肝、肾有密切关系。不论是肠腑本身的原因还是其他脏腑的病变影响肠腑，均可导致大肠的传导功能和小肠的泌别清浊功能失常而发生泄泻。《内经》称其为"泄泻""濡泄""洞泄""飧泄""注泄"等，主要病机为脾虚湿盛。由于"大肠、小肠皆属于胃"（《灵枢·本腧》），所以，泄泻的病机主要在于脾胃的功能障碍，脾虚湿盛是其关键。正如《素问·阴阳应象大论》载："湿盛则濡泄。"常因外邪、饮食、情志等因素而诱发，多反复发作。

【临床表现】

以大便次数增多、便质清稀甚至如水样或完谷不化为主症。多伴有腹痛、肠鸣等症状。

大便常规、大便细菌培养可见红白细胞、致病菌等；纤维结肠镜及 X 线钡餐检查可见结肠充血、水肿、糜烂、溃疡、癌变、息肉等病变。

1. **寒湿困脾**　腹泻因感受寒湿而发，大便清稀或如水样，腹痛肠鸣，泻后痛减，得热则舒，恶寒食少，苔白滑，脉濡缓。

2. **肠腑湿热**　腹痛即泻，泻下急迫，大便黄褐臭秽，肛门灼热，发热，腹痛拒按，泻后痛减，舌红，苔黄腻，脉濡数。

3. **食滞胃肠**　暴饮暴食后腹满胀痛、拒按，泻后痛减，大便臭如败卵，纳呆，嗳腐吞酸，苔垢厚腻，脉滑。

4. **肝郁气滞**　泄泻、腹痛、肠鸣每因情志不畅而发，舌红，苔薄白，脉弦。

5. **脾气虚弱**　大便溏薄，夹有不消化食物，稍进油腻饮食则便次增多，腹部隐痛喜按，神疲乏力，舌淡、苔薄白，脉细。若病久不愈，脾虚下陷，可导致脱肛。

6. **肾阳亏虚（五更泄）**　凌晨腹部隐痛，肠鸣，泄泻，夹有不消化食物，脐腹冷痛，喜暖喜按，泄后即舒，形寒肢冷，面色淡白，舌胖而淡、苔白，脉沉细。《景岳全书·泄泻》载："脾阳虚则转输无力致水湿内盛，肾阳虚则命门火衰而阴寒独盛，故于子丑五更之后，阳气未复，阴气盛极之时，即令人洞泄不止也。"

【治疗方法】

1. **治则**　寒湿困脾、脾气虚弱、肾阳亏虚者健脾益肾，温化寒湿，针灸并用，虚补实泻；肝郁气滞、食滞胃肠、肠腑湿热者行气化滞，通调腑气，只针不灸，泻法。

2. 处方　以大肠的募穴、俞穴、下合穴为主。选穴神阙、天枢、大肠俞、上巨虚、三阴交。

3. 方义　本病病位在肠，故取大肠募穴天枢、大肠背俞穴大肠俞配穴，与大肠之下合穴上巨虚合用，调理肠腑而止泻；神阙穴居中腹，内连肠腑，无论急、慢性泄泻，灸之皆宜；三阴交健脾利湿兼调理肝肾，各种泄泻皆可用之。诸穴合用，标本兼治，泄泻自止。

4. 加减　寒湿困脾加脾俞、商丘健脾化湿；肠腑湿热加合谷、阴陵泉清利湿热；饮食停滞加中脘、建里消食导滞；肝郁气滞加期门、太冲疏肝理气；脾气亏虚者加脾俞、足三里健脾益气；脾气下陷者加百会、气海升阳举陷；肾阳亏虚者加关元、命门、肾俞温肾固本。

5. 操作　诸穴均常规针刺；神阙穴肠腑湿热者可针，其他宜用隔盐灸或隔姜灸；其他腧穴寒湿困脾、脾气亏虚者可施隔姜灸、温和灸或温针灸，肾阳亏虚者可用隔附子饼灸。急性泄泻每日1～2次，慢性泄泻每日或隔日1次。

6. 其他疗法

（1）耳针：取大肠、小肠、腹、胃、脾、神门。每次选3～5穴，毫针浅刺；也可用王不留行籽贴压。

（2）脐疗：取五倍子适量，研末，用食醋或姜汁调成糊状敷脐，以伤湿止痛膏固定。2～3日更换1次。适用于久泻。

（3）穴位注射：取天枢、上巨虚，用小檗碱注射液、山莨菪碱注射液或维生素B_1、维生素B_{12}注射液，每穴注射0.5～1ml。每日1～2次。

【验案举例】

例1：周某，男，40岁。1976年笔者随队下乡巡回医疗，周某为随队炊事员。因饮食伤及胃肠而致腹泻，大便呈水样，每日5～6次不等。伴有腹痛阵作、肠鸣音亢。由于惧怕针灸，起初口服小檗碱、土霉素、呋喃唑酮等止泻药，半月未愈。后经针刺足三里（双侧），强刺激，留针30分钟，1次而愈。当天上街买菜吃了瓜果也未致腹泻发作。（南京中医药大学王启才医案）

例2：张某，男，66岁，蕲春县彭思镇彭思村人，2018年8月23日初诊。

主诉：慢性腹泻30余年，加重数年。

病史：30多年前开始腹泻，近数年加重，每日排便5～6次，时泄时溏。腹部无明显胀痛感，甚时鸡鸣即泻，泻后稍安，完谷不化。虽经多方治疗，疗效不显，时轻时重，缠绵难愈。以致形体消瘦，精神萎靡。常觉形寒肢冷，倦怠乏力，舌质淡、苔白，脉沉细无力。中医辨证为腹泻（脾肾阳虚型）。

治则：本益火之源，以消阴翳之法则，温肾健脾，涩肠止泻。

治疗：①蕲艾灸中脘、神阙、关元、气海；脾俞、肾俞使用双孔、三孔艾灸盒施灸，45～60分钟每日2次。②针刺足三里、三阴交、太溪、复溜、阴陵泉，平补平泻，留针30分钟，每日1次。

按上述方案治疗1周后，腹泻减至每日2～3次，精神好转。又续守上法治疗1周后，大便成形，每日1～2次，腹胀肠鸣等症状明显减轻，纳可寐安。嘱服附子理中丸、金匮肾气丸巩固疗效，3个月后随访，诸症全消，劳作如常。（湖北蕲春弟子韩善明医师医案）

启才解惑

1. 针灸治疗泄泻有显著疗效。若急性胃肠炎或溃疡性结肠炎等因腹泻频繁而出现脱水现象者，应适当配合输液治疗。

2. 治疗期间应注意清淡饮食，忌食生冷、辛辣、油腻之品，注意饮食卫生。

第三十六节　痢疾

痢疾，古称"肠澼""滞下""下利"，以剧烈腹痛、腹泻、下痢赤白脓血、里急后重为主要特征。本病多发于夏秋季节，相当于西医学中的细菌性痢疾、阿米巴痢疾。

本病病位在肠，多因外感时疫邪毒，内为饮食所伤，使寒湿、湿热、积滞、疫毒等壅塞肠中，气血与之搏结凝滞，肠道传化失司，脉络受伤，腐败化为脓血而成。

【临床表现】

以剧烈腹痛、腹泻、下痢脓血黏液、里急后重为主症。可伴有发热、神疲、纳呆，重者可出现壮热、不能进食、神昏谵语、烦躁不安。

大便常规检查和细菌培养、X线钡餐检查及直肠、结肠镜检查有助于本病的诊断。

1. **寒湿痢**　下痢赤白黏冻，白多赤少或纯为白冻，脘腹胀满，头身困重，苔白腻，脉濡缓。

2. **湿热痢**　下痢赤白脓血，赤多白少，肛门灼热疼痛，小便短赤，苔黄腻，脉滑数。

3. **疫毒痢**　发病急骤，腹痛剧烈，痢下鲜紫脓血，壮热，口渴，头痛，甚至神昏痉厥，躁动不安，舌质红绛，苔黄燥，脉滑数。

4. **噤口痢**　下痢赤白脓血，恶心呕吐，不能进食，苔腻，脉滑。

5. **休息痢**　下痢时发时止，日久不愈，常因饮食不慎、受凉、劳累而发，发则大便次数增多，便中带有赤白黏冻，或伴有脱肛。舌淡，苔腻，脉细。

【治疗方法】

1. **治则**　寒湿痢温化寒湿，针灸并用，泻法；湿热痢清热利湿，只针不灸，泻法；疫毒痢泻热解毒，镇痉宁神，只针不灸，泻法；噤口痢降逆止呕，针刺为主，平补平泻；休息痢健脾理肠，针灸并用，补泻兼施。

2. **处方**　以足阳明胃经和大肠的募穴、下合穴为主。选穴天枢、上巨虚、合谷、曲池、阴陵泉。

3. **方义**　痢疾为邪滞肠腑，故取大肠募穴天枢、大肠下合穴上巨虚、大肠经原穴合谷，三穴同用能通调大肠腑气，使肠腑气调而湿化滞行；曲池也属大肠经，清热利肠；阴陵泉助化湿之力。五穴合用，痢疾自止。

4. **加减**　寒湿痢加关元、三阴交温寒化湿；湿热痢加内庭清利湿热；疫毒痢加大椎、中冲、水沟泻火解毒，镇痉醒神；噤口痢加内关、中脘和胃开噤；休息痢加脾俞、神阙、足三里调理脾肾；久痢脱肛加气海、百会益气固脱。

5. **操作**　诸穴均常规针刺；寒湿痢、休息痢可行温和灸、温针灸、隔姜灸或隔附子饼灸。急性痢疾每日治疗2次，慢性痢疾每日治疗1次。

6. **其他疗法**

（1）耳针：取大肠、直肠下段、小肠、腹、脾、肾。每次选3～5穴，毫针浅刺；也可用王不留行籽贴压。

（2）穴位注射：取天枢、上巨虚。用小檗碱注射液或5%葡萄糖注射液、维生素B_1注射液、庆大霉素4ml（皮试），每穴注入1～2ml。每日2次。

启才解惑

1. 针灸治疗急性菌痢有显著疗效，不仅能迅速控制症状，而且能消灭痢疾的病原体。

2. 急性菌痢发病期间应进行床边隔离，注意饮食。

3. 中毒性菌痢病情急重，需采取综合治疗措施。

第三十七节 便秘

便秘是指大便秘结、排便周期或时间延长，或虽有便意但排便困难的病证，可见于多种急、慢性疾病。相当于西医学中的功能性便秘、肠道易激综合征、直肠及肛门疾病所致便秘、药物性便秘、内分泌及代谢性疾病的便秘，以及肌力减退所致的便秘等。

本病病位在肠，但与脾、胃、肺、肝、肾等功能失调均有关。外感寒热之邪、内伤饮食情志、阴阳气血不足等均可使肠腑壅塞或肠失温润，大肠传导不利而产生便秘。

【临床表现】

以排便困难为主症，临床上有各种不同的表现：或2日以上至1周左右大便1次，粪质干硬，排出困难；或虽然每日大便1次，但粪质干燥坚硬，排出困难；或粪质并不干硬，也有便意，但排出困难等。常伴有腹胀、腹痛、头晕、便血等症状。

X线钡餐检查、纤维结肠镜等有关检查有助于本病的诊断。

1. **热秘** 大便干结，腹胀腹痛，面红身热，口干口臭，小便短赤，舌红，苔黄燥，脉洪大而数。

2. **气秘** 大便秘结，欲便不得，腹痛连及两胁，得矢气或便后则舒，嗳气频作或喜叹息，苔薄腻，脉弦。

3. **冷秘** 大便秘结，腹部拘急冷痛，拒按，喜暖，手足不温，苔白腻，脉弦紧或沉迟。

4. **虚秘** 虽有便意但排便不畅，或数日无便却腹无所苦，临厕努挣乏力，心悸气短，面色无华，舌质淡，脉细弱。

【治疗方法】

1. **治则** 通调腑气，润肠通便；热秘、气秘只针不灸，泻法；冷秘针灸并用，泻法；虚秘针灸并用，补法。

2. **处方** 以大肠的募穴、背俞穴、下合穴为主。选穴天枢、大肠俞、上巨虚、支沟、照海。

3. **方义** 便秘病位在肠，故取天枢与大肠俞同用属俞募配穴，再加下合穴上巨虚"合治内腑"，三穴共用，更能通调大肠腑气；支沟、照海合用为治疗便秘之经验效穴，支沟调理三焦气机以通腑气，照海养阴以增液行舟。

4. **加减** 热秘加合谷、曲池清泻腑热；气秘加中脘、太冲疏调气机；冷秘加灸神阙、关元通阳散寒；虚秘加脾俞、气海健运脾气以助通便。

5. **操作** 诸穴均常规针刺；冷秘、虚秘可用温针灸、温和灸、隔姜灸或隔附子饼灸。

6. **其他疗法**

（1）耳针：取大肠、直肠下段、三焦、腹、肝、脾、肾。每次酌选3～5穴，毫针浅刺；也可用王不留行籽贴压。

（2）脐疗：取生大黄、芒硝各10g，厚朴、枳实、猪牙皂各6g，冰片3g。共研为细末，每取3～5g，加蜂蜜调成糊状，贴敷于神阙穴，胶布固定。2～3日更换1次。

（3）穴位注射：用维生素B_1注射液或生理盐水作穴位注射，每穴1～2ml。每日或隔日1次。

【验案举例】

例1：患者，女，65岁，退休工人，2016年11月5日就诊。排便困难10年多，5～7天排便1次，经常需要使用"开塞露"辅助排便。首次埋线治疗后，自诉4小时有肠鸣，第2天晨起即有排便，以后每1.5天排便1次。后又经两次治疗，平均每1～2天排便1次，经微信回访20个月，症状消失，无复发。（辽宁大连王雪芳中医师医案）

例2：患者，男，82岁，2018年1月3日就诊。患习惯性便秘12年，近2个月小便频，便秘加重，下肢有轻微水肿。经检查排除肠道器质性病变。症见大便干结如粟，4～5天1次，夜尿4～5次。面白，神疲，舌淡，苔薄白，脉弱。服果导片，不见好转。据主症辨为脾虚气弱证，取穴大肠俞、天枢、水分、三阴交1次性穴位埋线；另加脾俞、胃俞、神阙，针刺用补法，加灸法，每日1次，同时配合中医方剂真武汤加减方治疗2次后，症状明显减轻，1个疗程后，症状消失，微信随访1年无复发。

2018年1月到2019年10月有9例做埋线治疗，显效7例（即1个疗程康复），2例配合腹部推拿和中药白术饮，两个疗程治愈。（辽宁大连王雪芳中医师医案）

例3：由某，女，24岁。1992年10月上旬，笔者从贵阳返回武汉。发现值班室的女乘务员频频上厕所，每次如厕后许久方出来，估计是在拉肚子。

经主动询问得知，当天早餐后不久即腹部不适，继之腹痛、泄泻，每次20分钟左右。而且不到半个小时又要如厕，如此反反复复七八次，没完没了。笔者获悉，主动提出为其治疗。

查舌红、苔黄而腻，脉细而数。遂以指代针，重力按压天枢、内关、足三里3穴。在连续为其按压近1个小时的过程中，患者居然没有如厕。而且直到武汉终点站，患者也未再如厕大便，且腹痛、腹胀症状逐渐消失。

一年以后我又一次见她时，她还说从那以后就没有拉过肚子了。（湖北中医药大学陈国权教授、张勇医师医案）

例4：占某，女，55岁，蕲春县彭思镇人，2019年2月4日初诊。

主诉：排便困难，呈进行性加重十余年。

病史：十余年前初发病时，服通便药有效，约2年后渐至失效。后用灌肠法辅助排便，开始尚可，后亦逐渐失效。近几年托朋友从日本带回强力通便药，境况如前。期间经东莞东华医院、武汉同济医院等院诊治，诊断为麻痹性肠梗阻，但疗效不显，建议手术切除部分麻痹肠管。患者因惧手术，经人介绍来我院求治，

刻下：患者大便排出困难，不干结，但少有便意，常十数日一行，因惧便难常限纳入以避之。面色㿠白，神疲乏力，声低气怯，四肢不温，腰膝酸冷，小便清长，纳差少寐，舌淡、苔白，脉沉迟无力、尺部尤甚。

诊断：便秘（脾肾阳虚型）。

治则：健脾补肾，温阳通便。

治疗：①蕲艾灸中脘、神阙、气海、关元、脾俞、肾俞、大肠俞。使用双孔、三孔艾灸盒施灸，45～60分钟/穴，每日2次。②针刺天枢、足三里、三阴交、上巨虚、太溪，平补平泻，留针30分钟，每日1次。

按上法治疗10日后，患者便秘症状有所改善，不借助药物，3～5日一行，精神好转。因外出务工，难以继续治疗，嘱自备灸盒、艾条，常灸，每日1次。服归脾丸及六味地黄丸以健脾益气，滋阴润肠。于半月前来电告知，现于每日清晨寅时，肠鸣欲便，遂临厕蹲10分钟左右即可解之，甚喜。嘱继续自灸及服用归脾丸、六味地黄丸调理，以巩固疗效。

启才解惑

1. 针灸治疗便秘有较好效果。如经多次治疗无效者，应查明病因。

2. 患者应多吃新鲜蔬菜、水果；进行适当体育活动；并养成定时排便的习惯。

第三十八节　阑尾炎

阑尾炎是外科常见病，属于中医学"肠痈"的范畴。急性阑尾炎多由于阑尾管腔阻塞，细菌入侵所致；慢性阑尾炎大多数由急性阑尾炎转变而来。

中医学认为，本病多因饮食失节，寒温失调，饱食后剧烈运动，导致肠腑传导功能失常所致。其基本病机为气机壅塞，久则肠腑化热，热瘀互结，致血败肉腐而成痈脓。

【临床表现】

急性阑尾炎以转移性右下腹痛为主要症状。典型的腹痛发作始于上腹，逐渐移向脐部，6～8小时后移向并局限在右下腹。伴纳差、恶心、呕吐、便秘或腹泻、乏力。体温随着症状加重而升高，右下腹麦氏点压痛及反跳痛。

结肠充气试验、腰大肌试验、闭孔内肌试验、肛门直肠指检均有助于诊断。实验室检查可见白细胞计数和中性粒细胞比例增高。

慢性阑尾炎症状不典型，既往常有急性阑尾炎发作病史，经常有右下腹疼痛、不适感，剧烈活动或饮食不节可诱发。

1. **气滞血瘀**　腹痛开始在上腹部或脐周，逐渐转移至右下腹，疼痛程度也逐渐加剧，部位固定且拒按。伴轻度发热恶寒、恶心、呕吐。苔白腻，脉弦紧。

2. **瘀滞化热**　右下腹疼痛固定不移，呈跳痛或刺痛性质，可触及包块，有明显压痛和反跳痛，发热，口干，脘腹胀满，便秘溲赤，舌红、苔黄腻，脉弦滑数。

3. **热盛酿脓**　疼痛剧烈，部位固定，压痛及反跳痛明显，可触及包块，壮热，恶心，呕吐，便秘或腹泻，小便短赤，舌红绛而干，脉洪数。

【治疗方法】

1. **治则**　清热导滞，通腑散结，只针不灸，泻法。

2. **处方**　以足阳明经腧穴为主。选穴阑尾穴、上巨虚、天枢、曲池、阿是穴。

3. **方义**　本病病位在大肠腑，依据《黄帝内经》"合治内腑"的原则，取大肠之下合穴上巨虚及经验穴阑尾，合用以理气散结、疏导阳明之腑气；曲池为手阳明大肠经之合穴，可清泻肠腑邪热；天枢为大肠之募穴，配阿是穴作用可直达病所，导滞散结。

4. **加减**　气滞血瘀加合谷、中脘行气活血，通腑止痛；瘀滞化热加大肠俞、合谷清热化瘀，行气导滞；热盛酿脓加大肠俞、支沟清热解毒，导滞散结；壮热加大椎清热泻火；恶心呕吐加内关、足三里宽胸利膈，降逆止呕。

5. **操作**　各腧穴均常规针刺，泻法，留针1～2小时。每日治疗2次。

6. **其他疗法**

（1）穴位贴敷：取芒硝30g，生大黄粉10g，冰片5g，独头大蒜1枚。混合，捣烂成糊状，贴敷于阿是穴。每日数次。

（2）耳针：取阑尾、大肠、交感、神门，毫针强刺激。每日1～2次。

（3）激光照射：取阑尾穴、阿是穴，用氦－氖激光治疗仪每穴照射5～10分钟。每日2次。

（4）穴位注射：用生理盐水、注射用水、普鲁卡因、5%～10%低渗葡萄糖溶液或中药当归注射液大剂量穴位注射，每穴5ml，甚至更多。每日2次。

启才解惑

1. 针灸对急性阑尾炎未化脓者疗效较好，如已化脓、穿孔，须转外科手术治疗。

2. 慢性阑尾炎局部可配合艾条温和灸或隔姜灸。

3. 针灸治疗期间应以清淡流质饮食为主。

第三十九节　小儿厌食

小儿厌食是指小儿较长时间的食欲缺乏，属于中医学"恶食""不嗜食"的范畴。

小儿厌食的原因很多，消化系统疾病如胃肠炎、肝炎、便秘和一些全身性疾病如贫血、结核病、锌缺乏、维生素 A 或维生素 D 中毒以及服用引起恶心、呕吐的药物；家长喂养不当，对小儿进食的过度关心以致打乱了进食习惯；或小儿好零食或偏食、喜香甜食物、盛夏过食冷饮；或小儿过度紧张、恐惧、忧伤等均可引起厌食。盛夏季节，小儿不适，也是原因之一。

中医学认为，本病是由于小儿脏腑娇嫩，脾常不足，或饮食不调，或病后失养，脾胃功能受损，导致受纳运化功能失常。

【临床表现】

长期食欲缺乏，甚至拒食，形体偏瘦，面色少华，但精神尚好。病程日久则形体瘦弱，体重减轻，精神疲惫，抗病能力差。

1. **脾胃气虚**　面色萎黄，神疲乏力，大便多不成形或夹有不消化食物，舌淡，苔薄白，脉弱无力。

2. **脾胃不和**　面色少华，大便偏干，苔、脉无特殊改变。

3. **胃阴不足**　面色萎黄，口干，多饮甚至每食必饮，烦热不安，便干溲赤，舌红，苔净或花剥，脉细无力。

4. **肝旺脾虚**　好动多啼，性躁易怒，睡眠中龂齿磨牙，便溏溲少，舌光，苔净，脉弦细。

【治疗方法】

1. **治则**　和胃健脾，益气养阴；脾胃不和、脾胃气虚者针灸并用，补法；其他证型以针刺为主，平补平泻。

2. **处方**　以任脉、足阳明经腧穴为主。选穴中脘、建里、梁门、足三里。

3. **方义**　中脘、建里、梁门疏调脘腹经气，以助胃纳和脾之运化；足三里是足阳明胃经合穴，和胃健脾，补养气血。

4. **加减**　脾胃虚弱加脾俞、胃俞补中益气；脾胃不和加内关、公孙和胃健脾；胃阴不足加三阴交、内庭养阴清热；肝旺脾虚加太冲、太白泻肝健脾。

5. **操作**　背俞穴不宜直刺、深刺，皮肤针或灸法较为适合；其余诸穴均常规操作。

6. **其他疗法**

（1）耳针：取胃、脾、大肠、小肠、神门、皮质下。每次选 2～3 穴，用药丸贴压，每日按揉 3～5 次。

（2）穴位注射：取双侧足三里穴，用维生素 B_1 或维生素 B_{12} 注射液，每侧穴注射 1ml。每周 2 次。

【验案举例】

患儿，男，3 岁，食欲不佳，见食生厌，面黄肌瘦，脸上几乎看不到肉。在重庆儿童医院诊为"胃肠功能紊乱""消化不良""营养不良"，西药治疗，未见疗效。2019 年 10 月转中医治疗。形体矮小，面黄肌瘦，精神萎靡，就像一个小老头。舌淡，苔黄厚，脉弱，体重 10.5kg。初步印象：小儿厌食症、营养不良。

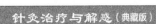

治疗：①采取中医、针灸、推拿综合治疗，小儿推拿、捏脊，以指代针中脘、肚脐、内关穴，道灸神阙穴；老姜打碎后水煎泡脚，而后刺激足反射区、点揉涌泉穴和足三里。②中药食疗方：小儿健脾糕、鸡内金散、益生菌粉口服；每日用小米 10g，莲子 10 粒，百合 8 片煮粥吃；以适量动物蛋白加蔬菜如南瓜、胡萝卜佐餐，以健脾养胃、清理肠道。③嘱咐家长带孩子在阳光下适度活动，以通经活络，疏利三焦。

前半月，每周治疗 2 次；后半月，每周治疗 1 次。经过一个月 6 次内调外治的综合处理，孩子的食欲大大改善，进食增多，脸长胖了且面现红色，体重 14.5kg。很快孩子痊愈，家长也十分开心，十分满意。（重庆国医堂自然医学馆弟子钟群玲医师医案）

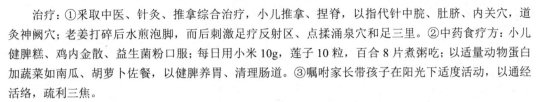

启才解惑

1. 针灸治疗小儿厌食效果满意。但应当积极寻找引起厌食的病因，采取相应措施。

2. 纠正不良的饮食习惯，保持良好的生活规律，有助于纠正厌食。

第四十节　小儿疳证

疳证是由于喂养不当，致使脾胃受损，影响小儿生长发育的慢性疾病。相当于西医学的小儿营养不良及部分寄生虫病。多见于 5 岁以下的婴幼儿。

"疳者，甘也"指本病的发病原因多因小儿喂养不当、乳食无度或断乳过早、挑食、偏食、恣食香甜肥甘之品而损伤脾胃，日久致气血生化乏源而形成疳积；"疳者，干也"则泛指本证有全身消瘦、肌肤干瘪等征象。

【临床表现】

以面黄肌瘦、头大颈细、头发稀疏、精神不振、饮食异常、腹胀如鼓或腹凹如舟、青筋暴露等为主要症状。

1. 疳气　食欲缺乏或食多便多，大便干稀不调，形体略见消瘦，面色稍显萎黄，精神不振，好发脾气，苔腻，脉细滑。多见于本病的初期。

2. 疳积　食欲缺乏或善食易饥，或嗜食生米、泥土等异物，大便下虫，形体明显消瘦，面色萎黄，毛发稀疏易落，脘腹胀大，青筋暴露，烦躁不安，或喜揉眉挖鼻，吮指磨牙，舌淡，苔淡黄而腻，脉濡细而滑。多见于本病的中期。

3. 干疳　精神萎靡，极度消瘦，皮包骨头，皮肤干枯有皱纹，呈老人貌，啼哭无力、无泪，腹凹如舟，或见肢体水肿，或有紫癜、鼻衄、齿衄等，舌淡或光红少津，脉弱。多见于本病的后期。

【治疗方法】

1. 治则　健运脾胃，补益气血，消积导滞；针灸并用；平补平泻。

2. 处方　四缝、中脘、脾俞、足三里。

3. 方义　四缝是治疗疳积的经验效穴，现代研究表明，针刺四缝穴能增强多种消化酶的活性；中脘乃胃募、腑会穴，足三里是胃之合穴，合脾之背俞穴共奏健运脾胃、益气养血、通调腑气、理气消疳之功，以助小儿发育。

4. 加减　疳气加章门、胃俞健运脾胃；疳积加建里、天枢、三阴交消积导滞；干疳加肝俞、膈俞调养气血；虫积加百虫窝驱虫消积。

5. 操作　四缝穴应在严格消毒后用三棱针点刺，挤出少量黄水或乳白色黏液；背部腧穴和章门不可直刺、深刺，以防伤及内脏；其余腧穴常规针刺；不留或少留针。

6. 其他疗法

（1）捏脊：沿患儿背部脊柱两侧由下而上用拇指、食指捏华佗夹脊 3～5 遍。

（2）皮肤针：叩刺脊柱正中督脉及其两旁的华佗夹脊、足太阳经第 1 行，以皮肤微红为度。隔日 1 次。

（3）穴位割治：在严格消毒后用手术刀割开患儿手掌大鱼际处皮肤，创口长约 0.5cm，挤出少许黄白色米脂状物并剪去，用绷带包扎数日。

（4）穴位注射：将维生素 B_6 注射液 100mg、小檗碱注射液 2ml 注入足三里、脾俞等穴。每穴 0.5～1ml，每日或隔日 1 次。

【验案举例】

2010 年，我在江苏卫视《万家灯火》养生保健栏目主讲了儿童穴位保健之后，收到浙江湖州的周燕女士来信说：尊敬的教授，您好！我是今年上半年偶尔看到您的电视讲座，深深被吸引，每集都做了笔记。起初记是记了，但没有真正懂，因为脑子还没有针灸的基本概念。后来我自己购买并阅读了一些相关的书籍，通过电脑重新看了好多遍您的讲座节目，久而久之，渐渐觉得从中受益匪浅。本人有一个不到 3 岁的孩子，2008 年出生时可能是母乳不足的缘故，1 周岁半之前几乎是医院的常客，起初是消化不良、腹泻，反反复复三四个月，后来发展成"小儿疳积"。我几乎是心力交瘁，焦虑万分。所幸 2010 以来，看了您的讲座，我学着为孩子做按摩保健，小孩抵抗力有所提高，再没有去医院就诊，您讲的儿童穴位保健法太管用了！对于孩子的疳积，我在家里是趁孩子睡觉的时候，每天按你在电视上教的方法给他掐"四缝"穴。以前孩子胃口不好，大便次数多，质稀，量也多，现在都有明显改善。孩子的变化，使我本人对中医、针灸产生了浓厚的兴趣，迫切希望能有机会进一步学习，并希望通过自己的努力能帮助曾经跟我一样痛苦和困惑的母亲们。（南京中医药大学王启才医案）

启才解惑

1. 针灸对疳气、疳积疗效较好，如感染虫疾还应配合药物治疗。

2. 婴儿应尽可能以母乳喂养，不要过早断乳，逐渐添加辅食，给予易消化而富有营养的食物，且不让小儿养成挑食的习惯。

3. 常带小儿进行户外活动，呼吸新鲜空气，多晒太阳，增强体质。

第四十一节　胁痛

胁痛是以一侧或两侧胁肋部疼痛为主要表现的病证。常见于西医学的急、慢性肝炎、肝硬化、肝癌和急、慢性胆囊炎、胆石症、胆道蛔虫症等肝胆病变以及肋间神经痛等。

胁肋为肝、胆经所过之处，所以，胁痛的产生主要责之于肝胆。此外，尚与脾、胃的病变有关。不论是气滞、瘀血、湿热等实邪闭阻胁肋部经脉，还是精血不足、胁肋部经脉失养，均可导致胁痛。

【临床表现】

以一侧或两侧胁肋部疼痛为主症，疼痛性质有胀痛、刺痛、隐痛、闷痛、窜痛等，常反复发作。

血常规、肝功能、乙肝五项、胆囊造影、B 超、CT 等检查有助于明确诊断。

1. 肝气郁结　胁肋胀痛，走窜不定，疼痛每因情志变化而增减，胸闷，喜叹息，得嗳气或矢气则舒，纳呆食少，脘腹胀满，苔薄白，脉弦紧。

2.**瘀血阻络** 胁肋刺痛，固定不移，入夜尤甚，舌质紫暗，脉沉涩。

3.**湿热蕴结** 胁肋胀痛，触痛明显，拒按，口干苦，胸闷，纳呆，厌食油腻，恶心呕吐，小便黄赤，或有黄疸，舌苔黄腻，脉弦滑而数。

4.**肝阴不足** 胁肋隐痛，绵绵不已，遇劳加重，咽干口燥，头晕目眩，两目干涩，舌红，少苔，脉弦细或细数。

【治疗方法】

1.**治则** 疏利肝胆，行气止痛；以针刺为主；泻法（肝阴不足者平补平泻）。

2.**处方** 选穴期门、支沟、阳陵泉、足三里。

3.**方义** 肝、胆经布于胁肋，故近取肝经期门、远取胆经阳陵泉疏利肝胆气机，行气止痛；取支沟以疏通三焦之气；配足三里和胃消痞，取"见肝之病，知肝传脾，当先实脾"（《金匮要略·脏腑经络先后病脉证》）之意。

4.**加减** 肝气郁结加行间、太冲疏肝理气；瘀血阻络加膈俞、阿是穴化瘀止痛；湿热蕴结加中脘、阴陵泉清热利湿；肝阴不足加肝俞、肾俞、三阴交补益肝肾；胆道蛔虫加迎香透四白止痛排虫。

5.**操作** 诸穴均常规针刺；期门、膈俞、肝俞等穴不可直刺、深刺，以免伤及内脏；瘀血阻络者膈俞、期门、阿是穴可用三棱针点刺出血或再加拔火罐。

6.**其他疗法**

（1）皮肤针：轻轻叩刺胁肋部痛点及第 7～10 胸椎夹脊穴，并加拔火罐。适用于瘀血胁痛。

（2）耳针：取肝、胆、胸、神门，毫针浅刺；也可用王不留行籽贴压。

（3）穴位注射：肝胆病用阿托品 50mg，肋间神经痛分别用 2% 盐酸普鲁卡因、1%～2% 利多卡因、5%～10% 葡萄糖注射液 10ml，或维生素 B_1 加维生素 B_{12} 注射液，注入上列腧穴（单侧）和相应节段的夹脊穴（双侧）。疼痛发作时即时注射或每日 1 次。

【验案举例】

患者，男，63 岁，俄罗斯人，2022 年 4 月 10 日诊治。

主诉：胃脘及右侧胁下疼痛伴腹泻 3 天，发热 1 天。

病史：患者糖尿病病史 3 年，空腹血糖最高 11mmol/L。3 天前开始腹痛伴腹泻，1 天前开始发热，体温 38.6℃，血常规白细胞 11 000，中性 81%，血淀粉酶 290。诊断为急性胰腺炎，收住院治疗。入院后仍剧烈腹痛，便后痛不减，行胃肠减压、禁食，均未见减轻，且一夜无法入眠，特请求针灸治疗。

检查时，除胃脘及右侧胁下疼痛及压痛以外，还在右侧脾经大包穴（位于第 6 肋间隙，腋窝正中直下与第 11 肋骨端连线的中点，图 9-5）发现明显压痛。当即用套针浮刺法从大包穴前边进针，沿着肋间隙刺向背部，摇针大约 15 秒，疼痛开始减轻。针刺后约 8 分钟，疼痛完全消失，并很快入睡。继续留针并内科保守治疗。（俄罗斯套针培训中心主任吴继华医学博士医案）

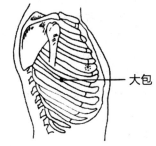

图 9-5 大包穴

启才解惑

1.针灸治疗胁痛有较好的效果，但急性胁痛用针灸止痛后应注意查明病因，必要时采取综合治疗。

2.饮食宜清淡，忌食肥甘厚味；保持心情舒畅，切忌恼怒。

第四十二节　黄疸

黄疸是指因胆汁外溢而致目黄、身黄、小便发黄，其中尤以目黄为确定黄疸的主要依据。

中医学认为，本病黄疸的发生与感受疫毒湿热之邪、饮食所伤、肝胆湿热、脾胃虚弱等因素有关。其基本病机是脾不运化，湿邪阻滞，胆液不循常道外溢而发黄。涉及脏腑主要是肝、胆、脾、胃等（因于脾胃，成于肝胆）。若中阳偏盛，则湿从热化而成阳黄；中阳不足，则湿从寒化而成阴黄。

【临床表现】

以目黄、身黄、小便黄等"三黄"证为主要特征，尤以眼睛巩膜发黄最为明显。患病之初，可无黄疸，而以恶寒发热、纳呆、恶呕、身重肢倦等类似感冒症状为主，数日后才逐渐出现黄疸。患者常有饮食不节、肝炎患者接触史或使用化学制品、药物等病史。

血清总胆红素、尿胆红素、尿胆原、直接胆红素测定，血清谷丙转氨酶、谷草转氨酶测定、B超、CT、胆囊造影等检查，有助于本病的病因诊断。

1. **阳黄**　眼白和皮肤黄色鲜明，口干，发热，小便黄赤，大便秘结，苔黄腻，脉滑数。

2. **阴黄**　眼白和皮肤黄色晦暗，神疲乏力，纳呆便溏，舌淡、苔腻，脉沉细或濡缓。

【治疗方法】

1. **治则**　阳黄清热利湿，以针刺为主，泻法；阴黄温中化湿，针灸并用，泻法或平补平泻。

2. **处方**　日月、胆俞、至阳、阳陵泉、阴陵泉。

3. **方义**　黄疸因于脾胃，成于肝胆，总由湿邪熏蒸、胆汁外溢，故取胆之募穴日月、背俞及其下合穴阳陵泉以疏调胆腑，胆腑功能正常则胆汁自循常道；阴陵泉健脾利湿，令湿邪从小便而出；至阳为治疗黄疸的经验用穴，可宣通阳气以化湿退黄。

4. **加减**　阳黄加内庭、太冲以疏利肝胆，清热利湿；阴黄加脾俞、中脘、足三里以健脾化湿；热甚加曲池、大椎清热；恶心呕吐加内关止呕；便秘或泄泻者加天枢调理肠腑；黄疸甚者加腕骨退黄。

5. **操作**　诸穴均常规针刺；胆俞不宜直刺、深刺，以免伤及内脏；阴黄者可用温针灸。

6. **其他疗法**

（1）耳针：取肝、胆、脾、胃，毫针浅刺；也可用王不留行籽贴压。

（2）穴位注射：按针灸处方，每次选1～3穴，用板蓝根注射液、田基黄注射液或维生素B_1、维生素B_{12}注射液，每穴注入0.5～1ml。急性期每日治疗1～2次。

20世纪70年代，我在湖北中医学院（现湖北中医药大学）附属医院针灸科工作期间，参加过针灸治疗黄疸型肝炎的课题观察，观察过胆汁引流患者每分钟胆汁流量的变化：原本每分钟30滴的速度，在针刺了太冲穴之后胆汁滴数可增加到每分钟60滴；再加刺阳陵泉，又可增加到90滴。充分表明针刺太冲、阳陵泉二穴能大大加强胆囊的收缩力，大幅度增加黄疸病和胆道手术后体外胆汁引流的滴数和速度，促进胆汁排泄，有利于消除黄疸，排除结石和蛔虫，有效治疗黄疸型肝炎、胆道结石和胆道蛔虫症。

启才解惑

1. 针灸治疗急性黄疸性肝炎有显著疗效，但应严格隔离，以防传染。

2. 对于其他原因引起的黄疸，针灸治疗的同时还应配合中西医综合治疗。

第四十三节　病毒性肝炎

病毒性肝炎简称"肝炎"，是指因多种肝炎病毒引起肝损害的传染病，包括甲型肝炎、乙型肝炎、丙型肝炎、丁型肝炎、戊型肝炎等，以上腹部不适、肝区疼痛、肝大、肝功能异常、恶心、食欲减退、精神疲乏为主症。具有发病率高、传染性强、流行面广、传播途径复杂的特点。属于中医学"胁痛""黄疸"的范畴。

急性病毒性肝炎主要由于饮食不洁、感受湿热疫疠之气而引起。饮食不洁，损伤脾胃，湿热内生；感受湿热，郁而不达，蕴结于内，脾胃受困而生本病；湿热内盛，熏蒸肝胆，胆液外溢，则发为黄疸；迁延日久则演变成慢性病毒性肝炎或者形成臌胀、积聚、癥瘕等。

【临床表现】

以上腹部不适、肝区疼痛、肝大、肝功能异常、恶心、食欲减退、精神疲乏为特征，部分患者可有黄疸和发热。

肝功能、B超等检查有助于明确诊断。

1. 寒湿困脾　胸闷腹胀，纳呆泛恶，两胁胀痛，腹胀便溏，肌肤发黄，色泽晦暗如烟熏，舌淡，苔白腻，脉弦或濡缓。

2. 肝胆湿热　胸闷纳呆，倦怠乏力，面目全身俱黄，黄色鲜明，发热口干，尿如浓茶，大便干结或便溏，舌红，苔黄腻，脉弦数。

3. 肝肾阴虚　肝区疼痛，倦怠乏力，腰酸腿软，头晕耳鸣，五心烦热，少寐多梦，眼睛干涩，舌红，少苔，脉弦数。

4. 热毒内陷　突现黄疸，迅速加深，色泽鲜黄，口渴引饮，胸胁胀满，便秘尿赤，高热，烦躁不安甚至神昏谵语，抽搐，吐血，便血，皮下出现瘀斑，舌红绛，苔黄燥，脉弦数。

5. 瘀血阻络　肝区刺痛，肝脾肿大，倦怠乏力，面色晦暗或赤缕红斑，女子行经腹痛、经色暗红有块，舌紫暗或有瘀斑，脉沉弦涩。

【治疗方法】

1. 治则　寒湿困脾者温化寒湿，针灸并用，泻法或平补平泻；肝胆湿热、瘀血阻络者清利湿热、化瘀通络，以针刺为主，平补平泻；肝肾阴虚者滋补肝肾、养阴清热，只针不灸，平补平泻；热毒内陷者泻热解毒、醒神开窍，只针不灸，泻法或平补平泻。

2. 处方　以足太阴、足厥阴经腧穴和相应俞募穴为主。选穴三阴交、阴陵泉、太冲、章门、期门、肝俞、脾俞。

3. 方义　三阴交、阴陵泉属于足太阴脾经，健脾利湿；太冲是足厥阴肝经原穴，疏肝利胆；肝俞、期门分别是肝的俞穴、募穴，俞募相配，疏调肝胆之气；脾俞、章门分别是脾的俞穴、募穴（章门归肝经），疏肝理脾。

4. 加减　肝胆湿热加行间、侠溪、阳陵泉；肝肾阴虚加肾俞、太溪；热毒内陷加水沟、劳宫、涌泉；瘀血阻络加合谷、膈俞；肝区肿大疼痛加支沟、阳陵泉、痞根；纳呆恶心加中脘、内关；腹胀便溏加太白、大横。

5. 操作　在严格消毒和隔离的情况下进行常规操作；章门、期门、肝俞、脾俞等胸背部腧穴不宜直刺、深刺，以免伤及内脏。急性肝炎多用泻法，慢性肝炎多用补法或平补平泻。

6. 其他疗法

（1）耳针：取肝、胆、脾、肾、三焦、神门、耳中。每次选3～4穴，毫针中度刺激；也可埋针或用药丸按压。

（2）穴位注射：取肝俞、胆俞、脾俞、足三里、阳陵泉。急性肝炎用维生素 B_1 注射液，慢性肝炎用黄芪注射液加当归注射液，每穴注入 1～2ml。急性者每日 1 次，慢性者隔日 1 次。

启才解惑

1. 针灸治疗病毒性肝炎有较好的疗效，临床观察对甲型肝炎可获得较满意的效果；对乙型肝炎有缓解症状和改善肝功能的作用，可提高 HbsAg 转阴率；对黄疸型肝炎的退黄效果超过中西药物。

2. 急性期和重症肝炎患者应卧床休息，以中西药物治疗为主，针灸可作为辅助疗法配合使用。慢性期患者应保持心情舒畅，加强饮食营养，适当参加体育锻炼以增强体质。

3. 本病有传染性，应严格执行消毒、隔离制度。重视对针具的消毒，尽量使用一次性针具，防止交叉感染。

4. 对易感人群、肝炎病毒携带者可选用具有强壮作用、能提高机体免疫力的穴位，如关元、气海、足三里等，经常施以针灸、按摩，增强抗病能力。

第四十四节　胆囊炎

胆囊炎是指胆囊受到细菌感染或结石、寄生虫、化学因素的刺激引起的炎性病变，有急性和慢性之分。属于中医学"胆胀""胁痛""黄疸"的范畴。

中医学认为，肝气郁结，疏泄失常，气机不畅，聚于胆腑；脾失健运，湿浊内生，郁久化热，熏蒸肝胆；或外感热毒，聚结肝胆，火毒炽盛，腐肉成脓均可以导致本病的发生。若湿热久蕴，煎熬胆汁而成砂石，阻于胆道，可使本病反复发作，迁延难愈。

【临床表现】

以反复发作的右上腹及胁肋部疼痛、触痛为主症。疼痛常于饱餐后或夜间发作，有明显的厌油腻现象和腹肌强直，可伴有发热、黄疸。

1. 肝胆气滞　右胁胀痛或突发绞痛，牵及右肩，右上腹压痛，食少，腹胀，厌油腻，口苦，纳差，或有低热，舌质偏红，苔薄黄，脉弦细。

2. 湿热蕴结　右胁疼痛，食则痛剧，全身皮肤和眼巩膜发黄，发热，口苦，恶心呕吐，大便秘结，小便色黄，舌红，苔黄腻，脉弦数。

3. 火毒炽盛　右胁剧痛，持续不减，高热，寒战，身目俱黄，便秘尿赤，严重者神昏谵语，舌红绛，苔黄厚腻，脉弦滑或细而欲绝。

【治疗方法】

1. 治则　疏利肝胆，清热化湿，泻火解毒，只针不灸，泻法。

2. 处方　以足少阳经腧穴和胆的俞、募穴为主，选穴日月、期门、胆俞、阳陵泉、胆囊穴。

3. 方义　日月、期门分属胆、肝二经募穴，均位于胁肋部位，从局部疏调肝、胆之气；胆俞配日月为专治胆腑病证的前后俞募配穴法；阳陵泉为胆经下合穴，"合治内腑"；胆囊穴为专治胆腑病症的新穴，解痉镇痛。

4. 加减　肝胆气滞者加太冲、丘墟；湿热蕴结者加侠溪、阴陵泉；火毒炽盛者加水沟、合谷、曲池、大椎、太冲；胆绞痛加外丘、筋缩；恶心呕吐腹胀者加内关、三阴交、足三里；大便秘结者加支沟、天枢；黄疸明显者加阳纲、至阳穴。

5. **操作**　诸穴均常规针刺；日月、期门、胆俞不可直刺、深刺，避免伤及内脏。毫针刺激宜强，胆绞痛发作时可加用电针强刺激，并适当延长留针时间。急性发作期每日治疗 1 ～ 2 次；间歇期每日或隔日治疗 1 次。

6. **其他疗法**

（1）三棱针：取胆俞、肝俞、阳陵泉、足三里。用三棱针在瘀血的浅表络脉处迅速点刺出血，并加拔火罐。

（2）耳针：取胆、肝、脾、三焦、十二指肠、大肠、交感、神门。每次选 3 ～ 4 穴，急性发作期毫针强刺激，间歇行针，保持较强针感；间歇期用中度刺激，或用埋针、药丸按压。

（3）电针：取支沟、日月、胆俞、胆囊穴。在针刺得气的基础上接电针仪，用连续波强刺激 30 ～ 45 分钟。

（4）穴位注射：取日月、胆俞、胃俞、足三里、胆囊穴。每次选 2 对穴位，用当归、红花、川芎等中药注射剂或 10% 葡萄糖注射液、生理盐水，每穴注入 1 ～ 2ml。急性者每日 1 次；慢性者隔日 1 次。

启才解惑

1. 针灸治疗胆囊炎有较好的效果，特别对急性单纯性胆囊炎有显著的疗效，有明显的抗炎、止痛作用。

2. 急性发作期患者只宜进食少量流汁（低脂），炎症消退期可逐渐恢复低脂肪、高蛋白食物如瘦肉、鱼、奶、豆制品、水果、新鲜蔬菜等，忌食蛋类及煎炸等油腻食物和酒类。平时注意饮食卫生，忌食生鱼，防止胆道寄生虫病的发生。

3. 注意调适寒温，劳逸结合，保持乐观情绪。保持大便通畅，睡眠时应尽量保持左侧卧位，以利于胆汁的排泄。

第四十五节　胆石症

胆石症是指发生在胆囊或胆管的结石，为外科常见病、多发病。属于中医学"胁痛""黄疸""胆心痛""胆胀"等范畴。

中医学认为，本病主要责之于肝、胆又与脾、胃、肾有关。胆为中清之府，肝主疏泄，喜条达，若嗜食肥甘，肝胆气郁，或湿热虫毒蕴阻，则肝失条达胆失疏泄通降，胆汁排泄不畅，淤积日久化热，湿热蕴结，煎熬胆液则成砂石。初期以气滞、血瘀、湿热为主；日久又可化热伤阴，致肝肾阴虚。

【临床表现】

胆结石的患者中 20% ～ 40% 可终生无症状，仅在体检时偶然发现。有症状的胆结石主要表现为进食（尤其是进油腻食物）后上腹部不适或疼痛，伴嗳气、呃逆、恶心、呕吐，胆绞痛的部位在上腹部或右上腹部，呈阵发性，可向右肩胛部和背部放散。

胆管结石患者通常可无症状，但当结石阻塞胆管并继发感染时可出现典型的腹痛（多在剑突下及右上腹部，呈绞痛，可阵发性或持续性向右肩背部放散）。伴恶心呕吐、寒战高热（体温高达 39 ～ 40℃）和黄疸。

实验室检查：白细胞计数及中性粒细胞升高，血清胆红素升高，尿中胆红素升高。腹部 X 线、B 超检查可见胆管内结石及胆管扩张影像，确诊率达 96%。

1. 肝胆气滞　右胁及剑突下胀痛或绞痛，疼痛每因情志而增减。伴嗳气频作、口苦、胸闷、纳差。苔薄白，脉弦。

2. 肝胆湿热　胁肋刺痛，呈持续性加剧。伴恶寒发热、口苦、心烦，或厌食油腻食物、恶心、呕吐，或目黄、身黄，大便秘结，小便黄赤。舌质红，苔黄腻，脉滑数。

3. 肝肾阴虚　胁肋隐痛，绵绵不已，遇劳加重，口干咽燥，头晕目眩，神疲乏力，舌红，少苔，脉细。

【治疗方法】

1. 治则　肝胆气滞、肝胆湿热者疏肝理气，清热利湿，只针不灸，泻法；肝肾阴虚者补益肝肾，利胆排石，以针刺为主，平补平泻。

2. 处方　以胆的俞、募、下合穴为主，选穴日月（右）、期门（右）、胆俞、阳陵泉。

3. 方义　肝胆相表里，厥阴、少阳之脉同布于胁肋，日月为胆之募穴，胆俞为其背俞穴，二穴相配为俞募配穴法，能疏理肝胆气机以助排石；期门乃肝之募穴，位于胁下，疏肝利胆；阳陵泉为筋之会穴、胆之下合穴，"合治内腑"，针之可缓解痉挛、通络止痛。

4. 加减　肝胆气滞加内关、透支沟理气止痛；肝胆湿热加行间、侠溪清热化湿；肝肾阴虚加太溪、三阴交益阴通络；口苦纳差恶呕者加中脘、内关、足三里和胃降逆；目黄身黄尿黄加至阳、三阴交、阴陵泉除湿利黄。

5. 操作　日月、期门沿肋间隙由内向外斜刺，不可直刺、深刺，以免伤及内脏；胆俞也不宜直刺、深刺；其余腧穴常规针刺。胆石症发作期每日治疗 2 次，动留针 30 ～ 60 分钟；间歇期每周治疗 2 ～ 3 次。

6. 其他疗法

（1）指针：在患者右侧背部足太阳膀胱经的肝俞、胆俞附近取压痛点，用拇指重力按压，每次 5 ～ 10 分钟。

（2）耳针：取肝、胆、十二指肠、神门、交感。实证强刺激，虚证轻刺激，留针 30 分钟；或埋针、药丸贴压。

（3）电针：胆绞痛发作时，在针刺得气的基础上接通电针仪，用连续波、快频率强刺激 30 ～ 60 分钟。

（4）穴位注射：用 10% 葡萄糖液 10ml 或加维生素 B_{12} 注射液 1ml，注入右侧日月、期门和双侧胆俞、第 9 ～ 12 胸椎夹脊穴的神经根附近，待有明显针感后，将针稍向上提再注入药液；也可用当归、丹参或红花注射液，每穴注入 1 ～ 2ml。每日 1 次。

启才解惑

1. 针刺治疗胆石症效果满意，一般以直径在 1cm 内的肝胆管结石疗效较好。如果结石直径超过 2 ～ 3cm，则应采取手术治疗。

2. 饮食应清淡，少进油腻食物。

第四十六节　水肿

水肿是指体内水液潴留、泛溢肌肤引起头面、眼睑、四肢、腹背甚至全身水肿。常见于西医学的急慢性肾炎、慢性充血性心力衰竭、肝硬化、贫血、内分泌失调以及营养障碍等疾病所出现的水肿。

《素问·水热穴论》指出水肿"其本在肾，其末在肺"。《素问·至真要大论》载："诸湿肿满，皆属于脾。"故水肿一证与肺、脾、肾三脏功能失调密切相关。《景岳全书·肿胀》载"脾虚则土不制水而反克，肾虚则水无所主而妄行。"

本病又名"水气"，宋代《严氏济生方》将水肿分为阳水、阴水两大类，是全身气化功能障碍的一种表现。其病本在肾，其标在肺，其制在脾，肺、脾、肾三脏功能失调，膀胱气化无权，三焦水道失畅，水液停聚，泛溢肌肤，而成水肿。

【临床表现】

以头面、眼睑、四肢、腹部或全身浮肿为主症。

三大常规（血、尿、便）、心功能、肝功能、肾功能以及静脉、淋巴管造影等检查有助于本病的病因诊断。

1. 阳水　多为急性发作，初起面目微肿，继则遍及全身，肿势以腰以上为主，皮肤光泽，按之凹陷易复，胸中烦闷，甚则呼吸急促，小便短少而黄。伴有恶寒发热、咽痛。苔白滑或腻，脉浮滑或滑数。

2. 阴水　多为慢性发病，初起足跗微肿，继而腹、背、面部等渐见浮肿，肿势时起时消，按之凹陷难复，气色晦滞，小便清利或短涩，舌淡、苔白，脉沉细或迟。脾虚者兼见脘闷纳少、大便溏泄；肾虚者兼见肢冷神疲、腰膝酸软。

【治疗方法】

1. 治则　阳水疏风利水，以针刺为主，泻法；阴水温阳利水，针灸并用，补法。

2. 处方　水分、水道、肾俞、三焦俞、委阳、三阴交、阴陵泉。

3. 方义　水分、水道为通利水道，利尿行水效穴；委阳乃三焦之下合穴，配肾俞、三焦俞温阳化气，利水消肿；三阴交、阴陵泉利水渗湿。诸穴相配，水道可通，肿胀可除。

4. 加减　阳水加肺俞、列缺、合谷疏风宣肺，通调水道；阴水以脾虚为主者加脾俞、足三里健脾渗湿利水；以肾虚为主者加灸命门、关元、足三里温阳化气行水；尿量太少可加中极或关元穴利尿通淋。

5. 操作　肺俞、脾俞不宜直刺、深刺；肾虚者重灸关元穴；其他腧穴常规操作。

6. 其他疗法

（1）皮肤针：在背部膀胱经第1侧线和第2侧线自上而下轻轻叩刺，以皮肤稍有红晕为度。隔日1次。

（2）三棱针：取腰俞、肾俞、委中、阴陵泉，以三棱针点刺出血数滴。适用于慢性肾炎引起的水肿。

（3）耳针：取肺、脾、肾、膀胱，毫针中度刺激；也可埋针或用王不留行籽贴压。

（4）穴位贴敷：取车前子10g研为细末，与独头蒜5枚、田螺4个共捣成泥，敷神阙穴；或用蓖麻籽50粒、薤白3～5个，共捣烂敷涌泉。每日1次，连敷数次。

【验案举例】

例1：笔者的一位学生，其母年近九十，2005年9月，因晚期肝硬化腹水在南京市某医院住院治疗（当时患者最大的愿望是能够度过90岁生日）。因反复抽水，患者发展到尿量极度减少、神昏谵语、不能进食。面对这种情况，医院决定放弃治疗，让患者回家，并嘱附家属准备好后事。无奈，家属只好带患者回家"死马当作活马医"（当时该学生正好跟笔者学习针灸）。按照治疗水肿病的常规，以中极、水分、水道、三阴交、阴陵泉等为主穴，每日2次针灸治疗。不曾想到患者每日的尿量日渐增多，意识也有所好转（夜晚精神较好，白天差些），也能进食了。熬过了90岁生日，半个月后驾鹤西去。（南京中医药大学王启才医案）

例2：夏某，男，73岁，蕲春县漕河镇人，2018年5月1日初诊。

病史：患者素体康健，2018年1月24日遇车祸致头皮挫裂伤，出血量约450ml，经由蕲春县某医院作清创缝合止血等对症处理，住56天出院。半月前出现全身水肿，尤以双下肢为甚，脘腹胀满，纳呆寐差，形寒肢冷，少气懒言，大便结，小便少，舌淡胖边有齿印、苔滑，脉沉细无力。诊断：水肿（阴水——脾肾阳虚型）。

治则：健脾益肾、温阳利水。

治疗：①蕲艾灸中脘、神阙、水分、关元，脾俞、肾俞。使用双孔、三孔艾灸盒施灸，每穴45～60分钟，每日2次。②针刺阴陵泉、丰隆、足三里、太溪、三阴交。平补平泻，留针30分钟，每日1次。

经治1周后，除双下肢稍肿外，余肿全消，纳可寐安，二便调，舌淡、苔白，脉沉缓。嘱守原法调治1周，加服金匮肾气丸以善后，月余随访，阳复肿消，寝食如常，诸症悉除。（湖北蕲春弟子韩善明医师医案）

例3：黄某，男，58岁，江西抚州临川人，2018年9月18日诊治。

主诉：反复全身水肿1年，加重1周。

病史：1年前患者不明原因出现面部及双下肢水肿，且进行性加重。在外院诊断为"肾病综合征"，一直服用激素等药物治疗，但水肿仍反复发作。近一周颜面、眼睑和双下肢水肿较以往加重，按之皮肤凹陷难起，阴囊也肿。伴气短乏力、精神差，胸闷、腰酸、纳差、尿少、呈泡沫状，大便稀溏。舌淡红、胖大、苔白，脉沉细无力。

实验室检查：尿素13.61mmol/L，肌酐191μmol/L，尿酸586μmol/L，白蛋白55.9g/L，蛋白尿（++）。

中医辨证：水肿（中医，脾肾阳虚）；西医诊断：肾病综合征。

治则：健脾温肾、助阳利水。

治疗方法如下。

（1）针灸：选取任脉、脾经、肾经、膀胱经穴为主，中脘、水分、气海、关元、天枢、脾俞、肾俞，健脾补肾，补法；阴陵泉、足三里、三阴交、照海，利水消肿，泻法。隔姜灸取气海、关元，均每日1次。

（2）中药：赤芍、鸡血藤各30g，茯苓、制附片（先煎）、炒白术、炒山药、大腹皮各15g，桂枝、泽兰、升麻、重楼、淫羊藿、鹿角胶各10g，三七6g。5剂，每日1剂，水煎服，早晚各1次。

5天后，患者全身水肿减轻，胸闷、气短、乏力及腰酸好转，尿量增多，泡沫减少，食欲还是差，大便稀溏。效不更方，继续治疗。

又5天后，患者全身水肿已明显消退，胸闷、气短、乏力及腰酸明显好转，饮食改善，尿量恢复正常，少量泡沫，大便已成形。基本痊愈出院。（江西抚州弟子黎浩明医师医案）

启才解惑

1. 针灸治疗水肿有一定疗效。但当病情出现胸满腹大、喘咳、心慌、神昏等水毒凌心犯肺症状时，应采取综合治疗措施。

2. 水肿初期应吃无盐饮食，肿势渐退后（约3个月）可进少盐饮食，待病情好转后逐渐增加食盐量。

3. 注意摄生，慎防感冒，避免劳倦，节制房事。

第四十七节　遗尿

遗尿又称"尿床""夜尿症"，是指3岁以上的小儿或成人睡眠中小便自遗、醒后方知的一种病证，因大脑皮质、皮质下中枢功能失调而引起。3岁以下的幼儿由于脑髓未充，智力未健，正常的排尿习惯尚未养成，尿床不属病态。年长小儿因贪玩少睡、过度疲劳、睡前多饮等偶然尿床者也不作病论。

中医学认为，本病多因肾气不足、下元亏虚，或脾肺两虚、下焦湿热等导致膀胱约束无权而发生。

【临床表现】

睡中尿床，数夜或每夜1次，甚至一夜数次。

1. **肾气不足** 面色淡白，精神不振，反应迟钝，白天小便也多，形寒肢冷，腰腿乏力，舌淡，脉沉细无力。

2. **肺脾气虚** 疲劳后尿床，面色无华，神疲乏力，少气懒言，大便溏薄，舌淡，脉细无力。

3. **下焦湿热** 尿频量少，色黄腥臭，外阴瘙痒，夜梦纷纭（梦境多与解小便有关），磨牙，急躁易怒，面赤唇红，口干，舌红、苔黄腻，脉多弦数。

【治疗方法】

1. **治则** 肾气不足、肺脾气虚者温补肾阳，补益肺脾，针灸并用，补法；下焦湿热者清热利湿，调理膀胱，只针不灸，泻法。

2. **处方** 以任脉和膀胱的俞、募穴为主，选穴中极或关元、膀胱俞、三阴交、阳陵泉。

3. **方义** 中极、关元均属于任脉，专司泌尿系疾病；中极、膀胱俞分别是膀胱的募穴和俞穴，合而为用属俞募配穴，调理膀胱，以助对尿液的约束能力；三阴交为足三阴经交会穴，疏调脾、肝、肾而止遗尿；阳陵泉乃筋之会穴，对膀胱括约肌（经筋）有良好的调节效应。

4. **加减** 肾气不足加气海、肾俞以补肾培元；肺脾气虚加肺俞、脾俞、足三里补肺脾之气，以增收涩固脱之力；下焦湿热加曲骨、阴陵泉清利湿热，调理膀胱；顽固性遗尿加会阴穴。

5. **操作** 中极、关元直刺或向下斜刺，使针感下达阴部为佳；肺俞、脾俞不可直刺、深刺；肾俞、关元可行温针灸或隔附子灸；会阴穴可直刺2～4寸；其余穴位常规针刺。

6. **其他疗法**

（1）皮肤针：取第4胸椎至第2腰椎夹脊、肾俞、关元、气海、曲骨、三阴交。用皮肤针叩刺，至皮肤发红为度。每日1次。

（2）皮内针：取关元或中极、列缺、三阴交穴。关元、中极、三阴交用图钉型揿针垂直按压埋针，列缺用麦粒型揿针沿皮刺入埋针。3日1次。

（3）耳针：取肾、膀胱、肺、脾、肝、尿道、皮质下、内分泌。每次选用3～4穴，毫针浅刺或埋针、药丸贴压。隔日1次。

（4）头针：取额旁3线、顶中线，缓缓进针后，反复行针5～10分钟。隔日1次。

（5）穴位注射：按针灸处方取2～3穴，用苯丙酸诺龙注射液（用量每次为0.5mg/kg体重），或硫酸阿托品0.5ml加生理盐水，也可用硝酸士的宁注射液浅层注射，每穴1～2ml。每日1次。

（6）穴位激光照射：取关元、中极、足三里、三阴交，用氦-氖激光治疗仪每穴照射2～5分钟。每日1次。

【验案举例】

患儿，女，8岁，阿尔及利亚人。自幼患遗尿症，每晚尿床2～3次不等。体瘦，纳差，精神疲乏，舌淡、苔白，脉弱。先针刺关元、三阴交二穴，中弱刺激，补法，留针20分钟。取针后再用图钉型揿针垂直刺入二穴皮下肌层行埋针法，另以30号1寸毫针由列缺穴朝肘关节方向平刺入桡骨茎突沟中行埋针法。嘱患儿在埋针期间经常按揉埋针之处，以保持和加强刺激作用。取针后间隔2～3天再行第2次埋针。埋针和间隔期间每日针刺太溪、足三里、阳陵泉穴。结果：针刺6次、埋针2次即告痊愈。（南京中医药大学王启才医案）

启才解惑

1. 针灸治疗遗尿疗效确切，可作首选之法。

2. 治疗期间应培养患者按时排尿的习惯，家人夜间应定时叫醒患者起床排尿。

3. 平时勿使小儿过于疲劳，注意适当加强营养，晚上临睡前不宜过多饮水。

4. 对患者要耐心诱导，鼓励其自信心，切勿嘲笑和歧视他们，避免产生压抑感和自卑情绪。

启才精讲　针灸治疗小儿遗尿

笔者1979年12月至1981年5月参加中国援阿尔及利亚医疗队在阿工作期间，用针刺疗法先后接治了年龄5—12岁的遗尿患儿50余例，除极少数病例在治疗5次后疗效不显或无效外，绝大多数均在治疗2～3次后即获显著效果。现将治疗情况报道如下。

1. 选穴

（1）列缺、关元、三阴交。

（2）太溪、足三里、阳陵泉。

2. 方法　常规消毒，先以毫针针刺关元、三阴交，中弱刺激，补法，留针20分钟。取针后再用图钉型撳针垂直刺入二穴皮下肌层行埋针法。以30号0.5～1寸毫针由列缺向肘关节方向平刺入桡骨茎突小沟中，行埋针法。一般埋针3天，夏天汗多，易发感染，时间稍短；冬季可适当延长。埋针期间，嘱患儿经常用手按揉埋针之处，以保持和加强刺激作用。取针后间隔2～3天再行第2次埋针。间隔期改用第2组穴位针刺，不埋针。

3. 病例　有一次，一位母亲带着自己的5个孩子前来求治，诉说5个孩子都患遗尿症，她每天都要在家里为这5个孩子洗床单和尿裤，伤透了脑筋。按照上法治疗1～2个疗程，除了最大的孩子（14岁）尿床次数减少外，其余4个孩子均获痊愈。

4. 体会　中医学认为，人体内脏的功能活动，如水谷精微的消化吸收、气血津液的运行输布、水液二便的代谢排泄等，都依赖于三焦的气化作用，而三焦的气化功能，实则概括了人体上、中、下三个部分所属脏器的整个气化作用。上焦以肺为主，中焦以脾为主，下焦以肾为主。所谓"饮入于胃，游溢精气，上输于脾，脾气散精，上归于肺，通调水道，下输膀胱，水精四布，五经并行"（《素问·经脉别论》），是古人对机体水液代谢的基本认识，也对尿液的产生、储存和排泄做了很切合实际的描述。而对于遗尿的病因，也认为多由以下两个方面的因素。

（1）肾气不足，下元虚冷，不能固摄，导致膀胱对水道制约无权。即《素问·宣明五气》所云："膀胱不约为遗溺。"《诸病源候论》所云："遗尿者，此由膀胱虚寒，不能约水故也。"而膀胱的气化功能，又是靠肾阳的温煦来实现的。

（2）病后体弱，脾肺气虚不能化水，气化失职，即"上虚不能制下"（《金匮要略·肺痿肺痈咳嗽上气病脉证》）。因肺主清肃，通调水道；脾主中州，运化水湿。此二脏气化功能失常，都直接影响到小便的正常排泄。

除此之外，根据中医古代文献所记，笔者认为遗尿之因与肝脏也有密切关系。因为肝主疏泄，与肾同源。《灵枢·经脉》在肝经的脏腑经脉病候中有"是主肝所生病者，胸满呕逆、飧泄、狐疝、遗溺、闭癃"的记载。同时，中医学还认为肝为将军之官，主谋虑（即思维活动）；肾主骨、生髓、通脑。这都与大脑的神经功能相似。肝又主筋，肝之经筋又为诸筋之统帅，而经筋则与现今解剖学中的肌腱、韧带、肌肉群（包括内脏的平滑肌、括约肌在内）相似。《灵枢·经脉》也有膀胱"是主筋所生病"的记载，遗尿之因，也由于膀胱之经筋松弛、关闭失常所致。这些认识，与现代医学关于遗尿是由于大脑皮质失去了对排尿系统的正常控制，导致膀胱括约肌松弛的看法是不谋而合的。

综上所述，遗尿之由，多属气虚。治宜温养肝肾以振奋膀胱；宣肺气以增强气化。列缺为肺经之络穴，联络肺和大肠二经，又与任脉相通。肺为水之上源，大肠为津液之腑，任脉统一身之阴，均与排尿有关。《灵枢·经脉》关于肺的主病中有"小便数而欠"。而在十六络的主病中有"手太阴之别，名曰'列缺'，其病实者，手锐掌热，虚则欠㰦，小便遗数"的记载；关元系任脉之穴，位于丹田，与足三阴经脉交会，为机体阳气之根，阴气之守，即"元阴元阳交关之所"（《医经精义》）；三阴交属脾经主穴，脾、肝、肾三阴经脉交会穴。三穴相配，行补法埋针，可使肺、脾、肾诸脏的气化功能得以恢复。太溪为肾经原穴，针之可助补肾培元之力；遗尿患者多半有中气不足、脾胃虚弱之象，取土中之土穴足三里，对于补中益气最为相宜；阳陵泉为筋之会穴，针可使肝之经筋健壮，膀胱之经筋振奋，而增强对尿液的约束能力，使小便得以控制。

第四十八节　尿失禁

尿失禁是在清醒状态下小便不能控制而自行流出一种疾病，可分为充溢性尿失禁、无阻力性尿失禁、反射性尿失禁、急迫性尿失禁及压力性尿失禁五类。充溢性尿失禁是由于尿路有较严重的机械性（如前列腺增生）或功能性梗阻引起尿潴留，当膀胱内压上升到一定程度并超过尿道阻力时，尿液自尿道中滴出；无阻力性尿失禁是由于尿道阻力完全丧失，膀胱内不能储存尿液，患者站立时尿液全部由尿道流出；反射性尿失禁是由上运动神经元病变导致患者不自主间歇排尿（间歇性尿失禁），排尿无感觉；急迫性尿失禁是由于逼尿肌无抑制性收缩而发生尿失禁；压力性尿失禁是当腹压增加时（如咳嗽、打喷嚏、上楼梯或跑步）即有尿液从尿道排出。

本病属中医学"小便不禁"范畴，多由于劳伤、忧思、疲劳、病后气虚、老年肾亏等，使下元不固、膀胱失约而致。其他如湿热或瘀血积于膀胱、产后伤脬等也可致尿失禁。可见于截瘫、手术创伤、中风后遗症、隐性脊椎裂和突然受到惊吓等情况。

【临床表现】

清醒状态下小便不能控制而自行流出，或因咳嗽、喷嚏、行走、直立、用力、心情急躁、激动、大笑、高声呼叫、突受惊吓或听到滴水声时，小便自行流出。

小便常规检查一般正常，膀胱尿道造影可确定有无梗阻、梗阻部位及程度。

1. **肾气不固**　小便不禁，尿液清长，神疲怯寒，腰膝酸软，两足无力，舌质淡、苔薄，脉沉细无力。

2. **脾肺气虚**　尿意频急，时有尿自遗，甚则在咳嗽、谈笑时也可出现尿失禁，小腹时有坠胀，面白气短，舌淡，脉虚软无力。

3. **湿热下注**　小便频数，排尿灼热，时有尿自遗，溲赤而臭，舌质偏红、苔黄腻，脉细滑数。

4. **下焦瘀滞**　小便不禁，小腹胀满隐痛，或可触及肿块，舌质暗或有紫斑、苔薄，脉涩。

【治疗方法】

1. **治则**　肾气不固、脾肺气虚者补气固本，针灸并用，补法；湿热下注、下焦瘀滞者清热化湿，通瘀固脬，以针刺为主，泻法。

2. **处方**　以任脉和足太阳经穴为主，选穴会阴、中极、膀胱俞、肾俞、三阴交、阳陵泉。

3. 方义　会阴属于任脉，位于前阴局部，可治泌尿系顽症；中极、膀胱俞为俞募配穴法，可调理膀胱气机，增强膀胱对尿液的约束能力；肾俞补肾固涩；三阴交为足三阴经交会穴，可调理脾肝肾的气机；阳陵泉乃筋之会穴，对膀胱括约肌（经筋）有良好的调节效应。数穴相配，共奏益肾固脬之功。

4. 加减　肾气不固加关元、命门补肾固本；脾肺气虚加肺俞、脾俞、足三里补益肺脾；湿热下注加阴陵泉、行间清利湿热；下焦瘀滞加次髎、太冲（或大敦）活血行滞。

5. 操作　会阴穴可直刺 2～4 寸；中极、关元穴针尖朝向会阴部；肺俞、脾俞不可直刺、深刺；关元、命门多用灸法；其他腧穴常规针刺。

6. 其他疗法

（1）耳针：取膀胱、尿道、肾，毫针针刺，或用王不留行籽贴压。

（2）电针：取气海、关元、中极、足三里、三阴交。腹部三穴针刺时要求针感放射到前阴部，针刺得气后接电针仪，用疏密波或断续波刺激 30～45 分钟。每日 1 次。

（3）穴位注射：以当归、黄芪、维生素 B_1、维生素 B_{12} 注射液各 2ml 混合，或乙酰谷酰胺 100mg 加呋喃硫胺 20mg 或 γ- 氨酪酸 250mg（任选 1 种）共 4ml 轮番注入上述穴位。每日或隔日 1 次。

【验案举例】

韩某，男，67 岁，南京市人，离休干部。有高血压病史近 20 年，1990 年 8 月看自己亲身经历过的战争影视片过分激动而中风，在江苏省人民医院的脑 CT 显示：左侧外囊出血。急以甘露醇脱水治疗并行开颅术清除血肿（排瘀血约 70ml）。术后待神志清醒转江苏省中医院针灸科治疗，患者记忆力丧失，语言謇涩，右侧肢体瘫痪（上肢肌力 0 级、下肢肌力 I 级）、口角歪斜、二便失禁，舌红，苔白腻，脉弦滑。经用针刺、中西药物综合治疗 4 个多月，上述诸症明显好转，记忆力大部分恢复，右侧肢体肌力明显增强，已能在他人搀扶下慢慢行走，唯二便失禁症状未见丝毫改善。1991 年 1 月笔者接治此患者后加用中极、关元、会阴、长强、四神聪等穴，每日以电针低频率、疏密波刺激 30 分钟，并以当归、黄芪、维生素 B_1、维生素 B_{12} 注射液各 2ml 穴注会阴、长强二穴。治疗 1 周后，患者白天即能自己上厕所排便。续治 1 周后，夜间也可以自醒起床排便。至此，大小便完全得以控制，以后痊愈出院。（南京中医药大学王启才医案）

启才解惑

1. 针灸治疗本病有较好疗效，但应注意对原发病的治疗。

2. 加强锻炼，增强体质，经常作收腹、提肛练习。

启才精讲　深刺会阴、长强调控尿便失禁

会阴、长强二穴，分属于任、督二脉的第一个腧穴。会阴位于前后二阴之间（男子在阴囊根部与肛门连线之中点，女子在大阴唇后联合与肛门连线之中点），主治窒息、癫痫和泌尿、生殖系统疾病。长强位于肛门与尾骨尖端连线之中点，主肠道、肛门、腰骶部和神志系统疾病。二穴的主治共性乃调治前后二阴之病证，惜因二穴部位特殊，临床很少被人应用，实乃针灸临床之一大缺憾。笔者以此二穴治疗顽固性二便失禁 2 例，短期治愈，收效甚速。兹报道如下。

例 1. 中风后遗症二便失禁（见中风后遗症"验案举例"）。

例 2. 外伤性截瘫二便失禁（见截瘫）。

第四十九节　癃闭

癃闭是指尿液排出困难，相当于西医学的尿潴留。小便不利、点滴而出为"癃"；小便不通、欲解不得为"闭"，统称为"癃闭"。多见于老年男性、产后妇女及手术后患者。

本病的病位在膀胱，膀胱气化不利是导致本病的直接原因。而膀胱的气化又与三焦密切相关，其中尤以下焦最为重要。造成膀胱和三焦气化不利的具体原因多为湿热下注、肝郁气滞、尿路阻塞和肾气亏虚。

【临床表现】

以排尿困难为主症，常伴小腹胀满。病情严重时，可见头晕、心悸、喘促、水肿、恶心呕吐、视物模糊，甚至昏迷抽搐等尿毒内攻症状。尿常规、X 线、B 超、CT 等检查有助于本病的诊断。

1. 湿热下注　小便量少难出，点滴而下，严重时点滴不出，小腹胀满，口苦口黏，口渴不欲饮，大便不畅，舌红、苔黄腻，脉沉数。

2. 气滞血瘀　小便不通或通而不畅，小腹胀急，胁痛，口苦，苔薄黄，脉弦。

3. 瘀浊闭阻　小便滴沥不畅，或时而通畅时而阻塞，小腹胀满疼痛，舌紫暗或有瘀点，脉涩。

4. 肾气亏虚　小便不通，或滴沥不畅，排出无力，腰膝酸软，精神不振，舌淡，脉沉细弱。

【治疗方法】

1. 治则　调理膀胱，行气通闭；湿热下注、肝郁气滞、瘀浊闭阻者以针刺为主，泻法；肾气亏虚者针灸并用，补法。

2. 处方　选穴关元或中极、三阴交、阴陵泉、膀胱俞。

3. 方义　关元、中极位于小腹，是任脉与足三阴经的交会穴，三阴交也为足三阴经交会穴，二穴相配，调理肝、脾、肾，助膀胱气化；阴陵泉清利下焦湿热，通利小便；膀胱俞疏调膀胱气化功能。

4. 加减　湿热下注加合谷、秩边清利湿热；肝郁气滞加太冲、支沟疏理气机；瘀浊阻塞加丰隆、次髎化瘀散结；肾气亏虚加肾俞、太溪补肾利尿。

5. 操作　针刺中极，针尖向下，不可过深，以免伤及膀胱；其他穴位均常规针灸。

6. 其他疗法

（1）脐疗：将食盐炒黄，待冷后放于神阙穴填平，再用葱白 2 根捣烂做成 0.3 cm 厚的小饼置于盐上，置艾炷于葱饼上施灸，至温热入腹内有尿意为止；还可以用大田螺 1 只、葱白 1 根，捣烂如泥，加麝香、冰片各少许，敷于肚脐之上。一般 5～10 分钟即可见效。1975 年 9 月 29 日，湖北中医附属医院内科收治 1 名因肝气郁结先排尿不畅、后 4 天无尿的男性患者，在使用西药、导尿无效的情况下，经用葱白、田螺捣烂后加冰片、麝香各少许敷脐，同时以中药黄柏、牛膝、桂枝等浓煎，1 日 2 剂，清利湿热，通阳化气而收效。15 小时内，患者排尿 8 次，尿量约 3000ml。

（2）耳针：取膀胱、肾、三焦、尿道。每次选 1～3 穴，毫针中度刺激，留针 40～60 分钟；或用王不留行籽贴压。

（3）电针：取双侧维道穴，针尖向曲骨沿皮刺 2～3 寸，得气后接电针仪，用疏密波中度刺激 15～30 分钟。

（4）穴位注射：用维生素 B_1、生理盐水、注射用水、0.5%～2% 盐酸普鲁卡因、甲基硫酸新斯的明注射液（0.5mg）等穴位注射，气虚导致者可用人参、黄芪注射液。一般腧穴每穴可注射 2ml 左右，耳穴仅注射 0.1～0.2ml，必要时每日 2 次。

【验案举例】

例1：孟某，男，48岁，湖北某县计生委主管干部。患者在县委会分工主管计划生育工作，被女同胞们强烈要求起模范带头作用，作了男性输精管结扎手术，没想到术后出现诸多严重并发症（从生理解剖角度考虑，女性节育手术方便、简单，且不会出现什么并发症，而男性节育手术就不一样了，没有女性节育手术那么方便、简单，而且很容易出现泌尿生殖系统方面的并发症）。起初是小便不顺畅，尿道有些刺痛感，后来慢慢发展为小便不通，致使患者情绪沮丧，焦虑不安。1976年前来武汉到湖北省中医院针灸科住院治疗，由笔者接治。

因考虑到病系男性结扎手术引起，心情失畅，还有气滞血瘀因素，针灸治疗就在中极、水分（肚脐直上1寸）、水道（关元穴旁开2寸）、三阴交、阴陵泉的基础上增加了肝经的太冲穴，并配合声音暗示（让他小便时先打开卫生间的自来水管开关，听哗哗的流水声）。一试，果真有效。如此坚持了一段时间，小便也就能正常排泄了。（南京中医药大学王启才医案）

例2：岳某，女，82岁，重庆人，家庭妇女。2020年7月27日就诊。

主诉：尿闭不通、小腹部胀痛难受半天。

病史：老人患有腰椎间盘突出症多年，常年压迫右下肢疼痛难忍，不能走路，腰部已经先后二次做手术了，还安放有钢板螺丝。本次是腰椎间盘突出术后第7天，出院在家疗养。家人说今天一上午解不出尿，小腹部胀痛难受，请我上门出诊。查体：患者痛苦面容，脉弱，舌红、苔白。

经针刺腹部中极、石门、水道，下肢足三里、三阴交穴，留针30分钟，小便就顺利解出来了。患者及家人甚喜，连声表示感谢！我叮嘱家人再用热水袋敷下腹部，次日一早患者家人反馈老太太小便完全恢复正常了。（重庆弟子周泽新医师医案）

例3：患者女性，48岁，2019年3月14日见小便不通，伴有脚面麻木，有高血压、糖尿病史。检查排除结石或肿瘤。上导尿管1周后肉眼可见的血尿。1周后医院建议膀胱造漏终身带尿袋，患者要求出院中医调理。笔者接诊后，按肺气不降、肾不纳气布针，艮卦兑卦坎卦，针刺单手和脐针（图9-6至图9-8），留针2小时当日即自行排尿，脚面麻木感消失。后期患者要求调理血压、血糖，3个疗程后指标恢复正常。（河北石家庄周月谦中医师医案）

启才解惑

1. 针灸治疗癃闭效果满意。若膀胱充盈过度，经针灸治疗1小时后仍不能排尿者，应及时采取导尿措施。

2. 癃闭患者往往伴有精神紧张，在针灸治疗的同时，应消除精神紧张，反复做腹肌收缩、松弛的交替锻炼。

3. 癃闭兼见哮喘、神昏时应采取综合治疗措施。

第五十节　泌尿系感染

泌尿系感染又称"尿路感染"，是由病原菌侵犯泌尿系统而引起的炎症性病变。临床分为上泌尿系感染（肾盂肾炎及输尿管炎）和下泌尿系感染（膀胱炎或尿道炎）。属于中医学"淋证"的范畴。

中医学认为，外感湿热或多食辛热肥腻，酿湿生热，下注膀胱，气化失司，水道不利；房劳过度，肝肾阴亏，阴虚火旺，下迫膀胱；或久淋不愈，脾肾阳虚，脾虚则中气下陷，肾虚则下元不固，而致

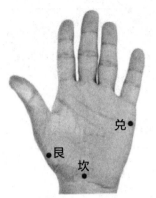

图9-6　八卦手针点

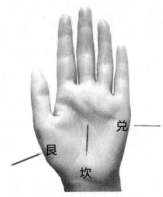

图9-7　八卦手针刺法

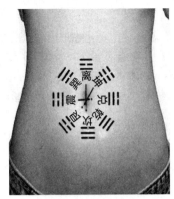

图9-8　脐针卦位及针法

小便淋沥不已，遇劳即发。

【临床表现】

以尿频、尿急、尿痛、排尿异常、腰痛为主症。尿常规检查可见脓细胞增多。

1. 膀胱湿热　排尿困难，尿道口有灼热感，小便黄赤，腰部疼痛拒按，口干苦，苔黄腻，脉滑数。

2. 气滞血瘀　小便不畅，尿频、尿急、尿痛，尿色暗红或夹血，腰部胀痛或少腹刺痛，舌质紫暗或有瘀点、瘀斑，脉细涩。

3. 肝肾阴虚　尿频，尿痛，涩滞不畅，劳累后加重，腰背酸痛，低热盗汗，手足心热，口燥咽干，舌红，少苔，脉细数。

4. 脾肾阳虚　尿频，小便淋漓或尿有白浊，遇劳而发，肢体倦怠，腰腿酸软，面足水肿，纳差腹胀，大便溏薄，舌淡，苔白，脉沉细无力。

【治疗方法】

1. 治则　膀胱湿热、气滞血瘀者清利湿热，行气活血，只针不灸，泻法；脾肾阳虚者温补脾肾，针灸并用，补法；肝肾阴虚者养肝益肾，以针刺为主，平补平泻。

2. 处方　以足太阴经和足太阳经穴为主，选穴中极、三阴交、阴陵泉、肾俞、膀胱俞。

3. 方义　三阴交、阴陵泉均属于足太阴脾经，擅长清利湿热之邪而调理膀胱；肾俞补益肾阴肾阳，调理小便；中极位于小腹部膀胱区，是膀胱的募穴，与膀胱俞合用为俞、募配穴法，主治一切泌尿系统疾病。

4. 加减　膀胱湿热者加曲骨、委中；气滞血瘀者加膈俞、太冲（或大敦），肝肾阴虚者加肝俞、曲泉、太溪；脾肾阳虚者加脾俞、关元、足三里；腰痛甚者加腰眼、委中；有血尿者加血海、膈俞。

5. 操作　诸穴均常规针刺；针刺中极穴时应先排空小便，防止刺破膀胱；下腹和腰骶部的腧穴可适当深刺，中强度刺激，使针感向会阴部放射。

6. 其他疗法

（1）耳针：取肾、膀胱、尿道、神门、交感、皮质下。每次选3～4穴，毫针中度刺激或强刺激，或用埋针、药丸按压。

（2）电针：取肾俞、膀胱俞、阴陵泉、三阴交。在针刺得气的基础上接电针仪，用疏密波刺激15分钟。每日1次。

1. 针灸治疗泌尿系感染有显著的疗效，对急性下泌尿系感染（膀胱炎、尿道炎）不仅能很快地控制炎症，缓解尿频、尿急、尿痛等尿路刺激症状，而且能较快使小便培养转阴。但对肾盂肾炎则疗效欠佳，应配合中西医药物治疗。

　　2. 饮食宜清淡，每天应多饮水，多排尿。

　　3. 注意休息，节制房事；注意会阴部的清洁，特别是女性患者。

第五十一节　淋证

　　淋证是以小便频急、淋沥不尽、尿道涩痛、小腹拘急或痛引腰腹为主要特征的病证。常见于西医学的急性尿路感染、结石、结核、肿瘤和急、慢性前列腺炎、膀胱炎、乳糜尿等。

　　中医学历代对淋证分类有所不同，根据症状和病因病机，一般分为气淋（肝气郁结）、热淋、石淋、血淋、膏淋(湿热下注)和劳淋六种类型。本病的病位在肾与膀胱，且与肝脾有关。主要因湿热蕴结下焦，导致膀胱气化不利；或年老体弱，肾虚不固；或阴虚火旺，虚火灼伤脉络所致。

【临床表现】

　　以尿频、尿急、尿痛为主症，常伴有排尿不畅、小腹拘急或痛引腰腹等症状。

　　尿常规检查可见有白细胞；X线检查可见结石、梗阻、输尿管压迫等病变。

　　1. **气淋（肝郁气滞）**　小便涩滞，淋沥不畅，少腹胀痛，苔薄黄，脉沉弦。

　　2. **热淋**　小便频急，灼热刺痛，尿色黄赤，小腹拘急胀痛，或有恶寒发热，口苦呕恶，苔黄腻，脉滑数。

　　3. **膏淋（湿热下注）**　小便浑浊如米泔水，置之沉淀如絮状，上有浮油如脂，或夹有凝块，或混有血液，尿道热涩疼痛，舌红，苔黄腻，脉濡数。

　　4. **石淋**　小便艰涩，尿中夹有砂石，或排尿时突然中断，尿道窘迫疼痛，少腹拘急，或腰腹绞痛难忍，尿中带血，舌红，少苔，脉弦细。

　　5. **血淋**　小便热涩刺痛，尿色深红或夹有血块。伴发热、心烦口渴、大便秘结。舌红，苔黄，脉弦或涩。

　　6. **劳淋**　小便赤涩不甚，但淋沥不已，时作时止，遇劳即发，腰膝酸软，神疲乏力，舌淡，脉虚弱。

【治疗方法】

　　1. **治则**　清热化湿，利水通淋，健脾益肾，通调气机，以针刺为主，虚补实泻。

　　2. **处方**　以足太阴脾经腧穴和膀胱的俞穴、募穴为主，选穴中极、膀胱俞、三阴交、阴陵泉。

　　3. **方义**　淋证以膀胱气机不利为主，故取膀胱之募穴中极、俞穴膀胱俞，此为俞募配穴法，以疏利膀胱气机；阴陵泉为脾经之合穴，三阴交为脾、肝、肾三经交会穴，可通利小便，疏调气机。

　　4. **加减**　气淋加肝俞、太冲（或大敦）疏解理气；热淋加行间泻热通淋；膏淋加气海、足三里分清泌浊；石淋加委阳、秩边透水道通淋排石；血淋加血海、膈俞凉血止血；劳淋加脾俞、肾俞、关元、足三里补益脾肾、益气通淋。

　　5. **操作**　针刺中极前应排空小便，不可进针过深，以免刺伤膀胱。急性期和症状较重者，每日治疗1～2次；慢性期、症状较轻者，可每日或隔日1次。

　　6. **其他疗法**

　　（1）皮肤针：取三阴交、曲泉、关元、曲骨、归来、水道、腹股沟部、第3腰椎至第4骶椎夹脊。用皮肤针叩刺，至皮肤红润为度。

（2）耳针：取膀胱、肾、交感、肾上腺，每次选2～4穴，毫针强刺激；或药丸按压。

（3）电针：取肾俞、三阴交，针刺得气后接电针仪，用疏密波快频率刺激5～10分钟。每日1～2次。

启才解惑

1. 针灸治疗本病急性期可迅速缓解症状。

2. 石淋患者应多饮水，多做跑跳运动，以促进排石。若并发严重感染，肾功能受损，或结石体积较大，针灸难以奏效，则采用其他疗法。

3. 膏淋、劳淋气血虚衰者应适当配合中药以补气养血。

第五十二节　前列腺炎

前列腺炎是中青年男性生殖系统感染而致前列腺长期充血，腺泡淤积，腺管水肿引起的炎症改变。临床有急、慢性之分，急性前列腺炎以脓尿及尿路刺激症状为特征；慢性前列腺炎症状不典型，脓尿较少，常伴有不同程度的性功能障碍。

本病属中医学淋证、癃闭范畴。多由于下焦湿热，膀胱泌别失职；肾阴亏虚，阴虚内热，热移膀胱，清浊不分；脾虚气陷，精微下渗；肾阳不足，失于固摄所致。病位在下焦，主要涉及肾、膀胱、脾等脏腑。

【临床表现】

排尿频繁，下腹部、会阴部或阴囊部疼痛，尿道口时有白色黏液溢出，有时可见血尿，严重者可有阳痿、早泄、血精及遗精。伴头痛、头晕、乏力等神经衰弱症状。急性期可出现尿频、尿急、尿痛、脓尿及终末血尿，或伴畏寒发热，腰骶部、会阴区、大腿内侧不适感觉。

前列腺液检查：每个高倍视野白细胞计数超过10个；尿三杯试验：第一杯、第三杯尿液可呈浑浊状态；肛门指检：可扪及前列腺肿胀，腺体较硬，表面不光滑或有压痛。

前列腺炎对人体的危害是多方面的，并随病程长短及病情轻重程度不同而各不相同。

1. 痛苦，影响工作和生活　由于炎症的刺激，产生一系列症状，如腰骶、会阴、睾丸等部位胀痛、尿不净、夜尿频等，使患者烦躁不安，影响工作和生活。

2. 影响性功能，导致阳痿、早泄　由于疾病长期未能治愈，各种症状和不适在性交后加重，或直接影响性生活的感受和质量，对患者造成一种恶性刺激，渐渐出现一种厌恶感，导致阳痿、早泄等现象。

3. 影响生育，可导致不育　长期的慢性炎症，使前列腺成分发生变化，前列腺分泌功能受到影响，进而影响精液的液化时间，精子活力下降，可以导致男性不育。

4. 导致慢性肾炎，甚至会发展为尿毒症　前列腺炎如不及时治疗，可导致前列腺增生，对膀胱出口进行压迫，使尿液不能完全排空，出现残余尿。残余尿是细菌繁殖的良好培养基，加之膀胱黏膜防御机制受损，故极易导致尿路感染如肾盂肾炎等，此时如治疗不彻底，由肾盂肾炎、肾积水等，进而发展为肾炎，最后发展为尿毒症。

5. 导致内分泌失调，引起精神异常　正常情况下，前列腺能分泌多种活性物质。由于前列腺发生炎症，内分泌失调，可引起神经衰弱，以致精神发生异常；也可出现失眠多梦、乏力头晕、思维迟钝、记忆力减退等症状。

6. 传染配偶引起妇科炎症　前列腺炎可以传染给妻子，特别是一些特殊病菌感染引起的前列腺炎，其炎症可以通过性交途径传染给妻子。如霉菌性前列腺炎、滴虫性前列腺炎、淋病性前列腺炎、非淋菌性（衣原体、支原体）前列腺炎等。

7. 易引起感染　人体前列腺中含有一种抗菌物质，称为前列腺抗菌因子。当前列腺发炎时，这种抗菌因子减少，故而容易引起感染。前列腺炎引起的感染可导致急性尿潴留、急性精囊炎或附睾炎、输精管炎、精索淋巴结肿大或触痛等，严重时可发生腹股沟痛或肾绞痛。

8. 易患肿瘤　1985年美国资料认为癌基因是最重要的因素，病毒亦是可能的病因。美国一组回顾性研究中发现，前列腺与淋病发病率之间存在具有统计学意义的联系，从而提出了前列腺癌的病因与病毒性性病及慢性感染有关。最新研究表明，正常人前列腺液中含有一种抗癌物质，对抑制肿瘤有重要意义。而前列腺患病时这种抗癌物质减少，从而易引起肿瘤。

【治疗方法】

1. 治则　急性期以清利下焦湿热为主，只针不灸，泻法；慢性期以健脾补肾，分清别浊为主，针灸并用，补法或平补平泻。

2. 处方　以任脉和足太阴脾经腧穴为主，选穴中极、关元、秩边、三阴交、阴陵泉。

3. 方义　中极、关元位于小腹，是任脉与足三阴经的交会穴，三阴交也为足三阴经交会穴，二穴相配，调理肝、脾、肾，主治各种泌尿、生殖病；秩边通利膀胱气机，泌清别浊；阴陵泉清利下焦湿热。

4. 加减　湿热下注加中极、曲骨、次髎清热利湿；脾虚气陷加气海、脾俞益气升阳；肾气不足加肾俞、关元、太溪补肾固摄。

5. 操作　诸穴均常规针刺；中极宜向下斜刺透关元或向下斜刺透曲骨，不可直刺、深刺，以免伤及膀胱。

6. 其他疗法

（1）皮肤针：中度叩刺腰椎至骶椎两侧、腹股沟部、会阴。适用于慢性前列腺炎。

（2）芒针：取气海、关元、秩边、归来，配肾俞、三阴交。气海、关元以泻法为主，久病体虚可补气海、秩边、归来，要求针感传至前阴。

（3）耳针：取肾、膀胱、尿道、盆腔，毫针强刺激；或药丸按压。

启才解惑

1. 前列腺炎是一种较顽固的疾病，由于其病变部位较为特殊，故药物治疗效果不显著。针灸有较好疗效，但需长期坚持治疗。

2. 合理安排性生活，治疗期间节制房事。

3. 注意防寒保暖，不吃刺激性食物，禁酒。

第五十三节　前列腺肥大

前列腺肥大也即"良性前列腺增生"，是老年男性的常见病和多发病。以尿频（排尿次数增多，尤其是夜尿多），尿线变细，排尿费力、缓慢、时间偏长为主症。气候变化、劳累、饮酒、房事或感染等常为诱发因素。

【临床表现】

表现为尿频（排尿次数增多，尤其是夜尿多），尿线变细，排尿费力、缓慢、时间偏长。极易导致尿潴留，甚至尿液完全排不出。

1. 湿热下注　小便频数，但排尿不畅，甚或点滴而下，尿黄而热，尿道灼热或涩痛；小腹拘急胀痛，口苦而黏，或渴不欲饮；舌红，苔黄腻，脉弦数或滑数。

2. 气滞血瘀　小便不畅，尿线变细或尿液点滴而下，或尿道闭塞不通，小腹拘急胀痛；舌质紫暗或有瘀斑，脉弦或涩。

3. 肾阳不足　小便频数，夜间尤甚，排尿无力，滴沥不爽或闭塞不通；神疲倦怠，畏寒肢冷，面色白；舌淡，苔薄白，脉沉细。

4. 肾阴亏虚　小便频数不爽，滴沥不尽，尿少热赤，伴见神疲乏力、头晕耳鸣、五心烦热、腰膝酸软、咽干口燥；舌红，苔少或薄黄，脉细数。

5. 脾肾气虚　尿频不爽，排尿无力，尿线变细，滴沥不畅，甚者夜间遗尿；伴见倦怠乏力，气短懒言，食欲缺乏，面色无华，或气坠脱肛；舌淡，苔白，脉细弱无力。

【治疗方法】

1. 治则　湿热下注者清热利湿，气滞血瘀者行气活血，肾阳不足或肾阴亏虚者温补肾阳或滋养肾阴，脾肾气虚者健脾益肾，益气化水，通窍利尿。

2. 处方　会阴、关元、气海、中极、命门、肾俞、膀胱俞、秩边、足三里、三阴交。

3. 方义　会阴为任、督二脉交会穴，可交通阴阳；关元、气海、三阴交为足三阴经交会穴，调补脾、肝、肾气血；中极、膀胱俞、秩边清利下焦湿热；命门、肾俞温补肾阳；足三里调理后天之本，补益气血。

4. 加减　湿热下注加曲骨、阴陵泉清利湿热；气滞血瘀加天枢、膈俞活血化瘀；肾虚加复溜、太溪补益肾阴肾阳。

5. 操作　会阴穴适当深刺；针刺中极穴之前最好让患者尽可能排空小便；其他腧穴常规操作。

6. 其他疗法

（1）一般治疗：①经常用热毛巾、热水袋温敷小腹和会阴部，或采用热水坐浴，每次 15 ～ 20 分钟。每日 1 ～ 2 次。②有排尿障碍、小腹膨胀明显并伴有疼痛者，局部热敷、按摩的基础上，可采用听滴水声诱导排尿（将水龙头拧开，听流水声，也可以由家属用盆盛水后慢慢倒水的方法）。

（2）按摩：先排空小便，取仰卧位，双手掌叠放于肚脐上，按顺时针方向揉摩腹部 50 圈左右；再分别点按会阴（前后二阴中点）、小腹部关元（脐下 3 寸）、气海（脐下 1.5 寸）、中极（脐下 4 寸）3 穴，腰骶部命门（第 2 腰椎下）、肾俞（命门穴旁开 1.5 寸）、膀胱俞（第 2 骶椎下旁开 1.5 寸）、秩边（腰骶部正中臀沟旁开 3 寸），下肢足三里、三阴交各 2 ～ 3 分钟。每晚睡前及早晨起床前各做 1 次。

（3）艾灸：用艾条灸或隔姜灸小腹部关元、气海、中极；再灸腰骶部命门、肾俞、膀胱俞、秩边，下肢足三里、三阴交等穴各 3 ～ 5 分钟，以局部甚至腹内盆腔有明显发热感为佳。

（4）拔罐：在关元至中极段、腰部命门、肾俞、膀胱俞、秩边以及腰骶部多处拔罐 10 ～ 15 分钟（腰骶部可走罐），以局部深红、腹内盆腔有明显发热感为佳。

（5）刮痧：在小腹部关元至中极、腰骶部命门经肾俞、膀胱俞到秩边，下肢足三里向下、三阴交至太溪（足内踝高点与跟腱连线中点）刮痧各 3 ～ 5 分钟，以皮下出现（紫）红色瘀痕为度。

（6）皮肤针叩刺：用无菌皮肤针叩刺小腹部关元至中极、腰骶部命门、肾俞至膀胱俞、秩边，下肢足三里、三阴交等穴各 3 ～ 5 分钟。

（7）饮食疗法：①党参 15g，黄芪 20g，冬瓜 50g。党参、黄芪水煎 15 分钟取汁，趁热加入冬瓜煮熟，再加调料，佐餐食用。②肉桂 5g，车前草 30g，粳米 50g。肉桂、车前草水煎取汁，加粳米煮熟，加适量红糖，空腹服。③苦杏仁 10g（去皮、捣碎），石苇 12g，车前草 15g，大鸭梨 1 个（去核、切块），冰糖少许。同煮加冰糖代茶饮。

【验案举例】

例1：刘某，男，68 岁，徐州沛县人。

主诉：夜尿多（每晚少则 4～5 次，多则甚至 7～10 次）、尿急等十余年。

病史：随着年龄增加，十余年来夜尿逐渐增多，每晚多达 7～10 次，因为尿急，动作稍微慢一点，小便就会尿到内裤上，所以患者平时不敢穿内裤。白天也是每小时一定得有一次小便，因此也不敢坐长途汽车旅游。小便量少、难出，有时点滴而下，尿等待严重。伴小腹胀满，舌淡，苔薄白，脉沉细数。

诊断：前列腺增生（肾阳虚证）。

治疗：补益肾气、调理三焦，针灸并用，补法。选用合谷、气海、关元、中极、足三里、太冲、三阴交、足小趾夜尿点。每天 1 次，10 次为 1 个疗程。针灸治疗 2 次后夜尿减少 2 次，针灸 7 天后每晚夜尿仅起 1 次。继续巩固治疗 1 个疗程后痊愈。随访 1 年，没有复发，大多数情况下可以一觉睡到天亮才上厕所。

这些年来，以补肾益气、健脾利湿、化瘀散结、通利水道的治则治疗近 90 例，治愈 82 例，有效 6 例，总有效率 97.3%。（江苏徐州弟子孟凡华医师医案）

例2：患者，男，40 岁。有前列腺增生病史 2 年，尿频、尿急、尿等待、尿无力，每次小便尿不净。伴有胃寒、不能吃凉的东西，怕冷、腰痛、腿脚凉。2018 年 8 月前来诊治，用易法针灸调理，取中土、艮、兑、坎、巽、离卦。第一次调理后，第二天反映排尿顺畅一些，尿等待的时间变短。同时，胃感觉暖暖的，吃东西感觉香了，腿脚也没那么凉了。效不更方，依法调理 8 次，所有症状基本消失，腰痛也好多了。又巩固治疗 7 次而愈。

用针思路：中土调理中焦脾胃，有健脾补肾、培土固水的作用；艮、兑有疏通气血、降肺气的作用，肺气不降肾不纳气水道不通，所以调其水道；艮卦对应的是所有凸起的东西，增生也是凸起；前列腺增生也是肾气不足的一种表现；坎卦对应肾和膀胱，有补肾益气的作用；巽卦五行为木，对应的是管道不通，尿道也是管道，又有生火助阳的功效；离卦五行属火、归心，引火下移温补肾阳，中医学所谓"阳化气，阴成形"，增生就是阴重了，故用降气生阳、通管道的思路。

5 个月后患者带几位患者前来诊治，他说自己的前列腺病和腰痛等毛病一直没有复发过，身体也比以前好多了。（河北石家庄周月谦中医师医案）

例3：患者，男，51 岁，农民工。

病史：每天晚上小便达六七次，白天十来次，只要活动就小便多，同时有尿急、尿等待、尿无力、尿分叉现象。医院诊断为"前列腺增生"。2018 年 9 月出现血尿，医院诊断"膀胱癌"，建议住院手术，切除膀胱。患者因考虑要终生带尿袋不予接受，选择了中医保守治疗调理。查体：肾阳虚，两腿脚冰凉怕冷，心火不能下移，无法温补肾阳，导致阳不化气，水气不能蒸腾就只能走膀胱排出。

用卦思路：中土既可调理脾胃，又能让心肾相交；艮卦中土对应脾胃，五行属土，乃后天之本，有培土固水的作用，同时艮有止水的功效，又有后天补先天的作用；利用乾金来补肾阳，坎离能让心肾相交，引火下行；内关调理心脏。

经过易法针灸 1 个月的调理所有症状消失，嘱其去医院检查，结果一切正常，没有任何癌细胞，前列腺增生也消失了。还有一个意外收获，就是十几年油亮的光头还长出了新的头发。

2019 年 12 月 6 日再来调尿频，根据诊断给予补肾阳，引心火下行，温补肾和膀胱，易法手针取中土、艮、乾、坎、离卦和内关穴（图9-9 和图9-10）。调理一次，当天晚上小便由六七次减少为两次。连续调理几次后，腿脚已不再寒凉，小便一天 5～7 次，小便排出有力，没有尿等待现象。（河北石家庄周月谦中医师医案）

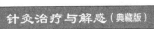
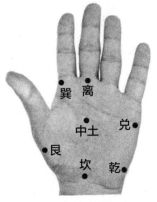

图9-9　八卦手针点

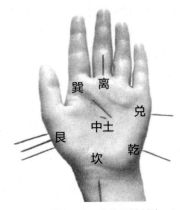

图9-10　八卦手针刺法

启才解惑

1. 凡50岁以上的男性有尿频、排尿不畅、排尿费力或呈滴沥状，应及时就诊，明确诊断。

2. 避免房事过度，50岁以上的男性，房事以每月1～2次为宜，以防前列腺充血肿胀加剧。但不主张禁欲，因为前列腺液是精液的主要组成部分，禁欲后前列腺液不能随精液排出，会加重炎性分泌物的潴留。

3. 不宜长途骑马、骑自行车，以减少对前列腺的摩擦；久坐时应间隔2小时起身活动10～15分钟，改善会阴部的血液循环。

4. 戒烟忌酒，少吃辛辣刺激性食物。

第五十四节　遗精

遗精是指不因性生活而精液频繁遗泄的病证，又称"失精"。有梦而遗，称为"梦遗"；无梦而遗精，甚至清醒时精液流出，称"滑精"。

中医学认为，有梦而遗病在心，属实，病轻、易治；无梦而遗病在肾，属虚，病重、难治。常见于西医学的男子性功能障碍、前列腺炎、神经衰弱、精囊炎及睾丸炎等疾病之中。未婚或已婚但没有正常性生活的成年健康男子每月遗精2～4次者属正常现象。

遗精病位在肾，多由肾气不能固摄所致。肾为先天之本，藏精之所，水火之脏。若所求不遂，情欲妄动；沉迷房事，精脱伤肾；劳倦过度，气不摄精；饮食不节，湿浊内扰等均可使肾不固摄，精关失守而致遗精、滑泄。

【临床表现】

频繁遗精，或梦遗，或滑精，每周2次以上。伴见头晕目眩、神疲乏力、精神不振、腰膝酸软等。

1. **肾虚不固**　遗精频作，甚则滑精，面色少华，头晕目眩，耳鸣，腰膝酸软，畏寒肢冷，舌淡，苔薄白，脉沉细而弱。

2. **心脾两虚**　遗精常因思虑过多或劳倦而作，面色萎黄，心悸怔忡，失眠健忘，四肢倦怠，食少便溏，舌淡，苔薄，脉细弱。

3. 阴虚火旺　梦中遗精，夜寐不宁，头昏头晕，耳鸣目眩，心悸易惊，神疲乏力，尿少色黄，舌尖红，苔少，脉细数。

4. 湿热下注　梦中遗精频作，尿后有精液外流，小便短黄浑浊且热涩不爽，口苦烦渴，舌红，苔黄腻，脉滑数。

【治疗方法】

1. 治则　肾虚不固、心脾两虚者益气养血，补虚固本，针灸并用，补法；阴虚火旺者育阴潜阳，护肾摄精，只针不灸，补法或平补平泻；湿热下注者清热利湿，调气固精，只针不灸，泻法。

2. 处方　以任脉、足太阳经腧穴为主穴，选穴会阴、关元、肾俞、次髎、三阴交。

3. 方义　会阴为任、督二脉交会穴，可交通阴阳；关元调补肝、脾、肾；肾俞补肾固精；次髎调肾固精；三阴交为足三阴经交会穴，善调脾、肝、肾之气而固摄精关。

4. 加减　肾虚不固加志室、太溪补肾固精；心脾两虚加心俞、脾俞养心健脾；阴虚火旺加太溪、神门滋阴降火；湿热下注加中极、阴陵泉清利湿热。

5. 操作　会阴穴适当深刺；次髎穴最好刺入骶骨孔中；其他腧穴常规操作。

6. 其他疗法

（1）皮肤针：取关元、中极、三阴交、太溪、心俞、肾俞、志室或腰骶两侧夹脊穴及足三阴经膝关节以下的腧穴。用皮肤针叩刺至皮肤呈轻度红晕。每晚1次。

（2）耳针：取内生殖器、内分泌、神门、肝、肾。每次选2～4穴，毫针中度刺激；或用埋针、药丸按压法。

（3）穴位注射：取关元、中极、志室。用人胎盘组织液、普鲁卡因或维生素 B_1 2ml 加当归注射液，每穴注入 0.5～1ml，要求针感向前阴传导。

（4）穴位埋线：取关元、中极、肾俞、三阴交。每次选2穴，埋入肠线。每月1～2次。

启才解惑

1. 针灸治疗本病，可获得满意疗效。对器质性疾病引起者，应同时治疗原发病。

2. 遗精多属功能性，在治疗的同时应消除患者的思想顾虑。

3. 节制性欲，杜绝手淫；入睡前不看淫秽书刊和黄色录像。

4. 睡觉养成侧卧习惯，被褥不宜过厚，衬裤不宜过紧。

第五十五节　阳痿

阳痿又称"阴痿"，是指男子未到性功能衰退年龄出现性生活中阴茎不能勃起或勃起不坚，影响性生活的病证。常见于西医学的男子性功能障碍以及某些慢性虚弱性疾病之中。

本病的发生多因房事不节，手淫过度；或过于劳累、疲惫；异常兴奋、激动；高度紧张、惊恐伤肾；命门火衰，宗筋不振；或嗜食肥甘，湿热下注，宗筋弛缓而致。与肾、肝、心、脾的功能失调密切相关。

【临床表现】

性生活时阴茎不能勃起，或勃而不坚、临房早泄，随之痿软；或虽能性交，但不经泄精而自行痿软。

血浆睾酮水平检查，其含量常低于正常。

1. 命门火衰　面色淡白，腰膝酸软，头晕目眩，精神萎靡，畏寒肢冷，耳鸣，舌淡，苔白，脉沉细。

2. **心脾两虚**　面色萎黄，食欲缺乏，精神倦怠，失眠健忘，胆怯多疑，心悸自汗，舌淡，苔薄白，脉细弱。

3. **惊恐伤肾**　精神抑郁或焦虑紧张，心悸易惊，夜寐不宁，舌红，苔薄白，脉细弦。

4. **湿热下注**　阴囊潮湿，气味腥臭或有痒感，尿黄，舌红，苔黄腻，脉滑数。

【治疗方法】

1. **治则**　命门火衰者温肾壮阳，补命门真火，心脾两虚者调理心脾，益气养血，均针灸并用，补法；惊恐伤肾者交通心肾，镇惊宁神，以针刺为主，补法或平补平泻；湿热下注者清利湿热，调理下焦，只针不灸，泻法。

2. **处方**　以任脉腧穴为主。选穴会阴、关元、中极、肾俞、三阴交。

3. **方义**　会阴、关元、中极均为任脉穴，会阴调理任督，振奋前阴；关元、中极是任脉与足三阴经的交会穴，能调补肝、脾、肾，温元之气，直接兴奋宗筋；肾俞可补益元气，培肾固本；三阴交是脾、肝、肾三经的交会穴，既可健脾益气，补益肝肾，又可清热利湿，强筋起痿。

4. **加减**　命门火衰加气海、命门、志室温肾助阳；心脾两虚加心俞、脾俞、足三里补益心脾；惊恐伤肾加命门、百会、神门交通心肾，安神定志；湿热下注加阴陵泉透阳陵泉、曲骨清利湿热。

5. **操作**　会阴穴直刺2寸；关元、中极穴针尖向下斜刺，力求针感向前阴传导；气海、命门、肾俞采用隔附子灸法；其他腧穴常规操作。

6. **其他疗法**

（1）耳针：取外生殖器、内生殖器、内分泌、肾、神门。每次选2～4穴，毫针中度刺激；或埋针、药丸按压。

（2）电针：取次髎、秩边或关元、三阴交，针刺得气后接电针治疗仪，用疏密波刺激20～30分钟。

（3）穴位注射：轮流于上述每个穴位各注入维生素$B_1$150mg、维生素B_{12}100μg或硝酸士的宁1mg、丙酸睾酮10mg（1ml），隔日1次。也可用人胎盘组织液、鹿茸精注射液、黄芪注射液、当归注射液，每穴注入1～2ml。要求针感向前阴传导。每周1～2次。

（4）穴位埋线：取肾俞、关元、中极、三阴交。每次选1～3穴，按操作常规埋入0号医用羊肠线。每月1～2次。

启才解惑

1. 针灸治疗阳痿有一定疗效，收到疗效后仍要注意节制房事。

2. 阳痿多属功能性，夫妻按摩对治疗本病有相当好的效果。在性生活时男方要消除紧张心理，克服悲观情绪，树立信心。

第五十六节　早泄

早泄也是一种男女双方不能进行正常性交的病证，准备性交时，生殖器刚接触甚至尚未接触，男方即出现射精现象；也可以是性交中阴茎刚插入阴道，或者上下抽动仅数下（少于30秒）即射，阴茎随即痿软。常见于西医学的男子性功能障碍。

本病常因房事不节或手淫过度，致肾气亏虚、肾阴不足、相火妄动；或湿热下注，流于阴器；肝气郁结、疏泄失职；或大病、久病、思虑过度，致心脾两虚、肾失封藏、固摄无权而引起。

【临床表现】

准备性交时男女双方刚接触或尚未接触，男方即出现射精现象；或性交中阴茎插入阴道后上下抽动数下即射精，阴茎随即痿软。

1. **肾虚不固**　泄后疲乏，腰膝酸软，性欲减退，小便频数，舌淡，苔薄，脉弱。

2. **心脾两虚**　肢体倦怠，面色少华，心悸气短，失眠多梦，舌淡，少苔，脉细无力。

3. **阴虚火旺**　阴茎易举，时有遗精现象，腰膝酸软，五心烦热，潮热盗汗，舌红，少苔，脉细数。

4. **肝郁气滞**　精神抑郁，焦躁不安，少腹不舒，牵引睾丸，胸闷叹息，少寐多梦，舌边红，苔薄白，脉弦。

5. **肝经湿热**　阴部潮湿，口苦纳呆，少腹胀痛，小便黄赤，舌红，苔黄腻，脉弦数。

【治疗方法】

1. **治则**　肾虚不固者补肾固精，心脾两虚者补益心脾，均针灸并用，补法；阴虚火旺者养阴清热，只针不灸，平补平泻；肝郁气滞、肝经湿热者清热解郁，只针不灸，泻法。

2. **处方**　关元、精宫（脐下4寸中极穴旁开3寸，男子为精宫，女子为子宫）、三阴交、肾俞、足三里。

3. **方义**　关元、三阴交均为足三阴经之交会穴，调养肝脾肾，以固精关；肾俞乃肾之背俞穴，配精宫可助益肾固精之力；足三里益气养血，补后天之本。

4. **加减**　肾虚不固加命门、太溪补肾固精；心脾两虚加心俞、脾俞补益心脾；阴虚火旺加太溪、照海养阴清热；肝郁气滞加太冲、行间理气解郁；肝经湿热加行间、阴陵泉清热利湿。

5. **操作**　诸穴均常规针刺；肾虚不固者于关元、肾俞、命门等穴施灸。

6. **其他疗法**

（1）皮肤针：重点叩刺颈项及腰骶部夹脊穴，配合刺激下腹部、腹股沟和阴茎根部。一般用轻、中度刺激（阴茎根部用重刺激），以局部皮肤红晕为度。

（2）耳针：取内生殖器、外生殖器、神门、内分泌、心。每次选2～4穴，毫针中度刺激；或施行埋针、药丸按压法。

（3）穴位贴敷：取露蜂房、白芷各10g，研末，醋调成饼，临睡前敷神阙穴，胶布固定，次晨取下。每日1次。

（4）穴位注射：轮流于上述穴位各注入丙酸睾酮10mg（1ml）加维生素B_1 150mg、维生素B_{12} 100μg。隔日1次。也可用人胎盘组织液、鹿茸精注射液、黄芪注射液、当归注射液，每穴注入1～2ml。每周1～2次。要求针感向前阴传导。

【验案举例】

李某，男，43岁，中国台湾人，公司高管，2020年9月10日就诊。

主诉：性生活中过快射精1年余。

病史：近一年，每次夫妻生活的时间很短，往往1～2分钟就射精了，伴腰酸腿软、怕冷。不但不能很好地满足爱人的需求，自尊心也受到了伤害。舌质苍白无光泽、中间还有裂痕、舌苔薄白苍老，脉深沉无力。中医辨证为早泄（命门火衰）。

治疗方法如下。

（1）1号营养液（黄芪精华提取液）：天宗穴开背0.1ml；大椎（梅花点阵穴、内外两圈各6点），大杼至膈俞各0.1ml。

（2）2号营养液（当归、川芎、藏红花精华提取液）：长强至命门、阿是穴，肾俞至膀胱俞各0.1ml。

（3）1号营养液、2号营养液：肝俞至三焦俞，肩髃、肩髎、巨骨、秉风、肩中俞，交替使用0.1ml。

（4）第 1～15 次加强穴：气海至中极，会阴、肾俞、三阴交，1 号和 2 号营养液交替使用，每穴 0.1ml。

经过 15 次调理后，基本没有出现早泄现象。每次夫妻生活可以坚持 10～15 分钟再射精，阴茎硬度也明显增加，夫妻二人都非常开心。白天工作状态也很好，也不感觉腰酸腿软很累了，感觉精气神都重回到了年轻时的状态。[上海漾亮医疗美容医院弟子张燕（心羽）医案]

第五十七节　性功能低下及性冷淡

性功能低下是指男女性功能差或性无能、男子阴茎勃起障碍、女子性冷淡等，以至于不能正常进行性交过程的病证。

中医学认为，本病的病位在肾，与心、肝、脾密切有关。肾为先天之本，若先天禀赋不足、婚前手淫过多、婚后房劳过度，使肾阴、肾阳亏虚；或情志不遂，过于兴奋、激动、紧张，或思虑过度，劳倦伤心，气血不足等均可导致性功能低下。

【临床表现】

以性欲低下、性冷淡或无性欲、阳痿、早泄、不射精等为主要表现。

1. **肾阳不足**　男子临房阴茎不举或早泄，平时有遗精，女子月经不调、稀少。伴头晕目眩、腰膝酸软、四肢不温，面色淡白，舌淡，舌苔白，脉沉细而弱。

2. **心脾两虚**　男子遗精、阳痿、早泄，女子性欲淡漠，月经稀少、色淡。伴胃纳不佳，面色无华，舌淡，苔白，脉细弱无力。

3. **惊恐伤肾**　男子过于兴奋、激动、紧张以致阳痿、早泄，女子则恐惧异性接触（谓之"恐异症"）。平时胆怯多疑，心悸易惊，失眠多梦。苔薄腻，脉弦细。

4. **湿热下注**　阳痿，早泄，遗精，外阴潮湿、瘙痒，小便赤热，苔黄腻，脉沉滑。

5. **肝郁气滞**　情志抑郁不舒，心烦易怒，男子阳痿、不射精，女子经行不畅或闭经、乳房胀痛。舌质暗淡，脉象弦细。

【治疗方法】

1. **治则**　肾阳不足、心脾两虚、惊恐伤肾者补益心脾肾，针灸并用，补法；湿热下注、肝郁气滞者清利湿热，疏肝理气，只针不灸，泻法。

2. **处方**　以任脉、足太阳经腧穴为主。取穴关元、气海、肾俞、次髎、秩边、三阴交。

3. **方义**　关元、气海属于任脉，系于胞宫和精室，肾俞、次髎、秩边属于足太阳经，作用于盆腔，对提高男女性功能有直接作用；三阴交调理脾、肝、肾，从根本上解决性功能低下的问题。

4. **加减**　肾阳不足加命门、足三里；心脾两虚加心俞、脾俞；惊恐伤肾加心俞、胆俞、神门；湿热下注加曲骨、阴陵泉；肝郁气滞加太冲、合谷。

5. **操作**　关元、气海、曲骨等穴针尖向下斜刺，使针感向阴部放散；余穴均常规针刺。

6. 其他疗法

（1）皮肤针：取下腹部任脉穴、腰骶部夹脊、足三里、三阴交，轻、中度刺激 5～15 分钟。每日 1 次。

（2）耳针：取心、肝、脾、外生殖器、神门、肾、皮质下。每次选 3～4 穴，毫针中度刺激；或用埋针和药丸按压。

（3）电针：取次髎、中极、三阴交、太溪等穴。每次选 1～2 对穴，在针刺得气的基础上接电针仪，用疏密波中等刺激。

（4）穴位注射：取肾俞、中极、足三里、三阴交。每次选 1～2 对穴，用复方当归、黄芪等中药注射剂或人绒毛膜促性腺激素 500U，每穴注入 2ml。隔日 1 次。也可用人胎盘组织液、鹿茸精注射液，每穴注入 1～2ml。每周 1～2 次。

启才解惑

1. 针灸治疗本病有较满意的疗效，尤其对精神因素引起的性功能低下有显著的疗效，坚持针灸并配合心理治疗，往往可获痊愈。但对由器质性病变引起的男性性功能低下则疗效欠佳，需要同时治疗原发病。

2. 注意精神调养，消除紧张心理，避免过度的脑力劳动；因手淫而致者，要戒除手淫。

3. 改善性生活环境，避免意外干扰。治疗过程中，应暂时分居，治愈后也应当节制性生活。

4. 进行适当的体育锻炼，增强体质。

第五十八节　男性不育症

凡育龄夫妇同居 2 年以上、性生活正常又未采用任何避孕措施、由于男方原因使女方不能受孕者称为"男性不育症"。属于中医学"无子""无嗣"范畴。影响男性生育能力的因素主要有睾丸生精功能缺陷、内分泌功能紊乱、精子抗体形成、精索静脉曲张、输精管阻塞、外生殖器畸形和性功能障碍等。多数患者缘于精子数量少、质量差、活力低；部分患者因于射精障碍。见于现代医学的精子减少症、无精子症、死精子症、精液不化症、不射精症、逆行射精症等。

中医学认为，本病与肾、心、肝、脾有关，尤其与肾的关系最为密切，多由于肾精亏虚、气血不足、肝郁血瘀和湿热下注等因素而致精少、精弱、精寒、精薄、精淤等。

【临床表现】

男子婚后 2 年以上在有正常性生活而未行避孕的情况下不能使女方怀孕，睾丸过小、过软，性交中无精液射出或仅有微量精液射出。

精液常规检查：一次排精量低于 2ml，射出的精精中无精子或仅有少量活精子，精子总数少于 4000 万 /ml，精子密度＜ 2000 万 /ml，畸形精虫＞ 20%，50% 以上的精虫无活动能力，精液在室温下 60 分钟不液化，pH 偏酸性。

除精液常规检查之外，睾丸活检、输精管造影、内分泌功能测定、细胞遗传学检查等可明确病因诊断。

1. **肾精亏损**　精液量少，死精过多，精液黏稠不化，精神疲惫，腰膝酸软，头晕耳鸣，舌红，少苔，脉细弱。

2. **肾阳不足**　精冷，腰酸，畏寒肢冷，面色㿠白，舌淡，苔白，脉沉细。

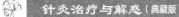

3. 气血虚弱　面色萎黄，少气懒言，体倦乏力，心悸失眠，头晕目眩，纳呆便溏，舌淡无华，脉沉细弱。

4. 气滞血瘀　精索曲张，睾丸坠胀不适、连及少腹，胸闷不舒，舌质暗，脉沉弦。

5. 湿热下注　死精过多，时有遗精，小便短少，尿后滴白，口苦咽干，舌红，苔黄腻，脉滑数。

【治疗方法】

1. 治则　肾精亏损、肾阳不足、气血虚弱者益气养血，补肾填精，针灸并用，补法；气滞血瘀、湿热下注者行气活血，清热利湿，只针不灸，泻法。

2. 处方　以任脉和足太阳经腧穴为主。选穴气海、关元、三阴交、肾俞、次髎、秩边、足三里。

3. 方义　气海位于下腹，为元气之海；关元、三阴交为足三阴经交会穴，三穴既可健脾益气，又可滋补肝肾；肾俞、次髎、秩边属足太阳经，位于腰骶部，调补下元，益肾填精；足三里益气养血、补后天之气，使精血生化之源旺盛。诸穴相配，先后天得补，肾、肝、脾得调，不育症可愈。

4. 加减　肾精亏损加太溪、复溜补肾填精；肾阳不足加灸神阙、命门大补元阳；气血虚弱加脾俞、胃俞益气养血；心悸失眠加神门、内关宁心安神；气滞血瘀加太冲、膈俞行气活血；湿热下注加中极、阴陵泉清热利湿。

5. 操作　次髎、秩边宜朝前阴方向深刺，使针感向前阴放散；肾精亏损、肾阳不足、气血虚弱者气海、关元、肾俞多行灸法；其他腧穴常规操作。

6. 其他疗法

（1）皮内针：取关元、三阴交，用图钉型揿针垂直刺入，胶布固定。每2～3日1次。

（2）耳针：取肾、外生殖器、内生殖器、内分泌，毫针中度刺激；或王不留行籽贴压。

（3）穴位注射：按针灸处方选2～3穴，用地塞米松注射液加葡萄糖溶液或人绒毛膜促性腺激素500U浅层注入。每日1次。也可用人胎盘组织液、鹿茸精注射液、黄芪注射液、当归注射液，每穴注入1～2ml。每周1～2次。

【验案举例】

刘某，男，36岁，已婚，职员，四川眉山人，2019年2月16日初诊。

主诉：婚后未育2年多（未避孕）。

病史：患者2年多以前因未避孕未育在外院检查染色体2次，第一次短臂缺失，第二次正常。一年多之前复查染色体Y字偏大，检查精子碎片（DFI）高（31.7%），给予药物治疗（具体不详），反复治疗无明显改善（具体治疗不详）。现患者来门诊就医，纳可，眠差，梦多，腰酸软，情绪易急躁，二便调，舌边尖红，苔白厚腻，脉滑。

2019年2月15日外院精液常规与形态：正常形态精子百分比（PNS）：1.0%，浓度（SC）10×10^6/ml，前向运动精子（PR）：20%，精子活动率（MOTILITY）：24%，精子碎片率（DFI）：31.7%，精子成熟染色质含量（HDS）：20%。

诊断：中医辨证：不育症（肾虚血瘀夹湿热证）。

　　　　西医诊断：①不育病；②畸精症，弱精症。

治疗方法如下。

（1）针灸：中脘、天枢、归来、中极、三阴交、合谷、太冲、肾俞，配以两组电针穴位：①天枢、归来；②三阴交穴，留针30分钟。

（2）督脉灸：持续90分钟，每周1次。

（3）中药汤剂：续断、菟丝子各20g，车前子15g，桑椹、杜仲、桑寄生、女贞子、蛇床子、覆盆子、补骨脂、鹿角霜各10g，五味子6g，枸杞子、沉香粉各3g。30剂，每日1剂，热水兑为600ml，分3次服用。

（4）中成药：定坤丹 7g×6 支 ×5 瓶，早、晚各服半支；康复新液 100ml×6 瓶，每日早晨空腹喝 20ml；杞菊地黄丸 200 粒 ×3 瓶，早、晚各服 8 粒。

（5）生活指导：① 7 点以前起床，顺应大肠经的流注时间，排出大便，保持盆腔环境正常。② 8 点以前吃早餐，保持胃经水谷之海充足，促进精子发育、生长，提高精子的质量。③ 23 点之前入睡，保持肝胆经的正常运行，使阳气入阴，身体得到充足的休息。

治疗 1 个月后，排精后 3 ～ 5 天复查精液常规。

二诊：2019 年 3 月 15 日复诊，患者睡眠，腰酸软较前明显改善，舌质红，苔厚腻，脉滑。

2019 年 3 月 15 日精液常规与形态：正常形态精子百分比（PNS）为 2.5%，浓度（SC）为 $15×10^6$/ml，前向运动精子（PR）为 27%，精子活动率（MOTILITY）为 36%。

治疗方法如下。

（1）中药：续断、菟丝子各 20g，茵陈、车前子各 15g，杜仲、苍术、泽泻、川牛膝、蛇床子、鹿角霜各 10g，黄柏 6g，枸杞子 6g、五味子各 6g，沉香粉 3g。30 剂，每日 1 剂，热水兑为 600ml，分 3 次服用。

（2）中成药：龟龄集 0.3g×30 粒 ×2 瓶，早、晚各服 1 粒；康复新液 100ml 6 瓶，每日早晨空腹喝 20ml。

三诊：2019 年 4 月 18 日复诊，患者睡眠，腰酸软较前明显改善，舌质红，苔厚腻，脉滑。

2019 年 4 月 17 日精液常规与形态：正常形态精子百分比（PNS）为 4.3%，前向运动精子（PR）为 37%，精子活动率（MOTILITY）为 45%，精子碎片率（DFI）为 8.34%，HDS 为 10.4%。

继续予龟龄集 0.3g×30 粒 ×1 瓶，每日 1 次，每次 1 粒；康复新液 100ml 1 瓶，早晨隔日空腹喝 20ml。嘱患者每周排精 2 次，治疗 1 月后，排精后 3 ～ 5 天复查精液常规。

四诊：2019 年 5 月 6 日复诊，患者告知妻子已怀孕。随访已于 2020 年 2 月剖腹一女婴。（成都弟子叁仁堂郑崇勇教授、主任医师医案）

例 2：梁某，男，48 岁，中国台湾人，企业家、演说家、导演。2021 年 3 月 21 日就诊。

主诉：婚后性功能低下，二年多不育。

病史：患者由于工作繁忙，心理压力大，长期睡眠不佳，每晚服安眠药也经常只能睡 2 ～ 3 小时。性生活能力低下，经常力不从心。性生活时间短，精液量少，特别是前一天工作劳累之后，第二天早上连晨勃也没有。就诊的最大的愿望和要求，就是想太太能怀上小宝宝。

查体：患者湿气重，常年下肢和脚底大量出汗，靠穿超吸水棉袜控制，严重影响生活和工作。舌头中间有深裂痕，舌下络脉颜色深暗、明显变粗、舌苔灰暗厚腻、舌根苔黄，脉涩滞。

诊断：男性不育（痰湿闭阻、气滞血瘀、命门火衰）。

治疗方法如下。

（1）1 号营养液（黄芪精华提取液）：天宗背部开穴 0.05ml；大椎（梅花点阵、穴外二圈各 6 点），肩部主穴肩中俞、肩髎、巨骨、秉风各 0.1ml/ 穴；大杼至膈俞穴各 0.075ml/ 穴。

（2）2 号营养液（当归、川芎、藏红花精华提取液）：长强至命门，肝俞至膀胱俞各 0.1ml。

启才解惑

1. 针灸治疗本病有较好疗效，但疗程较长，应有耐心坚持治疗。

2. 避免有害因素的影响，如放射性物质、毒品、高温环境等；戒除烟酒。

3. 治疗期间宜节制房事，注意选择同房日期，以利受孕。

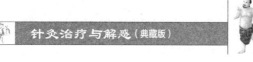

第五十九节　更年期综合征

更年期综合征属内分泌－神经功能失调导致的功能性疾病。以情绪不稳定、潮热汗出、失眠、心悸、头晕、性功能减退、女子月经紊乱或绝经等为特征。本病男女均可出现，只不过男性出现较女性晚，且表现症状也比女性轻，这是以往一直将此病列为妇科病的主要原因。

更年期是睾丸、卵巢功能逐渐衰退到最后消失的一个过渡时期，上述症状出现的多少和轻重程度不一，其中以女性绝经的表现最为突出，绝经的年龄因先天禀赋和后天生活、工作条件及环境而有差异，女性一般在 45－55 岁。约有 35% 的妇女在绝经期前后伴发各种不适症状，多数症状较轻，通过自行调节可逐渐消失。约 25% 的症状较重，影响生活和工作。其病程长短不一，短者 1～2 年，长者数年至十余年，需要系统治疗。就临床症状而言，男性一般比女性晚出现 5～8 年。

中医学很早就对本病有了明确认识，《素问·上古天真论》载女子"七七任脉虚，太冲脉衰少，天癸竭，地道不通"，男子"八八天癸竭，精少，肾脏衰……"。任脉虚，太冲脉衰少、天癸竭是男女自然衰老的生理现象，在此期间，肾气渐衰、精血不足、冲任亏虚为其本，而心肾不交、心火内扰、肝肾阴虚、肝阳亢盛、脾虚不运、脾肾阳虚等则为发病的主要病理机制。

【临床表现】

更年期综合征的临床表现多种多样、错综复杂，主要体现在性功能、月经及生殖器变化、精神及神经系统症状和自主神经、心血管症状等方面。

在性功能、月经及生殖器变化方面可有性功能明显衰减，性冷淡，性无能，男子阳痿、早泄、精量减少；女子月经紊乱，月经周期延长或缩短，经量增加，甚至来潮如血崩，继之以月经不规则，经量逐渐减少而停止（少数妇女月经骤然停止）。外阴、睾丸、阴道、子宫、输卵管、卵巢、乳腺等组织逐渐萎缩，骨盆底及阴道周围组织逐渐松弛。

精神、神经症状表现为情绪不稳定，易激动、紧张，忧郁，烦躁，易怒，好哭，常有失眠、疲劳、记忆力减退、思想不集中等。有时感觉过敏或感觉减退，出现头痛、关节痛或皮肤麻木、瘙痒、蚁行感等。

自主神经、心血管症状表现为阵发性潮热，汗出，时冷时热。伴有胸闷、气短、心悸、眩晕或短暂的血压升高或降低等。

1. **心肾不交**　心悸怔忡，失眠多梦，潮热汗出，五心烦热，情绪不稳，易喜易忧，腰膝酸软，头晕耳鸣，舌红，少苔，脉沉细而数。

2. **肝肾阴虚**　头晕目眩，耳鸣，心烦易怒，潮热盗汗，心烦不眠，腰膝酸软，口干舌燥，尿少，便秘，舌红，少苔，脉弦细。

3. **脾肾阳虚**　头昏脑涨，忧郁善忘，脘腹满闷，嗳气吞酸，呕恶食少，神疲倦怠，腰酸肢冷，肢体浮肿，大便稀溏，舌胖大、苔白滑，脉沉细弱。

【治疗方法】

1. **治则**　益肾宁心，调和冲任，疏肝健脾，畅达情志；脾肾阳虚者针灸并用，补法；心肾不交、肝肾阴虚者以针刺为主，平补平泻或补泻兼施。

2. **处方**　选穴百会、关元、肾俞、太溪、三阴交。

3. **方义**　百会位于巅顶，属于督脉，升清降浊，平肝潜阳，清醒头目；肾俞为肾之背俞穴，太溪属肾经原穴，二穴合用，补肾气、养肾阴、充精血、益脑髓、强壮腰膝；关元属于任脉，补益元气、调和冲任；三阴交属于脾经，通于任脉和足三阴经，健脾、疏肝、益肾，理气开郁，调补冲任。

4. **加减**　心肾不交及心火内扰加心俞、神门、劳宫、内关清虚火，养心神；肝肾阴虚及肝阳亢盛加风池、太冲、涌泉疏肝理气，育阴潜阳；脾肾阳虚加灸气海、脾俞、足三里健脾益气，温补肾阳。

5. 操作　本病虚实夹杂，以虚为本。以上诸穴均常规针刺，先泻后补或平补平泻。

6. 其他疗法

（1）耳针：取皮质下、内分泌、内生殖器、肾、神门、交感。每次选 2～3 穴，埋针或耳穴贴压法。2 日 1 次，两耳交替。

（2）电针：取三阴交、太溪，针刺得气后接电针仪，用疏密波弱刺激，以患者稍有刺激感为度，20～30 分钟。每日 1 次。

（3）穴位注射：将地西泮注射液、维生素 B_1、维生素 B_{12} 注射液、人胎盘组织液或复方丹参注射液、当归注射液注入上穴，每穴 1～2ml。隔日 1 次。

启才解惑

1. 针灸对本病效果良好，但治疗时应对患者加以精神安慰，畅达其情志，使患者乐观、开朗，避免忧郁、焦虑、急躁情绪。

2. 劳逸结合，保证充足的睡眠，注意锻炼身体，多做室外活动如散步、打太极拳、观花鸟鱼虫等。

3. 以食疗辅助能提高疗效，如伴有高血压、阴虚火旺者，宜多吃芹菜、海带、银耳等。

第六十节　单纯性肥胖症

单纯性肥胖症是指无明显内分泌及代谢原因，且排除因水钠潴留或肌肉发达等蛋白质增多诸因素引起实际体重超过理想体重 20% 的一种疾病。目前，中国"肥胖问题工作组"（WGOC）根据 20 世纪 90 年代中国人群有关数据的汇总分析报告，提出了适合我国成人的肥胖标准：正常体重指数［体重（kg）÷ 身高（m）^{2}］是 18.5～23.9，≥ 24 为超重；≥ 28 为肥胖。男性腰围 ≥ 85cm、女性腰围 ≥ 80cm 为腹部肥胖标准。临床上所称的肥胖症大多指单纯性肥胖。

正常成年人的能量摄入和机体的能量消耗长期维持在平衡状态，脂肪量也维持一定水平，使体重保持相对稳定。若神经、精神、遗传、饮食等因素使摄入能量过多或消耗能量过少，多余的能量除了以肝糖原、肌糖原形式贮存之外，脂肪就成为多余能量的主要贮存形式。长期能量代谢障碍，可引起肥胖症。按发病年龄和脂肪组织病理可分为体质性肥胖和获得性肥胖两类。体质性肥胖与遗传有关，且营养过度，幼年起即有肥胖，全身脂肪细胞增生、肥大；获得性肥胖多自青少年时代因营养过度、活动减少等因素而发病，脂肪细胞仅有肥大而无增生。

本病的发生总因多吃、贪睡、少动，与肺、肝、脾、胃、肾等诸多脏腑的功能失调有关。肺失宣降，腠理闭塞，汗无以出，炼而生痰，且大便不利；肝气郁结，克伐脾胃，运化受损，郁而增肥；脾胃功能失常，虚则水湿不化，酿生痰浊；实则胃肠腑热，食欲偏旺，消谷善饥，多食而生浊脂；肾阳不足，气不化水，二便排泄无力，肌肤肿胀。在上述诸多因素的影响下，遂致痰湿浊脂滞留肌肤而形成肥胖。

病机主要有肺失宣降、胃肠腑热、肝郁气滞、脾肾阳虚、痰湿闭阻，痰湿闭阻又是其中最为主要的环节。

【临床表现】

单纯性肥胖症脂肪分布均匀，面肥颈壅，项厚背宽，腹大腰粗，臀丰腿圆。轻度肥胖者多无明显症状；中度肥胖者常怕热多汗，易感疲乏，呼吸短促，头晕心悸等；重度肥胖者行动不便，胸闷气急，甚则端坐呼吸等。中、重度肥胖者常可并发高血压、冠心病、糖尿病、痛风、胆石症及关节退行性变等。

1. 肺失宣降　体质肥胖，皮肤粗糙，身热无汗，怕热，动则气喘，时有咳嗽，小便量少、色偏黄，大便不利或不通，舌尖偏红，苔黄，脉数。

2. 痰湿闭阻　肥胖以面、颈部为甚，按之松弛，头身沉重，心悸气短，胸腹满闷，嗜睡懒言，口黏纳呆，大便黏滞不爽、间或溏薄，小便如常或尿少，身肿，舌胖大而淡，边有齿印，苔腻，脉滑或细缓无力。

3. 胃肠实热　体质肥胖，上下匀称，按之结实，消谷善饥，食欲亢进，口干欲饮，怕热多汗，急躁易怒，腹胀，便秘，小便短黄，舌质红、苔黄腻，脉滑有力。

4. 肝郁气滞　胸胁胀满，连及乳房和脘腹，时有微痛，走窜不定，每因情志变化而增减，喜叹息，得嗳气或矢气则舒，纳呆食少，苔薄白，脉弦。

5. 脾肾阳虚　尿频，小便多，肢体倦怠，腰腿酸软，面足浮肿，纳差腹胀，大便溏薄，舌淡，苔白，脉沉细无力。

【治疗】

1. 治则　肺失宣降者宣通肺气，通调肠道；肝郁气滞者疏肝解郁，理脾和胃；均只针不灸，泻法；痰湿闭阻者治宜健运脾胃，化痰除湿，针灸并用，平补平泻；胃肠腑热者清胃泻火，理肠导滞；脾肾阳虚者健脾益肾，温阳化气，针灸并用，补法。

2. 处方　选穴以任脉、足太阴、手足阳明经腧穴为主，如中脘、关元、水分、天枢、水道、大横、合谷、曲池、支沟、足三里、丰隆、上巨虚、内庭、三阴交、阴陵泉（分组轮流选用）。

3. 方义　肥胖之症，多责之脾、胃、肠腑。中脘乃胃募、腑会，合谷、曲池为手阳明大肠经穴，天枢为大肠的募穴，足三里是胃经下合穴，上巨虚为大肠的下合穴，诸穴配用可通利肠腑，降浊消脂；大横、关元健脾益肾，助运水湿；水分、水道、丰隆、三阴交、阴陵泉分利水湿，蠲化痰浊；支沟疏调三焦；内庭清泻胃腑。诸穴合用可收健脾胃、利肠腑、化痰浊、消浊脂之功。

4. 加减　肺失宣降加列缺、尺泽、孔最、肺俞宣通肺气；肝郁气滞加期门、太冲疏肝理气；脾肾阳虚加气海、脾俞、肾俞健脾益肾；少气懒言加太白、气海补中益气；心悸加神门、心俞宁心安神；胸闷加膻中、内关宽胸理气；嗜睡加照海、申脉调理阴阳。

5. 操作　心俞、脾俞不可直刺、深刺，以免伤及内脏；脾胃虚弱、真元不足者可灸天枢、上巨虚、阴陵泉、三阴交、气海、关元、脾俞、足三里、肾俞等穴；其他腧穴视患者肥胖程度及取穴部位的不同而比常规刺深0.5～1寸。

6. 其他疗法

（1）皮肤针：按针灸主方及加减选穴，或取肥胖局部阿是穴。实证重力叩刺，以皮肤渗血为度；虚证中等力度叩刺，以皮肤潮红为度。2日1次。

（2）耳针：取口、肺、胃、脾、三焦、饥点、内分泌、皮质下等。每次选3～5穴，毫针浅刺，中强刺激，留针30分钟，每日或隔日1次；或用埋针法、药丸贴压法，留置和更换时间视季节而定，其间嘱患者餐前或有饥饿感时自行按压穴位2～3分钟，以增强刺激。

（3）电针：按针灸主方及加减选穴，针刺得气后接电针仪（或直接用电极板贴压腧穴及肥胖部位），用连续波或疏密波刺激30～40分钟，2日1次。

（4）埋线：按针灸主方及加减选穴，每次5～8穴，将特制的外科手术用羊肠线植入穴内，外以胶布或创可贴固定。每2周1次。

【验案举例】

例1：患者，女，38岁，2016年3月17日就诊。形体肥胖，身高168cm，体重76kg，浮肿，肌肉松软，疲乏无力，肢体沉重，腰背发冷，食欲缺乏，腹部胀满，大便不爽，尿少，脉沉细，舌体胖大、边有齿痕，舌质淡白，舌苔薄腻。诊断患者属于痰湿闭阻型。

治疗：针灸埋线，主穴取中脘、天枢、带脉、支沟、气海、阴陵泉、三阴交、丰隆，配穴选肾俞、命门。将医用羊肠线剪成 1.5cm 和 1cm。除了三阴交穴埋入 1cm 羊肠线外，其他穴均埋入 1.5cm 羊肠线。配合运动是每天早晨爬山。第 1 次埋完线 20 天减了 5.5kg，身体已经无不适感。第 2 次同样的选穴埋线法，到 40 天后来埋线时已经减掉 10.5kg。做完第 3 次埋线后，微信随访，一个疗程共减去 15.5kg。体型已非常标准。非常高兴地给我发来一组裙装照片，说是穿上了多年梦想中的裙子了。至今已经有 3 年未反弹。

观察埋针结合中药治疗肥胖的效果，选取 2016 年 1 月至 2019 年 10 月收治肥胖患者各 20 例（男 7 例，女 13 例），分为观察组和对照组，观察组患者给予埋针治疗，配合服用中药；对照组患者只给予中药治疗。结果：观察组患者治疗总有效率高于对照组患者，差异明显（$P < 0.05$），具备统计学意义。两组患者 YGTSS 评分差异较小（$P > 0.05$），无统计学意义。结论：埋针结合中药治疗肥胖具有良好的临床疗效，能有效提高患者的各项脏腑功能，值得在临床推广应用。（辽宁大连王雪芳中医师医案）

例 2：2021 年 12 月 3 日至 2022 年 2 月 3 日在俄罗斯联邦境内运用套针减肥 22 例，分为两组：一组从脐旁 2 寸的天枢穴进针，针尖向外透刺大横穴 9 例，二组从脐旁 4 寸的大横穴进针，针尖向内透刺天枢穴 13 例，均留针 3 天。治疗期间不控制饮食，也不刻意强调运动。

其中二组 1 人于第二天发生留针处出血，终止治疗，退出观察。留针期间每组仅 1～2 人感觉轻微嗳气、排气增多，其余均无任何不适。

结果：一组腹围减少 1～2cm 者 5 例，减少 2cm 以上者 4 例（最多 2.5cm）。二组腹围减少 1～2cm 者 4 例，减少 2cm 以上者 8 例（最多者 2.3cm）。

两组减肥疗效比较，全部有效，且疗效相当，并无任何副作用，也无须控制饮食和刻意运动。（俄罗斯套针培训中心主任吴继华医学博士医案）

例 3：患者，女，33 岁，德国籍巴西人，婚后多年不孕伴肥胖 8 年。体型偏胖，体重 63kg，舌质淡、舌苔薄白腻，脉滑、尺脉弱。中医辨证为不孕、月经失调、肥胖（均为脾肾阳虚兼痰湿闭阻型）；西医诊断为原发性甲状腺功能减退症、多囊卵巢综合征（PCOS）、不孕症。

2012 年 11 月 13 日开始诊治，以补益脾肾，祛湿通络为治则，针灸、耳穴、饮食及运动为治法。针刺涉及中脘、气海、关元、天枢、大横、曲池、合谷、足三里、丰隆、三阴交，除了任脉穴外，其他均取双侧。患者取卧位，常规消毒及针刺，得气后，天枢及大横穴接电针仪，连续波刺激，留针 30 分钟。每周二、四、六各治疗 1 次，12 次为一个疗程（如遇经期则停针）。

耳穴：取内分泌、内生殖器、脾（胃）、肾（皮质下）、饥点。内分泌、内生殖器、饥点均为双侧，脾（胃）、肾（皮质下）分别贴左、右耳。每日三餐前各捏压 1 次，每次 2 分钟。每周 1 次，4 次为一个疗程（如遇经期则停针）。

其他：清淡饮食，三餐定时定量、八成饱，勿过食生冷及肥甘厚味；每日或隔日坚持户外中小强度有氧运动 1 小时。

经过一个多月的治疗，患者体重由 63kg 减为 59kg，较初诊时减轻 4kg，正好达到理想体重。（深圳市中医院曹雪梅主任医师医案，详见第 10 章第十七节"不孕症"）

启才解惑

1. 针灸对单纯性肥胖症有较好疗效，在取得疗效后仍应调控饮食，坚持运动，以防体重回升。

2. 指导患者改变不良的饮食和生活习惯，食物宜清谈，少食肥甘厚腻及煎炸之品。用餐须细嚼慢咽，限定食量，少吃零食。忌过度睡眠，坚持适度的体力劳动和体育运动。

启才精讲（一）　肥胖病也应从肺论治

　　针灸减肥是当今针灸临床的一个热门话题，相对而言，算是一个较新的病种。古代治疗肥胖，大都是用药物治疗，几乎不用针灸。

　　关于肥胖病的病因，从古到今，除了先天禀赋、年龄、地域、饮食、劳逸、七情失调等因素之外，还涉及脏腑功能失调方面，往往只注意脾、胃、肝、肾、心，几乎不涉及肺。如《素问·示从容论》载："肝虚、肾虚、脾虚皆令人体重烦冤。"《灵枢·经脉》载："气盛则身以前皆热，其有余于胃，则消谷善饥。"《灵枢·大惑论》载："精气并于脾，热气留于胃，胃热则消谷，谷消故善饥。"李东垣《脾胃论》载："脾胃具旺则能食而肥。""脾胃具虚则不能食而瘦，或少食而肥，虽肥而四肢不举。"《丹溪心法》载："肥人多湿痰。"《石室秘录》载："肥人多痰，乃气虚也，虚则气不能运，故痰生之。""肥人多痰湿"之论，也旨在责之于脾虚不能运化水湿。

　　现今中医临证，也主要将肥胖病辨证分为胃肠腑热、肝气郁结、脾阳不足、肾气不足等证型。如王其明分为胃肠腑热、脾胃气虚、肾阳不足3型；魏群利分为胃肠实热、脾虚湿阻、肾气不足、肝郁气滞4型。徐斌等将其分胃肠实热、脾虚湿阻、肝郁气滞、心脾两虚、脾肾阳虚和肝肾阴虚等6种证型，其中最主要证型是胃肠实热型（62.92%）、脾虚湿阻型（20.86%）；戴居云根据1987年10月全国中西医结合防治肥胖病学术会议制订并经1989年11月武汉会议修订的中医分型标准分为脾虚湿阻、胃热湿阻、肝郁气滞、脾肾两虚、阴虚内热等型；在辨证分型中涉及肺的仅杨金山按虚实辨证中，虚证有脾肺气虚、心脾两虚、脾肾两虚型；实证有胃中蕴热、肠燥便结、肝阳上亢、湿困脾胃型。

　　笔者认为肥胖病缺乏按肺的辨证论治，是一个重大的学术缺陷。既不符合中医学的理论基础，也不切合中医、针灸的临床实践，必须予以补充和更正。其理有五。

　　1. 五脏之中，肺与气的关系最为密切。肺主气，司呼吸，呼吸功能正常，清气得以吸入，浊气得以排出。若呼吸功能减弱，吸入的清气不足，浊气排出减少，则上焦之清气必然不足，中焦的脾胃之气也会受到影响，导致肺脾两虚。

　　2. "肥人多痰湿"，已经成为古今对肥胖病病因病机认识的定论。然而，脾为生痰之源，肺为贮痰之器。可见，肺与脾的功能失调对于肥胖病的影响是同样重要的。

　　3. 肺外合皮毛，主毛孔的开阖及汗液的排泄。多数肥胖者往往因皮下脂肪肥厚，排汗机制差，所以比一般人都怕热。正因为如此，笔者在《针灸减肥的基本环节和用穴规则》一文中才首列"发汗"这一环节。

　　4. 肥胖病患者小便量常常偏少，颜色偏黄，所以，利尿也是中医治疗肥胖病的一个重要法则。肺还有"主肃降，通调水道，下输膀胱"的功能。肺气不足，必然会导致尿液生成障碍，且尿路难以畅行，以致尿少、身重、水肿。

　　5. 肥胖病患者大便多有不畅甚或不通，构成"胃肠实热"或"腑热便结"的证型。肺与大肠相表里，无论是肺气虚、无力推动大肠中的糟粕之物，还是肺热壅盛下移大肠，都会直接造成大便不畅抑或不通之势，导致排便障碍。

　　有鉴于此，笔者在自己的针灸新著《王启才新针灸学》中，已将"肺失宣降"纳入单纯性肥胖病的辨证分型之中，期望能够得到中医学术界的认可。

启才精讲（二）　减肥的基本环节和用穴规则

　　随着人类生活水平的不断提高和饮食结构的变化，肥胖已成为全球越来越普遍的社会现象。近20

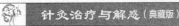
年来，肥胖的发生率在逐年上升。特别是女性肥胖者明显多于男性，约占已婚育龄妇女的40%，成为影响人们形体美和健康长寿的"富贵病"之一，是最广泛的、严重威胁人类健康的疾病之一，已成为继吸烟、酗酒、吸毒、艾滋病等的第五大医学社会问题。而在可预防的死亡原因中，肥胖仅次于吸烟而居第二位。

中国人以往一直以低体重为特点，但是近年来肥胖率也急剧上升，目前超重者已达2亿～3亿。

肥胖病患者除体态臃肿之外，还会出现嗜睡，疲乏无力，稍动则气促、胸闷、心慌，易饥多食，汗多怕热，下肢浮肿等症状。给患者的工作、生活带来诸多的不便。更重要的是肥胖常诱发合并高血压、冠心病、高脂血症、糖尿病、肺功能不全以及某些癌症，对消化系统功能、肾功能也有程度不同的损害，致使患者加快衰老和死亡。肥胖现象已经成为全球普遍关注的公共健康问题，加紧对肥胖的研究也成为21世纪全球医学界的热点之一。

针灸减肥的基本环节有五个大环节和五个小环节。

◎ 五个大环节

1. 发汗　这是针对肺失宣降、表实无汗制定的治则，通过发汗解表的渠道让体内淤积的水湿得以宣泄而起到减肥的作用。主要选取尺泽、列缺、太渊、合谷、偏历、阴郄、大椎、后溪、复溜、肺俞。尺泽乃肺经五输穴之"子穴"，对表实无汗之类的肺实证具有发汗解表作用；太渊肺之原，列缺肺之络，宣肺解表；合谷为手阳明经原穴，偏历为手阳明经之络穴，二穴均与肺经相通，主气，能通过皮部的功能鼓邪外出；阴郄乃心经郄穴，"汗为心之液"，是治疗汗证的经验效穴；大椎属督脉，督脉总督诸阳，为"阳脉之海"，大椎乃"诸阳之会穴"，发汗解表，驱邪外出；后溪属手太阳小肠经，也与督脉相通；复溜归属足少阴，与合谷相配也是治疗汗证的经验效穴；肺俞乃肺的背俞穴，调补肺气，鼓邪外出。其中，合谷用补法，尺泽、复溜用泻法，大椎用灸法，其余腧穴常规针刺，平补平泻。

耳穴取肺、交感、内分泌、皮质下。

2. 祛湿　这是针对脾阳不足、水湿不运制定的治则，通过健运脾阳、促进气化的渠道让体内淤积的水湿得以化除而起到减肥的作用。主要选取水分、水道、脾俞、三焦俞、阳池、委阳、商丘、三阴交、阴陵泉。水分属任脉，主治水湿运行不利；水道归胃经，以通调水道见长；脾俞、三焦俞温运脾阳和三焦，以化水湿；阳池乃三焦经原穴，委阳乃三焦之下合穴，共促三焦之气化，利湿行水；商丘、三阴交、阴陵泉均属于脾经，健脾化湿。其中，脾俞、三阴交用平补平泻法，其余腧穴用泻法；寒湿者针灸并用，湿热者只针不灸或多针少灸。

耳穴取肺、脾、肾、三焦。

3. 化痰　这是针对脾虚不能运化水湿、聚而生痰制定的治则，通过健脾除湿、化痰通络的渠道让体内的痰湿浊脂得以消除而起到减肥的作用。主要选取天突、中脘、肺俞、脾俞、内关、丰隆、足三里。天突位于咽喉，利咽除痰；中脘、丰隆、足三里健运脾胃，化痰除湿；肺俞、脾俞调节肺脾，使脾不生痰，肺不贮痰；内关为心包经之络穴，沟通、联络三焦，增强气化，清除痰湿。其中，脾俞、足三里用平补平泻法，其余腧穴用泻法；寒痰者针灸并用；热痰者只针不灸或多针少灸。

耳穴取肺、脾、胃、三焦、交感。

4. 利尿　这是针对肺肾气虚或脾肾阳虚不能正常排出小便、身肿肥胖制定的治则，通过温补脾肾之阳、补益肺肾之气的渠道让尿液能顺利排出而起到减肥的作用。主要选取中极、关元、气海、水分、利尿（脐下2.5寸）、水道、肾俞、膀胱俞、列缺、三阴交、阴陵泉、委阳、照海、太溪、复溜、阴谷。中极、关元、气海、水分、利尿等穴属于任脉，擅长利尿行水；水道位于关元穴旁开2寸，利水消肿；肾俞、膀胱俞调理肾和膀胱，以增气化功能；列缺属肺经，通任脉，宣发肺气，通利小便；三阴

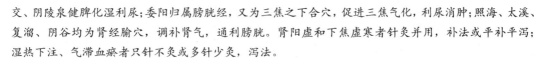

交、阴陵泉健脾化湿利尿；委阳归属膀胱经，又为三焦之下合穴，促进三焦气化，利尿消肿；照海、太溪、复溜、阴谷均为肾经腧穴，调补肾气，通利膀胱。肾阳虚和下焦虚寒者针灸并用，补法或平补平泻；湿热下注、气滞血瘀者只针不灸或多针少灸，泻法。

耳穴取肺、肾、膀胱、三焦、交感。

5. 通便 这是针对胃肠实热或气阴两虚不能正常排出大便、身重肥胖制订的治则，通过清泻胃肠实热、滋养肾阴、润肠通便，让大便能正常排出，起到轻身减肥的作用。主要选取关元、中脘、梁门、天枢、大横、大肠俞、小肠俞、合谷、曲池、支沟、尺泽、孔最、鱼际、足三里、上巨虚、下巨虚、丰隆、内庭。关元、中脘属任脉穴，又均位于腹部，关元是小肠募穴，中脘既是胃的募穴，还是腑之会穴，清泻胃肠，通调腑气。梁门、天枢属于胃经，位于腹部，天枢又是大肠的募穴，也起通调胃肠腑气的作用。大横属脾经，对脾虚腹胀、排便乏力者有益气通便之功。大肠俞、小肠俞既可清肠道实热，通调腑气，又可益气养阴，润肠通便。合谷、曲池乃大肠经穴，清热泻火，荡涤大肠。支沟属三焦经，清泻三焦之火，治疗实秘乃其专长。尺泽、孔最、鱼际为肺经腧穴，利用与大肠相表里的关系，通过清肺热、宣肺气、促肃降的作用达到通便的目的。足三里、上巨虚、下巨虚、丰隆、内庭均为胃经上的特定穴，足三里为胃经（下）合穴；上巨虚为大肠的下合穴；下巨虚为小肠的下合穴；丰隆为胃经的络穴，沟通脾、胃两经之气；内庭为胃经"五输穴"之"荥"穴，清泻胃热力强。胃肠实热者针刺泻法；气阴两虚者另加足少阴肾经之太溪、复溜、照海等穴，补法或平补平泻。

耳穴取肺、脾、胃、肾、大肠、小肠、三焦、交感、饥点、便秘点。

◎ **五个小环节**

1. 抑制食欲 针对食欲旺盛的对策，选取气冲、足三里、上巨虚、下巨虚、内庭、厉兑。

2. 利水消肿 针对水液代谢不畅、身体肿胀的对策，选取中极、水分、阴交、水道、肺俞、脾俞、肾俞、三焦俞、委阳、三阴交、阴陵泉、太溪。艾灸或温针灸法。

3. 调理月经 针对月经量少、闭经的对策，选取关元、气海、天枢、膈俞、归来、子宫、血海、合谷、三阴交。

4. 调节血脂 针对血脂偏高或脂肪肝、胆囊炎的对策，选取期门、日月、关元、带脉、肝俞、脾俞、膈俞、内关、丰隆、三阴交、阳陵泉、太冲、足临泣、足三里。艾灸或温针灸法。

5. 提神轻身 针对倦怠、嗜睡的对策，选取百会、四神聪、心俞、厥阴俞、脾俞、大椎、神道、神堂、神门、内关、申脉、照海；饭后头昏、嗜睡加中脘、膏肓，上午针刺加灸；大椎行温针灸法；补申脉、泻照海。

第六十一节　糖尿病

糖尿病是内分泌系统的一种常见的新陈代谢障碍性疾病，属于中医学"消渴"的范畴。过去以多饮、多食、多尿、消瘦、血糖及尿糖增高（所谓"三多一少两高"）为特征。可是，随着生活水平的不断提高，各种疾病谱也在随之改变，糖尿病与肥胖病互为因果，许多糖尿病患者都与肥胖同时并存，已经不是过去的"三多一少"了。本病可分为原发性和继发性两大类。原发性又分为 1 型和 2 型（非胰岛素依赖型，NIDDM）；继发性为数不多。

糖尿病的发病机制主要是由于胰岛素的绝对或相对不足，导致糖代谢的紊乱，使血糖、尿糖含量过高，进而又导致脂肪和蛋白质代谢紊乱。糖尿病多见于中年以后，男性略高于女性。

本病以阴虚为本，燥热为标。燥热在肺，肺燥津伤，则口渴多饮；热郁于胃，消灼胃液，则消谷善饥；虚火在肾，肾虚精亏，封藏失职，则尿多混浊。燥热盛则阴愈虚，阴虚则燥热更盛，形成恶性循环。如病久不愈，阴损及阳，则可见气阴两伤、阴阳俱虚之候。

【临床表现】

本病是一种慢性进行性疾病，早期常无症状，多因其他疾病或体检中检测尿糖时才被发现。中晚期以多饮、多食、多尿和体重减轻为主要症状。病程较长或治疗不当的患者易出现心脑血管、肾、眼、皮肤及神经系统等慢性损害，如脑动脉硬化、高血压、冠心病、视网膜炎、白内障、尿道感染、皮肤瘙痒、手足麻木等。也可并发各种化脓性感染和结核病，急性并发症为酮症酸中毒、高渗性昏迷、乳酸性酸中毒等，常可危及生命。

实验室检查：血糖升高（空腹≥7mmol/L，饭后≥11mmol/L）和尿糖阳性是诊断本病的主要依据，也是判断疗效的重要指标；空腹或饭后血糖未达以上指标者应做葡萄糖耐量试验；2型糖尿病伴肥胖患者多有血脂升高；胰岛素释放试验有助于鉴别1型和2型。

1. **上消证**　口干舌燥，烦渴多饮，舌尖红，苔薄黄，脉数。

2. **中消证**　胃中嘈杂，多食善饥，烦热，汗多，形体消瘦，大便干结，小便量多、色黄混浊，苔黄而燥，脉数。

3. **下消证**　小便频数、量多混浊，渴而多饮，头晕，视物模糊，颧红，虚烦，多梦，遗精，腰膝酸软，皮肤干燥，全身瘙痒，舌红，少苔，脉细数。

4. **阴阳两虚**　小便频数，混浊如膏，面色黧黑，憔悴，耳轮焦干，腰膝酸软，四肢乏力欠温，性欲减退，舌干，苔白，脉沉细无力。

【治疗方法】

1. **治则**　上消者宜清热润肺，生津止渴；中消者宜清胃泻火，和中养阴；均只针不灸，泻法或平补平泻。下消者宜滋阴益肾，培元固本；阴阳两虚者宜益肾固摄，阴阳双补；以针刺为主，酌情加灸，补法。

2. **处方**　以相应背俞穴为主。选穴肺俞、胰俞（胃管下俞）、脾俞、胃俞、肾俞、太溪、足三里、三阴交。

3. **方义**　糖尿病因肺燥、胃热、肾虚所致，故取肺俞以清热润肺，生津止渴；取脾俞、胃俞、足三里、三阴交清胃泻火，和中养阴；取肾俞、太溪以益肾滋阴，增液润燥；胰俞（胃管下俞）为治疗糖尿病的经验效穴。诸穴合用，共奏生津滋阴、清热润燥之功。

4. **加减**　上消加尺泽、少府泻心火以清肺热；中消加中脘、内庭清降胃火；下消加太冲、照海滋肝肾之阴；阴阳两虚加复溜、气海、命门补肾阴肾阳；心悸加内关、心俞，不寐加神门、百会宁心安神；视物模糊加太冲、光明清肝明目；肌肤瘙痒加风市、血海、蠡沟凉血润燥；手足麻木加八邪、八风通经活络。

5. **操作**　肺俞、心俞、脾俞、胃俞、胰俞等穴不可直刺、深刺，以免伤及内脏；其他腧穴常规针刺。

6. **其他疗法**

（1）皮肤针：轻、中度叩刺第3胸椎至第2腰椎两侧。隔日1次。

（2）耳针：取胰、内分泌、肾、三焦、心、肝、神门、耳迷根等。每次选2～4穴，毫针轻刺激，留针30分钟；或加用电针；也可用药丸贴压。

（3）穴位注射：按针灸处方每次选用2～4穴，用当归注射液、黄芪注射液或小剂量胰岛素，每穴注入0.5～2ml。隔日1次。

【验案举例】

患者，男，49岁，天津某医院中医大夫。有糖尿病史多年，平时空腹血糖10.9mmol/L，餐后血糖24mmol/L。采用易法手针降糖，卦位取乾坎离坤（因患者当时是脾肾阳虚的现象所以用此卦位），外加食指的降糖点（图9-11和图9-12），每日1次。3天后血糖空腹8.5mmol/L，餐后二小时血糖10.9mmol/L。又经过一段时间的调理，血糖一直很稳定。（河北石家庄周月谦中医师医案）

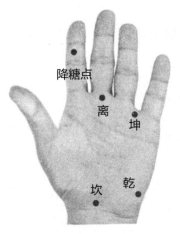

图9-11 八卦手针点

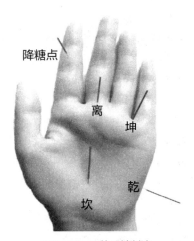

图9-12 八卦手针刺法

启才解惑

1. 针灸治疗糖尿病，对早、中期患者及轻型患者效果较好。若病程长而病重者应积极配合药物治疗。

2. 糖尿病患者的皮肤极易并发感染，在针刺过程中应注意严格消毒。

3. 严格控制饮食，限制糖类的摄入，增加蔬菜、蛋白质和脂肪类食物。

4. 患者出现恶心、呕吐、腹痛、呼吸困难、嗜睡，甚至血压下降、循环衰竭、昏迷、呼吸深大而快、呼气中有酮味（如烂苹果味）者是糖尿病引起的酸中毒，病情凶险，应采取综合措施及时抢救。

第六十二节　单纯性甲状腺肿

单纯性甲状腺肿是以颈前喉结两侧肿大成块、无疼痛、不溃破、逐渐增大、缠绵难消为特点的病证，属于中医学瘿病（俗称"大脖子病"）的范畴。以高原地带及山区多发，中青年女性多见。

中医学将本病分为气瘿、血瘿、筋瘿、肉瘿、石瘿五种类型。本节所论乃气瘿为病，多因居住地区饮用水质过偏，损伤脾胃，湿聚痰凝；或情志不畅，忧患郁结，气滞痰凝；或素体阴虚，炼液成痰，气滞痰凝，遂成血瘀，气、痰、瘀三者互结于颈部而发为本病。病位在颈前喉结两旁，涉及肝、心、肺、脾、胃、肾等诸多脏腑，与肝的关系尤为密切。

【临床表现】

起病缓慢，颈部逐渐粗大，漫肿或结块，皮色如常，无疼痛，不溃破，随吞咽而上下移动，缠绵难消。初起一般无全身症状，其后可兼见阴虚火旺或气阴两虚等证候。

实验室检查：基础代谢率（BMR）和血清蛋白结合碘正常或偏低；T_3（血总三碘甲状腺原氨酸）正常，T_4（血总甲状腺素）及游离 T_4 偏低；甲状腺吸碘率明显高于正常；尿排碘率低；甲状腺扫描可见甲状腺弥漫性增大。

1. 气滞痰凝　颈部漫肿，边缘不清，皮色如常，质软不痛，喜消怒长，苔薄腻，脉弦滑。见于气瘿初期。

2. 阴虚火旺　颈部轻度或中度肿大，急躁易怒，五心烦热，心悸多汗，头晕，目胀眼突，手舌震颤，舌红，少苔，脉弦细数。见于气瘿中期。

3. **气阴两虚**　瘿肿日久，肿势加重，颈部明显增粗或结块，神疲乏力，胸闷气短，呼吸不利，声音嘶哑，苔薄腻，脉细弦。见于气瘿后期。

【治疗方法】

1. **治则**　气滞痰凝疏肝解郁，行气化痰，只针不灸，泻法；阴虚火旺滋阴降火，行气化痰；气阴两虚益气养阴，理气化痰；均以针刺为主，平补平泻。

2. **处方**　以颈部、任脉和足阳明经腧穴为主。瘿肿局部、天突、膻中、合谷、丰隆、足三里、三阴交。

3. **方义**　瘿肿结于喉部，故取天突、瘿肿局部以疏通局部经气，降气化痰消瘿；膻中、合谷行气活血，化痰散结；足三里、三阴交、丰隆运脾化痰消肿。

4. **加减**　气滞痰凝加太冲、内关疏肝行气化痰；阴虚火旺加太溪、复溜、阴郄滋阴降火；气阴两虚加关元、照海益气养血；声音嘶哑加扶突、廉泉滋阴利咽。

5. **操作**　天突穴先直刺 0.2 ～ 0.3 寸，然后将针柄竖起，针尖向下，沿胸骨后缘刺入 1 ～ 1.5 寸；瘿肿局部根据肿块大小施行围刺法，用 4 根 1 寸毫针分别成 45° 刺入囊肿周围，再用 1 根针从囊肿顶部刺入，直达囊肿基底部，小幅度捻转提插，注意勿伤颈总动脉、甲状腺动脉及喉返神经；扶突直刺入 0.5 ～ 0.8 寸；气阴两虚者可灸大椎、关元；其他腧穴常规针刺。

6. **其他疗法**

（1）皮肤针：取瘿肿局部、第 5 ～ 11 胸椎夹脊、脊柱两侧膀胱经和翳风、肩井、曲池、合谷、足三里等穴，反复轻叩，以局部潮红为度。隔日 1 次。

（2）耳针：取颈、神门、内分泌、皮质下、交感、对屏尖。每次选 2 ～ 3 穴，毫针浅刺，留针 30 分钟；也可埋针或用王不留行籽贴压。

【验案举例】

李某，女，30 多岁，福建人。2020 年 9 月 11 日就诊。家住南方海边，从小吃海鲜长大（据说本病在当地十分普遍）。脖子右侧长有 4cm 直径的甲状腺肿块，推之能动，质地软。

治疗：我用左手食指和拇指捏起肿块避开颈动脉，右手持 1.5 寸毫针从肿块左侧刺向右侧，直接从中透过，上下端各一针；再持 1.5 寸毫针从肿块右侧刺向左侧，同样上下端各一针；隔 10 分钟提插捻转 30 秒，留针 45 分钟。起针后，肿块消失，只留一张松松的皮。

按：因推之能动，质地软，推测属于气团，因此用直接针刺治疗，收到很好效果。如果推不动，质地实，就不能用该方法。（苏州弟子、生幼堂药业有限公司董事长钱娟医师医案）

启才解惑

1. 针灸对本病疗效较好，若能同时加用碘剂治疗，则疗效更佳。

2. 在本病流行地区，除改善饮用水源外，应以食用碘化食盐做集体性预防，最好用至青春期以后；平时应多食海带、紫菜等含碘食物；发育期的青少年、妊娠期和哺乳期的妇女更应注意补碘。

3. 甲状腺明显肿大而出现压迫症状时可考虑手术治疗。

第六十三节　甲状腺功能亢进症

甲状腺功能亢进症，简称"甲亢"，是甲状腺病态地分泌过量的甲状腺激素（TH）造成机体的神经、循环及消化等系统兴奋性增高和代谢亢进为主要表现的临床综合征。属于中医学"瘿病""心悸"的范畴。多见于中青年女性，男女发病率之比为1：4～1：6。

中医学认为，本病以阴虚为本，气、火、痰、瘀内阻为标。情志不畅，肝气郁结，失于疏泄，则气滞瘀血；饮食失调，嗜食肥甘，损伤脾胃，痰浊内生，则痰瘀壅结；肝郁气滞、痰瘀内阻日久化火，或肝阳化火，火盛伤阴，使阴液不足而生本病。

【临床表现】

以甲状腺肿大、突眼、心烦、心悸、性情急躁、容易激动、怕热、多汗、口干舌燥、食欲旺盛但形体消瘦为主症。由于患者代谢增加，产热、散热明显增多，患者多有怕热多汗、疲乏无力、皮肤温暖潮湿。由于消耗增加，食欲亢进，但过量的摄入不能满足体内物质的消耗，则可致体重下降。

实验室检查：基础代谢率、血清蛋白结合碘、甲状腺吸碘率和 T_3（血总三碘甲状腺原氨酸）、T_4（血总甲状腺素）均高于正常；甲状腺扫描有助于确定病性。

1. **肝郁气滞**　在主症的基础上还兼有胸胁胀满，手抖舌颤，烦躁易怒，失眠多梦，眼干涩而胀，舌红，苔薄黄，脉弦。

2. **痰瘀壅结**　在主症的基础上还兼有头晕身重，脘腹满闷，恶心呕吐，舌红，苔白腻或黄腻，脉弦滑。

3. **肝火胃热**　在主症的基础上还兼有烦渴多饮，多食善饥，头晕目眩，口苦咽干，舌红，少津、苔黄，脉弦数。

4. **阴虚火旺**　在主症的基础上还兼有心悸，五心烦热，少寐多梦，健忘易惊，咽干口燥，舌红，少苔，脉细数或结代。

【治疗方法】

1. **治则**　肝郁气滞、痰瘀壅结者疏肝解郁，化痰通络，只针不灸，泻法；肝火胃热、阴虚火旺者清热泻火，养阴生津，只针不灸，泻法。

2. **处方**　以手足阳明、足厥阴经腧穴为主，取穴扶突、合谷、内庭、丰隆、行间、太冲、太溪、三阴交。

3. **方义**　扶突、合谷、内庭、丰隆分属手足阳明经脉，循行过颈，清热化痰、疏调颈部经气；行间、太冲属于足厥阴经，疏肝解郁，清热泻火；太溪、三阴交养阴清热，辅以平肝降火。

4. **加减**　肝郁气滞者加天突、期门；痰瘀壅结者加内关、中脘；肝火胃热者加侠溪、足三里；阴虚火旺者加复溜、照海；甲状腺肿大者加水突、天容；眼球突出者加风池、攒竹、阳白、丝竹空；眼胀干涩者加肝俞、光明、养老；心烦易怒者加神门、大陵；失眠多梦者加内关、神门；手抖舌颤者加内关透外关；多食善饥者加中脘、梁门；咽干多饮者加照海、廉泉。

5. **操作**　诸穴均常规针刺；颈部穴须注意针刺的方向、角度和深度，避免伤及颈动脉和甲状腺动脉。

6. **其他疗法**

（1）耳针：取甲状腺、心、脾、脑点、神门、交感、内分泌、皮质下。毫针中度刺激；亦可埋针或王不留行籽贴压。

（2）皮肤针：轻轻叩刺手足阳明颈部腧穴、合谷　曲池、太冲、足三里、肝俞以及第5～11胸椎夹脊。每日1次。

（3）穴位注射：选取上述腧穴2～4个，用当归注射液或注射用水、地塞米松注射液1.5～2.5mg，每穴注入0.5～2ml不等。每周1～2次。

启才解惑

1. 针刺治疗甲状腺功能亢进症具有较好的疗效。

2. 患者如若出现高热、呕吐、谵妄等症状时应考虑甲亢危象之可能，须采取中西医综合抢救措施。

3. 保持心情舒畅，防止情绪激动，减轻心理压力，避免精神紧张。

4. 饮食应清淡，少吃辛辣刺激性食物和含碘量高的海鲜食品，力戒烟酒。

第六十四节　干燥综合征

　　干燥综合征是一种以侵犯泪腺、唾液腺等外分泌腺为主的慢性自身免疫性疾病，又称"自身免疫性外分泌腺体病"。属于中医学"燥证"范畴。本病可分为原发性和继发性两种，既可以单独存在（即原发性干燥综合征：1SS），也可出现在其他自身免疫疾病中（即继发性干燥综合征：2SS），而继发于类风湿关节炎、系统性硬皮病、系统性红斑狼疮等。因主要侵犯泪腺，故以眼和口的干燥为主要临床特征。还可累及其他系统如呼吸系统、消化系统、血液系统、泌尿系统、神经系统以及肌肉、关节等，造成多系统、多器官受损。本病任何年龄都可以发生，但以中老年女性为多（约占90%以上）。本病病程进展缓慢，一般预后良好，若伴发恶性淋巴瘤者，预后则差。

　　中医学认为，本病多因素体阴虚，复感火热温燥之邪；或嗜食辛辣香燥食物或过服补阳燥剂；伤津耗液，致体内阴液不足，脏腑失于濡养，则相应五官得不到滋润。如肝阴不足则眼干涩，肺胃阴伤则咽干喉燥，病程迁延日久则导致气阴两虚或阴阳两虚。

【临床表现】

　　眼睛干涩、无泪（甚至外刺激也无流泪反应）、视物模糊，鼻子干燥甚至出血，口干舌燥、咽干喉燥、声音嘶哑或干咳，进食干性食物时咽下困难，五心烦热，便秘，皮肤干燥，或有身体下肢非血小板减少性紫癜，关节疼痛，女性阴道干涩等。原发性除了有口眼干燥以外，多有其他系统损害，继发性则与另一种肯定的结缔组织病共存，最常见有类风湿关节炎（类风湿因子呈阳性反应），其次为红斑狼疮、硬皮病、皮肌炎等。

　　1. **阴虚燥热**　两眼干涩，口咽干燥，或伴干咳无痰，五心烦热，小便短赤，大便燥结，舌红，苔少或无苔，脉细。

　　2. **燥热血瘀**　口眼干燥，腮部肿胀热痛，咽喉红赤或有异物感，关节疼痛或伴皮下紫斑，舌暗红或有瘀斑，苔光或薄黄燥，脉细涩。

　　3. **湿毒化燥**　眼干涩眵多，腮部肿胀发酸，牙龈肿痛，口臭、口苦口黏而干，但渴不欲饮，胸脘烦闷，纳呆食少，关节红肿胀痛，小便短赤，大便溏滞或秘结，舌红，苔黄腻，脉滑数。

　　4. **气阴两虚**　两目干涩、视物模糊，鼻干不适，口干咽燥，声音嘶哑，形倦神疲，少气懒言，手足心热，舌红胖，苔少而干，脉细数或细弱。

　　5. **阴阳两虚**　病程日久，面色苍白，头晕耳鸣，腰膝酸软，关节隐痛，舌红或淡，少苔，脉沉弱。

【治疗方法】

　　1. **治则**　阴虚燥热者养阴清热，生津润燥；燥热血瘀者滋阴润燥，清热凉血，湿毒燥热者清化湿毒，养阴润燥；气阴两虚者益气养阴，润燥补虚，阴阳两虚者气阴双补，调节平衡。本病不宜施灸。

　　2. **处方**　颊车、翳风、承浆、廉泉、太溪、三阴交。

3. **方义** 颊车、翳风、承浆、廉泉等均为局部取穴，能刺激腮腺和舌下腺长生唾液；太溪为肾经原穴，肾主水，滋阴润燥；三阴交穴归脾经，乃脾、肝、肾三经交会穴，益气养血，滋养肝肾。

4. **加减** 目干涩而痛加风池、太冲、光明滋养肝血，清肝润目；腮部肿胀疼痛加角孙、外关清热解毒，消肿散结；口苦口臭加大陵、劳宫清胃泻火；咽干喉燥，声音嘶哑加列缺、照海宣肺益肾，滋润咽喉；五心烦热加劳宫、涌泉清心除烦；少眠多梦加神门、内关养心安神；伴有低热加液门、侠溪以清虚热；关节疼痛者加合谷、太冲疏经通络，化瘀止痛；大便干结加内庭、支沟清泻胃火，润肠通便。

5. **操作** 诸穴常规针刺，以平补平泻法为主，留针20分钟（留针中可嘱咐患者配合做叩齿、鼓腮、搅海、吞津等）。不宜灸。

6. **其他疗法**

（1）按摩法：每日早晚搓脚心（涌泉）200下，配合叩齿（双唇微闭，轻轻叩击上下牙齿100下左右）、鼓腮（双唇紧闭，连续鼓腮100～200下）、搅海（双唇微闭，用舌头在口腔的上下颚之间、上下牙之间四处搅拌30～50下）、吞津（将叩齿、鼓腮、搅海之后口腔产生的大量津液分3口缓缓吞下）。

（2）食疗：梨汁、藕汁（或甘蔗汁）、荸荠汁、麦冬汁、鲜芦根汁（五汁饮）各适量，调和均匀，代茶频饮。

（3）外治法：每日以淡盐水漱口，甘油润唇，白天用生理盐水滴眼，睡前用金霉素或红霉素眼膏点眼。

（4）中成药：①杞菊地黄丸，每次6g，每日2次。②生脉饮口服液，每次10ml，每日2次。

（5）经验方：生地黄、熟地黄、天冬、麦冬、山药、肉苁蓉各15g，水煎，过滤取汁，加牛奶250ml冲服。适用于口干舌燥、皮肤干燥、大便秘结者。

【验案举例】

患者，女，58岁。主诉眼睛干涩伴眼肌痉挛3年，先后在石家庄、唐山、北京眼科医院诊治过，医院诊断为"干眼症""面神经痉挛"，治疗效果不佳。还伴有身体头脑不清醒，脾胃不适，食欲缺乏，腰部酸痛，四肢无力。2017年12月12日来诊，观其舌和肚脐，属于阴虚内热、脾胃虚弱、肝血不足，调理以滋阴养血、调和脾胃、补其气血。用易法八卦手针，中土坤兑坎巽离内关（图9-13至图9-15），加阳陵泉、太冲、水泉，针刺1分钟，眼睛干涩和痉挛都有所缓解。第2天脐针坤兑坎巽离加中脘、下脘、关元、气海、天枢、日月、太溪穴，共调理10次，眼干、眼肌痉挛及其他伴随症状消失。后又巩固治疗5次，至今1年多没有复发。（河北石家庄周月谦中医师医案）

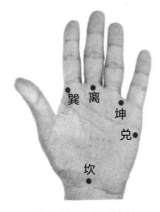

图9-13 八卦手针点

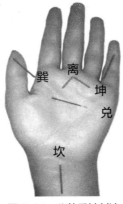

图9-14 八卦手针刺法

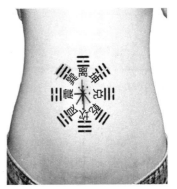

图9-15 脐针卦位及针法

启才解惑

1. 干燥综合征发病率较高，科学合理地调摄生活，注意日常生活中的一些细节问题，对本病的治疗及康复极为重要。

2. 饮食宜忌：多饮水，适当多吃水分较多、苦寒清热、滋阴生津的新鲜蔬菜和水果，诸如青菜、白菜、萝卜、芹菜、莴苣（叶）、苦瓜、丝瓜、黄瓜、梨子、芦柑、西瓜、荸荠、莲藕、山药、黄花菜等；取用梨汁、藕汁（或甘蔗汁）、荸荠汁、麦冬汁、鲜芦根汁各适量，调和均匀，代茶频饮（谓之"五汁饮"）。避免吃辛辣、油炸、干果、炒货以及过咸和过酸的食物，戒烟忌酒。

3. 保护眼睛，减少物理因素的刺激。白天用生理盐水滴眼、睡前用金霉素或红霉素眼药膏点眼，既能防止眼干燥，又可以保护眼角膜。有眼刺激征者用2%乙酰半胱氨酸眼液，每日3～4次，1%环孢素眼液滴眼，每日2～3次，可显著增加泪液分泌。

4. 注意口腔卫生，保持口腔清洁，每日以淡盐水漱口；平日可用麦冬、沙参、甘草等中药泡水代茶饮，保持口腔湿润；每天早晚至少刷牙2次（选用软毛牙刷为宜）；有龋齿者要及时修补。甘油润唇，白天用生理盐水滴眼、睡前用金霉素或红霉素眼膏点眼。

5. 保持心情舒畅，避免长期的恶性情绪刺激；防止劳欲过度，尤其应节制性生活；按照医嘱，定期复查。

第10章

妇科病证

第一节 经前期紧张综合征

经前期紧张综合征是女性在经期前出现的一系列精神和躯体症状，随着月经来潮而消失。发病率可达行经者的50%，表现症状各异，病情轻重有别，轻者可以忍受，重者影响工作和生活。根据其临床症状，中医学有"经行头痛""经行眩晕""经行乳房胀痛""经行情志异常""经行泄泻"等病名。

中医学认为，本病的形成与经血注入冲任血海，全身气血相对不足，阴阳失调，脏腑功能紊乱有关。涉及的脏腑以肝、脾、肾为主，常表现为两脏或三脏同时发病或气血同病。

【临床表现】

以月经来潮前精神紧张、神经过敏、烦躁易怒、乳房胀痛并随月经周期性发作为主症。伴见头痛、眩晕，甚者不能站立；部分患者可见腹泻，发热，吐衄等。

1. 气血不足　心悸气短，少寐多梦，神疲体倦，月经量少、色淡、质稀，舌淡，苔薄，脉细弱。

2. 肝肾阴虚　两乳作胀，腰膝酸软，两目干涩，咽干口燥，五心烦热，舌红少津，脉细数。

3. 痰浊上扰　头晕头重，胸闷呕恶，纳呆腹胀，甚则神志不清。平素带下量多，色白质黏，月经量少、色淡，舌胖，质淡、苔厚腻，脉濡滑。

4. 气滞血瘀　乳房胀痛连及两胁，疼痛拒按，经色紫暗或有块，舌质暗或有瘀点，脉沉弦有力。

【治疗方法】

1. 治则　气血不足者益气养血，针灸并用，补法；肝肾阴虚者滋养肝肾，以针刺为主，平补平泻；痰浊上扰者化痰通络；气滞血瘀者行气活血；均以针为主，泻法。

2. 处方　神门、百会、太冲、三阴交。

3. 方义　神门属于心经原穴，镇静宁神；百会位于头顶，为督脉入脑之处，可安神定志；太冲为肝经原穴，有疏肝解郁、清肝养血的作用；三阴交是脾、肝、肾三经交会穴，可健脾摄血，补肝益肾，为治疗妇科疾病的要穴。

4. 加减　气血不足加足三里、脾俞培补后天之本；肝肾阴虚加太溪、肝俞补肝肾，益精血，养血柔肝；痰浊上扰加脾俞、丰隆祛湿化痰；气滞血瘀加合谷、膈俞行气活血；头痛、眩晕加印堂、太阳调神止痛；乳房胀痛加内关、期门行气止痛；情志异常，烦躁易怒加水沟、神庭安神定志。

5. 操作　诸穴以常规针刺为主。脾俞、肝俞、膈俞穴向下或朝脊柱方向斜刺，不宜直刺、深刺，以免伤及内脏。月经来潮前3～5天开始治疗。

6. 其他疗法

（1）皮肤针：在下腹部任脉、脾经、肝经和腹股沟以及下肢足三阴经循行线上轻轻叩刺，以局部皮肤潮红为度。

（2）耳针：取肝、肾、子宫、皮质下、内分泌。毫针中度刺激，留针 15～30 分钟。也可用埋针或压丸法。

启才解惑

1. 针灸治疗本病有较好的疗效，可以从整体上调节神经内分泌的平衡。一般于月经来潮前 3～5 天症状尚未出现时开始治疗，可收到更好的效果。

2. 本病受心理因素影响较大，必须对患者做好解释工作，消除紧张情绪。注意生活起居的调适，保持心情舒畅。

第二节　月经不调

月经不调是以月经周期以及经量、经色、经质的异常为主症的月经病，临床有月经先期、月经后期和月经先后无定期三种情况。现代医学的排卵型功能失调性子宫出血、生殖器炎症或肿瘤引起的阴道异常出血等可归入本病。

中医学认为，月经的生理、病理同脾、肝、肾三脏以及任、冲二脉的关系最为密切。诚如宋代陈自明《妇人大全良方》载："妇人病有三十六种，皆由冲任劳损而致。"

月经先期又称"经早"或"经期超前"，主因气虚不固或热扰冲任。气虚则统摄无权，冲任失固；血热则流行散溢，以致月经提前而至。月经后期又称"经迟"或"经期错后"，有实有虚。实者或因寒凝血瘀、冲任不畅，或因气郁血滞、冲任受阻，致使经期延后；虚者或因营血亏损，或因阳气虚衰，以致血源不足，血海不能按时满溢。月经先后无定期又称"经乱"，主要责之于冲任气血不调，血海蓄溢失常，多由肝气郁滞或肾气虚衰所致，进一步发展则成崩漏。故《景岳全书·妇人规》载："崩漏不止，经乱之甚者也。"

【临床表现】

月经周期异常改变以及经量、经色、经质的异常，包括月经先期、月经后期、月经先后无定期。月经先期每次月经提前一周左右而至，甚至一月两至；月经后期每次月经推迟一周左右而至，甚至两月一行（无病二月一至称"并月"，三月一至称"居经""按季"，一年一行称"避年"）；月经无定期经期或早或迟，经量或多或少，经色或红或淡，经质或清或稠。

妇科检查、卵巢功能测定、B超检查等有助于本病的病因诊断，分辨是功能性病变还是生殖系统器质性病变。

1. **气虚**　经期多提前，月经色淡、质稀，神疲肢倦，小腹空坠，纳少便溏，舌淡，苔白，脉细弱。

2. **血虚**　经期多错后，月经量少、色淡、质稀，小腹隐痛，头晕眼花，心悸少寐，面色苍白或萎黄，舌淡，苔少，脉细弱。

3. **肾虚**　经期或提前或错后，月经量少、色淡、质稀，头晕耳鸣，腰骶酸痛，舌淡，苔薄，脉沉细。

4. **气郁**　经行不畅，经期或提前或错后，经量或多或少，色紫红，有血块，胸胁、乳房及少腹胀痛，喜太息，苔薄黄，脉弦。

5. **血热**　经期提前，月经量多，色深红或紫红，经质黏稠，心胸烦热，面赤口干，大便秘结，舌红，苔黄，脉滑数者为实热证；经期提前，月经量少，色红、质黏，潮热盗汗，手足心热，腰膝酸软，舌红，苔少，脉细弱者为虚热证。

6. **血寒** 经期错后，月经量少，色暗红，有血块，小腹冷痛，得热痛减，畏寒肢冷，苔白，脉沉紧。

【治疗方法】

1. **治则** 气虚、血虚、肾虚者益气养血，补肾调经，针灸并用，补法；血寒者温经散寒，调理冲任，针灸并用，补泻兼施；气郁、血热者疏肝理气，清热调经，只针不灸，泻法。

2. **处方** 以任脉、足太阴经穴为主，选穴 关元、气海、血海、三阴交、足三里。

3. **方义** 关元、气海均为任脉要穴，位于丹田部位，主一身之元气，调冲任之血脉，理胞宫气血；关元还与足三阴经交会，调理肝脾肾；气海为元气之海，气为血帅，气行则血行，气盛则足以统摄经血。三阴交属脾经要穴，有理脾调经之功，又为三阴经之会穴，兼调肝肾之气血。脾肝肾三经气血充盛，气机通畅，则冲任调达，月经复常。血海属脾经，足三里属胃经，与气血的生化、运行密切相关，针能活血化瘀，灸能益气养血，且对全身脏腑、经脉气血都有良好的调节作用。

4. **加减** 气虚加脾俞、胃俞健运脾胃，补益气血；血虚加脾俞、膈俞令气血生化之源旺盛；肾虚加肾俞、太溪调补肾气，以益封藏；气滞加太冲、期门疏肝理气；血瘀加天枢、膈俞活血化瘀；血热加行间、地机清泻血分之热；血寒加灸归来、命门温通胞脉，活血通经。

5. **操作** 诸穴以常规针刺为主。脾俞、膈俞穴向下或朝脊柱方向斜刺，不宜直刺、深刺；气虚或血寒者可在腹部穴位加灸。于月经来潮前 3～5 日开始治疗，若行经时间不能掌握，可于月经干净之日起针灸。隔日 1 次，连续治疗 2～3 个月经周期。

6. **其他疗法**

（1）皮肤针：在第 2 腰椎以下至尾椎、下腹部任脉、脾经、肝经和腹股沟以及下肢足三阴经循行线轻轻叩刺，以局部皮肤潮红为度。

（2）三棱针：挑刺腰俞至腰阳关之间任意一点，每周 2 次。

（3）耳针：取脾、肝、肾、子宫、皮质下、内分泌。毫针中度刺激，留针 15～30 分钟；也可用药丸贴压法。

（4）穴位注射：酌情选用当归、川芎、丹参、红花等中药针剂注入上述穴位，每穴 2ml，经期或经前 3～5 天施治，每日 1 次，至月经干净后结束，连续 3～5 个周期。

启才解惑

1. 针灸对功能性月经不调有较好的疗效。如果是因生殖系统器质性病变引起者应采取综合治疗措施。

2. 把握治疗时机有助于提高疗效。一般多在经前 3～5 天开始治疗，直至月经干净为止。

3. 注意生活调养和经期卫生，调节寒温，畅达情志；经期适当休息，不下冷水，少吃生冷及辛辣食物。

第三节 痛经

痛经又称"经行腹痛"，是指经期或行经前后出现的周期性小腹疼痛，以青年女性较为多见。现代医学将其分为原发性和继发性两种。原发性系指生殖器官无明显异常者；后者多继发于生殖器官的某些器质性病变，如子宫内膜异位症、子宫腺肌病、慢性盆腔炎、子宫肌瘤等。

痛经的发生与冲、任二脉以及胞宫的周期生理变化密切相关，与肝、肾二脏也有关联。如若经期前后冲、任二脉气血不和，脉络受阻，导致胞宫的气血运行不畅，"不通则痛"；或胞宫失于濡养，"不荣则痛"。此外，情志不调、肝气郁结、血行受阻；寒湿之邪客于胞宫，气血运行不畅；气血虚弱、肝肾不足均可使胞脉不通或胞宫失养而引起痛经。

【临床表现】

经期或行经前后小腹疼痛，随着月经周期而发作。疼痛可放射到胁肋、乳房、腰骶部、股内侧、阴道或肛门等处。一般于经期来潮前数小时即已感到疼痛，成为月经来潮之先兆。重者疼痛难忍，面青肢冷，呕吐汗出，周身无力甚至晕厥。

妇科检查、盆腔B超检查和腹腔镜检查有助于诊断。

1. 寒湿凝滞　经前或经期小腹冷痛，得热则舒，经血量少，色紫暗有块。伴形寒肢冷、小便清长。苔白，脉细或沉紧。

2. 气滞血瘀　经前或经期小腹胀痛拒按，胸胁、乳房胀痛，经行不畅，经色紫暗、有血块，舌紫暗或有瘀斑，脉沉弦或涩。

3. 气血不足　经期或经后小腹隐痛喜按，且有空坠不适之感，月经量少、色淡、质清稀，神疲乏力，头晕眼花，心悸气短，舌淡、苔薄，脉细弦。

【治疗方法】

1. 治则　寒湿凝滞、气滞血瘀者温经散寒，化瘀止痛，针灸并用，泻法；气血不足者益气养血，调补冲任，针灸并用，补法。

2. 处方　以足太阴经腧穴为主，选穴关元、三阴交、地机、十七椎下。

3. 方义　关元属任脉，通于胞宫，与足三阴经交会，针之行气活血，化瘀止痛，灸之温经散寒，调补冲任；三阴交为足三阴经的交会穴，调理脾、肝、肾；地机为足太阴脾经郄穴，足太阴经循于少腹部，阴经郄穴治血证，可调血通经止痛；十七椎是治疗痛经的经验效穴。

4. 加减　寒湿凝滞加灸水道温经止痛；气血瘀滞加合谷、太冲、次髎调气活血；气血不足加血海、脾俞、足三里益气养血止痛。

5. 操作　针刺关元，宜用连续捻转手法，使针感向下传导；寒凝血瘀者针后在小腹部穴位加灸。月经来潮前3～5天开始治疗，发作期每日治疗1～2次，间歇期可隔日1次。

6. 其他疗法

（1）穴位贴敷：取中极、关元、三阴交、肾俞、阿是穴。经前或经期用1cm×1cm的"痛舒宁硬膏"贴敷，每日更换1次。

（2）皮肤针：叩刺腰骶部夹脊和下腹部相关腧穴。中度刺激，以皮肤潮红为度。

（3）耳针：取内分泌、内生殖器、肝、肾、皮质下、神门。每次选3～5穴，毫针中度刺激，留针15～30分钟；也可行埋针、药丸贴压法。

（4）穴位注射：取上述2～3穴，分别用黄芪、当归、川芎、红花注射液等中药制剂或复方氨林巴比妥、人胎盘组织液、维生素B_{12}注射液，每穴1～2ml。急性发作期每日1次，慢性期隔日1次。最好从月经来潮前3～5天开始治疗，至月经干净后结束。连续3～5个周期。

【验案举例】

李某，女，23岁。患者常有痛经现象，本次因经期下水田劳动又致小腹疼痛。当时满面通红，大汗淋漓，呻吟不止。查体：腹痛拒按，舌红，脉弦紧。即急刺关元、三阴交、地机三穴，略加行针，腹痛顿消。临别在关元、三阴交各埋针一枚，以防复发。下一个月经周期后随访，未发痛经。（南京中医大学王启才医案）

启才解惑

1. 针灸对原发性痛经有显著疗效。治疗时机宜在经前3～5天开始，直到月经结束。连续治疗2～3个月经周期。一般连续治疗2～4个周期能基本痊愈。

2. 对继发性痛经，运用针灸疗法减轻症状后，应及时确诊原发病变，施以相应治疗。

3. 经期应避免精神刺激和过度劳累，注意防止受凉或过食生冷。

第四节　闭经

女子年逾18周岁月经尚未来潮，或已行经而又中断3个周期以上者即为"闭经"。中医学统称为"女子不月""月事不来""经水不通"。现代医学将前者称"原发性闭经"，后者称"继发性闭经"。至于青春期前、妊娠期、哺乳期以及绝经期没有月经属生理现象，不作病论。

中医学认为，本病的病因不外虚、实两端：虚者因肝肾不足，气血虚弱，血海空虚，无血可下；实者由气滞血瘀，寒气凝结，阻隔冲任，经血不通。病位主要在肝，与脾、肾也有关联。

【临床表现】

3个周期以上无月经来潮，有月经初潮来迟和月经后期病史。可伴有体格发育不良、绝经前后诸症、肥胖、多毛或结核病等。由于病因不同，临床表现各异，一般是月经超龄未至，或先见月经周期延长，经量少，终至停闭。

妇科检查可见子宫体细小、畸形或过早退化，第二性征缺乏，子宫附件炎性粘连或肿块等异常改变。甲状腺、肾上腺、卵巢分泌激素水平的测定对闭经亦有诊断意义。

1. **肝肾亏虚**　月经超龄未至，或由月经后期、量少逐渐至闭经，头晕耳鸣，腰膝酸软，舌红，少苔，脉沉弱或细涩。

2. **气血不足**　月经周期逐渐后延，经量少而色淡，继而闭经，面色无华，头晕目眩，心悸气短，神疲肢倦，食欲缺乏，舌质淡，苔薄白，脉沉缓或细弱无力。

3. **气滞血瘀**　月经数月不行，小腹胀痛拒按，精神抑郁，烦躁易怒，胸胁胀满，舌质紫暗或有瘀斑，脉沉弦或涩而有力。

4. **寒湿凝滞**　月经数月不行，小腹冷痛拒按，得热则减，形寒肢冷，面色青白，舌紫暗，苔白，脉沉迟。

【治疗方法】

1. **治则**　肝肾亏虚、气血不足者补益肝肾，充养气血，针灸并用，补法；气滞血瘀、寒湿凝滞者活血化瘀，温经散寒，针灸并用，泻法。

2. **处方**　关元、三阴交、天枢、合谷、肾俞。

3. **方义**　关元、三阴交调理脾肝肾及冲任二脉；天枢位于腹部，针之活血化瘀，灸之温经通络；合谷配三阴交能调畅冲任，理胞宫气血；肾俞为肾之背俞穴，补肾气，肾气旺则经血自充。

4. **加减**　肝肾亏虚加肝俞、太溪补益肝肾，调理冲任；气血不足加气海、血海、脾俞、足三里健脾养胃以化生气血；气滞血瘀加太冲、期门、膈俞行气活血，化瘀通经；寒湿凝滞加命门、大椎温经散寒，祛湿行滞。

5. **操作**　膈俞、脾俞向下或朝脊柱方向斜刺，不宜直刺、深刺；气血不足、寒湿凝滞者可在背部穴或腹部穴加灸；气滞血瘀者可配合刺络拔罐。

6. **其他疗法**

（1）皮肤针：叩刺腰骶部相应背俞穴和夹脊穴、下腹部相应经穴。每日或隔日1次。

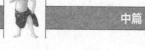
（2）耳针：取肾、肝、脾、心、内分泌、内生殖器、皮质下。每次选 3 ～ 5 穴，毫针中度刺激，留针 15 ～ 30 分钟；也可行埋针或压丸法。

（3）穴位注射：取肝俞、脾俞、肾俞、气海、关元、归来、气冲、三阴交。每次选 2 ～ 3 穴，用黄芪、当归、川芎、红花注射液等中药制剂或人胎盘组织液、维生素 B_{12} 注射液等，每穴注入 1 ～ 2ml。

【验案举例】

王某，女，43 岁，教师，武汉市人。月经周期向来很有规律，后因患胃下垂住院接受针灸治疗，经期未停针，而致月经闭止，数月未潮，伴腰酸背痛、胸腹满闷、口渴不欲饮，舌尖有散在红色斑点，舌体左侧有一长紫色瘀斑。各症所见，恰如《金匮要略》所载："病人胸满，唇萎舌青，口燥，但欲漱水不欲咽……为有瘀血。"提示胞中（子宫）经脉气血失调而致血瘀经闭。当即针刺双侧天枢穴，中强刺激，动留针 20 分钟。针治当天下午，患者喜告月经来潮，色暗红，挟有瘀块，量中等。3 天而净，以上诸证亦随之消失。继续治疗胃下垂，并嘱今后注意经期停针休息。1 个月后月经再至，一切如同往常。（南京中医药大学王启才医案）

启才解惑

1. 不同病因引起的闭经，针灸治疗效果各异。对感受寒邪、气滞血瘀、气血不足和精神因素所致的闭经疗效较好，而对严重营养不良、结核病、肾病、子宫发育不全等其他原因引起的闭经效果较差。

2. 必须进行认真检查，以明确发病原因，采取相应的治疗。因先天性生殖器官异常或后天器质性损伤所致的无月经者不属于针灸治疗范围。

3. 生活起居要有规律，经期切忌受凉和过食冷饮。注意情绪调节，保持乐观心态。

第五节　崩漏

女性不在行经期间阴道突然大量出血或淋漓不断者，称为"崩漏"。突然出血、来势急骤、血量多者为"崩"，又称"崩中"；淋漓下血、来势缓慢、血量少者为"漏"，又称"漏下"。二者常交替出现，故概称"崩漏"。以青春期或更年期、产后最为多见。现代医学的无排卵型功能失调性子宫出血、生殖器炎症和某些生殖器肿瘤引起的不规则阴道出血与本病类似。

本病涉及冲、任二脉及肝、脾、肾三脏，病机主要是冲任损伤，不能固摄，以致经血从胞宫非时妄行。常见病因有血热、血瘀、肾虚、脾虚等。热伤冲任、迫血妄行；脾气虚弱、统摄无权；肾阳亏损、失于封藏；瘀血阻滞、血不归经；均可导致冲任不固，而成崩漏。可突然发作，也可由月经失调（月经无定期即"经乱"）发展而来，故《景岳全书·妇人规》载："崩漏不止，经乱之甚者也。"

【临床表现】

月经周期紊乱，出血时间长短不定，有时持续数日甚至数十日不等，出血量多如注或淋漓不断。常伴白带增多、不孕等证候。

妇科检查可无明显器质性病变，或有炎症体征、肿瘤等；卵巢功能的测定对功能失调性子宫出血的诊断有参考价值；盆腔 B 超检查对子宫及附件的器质性病变有诊断意义。

1. 血热内扰　经血量多或淋漓不净，血色深红或紫红、质黏稠夹有少量血块，面赤头晕，烦躁易怒，渴喜冷饮，便秘尿赤，舌红，苔黄，脉弦数或滑数。

2. 气滞血瘀　经漏淋漓不绝或骤然暴下，色暗或黑，小腹疼痛，血下痛减，舌质紫暗或有瘀斑，脉沉涩或弦紧。

3. **肾阳亏虚**　经血量多或淋漓不净，色淡、质稀，精神不振，面色晦暗，畏寒肢冷，腰膝酸软，小便清长，舌淡，苔薄，脉沉细无力。

4. **气血不足**　经血量少，淋漓不净，色淡、质稀，神疲懒言，面色萎黄，动则气短，头晕心悸，纳呆便溏，舌胖而淡或边有齿痕，苔薄白，脉细无力。

【治疗方法】

1. **治则**　血热内扰、气滞血瘀者清热凉血，行气化瘀，只针不灸，泻法；肾阳亏虚、气血不足者温肾助阳，补气摄血，针灸并用，补法。

2. **处方**　以足太阴经腧穴为主，选穴关元、三阴交、隐白、血海、膈俞。

3. **方义**　关元属任脉，又为足三阴经交会，有调冲任，理经血的作用；三阴交为足三阴经交会穴，可疏调足三阴之经气，以健脾胃，益肝肾，补气血，调经水；隐白、血海为足太阴脾经要穴，止血调经；膈俞乃血之会，调理经血，力专效宏。

4. **加减**　血热内扰加大敦、行间、期门清泻血中之热；气滞血瘀加合谷、太冲理气化瘀，使血有所归；肾阳亏虚加灸气海、命门温补下元；气血不足加灸脾俞、足三里补气摄血，养血调经。

5. **操作**　关元、气海针尖向下斜刺，使针感传至耻骨联合上下；膈俞、脾俞穴向下或朝脊柱方向斜刺，不宜直刺、深刺；气滞血瘀可配合刺络法；肾阳亏虚、气血不足可在腹部和背部穴施灸。

6. **其他疗法**

（1）皮肤针：叩刺腰骶部督脉、足太阳经，下腹部任脉、足少阴经、足阳明经、足太阴经，下肢部足三阴经。由上向下反复叩刺3遍（出血期间不叩打腹股沟和下腹部），中度刺激。每日1～2次。

（2）挑刺：在腰骶部督脉或足太阳经上寻找红色丘疹样反应点，每次2～4个点，用三棱针挑破0.2～0.3cm长、0.1cm深，将白色纤维挑断。每月1次，连续挑刺3次。

（3）耳针：取子宫、卵巢、内分泌、皮质下、肝、脾、神门。每次选3～4穴，实证行针刺法，留针15～30分钟；虚证用王不留行籽贴压。隔日1次。

（4）头针：取双侧生殖区（额旁3线），毫针刺，留针30～60分钟，反复运针。

（5）穴位注射：取气海、血海、三阴交、膈俞、足三里。每次选2～3穴，用维生素B_{12}或黄芪、当归注射液，每穴注射2ml。每日1次。

启才解惑

1. 针灸对本病有一定疗效。但对于血量多、病势急者，应采取综合治疗措施。

2. 绝经期妇女如反复多次出血，应做妇科检查，排除肿瘤致病因素。

3. 患者应注意饮食调摄，加强营养，忌食辛辣及生冷饮食，防止过度劳累。

第六节　带下病

带下病系指女性阴道内白带明显增多，并见色、质、气味异常的一种病证，又称"带证""下白物"。常见于现代医学的阴道炎、子宫颈或盆腔炎症、内分泌失调、宫颈及宫体肿瘤等疾病引起的白带增多症。

本病多由脾失健运，水湿内停，下注任带；或肾阳不足，气化失常，水湿内停，下渗胞宫；或素体阴虚，感受湿热之邪，伤及任带，带脉失约，冲任失固所致。湿邪是导致本病的主因。故《傅青主女科》载："夫带下俱是湿症。"脾肾功能失常是发病的内在因素，病位主要在前阴、胞宫。《妇人大全良方》载："人有带脉，横于腰间，如束带之状，病生于此，故名为'带'。"可见，任脉损伤、带脉失约是带下的病机关键。

【临床表现】

以阴道缠绵不断流出如涕如脓、气味臭秽的浊液为主症。带下量多，色白或淡黄，或赤白相兼，或黄绿如脓，或浑浊如米泔水；质或清稀如水，或黏稠如脓，或如豆渣凝乳，或如泡沫状；或有臭气，甚至臭秽难闻。可伴有外阴、阴道灼热瘙痒、坠胀或疼痛等。

妇科检查可见各类阴道炎、宫颈炎、盆腔炎的炎症体征，也可发现肿瘤；实验室检查可有白细胞计数增高；镜检可查到滴虫、真菌及其他特异性或非特异性病原体。

1. **湿热下注**　带下量多、色黄、黏稠，有臭气。或伴阴部瘙痒，胸闷心烦，口苦咽干，纳差，少腹或小腹作痛，小便短赤。舌红，苔黄腻，脉濡数。

2. **脾虚湿困**　带下量多，色白或淡黄，质稀薄，无臭气，绵绵不断，神疲倦怠，四肢不温，纳少便溏，舌淡，苔白或腻，脉缓弱。

3. **肾阴亏虚**　带下量多，色黄或赤白相兼，质稠或有臭气，阴部干涩不适，或有灼热感，腰膝酸软，头晕耳鸣，颧赤唇红，五心烦热，失眠多梦，舌红，苔少或黄腻，脉细数。

4. **肾阳不足**　带下量多，淋漓不断，色白清冷，稀薄如水，头晕耳鸣，腰痛如折，畏寒肢冷，小腹冷感，小便频数，夜间尤甚，大便溏薄，舌质淡，苔薄白，脉沉细而迟。

【治疗方法】

1. **治则**　湿热下注者清热利湿，只针不灸，泻法；脾虚湿困、肾阳不足者健脾益肾，针灸并用，补法；肾阴亏虚者养阴清热，以针刺为主，平补平泻。

2. **处方**　带脉、关元、三阴交、白环俞。

3. **方义**　带脉穴属足少阳经，为足少阳、带脉二经交会穴，是带脉经气所过之处，可协调冲任，有理下焦、调经血、止带下的功效；关元、三阴交调理脾、肝、肾；白环俞属足太阳经，可调下焦之气，利下焦湿邪，有利湿止带的作用。

4. **加减**　湿热下注加中极、次髎清利下焦湿热；脾虚湿困加脾俞、足三里健脾化湿；肾阴亏虚及肾阳不足加肾俞、太溪、命门补肾培元，调节阴阳。

5. **操作**　诸穴以常规刺法为主；关元、气海针尖向下斜刺，使针感传至耻骨联合上下；带脉向前斜刺，不宜深刺；白环俞直刺，使骶部出现较强的酸胀感。

6. **其他疗法**

（1）刺络拔罐：用三棱针在十七椎、腰眼和骶骨孔周围的络脉点刺出血，而后立即拔罐5～10分钟，出血3～5ml，最多可达60ml。每3～5天复治1次。用于湿热下注者。

（2）耳针：取内生殖器、肾上腺、神门、脾、肾、肝、三焦。每次选3～4穴，毫针中度刺激，留针15～30分钟。

（3）电针：取带脉、三阴交。针刺得气后接通电针仪，疏密波刺激15～20分钟。

（4）穴位注射：采用当归、红花、鱼腥草等中药制剂或普鲁卡因、小檗碱注射液、人胎盘组织液，每穴注入1～2ml，隔日1次。

启才解惑

1. 针灸治疗带下有较好的疗效。病情较重者可配合药物内服及外阴部药物洗浴等法，以增强疗效。

2. 养成良好的卫生习惯，勤洗勤换内裤和卫生巾，注意经期卫生及孕产期调护，经常保持会阴部清洁卫生。

3. 注意调适生活起居，饮食清淡，少食肥甘，清心寡欲，减少房事；注意劳逸结合，多进行户外活动。

第七节 盆腔炎

盆腔炎是指女性内生殖器官包括子宫、输卵管、卵巢及其周围结缔组织、盆腔腹膜等部位所发生的炎症。炎症可在一处或多处同时发生，按部位不同分别有"子宫内膜炎""子宫肌炎""附件炎"等。根据病势缓急、病程长短又可分为急性和慢性两种。本病多见于中年妇女。常常由于分娩、流产、宫腔内手术消毒不严，或经期、产后不注意卫生，或者附近其他部位的感染，使病原体侵入所致。致病菌有葡萄球菌、链球菌、大肠埃希菌等，每多杂合感染。

本病属中医学"带下""瘕聚"等范畴。急性盆腔炎多发于行经期或分娩中产道损伤、出血等情况。由于胞络空虚，湿热乘虚侵入，蓄积盆腔，客于胞中，与气血相搏，气血运行不畅，使冲、任二脉受损而成。慢性盆腔炎多由急性盆腔炎迁延而成。病变部位主要在肝、脾、肾三脏，涉及冲、任二脉。病变初期以实证为主，多见湿热壅盛、瘀热内结。病久邪气滞留，损伤正气，则出现气滞血瘀、脾肾不足的虚实夹杂证。

【临床表现】

急性盆腔炎发病时下腹部疼痛，伴发热。病情严重时可有高热、寒战、头痛、食欲缺乏、尿频、排尿困难、大便坠胀感、阴道分泌物增多且呈脓性腥臭。患者呈急性病容，下腹有肌紧张、压痛及反跳痛，肠鸣音减弱或消失。妇科检查阴道可能充血，并有大量脓性分泌物，子宫较软、稍增大、有压痛，宫旁组织增厚，有明显触痛。输卵管可增粗，有时可扪及包块。

慢性盆腔炎由于瘢痕粘连及盆腔充血，可引起下腹部坠胀、疼痛，腰骶部酸痛。有时伴肛门坠胀不适、月经不调、带下增多。部分患者可有全身症状，如低热、易于疲劳、周身不适、失眠等。妇科检查可见阴道分泌物增多，子宫多呈后位，活动受限或粘连固定。

1. **湿热下注** 小腹胀痛，带下量多、色黄、质稠、腥臭，头眩而重，身重困倦，胸闷腹胀，口渴不欲饮，痰多，或有发热恶寒，腰酸胀痛，尿道灼痛，大便秘结，小便赤热，舌红，苔黄腻或白腻，脉濡数或弦滑。

2. **气滞血瘀** 小腹胀痛而硬，按之更甚，带下量多、色白，质稀薄，腰酸痛，月经失调，色深黑有瘀血块。严重者面色青紫，皮肤干燥，大便燥结，舌质暗红或有瘀斑，脉沉涩。

【治疗方法】

1. **治则** 清热利湿，行气活血，化瘀止痛，只针不灸，泻法。

2. **处方** 带脉、中极、次髎、三阴交。

3. **方义** 带脉是足少阳与带脉的交会穴，可调冲任、理下焦；中极为任脉经穴，通于胞宫，有调理冲任、理气活血的作用；次髎可促进盆腔血液循环，为止痛效穴；三阴交为足三阴经交会穴，有健脾胃、益肝肾、理气血、祛湿热之功效。

4. **加减** 湿热下注加蠡沟、阴陵泉清肝利胆、祛下焦湿浊；气滞血瘀加太冲、膈俞行气活血、化瘀止痛。

5. **操作** 带脉向前斜刺；中极在排空小便的情况下直刺；次髎向耻骨联合方向斜刺，通向骶骨孔直达盆腔，以少腹部胀感为度，不宜过深，以防刺伤直肠。各穴均以捻转泻法为主。

6. **其他疗法**

（1）皮肤针：叩刺腰骶部足太阳经、夹脊穴和下腹部相关腧穴、侧腹部足少阳经腧穴。中度刺激，以皮肤潮红为度。

（2）耳针：取子宫、内分泌、卵巢、盆腔、内生殖器、皮质下。每次选3～4穴，毫针中度刺激，留针15～30分钟；也可埋针或药丸贴压。

（3）穴位注射：取带脉、水道、曲骨、次髎、阴陵泉。急性期可用人胎盘组织液、小檗碱、板蓝根注射液，每穴注射 1～3ml，每日 1 次。如疼痛较剧，下腹部有包块者用当归、丹参、丹皮酚注射液，每穴注射 0.5～1ml。必要时也可采用抗生素（如青霉素、庆大霉素等）穴位注射。

（4）激光照射：取子宫、气海、中极、水道、归来、维道、次髎、白环俞。每次选 4 穴行激光照射，输出功率 3～5mW，光斑直径 0.2～0.3cm，照射距离 2～5cm，每穴照射 5 分钟。适用于慢性盆腔炎。

启才解惑

1. 针灸治疗慢性盆腔炎效果较好。急性盆腔炎病情较急，较少单独用针灸治疗，可针药并治，以提高疗效，缩短疗程，防止转为慢性。

2. 针刺时应避免直接刺在炎症部位或包块上。

3. 注意个人卫生，保持外阴清洁，尤其是经期、孕期和产褥期卫生。

第八节　阴痒

阴痒是指妇女外阴部或阴道内瘙痒，又称"阴门瘙痒"。以更年期妇女较多见。主要由各种阴道炎所致，也有因精神因素引起者。常见于现代医学的外阴瘙痒症、外阴炎、滴虫性阴道炎、霉菌性阴道炎、老年性阴道炎、外阴白斑和外阴营养不良等。

中医学认为，本病与肝、脾、肾有关，并涉及任督二脉。有因肝经湿热下注、带下浸渍阴部引起者；有因肝肾阴虚、精血亏损、外阴失养引起者。阴痒常与带下病交错互见，严重者还可并发阴痛。

【临床表现】

外阴部或阴道内瘙痒或有烧灼样疼痛，甚则波及肛门周围，奇痒难忍，心烦少寐，坐立不安。部分病历伴见外阴及肛门处皮肤颜色变白、增厚、干燥、溃疡。妇科检查可见外阴皮肤色素脱失变白，或增厚或萎缩，或皲裂破溃，阴道内可见大量脓性分泌物或灰黄色泡沫样、豆渣样、凝乳样分泌物。

1. **肝经湿热**　阴部瘙痒，甚则刺痛，坐卧不安，带下量多，或白或黄或呈泡沫米泔水样，质稠气臭，心烦胸闷，口苦而腻，脘闷纳呆，苔黄腻，脉弦数。

2. **肝肾阴虚**　阴部干涩，灼热瘙痒，带下量少、色黄，五心烦热，头晕目眩，时有烦热汗出，腰酸耳鸣，舌红，少苔，脉细数。

【治疗方法】

1. **治则**　肝经湿热者清热利湿，杀虫止痒，只针不灸，泻法；肝肾阴虚者调补肝肾，养阴止痒，以针刺为主，平补平泻。

2. **处方**　以足厥阴经腧穴为主，选穴大敦、蠡沟、太冲、中极、三阴交。

3. **方义**　肝主筋，前阴乃宗筋之所聚，足厥阴肝经环绕阴器。大敦为肝经井穴，泻肝热，止阴痒；蠡沟为足厥阴肝经之络穴，能疏泻肝胆湿热、杀虫止痒，为治疗阴痒常用要穴；太冲为肝经原穴，既可清肝经湿热，又可补肝肾阴虚；中极为任脉与足三阴之会，又为膀胱募穴，清下焦湿热、调带止痒；三阴交调理脾、肝、肾，清下焦湿热，除外阴瘙痒。

4. **加减**　肝经湿热加行间、曲骨清湿热，止带浊、疗阴痒；肝肾阴虚加曲泉、太溪、照海养阴清热，调带止痒。

5. **操作**　蠡沟针尖向上斜刺，使针感向大腿内侧放射；中极针尖稍向下斜刺，使针感向前阴放散；其他腧穴常规针刺。

6. 其他疗法

（1）耳针：取神门、卵巢、外生殖器、脾、肝、肾、肾上腺。每次选 3～5 穴，毫针中度刺激，留针 15～30 分钟；也可埋针或药丸贴压。

（2）穴位注射：取长强、曲骨、环跳、足三里、三阴交。每次选 2～3 穴，每穴注射维生素 $B_1$2ml、维生素 B_{12} 0.5～1ml（100μg/ml）。也可以用当归注射液、普鲁卡因、地塞米松等穴注。隔日 1 次。

启才解惑

　　针灸对本病有一定疗效。剧痒难忍或病程缠绵者可配合局部用药，但忌用刺激性大、有腐蚀性的药物。尤其是搔抓太过、局部皮肤黏膜破损者，更应注意。

第九节　妊娠呕吐

　　妊娠呕吐又称"孕吐"，以反复出现恶心、呕吐、厌食甚至闻食即呕、食入即吐、不能进食和饮水为特征，是妊娠早期（6～12 周）的常见病证，属于中医学"妊娠恶阻"范畴。在妊娠早期，多数孕妇有择食（喜食酸辣）、轻度恶心、呕吐、食欲不佳、头晕、体倦等，称"早孕反应"。对生活、健康和工作影响不大，无须特殊治疗，约在妊娠 12 周会自行消失。

　　本病的病因目前还不十分清楚，一般认为与妊娠早期胎盘分泌的绒毛膜促性腺激素的刺激及孕妇的精神过度紧张、兴奋、神经系统功能不稳定有关。

　　中医文献对本病的记载，首见于《诸病源候论》，称为"恶阻"，历代文献中还有"子病""病儿""病食""阻病"等名称。恶阻即恶心而饮食阻隔之意，其病位在胃，主要病机是胃失和降，与肝、脾、冲、任之脉气升降失调有关。受孕之后，经血藏而不泄，阴血下聚冲任以养胎，冲、任之脉气血偏盛，脾胃之气相应不足。故孕妇体弱者多脾虚胃弱，中阳不振，浊阴之气不降，随冲气上逆犯胃；体盛之人多脾不运湿，痰饮内生，痰饮之气随冲气上逆犯胃；若素体肝旺之人，情志不畅，精神紧张，则肝郁气滞，肝气横逆犯胃，导致胃失和降而呕吐。

【临床表现】

　　以妊娠早期反复出现恶心、呕吐、头晕、厌食，甚至闻食即呕，食入即吐，不能进食和饮水为主症。病轻者呕吐物较多（尤其进食后），伴有厌食、乏力、嗜睡或失眠，尿酮体阴性；中度呕吐者呕吐频发，闻食亦吐，全身出现脱水症状，体温略升高，脉搏增快，血压降低，尿酮体阳性；重度呕吐者临床较少见，主要为持续性呕吐，不能进食和饮水，呕吐物多为黏液、胆汁或咖啡色血渣，尿少或无尿，体温升高，脉搏增快，血压下降，甚至嗜睡、休克、严重脱水和电解质紊乱，尿酮体阳性，尿素氮增高，血胆红素增高。

　　1. 脾胃虚弱　不欲饮食，食入即吐，呕吐痰涎或清水，头晕，神倦嗜卧，舌淡，苔薄白，脉滑无力。

　　2. 肝胃不和　腹胀恶食，食入即吐，呕吐酸水或苦水，精神紧张或抑郁不舒，嗳气叹息，胁肋及乳房胀痛，烦渴口苦，头胀目眩，苔薄黄，脉弦滑。

　　3. 痰饮阻滞　脘腹胀满，恶食，闻食即吐（或持续性呕吐），呕吐痰涎或黏液，不能进食、饮水（晨起尤甚），体盛身倦，舌胖大而淡，苔白腻，脉濡滑。

【治疗方法】

　　1. 治则　健脾化痰，舒肝和胃，降逆止呕，脾胃虚弱、痰饮阻滞者针灸并用，肝胃不和者只针不灸，均平补平泻。

2. 处方　中脘、内关、公孙、足三里。

3. 方义　中脘是胃募、腑会穴，通调腑气，和胃降逆；内关属心包之络，沟通三焦，宣上导下，和内调外；公孙为脾经之络穴，联络于胃，通于冲脉，与内关合用为八脉交会配穴法，既能健脾化湿、和胃降浊，又能调理冲任、平降冲逆；足三里乃胃经之下合穴，与中脘合用，既能健脾强胃、生化气血，又能平肝和胃、理气降逆。

4. 加减　脾胃虚弱加灸脾俞、胃俞以助中阳，健脾止呕；肝胃不和加期门、太冲疏肝理气，平降冲逆；痰饮阻滞加阴陵泉、丰隆健脾利湿，化饮降浊；眩晕者加百会、风池清醒头目；神倦嗜卧者加灸百会、气海益气养血；厌食者灸中脘、天枢疏导肠胃，开胃进食；少寐，多梦，心悸者加心俞、神门宁心安神。

5. 操作　内关穴轻刺、浅刺；腹部腧穴刺入深度以 1 寸为宜，慎用提插法；脾胃虚弱及痰饮阻滞证也可用温针灸法；所有腧穴均行平补平泻法。治虚不用补法是唯恐补法助浊气上逆；治实不用泻法是唯恐泻法损伤胎气，发生意外。

6. 其他疗法

（1）皮肤针：按针灸处方行局部叩刺，或选第 4 胸椎至第 5 腰椎夹脊、背俞穴自上向下呈带状叩刺。轻刺激，使局部皮肤微红润即止。

（2）电针：按针灸处方选 1～2 对主穴，以疏密波、弱刺激，每次 30 分钟。

（3）耳针：取肝、胃、神门、内分泌、皮质下。每次选 2～3 穴，用针刺或压籽法、压磁法。

（4）穴位注射：取膈俞、肝俞、脾俞、胃俞、足三里等穴，每次选 2 穴，以 10% 葡萄糖注射液或 2% 盐酸利多卡因注射液，每穴注入 1～2ml。每日 1 次。也可取耳穴神门穴位注射，注入维生素 B_1 0.1ml，2～3 日 1 次。

启才解惑

1. 针灸治疗妊娠呕吐疗效明显。但因在妊娠早期，胞胎未固，针治取穴不宜多，进针不宜深，手法不宜重，以免影响胎气。

2. 饮食宜清淡易于消化，宜少吃多餐，避免异味刺激。

3. 剧烈呕吐的重症患者，应记出入量，并给予静脉输液，以防脱水及电解质紊乱。

4. 须与急性胃肠炎、消化性溃疡、病毒性肝炎、胃癌等引起的呕吐相区别。

第十节　胎位不正

胎位不正是指孕妇在妊娠 7 个月之后产科检查时发现胎位异常。多见于腹壁松弛的孕妇或经产妇，是导致难产的主要因素之一。

中医学认为，本病与肾虚寒凝、脾虚湿滞及肝气郁结有关。肾主生殖、发育，内系胞宫，肾气不足，虚寒凝滞，转胎无力；脾虚湿滞，胎体肥大，转胎受限；肝气郁结，气机不畅，胎体不能应时转位，均可导致胎位不正。

【临床表现】

妊娠 7 个月后，产科检查发现胎儿在子宫体内的位置不是枕前位，有斜位、横位、臀位、足位等几种情况。

1. 肾虚寒凝　孕妇形弱体瘦，面色㿠白，神疲倦怠，腰酸腹冷，舌淡，苔薄白，脉滑无力。

2. 脾虚湿滞　孕妇形盛体胖，神疲嗜卧，四肢乏力，舌胖大而淡，苔白腻，脉濡滑。

3. 肝气郁结　精神抑郁或性急、烦躁易怒，胁肋胀痛，嗳气不舒，大便不调，舌红，苔微黄，脉弦滑。

【治疗方法】

1. 治则　益肾暖胞，健脾化湿，疏肝解郁，调理胞宫气血，肾虚寒凝、脾虚湿滞者针灸并用，补法；肝气郁结只针不灸，平补平泻。

2. 处方　至阴、太溪、三阴交。

3. 方义　至阴为足太阳膀胱经井穴，五行属金，足太阳经气由此交入足少阴肾经，能助肾水，调肾气，为矫正胎位之经验效穴；太溪为足少阴肾经原穴，补肾理胞；三阴交为脾、肝、肾三经交会穴，可健脾、疏肝、益肾，化瘀滞，理胞宫，为女科要穴，有辅助转胎之效。

4. 加减　肾虚寒凝加灸气海、肾俞益肾暖胞以助胎气；脾虚湿滞加阴陵泉、丰隆、足三里健脾化浊以导湿滞；肝气郁结加太冲、期门疏肝解郁，理气行滞。

5. 操作　孕妇排空小便，解松腰带，坐于靠背椅上或半仰卧于床上。至阴穴以艾条温和灸或雀啄灸，每次15～20分钟；也可用小艾炷灸，每次7～10壮；太溪、三阴交针刺补法或平补平泻（肾虚寒凝、脾虚湿滞者可加温针灸）。每日1～2次，至胎位转正为止。

6. 其他疗法

（1）电针：取双侧至阴、太溪。针刺得气后接电针仪，用疏密波弱刺激10～15分钟。

（2）激光照射：波长6328A，输出功率3～5mW，穴距20～30cm，双侧至阴穴同时照10分钟，每日1次。

【验案举例】

胡某，女，28岁。怀孕7个月，妇科检查胎儿呈臀位。妇科医生嘱其用跪位矫正，矫正6次后，仍未复正位。后听其亲属说中医"艾灸"可矫正胎位，遂于2018年5月前来南京君和堂就诊。来诊时所带妇产科检查病历，胎儿仍为"臀位"。

艾灸治疗：嘱孕妇先排空小便，平躺床上，松开裤带，脱掉双袜。点燃清艾条2支，由针灸科医生双手分别各持1支艾条，对准双侧足小趾外侧趾甲角的至阴穴悬灸。约30分钟后，孕妇诉腹部有蠕动感，继续艾灸10分钟结束，至妇产科检查胎位已正常，足月后正常分娩一名3.5kg男婴。

在20世纪60－70年代，我院如遇胎位不正的孕妇，都转到针灸科，通过艾灸恢复正常胎位。（江苏南京秦淮区中医院陶崀主任医师医案）

启才解惑

1. 针灸矫正胎位不正疗效确切，多数人观察统计其成功率达80%以上，一般3次左右即可纠正。疗效的关键是掌握好治疗时机。临床资料表明，针灸疗法矫正胎位的最佳时机是妊娠28～32周，成功率达90%以上，32周以后则疗效稍差。在妊娠28周以前，因为胎体较小，羊水相对较多，胎儿在子宫腔内的活动范围较大，胎儿的位置和姿势容易改变，故发现胎位不正时，可暂不处理，至妊娠后期，大多可自行转成正常胎位。而妊娠32周以后，由于胎儿生长快，羊水相对减少，胎儿与子宫壁更加贴近，胎儿的位置及姿势相对固定，此期治疗效果就差。

2. 针灸治疗后，指导患者做胸膝卧位 10～15 分钟，能提高疗效。

3. 因子宫畸形、骨盆狭窄、盆腔肿瘤等因素导致的胎位不正，不适合针灸治疗。应尽早转妇产科处理，以免发生意外。

第十一节　滞产

滞产，又称"难产"，是指妊娠足月临产时胎儿不能顺利娩出，总产程超过 24 小时。现代医学称为"异常分娩"，常见于子宫收缩异常（即产力异常），骨盆、子宫下段、子宫颈、阴道发育异常（即产道异常），胎位异常或胎儿发育异常等情况下。针灸主要针对产力异常引起的滞产。

中医学认为，滞产的发生有虚、实两种因素。虚主要是气血虚弱；实主要是气滞血瘀。无论何种因素，均是由于胞宫的收缩力不足而不能顺利分娩。

【临床表现】

子宫收缩乏力，收缩持续时间短、间歇时间长且不规则。当子宫收缩达高峰时，腹部不隆起，不变硬。或子宫收缩不协调，产妇自觉收缩力强，呈持续性腹痛、拒按，烦躁不安，呼痛不已，但宫底收缩力不强（子宫收缩在中部或下段强，属于无效宫缩）。产程延长，总产程超过 24 小时。

产科检查：宫颈口不扩张，胎先露不下降。

1. 气血虚弱　腹部隆起不明显或隆起时间短，坠胀阵痛不甚，面色苍白，神疲倦怠，气短而喘，脉沉细弱或脉大而虚。

2. 气滞血瘀　腹部持续隆起而不松软，腰腹疼痛剧烈、拒按，面色晦暗，烦躁不安，精神紧张、恐惧，脉沉实或弦紧。

【治疗方法】

1. 治则　调理气血，行滞催产，气血虚弱者针灸并用，补法为主，补泻兼施；气滞血瘀者只针不灸，泻法为主，补泻兼施。

2. 处方　选穴膻中、合谷、三阴交、至阴、独阴。

3. 方义　膻中属任脉，为气之会穴，能调理胞宫气机，助产力而降气下胎；合谷是手阳明大肠经原穴，主调气分；三阴交是足三阴经的交会穴，主调血分；二穴配合，补合谷以助气行，泻三阴交以助血行，气行血行则能行滞化瘀以催产；至阴是足太阳经井穴，独阴为经外奇穴，二穴均能益肾气、理胞脉，为催产下胎之经验效穴。诸穴合用，补则益气助力，泻则行滞化瘀，能使气血调和，胎儿应针而下。

4. 加减　气血虚弱者加足三里补益气血，助力降胎；气滞血瘀者加太冲理气行滞，化力催产；神疲心悸者灸气海、针内关益气宁心；腹痛剧烈灸气冲、针地机通络止痛。

5. 操作　针膻中将针尖向下平刺 1～1.5 寸，以提插配合捻转补法或平补平泻法，使气向下行至腹部；合谷直刺 1 寸，补法；三阴交直刺 1.2 寸，泻法；至阴、独阴斜刺 0.3 寸左右；腹部穴位只用灸法，不宜针刺。留针 1 小时或至产妇宫缩规律而有力为止。留针期间，每隔 5 分钟行针 1 次。

6. 其他疗法

（1）电针：取至阴、独阴二穴。各刺入 0.3 寸，接电针仪，用疏密波强刺激 60 分钟或产妇宫缩规律有力为止。

（2）耳针：取子宫、神门、皮质下、内分泌、肾等穴。毫针中度刺激，每隔 5 分钟行针 1 次。

（3）穴位注射：用催产素、川芎、红花注射液适量或维生素 B_1 200mg 一次性注入上穴。

启才解惑

1. 针灸对产力异常引起的滞产具有明显催产作用。

2. 滞产时间过长，对产妇和胎儿健康危害极大。因此，对病情危重者，应采取综合治疗措施。必要时立即手术处理。

3. 对子宫畸形、骨盆狭窄等原因引起的滞产，应做其他处理，以免发生意外。

第十二节　胞衣不下

胞衣不下又称"胎衣不下""儿衣不下""息胞"，指胎儿娩出后30分钟以上，胎盘仍不能自然娩出。现代医学称为"胎盘滞留"。主要由气虚、血瘀、寒凝导致胞脉气血运行不畅、胞宫活动功能减弱引起。

【临床表现】

产后30分钟以上胎盘仍不能自然娩出，小腹或胀或痛，阴道出血（量多、色淡或量少夹有血块）。

产科检查：子宫略大，小腹压痛，按之有块。

1. **气虚**　胎盘不出，小腹微胀，按之有块但不坚，阴道出血多、色淡，头晕神疲，气短心悸，面色㿠白，舌淡，苔薄白，脉细数无力。

2. **血瘀**　胎盘不出，小腹刺痛、拒按，按之有硬块，阴道少量出血且有血块，胸腹胀满，舌紫暗，苔薄白，脉沉弦。

3. **寒凝**　胎盘不出，小腹冷痛，按之有包块，阴道少量出血且有血块，面色苍白，畏寒肢冷，舌淡，苔薄白，脉沉紧。

【治疗方法】

1. **治则**　补益元气，理气化瘀，温经散寒，针灸并用，气虚用补法，血瘀、寒凝用泻法。

2. **处方**　以任脉腧穴为主，选穴气海、关元、三阴交、独阴。

3. **方义**　气海补益元气，温运胞宫；关元调理胞脉，化浊逐瘀；三阴交补则养血益气，泻则行瘀导滞；独阴为理胞宫、下胞衣之经验效穴。

4. **加减**　气虚加膻中、足三里补气而运胞宫；血瘀加中极、天枢、地机制气化瘀而下胞衣；寒邪凝滞加灸神阙、气穴温通胞脉，化浊导滞。

5. **操作**　气海、关元忌深刺，以防刺伤胞宫，补法或施灸，也可行温针灸法；三阴交、独阴以泻法为主，补泻兼施，也可加灸。

6. **其他疗法**

（1）电针：取合谷、三阴交，针刺得气后接电针仪，用疏密波，强度以患者能耐受为度，留针20分钟。

（2）耳针：取交感、皮质下、腹、内生殖器。毫针强刺激，留针20分钟左右。

启才解惑

针灸疗法对本病的轻症、短时间内出血不多者安全有效。病情较重、出血偏多者宜采用注射子宫收缩剂或手术剥离胎盘法。若大量出血并见虚脱晕厥者应即时采取中西医结合急救措施。

第十三节 恶露不下

产妇在分娩后3周内，残留于胞宫内的余血、浊液（即"恶露"）应自然排净，若产后恶露留滞于胞宫不能排出，或排出甚少称"恶露不下"。其基本病机是冲任经脉瘀滞，胞脉气血运行不畅。常由于气滞和寒凝等因素导致。

【临床表现】

产妇在分娩3周内，残留于胞宫内的余血、浊液仍滞留于胞宫不能排出，或下之甚少，下则伴有血块，小腹疼痛。

妇科检查见子宫略大、稍硬，触压疼痛。

1. **气滞血瘀** 小腹胀满疼痛或胸胁胀满（胀甚于痛），嗳气，善太息，舌紫暗或有瘀斑，苔薄白，脉弦涩。

2. **寒凝血瘀** 小腹冷痛，得热则减，面色苍白隐青，畏寒肢冷，舌紫暗或隐有瘀斑，苔薄白，脉弦涩。

【治疗方法】

1. **治则** 温经散寒，理气化瘀，针灸并用，补泻兼施（先泻后补或平补平泻）。

2. **处方** 以任脉和足太阴脾经腧穴为主，选穴关元、气海、地机、三阴交。

3. **方义** 关元、气海调冲任，理胞宫，温通胞脉，化瘀行血；地机是足太阴脾经郄穴，为血中气穴，理气行滞，活血化瘀；三阴交属足太阴，通于任脉及肝、肾两经，健脾、疏肝、益肾，为理血要穴，活血化瘀，疏通胞脉。

4. **加减** 气滞血瘀加太冲、膈俞疏肝理气以化瘀滞；寒凝血瘀加灸神阙、天枢温通胞脉，散寒化瘀；小腹痛甚加刺天枢、归来化瘀通络止痛；胸腹胀甚加内关、期门宽胸理气，疏肝解郁。

5. **操作** 关元、气海直刺1寸或向下斜刺，或用温针灸法；地机、三阴交均向上斜刺，也可加灸。本病属本虚标实证，故宜平补平泻或先泻后补。

6. **其他疗法**

（1）电针：取针灸主穴2～4个，针刺得气后接电针仪，用疏密波，强度以患者能耐受为度，每次20～30分钟。每日1次。

（2）耳针：取内生殖器、皮质下、内分泌、交感、神门。每次选2～3穴，弱刺激，留针15～20分钟；也可用耳穴埋针法、压籽法、压磁法。

启才解惑

1. 产后恶露属余血、浊液，若停蓄胞宫不下，可引发多种产后杂证，故宜积极治疗。

2. 针灸治疗本病疗效较好。临床也可配合中药调和气血，提高疗效。

3. 本病为本虚标实之证，治疗时应标本兼顾，加以调理。针灸并用，补泻兼施。

第十四节 恶露不绝

产妇在分娩后3周内，阴道有残留于子宫内的余血、浊液溢出，是谓"产后恶露"，属正常现象。若产后3周以上仍有阴道出血、溢液者，称"恶露不绝"，又称"恶露不止""恶露不尽"。本病相当于现代医学的晚期产后出血、胎盘附着面复旧不全、部分胎盘残留、蜕膜残留、产褥感染等。其本质是冲任不固，气血运行失常，溢出体外。常由于气虚失摄、血热内扰、气血瘀滞等因素而引发。

【临床表现】

以产后3周以上仍有阴道出血、溢液为主症。可表现为产后20天以上突然出血或多次反复出血；也可于产后2周左右突然出血，而后淋漓不断，持续3周以上。排出物有异味，并伴有低热和全身不适等症状。

妇科检查可见子宫大而软，宫口松弛，有时可触及残留组织。必要时做子宫刮出物病理检查。

1. 气虚失摄 恶露量多或淋漓不断，色淡、质稀、无异味，小腹空坠，神倦懒言，气短自汗，面色㿠白，舌淡，苔薄白，脉缓无力。

2. 血热内扰 恶露量多，色红质稠，有臭秽之气，面色潮红，身有微热，口燥咽干，舌红，苔薄黄，脉细数。

3. 气血瘀滞 恶露量少，淋漓不爽，色紫暗、有血块，小腹疼痛、拒按（按之有包块），舌有瘀点或紫斑，脉弦涩或弦紧。

【治疗方法】

1. 治则 固摄冲任，清热凉血，散瘀止血，气虚者针灸并用，补法；血热、气血瘀滞者只针不灸，泻法。

2. 处方 以任脉和足太阴脾经腧穴为主，选穴关元、气海、血海、三阴交。

3. 方义 新产之后，元气大伤，冲任不固。关元、气海位于脐下丹田部位，邻近胞宫，穴属任脉，通于足三阴经，人身元气从此而发，补关元、气海则能益元气、固冲任、调理胞宫，令血归经，有益气摄血和益气生血之效；血海、三阴交同属足太阴脾经，为理血调经之要穴，用补法则理血补血以生新血，用泻法则通络活血而化瘀，用平补平泻法则养阴凉血而清虚热。诸穴合用，以扶正为主，兼清余邪，调理冲任、统摄血行。

4. 加减 气虚失摄加足三里、脾俞健脾益气，摄血生血；血热内扰加中极、行间、然谷疏散热邪，兼清虚热；气血瘀滞加地机、膈俞理气活血化瘀，使瘀血散尽，血自归经；小腹空坠者加灸百会升阳举陷；腹痛拒按者加灸归来温通胞脉，化瘀止痛。

5. 操作 关元、气海二穴直刺1寸，不宜深刺，以免伤及尚未复原的胞宫，用补法或温针灸法；气虚失摄者，刺血海、三阴交，先泻后补，使益气摄血而不留余邪；气血瘀滞及血热内扰者，刺法亦应以补泻兼施，使泻邪而不伤正气，益气而不留瘀浊。

6. 其他疗法

（1）电针：取针灸主穴，针刺得气后接通电针仪，用疏密波，强度以患者耐受为度，每次20～30分钟。

（2）耳针：取内生殖器、皮质下、交感、内分泌。弱刺激，每次15～20分钟；也可用埋针法、压籽法、压磁法。

启才解惑

1. 针灸治疗产后恶露不绝疗效较好。

2. 产后患者多虚，泻勿忘补虚，故临床多用补泻兼施之法。

3. 患者应卧床静息，安定情绪；饮食宜清淡而富含营养，忌食生冷；注意生活起居，调适寒温，避免过热及着凉；不宜过劳，禁忌房室。

第十五节　产后乳少

产后乳少又称"产后缺乳""乳汁不足""乳汁不行"。以产后哺乳期初始就乳汁甚少或乳汁全无为主症。哺乳中期月经复潮后乳汁相应减少，属正常生理现象；产妇因不按时哺乳，或不适当休息而致乳汁不足，经纠正其不良习惯，乳汁自然充足者，也不能作病态论。本病分虚、实两端：虚者因产妇素来体虚，或产后营养缺乏、气血亏虚，乳汁化生不足而量少；实者因情志不舒、肝郁气滞、乳络不通，乳汁不行而乳少或乳汁不通。

【临床表现】

产后哺乳期初始，乳汁分泌量少或乳汁全无，乳房发育正常，无明显器质性病变。

1. **气血亏虚**　新产之后乳汁甚少或全无，乳汁清稀，乳房柔软无胀感，面色无华，头晕目眩，心悸怔忡，神疲食少，舌淡，少苔，脉细弱。

2. **肝郁气滞**　产后乳少而浓稠或乳汁不通，乳房胀满而痛，时有嗳气，善太息，舌苔薄黄，脉弦细。可伴有微热，胸胁胀痛，胃脘胀闷，食欲缺乏。

【治疗方法】

1. **治则**　气血亏虚者补益气血，针灸并用，补法；肝郁气滞者疏肝解郁，通络下乳，只针不灸，泻法。

2. **处方**　以足阳明经腧穴为主，选穴膻中、乳根、少泽、足三里。

3. **方义**　膻中位于两乳之间，为气之会穴，补法能益气养血生乳，泻法能理气开郁通乳；乳根属多气多血之足阳明经，位于乳下，既能补益气血、化生乳汁，又能行气活血、通畅乳络；少泽为手太阳经井穴，五行属金，能疏泄肝木之郁，善通乳络，为生乳、通乳之经验效穴；足三里属足阳明胃经合穴，五行属土，乃"土中之土穴"，既益气生血，又疏肝解郁。

4. **加减**　气血亏虚可酌情选加气海、血海、膈俞、脾俞、胃俞、三阴交补益气血，化生乳汁；肝郁气滞加期门、内关、太冲疏肝理气，通络下乳。

5. **操作**　膻中穴向两侧乳房平刺 1～1.5 寸；乳根向乳房基底部平刺 1 寸，使乳房出现微胀感；少泽浅刺 2～3 分，留针 20～30 分钟。

6. **其他疗法**

（1）耳针：取肝、脾、肾、内分泌、皮质下。毫针轻刺激，每次 20～30 分钟；或用压籽法、压磁法。

（2）电针：双乳根针刺得气后接电针仪，用疏密波弱刺激，使患者稍有针感即可，每次 20～30 分钟。每日 1 次。

（3）穴位注射：取膻中、乳根（双）、足三里（双）。以当归注射液 4ml 或人胎盘组织液 4ml，混匀后注入穴内，每穴 1～2ml。每日或隔日 1 次。

启才解惑

1. 针灸治疗产后乳少疗效明显。

2. 产妇应加强营养，适度休息，调摄精神，纠正不正确哺乳方法。

3. 对因乳汁排出不畅而有乳房胀满者，应促其挤压排乳，以免并发乳腺炎。

第十六节　子宫脱垂

子宫脱垂是指子宫从正常位置沿阴道下垂，子宫颈外口达坐骨棘水平以下，甚至子宫全部脱出于阴道口外，属于中医学"阴挺"的范畴。常由于产妇素来体质虚弱，产伤处理不当，产后过早参加体力劳动而腹压增加，或能导致肌肉、筋膜、韧带张力降低的各种因素引起。

中医学很早就对本病有了明确的认识，又称之为"阴脱""阴菌""阴痔""阴疝"等。《医宗金鉴·妇科心法要诀》中说："妇人阴挺，或因胞络伤损，或因分娩用力太过，或因气虚下陷、湿热下注。阴中突出一物如蛇，或如菌，如鸡冠者，即古之'癫疝'类也。"本病初发主因以虚（脾肾气虚），病久则生湿化热，湿热下注，形成虚实夹杂（本虚标实）之候。

【临床表现】

子宫位置低下甚至脱出于阴道之外。根据病情分为3度：轻度（Ⅰ度）表现为子宫体下降，子宫颈外口位于坐骨棘水平以下，但仍在阴道口内，腹压增加时脱出，休息或卧床后能自动回缩；中度（Ⅱ度）：子宫颈及部分子宫体脱出阴道口外，不经手回纳不能复位回缩；重度（Ⅲ度）：整个子宫体脱出于阴道口外，回纳困难，脱出的子宫黏膜因与衣裤摩擦，可出现糜烂、溃疡、感染、脓性分泌物渗出。

1. 脾肾气虚　子宫下垂，小腹及会阴部下坠感，过劳则加剧，平卧则减轻。伴四肢乏力，少气懒言，带下色白，量多质稀，腰酸腿软，头晕耳鸣，小便频数，色清。舌淡，苔白滑，脉沉细弱。

2. 湿热下注　子宫脱出日久，黏膜表面糜烂，黄水淋漓，外阴肿胀灼痛，小便黄赤，口干口苦，舌红，苔黄腻，脉滑数。

【治疗方法】

1. 治则　脾肾气虚者补益脾肾，升阳固脱，针灸并用，补法；湿热下注者清利湿热，举陷固胞，只针不灸，平补平泻。

2. 处方　以任脉腧穴为主，选穴百会、气海、关元、维道、三阴交、足三里。

3. 方义　百会位于巅顶，属于督脉，督脉起于胞宫，上行至巅顶交会诸阳经，有升阳举陷，固摄胞宫作用；气海、关元位于脐下，属于任脉，邻近胞宫，任脉也起于胞宫，有调理冲任，益气固胞作用；维道位于腰腹，交会于带脉，能维系、约束任、督、冲、带诸脉，固摄胞宫；三阴交调理脾、肝、肾，维系胞脉；足三里补中益气。

4. 加减　脾气虚加归来、脾俞健脾益气，举陷固胞；肾气虚加太溪、肾俞补益肾气，升提胞宫；湿热下注加中极、阴陵泉、蠡沟清热利湿，兼固胞脉。

5. 操作　诸穴均常规针刺，早期气虚为主者补法加灸；后期兼湿热下注者补泻兼施或平补平泻，不灸；百会从前向后平刺1～1.5寸，先针后灸或针灸同施，也可单行艾炷灸法。

6. 其他疗法

（1）电针：交替选用1～2对主穴，针刺得气后接电针仪，用疏密波弱刺激，每次20～30分钟。每日1次。

（2）耳针：取皮质下、交感、内生殖器、脾、肾。每次选2～3穴，毫针弱刺激，每次20分钟；或用压籽法、压磁法。

（3）穴位注射：取关元俞、气海俞、肾俞、足三里。每次选2穴，用维生素B_1、维生素B_{12}、三磷酸腺苷二钠、人胎盘组织液或人参、黄芪、复方当归注射液等，任选1种，每穴注入1～2ml。每日1次。

<hr>

启才解惑

1. 针灸对Ⅰ度、Ⅱ度子宫脱垂疗效明显；对Ⅲ度患者宜针药并用，综合治疗。

2. 治疗期间指导患者做提肛练习。

3. 积极治疗引起腹压增高的病变，如习惯性便秘，慢性支气管炎等。

4. 治疗期间患者应注意休息，切勿过于劳累，不宜久蹲及从事担、提重物等体力劳动。

第十七节 不孕症

不孕系指育龄妇女在与配偶同居 2 年以上，配偶生殖功能正常，又未采取避孕措施的情况下而不受孕；或曾有孕育史，又连续 2 年以上未再受孕者。前者称"原发性不孕症"，后者称"继发性不孕症"。中医学称为"绝嗣""绝嗣不生"。唐代《备急千金要方》称前者为"全不产"，称后者为"断续"。

现代医学认为，临床上本病有绝对不孕和相对不孕之分。因生理因素造成终生不能受孕者称"绝对不孕"；经治疗后受孕者称"相对不孕"。导致不孕的因素很多，有中枢性的影响、全身性疾病、免疫因素、卵巢局部因素、输卵管因素、子宫因素、阴道因素等。

中医学认为，先天肾虚胞寒，冲任血虚，气滞血瘀，痰湿阻滞等，均可导致不孕。

【临床表现】

排除男方不育和自身生殖系器质性病变等因素，女性在与配偶同居、并未避孕的情况下 2 年未孕。伴有月经不调或痛经、闭经等。

1. 肾虚胞寒 月经不调，量少色淡，腰酸腹冷，带下清稀，性欲淡漠，舌淡，苔薄白，脉沉细而弱。

2. 冲任血虚 月经推后，量少、色淡或经闭，面黄体弱，疲倦乏力，头昏心悸，舌淡，少苔，脉沉细。

3. 气滞血瘀 月经推后或先后不定期，量少、色紫有血块，经前乳房及胸胁胀痛，腰膝疼痛拒按，舌紫暗或有瘀斑，脉弦涩。

4. 痰湿阻滞 月经推后，量少色淡，白带量多、质稠，形体肥胖，面色㿠白，口腻纳呆，大便不爽或稀溏，舌胖色淡，边有齿痕、苔白腻，脉滑。

【治疗方法】

1. 治则 肾虚胞寒、冲任血虚者益肾暖宫，调和冲任，针灸并用，补法；气滞血瘀、痰湿阻滞者行气活血，化痰导滞，以针刺为主，泻法。

2. 处方 关元、子宫、归来、三阴交、次髎、秩边。

3. 方义 关元属于任脉，位于脐下，邻近胞宫，能补肾经气血、壮元阴元阳，针之调和冲任，灸之温暖胞宫；子宫、归来是治疗不孕症的经验效穴，通胞络、化瘀滞；三阴交属脾经，通于任脉和肝、肾诸经，既能健脾化湿导滞，又能疏肝理气行瘀，还能补益肾阴、肾阳，调和冲任气血；次髎、秩边位于骶部，邻近胞宫，能够促进盆腔的血液循环，调经助孕。数穴合用，补益先天之本，调理后天之气，故能促成胎孕。

4. 加减 肾虚胞寒加灸肾俞、命门、神阙补益肾阳，暖宫散寒；冲任血虚加气海、血海益气养血，充实胞脉；气滞血瘀加太冲、膈俞行气活血，疏肝解郁；痰湿阻滞加丰隆、阴陵泉化痰通络，利湿导滞。

5. 操作 关元、子宫、归来针刺补法加灸或平补平泻；三阴交虚补实泻，也可加灸；次髎、秩边要求针尖朝前阴方向刺入 2～3 寸，有针感向前阴放散为佳。

6. 其他疗法

（1）隔药灸法：选用温肾助阳、行气化瘀类中药方剂，共研细末，填于神阙穴，上置生姜片以大艾炷灸之，随年壮。每日 1 次。

（2）耳针：取内分泌、内生殖器、肾、皮质下。毫针弱刺激，每次 20～30 分钟；或施行埋针法、压籽法、压磁法。

（3）穴位注射：用当归、丹参、川芎、红花注射液或人胎盘组织液（均 4ml）选择性注入上述 2～3 穴，每次每穴 2ml。月经干净后 5～7 天开始治疗，经期停针，2～3 个月经周期为 1 个疗程。

【验案举例】

例1：毛某，女，32 岁，已婚，国企员工，四川成都市都江堰人，现居峨眉。2019 年 1 月 22

日初诊。

主诉：婚后三年余未孕（未避孕），试管婴儿失败1次。

病史：患者自15岁月经初潮，月经周期推后、痛经，2016年结婚因备孕且月经推迟去医院检查出多囊卵巢综合征（PCOS）。始在外院行多囊卵巢治疗，共促排卵6次，怀孕3次，均生化妊娠；行试管婴儿促排，取卵23枚，配12胚胎，2枚冻胚，1囊胚，移植2冻胚，生化妊娠。患者遂来叁仁堂中医馆就诊，做移植前调理。

刻诊：患者既往月经规律，15岁初潮，5～7天/45～90天，月经量适中，色红，质稠，夹血块，小腹疼痛，坠胀，腰酸。末次月经时间（Lmp）：2019年1月10日，6天净，月经量适中，色暗红，夹血块，小腹疼痛，坠胀，腰酸，白带色白，无异味，无阴痒。现患者纳可，眠欠佳，无明显口干口苦，情志不舒，郁闷，二便调，舌质红，边有瘀斑，苔薄黄，脉弦滑。

2019年1月12日外院阴道B超：子宫前后径3.7cm，内膜厚0.3cm，右侧卵巢大小为3.5cm×2.7cm×1.9cm，内可见17个卵泡0.3～0.7cm，左侧卵巢大小为3.0cm×2.4cm×1.8cm，内可见12个卵泡0.3～0.7cm。

诊断：中医辨证：不孕症（肾虚肝郁血瘀证）。

西医诊断：不孕不育病，多囊卵巢综合征。

治疗方法如下。

（1）针灸：天枢、子宫、中脘、中极，三阴交、合谷、太冲，配以两组电针穴位：①天枢、子宫；②三阴交，留针30分钟。

（2）督脉灸：持续90分钟，患者卵泡处于成长中期，激发阳气促进卵泡发育。

（3）中药：①卵泡期服用首乌藤30g、白芍（炒）、菟丝子、墨旱莲各20g，车前子（盐）15g，白术（炒）、香附（醋）、熟地黄、女贞子（酒）、淫羊藿、覆盆子各10g，川芎、枸杞子、五味子各6g，紫河车粉3g。14剂，每日1剂，热水兑为600ml，分3次服。②经期方服用益母草30g，黄芪、赤芍各20g，败酱草15g，桂枝12g，茯苓、蒲黄、桃仁、红花、川牛膝各10g，川芎、炮姜各6g。3剂，每日1剂，每次兑2000ml，热水分8次冲服。③中成药服用逍遥丸，口服，每次8粒，每日3次；定坤丹×6盒，每次半支，每日2次。

（4）生活指导：①7时以前起床，顺应大肠经的流注时间，排出大便，保持盆腔环境正常。②8时以前吃早餐，保持胃经水谷之海充足，促进卵子的生长。③23时之前入睡，保持肝胆经的正常运行，使阳气入阴，身体得到充足的休息。④嘱患者下月月经第二天抽血查激素P、E_2、FSH、LH，查阴道B超。

二诊：2019年2月24日复诊，睡眠、情志不舒较前明显改善，舌质红，苔薄腻，脉弦。末次月经时间：2019年2月18日，5天净，色鲜红，夹少许血块，小腹隐痛，无明显腰酸，经前及经期乳房胀痛。现月经周期第7天。治疗方法调整如下。

（1）中药：①卵泡期服用首乌藤30g，白芍、熟地黄、女贞子、菟丝子、墨旱莲各20g，车前子15g，白术、山药、香附、酸枣仁、覆盆子各10g，川芎、五味子、枸杞子各6g，紫河车3g。14剂，每日1剂，热水兑为600ml，分3次服用。②经期服用益母草30g，黄芪、赤芍各20g，桂枝12g，茯苓、红花、蒲黄、桃仁、川牛膝各10g，川芎、炮姜各6g。2剂，每日1剂，每次兑2000ml，热水分8次冲服。

（2）生活指导同前。

三诊：2019年4月10日复诊，纳眠可，二便调，舌质红，苔薄白，脉弦。末次月经时间：2019年3月20日，5天净，现月经周期第20天。2019年4月10日外院阴道B超：子宫前后径4.0cm，内膜厚0.8cm，右侧卵巢可见一个2.0cm×1.8cm优势卵泡。治疗方法调整如下。

（1）中药：黄芪、黄精、白芍、续断、菟丝子各20g，党参、杜仲、白术、山药、桑寄生、山茱萸、淫羊藿各10g，炙甘草6g。10剂，每日1剂，热水兑为600ml，分3次，每次冲服阿胶3g。

（2）同时给予患者电针、督灸促排卵治疗，指导同房时间。

四诊：2019年4月25日就诊，偶有腰酸，无腹痛，无阴道出血，情绪尚可，舌质红，苔薄腻，脉滑。外院孕检三项：人绒毛膜促性腺激素（HCG）：154.15U/L；雌二醇（E）$_2$：265pg/L；孕酮（Prog）：30.3ng/L。治疗方法调整如下。

（1）中药：仙鹤草30g，黄精、黄芪、白芍、续断、菟丝子各20g，党参、白术、山药、杜仲、桑寄生、山茱萸、酸枣仁各10g，甘草6g。7剂，每日1剂，热水兑为600ml，分3次每次冲服阿胶3g。

（2）中成药：生脉饮×2盒，每次1支，每日2次。

随访患者，于2019年12月顺产一男婴。

患者自初潮月经周期推后，天癸、肾气虚，诊断为多囊卵巢综合征，患者求子心切，且促排试孕、试管婴儿数次均未成功，肝气郁结，久病化瘀，故中医辨证为"肾虚肝郁血瘀证"。治疗方法多样，中药、针灸、督灸、生活指导等，心理疏导当以鼓励患者以安之，患者前来调理，实则是为试管移植前调理，经调理后患者自然受孕，患者泣不成声，万分感谢，患者能遂心愿，与祖国医学之博大精深密切相联，现多囊卵巢综合征患者不孕众多，当总结此次经验，助更多求子者达成心愿，是吾等上下勇求索之动力。

例2：沈某，女，24岁，江苏人。2021年4月3日就诊。

主诉：月经周期不规律、经迟数年。

病史：月经周期不规律，每次月经推迟1周，而且量少。常感腹部以及四肢怕冷，手脚甚至有冰冷之感。婚后二年多没有怀孕，急切想怀上一个宝宝，还准备去国外做试管婴儿。

查体：舌头中间有浅裂痕、舌下络脉颜色稍暗紫、舌苔薄白，脉象沉紧。

诊断：不孕（宫寒，肾阳虚弱、命门火衰）。

治疗方法如下。

（1）1号营养液（黄芪精华提取液）：天宗穴开背0.05ml，大椎穴（梅花点阵、穴外两圈各6点）各0.075ml/点，大杼至膈俞各0.05ml/穴，肩髃、肩髎、巨骨、秉风、肩中俞各0.1ml/穴。

（2）2号营养液（当归、川芎、藏红花精华提取液）：长强至命门、阿是穴，膀胱经脾俞至膀胱俞各0.1ml；肝俞、胆俞各0.05ml。

（3）第1～3次加强穴：膻中、关元、子宫（脐下4寸的中极穴旁开3寸）、内关用1号营养液各0.075ml/穴；八髎穴、足三里、三阴交、涌泉穴用2号营养液各0.1ml。

穴位健康调理3次之后，月经开始规律，经量明显增多。腹部和四肢怕冷明显好转，脚心都暖暖的。现在已经成功怀孕，和老公梦寐以求的心愿终于实现了。患者表示等自己生下宝宝以后，一定要再过来继续做产后调理，让自己一直年轻、健康下去。[上海漾亮医疗美容医院弟子张燕（心羽）医师医案]

例3：患者，女，33岁，已婚，家庭主妇，德国籍巴西人。2012年11月13日诊治。

主诉：婚后多年不孕伴肥胖8年。

病史：婚后多年不孕，月经后期量少。曾于香港医院检查，诊断为"原发性甲状腺功能减退症、多囊卵巢综合征"，予左甲状腺素钠片（优甲乐）口服至今，甲功指标定期复查均正常，并一直坚持锻炼，仍未孕。饮食、睡眠及大小便均可。因丈夫被德国政府派驻中国深圳工作，作为随行家属一同前来，为求针灸治疗前来我处。

查体：体型偏胖，舌质淡、舌苔薄白腻，脉滑、尺脉弱。

诊断：中医辨证：不孕、月经失调、肥胖（均为脾肾阳虚兼痰湿闭阻型）。

西医诊断：原发性甲状腺功能减退症、多囊卵巢综合征（PCOS）、不孕症。

治疗：以补益脾肾、祛湿通络为法则，针灸、耳穴、饮食及运动为治法。

（1）针刺：中脘、气海、关元、天枢、大横、子宫、中注、四满、气穴、曲池、合谷、足三里、丰隆、三阴交、太溪、太冲，除了任脉穴外，其他均取双侧。患者取卧位，常规消毒及针刺，得气后，天枢及大横穴接电针仪，连续波刺激，留针30分钟。每周二、四、六各治疗1次，12次为一个疗程（如遇经期则停针）。

（2）耳压：取内分泌、内生殖器、脾（胃）、肾（皮质下）、饥点。内分泌、内生殖器、饥点均为双侧，脾（胃）、肾（皮质下）分别各贴左、右耳。每日三餐前各捏压1次，每次2分钟。每周1次，4次为一个疗程（如遇经期则停针）。

（3）其他：清淡饮食，三餐定时定量、八成饱，勿过食生冷及肥甘厚味；每日或隔日坚持户外中小强度有氧运动1小时；继续口服优甲乐；定期内分泌科定期复查。

经过一个多月的治疗，患者体重较初诊时减轻4kg，达到理想体重。因遇圣诞假期，患者夫妇二人赴国外邮轮旅游。在国外旅游期间发现已怀孕，但因外地旅游未及时诊疗保胎，出现自然流产。

流产后半年，患者欲再次怀孕，故于2013年5月14日再次来我处针灸。又经过按照原法针灸、耳穴治疗一个疗程后，患者再次怀孕。考虑到患者高龄、甲状腺功能减退及流产病史，故予以调整优甲乐用量，并在市妇幼保健院予黄体酮保胎。于次年（2014年）顺利产下1女。

2016年5月，患者因想孕育二胎，再一次来我处要求针灸助孕。还是按照原法并配合艾灸（丹田灸）治疗，约2个疗程后，患者因陪丈夫回德国述职，返德期间，患者发现再次怀孕，要求保胎。但德国医疗制度禁止任何保胎措施，故患者只好又自然流产了，实为憾事。针灸助孕的客观疗效不仅在国内被证实，也逐渐为外国友人所认同及采用。（深圳市中医院曹雪梅主任医师医案）

启才解惑

1. 针灸治疗不孕症有一定疗效。但治疗前必须排除男方或自身生理因素造成的不孕，必要时做有关辅助检查，以便针对原因选择不同的治疗方法。

2. 对不孕症患者应重点了解性生活史、月经、流产、分娩、产褥、是否避孕及其方法、是否长期哺乳、有无过度肥胖和第二性征发育不良以及其他疾病（如结核病）等情况。

3. 针灸治疗不孕症难度较大，疗程较长，需要患者的长期配合，坚持治疗。

第11章
外科病证

第一节 疔疮疖肿

疔疮疖肿是外科常见的急性化脓性疾病，因其初起形小根深，坚硬如钉而得名。一般轻的为"疖肿"，严重的为"疔疮"。根据其发病部位和形状的不同而有不同的名称，如生于水沟部位的"水沟疔"；生于颏部的"承浆疔"；生于迎香穴附近的"迎香疔"；生于口唇部的"唇疔"；生于指甲旁的"蛇眼疔"；生于掌心的"托盘疔"；生于足心的"涌泉疔"；发于四肢呈红丝显露的"红丝疔"。

中医学认为，本病常因恣食膏粱厚味、醇酒辛辣，脏腑火毒积热结聚；或感受火热之邪、昆虫叮咬、抓破皮肤，复经感染毒邪，蕴蒸肌肤，以致火热之毒结聚于肌肤，经络气血凝滞而成。

西医学的疖、痈、急性甲沟炎、急性淋巴管炎可归入本病。其病理改变为急性化脓性炎症，有组织充血、渗出，中性粒细胞聚集等。

【临床表现】

以患处皮肤粟米样红疖、根深坚硬、状如钉头且红肿热痛为主症。常伴有恶寒、发热、口渴、便干、溲赤等症状。发于面部、鼻、上唇及其周围的疔疮，最为险恶（称"危险三角区"），其疔毒可随经络流窜于脑络而见高热、头痛、呕吐、神昏等，是谓"疔疮走黄"。

实验室检查可见血白细胞总数及中性粒细胞增高。

【治疗方法】

1. **治则**　清热解毒，消肿止痛，以针刺为主，泻法。

2. **处方**　以督脉腧穴为主，选穴身柱、灵台、合谷、委中。

3. **方义**　身柱、灵台为督脉经穴，督脉统率诸阳经，针之能清泻阳经郁热火邪，为治疗疔疮之经验效穴；合谷为手阳明大肠经原穴，阳明经多气多血，又上达面部，可泻阳明火毒，对面部疔疮尤为适宜；委中为足太阳经之合穴，别名"血郄"，刺络出血可清泻血中蕴热而消肿止痛，寓"菀陈则除之"之意。

4. **加减**　火毒炽盛加曲池、大椎、曲泽以泻火解毒；火毒入营加病变所属经脉之郄穴刺络出血以泻营血之火毒，凉血活血消肿。另外尚可根据患部所属的经脉配穴，如唇疔加隐白、商阳、内庭；托盘疔加内关、郄门、阴郄；手指蛇头疔加二间等。或用经脉首尾配穴法，如发于食指商阳穴处的疔疮可取对侧的迎香穴；红丝疔应在红丝的尽处依次点刺出血；疔疮走黄者加刺水沟、十二井穴、百会、内关以醒神开窍、镇痉宁神。

5. **操作**　本病的治疗以点刺出血为主，各腧穴均可用三棱针点刺出血3～5滴；也可加拔火罐使出血量增多；还可在疖肿部位采用隔蒜灸法，每处疖肿灸3～5壮。

6. **其他疗法**

（1）挑治：取背部肩胛间区丘疹样阳性反应点3～5个，用三棱针刺破表皮，挑断白色纤维，使出血 3 ～ 4 滴。

（2）耳针：取神门、肾上腺、枕、疔疮相应部位。每次选 2 ～ 4 穴，毫针中强度刺激；也可用王不留行籽贴压。

【验案举例】

例1：患者，男，47 岁。2019 年 3 月 12 日就诊。一周前无明显诱因，脖子后出现 5.0cm×6.0cm 范围大片红肿，质地较硬，疼痛并压痛，皮肤温度高，中央破溃，有脓性分泌物流出，口服抗生素无效。

治疗：患者侧卧，充分暴露患部，在红外线灯照射下，施行刺血拔火罐：先在局部用 75% 酒精消毒，然后将火罐直接拔于创口上，待脓血及坏死组织全部被吸出并有新鲜血液流出时，将罐取下，然后再次消毒，选用 1cm 毫针中央破溃处直刺，周围红肿处围刺，斜刺，留针 30 分钟。最后以白糖外敷伤口。次日再拔火罐时先用无菌针头将创口周围皮肤刺破，拔火罐时可见仅有少量脓液流出。总共治疗 3 次，创面愈合，皮肤平整，无突起。（辽宁大连王雪芳中医师医案）

例2：王某，女，32 岁，2019 年 7 月 5 日就诊。主诉多发性"疖瘩"2 年余。2 年来，后背、上下肢、臀部多处长结节状疔疮，此伏彼起，时好时坏，痛痒兼作，破后则流脓血。曾经中西医多家医院诊治，服用中西药，服药期间尚可，停药即发，故前来针刺治疗。背部和四肢可见散在疖肿疔疮旧痕，舌苔白；脉弦。取穴曲池、血海、合谷、背部红色结节反应点。以毫针刺入穴位，泻法。隔日治疗 1 次，每周治疗 3 次。

第 5 次治疗时背部又起一新的疔疮，有痛痒感。上方加针刺合谷、风池穴。七诊时，疔疮消失。十诊时上下肢又分别长出疔疮 2 处，影响骑自行车。取背部肝俞、肺俞穴附近阳性反应点，挑刺放血，辅以拔罐。此法应用 4 次，疔疮消失。其后以曲池、血海、合谷穴针之，后背阳性反应点挑刺放血加拔罐，交替进行，共治疗 20 次，临床痊愈。微信随访一直未复发。（辽宁大连王雪芳中医师医案）

启才解惑

1. 针灸治疗疔疮有一定疗效。

2. 疔疮初起红肿发硬时，切忌挤压（尤其是面部的"危险三角区"），患部也不宜针刺，以免引起感染扩散。

3. 疔疮走黄，证候凶险，须及时救治。如疔疮已成脓，应转外科处理。

4. 易患疔疮之人平时应忌食辛辣、鱼腥发物，力戒烟酒。

第二节　腮腺炎

流行性腮腺炎是病毒引起的急性腮腺非化脓性传染病，以耳下腮部肿胀疼痛为主要特征，属于中医学的"痄腮""蛤蟆瘟"范畴。四季均可发病，以冬、春两季多见。主要通过飞沫传播。发病年龄以学龄前后小儿为多。绝大多数患者可获得终身免疫，也有少数反复发作者。

中医学认为，本病是由于时行温热疫毒之气或外感风温邪毒从口、鼻而入，挟痰火壅阻少阳、阳明之脉，郁而不散，结于腮部所致。

【临床表现】

本病有 2 周左右的潜伏期。前驱症状可见发热、头痛、口干、纳差食少、呕吐、全身疲乏等。继而一侧耳下腮部肿大、疼痛，咀嚼困难，触之肿块边缘不清，中等硬度，有弹性，压痛，4 ～ 6 天后肿痛或全身症状逐渐消失。患者一般为单侧发病，少数也可波及对侧致两侧同时发病。成人发病，症状往往较儿童为重。如治疗不及时，部分患者可并发脑膜炎、睾丸炎、卵巢炎等。

实验室检查：早期有血清和尿淀粉酶增高，补体结合试验、酶联免疫吸附法及间接荧光检查 IgM 抗体均呈阳性。

1. **热毒袭表**　耳下腮部漫肿疼痛，皮色不红，压之有弹性感，张口困难，咀嚼不便。伴有恶寒发热、咽红等全身轻度不适。舌尖红，苔薄白或微黄，脉浮数。

2. **火毒蕴结**　腮部漫肿，疼痛较重、剧按，张口不便，咀嚼困难。伴壮热，头痛，烦躁，咽喉肿痛，大便干结，小便短赤。舌红，苔黄腻，脉弦数或滑数。

3. **热毒攻心**　腮部肿胀，高热，头痛，烦躁不安，神疲嗜睡，颈项强直，呕吐，甚则神昏不语，四肢抽搐，舌红绛，苔黄燥，脉弦数。

4. **毒邪下注**　腮部肿胀，发热，烦躁，口苦咽干，男性睾丸肿痛，女性少腹痛，舌红，苔黄，脉弦数。

【治疗方法】

1. **治则**　泻火解毒，消肿止痛，只针不灸，泻法。

2. **处方**　以手少阳、阳明经腧穴为主，选穴翳风、颊车、合谷、外关、内庭、足临泣。

3. **方义**　翳风、颊车为局部取穴，分属手少阳和足阳明经，以疏调少阳，阳明经气；合谷、外关、内庭、足临泣为手足阳明和少阳经远端腧穴，清泻阳明、少阳之郁热，导热下行，通络消肿。

4. **加减**　热毒袭表加中渚、关冲清热解表，疏风散毒；火毒蕴结加大椎、曲池泻火解毒，软坚散结；热毒攻心加百会、水沟醒神开窍，息风镇痉；毒邪下注加太冲、大敦、归来疏泄厥阴之气，化瘀止痛。

5. **操作**　各腧穴均按常规针刺；大椎、关冲、百会等穴可点刺出血。

6. **其他疗法**

（1）皮肤针：取合谷、耳门、颊车、翳风、外关、第 1～4 胸椎夹脊。先叩刺耳门经过颊车至翳风，然后叩刺合谷、外关、第 1～4 胸椎夹脊，使皮肤潮红或微微出血。

（2）灯火灸：取角孙穴。将穴区周围的头发剪去，用灯心草蘸麻油点燃后，对准穴位迅速点灸皮肤，一点即起，听到响声即可。若未出现响声，应重复点灸 1 次。

（3）耳针：取腮腺、面颊、皮质下、相应区域压痛点。毫针强刺；也可埋针或药丸按压。

（4）穴位注射：用中药板蓝根注射液或 2% 利多卡因或普鲁卡因注射液，每次选 1～2 穴，每穴注入 0.5～1ml。每日 1 次。

第三节　乳腺炎

乳腺炎即乳腺的急性化脓性感染，以乳房红肿疼痛为主要特征。好发于产后 3～4 周的初产妇。属于中医学"乳痈"的范畴。发于妊娠期的称为"内吹乳痈"；发于哺乳期的称为"外吹乳痈"。

中医学认为，本病与足阳明胃经和足厥阴肝经关系密切，因为足阳明直接经过乳房，足厥阴经至乳下胃经贯乳房。凡忧思恼怒、肝郁化火，恣食辛辣厚味、湿热蕴结于胃络，乳房不洁、火热邪毒内侵，均可导致乳络闭阻，郁而化热，积脓成痈。

【临床表现】

以乳房红肿热痛为主要症状，同时伴有恶寒、发热、口渴、便秘等。患侧乳房可触及硬块，压痛，患侧腋下淋巴结肿大。

实验室检查可见白细胞计数明显增高。

1. **气滞热壅（初期）**　患侧乳汁淤积，乳房局部皮肤微红，肿胀热痛，触之有肿块，伴有发热，口渴，纳差，苔黄，脉数。

2. 热毒炽盛（成脓期） 乳房内肿块逐渐增大，皮肤灼热焮红，触痛明显，持续性、波动性疼痛加剧，伴高热，口渴，小便短赤，大便秘结，舌红，苔黄腻，脉洪数。

3. 正虚邪恋（溃脓期） 约经 10 天，脓肿形成，触之有波动感，经切开或自行破溃出脓后寒热渐退，肿消痛减，疮口渐愈合；如脓肿破溃后形成瘘管，或脓流不畅、肿势和疼痛不减，病灶可能波及其他经络，形成"传囊乳痈"。伴有全身乏力，面色少华，纳差。舌淡，苔薄，脉弱无力。

【治疗方法】

1. 治则 初期清热散结，通乳消肿，成脓期泻热解毒，通乳透脓，均以针刺为主，泻法；溃脓期补益气血，调和营卫，针灸并用，补法或平补平泻。

2. 处方 膻中、乳根、期门、肩井。

3. 方义 膻中、乳根均位于乳房局部，膻中为气之会穴，乳根属于胃经，刺之可宽胸理气、消除患部气血之阻遏；期门邻近乳房，又为肝之募穴，善疏肝理气，化滞消肿；肩井清泻肝胆之火，为治疗乳房肿痛的经验效穴。

4. 加减 气滞热壅加合谷、太冲、曲池以疏肝解郁，宽胸理气，清泻阳明之热毒；热毒炽盛加内庭、大椎清泻阳明之火毒壅滞；正虚邪恋加胃俞、足三里、三阴交补益脾胃之气血，扶正祛邪；乳房胀痛甚者加少泽、足临泣以通乳止痛；恶寒发热加合谷、外关、曲池疏风清热；烦躁口苦加行间、内关清心除烦。

5. 操作 膻中向患侧乳房横刺；乳根向上刺入乳房底部，不可直刺、深刺，以免伤及内脏；期门沿肋间隙向外斜刺或刺向乳房，不能直刺、深刺，以免伤及内脏；肩井不可向下深刺，以免伤及肺尖，针尖应向前或后下方刺入；其他腧穴常规针刺。病情较重者每日治疗 2 次。

6. 其他疗法

（1）挑治：在肩胛骨下部或脊柱两旁找压之不褪色的瘀血点，用三棱针挑破，使之出血少许。若背部瘀血点不明显，可在患侧膏肓穴上 2 横指处挑治。

（2）刺络拔罐：初期取大椎、第 4 胸椎夹脊、乳根（患侧）。在所取穴处用三棱针点刺出血，后加拔火罐。每日 1 次。

（3）耳针：取乳腺、内分泌、肾上腺、胸椎。毫针浅刺，捻转数分钟，留针 20 ～ 30 分钟。每日 1 次。

（4）穴位注射：用中药当归、丹参、红花、鱼腥草制剂或 0.25% 盐酸普鲁卡因、维生素 B_1 注射液加维生素 B_6 注射液等，每穴注入 1ml。每日 1 ～ 2 次。

启才解惑

1. 针灸治疗本病初期效果良好。若配合按摩、热敷，疗效更佳。

2. 溃脓期应切开排脓，综合治疗。

3. 饮食应清淡，忌辛辣油腻之品。

4. 注意乳房的清洁卫生，保持心情舒畅。

第四节　乳腺增生病

乳腺增生病是以乳房疼痛、肿块为主要特点的内分泌障碍性疾病。主要由于女性激素代谢障碍，

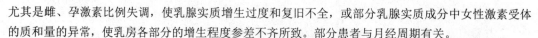

尤其是雌、孕激素比例失调，使乳腺实质增生过度和复旧不全，或部分乳腺实质成分中女性激素受体的质和量的异常，使乳房各部分的增生程度参差不齐所致。部分患者与月经周期有关。

本病属于中医学"乳癖""乳痰""乳核"范畴。多因情志忧郁、冲任失调、痰瘀凝结而成。

【临床表现】

以单侧或双侧乳房出现大小不等、形态不一、边界不清、推之可动的肿块为特征。伴胀痛或触痛。与月经周期及情志变化密切相关，往往在月经前疼痛加重，肿块增大、变硬，月经来潮后肿块缩小、变软，症状减轻或消失。

乳腺红外线热图像扫描、乳房钼靶 X 线检查有助于诊断。

1. **肝郁气滞** 乳房肿块和疼痛随喜怒消长。伴急躁易怒，胸闷胁胀，心烦，口苦，喜太息，经行不畅。苔薄黄，脉弦滑。

2. **痰湿阻络** 乳房肿块坚实，胸闷不舒，恶心欲呕，头重身重，苔腻，脉滑。

3. **冲任失调** 多见于中年妇女，乳房肿块和疼痛在月经前加重，经后缓解。伴腰酸乏力，神疲倦怠，月经失调，色淡量少。舌淡，脉沉细。

【治疗方法】

1. **治则** 肝郁气滞、痰湿阻络者疏肝理气，化痰散结，以针刺为主，泻法；冲任失调者调理冲任，软坚散结，以针刺为主，平补平泻。

2. **处方** 以足阳明经腧穴为主，选穴膻中、乳根、屋翳、期门、太冲、丰隆。

3. **方义** 本病病位在乳，涉及肝、胃两经。膻中、乳根均位于乳房局部，膻中为气之会穴，乳根属于胃经，刺之可宽胸理气，消除患部气血之瘀阻；胃经从缺盆下乳内廉，取屋翳以宣畅乳部经气，散结化滞；期门邻近乳房，又为肝之募穴，合太冲疏肝理气，化滞散结；丰隆为胃经之络穴，功擅除湿化痰，通络消肿。

4. **加减** 肝郁气滞加行间、肩井以疏肝胆之气、解郁止痛；痰湿阻络加内关、中脘、足三里化痰通络、消肿止痛；冲任失调加关元、三阴交、肝俞、肾俞补益肝肾、调理冲任。

5. **操作** 膻中向患侧乳房横刺，乳根向上刺入乳房底部，屋翳、期门沿肋间隙向外斜刺或刺向乳房，不能直刺、深刺，以免伤及内脏。

6. **其他疗法**

（1）皮内针：取屋翳穴。将皮内针由内向外平刺入皮下，以患者活动两臂不觉胸部疼痛为宜，用胶布固定，留针 2～3 天。留针期间每日按压 2～3 次。

（2）耳针：取内分泌、交感、皮质下、乳腺、垂体、卵巢、肝。毫针中等刺激。或用王不留行籽贴压。

（3）穴位注射：用当归注射液或丹参注射液与维生素 B_{12} 注射液按 1∶1 的比例混合，每次选 2～3 穴，每穴注入药液 0.5ml 左右。

【验案举例】

纪某，女，27 岁，已育，于 3 月 6 日前来就诊。

主诉：经前期乳房胀痛 3 个月余。

病史：患者 3 个月前因生气于月经前期出现左侧乳房胀痛，并伴有小腹重坠，腰部空虚酸痛感，月经量大，寐差多梦且常于凌晨 2 点左右惊醒，半小时左右后方可再次入睡，善叹息，食欲不佳，大便偏干，2 日一行。

查体：舌红苔黄腻、边有齿痕，脉弦细滑，寸部浮，尺部沉。2011 年 3 月 1 日体检时查乳腺彩超示：双乳增生，腺体层增厚，结构紊乱，可见片状回声减低区，余未见明显异常。

辨证：肝郁脾虚。

治疗：①普通针刺法。主穴取膻中、期门、中脘、天枢、气海、内关、足三里、三阴交、太冲；配穴取肩井、乳根。患者取仰卧位，穴位局部皮肤常规消毒，肩井、膻中、乳根、期门穴平刺15～25mm得气后施以捻转泻法；气海、足三里直刺20～35mm得气后施以呼吸补法，其他穴位得气后平补平泻，留针30分钟。②刺络拔罐法。取肝俞、筋缩、胆俞、中枢、脾俞、脊中、大肠俞、腰阳关，每次取3个穴位，以三棱针如梅花状点刺5下，然后拔罐留10分钟，轮流取穴。治疗每日1次，每10日为1个疗程。

治疗1个疗程后，食欲渐佳，睡眠转安，大便每日1行。查乳腺彩超示：双侧乳腺未见明显异常。诸证皆愈。3个月后随访未有反复。（河北沧州弟子侯献兵医师医案）

启才解惑

1. 针刺对本病有较好的疗效，能使乳房的肿块缩小或消失。

2. 应及时治疗月经失调及子宫、附件的慢性炎症。

3. 少数患者有癌变的可能，必要时应手术治疗。

4. 保持心情舒畅。控制脂肪类食物的摄入。

第五节　丹毒

丹毒是指皮肤突发灼热疼痛、色如涂丹的急性感染性疾病。生于下肢者称"流火"；生于头面者称"抱头火丹"；新生儿多生于臀部，称"赤游丹"。多因皮肤损伤、足癣、溃疡情况下，皮内淋巴管性乙型溶血性链球菌侵袭所致。常见于儿童和老年人，春、秋季多发。相当于西医的急性网状淋巴管炎。

中医学认为，本病属火毒为病，多因血分有热，外受火毒，热毒搏结，蕴阻肌肤，不得外泄；或皮肤黏膜有损伤，火毒之邪乘虚而入引起，同时可夹有风热、肝火、湿热、新生儿胎热火毒等。

【临床表现】

多发生于下肢，其次为头面部。有皮肤、黏膜损伤病史。开始可见恶寒、发热、头痛、纳呆等全身症状。病损局部皮肤发红，压之褪色，放手即恢复，皮肤稍隆起，境界清楚。严重者红肿局部可见有瘀点、紫癜，逐渐转为暗红色或橙黄色。5～6天后发生脱屑，逐渐痊愈。新生儿丹毒常呈游走性。

1. **风热上扰**　通常发于头面部，病损局部焮红灼热、肿胀疼痛，甚则发生水疱。伴恶寒发热，骨节疼痛，纳差，溲赤，便秘，眼胞肿胀难睁。舌红，苔薄黄，脉浮数。

2. **湿热蕴结**　多发生于下肢。病损局部焮红肿胀，灼热疼痛，也可见水疱紫斑，甚至结毒化脓，皮肤坏死。伴发热，心烦，口渴，胸闷，关节肿痛，小便黄赤。苔黄腻，脉浮数。反复发作，可形成大脚风（橡皮脚）。

3. **胎火蕴毒**　常见于新生儿。多发生于脐周、臀腿之间。皮损局部红肿灼热，呈游走性。伴壮热，烦躁，呕吐。舌红，苔黄，指纹紫黑。

【治疗方法】

1. **治则**　泻火解毒，凉血化瘀，只针不灸，泻法。

2. **处方**　以皮损局部和手阳明经腧穴为主，选穴合谷、曲池、血海、委中、阿是穴。

3. **方义**　合谷、曲池均属于手阳明大肠经，能清泻阳明之热毒；血海为足太阴脾经穴，泻之可活血化瘀；委中为足太阳经合穴，别称"血郄"，配阿是穴散刺出血，可清泻诸阳及血分之郁热，凉血解毒，寓"菀陈则除之"之意。

4.加减　风热上扰加大椎、风门疏风散邪；湿热蕴结加阴陵泉、内庭、丰隆清热化湿；胎火蕴毒加中冲、大椎、水沟凉血解毒；胸闷心烦加内关、膻中宽胸散结；呕吐加内关、中脘和胃止呕。

5.操作　委中、阿是穴可用三棱针点刺出血，并可在刺络的基础上加拔火罐（面部禁用）；余穴常规针刺，用提插捻转泻法。每日1～2次。

6.其他疗法

耳针：取神门、肾上腺、皮质下、枕。毫针中强度刺激，或用王不留行籽贴压。

启才解惑

1. 针灸治疗本病有较好的疗效，但多用于下肢丹毒，头面部及新生儿丹毒病情一般较重，应采用综合疗法。

2. 治疗中被污染的针具、火罐等应严格消毒，专人专用，防止交叉感染。

第六节　疝气

疝气是以少腹、睾丸、阴囊等部位肿大、疼痛为特点的病证，中医学又有"小肠气""偏坠"等名称。多见于小儿和老人。西医学的腹股沟疝、股疝、肠套叠、肠嵌顿、精索扭转等可参照本节治疗。

中医学认为，本病病位在任脉和足厥阴肝经。任脉为病，内结七疝；足厥阴经脉过阴器，抵少腹，其病则癫疝，少腹肿。寒湿之邪凝滞二脉，蕴结化热；或肝脾二经湿热下注等，均可导致睾丸肿大、阴囊肿痛；劳累过度，气虚肌弱，筋脉弛缓，失于摄纳；年老体弱，小儿形体未充等，也可导致小肠脱入阴囊。

【临床表现】

以少腹肿胀疼痛、痛引睾丸，或睾丸、阴囊肿胀疼痛为主症。常因久立、劳累、咳嗽、愤怒等诱发或加重。

1.寒疝　少腹、睾丸及阴囊牵掣绞痛或肿胀冷痛，形寒肢冷，面色苍白，舌淡，苔白，脉弦紧或沉伏。

2.湿热疝　睾丸或阴囊肿大、疼痛、灼热、拒按。伴恶寒发热、肢体困重、便秘、溲赤。舌苔黄腻，脉濡数。

3.狐疝　少腹与阴囊部牵连坠胀疼痛，控引睾丸，阴囊时大时小，立时睾丸下坠、阴囊肿大，卧则睾丸入腹、阴囊肿胀自消。重症以手上托方能回复。伴纳差，气短，神疲乏力。舌淡，苔白，脉沉细。

【治疗方法】

1.治则　寒疝温经通络，散寒止痛，针灸并用，泻法；湿热疝清热化湿、消肿散结，只针不灸，泻法；狐疝补气升陷，活络止痛，针灸并用，补法。

2.处方　以足厥阴经腧穴为主，选穴太冲、大敦、关元、归来、三阴交。

3.方义　疝气为病与肝经、任脉密切相关。任脉过阴器，足厥阴经脉入毛中，绕阴器，抵少腹，足阳明经筋结于阴器，故取任脉关元、足厥阴经井穴大敦、原穴太冲、足阳明经归来以及脾、肝、肾三经交会穴三阴交疏肝理气，消肿散结，疏调任脉，行气止痛。

4.加减　寒疝加灸神阙、气海温经散寒；湿热疝去关元，加中极、阴陵泉清热化湿；狐疝加下巨虚、三角灸升陷止痛；恶寒发热加合谷、外关清热散寒；食少纳差，疲乏无力加足三里、大包健胃益气。

5. 操作　诸穴常规针刺；大敦可点刺出血。

6. 其他疗法

（1）耳针：取外生殖器、神门、交感、小肠、肾、肝。每次选 2～3 穴，毫针中强刺激。

（2）穴位注射：取太冲、归来等穴，用复方氯丙嗪或维生素 B_{12} 注射液，每穴注入药液 0.5ml。隔日 1 次。

启才解惑

1. 针灸治疗本病有一定疗效。但狐疝如小肠坠入阴囊发生嵌顿以及睾丸积水，久不能回收的病例，应采用手术治疗。

2. 治疗期间应避免劳累，调摄营养。

第七节　痔

凡是直肠下段黏膜和肛管皮肤下的静脉丛瘀血、扩张和屈曲所形成的柔软静脉团都称为"痔"。是最常见的肛肠疾病，以久坐办公的成人多见。

中医学认为，本病多因脏腑本虚，兼久坐久立，负重远行；或饮食失调，嗜食辛辣肥甘；或长期便秘、泻痢；或劳倦、胎产等均可导致肛肠气血不调，络脉瘀滞，蕴生湿热而成痔疾。

【临床表现】

根据痔核的位置可分为内痔、外痔、混合痔三种。生于齿线以上者为内痔；生于齿线以下者为外痔；内、外痔兼有者为混合痔。临床以内痔为多，以便血、痔核脱出、疼痛、瘙痒为主症。

内痔可分为四期。Ⅰ期以便血、分泌物多、痒为主，基本无痛苦；Ⅱ期，便血，痔核随排便脱垂，但能自行回纳；Ⅲ期（又称为晚期），每次排便痔核就脱出肛门口外，或在咳嗽、劳累、久立、长时间行走等腹内压增大时脱出，不能自行回纳，必须用手托回或卧床休息方能回缩；Ⅳ期，内痔脱出肛门无法回纳到肛门的里面，是内痔中最严重的一种。

外痔分四型：①炎性：以肛门红肿热痛（排便时加重）、便血、肛门部有少量分泌物为主；②静脉曲张型：由皮下静脉曲张引起，肛门缘隆起成柔软的椭圆形，肿胀无痛（发炎时有疼痛），大便用力时可见暗紫色肿块，排便后体积可缩小；③血栓外痔：主要发病特点为起病突然，疼痛剧烈，坠胀不适感明显，偶有全身症状。局部检查可见肛旁隆起肿物，可触及皮下硬而滑的包块，触痛明显。

肛门、直肠检查能进一步确诊，并可排除直肠癌、直肠息肉等病。

1. 气滞血瘀　肛内有肿物脱出，肛管紧缩，坠胀疼痛，甚或嵌顿，肛缘水肿，触痛明显，大便带血，舌暗红，苔白或黄，脉弦细涩。

2. 湿热瘀滞　便血鲜红，便时肛内有肿物脱出，可自行回纳，肛门坠胀或灼热疼痛，腹胀纳呆，舌红，苔黄腻，脉滑数。

3. 脾虚气陷　便时肛内有肿物脱出，不能自行回纳，便血色淡，肛门下坠，少气懒言，面色少华，纳少便溏，舌淡，苔白，脉细弱。

【治疗方法】

1. 治则　气滞血瘀、湿热瘀滞者行气活血，清热利湿，只针不灸，泻法；脾虚气陷者健脾益气，升阳举陷，针灸并用，补法。

2. **处方**　以督脉和足太阳经穴为主，选穴长强、会阳、百会、承山、飞扬、二白。

3. **方义**　长强属督脉，会阳属足太阳经，为近部取穴，可疏导肛门瘀滞之气血；百会属督脉，位于巅顶，功擅升举下陷之气，也是"下病上取"之用；足太阳经别自尻下别入肛门，取足太阳之承山、飞扬二穴清泻肛肠湿热，消肿止痛，凉血止血；二白为经外奇穴，是古今治疗痔疮的经验效穴。《玉龙歌》载："痔痛之疾也可憎，表里急重最难禁，或痛或痒或下血，二白穴在掌后寻。"

4. **加减**　气滞血瘀加白环俞、膈俞疏通肠络，化瘀止痛；湿热瘀滞加三阴交、阴陵泉清热利湿；脾虚气陷加气海、脾俞、足三里补中益气，升阳固脱；肛门肿痛加秩边、孔最行气止痛；便秘加大肠俞、上巨虚通调腑气；便后出血加孔最、膈俞清热止血。

5. **操作**　长强沿尾骶骨内壁进针 1 ～ 1.5 寸；会阳常规针刺，均要求针感扩散至肛门周围；承山穴向上斜刺，使针感向上传导；百会可用艾条温和灸 10 ～ 15 分钟。

6. **其他疗法**

（1）三棱针：取龈交穴点刺出血。

（2）挑治：在第 7 胸椎至腰骶椎旁开 1 ～ 1.5 寸范围内，寻找痔点（红色丘疹，1 个或数个不等），用粗针逐一挑破，并挤出血或黏液。每周 1 次。

（3）耳针：取直肠、肛门、神门、皮质下、脾、三焦。每次选 3 ～ 5 穴，毫针中等刺激。

（4）埋线：取一侧关元俞、大肠俞、承山，埋入羊肠线。每月 1 ～ 2 次。

（5）穴位注射：①取上唇系膜接近上齿龈交穴，常规消毒，进针 0.2mm，注射 1% 利多卡因药液 0.5ml，取针后再次局部消毒，基本可以一次而愈。②以复方丹参注射液 2ml、川芎嗪注射液 4ml、维生素 B_1 注射液 100mg（2ml）或 1% 普鲁卡因 2ml、山莨菪碱注射液 10mg 选择注入上穴。每日或 2 日 1 次。

【验案举例】

1994 年夏天，我在浙江省杭州市红十字会医院轮转科室进修，适值痔疮发作，肛门坠痛，兼有便血，辗转难眠。故而到本院针灸科就诊，当时正值八十高龄的名老中医郭守云医生当班。老师采用督脉龈交穴穴位注射的方法，仅仅 6 分钟就痛消血止，且至今 28 年未见复发。

治疗：在上唇系膜接近上齿龈的龈交穴常规消毒，进针 0.2mm，注射 1% 利多卡因药液 0.5ml，取针后再次局部消毒。针后感觉牙齿肿大麻木，约 1 小时麻木感消失。针后 5 ～ 6 分钟痔疮肿痛消失，出血停止，下坠的痔疮自行收回肛内。

后来我到俄罗斯工作，先后用本法治疗痔疮患者 581 人（单纯性痔疮 578 人，伴有化脓性肛瘘 3 人）。结果：单纯性痔疮 527 人 1 次而愈，且至今未有复发（一次治愈率 90.70%）；另 51 人于第三天进行第 2 次注射后完全康复没有复发（二次治愈 8.78%）；3 例伴有化脓性肛瘘者，均只做了一次治疗，疼痛减轻，但是没有彻底治愈，后改用局部清洗换药方式治疗（一次有效率 0.52%）。龈交穴穴位注射利多卡因治疗痔疮的总愈率 99.4%，总有效率 100%。（俄罗斯套针培训中心主任吴继华医学博士医案）

启才解惑

1. 针灸对减轻痔疼痛和出血等症状有较好的疗效。

2. 养成定时排便习惯，保持大便通畅，以减少痔的发生。

3. 平时多饮开水，多食新鲜蔬菜、水果，忌食辛辣刺激性食物。

第八节 脱肛

脱肛是直肠黏膜部分或全层脱出肛门之外，相当于西医学的"直肠脱垂"。常见于小儿、老人和多产妇女，主要与解剖缺陷、组织软弱及腹压增高有关。

中医学认为，本病虚证多因小儿气血未充、肾气不足；老人气血衰弱、中气不足；多产妇女耗精伤血、肾气亏损；久泄、久痢或久咳致脾气亏虚，中气下陷。实证多因湿热蕴结，下注大肠，络脉瘀滞。因大肠与肺相表里，脾为肺之母，肾开窍于二阴，所以，其病位虽然在大肠，却与肺、脾、肾等脏腑密切相关。

【临床表现】

以肛门脱出为主症。轻者排便时肛门脱出，便后可自行回纳；重者稍劳、咳嗽也可脱出，便后需用手帮助回收，伴神疲乏力、食欲缺乏、排便不尽和坠胀感。

西医学将直肠脱垂常分为三度：Ⅰ度脱垂为直肠黏膜脱出，呈淡红色，长 3～5cm，触之柔软，无弹性，不易出血，便后可自然恢复；Ⅱ度脱垂为直肠全层脱出，色淡红，长 5～10cm，呈圆锥状，表面为环状而有层次的黏膜皱襞，触之较厚，有弹性，肛门松弛，便后有时需用手回复；Ⅲ度脱垂为直肠及部分乙状结肠脱出，长达 10cm 以上，呈圆柱形，触之甚厚，肛门松弛无力。

1. **脾虚气陷** 脱肛遇劳即发，便时肛内肿物脱出，色淡红。伴有肛门坠胀，神疲乏力，食欲缺乏，面色萎黄，头晕心悸。舌淡，苔薄白，脉细弱。

2. **肾气不固** 脱肛每遇劳累即发或加重，肛内肿物脱出，肛门坠胀，肛门松弛，腰膝酸软，头晕耳鸣，舌淡，苔白，脉沉细。

3. **湿热下注** 多见于痢疾急性期或痔疮发炎时，肛门红肿痛痒，大便时肛门灼热、坠痛，肛门肿物脱出，色紫暗或深红。舌红，苔黄腻，脉弦数。

【治疗方法】

1. **治则** 脾虚气陷、肾气不固者补中益气，培元固本，针灸并用，补法；湿热下注者清利湿热，提托止痛，只针不灸，泻法。

2. **处方** 以督脉和足太阳经穴为主，选穴百会、气海、长强、大肠俞、承山、足三里。

3. **方义** 长强为督脉之别络，位近肛门，局部取穴可增强肛门约束力；百会位于巅顶，为督脉与太阳经之交会穴，气属阳，流于督，针灸并用能使阳气旺盛，有升阳举陷之功；足太阳经别自尻下别入肛门，取足太阳之承山穴清泻肛肠湿热，消肿止痛；肛门为大肠的连属部分，大肠俞为大肠腑气转输之处，又隶属膀胱经，可调节、充实肠腑之气；气海、足三里调补脾胃，益气固摄。

4. **加减** 脾虚气陷加脾俞、胃俞补中益气；肾气不固加关元、肾俞补益肾气，培元固本；湿热下注加三阴交、阴陵泉清热除湿，疏调肛门气机而固脱。

5. **操作** 百会针用补法，并用温和灸或雀啄灸法；长强斜刺，针尖向上与骶骨平行刺入 1 寸，要求针感放射至肛门四周，注意不要刺穿直肠；余穴常规针刺。治疗过程中，患者最好能配合反复做提肛、收肛动作。

6. **其他疗法**

（1）皮肤针：在肛门周围外括约肌部位轻轻叩刺，每次 10～15 分钟。

（2）挑治：在第 3 腰椎至第 2 骶椎足太阳经第一侧线上，任选 1～2 个反应点进行挑治。每周治疗 1～2 次。

（3）耳针：取直肠、大肠、皮质下、神门。毫针中强度刺激；也可埋针或用王不留行籽贴压。

（4）穴位注射：按针灸处方取穴，用生理盐水或维生素 B_1 注射液、维生素 B_{12} 注射液、2% 普鲁卡因注射液行常规穴位注射。隔日 1 次。

（5）穴位埋线：取承山（两侧交替）、长强、提肛穴。埋入羊肠线。每月 1～2 次。

【验案举例】

笔者在武汉工作期间，曾经到革命老苏区麻城巡回医疗。有一天路过一个村子，见一位老农表情痛苦地蹲在路边，遂上前询问。老农说自己"掉别肚"了（经陪同的当地医生解释，方知是患有"脱肛"，现在肛门脱出了）。于是就地为患者针刺百会、承山、足三里穴，百会、足三里同时加灸。记得在开始治疗的时候，当地医生还给老农点了一支烟。大约过了 5 分钟，烟快要抽完的时候，只听老农连声说："好！好！上去了，上去了。"

启才解惑

1. 针灸治疗对Ⅰ度直肠脱垂疗效显著，重度脱肛应采取综合治疗。

2. 积极治疗原发病如慢性腹泻、久咳、便秘等，以降低腹压。配合腹肌功能锻炼，经常做提肛练习。

3. 平时宜清淡饮食，避免烟、酒和辛辣食物的不良刺激。

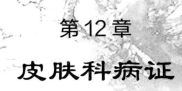

第12章

皮肤科病证

第一节　神经性皮炎

　　神经性皮炎是一种皮肤神经功能障碍性疾病，以皮肤肥厚、皮沟加深、苔藓样改变和阵发性剧烈瘙痒为特征。根据皮损范围大小，临床分为局限性神经性皮炎和播散性神经性皮炎两种。西医学认为，本病与大脑皮层兴奋与抑制过程平衡失调有关。精神因素被认为是主要的诱因，情绪紧张、神经衰弱、焦虑都可促使皮损发生或复发。

　　本病隶属于中医学"牛皮癣""顽癣"范畴。多因情志不遂、肝气郁结、郁而化火，日久耗血伤阴，血虚化燥生风，肌肤失去濡养而发病；也有因风湿外袭、蕴阻肌肤而发病者。

【临床表现】

　　本病多见于成年人，好发于项后两侧、肘、膝关节，但也可发于眼周和尾骶等处。皮损初起为正常皮色或淡红色扁平丘疹，呈圆形或多角形，密集成片，边缘清楚。日久局部皮肤增厚、干燥粗糙、纹理加深，形成苔藓样变，表面有少许鳞屑。自觉阵发性剧烈瘙痒，尤以夜间及安静时为重。

　　本病病程缓慢，常数年不愈，发展及扩大到一定程度后就长期不变，也有的在数周内自行消退而不留任何痕迹，但易反复发作。

　　1. 血虚风燥　丘疹融合，成片成块，表面干燥，色淡或灰白，皮纹加深，上覆鳞屑，剧烈瘙痒，夜间尤甚，女性或兼有月经不调，舌淡，苔薄，脉濡细。

　　2. 阴虚血燥　皮损日久不退，呈淡红或灰白色，局部干燥肥厚，甚则泛发全身，剧烈瘙痒，夜间尤甚，舌红，少苔，脉弦数。

　　3. 肝郁化火　皮损色红，心烦易怒或精神抑郁，失眠多梦，眩晕，口苦咽干，舌红，脉弦数。

　　4. 风热蕴阻　皮疹呈淡褐色，皮损成片，粗糙肥厚，阵发性剧痒，夜间尤甚，舌苔薄黄，脉浮数。

【治疗方法】

　　1. 治则　血虚风燥、阴虚血燥者养血祛风，滋阴润燥，以针刺为主，平补平泻；肝郁化火、风热蕴阻者祛风清热，凉血化瘀，只针不灸，泻法，可点刺出血。

　　2. 处方　风池、大椎、曲池、委中、膈俞、皮损局部。

　　3. 方义　神经性皮炎好发于颈项部，风池位于项后，可祛风解表，宣通局部气血；大椎为督脉与诸阳经之交会穴，能清泻热毒；曲池既可疏风清热，又能清血分之郁热；委中点刺出血祛风清热、凉血解毒；膈俞为血会，祛风清热、活血止痒；皮损局部围刺，疏通局部经气，祛风解毒化瘀。

　　4. 加减　血虚风燥加脾俞、血海养血疏风；阴虚血燥加太溪、血海滋阴润燥；肝郁化火加行间、侠溪疏肝泻热；风热蕴阻加合谷、外关祛风清热。

　　5. 操作　皮损局部取4～6个点用毫针围刺，针尖沿病灶基底部皮下向中心平刺，留针30分钟；

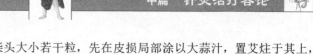

还可用多个艾炷直接灸：将艾绒捏成火柴头大小若干粒，先在皮损局部涂以大蒜汁，置艾炷于其上，每炷间距1.5cm，点燃烧净后，除去艾灰，覆盖消毒敷料即可。

6.其他疗法

（1）皮肤针：取皮损局部，配背部俞穴、次髎、华佗夹脊。在皮损局部，皮肤针由外向内螺旋式叩刺。轻者中度叩刺，以微有血点渗出为度；角化程度严重者重度叩刺，渗血较多为宜。配穴轻度叩刺，以局部出现红晕为度。每3日治疗1次。

（2）耳针：取肺、神门、肾上腺、皮质下、内分泌、肝。毫针浅刺，留针30分钟；也可用揿针穴位埋藏或药丸按压。

（3）穴位注射：取曲池、足三里、大椎、肺俞、百会。每次选2～3穴，以中药川芎注射液、普鲁卡因、苯海拉明或维生素B_{12}（500μg）与盐酸异丙嗪（25mg）注射液混合，每穴0.5ml。隔日1次。

【验案举例】

例1：王某，男，42岁，2019年8月12日初诊。

主诉：全身红疹、瘙痒半天。

病史：患者爱好钓鱼，一有时间就约上两三个朋友去河边或海边钓鱼，傍晚6时就收杆回家杀鱼聚餐。有一次聚餐饮酒中，身上起红疹伴瘙痒，到9时全身红点越来越多了，瘙痒难受，洗澡过后也没有改善，来我处买药膏擦擦。经过我诊查其病情，其二便正常，对海鲜和酒无过敏史，脉偏急，舌苔正常。我认为是其在河边钓鱼，在太阳下暴晒了两个多小时，河边又有很多杂草丛生，蚊虫甚多，我考虑应该是日光性和虫咬性皮炎，于是就在他的左手及左腿针刺合谷、曲池、孔最、腕骨、太冲、风市等穴，正打算再针右边穴位时，没想到他说身上不痒了，只见皮肤上的红点也慢慢地消退了。半个小时后，他说完全不痒了，就要求取针。

对于动物性过敏和植物性过敏引起的接触性皮炎，我惯用合谷透腕骨或腕骨透合谷，其他再针刺曲池、孔最、太冲、风市穴，可以说都有很理想的止痒效果。

而对于药物过敏性皮炎，我都是先开四关（先针双侧的合谷穴及太冲穴），再针臂臑、血海穴。如果患者还有口干、皮红，有烧热感，再加针曲池穴、照海穴，这样就可以既灭火又补水了。

对于顽固性及反复发作的顽癣皮炎，我常用的是曲池、合谷、血海、蠡沟、三阴交为主穴。血海别名"百虫窝"，蠡沟的"蠡"字有两个虫在下面，这是古人的智慧，也明确地告诉我们百虫窝、蠡沟穴就是我们人体上的两个马蜂窝，我们要把它捅破了不留死角。如果患者同时还有内热的话，我们加上太冲穴，如果有溃疡的就加上地机穴、阴陵泉。（海南弟子符庄彪中医师医案）

例2：时某，男，28岁。2019年5月8日，在一个同事的陪同下来我处看顽固性牛皮癣。因为他在海口、深圳、广州等多家大医院都就诊过，未见明显湿疹疗效。在朋友的鼓励下抱着试试看的心理来看中医。他常年便秘，舌红、舌苔厚干黄，衣服一脱，身上全是癣块，手臂、大腿、下腹部都有火焰山一样红红的龙形印迹。我先试用放血针扎一下看能不能把血放出来，结果并没有出血，只有一层松弛的皮，就是一层表皮盖着真皮而已。我就给他针刺曲池、合谷、血海（百虫窝）、蠡沟、筑宾、三阴交为主穴，天枢、大巨、太冲为配穴，再加上左手三间透合谷、后溪透腕骨，右手液门透中渚、头八卦针；其中血海穴按"合谷刺"3针一穴，留针2小时。针刺过程中，患者感觉舒服，皮肤不痒了。6次为1个疗程，每天针刺或每周2刺均可。因为他住海口，海口到我的诊所将近100公里，故选择每天针刺。结果是一天比一天好转，第三次针刺后头上的癣已经脱落了，针到第8次时，全身比较厚的、大块的癣片已经脱落，只见到伤口红印了。患者高兴地说，已经好多年不敢穿短袖、短裤了，全年都穿长袖、长裤，现在都敢拿出上大学的球衣出来穿了，又恢复了自信。针到第14次时，他回广东老家2个月，再回海口后，每10天来针一次，前后共针约20次后痊愈，各方面都康复得非常好。（海

南弟子符庄彪中医师医案）

例3：患者，男，41岁，农民。全身皮疹瘙痒75天，曾去石家庄省二院检查，考虑为对某些物质过敏，按过敏性皮炎治疗，涂抹外用药、肌内注射、输液均无效应。每天上午10时开始出现皮疹，晚上10时消失。经人介绍前来针灸。

笔者先按过敏性皮炎布针，用艮、兑、巽、离、坤卦调理3天，有所改变但是效果不大。后改用按湿疹时间发作规律调理，扎易法手针中土和十二地支的两个10点共三针（图12-1），第二天症状就有很大改善，皮疹出得较少。第5次只是上午干活身体热了就出疹，但是只零散几处。中午或晚上吃饭后，身体发热时手心脚心两部位痒得严重。晚上睡觉后皮疹消退，早上吃饭不出现皮肤痒。再调理8次所有症状消失（患者从第一次扎针即停用所有抗过敏药）。后又巩固治疗2次，至今未复发。（河北石家庄周月谦中医师医案）

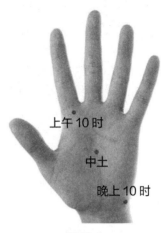

图12-1

启才解惑

1. 针灸对本病有较好的近期疗效，能通过调整神经系统的兴奋、抑制功能，起到明显镇静、止痒的作用。

2. 患者应保持精神安定，皮损处避免搔抓，忌用热水洗烫和用刺激性药物外搽。

3. 多食新鲜蔬菜、水果，忌食辛辣、海腥刺激之品，力戒烟酒。

第二节　皮肤瘙痒症

皮肤瘙痒症是指皮肤无原发性损害，仅以皮肤瘙痒为主的神经功能障碍性皮肤病。属于中医学"风痒""痒风""风瘙痒""血风疮"的范畴。临床上分全身性瘙痒和局限性瘙痒两大类。其发病原因十分复杂，局限性瘙痒多与局部摩擦刺激或细菌、寄生虫感染及神经官能症有关；全身性瘙痒多与慢性疾病如糖尿病、肝胆病、尿毒症、恶性肿瘤等有关。部分病例与工作环境、气候变化、饮食、药物过敏有关。好发于下肢，病程较长，冬季发病，春天好转。

中医学认为，本病多因肝肾阴虚、血虚风燥、肌肤失养或因风湿蕴于肌肤不得宣发疏泄而致。

【临床表现】

初起时无皮肤损害，而以阵发性剧烈瘙痒为主要症状。饮酒之后、情绪变化、被褥过于温暖以及某些暗示，都可促使瘙痒发作及加重。由于经常搔抓，患处可出现抓痕、血痂，日久皮肤增厚，皮纹增粗，发生色素沉着、苔藓化等继发损害。由于瘙痒入夜尤甚，影响睡眠，又可出现头晕、精神忧郁、烦躁等神经衰弱的症状。

1. **脾虚卫弱**　阵发性瘙痒，遇风触冷瘙痒加剧，食欲缺乏，气短无力，舌淡，苔白，脉细弱。

2. **肝肾亏损**　夜间瘙痒为主，皮肤干燥多屑、肥厚呈草席状，腰酸膝软，夜寐不安，舌淡，苔黄，脉沉细。

3. **气血两燔**　皮肤弥漫潮红，瘙痒剧烈，抓痕血迹斑斑，烦热口渴，小便短赤，舌红，苔黄，脉数。

【治疗方法】

1. **治则**　脾虚卫弱、肝肾亏损者健脾化湿，滋养肝肾、养血润肤，针灸并用，补法；气血两燔者清热凉血，疏风止痒，针刺为主，泻法。

2. **处方**　曲池、血海、风市、膈俞。

3. **方义**　曲池为手阳明大肠经的合穴，既清肌肤之热，又清胃肠湿热，起到搜风止痒的作用；血海可养血润燥，祛风止痒；风市乃祛风之要穴；膈俞属血会，能活血止痒，配血海寓"治风先治血，血行风自灭"之意。

4. **加减**　脾虚卫弱加脾俞、肺俞健脾固卫；肝肾亏损加肝俞、肾俞、太溪补益肝肾；气血两燔加大椎、外关、合谷清营凉血。

5. **操作**　诸穴均常规针刺；膈俞向下或朝脊柱方向斜刺 1 寸左右。

6. **其他疗法**

（1）耳针：取神门、交感、肾上腺、内分泌、肺、痒点。常规针刺，留针 30 分钟。每日 1 次。

（2）穴位注射：取肩髃、血海、风门、曲池、足三里。每次选 2 ～ 3 穴，用川芎注射液大剂量注射，每日 1 ～ 2 次；维生素 D_2 果糖酸钙注射液或 0.1% ～ 0.25% 盐酸普鲁卡因注射液（先做皮试）5 ～ 10ml，每穴缓慢推注 2ml，隔日 1 次；也可以用苯海拉明 10mg、地塞米松 2mg 加 2 倍的生理盐水稀释，于瘙痒局部或邻近取穴注射，每日 1 次。

【验案举例】

董某，男，42 岁，西医，卫生院院长。1975 年，我随湖北中医学院（现湖北中医药大学）医疗队到湖北京山县巡回医疗，住在一个卫生院旁。一天，卫生院院长董某，全身大面积瘙痒难忍。一问方知，他后项部长了一个大脓肿（蜂窝织炎），在没有做皮试的情况下注射大剂量青霉素（自述自己原来注射过青霉素，不过敏），结果全身过敏，出现红疹、瘙痒。当时他的卫生院有行气、活血、化瘀的川芎注射液，我给他双侧曲池、足三里、三阴交，每穴 6ml；合谷、血海，每穴 4ml（常规是每穴 2ml）。1 小时内，红疹尽退，瘙痒停止。（南京中医药大学王启才医案）

启才解惑

1. 本病应与湿疹、皮炎、荨麻疹、疥疮、脂溢性皮炎等相鉴别。

2. 避免过度搔抓，以防抓破皮肤，继发感染。

3. 避免用碱性强的肥皂洗浴，且忌热水烫洗。

4. 内衣要用柔软宽松的棉织品或丝织品，不宜用毛织品。

5. 忌食辛辣刺激性食物及浓茶，少食鱼、虾等海味发物，多吃蔬菜、水果，力戒烟酒。

第三节　荨麻疹

荨麻疹又称"风疹块""风团疙瘩"，是一种由于皮肤黏膜小血管扩张及渗透性增强而引起的局限性、一过性水肿反应。本病属于中医学"风瘙瘾疹"的范畴，以皮肤突起风团、剧痒为主要特征。一年四季均可发生，尤以春季为发病高峰。临床根据病程长短，一般把起病急、病程在 3 个月以内者称为"急性荨麻疹"；风团反复发作、病程超过 3 个月以上者称为"慢性荨麻疹"。

中医学认为，本病的发生内因禀赋不足，外因风邪为患。急性荨麻疹由于卫表不固，感受风寒或风热之邪，客于肌肤，致使营卫不和；或因饮食不节，致肠胃湿热，郁于皮肤腠理而发。慢性荨麻疹多由情志不遂，肝郁不舒，郁久化火，耗伤阴血；或脾气虚弱，湿热虫积；或冲任失调，经血过多；或久病耗伤气血等，致营血不足，生风生燥，肌肤失养而成。

【临床表现】

急性荨麻疹发病急骤，皮肤突然出现形状不一、大小不等的风团，融合成片或孤立散在，呈淡红色或白色，边界清楚，周围有红晕，瘙痒不止。数小时内水肿减轻，变为红斑而渐消失，但伴随搔抓新的风团会陆续发生，此伏彼起，一日之内可发作数次。一般在2周内停止发作。

慢性荨麻疹一般无明显全身症状，风团时多时少，有的可有规律，如晨起或晚间加重，有的则无规律性。病情缠绵，反复发作，常多年不愈。

荨麻疹发生部位可局限于身体某部，也可泛发于全身。如果发生于胃肠，可见恶心、呕吐、腹痛、腹泻等；喉头黏膜受侵则胸闷、气喘、呼吸困难，严重者可引起窒息而危及生命。

1. **风热犯表** 风团色红，灼热剧痒，遇热加重，发热，咽喉肿痛，苔薄黄，脉浮数。

2. **风寒束表** 风团色白，遇风寒加重，得暖则减，恶寒，舌淡，苔薄白，脉浮紧。

3. **血虚风燥** 风疹反复发作，迁延日久，午后或夜间加剧，心烦少寐，口干，手足心热，舌红，少苔，脉细数无力。

4. **胃肠实热** 风团色红，成块成片，脘腹疼痛、恶心呕吐、便秘或泄泻，苔黄腻，脉滑数。

【治疗方法】

1. **治则** 风热犯表者疏风清热，只针不灸，泻法；风寒束表者散寒解表，针灸并用，泻法；血虚风燥者养血润燥，祛风止痒，以针刺为主，平补平泻；肠胃实热者清热泻火，通调腑气，只针不灸，泻法。

2. **处方** 以手阳明、足太阴经腧穴为主，选穴曲池、合谷、血海、三阴交、膈俞。

3. **方义** 曲池、合谷属手阳明经穴，通经络、行气血、疏风清热；血海属足太阴经穴，有养血、凉血之功；膈俞属血会，能活血止痒，与血海相配寓"治风先治血，血行风自灭"之意；三阴交属足太阴经，乃足三阴经之交会穴，可养血活血，润燥止痒。

4. **加减** 风热犯表加大椎、风门疏风清热，调和营卫；风寒束表加风门、肺俞疏风散寒，调和肺卫；血虚风燥加风门、脾俞、足三里益气养血，润燥祛风；肠胃实热加内关、支沟、足三里清泻胃肠，通调腑气；喉头肿痛，呼吸困难加天突、天容、列缺、照海清利咽喉；女性经期风疹伴月经不调加关元、肝俞、肾俞调理冲任。

5. **操作** 诸穴均常规针刺；风寒束表者可在风门、大椎加用灸法。急性者每日治疗1～2次；慢性者隔日1次；荨麻疹发作与月经有关者可于每次月经来潮前3～5天开始治疗。

6. **其他疗法**

（1）皮肤针：取风池、曲池、血海、夹脊穴。中强度手法叩刺，至皮肤充血或隐隐出血为度。急性者每日1～2次；慢性者隔日1次。

（2）三棱针：取曲泽、委中、大椎、风门。每次选用1个四肢穴和1个躯干穴。曲泽或委中穴用三棱针快速点刺1cm左右，使暗红色血液自然流出，待颜色转淡红后再加拔火罐10～15分钟；大椎或风门穴用三棱针刺0.5～1cm，加拔火罐，留置10～15分钟。

（3）拔罐：取神阙穴，用大号玻璃罐拔之，先留罐5分钟，起罐后再拔5分钟，如此反复拔3次；也可以用闪罐法反复拔罐至穴位局部充血。

（4）耳针：取肺、胃、肠、肝、肾、肾上腺、神门、风溪。毫针浅刺，中强度刺激；也可在耳背静脉放血数滴；或用埋针法、压丸法。

（5）穴位注射：取合谷、曲池、血海、三阴交、大椎、膈俞等穴。每次选用1～2穴，用川芎、复方丹参注射液，或维生素 B_1 2ml 加氯丙嗪 1ml，自身静脉血加入抗凝剂注入，每穴2～3ml。

【验案举例】

例1：陈某，男。本不胜酒力，2019年9月3日晚，由于工作需要，应酬时只喝下一杯啤酒，脸微红、

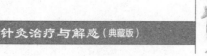

微热，后背及手臂有片状红斑瘙痒。查体后诊为啤酒过敏，予左肩的肩髃、肘关节的曲池和手背的合谷3穴。肩髃穴是针对皮肤出现红或苍白风团、风疹块的效果比较快的主穴，曲池穴是上半身的"消炎穴"，合谷穴是"万能穴"。三个穴位都是大肠经的穴，对酒后出现的风疹块疗效较好。（海南弟子符庄彪中医师医案）

例2：陈某，女，20岁，清华大学研究生，2020年7月4日诊治。

主诉：脸部、颈项和四肢均起片状红疹，瘙痒，伴低热4天。

病史：因疫情原因在澳门网读，经常饮食不规律，不按时吃饭，喜欢吃辣，有熬夜习惯，睡眠差，便秘。4天前脸部、颈项和四肢均起片状红疹，高出皮肤表面，瘙痒，伴有口干、低热（37.5℃）。咽喉不痛，食欲正常，小便可。舌红、苔厚而黄腻，脉浮数。初步诊断：中医辨证为风疹（风热犯肺、下移胃肠）；西医诊断为荨麻疹。曾在家自服抗过敏西药不能止痒，疫情又不敢去医院看病，因此请我到她家里帮忙诊治。

治则：祛风清热，通调腑气，消肿止痒，针刺泻法。

治法：取翳风、太阳、肩髃、曲池、手三里、外关透内关、合谷透后溪、风市、伏兔、血海、足三里、阳陵泉、阴陵泉、地机、三阴交等穴（均双）。穴位严格消毒后，每天针刺治疗1次，轮流交替用穴。以轻泻法为主，每次留针30分钟。连续治疗3次后，身上各部位风疹块得以消失，热退，大便正常。（澳门弟子陈尔国医师医案）

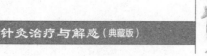

启才解惑

1. 针灸治疗本病效果良好，一般通过1～4次的治疗即能退疹止痒。

2. 对慢性荨麻疹应查明原因，针对慢性感染灶、肠道寄生虫、内分泌失调等原因给予相应治疗。若出现胸闷、呼吸困难等，应采取综合治疗。

3. 在治疗期间应避免接触过敏性物品及药物。忌食鱼腥、虾蟹、酒类、咖啡、葱蒜辛辣等刺激性饮食，保持大便通畅。

第四节　湿疹

湿疹，又称"湿疮"，属于中医学"癣疮"范畴，是一种多形性皮疹倾向、湿润、剧烈瘙痒、易于复发和慢性化的过敏性炎症性皮肤病。因其症状及病变部位的不同，名称各异。如浸淫遍体、渗液极多者名"浸淫疮"；身起红粟、瘙痒出血的称"血风疮"；发于面部者称"面游风"；发于耳部为"旋耳风"；发于乳头者称"乳头风"；发于脐部者称"脐疮"；发于肘、膝窝处的称"四弯风"；发于手掌者称"鹅掌风"；发于小腿者称"湿毒疮"；发于肛门者称"肛圈癣"；发于阴囊者称"绣球风"或"肾囊风"。

本病病因复杂，目前多认为是过敏性疾病，属迟发型变态反应。病原可以是吸入物质、摄入的食物、病灶感染、内分泌及代谢障碍；外界因素如寒冷、湿热、油漆、毛织品等刺激均可导致发病。

中医学认为，本病是因禀赋不足，风湿热邪客于肌肤而成。病变涉及脏腑主要在脾，湿邪是主要病因。

【临床表现】

皮疹呈多形性损害，如丘疹、疱疹、糜烂、渗出、结痂、鳞屑、肥厚、苔藓样变、皮肤色素沉着等。根据湿疹症状和发病缓急可分为急性、亚急性和慢性三期。急性湿疹起病较快，初起为密集的点状红斑及粟粒大小的丘疹和疱疹，很快变成小水疱，破溃后形成点状糜烂面，瘙痒难忍，并可合并感染，形成脓疱，脓液渗出；亚急性湿疹为急性湿疹迁延而来，见有小丘疹，并有疱疹和水疱，轻度糜烂，剧烈瘙痒；急性、亚急性反复发作不愈，则变为慢性湿疹，也可能发病时就为慢性湿疹，瘙痒呈阵发性，遇热或入睡时瘙痒加剧，皮肤粗糙、增厚，触之较硬，苔藓样变，色素沉着，有抓痕，间有糜烂、渗出、血痂、鳞屑。病程较长，可迁延数月或数年。

1. **湿热浸淫** 发病急，可泛发全身各部，初起皮损潮红灼热、肿胀，继而粟疹成片或水疱密集，渗液流津，瘙痒不休，伴身热，心烦，口渴，大便干，小便短赤，舌红，苔黄腻，脉滑数。

2. **脾虚湿蕴** 发病较缓，皮损潮红，瘙痒，抓后糜烂，可见鳞屑，伴纳少神疲、腹胀便溏，舌淡白胖嫩、边有齿痕、苔白腻，脉濡缓。

3. **血虚风燥** 病情反复发作，病程较长，皮损色暗或色素沉着，粗糙肥厚，呈苔藓样变，剧痒，皮损表面有抓痕、血痂和脱屑。伴头昏乏力，腰酸肢软，口干不欲饮。舌淡，苔白，脉弦细。

【治疗方法】

1. **治则** 湿热浸淫者清热化湿，只针不灸，泻法；脾虚湿蕴者健脾利湿，针灸并用，补法；血虚风燥者养血润燥，以针刺为主，平补平泻。

2. **处方** 以局部和足太阴经腧穴为主，选穴曲池、足三里、三阴交、阴陵泉、皮损局部。

3. **方义** 曲池为手阳明经的合穴，既能清肌肤湿气，又可化胃肠湿热；足三里既能健脾化湿，又能补益气血，标本兼顾；三阴交、阴陵泉运脾化湿，除肌肤之湿热；皮损局部疏调局部经络之气，祛风止痒。

4. **加减** 湿热浸淫加脾俞、水道、肺俞清热利湿；脾虚湿蕴加太白、脾俞、胃俞健脾利湿；血虚风燥加膈俞、肝俞、血海养血润燥；痒甚而失眠者加刺风池、安眠、百会、四神聪等。

5. **操作** 经穴常规针刺，留针15分钟；皮损局部用皮肤针重叩出血后，再拔火罐。急性期每日1次，慢性期隔日1次。

6. **其他疗法**

（1）皮肤针：轻叩夹脊穴及足太阳经第一侧线，以皮肤红晕为度。每日1次。

（2）耳针：急性湿疹取肺、神门、肾上腺、耳背静脉；慢性湿疹加肝、皮质下。耳背静脉点刺出血，余穴均用毫针刺法，快速捻转，留针1～2小时。

（3）穴位注射：取曲池、足三里、血海、大椎等。每次选2穴，用维生素B_1、维生素B_{12}、板蓝根注射液，或加2.5%枸橼酸钠溶液，每穴注入1～2ml。隔日1次。

启才解惑

1. 针灸治疗湿疹效果明显，可以提高机体免疫反应的能力，是治疗本病的有效方法。针灸治疗缓解症状较快，但根治有相当难度。

2. 患处应避免搔抓，忌用热水烫洗或用肥皂等刺激物洗涤，忌用不适当的外用药。

3. 避免外界刺激，回避致敏因素。不穿尼龙、化纤内衣和袜子。忌食鱼虾、浓茶、咖啡、酒类等食物。

4. 畅达情志，避免精神紧张，防止过度劳累。

第五节 痤疮

痤疮又称"粉刺""青春痘"，是青春期男女常见的一种毛囊及皮脂腺的慢性炎症。好发于颜面、胸背，可形成黑头粉刺、丘疹、脓疱、结节、囊肿等损害，常伴有皮脂溢出。青春期以后，大多自然痊愈或减轻。其发病机制尚未完全清楚，初步认为与遗传因素密切相关，与内分泌因素、皮脂分泌过多、毛囊内微生物等也有一定的关系。

中医学认为，人在青春期生机旺盛，由于先天禀赋的原因，使肺经血热郁于肌肤，熏蒸面部而发为疮疹；或冲任不调，肌肤疏泄失畅而致；或恣食膏粱厚味、辛辣之品，使脾胃运化失常，湿热内生，蕴于肠胃，不能下达，上蒸头面、胸背而成。

【临床表现】

病变多发生在皮脂腺丰富的部位，如面部、胸部、背部等。初起为粉刺（黑头粉刺较为常见，表现为毛孔中出现小黑点，用手挤压可挤出黄白色脂栓；白头粉刺呈灰白色小丘疹，无黑头，不易挤出脂栓），在发展过程中可演变为炎性丘疹、脓疱、结节、囊肿、瘢痕等。若炎症明显时则可引起疼痛及触痛。

1. 肺经风热　丘疹多发于颜面、胸背上部，色红，或有痒痛，舌红，苔薄黄，脉浮数。

2. 胃肠腑热　皮疹色红，丘疹、结节、囊肿聚集，大便秘结，小便短赤，舌红，苔黄，脉洪大而数。

3. 湿热蕴结　丘疹红肿疼痛，或有脓疱。伴口臭、便秘、尿黄。舌红，苔黄腻，脉滑数。

4. 痰湿凝滞　丘疹以脓疱、结节、囊肿、瘢痕等多种损害为主。伴有纳呆便溏。舌淡，苔腻，脉滑。

5. 冲任失调　女性患者经期皮疹增多或加重，经后减轻。伴有月经不调。舌红，苔腻，脉象浮数。

【治疗方法】

1. 治则　肺经风热、胃肠腑热者祛风通便，清热解毒；湿热蕴结、痰湿凝滞者清热化湿，凉血解毒；冲任失调者行气活血，调理冲任。均只针不灸，泻法。

2. 处方　以面部和手阳明经腧穴为主，选穴阳白、颧髎、大椎、合谷、曲池、内庭。

3. 方义　本病好发于颜面部，取阳白、颧髎疏通局部经气，使肌肤疏泄功能得以调畅；大椎清热泻火，凉血解毒；阳明经多气多血，其经脉上走于面，取合谷、曲池、内庭清泻阳明邪热，通调腑气。

4. 加减　肺经风热加少商、尺泽、风门清泻肺热；湿热蕴结加足三里、三阴交、阴陵泉清热化湿；痰湿凝滞加脾俞、丰隆、三阴交利湿化痰；冲任不调加血海、膈俞、三阴交调和冲任。

5. 操作　诸穴均常规针刺，泻法；大椎点刺出血。隔日1次。

6. 其他疗法

（1）挑治：在背部第1～12胸椎旁开0.5～3寸的范围，寻找丘疹样阳性反应点。用三棱针挑刺，挑断皮下部分纤维组织，使之出血少许。每周1～2次。

（2）刺络拔罐：取大椎、肺俞、膈俞、太阳、尺泽、委中。每次选2穴。用三棱针快速点刺穴位处瘀血的络脉，使自然出血，待血色转淡后，再以闪火法拔罐。2～3日1次。

（3）耳针：取肺、脾、大肠、面颊、内分泌肾上腺、耳尖。毫针中强度刺激，动留针15～20分钟；也可用耳穴压丸法或激光照射法（每穴照射3分钟，每日1次）。

（4）穴位注射：用西咪替丁注射液2ml加利多卡因1ml混合，选择性注入上穴，每穴0.5ml；每日1次。或以自身静脉血4～6ml，每穴2～3ml。每周1次。

【验案举例】

洪某，男，16岁，长沙人，高中生。2019年4月18日诊治。

主诉：颜面及胸背多处米粒大小皮疹2年。

病史：近两年，颜面及胸背多处米粒大小皮疹，有的像绿豆大小，可以挤出黄白色脓渣；有的痘上有黑头，但不痛，只是有点痒，常会用手去抓。伴有纳呆，腹胀胸闷，口渴喜冷饮，口臭，烦躁，大便偏干，小便黄。曾服西药略有好转，上个月起痤疮又有增多扩散趋势，觉得不雅，故来就医。

查体：面颊可见有抓破皮的痕迹，留下多处凹坑以及暗红疤痕。舌红少苔，舌边和舌尖红，舌面中间有多道陈旧裂缝，脉弦滑、左尺沉、弱，右寸关脉濡数。

诊断：痤疮（脾胃湿热、肺肾阴虚）。

治疗：以火针和点刺出血为主，耳针刺法为辅。

（1）火针疗法：取大椎、曲池、委中、痤疮局部，先常规消毒，将细火针烧红至亮白，采用快进快出手法，快速点刺至真皮后迅速退针。针孔仅需保持干燥，不可涂抹酒精、碘酒或油膏，2小时内勿沾水以免针眼感染。间隔6天再施治1次。

（2）三棱针刺络拔罐法：取大椎、曲池、委中穴，碘伏严格消毒，先强刺出血，再在出血点上加拔罐，使之出血量增加。每3天1次。

（3）耳尖点刺出血：先把耳尖搓至发红、发热，碘伏严格消毒，用无菌短粗毫针在耳尖刺血约3滴，每3天1次。

每周治疗2次，共治疗12次，痤疮基本痊愈，淡斑除疤效果明显，患者也感到满意。（湖南长沙天马医院叶钧曜中医师医案）

启才解惑

1. 针灸对本病有一定的疗效，部分患者可达到治愈目的。轻症注意保持面部清洁卫生即可，无须治疗。

2. 本病以脂溢性为多，治疗期间禁用化妆品及外擦膏剂。宜用硫黄肥皂温水洗面，以减少油脂附着面部，堵塞毛孔。

3. 严禁用手挤压丘疹，以免引起继发感染，遗留瘢痕。

4. 忌食辛辣、油腻及糖类食品，多食新鲜蔬菜及水果，保持大便通畅。

第六节 扁平疣

扁平疣是一种常见的病毒感染性皮肤病，为针头至粟粒大小的硬性扁平皮肤赘疣，中医学称为"扁瘊""疣疮""疣目"。本病好发于面部、前臂和手背，系人类乳头瘤病毒所引起，主要通过直接接触而传染，外伤亦是感染本病的原因之一。其病程与机体免疫有重要关系。

中医学认为，本病多因风热毒邪蕴结于肺，脾湿痰瘀阻于经络，郁于肌肤所致。

【临床表现】

本病好发于颜面、手背及前臂等处，为米粒至黄豆大扁平隆起的丘疹，呈圆形、椭圆形或不规则的多边形，表面光滑质硬，浅褐色或正常皮色，散在或密集，也可能融合成小片。一般无自觉症状，消退期可有痒感。病程有自限性，1～2年可自愈，愈后不留痕迹。也有持续多年不愈者，

1. 肺胃蕴热 扁疣色褐，散在分布，搔抓后呈条状接种，似串珠状。伴发脂溢及粉刺，唇干口渴。舌红，苔黄，脉浮数。

2. 脾湿痰瘀 多发于面部，扁疣数少，高出皮肤，多呈皮色，时有痒感。伴纳呆脘胀。舌淡，苔腻，脉沉数。

【治疗方法】

1. 治则 肺胃蕴热者疏风清热，泻肺胃之火，只针不灸，泻法；脾湿痰瘀者祛湿化痰，行气活血，

针灸并用，泻法。

2. 处方　以局部和手阳明经腧穴为主，选穴合谷、曲池、太冲、三阴交、疣体局部。

3. 方义　疣之发生多由脾湿胃热所致。取合谷、曲池以泻阳明太阴之风热；合谷配太冲称为"四关"，调和气血，疏肝理气；三阴交滋养脾肝肾，调肌肤气血；取疣体局部以通行气血，祛瘀除疣。

4. 加减　肺胃蕴热加尺泽、内庭清热凉血，和营祛疣；脾湿痰瘀加商丘、阴陵泉健脾祛湿，化痰通络。

5. 操作　经穴常规针刺；疣体局部严格消毒后用短粗毫针平刺其基底部，并从中央直刺一针，留针20分钟，出针时挤出少量血液。每日1次。

6. 其他疗法

（1）皮肤针：取背腰部足太阳经第一侧线，从上而下用中等强度叩刺，以皮肤潮红为度。每日1次。

（2）火针：取疣体局部，用烧红的火针迅速刺入疣体2～3mm，几秒后退出，再烧红针头复刺，反复进行2～3次。每日1次。术后1日内局部勿沾水，防止感染。

（3）耳针：取肺、神门、肝、肾上腺、皮质下、内分泌、生疣部位相应耳穴。每次选3～4穴，毫针中度刺激，留针15分钟。每日1次。

（4）穴位注射：按生疣部位，取患者侧的曲池、足三里穴。每穴注入板蓝根注射液1ml，或自身静脉血加枸橼酸钠溶液。隔日1次。

【验案举例】

杨某，女，48岁，医科大学教授。2019年3月26日就诊。

主诉：面部有多处绿豆大小扁平丘疹3年。

病史：三年来，面部多处出现绿豆大小扁平丘疹，不痛不痒，无自觉症状。作息不规律，经常熬夜写论文。伴有纳差、口干、大便干、小便黄，但月经正常。因为不想做激光治疗除疣，怕留下红斑或疤痕，经友人介绍来中医、针灸治疗。

查体：面部多处可见绿豆大小扁平丘疹，但面色正常。舌红而胖大、舌边有齿痕、舌中间有裂纹、舌苔黄、薄腻，脉滑数、左关稍弦细。

诊断：扁平疣（痰湿困脾、肝郁化火）。

治疗：健脾化湿、疏肝解郁。针灸取丰隆、阳陵泉、行间，针刺得气后施以提插捻转泻法；中脘、血海、太白、公孙、三阴交，针刺得气后施以提插捻转补法，动留针30分钟。

处方：柴胡疏肝散合参苓白术散加减。党参、茯苓各15g，白术、薏苡仁各12g，柴胡、赤芍、蒲公英、板蓝根、马齿苋、陈皮（醋炒）各9g，香附、川芎、枳壳（麸炒）各6g，炙甘草3克。水煎服，每日1剂，早、晚餐后分服，服用1个月。

本例治疗采取针药并施，一周针刺2次，共计针灸8次，症状完全消失。随访1年，未有复发。（湖南长沙天马医院叶钧曜中医师医案）

启才解惑

1. 针灸对本病是一种简便有效的治疗方法。针灸治疗后，有的患者可能会出现疣疹加重现象，色泽转红、瘙痒加剧，呈急性发作状态。这是一种正常现象，为气血旺盛流畅的表现，不需改变治法，应坚持继续治疗。

2. 治疗期间，忌食辛辣、海腥之品。禁止抓破皮肤而自行接种。

第七节 带状疱疹

带状疱疹是由水痘－带状疱疹病毒引起的一种以簇集状丘疱疹、局部刺痛为特征的急性疱疹性皮肤病。该病毒潜伏于脊髓后根神经节的神经元中，当身体免疫功能下降时被激活而发病。当机体免疫功能低下，如上呼吸道感染、劳累过度、精神创伤、恶性肿瘤放射治疗或应用皮质类固醇激素及一些免疫抑制药等均可成为本病的诱因。疱疹多沿某一周围神经分布，排列成带状，出现于身体的某一侧，好发于肋间神经、颈神经、三叉神经及腰神经分布区域。若不经治疗，一般2周左右疱疹可结痂自愈。

中医学称为"蛇丹""蛇串疮""蜘蛛疮""缠腰火丹"，认为是感受风火或湿毒之邪引起，与情志、饮食、起居失调等因素有关。情志不遂则肝气郁结、郁而化热；饮食不节则脾失健运、湿浊内停；或起居不慎，卫外功能失调，使风火、湿毒之邪郁于肝胆。肝火脾湿郁于内，毒邪乘虚侵于外，经络瘀阻于腰腹之间，气血凝滞于肌肤之表而发为本病。

【临床表现】

发病前常有轻度发热，疲倦乏力，食欲缺乏，全身不适，皮肤灼热、刺痛等症状，也可不发生前驱症状而直接出现丘疱疹。

皮损部神经痛为本病的主症之一，但疼痛程度不一，且不与皮疹严重程度成正比。

疱疹好发于腰腹之间，其次是颈项、面部。呈带状排列，刺痛。有些患者在皮疹完全消退后仍遗留神经痛。

1. **肝经郁热** 皮损鲜红，疱壁紧张，灼热刺痛，口苦咽干，烦躁易怒，大便干，小便黄，苔黄，脉弦滑数。

2. **脾经湿热** 皮损色淡，疱壁松弛，口渴不欲饮，胸脘痞满，纳差，大便时溏，舌红，苔黄腻，脉濡数。

3. **瘀血阻络** 皮疹消退后局部仍疼痛不止。伴心烦不寐。舌紫暗，苔薄白，脉弦细。

【治疗方法】

1. **治则** 清热利湿，泻火解毒，活血通络，化瘀止痛；针灸并用；泻法。

2. **处方** 选穴支沟、阴陵泉、行间、夹脊穴、皮损局部。

3. **方义** 支沟为手少阳三焦经穴，阴陵泉为足太阴脾经合穴，两穴配用能清泻三焦邪热，健脾化湿；行间为足厥阴肝经荥穴，具有疏肝泻热之功；皮损局部针后加灸及拔罐活血通络，祛瘀泻毒；相应夹脊穴调畅患处气血。

4. **加减** 肝经郁热加太冲、侠溪、阳陵泉清利肝胆湿热；脾经湿热加大都、三阴交、血海健脾运湿，化瘀止痛；瘀血阻络则根据皮疹部位不同加相应的穴位，颜面部加阳白、太阳、颧髎；胸胁部加期门、大包；腰腹部加章门、带脉。

5. **操作** 诸穴均常规针刺；皮损局部围刺并加灸、拔罐。每日1次。

6. **其他疗法**

（1）皮肤针：叩刺疱疹及周围皮肤，以刺破疱疹、疱内液体流出、周围皮肤充血或微出血为度，可加拔火罐。每日1～2次。

（2）耳针：取肝、肺及皮疹所在部位的相应耳穴。行针刺、埋针或药丸按压。

（3）激光照射：用氦－氖激光仪分区散焦照射皮损局部，距离约40～60cm，每分区照射10分钟。

（4）穴位注射：用当归、板蓝根等中药制剂或醋酸泼尼松龙25mg加1%普鲁卡因4～6ml、维生素B_1、维生素B_{12}加1%普鲁卡因4～6ml选择性注入上穴（皮损局部用围刺法），每穴1ml，每日1次。

【验案举例】

例1：陆某，男，34岁，干部。1990年4月就诊。

主诉：左胸胁和左肩胛下方簇生红色透明水疱，灼热疼痛3天。

病史：3天前，左胸胁和左肩胛下方簇生绿豆大小透明疱疹，排列成条索状，灼热疼痛，夜晚影响睡眠。伴有发热、口苦、便秘。

查体：左胸胁及腋下和左肩胛下方皮肤潮红，可见多簇绿豆大小水疱，排列成条索状，水疱透明未溃破。舌苔黄腻，脉弦数。

治疗：选取病损局部和背部第1～7夹脊穴，常规消毒。先用特制的无菌皮肤滚针以中等力度在夹脊穴上下滚刺4次，再在皮损区前胸向胁肋、后背横向滚刺5次，以不出血为度。第2天复诊，患者诉治疗后疼痛大减，夜晚已能安睡。效不更方，每日1次。三诊皮损局部皮肤结痂，疼痛基本消失；四诊疼痛完全消失，结痂脱落而愈，仅皮损处留有浅褐色痕迹。（江苏南京秦淮区中医院陶崑主任医师医案）

例2：高某，男，68岁，退休工人。2011年6月诊治。

主诉：右侧头部、前额、面颊部多处疱疹性丘疹刺痛半月。

病史：半个月前，患者右侧头部、前额、面颊部多处疱疹性丘疹，有火灼样、电击样剧痛，日夜不宁，痛苦万状。后经在医院输液、口服抗病毒药和活血化瘀药，疱疹多已结痂，但疼痛丝毫未减，难以忍受，彻夜难眠，精神一度崩溃，甚至割腕自杀。在家人的陪同下来诊，呻吟不已，表情痛苦。左侧额部及头发内、面颊皮肤暗红，可见疱疹愈后的结痂及脱落痕迹。舌红透紫，舌苔黄厚，脉象弦细。

诊断：带状疱疹后遗症（肝胆火邪上扰，经络阻滞，气滞血瘀）。

治疗：疱疹后遗症区常规消毒后，先用毫针围刺，再常规针刺风池、合谷、支沟、足三里、阳陵泉、太冲等穴，泻法，留针30分钟。取针后再用无菌皮肤滚针在头部督脉以及左侧头部、额部、面颊部、下颏区原来疱疹结痂区域来回滚刺5～8次，以皮肤发红、但不出血为度。次日患者述昨天治疗后疼痛已经有所减轻。效不更方，仍以原法施治，每日1次。10次治疗后疼痛已明显减轻，夜间已可以入眠安睡，患者终于露出久违的笑容。全程经治30次而愈。（江苏南京秦淮区中医院陶崑主任医师医案）

例3：刘某，33岁，澳门人，赌场员工，2019年10月20日诊治。

主诉：腰背至肚脐旁半圆圈簇状红疹，刺痛2天，影响睡眠。

病史：患者2天前发现在腰背处至肚脐旁有半圈簇状红疹，局部有灼热感、刺痛，夜不能眠。伴纳差，便秘，舌红，尤以舌尖为甚，舌苔黄厚，脉细滑数。

中医辨证：蛇丹、蛇串疮（心胃火盛、脾经湿热型）；西医诊断：带状疱疹。

治疗：先用火针法在皮损患处沿着边缘快速点刺，然后再施行艾条温和灸，每次30分钟，每日1次；外涂朱砂凡士林（比例1：5）软膏，每日数次；内服五花茶加大黄颗粒3g，代茶饮3天，大便正常后停内服。

治疗第1天，患处刺痛感开始减轻；治疗3天后，刺痛感及夜间睡觉明显好转；第4天皮损处疱疹开始消退，食欲恢复。以后只用艾灸和涂药外治。一共治疗7次痊愈。（澳门弟子陈尔国医师医案）

例4：患者，女，62岁，俄罗斯人。2022年1月26日诊治。

病史：3个月前胁肋部位患带状疱疹，整晚整晚地因为疼痛睡不好觉。曾服用索米痛片止痛无效，几个月来精神几乎崩溃，由其女儿陪同前来就诊。因病情已过急性期，皮肤上只有一些灰色的色斑而已，明显地沿着肋间神经分布。

治疗：应用套针浮刺从脊柱两边进针，沿着肋间神经的分布路线向前推进。术者还没有来得及把套针封好，患者已经说不疼了，站起来走几步，疼痛已经完全消失。患者讲话的声音也大起来了，女儿说，母亲自从患病以来就不敢高声说话，因为说话声音高也会引起疼痛加剧。在她们回家的路上，该女士已经在车里呼呼大睡。此案例的套针治疗，仅仅是套针治疗在俄国的很多奇迹之一。（俄罗斯

套针培训中心主任吴继华针灸医学博士医案）

第八节　斑秃

斑秃又称"圆秃"，是一种突然发生的头部局限性脱发。一般认为属自身免疫性疾病，与高级神经活动障碍有关，也可能与内分泌障碍、局部病灶感染、中毒、遗传因素等有关。发病机制可能是血管运动中枢功能紊乱，交感神经及副交感神经失调，引起局部毛细血管持久性收缩，毛乳头供血障碍，引起毛发营养不良而致本病。精神创伤常为诱发因素。

中医学认为，发为血之余。若思虑太过，脾胃虚弱，气血化生不足；或房劳不节，肝肾精血亏损；或肺气不足，宣发失司，津液失于敷布；或情志不遂，郁怒伤肝，气机不畅，气滞血瘀，瘀血不去，新血不生，均可导致头皮毛发失于濡养而成片脱落。

【临床表现】

本病多见于青年人，突然出现圆形或椭圆形秃发斑，数目不等，大小不一。局部皮肤无炎症现象，平滑光亮，无任何自觉症状。也有少数患者早期在秃发区可以看到红斑和浮肿。秃发边缘的头发松动，很容易脱落或拔出，拔出时可见发干近端萎缩。个别患者病损区可不断扩大，以致整个头发全部脱光（称为"全秃"）或周身毛发包括眉毛、胡须、腋毛、阴毛、毫毛等全部脱落（称为"普秃"）。多数患者在一年内脱落的毛发可以重新生出，新生的毛发细软，呈黄白色，且可随生随脱，以后逐渐变黑变粗而恢复正常。

1. **气血两虚**　多于病后、产后、疮后脱发，范围由小而大，数目由少而多，呈渐进性加重。脱发区能见到散在的、参差不齐的残余头发，但轻轻触摸就会脱落。伴有唇白，心悸，气短语微，头晕，嗜睡，倦怠无力。舌淡，苔薄白，脉细弱。

2. **肝肾不足**　多见于40岁以上者，平素头发焦黄或花白，发病时头发常是大片而均匀地脱落，严重时还会出现眉毛、腋毛、阴毛乃至毫毛的脱落。伴面色㿠白，肢体畏寒，头昏耳鸣，腰膝酸软。舌质淡有裂纹，苔少或无苔，脉沉细无力。

3. **血热生风**　突然脱发，进展较快，常是大片大片的头发脱落。伴有头部烘热，性情急躁，心烦易怒，个别患者还会相继发生眉毛、胡须脱落的现象，偶有头皮瘙痒。舌质红，苔少，脉细数。

4. **瘀血阻络**　脱发前先有头痛或头皮刺痛等自觉症状，继而出现斑块脱发，时间一久便成全秃。伴有夜多噩梦，烦热不眠等全身症状。舌质暗红或有瘀点，苔少，脉沉涩。

【治疗方法】

1. **治则**　气血两虚、肝肾不足补益肝肾，养血生发，针灸并用，补法或平补平泻；血热生风、瘀血阻络者行气活血，化瘀通窍，只针不灸，泻法。

2. 处方　以脱发局部和督脉、足太阳经穴为主，选穴脱发区、百会、通天、大椎、肝俞、肾俞。

3. 方义　百会、通天、脱发区均为局部取穴，可疏通局部经络气血；大椎属督脉，诸阳之会穴，可激发诸阳经之气，补气生血；肝俞、肾俞滋补肝肾，养血生发。

4. 操作　脱发区从病灶部位四周向中心沿皮刺，同时施行艾条温和灸 5 ～ 10 分钟；肝俞不可直刺、深刺；余穴均常规针刺。

5. 加减　气血两虚加气海、血海、足三里补气养血；肝肾不足加命门、太溪补益肝肾；血热生风加风池、曲池祛风泻热；瘀血阻络加膈俞、太冲活血祛瘀。脱发病灶在前头加上星、合谷、内庭；病灶在侧头加率谷、外关、足临泣；病灶在头顶加四神聪、太冲、中封；病灶在后头加天柱、后溪、申脉。

6. 其他疗法

（1）皮肤针：取脱发区、夹脊穴或相关背俞穴。先从脱发边缘呈螺旋状向中心区叩刺，再叩刺夹脊穴或背俞穴，范围在 0.5 ～ 1cm，至局部皮肤微出血。隔日 1 次。脱发区在叩刺后用生姜片外搽或外搽斑蝥酊剂（将斑蝥去足和翅，泡在高浓度的白酒或酒精中，1 周后开始使用）、墨旱莲酊剂（将鲜墨旱莲草捣烂，泡在高浓度的白酒或酒精中，2 周后开始使用）、侧柏叶酊剂（将鲜侧柏叶捣烂，泡在高浓度的白酒或酒精中，2 周后开始使用），能提高生发效果。

（2）穴位注射：取阿是穴、头维、百会、风池。用维生素 B_{12}、维生素 E 或三磷腺苷 5 ～ 10mg，每穴注射 0.5ml 药液。隔日 1 次。

【验案举例】

例1：王某，女，51 岁，教师。家庭的原因，心理曾受到极大刺激；不久又突然发现头上有 2 块大约 3cm×3cm 的脱发区，皮肤光滑，边缘清晰。经及时在脱发区用生姜片擦拭，然后皮肤针叩刺出血，再用生姜片擦拭，每周 3 次；后期用墨旱莲酊剂、侧柏叶酊剂外擦，每日 3 ～ 4 次。经过 1 个多月的治疗，两个脱发区全部长出新发。（南京中医药大学王启才医案）

例2：何某，男，38 岁，企业工作。因为一段时间工作压力过大，特别繁忙，一天突然发现头发中出现大小不等的 3 块脱发。年轻人很着急，向我咨询治疗方法。我告知在脱发区用生姜片擦拭，然后皮肤针叩刺出血，再用生姜片擦拭，每周 3 次；后期用斑蝥酊剂外擦（后来患者在网上自购斑蝥，除去足和翅膀，捣烂，然后用高浓度酒精浸泡 1 周），每天擦拭 3 ～ 4 次。1 个月内头发全部再生。（南京中医药大学王启才医案）

启才解惑

针灸治疗本病有较好的疗效。可调整神经系统功能，改善局部血液循环和局部毛发营养，增强毛囊活性，促使毛发新生。但对"全秃"疗效欠佳。

第13章

五官科病证

第一节　多泪症

多泪症系指平时并非悲伤的情况下眼中泪水偏多而溢出眼外，是眼科常见病证。主因眼部炎症、泪道系统功能障碍，诸如鼻泪管、泪小管狭窄或堵塞，泪囊、泪点功能不全等。多见于老年人和悲泣过频者。属中医学"迎风流泪"的范畴。

中医学认为，目为肝窍，泪为肝液，多泪与肝血不足、肝肾亏虚、风邪外袭关系密切。肝血不足不能上滋于目，肝肾亏虚则精血衰少，目窍空虚，泪窍约束无力，风邪乘虚而入泪道，或肝经蕴热，复感风邪，风热相搏，上攻于目，均可导致泪多外溢。

【临床表现】

平时眼中泪水偏多而溢出眼外，有冷泪和热泪之分。冷泪一般冷天较甚，泪下无时，迎风更甚，泪水清稀、无热感，眼睛不红、不肿、不痛，日久则视物昏暗；热泪多为外障眼病兼有的症状，泪下黏浊、有热感，眼睛红肿疼痛、畏光。

1.**肝血不足**　泪水清冷稀薄，目内干涩，不耐久视，神疲乏力，面色无华，头晕心悸，舌淡、苔白，脉细弱。

2.**肝肾亏损**　泪水清冷稀薄，视物模糊，头晕耳鸣，腰膝酸软，失眠，男子遗精，女子月经不调，舌偏红、苔白，脉细弱。

3.**风邪外袭**　冷泪绵绵，遇风更甚，头痛，舌偏红、苔薄，脉弦。

4.**肝经风热**　热泪常流，目干涩、红肿、痒痛，头晕耳鸣，舌质红、苔薄黄，脉弦细而数。

【治疗方法】

1.**治则**　滋养肝肾，疏风散热，肝血不足、肝肾亏损者多针少灸，补法；风邪外袭、肝经风热者只针不灸，泻法。

2.**处方**　以眼区局部、邻近取穴为主，选穴睛明、承泣、太阳、风池、曲池、太冲、光明。

3.**方义**　睛明、承泣二穴正在眼部，能宣通眼部之气血；风池、太阳为邻近取穴，可祛风止泪；手阳明经曲池可调阳明经气，疏泄风热；太冲乃肝经原穴，补养肝血、清肝明目；光明为胆经络穴，联络肝目，为治疗各种眼病之专穴，与太冲合用为原络配穴。

4.**加减**　肝血不足加曲泉、肝俞；肝肾亏损加肝俞、肾俞、太溪；风热外袭加合谷、外关；肝经风热加行间、侠溪；视物不明者加养老穴。

5.**操作**　睛明、承泣、风池穴注意把握针刺的方向、角度和深浅；其他腧穴常规针刺。每日或2日1次。

6. 其他疗法

（1）温针法：将 28 号毫针烧红，待温（红色消失）后针承泣穴，直刺 0.8～1 寸，留针 15 分钟。每日或 2 日 1 次。

（2）耳针：取眼、肝、肾、脾。毫针强刺激，留针 20～30 分钟。

启才解惑

1. 针刺治疗本病有较好的疗效。

2. 患者平时应注意防治眼部炎症性病变，避免吹风。

第二节　目赤肿痛

目赤肿痛又称"赤眼""风火眼""天行赤眼"，俗称"红眼病"。往往双眼同时发病，春夏两季多见。常见于现代医学的流行性（出血性）结膜炎。

中医学认为，本病多由于外感时疫热毒所引起。风热之邪侵袭目窍，经气阻滞，火郁不宣；或素体阳盛，脏腑积热；或肝胆火盛，上冲目窍；复感疫毒，内外合邪，循经上扰于目而发病。

【临床表现】

1. 风热外袭　白睛红赤，沙涩灼热，畏光流泪，眵多清稀，头额胀痛，舌红，苔薄白或薄黄，脉浮数。

2. 热毒炽盛　白睛红赤，胞睑肿胀，畏光刺痛，热泪如汤，眵多胶结。重者白睛点状或片状溢血，黑睛生星翳，口干，大渴引饮，溲赤便结。舌红，苔黄，脉数。

3. 肝胆火盛　白睛红赤，目胀而痛，头痛，心烦易怒，口苦咽干，小便黄，大便干。舌边红，苔薄黄，脉弦数。

【治疗方法】

1. 治则　疏风散热，泻火解毒，只针不灸，泻法。

2. 处方　以眼区局部、邻近取穴为主，选穴印堂、攒竹、瞳子髎、太阳、合谷、太冲。

3. 方义　攒竹正在目上，为足太阳经腧穴，能宣泄眼部之郁热，有通络明目作用；瞳子髎属足少阳经，可疏泻肝胆之火；印堂、太阳位于眼旁，点刺出血可清热明目；手阳明经合谷可调阳明经气，疏泄风热；目为肝窍，太冲乃肝经原穴，以导厥阴经气，降肝火而明目。

4. 加减　风热外袭加风池、曲池以加强疏风散邪之功；热毒炽盛加大椎、曲池、内庭清泻热毒；肝胆火盛加行间、侠溪清肝泻胆。

5. 操作　刺攒竹穴时针尖若朝下刺向睛明穴则不宜深刺，若向外刺可透丝竹空；其他腧穴常规针刺；均可点刺出血。每日 1～2 次。

6. 其他疗法

（1）刺血拔罐：在太阳穴处点刺出血后拔罐，使之出血稍多。每日 1 次。

（2）挑刺：在两肩胛之间找丘疹样反应点挑治，或在大椎及其旁开 0.5 寸处、太阳、印堂、上眼睑等处选点挑治。

（3）耳针：取眼、目$_1$、目$_2$、肝。毫针强刺激，留针 30 分钟；或耳尖、耳背小静脉点刺出血。

（4）穴位注射：取上述腧穴 2～3 个，用红花注射液 4～6ml、维生素 B_1 注射液、维生素 B_{12} 注射液、青霉素 40 万 U（或卡拉霉素、庆大霉素等）加普鲁卡因（抗生素及普鲁卡因应先做皮试），每穴 0.5～1ml。

每日 1 次。

【验案举例】

患者，女，18 岁，湖北麻城人，系当地卫生员。因遭受暴力所害，致面部青紫肿胀，双眼极度充血，肿胀疼痛，可见紫黑色肿块。经服用活血化瘀中药 10 余剂，面部青紫肿胀逐渐消失，但眼部瘀血状况却无好转。正当茫然之机，忽然想起用针灸穴位注射疗法一试，利用与眼区有关的腧穴，把药物的治疗作用直接输送到眼部，来弥补口服难以致效的不足。因考虑眼区局部不大适宜穴位注射，于是便选用两侧光明穴各注入 5% 的红花注射液 4ml（注射针头向上倾斜刺入，使针感向上放散），每天 1 次，并配合眼部热敷。治疗 2 次后，眼内瘀血即开始消退，共治疗 6 次而获痊愈。（南京中医药大学王启才医案）

启才解惑

1. 针刺治疗目赤肿痛有显著疗效，缓解病情快，可明显缩短病程。

2. 本病为眼科常见的急性传染病，发病期间尽量不要去公共场所，防止传染，引起流行。同时，应注意眼的卫生。

3. 患病期间应注意休息，睡眠要充足，减少视力活动；忌发怒；戒房劳；不吃辛辣食物。

第三节　麦粒肿（睑腺炎）

麦粒肿又名"针眼""土疳"，即胞睑边缘生小硬结，红肿疼痛，形似麦粒，相当于现代医学的外睑腺炎。本病多发于一只眼睛，且有惯发性，以青少年为多发人群。

中医学认为，本病多因风热之邪客于胞睑，火烁津液，变生疳肿；或过食辛辣炙烤之物，脾胃积热；或心肝之火循经上炎，热毒结聚于胞睑，发为疳肿；或脾虚湿热，上攻于目，热毒壅阻于胞睑而发肿痛。

【临床表现】

1. **风热外袭**　针眼初起，痒痛微作，局部硬结微红肿，触痛明显。或伴有头痛发热，全身不适。苔薄黄，脉浮数。

2. **热毒炽盛**　胞睑红肿，硬结较大，灼热疼痛，有黄白色脓点，白睛壅肿，口渴喜饮，便秘溲赤，舌红，苔黄或腻，脉数。

3. **脾虚湿热**　针眼反复发作，但症状不重，面色少华，好偏食，腹胀便结，舌胖大，苔薄黄而腻，脉细数或滑数。多见于儿童。

【治疗方法】

1. **治则**　祛风清热，解毒散结，只针不灸，泻法。

2. **处方**　以眼区局部、邻近取穴为主，选穴攒竹、太阳、二间、内庭。

3. **方义**　攒竹为足太阳经穴，与太阳穴均位于眼区，长于清泻眼部郁热而散结；二间、内庭分别为手、足阳明经的荥穴，用之以加强清热散结的作用。

4. **加减**　风热外袭加风池、合谷疏风清热；热毒炽盛加大椎、曲池、行间泻热解毒；脾虚湿热加三阴交、阴陵泉健脾利湿；睑腺炎若在上睑内眦部加睛明；在外眦部加瞳子髎、丝竹空；在两眦之间加鱼腰；在下睑者加承泣、四白。

5. **操作**　攒竹最宜透鱼腰、丝竹空，或与太阳同施点刺出血法；二间、内庭用强刺激重泻手法，最好能点刺出血。

6. 其他疗法

（1）刺络拔罐：取大椎穴，用三棱针点刺出血后拔罐。

（2）挑刺：在肩胛区及第 1～7 胸椎棘突两侧查找淡红色丘疹或敏感点，用三棱针点刺，挤出黏液或血水（反复挤 3～5 次）；也可挑断疹点处的皮下纤维组织。

（3）耳针：取眼、肝、脾、耳尖。毫针强刺激，动留针 20 分钟；也可在耳尖、耳背小静脉刺络出血。

（4）穴位注射：将维生素 B_1 注射液 100mg、维生素 B_{12} 注射液 500μg 混合液注入上穴，每穴 0.5～1ml，每日 1～2 次。

启才解惑

1. 针灸治疗本病初期疗效肯定，但成脓之后应转眼科切开排脓。

2. 睑腺炎初起至酿脓期间可用热敷，切忌用手挤压患处，以免脓毒扩散。

3. 平时应注意眼部卫生。患病期间饮食宜清淡。

第四节　眼睑下垂

眼睑下垂古称"睢目"，又名"上胞下垂"，重者称"睑废"，是上睑提举无力、不能抬起，以致睑裂变窄，甚至遮盖部分或全部瞳仁，影响视力的一种眼病。常见于现代医学的重症肌无力眼肌型、眼外伤、动眼神经麻痹等疾病中。

中医学认为，本病有先天、后天之分。气虚不能上提，血虚不能养筋为其主要病因病机。可因先天禀赋不足，肝肾两虚；或肌腠空疏，风邪客于胞睑，阻滞经络，气血不和；脾虚气弱，中气不足，筋肉失养，经筋弛缓，以致胞睑松弛无力而下垂。

【临床表现】

1. 肝肾不足　自幼上睑下垂，不能抬举，眼无力睁开，眉毛高耸，额部皱纹加深。小儿可伴有五迟、五软。舌淡，苔白，脉弱。

2. 脾虚气弱　起病缓慢，上睑提举无力，遮掩瞳仁，妨碍视瞻，朝轻暮重，休息后减轻，劳累后加重。伴有面色少华、眩晕、食欲缺乏、肢体乏力甚至吞咽困难等。舌淡，苔薄，脉弱。

3. 风邪袭络　上睑下垂，起病突然，重者目珠转动失灵，或外斜，或视一为二。伴眉额酸胀或其他肌肉麻痹症状。舌红，苔薄，脉弦。

【治疗方法】

1. 治则　先天不足、脾虚气弱者补肾健脾，益气养血，针灸并用，补法；风邪袭络者疏风通络，调和气血，针灸并用，平补平泻。

2. 处方　以眼区局部取穴为主，选穴攒竹、丝竹空、阳白、三阴交。

3. 方义　攒竹、丝竹空和阳白穴均位于眼上方，三穴合用可通经活络，调和局部气血而升提眼睑；三阴交为脾、肝、肾三经的交会穴，具有补脾益肾，养血荣筋，调和气血的功效。

4. 加减　先天不足加太溪、命门、肾俞益肾固本；脾虚气弱加足三里、脾俞健运脾胃，补气养血，另加督脉百会穴升提阳气；风邪袭络加合谷、风池宣通经络，疏风解表。

5. 操作　攒竹、丝竹空、阳白既可相互透刺，又均可透刺鱼腰穴；风池穴应注意针刺方向、角度和深度；百会穴多用灸法。

6.其他疗法

（1）皮肤针：取患侧攒竹、眉冲、阳白、头临泣、目窗、目内眦与上眼睑及瞳子髎连线，轻度叩刺。隔日1次。

（2）神经干电刺激：取眶上神经与面神经刺激点（耳上切迹与眼外角连线中点）。针刺之后接电针仪，眶上神经接负极，面神经接正极，电流强度以患者能耐受为度。每次20分钟左右。隔日1次。

（3）穴位注射：用黄芪、人参、当归等补益气血的中药针剂、1%普鲁卡因4ml加维生素B_1 4ml或加维生素B_{12} 500μg×2支注入上穴，眼区穴每穴不超过0.5ml，其他穴每穴1～2ml。隔日1次。

启才解惑

1. 针灸对本病有一定疗效，但需查明原因，辨证治疗。

2. 对先天性重症患者可考虑手术治疗。

第五节 眼睑眴动

眼睑眴动又名"目眴"，是因气血不和而致眼睑不自主牵拽跳动的病证，相当于现代医学的眼轮匝肌痉挛。多为一侧发病，较少两侧同病。偶然发生者无须治疗，可自行停止；少数病例日久不愈，在病程晚期可有㖞斜之变。

气血衰弱、筋脉失养、血虚生风为本病的主要病因病机。或因久病、过劳、情志不遂等损伤心脾，气血两虚，筋肉失养，以致筋惕肉眴；或因肝脾血虚，日久生风，虚风内动，牵拽胞睑而震颤。

【临床表现】

眼睑不自主频繁振跳，重者可牵动口角乃至面颊部肌肉发生抽动。在情绪紧张、疲劳、久视、睡眠不足等情况下加剧，入睡后消失。

1.心脾两虚 胞睑跳动，时疏时频，劳累或紧张时加重，怔忡健忘，纳差乏力，面白无华或萎黄，唇色淡白，舌淡，脉细弱。

2.血虚生风 病程较长，胞睑跳动频繁，牵拽面颊口角，眉紧肉跳，头昏目眩，心烦失眠，舌淡红，苔薄，脉弦紧。

【治疗方法】

1.治则 补益心脾，养血息风，心脾两虚者针灸并用，补法；血虚生风者以针刺为主，平补平泻。

2.处方 以眼区局部和足阳明经腧穴为主，选穴四白、攒竹、丝竹空、合谷、太冲、三阴交、足三里。

3.方义 四白、攒竹、丝竹空均为眼周穴，可疏调眼周部位气血以息风止痉；合谷属手阳明多气多血之经，"面口合谷收"，可通行面部气血；合谷配足厥阴肝经原穴太冲谓之"四关"，可养肝平肝，息风止痉；三阴交、足三里分别为脾经和胃经的腧穴，可补脾胃、生气血，旺盛后天之本。

4.加减 心脾两虚者加心俞、脾俞强化健脾补虚的作用；血虚生风者加血海、肝俞以增息风止痉之力；上胞跳动加睛明、鱼腰；下胞振跳加承泣、颧髎。

5.操作 攒竹与丝竹空互相透刺，或分别透鱼腰穴；四白最好刺入眶下孔中；其他穴位常规针刺。

6.其他疗法

（1）耳针：取眼、神门、肝、心、脾。每次选2～3穴，胞轮跳动频繁者强刺激，留针20～30分钟；

或埋针、药丸贴压。

（2）头针：取枕上正中线、枕上旁线。按头针疗法常规操作。

（3）穴位注射：取翳风、阳白、下关、足三里。用丹参注射液或维生素B族注射液，每穴注入0.5～1ml。

启才解惑

1. 针灸对本病的轻症有一定的疗效，但对病程较长者疗效较差。

2. 伴有颅神经受损症状者为继发性面肌痉挛，应进一步检查。

第六节　近视

近视是以看近物清晰、视远物模糊为主要特征的一种眼病，为眼科屈光不正疾病之一。古称"能近怯远证"。清代黄庭镜《目经大成》开始称为"近视"，与今相同。多见于青少年。

近视发生的原因与先天遗传和不良用眼习惯有关，如阅读、书写、近距离工作时照明不足或光线强烈，或姿势不正，或持续时间过久，或在走路、乘车过程中看书等导致眼睛过度疲劳而引起。

中医学认为，本病多因先天禀赋不足，后天发育不良，劳心伤神，心阳耗损，使心、肝、肾气血亏虚，加上用眼不当，使目络瘀阻，目失所养而致。

【临床表现】

视近清晰，视远模糊，视物昏渺，视力减退。

眼科检查：凡屈光度为-3.00D以下者为低度近视；-3.00D～-6.00D者为中度近视；-6.00D以上者为高度近视。中度以上近视可见到玻璃体混浊、液化，中度以上轴性近视还可见到豹纹样眼底、黄斑出血、视网膜剥离等。

病理性近视（用镜片矫正视力很难接近正常者）除高度近视外，伴有飞蚊症、夜盲、弓形盲点。若合并高度散光，可出现双眼多视或单眼复视。外观表现有假性眼球突出、角膜色素沉着和摆动性眼球震颤等。

1. 肝肾亏虚　视物昏暗，眼前黑花飞舞，头昏耳鸣，夜寐多梦，腰膝酸软，舌红，少苔，脉细。

2. 脾气虚弱　视物易疲劳，目喜垂闭，食欲缺乏，腹胀腹泻，四肢乏力，舌淡，苔薄白，脉弱。

3. 心阳不足　神疲乏力，畏寒肢冷，心烦，失眠健忘，舌淡，苔薄，脉弱。

【治疗方法】

1. 治则　补益肝肾，健脾强心，养血明目，针灸并用，补法。

2. 处方　以眼区局部和足少阳经腧穴为主，选穴睛明、四白、太阳、风池、肝俞、光明。

3. 方义　足三阳经在经脉循行上均与眼睛有着密切的联系。睛明、四白、太阳穴均位于眼区，通经活络，益气明目，都是治疗眼疾的常用穴；肝开窍于目，肝胆相表里，风池为足少阳与阳维之交会穴，内与眼络相连，肝俞乃肝之背俞穴，光明为足少阳胆经络穴，与肝相通，三穴相配，可疏调眼络、养肝明目。

4. 加减　肝肾亏虚加肾俞、太冲、太溪补益肝肾，养精明目；脾虚气弱加脾俞、胃俞、足三里、三阴交补中益气，养血明目；心阳不足加心俞、膈俞、内关、神门温补心阳，安神明目。

5. 操作　睛明、承泣位于目眶内，针刺应注意选择质量好的细针，固定眼球，轻柔进针，不行提插捻转手法，出针时较长时间压迫针孔；风池穴注意把握针刺的方向、角度和深度，切忌向上深刺，以免刺入枕骨大孔；光明穴针尖朝上斜刺，使针感能向上传导。

6. 其他疗法

（1）皮肤针：轻度或中度叩刺眼周穴及风池穴。每日1次。

（2）耳针：取眼、肝、肾、心、神门。每次选2～3穴，毫针中等刺激，动留针30分钟，隔日1次；或行埋针、药丸贴压。

（3）头针：取枕上旁线、枕上正中线。按头针常规操作。每日1次。

（4）激光照射：取睛明、承泣、光明。应用小功率氦－氖激光治疗仪，每穴照射2分钟。隔日1次。

（5）穴位注射：将当归注射液或维生素 B_1 注射液、维生素 B_{12} 注射液、人胎盘组织液注入上述穴内，眼部穴每穴0.2ml，其他穴0.5～1ml。隔日1次。

启才解惑

1. 针灸对轻度（小于 -3.00D）、中度（-3.00D ～ -6.00D）近视疗效肯定，对假性近视疗效显著。年龄愈小，治愈率愈高。多数患者一经配镜矫正，针灸效果往往不如不戴镜者为好。

2. 在针灸治疗同时，必须注重用眼卫生。在看书、写字等用眼时间较长后，应闭目养神或向远处眺望；坚持做眼保健操，做经络穴位按摩等。

第七节　斜视

斜视古称"瞘目""风牵偏视""双目通睛"，是指眼睛注视目标时黑睛向内或向外偏斜的一种眼病，相当于西医学的麻痹性斜视。有先天性和后天性之分，先天性由于发育异常、产伤；后天性多由于肿瘤、血管性疾病所致。

中医学认为，本病多因脾胃之气不足，络脉空虚，风邪乘虚侵袭，目系拘急而成；或肾阴亏虚，肝风内动；抑或外伤，气血瘀滞，经筋弛缓，目珠维系失衡而致。

【临床表现】

以一眼或双眼黑睛向内或向外偏斜、转动受限、视一为二为主症。

1. 风邪袭络　发病急骤，伴有眼痛、上睑下垂、头痛发热。舌红，苔薄，脉弦。

2. 肝风内动　头晕目眩，耳鸣，面赤心烦，肢麻震颤，舌红，苔黄，脉弦。

3. 瘀血阻络　有外伤病史，伤后眼偏斜，可见胞睑、白睛瘀血，头痛眼胀，恶心呕吐，舌红，苔薄，脉弦。

【治疗方法】

1. 治则　祛风、平肝、化瘀、通络，以针刺为主，平补平泻。

2. 处方　以足少阳经腧穴为主，选穴风池、合谷、太冲、太溪、光明。

3. 方义　风池、合谷善于祛风通络；太冲、太溪分别为肝肾二经原穴，滋阴潜阳，平肝息风；光明为胆经之络穴，与太冲合用为原络配穴法，清泻肝胆，化瘀通络。

4. 加减　内直肌麻痹加睛明、攒竹、印堂；外直肌麻痹加瞳子髎、太阳；上直肌麻痹加上明（眉弓中点、眶上缘下）、攒竹；下直肌麻痹加承泣、四白；上斜肌麻痹加球后、四白；下斜肌麻痹加丝竹空、上明。

5. 操作　风池穴应注意掌握针刺的方向、角度和深度，切忌向上深刺，以免刺入枕骨大孔；针刺眼部穴位尤其是眼眶内的腧穴，手法要轻柔，不提插捻转，避免伤及眼球或引起眼内出血。

6. 其他疗法

（1）皮肤针：取眼眶周围腧穴及太阳、风池等，用中、强度刺激。每日1次。

（2）电针：以眼眶周围腧穴位攒竹、四白、瞳子髎、太阳等为主，也可配合四肢远端穴位如合谷、太冲、太溪、光明、足三里等。进针得气后，选用疏密波或断续波，电流强度以患者能耐受为度，每次20～30分钟。隔日1次。

启才解惑

1. 针刺治疗斜视，效果肯定，对病程短者疗效较为满意。眼肌麻痹针刺治愈后，远期疗效稳定。

2. 多数报道认为眼周邻近取穴效果较好，对于偏斜较大、复视持续存在者需手术治疗。

第八节　夜盲症

夜盲症，俗称"鸡蒙眼"。是以天明时或在光亮处视觉正常，入暮或在光线暗淡处则视物不见为特征的一种视觉障碍性病变，属中医学"雀目"的范畴。本病多见于少年儿童。西医学认为，本病可由眼角膜营养性病变（如维生素A缺乏）引起，也可由视网膜色素变性引起。小儿长期腹泻或高热之后不适当"忌口"，致全身营养补偿不足，维生素A缺乏，或因遗传，视网膜外层组织视细胞层的原发性、进行性营养不良，视网膜色素上皮层增殖和浸润性变性，视网膜动脉闭塞性血管硬化，从而导致本病的发生。

中医学对本病早有认识，隋代巢元方《诸病源候论》载："有人昼而睛明，至瞑则不见物，世谓之'雀目'。"至于病因，宋代眼科专书《银海精微》明确记载："肝虚受邪热所伤，经络凝滞不和，阴阳不和，荣卫不通，夜至昏。"说明体质虚弱、气血不足、肝虚血损、精气不能上承，或肝肾亏虚、精血不足、目失濡养，或脉道瘀阻、精血不能上输于目，是形成本病的主要病因病机。由营养不良引起者多见于婴幼儿；由视网膜色素变性引起者多见于10－20岁的青少年。病情发展缓慢，可达数十年之久。年龄越小，病情越重。

【临床表现】

以天明时视觉正常，入暮或处于光线暗淡处则视物不见、分辨不清周围环境为主症。

患者体质虚弱、消瘦，精神萎靡不振，皮肤干燥，双眼畏光，不愿睁眼。随着病情的发展，上述症状继续加重，周边视野逐渐缩小，视力日趋下降。病至晚期，视野缩小如管状，双目呆滞，向前直视，对周围事物如无所见，行动迟缓，常摸索前进或举足不定。最后可导致失明。部分病例可出现色觉障碍，或并发皮质性白内障。

眼底检查：视盘早期色淡，后期呈蜡黄色，随着病情的发展变为苍白色，萎缩但境界清楚；视网膜呈青灰色并可透见脉络膜血管，动、静脉明显细小并有骨细胞样色素沉着，早期分布于赤道部，晚期向中央和周边扩展，最后布满整个视网膜。

1. 肝血不足　双目干涩，目眴频频，微痒畏光，时轻时重，面色无华，头晕心悸，肢体麻木，舌淡、苔白，脉弦细。

2. 脾肾两虚　主症伴神疲乏力，少气懒言，形寒肢冷，腰膝酸软，小便清长，五更腹泻，男子阳痿、早泄，女子月经不调，舌淡、苔白，脉沉细无力。

3. 气血亏虚　主症伴神疲乏力，气短自汗，面色苍白，头晕目眩，心悸失眠，舌淡，苔白，脉弱无力。

4. **气滞血瘀**　病程日久，视力逐渐下降，目内胀痛，视网膜动、静脉明显细小，舌紫暗，有瘀点或瘀斑，脉细涩。

【治疗方法】

1. **治则**　肝血不足、脾肾两虚、气血亏虚者补益肝脾肾，调养气血，针灸并用，补法；气滞血瘀者行气活血，化瘀通络，针灸并用，平补平泻。

2. **处方**　以眼区局部和足少阳经腧穴为主，选穴 睛明、四白、瞳子髎、风池、肝俞、光明、太溪。

3. **方义**　睛明、四白、瞳子髎、太阳是局部取穴，疏调眼部经络气血；风池属胆经，是治疗眼病之常用穴，可疏通目络，调养气血；光明为胆经之络穴，专治目疾；肝俞为肝之背俞穴，太溪为肾经原穴，二者相配，调补肝肾，化生精血，濡养目窍，以强其本。

4. **加减**　肝血不足者加太冲、脾俞滋养肝血；脾肾两虚者加灸脾俞、肾俞温补脾肾；气血亏虚者加灸气海、血海、足三里气血双补；气滞血瘀者加膈俞、曲池、四关（合谷配太冲）行气化瘀；头晕目眩者加百会、太阳通行气血。

5. **操作**　睛明、风池穴应严格掌握针刺方向、角度和深度；肝俞禁直刺、深刺；其他腧穴常规针刺。

6. **其他疗法**

（1）皮肤针：轻度叩刺睛明、瞳子髎、攒竹、丝竹空等眼区穴位；中度叩刺风池、肝俞、脾俞、肾俞、光明。不宜出血，每日1次。

（2）耳针：取眼、肝、心、脾、肾。毫针轻刺激，动留针15～20分钟。隔日1次。

（3）穴位注射：取风池、肝俞、脾俞、肾俞、光明、足三里。每次选用2～3穴，以维生素 B_1、维生素 B_{12}、维生素 AD 注射液或复方当归、丹参注射液，每穴注射1ml。隔日1次。

（4）头针：视区（即枕上旁线），常规操作，持续捻针2～3分钟，留针10分钟。隔日1刺。

启才解惑

1. 针灸治疗夜盲源于晋代《针灸甲乙经》，历史久远，经验丰富，有较好效果。

2. 不宜使用刺血疗法。

3. 畅达情志，忌暴怒伤肝；清淡饮食，少进辛辣食品，力戒烟酒。

第九节　色盲

色盲是眼睛的一种先天性、遗传性辨色能力的缺陷，属于中医学"视物易色""视赤如白"证的范畴。男性的发病率远高于女性。

色盲分两类：一是全色盲，临床罕见；二是部分色盲，以红、绿色盲较为多见。

《素问·脉要精微论》载："夫精明五色者，气之华也。"盖五脏六腑之气血，皆上注于目。若先天禀赋不足，肝肾亏虚，目络气血不和，目窍失养，以致不能辨别五色。

【临床表现】

患者多无自觉症状，只是在工作中或体检时才发现丧失辨色能力。或不能辨识红色（红色盲），或不能辨识绿色（绿色盲），或不能辨识红、绿二色（红、绿色盲）。

【治疗方法】

1. **治则**　补益肝肾，调养气血，以针刺为主，补法。

2. 处方　以眼区局部和足少阳经腧穴为主，选穴睛明、瞳子髎、风池、光明、肝俞、太溪。

3. 方义　睛明、瞳子髎、风池是治眼病之常用穴，可疏通目络，调养气血；光明为胆经之络穴，专治目疾；肝俞为肝之背俞穴，太溪为肾经原穴，二者相配，调补肝肾，化生精血，濡养目窍，以强其本。

4. 加减　眼周其他穴如承泣、攒竹、丝竹空、四白、太阳等穴可与上述眼周穴轮换使用。为加强调补肝肾，濡养目窍的作用，也可配用足三里、复溜、太冲、肾俞等穴。

5. 操作　针刺眼区穴时，应严格遵守眼区腧穴的针刺操作规程，手法宜轻柔，避免刺伤眼球和造成眼内出血；风池穴应注意掌握针刺的方向、角度和深度。

6. 其他疗法

（1）皮肤针：轻度叩刺睛明、承泣、阳白、攒竹、丝竹空等眼区穴位；中度叩刺风池、肝俞、脾俞、肾俞。每日 1 次。

（2）耳针：取屏间前、屏间后、眼、肝。毫针轻刺激，动留针 15 ～ 20 分钟。隔日 1 次。

（3）电针：取攒竹、丝竹空、四白、瞳子髎、风池、光明、足三里、太冲、太溪。每次选 3 ～ 5 穴，针刺得气后接电针仪，用疏密波中度刺激 10 ～ 20 分钟。每日 1 次。

（4）穴位注射：取风池、翳风、太阳、肝俞、肾俞、足三里。每次选用 2 ～ 3 穴，以维生素 B_1 或 5% 当归注射液每穴注射 0.5ml。隔日 1 次。

启才解惑

西医学到目前为止还没有找到有效治疗本病的方法。实验表明，针刺眼区附近的穴位可影响感光器官对红绿光线的感受性，故针刺治疗本病有一定效果。

第十节　青光眼

青光眼是以眼压增高、进行性损害神经纤维造成视野缺损为主的综合征。本病包括原发性青光眼、继发性青光眼和先天性青光眼。原发性青光眼根据房角宽窄，可分为闭角型青光眼和开角型青光眼；继发性青光眼是某些眼病或全身病的眼部并发症；先天性青光眼是由于胎儿发育时，前房角发育异常或遗传染色体异常所致。本节主要介绍原发性青光眼的辨证治疗。

本病相当于中医学的五风内障（青风、绿风、黄风、乌风、黑风）。古人以风命名，说明病势急剧，变化迅速，危害严重。五风内障是本病在不同阶段出现的不同症状。青风、乌风的证情比较缓和；绿风、黑风均属急重眼病；黄风为五风内障的后期阶段。五风瞳神皆有大小气色变化，后期多有晶珠混浊，均属内障范畴，故称"五风内障"，是我国主要致盲性眼病之一。

肝开窍于目，肝火可以生风，肝阳可以化风，所以，本病的发生和发展与肝的关系最为密切。又因本病属瞳神病证，瞳神在脏属肾，肝肾同源，肝藏血，肾藏精，精血充盈，上奉目窍，方能视万物，察纤毫。若情志内伤，痰湿阻络，风火上攻，阴虚阳亢，皆可导致气血失和，经脉不利，玄府闭塞，气滞血瘀；或肝病乘脾，脾失健运，使眼内水液排泄困难，神水郁积，而酿成本病。

【临床表现】

以眼压增高、眼痛、头痛为主症。

1. 肝阳暴亢　病呈急性发作，眼压甚高，头目剧痛，眼部重度充血，视力急降甚至失明，性情急躁易怒，小便黄，大便结，舌红，苔黄，脉弦数。

2.**痰火瘀滞** 眼压高，头、眼疼痛较甚，视力下降，眩晕，胸脘满闷，恶心呕吐，小便黄，大便结，舌红，苔黄腻，脉滑数。

3.**肾阳不足** 眼压偏高，头目胀痛，瞳孔散大，视物昏蒙，精神倦怠，纳差食少，畏寒肢冷，夜尿频繁，舌淡，苔白，脉细无力。

4.**肝肾阴虚** 眼压偏高，头目胀痛，瞳孔散大，视物昏蒙，眩晕耳鸣，咽干口燥，心烦失眠，腰膝酸软，舌红，少苔，脉细数。

【治疗方法】

1.**治则** 肝阳暴亢、痰火瘀滞者清热泻火，化痰通络，只针不灸，泻法；肾阳不足、肝肾阴虚者补益肝肾，明目止痛，以针刺为主，补法或平补平泻。

2.**处方** 以眼区局部、邻近取穴为主，选穴睛明、球后、太阳、风池、太冲。

3.**方义** 睛明、球后、太阳均为眼区部位腧穴，既可疏通局部经气，又能清除眼部郁热；风池属足少阳胆经腧穴，与眼络相通，泻肝胆之火，清理头目；太冲乃肝经原穴，疏调眼部气机，降低眼压。

4.**加减** 肝阳暴亢加行间、侠溪平降肝阳；痰火瘀滞加丰隆、大都化痰泻火；肾阳不足加命门、肾俞温补肾阳；肝肾阴虚加太溪、肝俞、肾俞、三阴交滋阴潜阳；头目剧痛加内迎香点刺出血以急泻郁热，能较快改善症状，对保护视力具有较好的作用。

5.**操作** 睛明、球后按眼区腧穴操作规程细心针刺，谨防刺伤眼球和导致眼内出血；风池应注意掌握针刺的方向、角度和深度；太阳、太冲可点刺出血。

6.**其他疗法**

（1）三棱针：头目疼痛剧烈时取印堂、内迎香、耳尖、百会、攒竹、太阳、太冲。用三棱针点刺出血，每穴1～2滴。

（2）耳针：取眼、目$_1$、目$_2$、降压点、神门、肾、肾上腺、内分泌、肝、肝阳$_1$、肝阳$_2$。每次选3～5穴，毫针强刺激，留针20分钟；或埋针、药丸贴压。

（3）穴位注射：用维生素B$_{12}$加山莨菪碱注射液或普鲁卡因加0.1%盐酸肾上腺素注射液1～2滴混合，注入肝俞、肾俞穴，每穴0.5ml，隔日1次，对小视野青光眼有提高视力、扩大视野的作用。

启才解惑

1.针灸对本病有一定的疗效。原发性青光眼如能早期诊治，大多数是完全可以治愈的。若治之不力或误治，则有失明之虞。

2.患者应调节情志，忌怒戒躁；避免过劳和经常熬夜；忌食辛辣食物。

第十一节 暴盲

暴盲是眼科的常见急症之一，是由视衣（视网膜）、目系（视神经、眶内血管和视路等）脉络阻滞、气机郁闭，导致神光离散，而出现视力急剧下降以致失明的内障眼病。本病以单眼发病为多，相当于西医学的多种急性视力障碍眼底病，如视网膜中央动脉阻塞、眼底出血和急性视神经炎以及由癔病、脑炎、鼻窦炎、糖尿病、各种中毒及传染病、维生素缺乏等原因引起的眼睛突然失明。

中医学认为，本病多由暴怒惊恐、气滞血瘀，致目系脉络阻塞；或热邪上壅，肝阳风动，上乘于目，致神光离散；或气血瘀阻日久，视衣、目系脉络闭塞，致气血俱虚，目窍失荣。

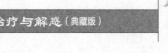
【临床表现】

发病急骤，一眼或两眼突然失明，有时又会自然缓解，恢复视力。可反复发生，最终失明不能恢复。患眼外观多无异常，但眼底变化却很复杂。可见动脉阻塞性改变、视盘色淡或水肿、视网膜动脉变细等。

1. **气滞血瘀**　暴怒、惊恐之后突然发病，情志郁结，头晕头痛，耳鸣，胸胁胀满，舌紫暗，苔薄，脉细。

2. **肝阳化风**　突然失明，头晕耳鸣，面时潮红，烦躁易怒，手足麻木，舌红，苔薄，脉弦。

3. **气血两虚**　眼内脉络瘀阻日久，视力难复，头晕乏力，面色淡白，自汗，舌淡，苔薄，脉细弱。

【治疗方法】

1. **治则**　气滞血瘀者行气活血，化瘀通络，肝阳化风者平肝息风，清肝明目，均只针不灸，泻法；气血两虚者补益气血，养血明目，针灸并用，补法。

2. **处方**　以眼区局部和足少阳经腧穴为主，选穴　睛明、瞳子髎、风池、太冲、光明。

3. **方义**　睛明、瞳子髎位于眼部，为治眼病的要穴，具有活血通络、行气明目的作用；风池穴为胆经的腧穴，具有平肝息风、清肝明目的功效；目为肝之窍，肝经原穴太冲穴可清肝活血明目；足少阳经光明穴以疗眼疾为专长，与太冲合用为原络配穴法。

4. **加减**　气滞血瘀加合谷、膈俞理气开郁，活血化瘀；肝阳化风加行间、太溪育阴潜阳；气血两虚加三阴交、足三里补气养血明目。

5. **操作**　睛明按眼区穴位操作规程针刺，防止伤及眼球或致眼内出血；风池应注意掌握针刺的方向、角度和深度，避免刺入枕骨大孔，伤及延髓；余穴常规操作。

6. **其他疗法**

（1）耳针：①肝、胆、内分泌；②肝、胆、脾、胃；③肝、耳尖、神门、肾上腺。毫针浅刺或埋揿针；耳尖还可点刺出血。

（2）穴位注射：取瞳子髎、风池、合谷、外关、光明。用维生素 B_1 或维生素 B_{12} 加 0.5% 盐酸普鲁卡因 0.2ml，每穴 0.5ml，每日 1 次。

启才解惑

1. 针灸对本病有一定的疗效，治疗越早，效果越好；不完全性阻塞较完全性阻塞效果为好。但因本病病情急重，为及时抢救视力，必要时应使用西药。由视网膜中央动脉阻塞而致者宜配合应用血管扩张药，如吸入亚硝酸异戊酯或口服硝酸甘油片等；视神经乳头充血水肿者，可配合应用皮质激素之类。

2. 避免惊恐，克制恼怒，可相应减少本病的发生。

第十二节　视神经萎缩

视神经萎缩是指多种原因导致的视神经纤维广泛损害，出现萎缩变性，以视功能损害和视神经乳头苍白为主要特征的、一种严重影响视力的慢性眼底病，也为致盲率较高的一种眼病，为诸多眼病的最终结局。

视神经萎缩分为原发性和继发性两大类。如视网膜视神经的炎症、退变、缺血、外伤、遗传等因素，眶内或颅内占位性病变的压迫，其他原因所致视盘水肿、青光眼等均可能引起视神经萎缩。原发性一般在筛板以后的视神经、视交叉等视路损害，其萎缩过程是下行的；继发性原发病在视盘、视网膜脉络膜，其萎缩过程是上行的。

本病属于中医学"青盲""视瞻昏渺"的范畴，多因先天禀赋不足、肝肾亏损、精血虚乏、目窍萎闭、神光不得发越于外；或目系受损、脉络瘀阻、精血不能上荣于目所致。

【临床表现】

患眼外观无异常而视力显著减退，甚至完全失明。视野改变与低视力同步发展，视野呈向心性缩小，以红绿色视野缩小最为显著。瞳孔反应以视神经萎缩轻重不同而迟缓或消失。

眼底检查：原发性者视盘苍白，边界清楚，筛板可见，视网膜血管正常，晚期可变细；继发性者视盘色灰白或污白或蜡黄，边界模糊，视盘常被发炎或水肿后所产生的大量神经胶质纤维所掩盖，因而筛板不可见，视网膜动脉变细，静脉正常或稍细；视盘附近的血管常有白色包膜。

1. 肝气郁结　情志不舒，急躁易怒，郁闷胁痛，口苦，舌红，苔薄，脉弦。

2. 气血瘀滞　有头或眼部外伤史，头痛，眩晕，健忘，舌色瘀暗，脉涩。

3. 肝肾亏虚　双眼干涩，头晕耳鸣，咽干颧红，遗精阳痿，舌红，苔薄，脉细数。

【治疗方法】

1. 治则　肝气郁结、气血瘀滞者疏肝理气，活血化瘀，只针不灸，泻法；肝肾亏虚者补益肝肾，养精明目，以针刺为主，补法或平补平泻。

2. 处方　以眼区局部和足少阳经腧穴为主，选穴球后、睛明、承泣、风池、太冲、光明。

3. 方义　球后、睛明、承泣皆位于眼部，旨在通调眼部气血；风池属足少阳经，内通眼络，通络明目；太冲为足厥阴肝经的原穴，光明为足少阳经之络穴，原络互用，以疏肝理气、养肝明目。

4. 加减　肝气郁结加行间、侠溪疏肝解郁；气血瘀滞加合谷、膈俞行气活血，通络明目；肝肾亏虚加肝俞、肾俞、太溪补益肝肾，养精明目。

5. 操作　球后、睛明、承泣均按眼区腧穴常规操作，可适当深刺，但应注意避免伤及眼球和血管；风池穴应把握好进针的方向、角度和深浅，最好能使针感向眼部传导；余穴常规针刺。

6. 其他疗法

（1）皮肤针：取眼眶周围、第5～12胸椎两侧、风池、膈俞、肝俞、胆俞。眼区轻度叩刺至潮红，其余部位及经穴施以中度叩刺。隔日1次。

（2）耳针：取肝、肾、皮质下、枕。埋针或药丸按压；每日自行按压3～5次。

（3）头针：取额旁2线、枕上正中线、枕上旁线。针刺得气后快速捻转，200次/分，留针3～6小时，留针中可加用脉冲电流刺激。隔日1次。

（4）穴位注射：用维生素 B_1 注射液200mg、维生素 B_{12} 注射液100μg，每穴1～1.5ml，每日1次，10次为1个疗程。硝酸士的宁注射液（剂量由0.1mg递增到1mg，再由1mg递减到0.1mg）注入上述穴位，每日或隔日1次，10次为1个疗程。

【验案举例】

李某，女，62岁，湖南省常德市人，2019年9月5日初诊。

主诉：双眼视物模糊，视力持续下降，右眼为甚。

病史：因罹患右侧三叉神经痛于2019年5月14日在湖南常德市某医院施行三叉神经微血管减压术，术后约3个月即出现双眼视物模糊、视力持续下降，右眼为甚。经查右眼视盘水肿，边界模糊，盘周见出血，黄斑水肿，左眼黄斑部反光消失等，遂至常德、长沙等医院求治，诊为：①双眼神经炎（？）；②缺血性视神经病变（？）。因患者拒用激素冲击疗法，遂来我处求治。患者形体消瘦，精神萎靡，神疲乏力，面色淡白无华。诉右侧面部及舌体麻木，食纳一般，舌红少津、苔薄白，左脉细弱、右脉弦细微数。中医诊断为青盲（肝肾亏虚、血不养睛），治以滋肾养肝、益精明目。

治疗方法如下。

（1）针刺：印堂、太阳、睛明、承泣、瞳子髎、鱼腰、风池、外关、三阴交、太冲、足三里、光明等穴，平补平泻，每日1次。

（2）艾灸：中脘、关元、神阙、气海；肝俞（双）、涌泉（双）。艾灸盒灸45～60分/穴，每日2次。

（3）中药：养血疏肝、滋阴明目，柴胡、白芍、熟地黄、山药、茯苓、山茱萸、郁金、枸杞子、青葙子各15g，菊花12g，牡丹皮、泽泻、怀牛膝各10g。每日1剂，水煎服，饭前半小时分3次温服。

经治3周后，2019年9月25日复诊：左眼视物清晰已无大碍，右眼视力较前有明显恢复，视物较清晰但视野偏暗。但觉口干、大便稀，每日2～3次，小便调，食可寐安，舌淡、苔薄，左脉弦而微数、右脉尺部稍弱。带中药回家调养，以明目地黄丸为基本方化裁；嘱常灸光明、三阴交等穴以巩固疗效。（湖北蕲春弟子韩善明医师医案）

启才解惑

1. 视神经萎缩至今尚无满意的疗法。针灸有一定的近期疗效，可控制病情发展，促进康复，提高视力，延缓致盲。

2. 注意生活起居，调节情志，戒恼怒，不过劳。

第十三节　中耳炎

中耳炎有化脓性和分泌性两种。化脓性中耳炎系由化脓性致病菌侵入，引起的中耳黏膜及骨膜的炎症性病变，以耳内流脓为主症，属于中医学"脓耳""聤耳"的范畴。根据发病时间又分为急性和慢性。急性多见于婴幼儿及学龄前儿童，治疗不及时或用药不当，会反复发作，易演变为慢性。分泌性中耳炎，亦称"非化脓性中耳炎"，以听力减退或伴发耳鸣为主要症状，属于中医学"耳胀""耳闭"的范畴。病因尚未明了，四季均可发病，是儿童最常见的致聋原因。按病程长短亦分为急性和慢性。

中医学认为，急性化脓性中耳炎，多因外感风热，或肝胆火盛，结聚耳窍，蒸灼耳膜，化腐成脓而致。若失治、误治，致脏腑虚损，耳窍失养，邪毒滞留耳窍，即会演变为慢性。分泌性中耳炎多因外感风热，循经上扰，闭塞经气；或因失治及反复发作，邪滞日久，气血不畅，痰瘀交阻耳窍而致。

【临床表现】

急性化脓性中耳炎表现为耳内疼痛，流脓，耳胀闷或耳鸣，听力下降。可兼见轻重不一的全身症状，如高热、寒战、头痛、乏力等。一旦鼓膜穿孔后，以上大部分症状会减轻，但听力会更加下降，以至耳聋。慢性化脓性中耳炎有急性病史，病程在3个月以上，主要表现为耳道流脓和听力下降。根据病理及临床表现可分为单纯型、骨病型和胆脂瘤型。单纯型一般较轻，其余两型较重。耳科检查及听力检查有助于分类分型诊断。

急性分泌性中耳炎患病前多有上呼吸道感染史，表现为耳道堵塞的闷胀感，听力减退，有持续性或间歇性的低频耳鸣。慢性分泌性中耳炎以耳鸣、渐进性耳聋为主要特征。耳镜检查、听力检查及中耳乳突的X线或CT检查有助于诊断。

1. 风热上壅　耳痛，耳内闷胀闭塞，听力下降。伴头痛、发热、咽干咽痛。舌红，苔薄黄，脉浮数。

2. 肝胆火盛　耳内剧痛，如钻如刺，耳内流脓。伴发热，面红，烦躁易怒，口苦咽干，小便黄赤，大便秘结。舌红，苔黄厚，脉弦数或滑数。

3. **痰瘀交阻** 耳内闷胀闭塞经年不愈，耳鸣、听力下降且逐渐加重，舌淡或紫，或有瘀点，脉涩或濡。

4. **脾虚湿滞** 耳内流脓，脓水清稀，经年不愈。伴四肢倦怠，面黄肌瘦，纳差食少，大便溏薄。舌淡，苔白或腻，脉濡。

5. **肾阴亏虚** 耳内流脓，脓液秽臭，状如腐渣，经年不愈。伴头晕神疲、腰膝酸软。舌红或淡，苔少或无，脉沉或细。

【治疗方法】

1. **治则** 风热上壅、肝胆火盛、痰瘀交阻者清热泻火，化痰通瘀，只针不灸，泻法；脾虚湿滞者健脾利湿，针灸并用，平补平泻；肾阴亏虚者养阴清热，以针刺为主，补法或平补平泻。

2. **处方** 以耳区局部和手、足少阳经腧穴为主，选穴耳门、听会、翳风、风池、合谷、外关。

3. **方义** 手、足少阳经均行于耳周，入耳中，取手、足少阳经在耳部周围的耳门、听会、翳风、风池等穴疏利少阳，行气通窍；外关为手少阳三焦经之络穴，有和解少阳、清热泻火、疏通少阳经气之功；配手阳明大肠经之合谷，以加强清热解毒之力。诸穴合用，共奏行气启闭、清热化腐之效。

4. **加减** 风热上壅加大椎、曲池疏风清热；肝胆火盛加行间、侠溪疏泄肝胆；痰瘀交阻加丰隆、太冲豁痰祛瘀；脾虚湿滞加三阴交、阴陵泉健脾利湿；肾阴亏虚加太溪、肾俞补肾填精。头痛甚加太阳、上星通络止痛。

5. **操作** 耳周腧穴针刺须注意针尖的角度和方向，防止刺伤耳膜；刺翳风要选较细的针，只捻转，不提插，以防刺伤面神经，要求针感向耳底传导；余穴常规针刺；也可施行灸法，灸前先擦净外耳道脓液，用艾条温和灸耳周穴，至局部皮肤红润、有温热感为度，每次10～15分钟。

6. **其他疗法**

（1）耳针：取耳尖、神门、肾上腺、肾、内耳、肝、胆、外耳、内分泌、枕等。每次选用3～5穴，针刺并留针20分钟；也可以埋针或用王不留行籽贴压。

（2）穴位注射：用复方丹参注射液、当归注射液或维生素B_1、维生素B_{12}注射液，也可用地塞米松5mg、丁胺卡那20mg、2%利多卡因1ml的混合液，每次选2～4穴，每穴注入1～2ml。每日或隔日1次。

（3）激光照射：取翳风、听会、足三里、丘墟；配耳门、曲池、太溪及耳孔患处。每次选2～4穴，每次用氦-氖激光仪照射5分钟（耳孔配光导纤维照射）。

启才解惑

1. 针灸治疗各种中耳炎均有较好的疗效，特别在急性期，其疏风清热、解毒止痛的作用非常明显。对已化脓穿孔者，针灸治疗可促进吸收、痊愈。

2. 尽可能清除耳内积脓或积液，保持耳道引流通畅。

3. 锻炼身体，增强体质。积极预防并及时治疗感冒、鼻及鼻咽部的慢性病变，避免引起急性中耳病变。生病期间避免不适当的擤鼻，避免水、泪进入耳中。

4. 急性化脓性中耳炎，应注意病情变化，防止产生变证而危及生命。

第十四节 耳鸣、耳聋

耳鸣、耳聋都是听觉异常、听力下降的病证。耳鸣是自觉耳内鸣响，妨碍听觉的症状；耳聋则是听力不同程度的减退，甚至完全丧失，其轻者又称为"重听"，重者则称为"耳聋"。西医学的许多疾病，包括耳科疾病、脑血管疾病、高血压病、动脉硬化、贫血、红细胞增多症、糖尿病、感染性疾病、药物中毒、噪声干扰及外伤性疾病等均可出现耳鸣、耳聋。

中医学对耳鸣、耳聋早有认识。《诸病源候论》载："肾为足少阴之经，而藏精气通于耳。耳，宗脉之所聚也。若精气调和，则肾脏强盛，耳闻五音；若劳伤气血，兼受风邪，损于肾脏，耳精脱，精脱者则耳聋。"从经络的角度来认识，则与手、足少阳经脉的关系最为密切。

临床上，耳鸣、耳聋既可单独出现、先后发生，亦常同时并见。二者的症状表现虽有不同，但病因病机却基本一致。实证常因外感风热或内伤情志、饮食，致痰湿内生，气郁化火，循经上扰，蒙蔽清窍所致；虚证多由久病体虚、气血不足，劳倦纵欲、肾精亏耗，精血不能上承，耳窍失养所致。

【临床表现】

耳鸣表现为自觉耳内鸣响，声调多种，或如蝉鸣，如风声，如雷鸣，如潮声，如汽笛，如哨音等。约有 80% 的耳鸣患者伴有耳聋。

耳聋表现为听力不同程度减退或完全丧失，部分患者伴有耳鸣、耳道阻塞感。根据病变性质可分为器质性和功能性二类。各种听力检查有助于分类诊断。

1. 风邪外袭　开始多有感冒症状，继之卒然耳鸣，耳聋，耳闷胀。伴头痛，恶风，发热，口干。舌质红，苔薄白或薄黄，脉浮数。

2. 肝胆火盛　耳鸣、耳聋每于郁怒之后突发或加重，或有耳胀、耳痛。伴头痛，面赤，口苦咽干，心烦易怒，大便秘结。舌红，苔黄，脉弦数。

3. 痰火郁结　耳鸣如蝉，闭塞如聋。伴头晕，目眩，胸闷，恶心，痰多。舌红，苔黄腻，脉弦滑。

4. 气滞血瘀　耳鸣及堵塞感较重，渐致耳聋。伴见头痛，脑鸣，舌紫暗或见瘀斑，苔微黄，脉涩不利。

5. 肾精亏损　耳鸣日久，夜间尤甚，听力下降，以手捂耳则舒。兼失眠头晕，腰膝酸软。舌红，苔少或无，脉细弦或细弱。

【治疗方法】

1. 治则　风邪外袭、肝胆火盛、痰火郁结者疏风泻火，化痰开窍，只针不灸，泻法；气滞血瘀者行气、活血、化瘀，针灸并用，泻法；肾精亏损者补肾填精，以针刺为主，补法或平补平泻。

2. 处方　以耳区局部和手、足少阳经腧穴为主，选择耳门、听宫、听会、翳风、下关、风池、外关、足临泣。

3. 方义　耳为手、足少阳经所辖，耳门、听会分属手、足少阳经，听宫为手太阳经与手、足少阳之交会穴，三穴均气通耳内，具疏散风热、聪耳启闭之功，为治耳疾要穴；加手少阳经局部的翳风穴、足阳明经下关穴、足少阳经风池穴，与循经远取的八脉交会组穴外关、足临泣相配，祛风通络，通上达下，疏导少阳经气，宣通耳窍。

4. 加减　风邪外袭加合谷、风市疏风清热；肝胆火盛加行间、中渚、侠溪以泻肝胆之火；痰火郁结加丰隆、内庭豁痰泻火；肾阴亏虚加肾俞、太溪、关元补肾填精，上充耳窍；气滞血瘀加合谷、太冲、膈俞行气活血化瘀，通畅耳窍。

5. 操作　耳周腧穴既可直刺，也可斜行透刺（如耳门、听宫、听会互透，听会与翳风互透），针感要求向耳底或耳周传导，其中翳风穴勿用粗针直刺、深刺、强刺，以免伤及面神经；风池穴沿耳垂、鼻尖的水平线略向下斜刺；余穴常规刺刺。每日或 2 日 1 次。

6. 其他疗法

（1）耳针：取肾、肝、胆、三焦、内耳、外耳、颞、皮质下。每次选 3 ～ 5 穴，毫针浅刺，留针 30 分钟；或行王不留行籽贴压。

（2）头针：取双侧颞后线，毫针快速刺入头皮至一定深度，快速捻转约1分钟，留针30分钟。隔日1次。

（3）穴位注射：取翳风、完骨、肾俞、阳陵泉等穴。用当归、丹参注射液或维生素 B_{12} 注射液，每穴0.5～1ml。隔日1次。

【验案举例】

例1：患者，男，48岁，工人。左侧耳鸣聋、听不清声音长达10年，先后在重庆三甲医院、第三军医大、重庆医学院附属一院和重庆耳鼻喉科专科医院诊治过，服用了不少中药，如六味地黄丸等，均未收效（患者唯独没有做过针灸治疗）。耳鸣之前曾患有梅尼埃病（美尼尔综合征），并有腰酸背痛。

2019年9月下旬，笔者从厦门进修学习针灸回到重庆后，接诊治疗。

通过望、闻、问、切四诊后诊断为"肾虚耳鸣"。经针刺听宫、听会、完骨、翳风、风池、合谷、太溪、足三里、外关、中渚等穴（隔日交替使用），配用耳聋左慈丸（以石菖蒲、佩兰水煎冲服）。经过8次治疗后患者感觉耳鸣声减小，患耳试听手功能听清楚语音，非常高兴。继以中成药桂附地黄丸巩固疗效。（重庆弟子周泽新医师医案）

例2：蒋某，女，41岁，公司职员。左侧耳鸣4天，如开水煮沸咕咕响，白天、晚上耳鸣声也影响休息和睡眠，以致心情烦躁不安。在网上预约专家教授号需排队到2020年2月以后才能诊治，遂来我医馆诊治。观其体型胖，面色㿠白，脉象细弱，舌淡、苔薄白。诊为肾阳虚、寒湿壅阻、气机不畅。针患侧听宫、听会、翳风、完谷、外关、中渚、太溪、太冲、足临泣，并以中药耳聋左慈丸内服。治疗3次后耳鸣声消失，是我治疗耳鸣患者迄今为止效果最快的疗效。（重庆弟子周泽新医师医案）

启才解惑

1. 针灸治疗耳鸣、耳聋有一定疗效。但对鼓膜损伤、听力完全丧失者疗效不佳。

2. 引起耳鸣、耳聋的原因十分复杂，在治疗中应明确诊断，配合原发病的治疗。

3. 生活规律和精神调节对耳鸣、耳聋患者的健康具有重要意义。应避免劳倦，节制房事，调适情绪，保持耳道清洁。

第十五节　鼻炎

鼻炎是指鼻腔黏膜的炎性病变，分为急性、慢性和过敏性几种。急性鼻炎是鼻腔黏膜的急性感染性炎症，慢性鼻炎包括单纯性鼻炎、肥厚性鼻炎和萎缩性鼻炎，为鼻黏膜和黏膜下的慢性炎性疾病，可由急性鼻炎日久不愈迁延而来，或由灰尘或化学物质长期刺激而致。过敏性鼻炎又名"变态反应性鼻炎"，是由多种特异性致敏原引起的鼻黏膜变态反应性疾病。

急性鼻炎，隶属于中医学的"伤风""感冒"范畴，常由风寒外袭、肺气不宣或风热上犯，肺失清肃，邪毒上聚鼻窍而发。慢性鼻炎属中医学"鼻窒""鼻槁"范围，多由肺脾气虚、邪滞鼻窍或邪毒久留、气滞血瘀、阻塞鼻窍而成。过敏性鼻炎属中医学"鼻鼽"范畴，多由肺气虚弱或脾虚、肾亏使肺气受损，风寒乘虚而入，犯及鼻窍，津液停聚，遂致鼻窍阻塞而成。

【临床表现】

急性鼻炎以鼻塞、流涕、喷嚏、嗅觉减退、周身不适为主要症状。小儿症状较重，可伴消化道症状，甚或高热、惊厥。慢性单纯性鼻炎，表现为间歇性或交替性鼻塞，昼轻夜重，多涕，常为黏液性，间或伴有少量黏脓性涕。慢性肥厚性鼻炎，鼻塞呈持续性，涕少，为黏脓性，不易排出。伴头胀痛、精神不振，可有邻近器官（中耳、鼻窦、咽、喉）受累症状，嗅觉明显减退。萎缩性鼻炎除鼻塞外，常伴鼻咽干燥或鼻出血、嗅觉障碍、鼻臭等。过敏性鼻炎，呈发作性鼻痒，流清涕，打喷嚏，可有其他变态反应性疾病病史。

鼻腔及鼻黏膜检查、鼻分泌物涂片等可明确分类分型诊断。

1. **外感风寒** 鼻塞较重，喷嚏频作，涕多而清稀，鼻音重浊。伴头痛身痛，无汗恶寒，舌淡，苔薄白，脉浮紧；

2. **外感风热** 鼻塞而干，时重时轻，或鼻痒气热，涕少黄稠，发热恶风，头痛咽痛，口渴喜饮，舌质红，苔白或微黄，脉浮数。

3. **气滞血瘀** 持续性鼻塞，涕多而黏，色白或黄稠，嗅觉不敏，声音不畅，舌质红或有瘀点，脉弦细涩。

4. **气虚邪滞** 鼻塞时轻时重或昼轻夜重，涕黏而稀，遇寒加重，头晕头重，舌淡红，苔薄白，脉缓。兼肺气虚者鼻腔发痒闷胀，喷嚏频作，鼻塞，流清涕，自汗；兼脾气虚者气短音低，倦怠懒言，纳差、腹胀、腹泻；兼肾气虚者形寒肢冷，腰膝酸软，舌胖而淡、苔薄白，脉虚弱。

【治疗方法】

1. **治则** 风邪外袭者疏风解表，宣通鼻窍，风热只针不灸，风寒针灸并用，均用泻法；气滞血瘀者行气活血，化瘀通窍，以针为主，泻法；气虚邪滞者补肺、健脾、益肾以祛邪，针灸并用，补法或平补平泻。

2. **处方** 以鼻腔局部和手阳明经腧穴为主，选穴迎香、印堂、通天、风池、肺俞、合谷。

3. **方义** 迎香为手阳明经的终止穴，位于鼻旁，通利鼻窍，治一切鼻病；印堂位于鼻上，归属督脉，是治疗鼻炎要穴；通天位于巅顶，宣通肺窍；手阳明经原穴合谷善治头面诸疾。诸穴合用，疏风宣肺，通利鼻窍。

4. **加减** 外感风寒加列缺、风门以疏风散寒；外感风热加曲池、外关疏风清热；气滞血瘀加膈俞、通天活血通窍；气虚邪滞加百会、足三里补气祛邪，肺气虚加膻中、太渊补益肺气；脾气虚加脾俞、足三里补中益气；肾气虚加气海、肾俞补肾助肺。

5. **操作** 迎香宜斜向上透刺鼻根鼻通穴；余穴常规针刺。外感风寒和肺脾肾虚者加灸。

6. **其他疗法**

（1）耳针：取内鼻、外鼻、肾上腺、额、肺、大肠、脾、肾。每次选3～5穴，毫针浅刺，留针20～30分钟；或埋针、王不留行籽贴压。

（2）穴位注射：取上述2～3穴，用维生素B_1、维生素B_{12}或复合维生素B注射液，2%普鲁卡因2ml加地塞米松5mg，丹参注射液或当归注射液，头面部腧穴每穴注入0.2～0.5ml，其他穴每穴1～2ml。也可用5%～10%低渗葡萄糖溶液、人胎盘组织液混合注入肺俞、心俞、厥阴俞等穴。隔日1次。

（3）穴位贴敷：取大椎、肺俞、膏肓、肾俞、膻中等穴。用白芥子30g，延胡索、甘遂、细辛、丁香、白芷各10g，研成粉末，用辣椒水调糊，涂纱布上，撒上适量肉桂粉，贴敷上穴（一般在上午贴），保留4小时以上。每周1次，连续3次。

【验案举例】

例1：刘某，女，43岁，出租车司机。

主诉：常年鼻塞、流涕、打喷嚏已数年。

病史：每年上半年3－4月和下半年8－10月鼻塞、流涕、打喷嚏不止，经常要用餐巾纸揩擦鼻子，影响开车。伴纳差、腰膝酸软，夜间也不能好好休息，严重影响了工作及生活，心情非常痛苦、郁闷，甚至有轻生的念头。也曾四处求医，都是给予抗过敏治疗及激素喷剂应用，效果不佳。2017年3月13日经朋友介绍到我处就诊。

查体：面色暗黄，不时流涕（餐巾纸不离手），两眼流泪，口唇发绀。

中医诊断：鼻鼽（肺、脾、肾三脏俱虚）。

西医诊断：过敏性鼻炎。

常规处理及治疗：①常规查过敏原，给予鼻腔温生理盐水冲洗，涂搽自制鼻舒膏。②艾灸：主穴取印堂、百会、上星，配穴取迎香、神阙、大椎、命门、肺俞、脾俞、肾俞、足三里（每次3～5穴），每穴灸15～20分钟，每日1次。③中药：金匮肾气丸，每次30粒，每日3次；黄芪18g，党参、茯苓、白术、辛夷、大枣各15g，白芷、石菖蒲、炒苍耳子、生姜各10g，防风、五味子各9g，炙甘草6g，细辛3g，水煎服，以补肺健脾益气温肾，每日1剂，分2次服，连服1周。④西药：口服泼尼松片和咪唑斯汀缓释片各10mg，每日1次。

1周后复查，症状好转，鼻塞、流涕减轻，晚上能休息4个小时。第2、3周继续给予原方案治疗，炒苍耳子改为鹅不食草10g。泼尼松片减为5mg，每日1次。后续治疗，中药用黄芪30g，茯苓、山药、熟地黄各20g，辛夷、紫菀、大枣各15g，山茱萸、法半夏各12g，白术、防风、桂枝、泽泻、生姜各10g，人参、熟附子各9g，陈皮、炙甘草各6g，巩固治疗1个月。为了开车维持生计，停用艾灸，改用贴敷。随访半年，自诉偶有鼻塞、流涕，但已经不影响开车。一年后随访，未再复发。（河南中医师周宝群医师医案）

例2：韩某，女，35岁，自由职业者。2021年11月15日就诊。

病史：患者8个多月前开始，每天清晨起床就连续打喷嚏，持续时间无规律。经常伴有流清鼻涕，偶尔咳嗽。有抽烟习惯，饮食及二便可，月经正常。

查体：患者有鼻塞，讲话鼻音较重，舌红、舌下静脉瘀紫、苔黄白厚腻，脉弦。

治疗：针灸取合谷、列缺、后溪、内关、公孙、足临泣。常规消毒，常规刺法。隔日1次，治疗5次。

方药：小柴胡汤合温胆汤加减。柴胡、半夏、枳实、浙贝母各15g，党参、茯苓、白术、黄芩、竹茹、大枣、甘草各10g。7剂，每日1剂，水煎服，上下午各1次。嘱尽量少抽或不抽烟。

二诊、三诊：针灸后鼻炎症状和咳嗽都有所改善，针灸在原取穴基础上加大骨空穴和照海穴，方法同前。

四诊：上次针灸后没有再出现鼻炎和咳嗽，但因昨晚熬夜到3点才睡，后又出现打喷嚏情况。在二诊基础上取穴再加百会、四神聪。

五诊：鼻炎和咳嗽症状均未再出现。按四诊取穴针刺，巩固疗效。并嘱咐少抽烟或不抽烟，少饮酒，不要熬夜。后续每周治疗针灸1次，巩固疗效。（武汉弟子陈婕医师医案）

启才解惑

1. 针灸治疗本病有较好的疗效，急性鼻炎一般针治2～3次即可获显著效果，尤其对改善鼻道的通气功能较为迅速。慢性者疗程较长，慢性单纯性鼻炎的疗效比肥厚性鼻炎为好。

2. 急性期应适当休息，食易消化且富有营养之品，多饮热开水，保持大便通畅。

3. 过敏性鼻炎应积极查找过敏源，避免接触。

4. 经常锻炼身体，适当户外运动，增强抵抗力。

5. 积极治疗上呼吸道疾病。

第十六节　鼻窦炎

鼻窦炎是由于伤风感冒反复发作，鼻黏膜上的细菌侵入鼻窦而引起的炎症。本病有急、慢性之分，急性鼻窦炎常为急性鼻炎的并发症，慢性鼻窦炎多为急性鼻窦炎反复发作而致。以鼻塞不通、流脓涕、嗅觉减退或丧失、头痛为特征。属中医学"鼻渊"（又名"脑渗""脑漏""脑崩""脑泻"）的范畴。以青少年多见，常长期反复发作。

中医学认为，本病多因风寒袭表，郁而化热，内伤于肺；或风热伤肺，邪热循经上犯鼻窍；或平素嗜食烟酒、肥甘厚味，湿热蕴积；或情志不遂，胆失疏泄，气郁化火，肺热壅盛，内传肝胆，胆热上移于脑而发病。

【临床表现】

以鼻塞不通、流脓涕、嗅觉减退或丧失、头痛为主症。

1. **风热犯肺**　鼻塞时作，嗅觉减退，鼻涕量多，黏白或黄稠，头痛，发热恶寒，咳嗽痰多，舌红，苔白，脉浮数。

2. **胆经郁热**　鼻塞，嗅觉减退，鼻涕黄浊，黏稠如脓，量多气臭，头痛，目眩，耳鸣、耳聋，咽干，舌红，苔黄，脉弦数。

3. **湿热蕴脾**　鼻塞较甚，嗅觉减退，鼻涕黄浊量多，有臭气，头痛，肢体困倦，食欲缺乏，脘腹胀满，小便黄，舌红，苔黄腻，脉滑数。

4. **肺脾两虚**　鼻塞时轻时重，遇寒则甚，鼻涕量多、黏白无臭，嗅觉减退，伴有头痛，眩晕，自汗恶风，气短乏力，食少腹胀，面色萎黄，便溏，舌淡，苔白，脉缓弱。

【治疗方法】

1. **治则**　风热犯肺、胆经郁热、湿热蕴脾者清热泻火，宣通肺窍，只针不灸，泻法；肺脾两虚者补肺益气，健脾化湿，针灸并用，补法。

2. **处方**　选穴迎香、印堂、通天、风池、肺俞。

3. **方义**　迎香是手阳明经的终点穴，位于鼻旁，专治各种鼻病；印堂位于两眉之间，正好是鼻窦之处，止疼痛，宣鼻窍；通天、风池为邻近取穴，以宣散风热、通利鼻窍而见长；肺俞调补、宣通肺气，以愈鼻病。

4. **加减**　风热犯肺加尺泽、合谷宣散肺热；胆经郁热加侠溪、阳陵泉清泻胆火；湿热蕴脾加商丘、阴陵泉、丰隆清热化湿；肺脾两虚加脾俞、足三里补益肺脾之气；鼻塞较甚加鼻通、合谷宣通鼻窍。

5. **操作**　针刺迎香穴时针尖朝鼻根（鼻通穴）方向透刺 0.8～1.2 寸，捻转行针使酸麻胀感扩散到整个鼻部；风池注意针刺的方向、角度和深度，切勿伤及延髓；肺俞不可直刺、深刺，以防刺伤肺脏。

6. **其他疗法**

（1）耳针：取肺、额、内鼻、内分泌、肾上腺。毫针中度刺激，间歇捻转，留针 20～30 分钟。

（2）电针：取印堂、上星、合谷、曲池等穴。针刺得气后接电针仪，用疏密波中度刺激 10～15 分钟。其间适当增加电流量。

启才解惑

1. 针灸治疗本病有较好的疗效，尤其是对急性发作期，其通鼻窍的作用显著。

2. 慢性鼻窦炎病程久者由于长期炎症的刺激，可致鼻黏膜肥厚增生，形成息肉、囊肿以致鼻窦溃疡或形成骨髓炎，这些病理变化多不可逆，故应采取综合治疗措施。

3. 注意避免和预防能引起鼻窦炎发作的因素如受凉、伤风感冒、鼻部受寒冷刺激等。鼻塞、涕多者切忌用力擤鼻，以免鼻腔分泌物通过耳咽管进入中耳引发耳病。

4. 避免长期使用血管收缩剂，以防引起药物性鼻炎。

第十七节　鼻出血

鼻出血可见于许多疾病之中。出血的局部原因有鼻外伤、鼻腔炎症、鼻腔肿瘤、鼻中隔偏曲、小儿鼻腔异物并发炎症等；全身原因如高血压、动脉硬化、血液病、流感、伤寒、出血热、肝硬化、尿毒症、倒经、重金属或药物中毒、维生素缺乏及营养不良等。

中医学称鼻腔少量出血为"鼻衄"，大量出血为"鼻红""鼻洪"，妇女经期鼻出血为"倒经"。《诸病源候论》载："脏腑有热，热乘血气，血性得热既流溢妄行，发于鼻者，为鼻衄。""肺主气开窍于鼻，肝藏血，血之与气相随而行，俱荣于脏腑。今劳伤之人，血虚气逆，故衄者，鼻出血也。"本病多因肺热、胃火、肝火等损伤鼻部络脉，迫血妄行；或气虚不能摄血、阴虚火旺伤及鼻中血络而致。

【临床表现】

鼻出血多为单侧，也可从一侧鼻腔经鼻咽流向对侧。少量出血时仅鼻涕中带血，大量出血时可由两侧鼻孔同时涌出。严重失血者可出现面色苍白，血压下降，脉搏微弱等不同程度的休克状态。

鼻腔检查及实验室检查有助于确定出血病灶，明确出血原因。

1. **肺经郁热**　发作突然，鼻血点滴而出，量多、色红，鼻咽干燥。可伴有咳嗽，痰黄，口干身热。舌质红，苔薄白而干，脉数。

2. **胃热炽盛**　鼻血量多、色深红。伴见烦渴引饮，牙龈红肿甚至出血，大便秘结，小便短赤。舌质红，苔黄，脉滑数。

3. **肝火上炎**　来势急骤，出血较多，色深红。伴有烦躁不安，头痛，眩晕，耳鸣，口苦咽干，胸胁胀满，面红目赤。舌质红，苔黄，脉弦数。

4. **阴虚火旺**　鼻出血时作时止，血色红，量不多，口干不欲饮，耳鸣目眩，五心烦热，舌红绛，少苔，脉细数。

5. **脾虚气弱**　鼻血渗渗而出，淋漓难止，色淡红，面色无华，神倦懒言，头晕眼花，食少便溏，舌淡，苔薄，脉缓弱。

【治疗方法】

1. **治则**　肺经郁热、胃热炽盛、肝火上炎者清热泻火，凉血止血，只针不灸，泻法；脾虚气弱者健脾益气针灸并用，补法；阴虚火旺者滋阴降火，只针不灸，平补平泻。

2. **处方**　以鼻腔局部和督脉、手阳明经腧穴为主，选穴迎香、印堂、上星、合谷。

3. **方义**　迎香为手阳明经穴，位于鼻旁，为治鼻病之要穴；上星归属督脉，印堂也在督脉循行线上，下行鼻柱，可泻诸阳经之热，清鼻窍之火；合谷为手阳明经原穴，清头面之热而止鼻衄。

4. **加减**　肺经郁热加少商、尺泽清泻肺热；胃热炽盛加内庭、厉兑清热泻火；肝火上炎加太冲、行间清泻肝火；阴虚火旺加太溪、太冲养阴清热；脾虚气弱加足三里、三阴交健脾益气统血。

5. **操作**　迎香朝鼻根方向透刺；火热太盛时，印堂、上星、少商、厉兑均可用三棱针点刺出血；余穴常规针刺。

6. **其他疗法**

（1）指压：指压百劳穴2～5分钟；双手中指弯曲后勾起，用力向外牵拉；凡因外伤等原因而致鼻衄不止者，用两手拇、食二指同时对掐昆仑、太溪四穴，往往奏效。

（2）皮肤针：取百会、风池、迎香、内关、鼻区、第 1 ～ 4 颈椎夹脊、第 3 ～ 10 胸椎夹脊。鼻区、百会、迎香轻叩，其余部位中度叩刺。

（3）耳针：取内鼻、外鼻、肺、肾上腺、神门、额。毫针浅刺，留针 20 分钟；也可用王不留行籽贴压。

（4）穴位注射：将维生素 B_1、维生素 B_6、维生素 B_{12}、维生素 K_3，或加入 1% 普鲁卡因 4 ～ 6ml、20% 人胎盘组织液 4 ～ 6ml 注入上述穴位，还可以加用耳穴"膈""肾上腺"。经穴注入上述混合液，每次 0.5 ～ 2ml；耳穴只注射维生素 K_3，每次 0.1ml。

【验案举例】

2021 年 10 月 10 日晚，我已经入睡了，约 12 时被一阵紧急的敲门声惊醒，原来是附近一家舞蹈学校的 16 岁女学生流鼻血，我赶忙起床，让她们进诊室。只见那位女学生左侧鼻孔用餐巾纸塞住，血还在继续往外流着（血呈暗红色）。她说从晚上九点多钟开始流的，一直也止不住，没办法才报告老师。经过我给她按揉双手背虎口部位的"合谷穴"，大约 20 分钟，血就止住，不再流了。

昨天是星期天，该学生同几个好朋友相约一家火锅店，饱餐一顿后，回到学校宿舍不久就流鼻血不止。

女学生说自己的月经刚结束两天，月经量比较少，曾经也有过月经后流鼻血的现象。查看患者的舌头，舌头上有散在瘀状血点，舌红以舌尖为甚，舌苔在手机灯光下显示微黄色。左侧的寸口脉洪大、尺脉弱，右侧寸脉浮、尺脉弱。根据舌头和脉象的情况，判断为心肺有火热之邪兼阴虚火旺。于是当即本着针灸学"面口合谷收"的宗旨，为其指压有清心、肺火热之邪的合谷穴治之，即收良效。

第二天，我向师父（南京中医药大学王启才教授）汇报此事。师父给了我三点启示：其一，此女既往有月经过后鼻出血的情况，而且月经量偏少，不排除"倒经"的可能。其二，用穴还应该考虑增加印堂、风池、三阴交等穴，止血效果会更快、更好。印堂和鼻子是同一经脉所过之处，正所谓："经脉所过，主治所及"。风池穴位于延脑部位，有诸多神经和经络通向五官，能够治疗多种五官疾病。三阴交位于小腿内侧，是脾、肝、肾三个与血关系密切的脏所属经脉的交会穴，有滋阴清热、引血下行的作用。其三，关于操作方法，头面部的印堂、风池二穴最好采用冷敷的方法，合谷、三阴交二穴指压和针刺均可。（江西南昌弟子许贻义医师医案）

启才解惑

1. 针灸对单纯性鼻出血效果显著。血止后应查明病因，积极治疗原发病。

2. 出血量大时应配合局部填塞止血，以防止出血过多造成不良后果。

3. 血液病引起的鼻出血慎用针刺，可用艾灸或药物贴敷等疗法。

4. 治疗期间忌辛辣香燥之品。

第十八节　口腔炎

口腔炎是指口腔黏膜上发生的表浅溃疡点，好发于唇、舌、颊、牙龈、硬腭等部位，属于中医学"口疮""口疡""口疳"的范畴。多见于中青年女性。

中医学认为，本病的发生与火性上炎有关。素体阳气旺盛之人阴液必虚，火性上攻，虚火上炎，必致口舌生疮；平素过食辛辣厚味或嗜食烟酒，致胃肠积热，热盛化火，循经上攻于口腔；或口腔不洁、黏膜损伤，毒邪乘机入侵，也使口腔肌膜腐烂而发病。

【临床表现】

以口腔黏膜或唇、舌、牙龈、硬腭等部位发生的表浅溃疡点为主症。

1. **胃肠积热**　口唇、上腭黏膜、舌面等处散见豆大黄白色溃烂点或白色成片溃烂，周围黏膜鲜红、微肿、灼热疼痛，影响进食，口渴欲冷饮，口臭，溲赤，便秘，舌红，苔黄（腻），脉滑数。

2. **阴虚火旺**　口疮溃点数量少，色暗红，周围色淡，每因劳累或失眠而诱发，此伏彼起，迁延难愈，兼有五心烦热，咽干口燥，失眠，舌红，少苔，脉细数。

3. **心脾两虚**　口疮表面色淡，无红肿，疼痛较轻，反复发作，缠绵难愈，舌淡，苔白，脉细无力。

【治疗方法】

1. **治则**　胃肠积热者清热泻火，通调腑气，只针不灸，泻法；阴虚火旺者养阴清热，平降虚火，只针不灸，平补平泻；心脾两虚者补心健脾，益气养血，针灸并用，补法。

2. **处方**　选穴廉泉、地仓、承浆、内关、合谷。

3. **方义**　廉泉、地仓、承浆三穴均位于口腔、舌体周围，疏调局部经络之气血、消炎止痛；内关、合谷为循经远端取穴，内关为心包经之络穴，沟通三焦，宣上导下；合谷是手阳明经之原穴，经脉从手走头面，绕口唇、入齿龈，"面口合谷收"，主治一切口腔疾病。

4. **加减**　胃肠积热加内庭、二间清泻胃肠；阴虚火旺加太溪、照海滋阴降火；心脾两虚加通里、足三里益气养血；舌体溃疡，灼热疼痛加金津、玉液点刺出血；口臭便秘加大陵、劳宫、内庭。

5. **操作**　诸穴均常规针刺。每日治疗1次（急性期每日可治疗2次）。

6. **其他治法**

（1）耳针：取口、心、脾、肾、小肠、三焦、神门、交感。每次选3～5穴，毫针中度刺激20分钟；或用埋针、药丸按压法。

（2）腕踝针：取上1区、下1区。按常规操作，留针24小时。隔日1次。

（3）穴位注射：将维生素B_1 2ml、维生素B_{12} 1ml加1%普鲁卡因4～6ml的混合液或醋酸氢化可的松注射液12.5U（0.5ml）注入上述穴位，可酌情加用内庭、心俞、脾俞，每穴1～2ml。

启才解惑

1. 针灸对复发性口腔溃疡有较好的疗效，可以通过调节神经、内分泌功能而起到消炎、镇痛的作用，同时通过调节免疫功能，减轻或减少本病的复发。

2. 注意口腔卫生，经常漱口；忌食辛辣、肥甘、海腥之品，减少复发。

3. 加强体育锻炼，增强体质，提高免疫力。

第十九节　牙痛

牙痛是口腔疾病中最常见的症状。西医学中的龋齿、牙髓炎、牙周炎、牙槽或牙周脓肿、冠周炎及牙本质过敏等均可引起牙痛。

中医学对牙痛的认识很早。《灵枢·经脉》载："大肠手阳明之脉……是动则病齿痛"。十二经脉中，手阳明大肠经入下齿，足阳明胃经入上齿，无论是风热外袭还是胃火炽盛，火邪循经上炎均可引起牙痛。

又因肾主骨，齿为骨之余，肾阴不足、虚火上炎也可引起虚火牙痛。

【临床表现】

牙痛每因冷、热、酸、甜等刺激而发作或加重。可伴有牙龈红肿、牙龈出血、龈肉萎缩、牙齿松动、咀嚼困难或有龋齿存在。

1. **风火外袭**　发作急骤，牙痛剧烈，牙龈红肿，喜凉恶热，可兼有发热，口渴、腮颊肿胀。舌红，苔薄黄，脉浮数。

2. **胃火炽盛**　牙痛剧烈，牙龈红肿甚至出血，遇热更甚。伴口臭，尿赤，便秘。舌红，苔黄，脉洪数。

3. **虚火上炎**　牙齿隐隐作痛，时作时止，午后或夜晚加重，日久不愈可见齿龈萎缩，甚则牙根松动。伴腰膝酸软，头晕眼花。舌质红嫩，少苔或无苔，脉细数。

【治疗方法】

1. **治则**　风火外袭、胃火炽盛者清热泻火，消肿止痛，只针不灸，泻法；虚火上炎者养阴清热，降火止痛，只针不灸，平补平泻。

2. **处方**　以面颊局部和手、足阳明经腧穴为主，选穴颊车、下关、合谷、二间、内庭。

3. **方义**　手阳明大肠经入下齿，足阳明胃经入上齿。颊车、下关均为足阳明的局部经穴，合谷、二间、内庭分别为手足阳明经的远端穴，可清泻阳明火热之邪。诸穴合用，清热泻火，通络止痛。

4. **加减**　风火外袭加翳风、风池疏风清热；胃火炽盛加厉兑、二间泻火止痛；虚火上炎加太溪、照海滋养肾阴，降火止痛；上牙痛可加太阳、颧髎；下牙痛可加大迎、承浆。

5. **操作**　先针刺局部腧穴，再针刺远端腧穴，强刺激泻法；二间、内庭可点刺出血。疼痛剧烈者每日治疗2次。

6. **其他疗法**

（1）穴位贴敷：将大蒜捣烂，于睡前贴敷双侧阳溪穴，至发疱后取下。用于龋齿疼痛。

（2）耳针：取口、三焦、上颌或下颌、牙、神门、耳尖、胃、大肠、肾等穴。每次选3～5穴，毫针浅刺，留针30分钟；耳尖可行点刺出血；或施行埋针、王不留行籽贴压。

（3）电针：取颊车、下关、合谷或二间。针刺得气后接脉冲电流，用密波强刺激20～30分钟。

（4）穴位注射：取颊车、下关、合谷、翳风。每次选1～2穴，用阿尼利定或青霉素注射液（先做皮试）、鱼腥草或穿心莲注射液4ml，每穴注入0.5～1ml。

【验案举例】

例1：毛某，男，42岁。患者因肝病住院，一日突然牙齿剧烈疼痛，难以忍受。口服镇痛片不能止痛，当晚彻夜未眠。次日上午前来针灸科求治。查：右侧面部微肿，右上齿龈红肿，无龋齿，苔薄黄，脉浮数。证属风火牙痛。经针颊车、下关、内庭等穴（均左侧），接电针，用连续波、快频率强刺20分钟，当即痛止，感左上牙龈清凉舒适。仅此一次即愈，后随访一直未发。（南京中医药大学王启才医案）

例2：蒲某，女，50岁，因龋齿去牙科医院拔牙9天后，牙痛难忍，牵扯患侧偏头痛，服止痛药和消炎药不能缓解，请求针灸治疗。观察其口腔下牙床拔牙处无红肿，当即在牙痛患侧，合谷、翳风、外关穴针刺，留针20分钟后患者感牙痛、偏头痛已经消失。30分钟后取针，患者欣喜地说这针灸治疗牙痛太神奇了，令人不可思议。两天后电话随访再未疼痛。

近年来，笔者在中医馆以及日常生活中、旅途上，用针灸治疗牙痛患者无计其数，针刺患侧合谷、下关、翳风、外关等穴（上牙痛合谷、下关；下牙痛合谷、翳风）都能立刻见效。疗效好，定痛快，基本在20分钟后疼痛消失。同时对下颌炎症亦有非常好的治疗效果。（重庆弟子周泽新医师医案）

例3：曹某，男，33岁，农民。主诉：牙痛伴张口困难1周（病前一天喝大量白酒），自服药无效。2018年12月19日门诊，检查：左下第3磨牙牙周红肿、触痛，张口一指。诊为"智齿冠周炎继发下颌关节炎"。

浮刺治疗：进针点严格消毒，从左侧下颌角前上方的颊车穴进针，针尖指向下关穴，摇针2分钟，同时让患者叩齿。针后痛减，张口三指，能开口服消炎药。嘱少食辛辣，保持口腔清洁，巩固疗效。

还有一位右侧下第二磨牙牙周炎并蜂窝织炎患者，疼痛难忍，我即在同侧颊车、合谷穴位注射利多卡因、地塞米松混合剂各1ml。针出痛止，效果神奇。（陕西渭南市弟子曹育松医师医案）

启才解惑

1. 针灸对牙痛有显著的治疗效果，一般1次即可止痛或痊愈。但对龋齿只能暂时止痛。
2. 牙痛的发生原因很多，应针对不同的原发病进行治疗。
3. 注意口腔卫生，避免过度的硬物咀嚼和冷、热、酸、甜等刺激。
4. 注意与三叉神经痛相鉴别。

第二十节　咽喉肿痛

咽喉肿痛是以咽喉红肿疼痛、吞咽不适为特征。本病属于中医学喉痹、急喉风、慢喉风、乳蛾、喉蛾的范畴，常见于西医学的急性咽炎、扁桃体炎、扁桃体周围脓肿、咽后脓肿、咽旁脓肿、急性喉炎等病。

《诸病源候论》载："喉痹者，喉里肿塞痹痛，水浆不得入也。""脏腑冷热不调，气上下噎涩，结搏于喉间，吞吐不利，或塞，或痛，故言咽喉不利。"病因病机多由风热火毒侵袭咽喉，或肺胃积热循经上扰，风火热毒，蕴结于咽喉；或体虚、劳累、久病而致肺肾两虚，虚火上炎，灼于喉部而致。常因外感风热，或食辛辣香燥之品而诱发。病位在咽喉，涉及肺、胃、肝、肾等脏腑。

【临床表现】

发病较急，以咽喉红肿疼痛、吞咽不适为主症，多伴有发热咳嗽等上呼吸道感染症状及食欲缺乏等全身症状。

1. **风热壅肺**　咽部红肿疼痛，干燥灼热。可伴有发热，汗出，头痛，咳嗽有痰，小便黄。舌质红，苔薄白或微黄，脉象浮数。

2. **胃火炽盛**　咽部红肿，灼热疼痛，咽喉有堵塞感，高热，口渴喜饮，头痛，痰黄黏稠，大便秘结，小便短赤，舌红，苔黄，脉数有力．

3. **阴虚火旺**　咽部微肿、疼痛，喉间有异物感，咽干喉燥，声音嘶哑，不欲饮水，手足心热，午夜尤甚，舌红，少苔，脉细数。

【治疗方法】

1. **治则**　风热壅肺、胃火炽盛者清热泻火，消肿止痛，只针不灸，泻法；阴虚火旺者滋阴降火，只针不灸，平补平泻。

2. **处方**　天容、列缺、照海、合谷。

3. **方义**　天容属手太阳小肠经，位于咽喉附近，清热利咽作用显著；列缺属手太阴肺经，为治疗肺系疾病的常用穴，照海属足少阴肾经，清虚火、利咽喉，二穴相配，为八脉交会组穴，专治咽喉疾病；合谷为手阳明大肠经原穴，善清泻肺胃积热。诸穴合用，共同发挥清热泻火、消肿止痛作用。

4. **加减**　风热壅肺加尺泽、外关、少商疏风清热；胃火炽盛加内庭、曲池清泻热邪；阴虚火旺加太溪、

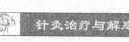 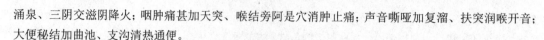

涌泉、三阴交滋阴降火；咽肿痛甚加天突、喉结旁阿是穴消肿止痛；声音嘶哑加复溜、扶突润喉开音；大便秘结加曲池、支沟清热通便。

5. 操作 诸穴均常规针刺；列缺、照海行针时可配合做吞咽动作；少商点刺出血。初起每日1～2次，后期每日或隔日1次。

6. 其他疗法

（1）皮肤针：取合谷、大椎、后项部、颌下、耳垂下方；发热加刺肘窝、大小鱼际；咳嗽加刺气管两侧、太渊。中度或重度刺激。每日1～2次。

（2）三棱针：取大椎、肺俞、少商、商阳、耳背静脉等点刺出血。每日1次。

（3）灯火灸：取曲池、合谷、尺泽、风池、内庭。用灯心草1根，以香油浸之，除去灯草上的浮油，点燃一端，对准穴位快速点灸1～2下。每日1次。

（4）耳针疗法：①取咽喉、肺、颈、气管、肾、大肠、耳轮1～6。每次选2～3穴，毫针浅刺，留针30分钟；也可用王不留行籽贴压。②取耳背静脉、耳尖或耳轮3、4、6点刺出血。③取扁桃体区、咽喉区，注入蒸馏水，每穴0.1ml。

（5）穴位注射：取上述穴位2～3个，用青霉素、普鲁卡因（均先做皮试）、10%葡萄糖溶液或中药板蓝根、穿心莲、鱼腥草、柴胡等注射液，每穴注射1～2ml。每日1次，左右交替使用。

启才解惑

1. 针灸对咽喉肿痛有较好的疗效。但应注意对原发病的配合治疗。

2. 避免有害气体的不良刺激，忌食辛辣刺激性食物，力戒烟酒。

3. 注意休息，减少或避免过度讲话，合理发音。

4. 积极锻炼身体，增强体质，提高机体抵抗力。

第二十一节 慢性咽喉炎

慢性咽喉炎包括慢性咽炎和慢性喉炎。慢性咽炎隶属于中医学"慢喉痹"范围，是咽部黏膜及黏膜下组织、淋巴组织的弥漫性慢性炎症，以咽中不适为主症。慢性喉炎隶属于中医学"慢喉喑"范围，是指喉部黏膜的一般性病菌引起的慢性炎症，以声音嘶哑为主症，多因急性咽炎或急性喉炎治疗不当、反复发作或邻近组织的慢性炎症所致。此外，过多吸烟、饮酒，粉尘、烟雾及有害气体等的刺激，教员、演员长期用声过度也是常见的致病因素。

中医学根据其病因病机及临床表现不同，有"虚火喉痹""珠帘喉痹""久病失音"等名称。多因素体肺、肾阴虚，虚火上炎，灼伤阴津；或风热喉痹反复发作，余邪留滞，伤津耗液，使咽喉失于濡养；大声呼号，用嗓不当，耗气伤阴，损及咽喉脉络；气血、痰瘀互结而致。病位在咽喉，与肺、肾有关。

【临床表现】

慢性咽喉炎根据病变程度不同可分为单纯性、肥厚性、萎缩性咽炎和喉炎。慢性咽炎以咽中不适为主症，咽部常有异物感或干燥灼热感，咽痒欲咳，痰涎黏稠不易咳出，易引起恶心、干呕，偶有轻微咽痛，一般晨轻夜重。慢性喉炎以声音嘶哑为主症，初为间歇性，后演变为持续性，讲话多则加剧，喉部伴有不适感并有少许黏性分泌物附着。咽喉部有关检查可明确诊断和分类。

1. 肺阴不足 咽中不适，干燥微痛，干咳无痰，或痰少而黏，午后颧红，精神疲乏，手足心热，气短乏力，舌红而干，少苔，脉细数。

2. **肾阴亏虚**　咽中不适，干燥微痛，不喜多饮，腰膝酸软，虚烦失眠，头晕眼花，舌质红嫩，脉细数。

3. **痰瘀互结**　咽中不适，有痰黏附、色黄难咯，恶心欲呕，咽痛如梗，舌质偏红或有瘀斑瘀点、苔黄厚或腻，脉细滑数或细涩。

【治疗方法】

1. **治则**　滋阴降火，清利咽喉，只针不灸，平补平泻。

2. **处方**　以手太阴、足少阴经腧穴为主，选穴天突、列缺、照海、鱼际、太溪。

3. **方义**　天突位于咽喉部，清利咽喉作用力强；列缺属手太阴肺经，系于咽喉，照海属足少阴肾经，通于阴跷而循喉咙，二穴相配为八脉交会组穴，滋阴润肺利咽；鱼际为手太阴荥穴，清肺利咽；太溪为足少阴经原穴，养肾阴，降虚火。

4. **加减**　肺阴不足加肺俞养阴润肺；肾阴亏虚加太渊、经渠"补母益子"，使金以生水，虚热得清；痰瘀互结加丰隆、太冲、三阴交以祛瘀化痰，清利咽喉。

5. **操作**　天突先直刺 0.2～0.3 寸，然后竖起针柄，针尖沿胸骨后缘向下刺 1～1.5 寸，不宜针刺过深或向两旁斜刺；余穴均常规针刺，动留针 20 分钟，行针时嘱患者配合做吞咽动作。

6. **其他疗法**

（1）皮肤针：取后项部、颔下、翳风、合谷、大椎。中度叩刺。每日 1～2 次。

（2）药线点灸：取天突、水突、曲池、合谷、风池。点燃药线，吹灭火焰，对准穴位，迅速准确地点按于穴位上。每穴每日点灸 1 次。

（3）耳针：取咽喉、肺、颈、气管、肾、大肠、轮$_1$～轮$_6$。每次选 2～3 穴，毫针轻刺，留针 30 分钟，每日 1 次；或埋针、王不留行籽贴压。

（4）穴位注射：取天突、曲池等穴，用当归注射液 2ml 加维生素 B_1、维生素 B_{12} 注射液 1ml，或 2% 普鲁卡因 3ml 加注射用水 2ml，每穴注入 0.5～1ml。也可以取用板蓝根注射液、丹参注射液和鱼腥草注射液。隔日 1 次。

【验案举例】

罗某，女，56 岁，安徽人，农民，1992 年 5 月就诊。

主诉：咽部不适、干涩疼痛、干咳无痰 5 年，加重 2 个月。

病史：五十多岁月经干净后，渐感咽喉不适、干涩疼痛，好像有东西堵塞在咽喉处，吞之不进，吐之不出，在公共场所特别喜欢清嗓子，很不受人待见，自己也很苦恼。曾在当地求医，但效果不佳。遂来南京诊治。患者舌红，苔黄，脉滑数。诊断为咽喉肿痛、梅核气。

治疗：针灸取八脉交会组穴为主，列缺、照海、天突、膻中、合谷。针刺泻法，行针中嘱咐患者配合不停做吞咽动作。首针结束，患者就高叫：一针喉咙就不痛了，效果太好了！因为患者来自安徽农村，不可能经常往返南京，特地问我能不能把我的治疗方法写给她，她好带回去请当地针灸医生按方案治疗。我当然满足了她的要求，并给她开了一包沉香粉，让她每天晚间用温开水送服 3g。（南京中医药大学王启才医案）

启才解惑

1. 针灸对本病有一定疗效，但较难治愈，需坚持治疗。

2. 注意治疗咽喉部及邻近组织的慢性疾病。

3. 治疗期间忌食辛辣香燥刺激之品；力戒烟酒。

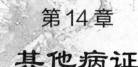

第14章

其他病证

第一节　戒断综合征

　　戒断综合征是指长期吸烟、饮酒、使用镇静安眠药或吸毒之人，在成瘾、产生依赖性后，突然中断而出现的烦躁不安、呵欠连作、流泪、流涎、全身疲乏、昏昏欲眠、感觉迟钝等一系列戒断现象。中医学无此病名，但在"咳嗽""郁证""多寐""痫证""虚损"等病证中有类似表现。

　　烟、酒、毒品中含有有害物质，长期吸烟、饮酒或吸毒，外源性成瘾物质大量进入体内，与中枢内阿片类受体相结合，致使体内内源性阿片类物质的分泌受到抑制。一旦外源性成瘾物质停止供应，内源性阿片类物质的分泌不能满足人体需要，则诱发出一系列难以忍受的戒断现象。

一、戒烟综合征

【临床表现】

　　有较长时间吸烟史，每天吸 10～20 支或 20 支以上，一旦中断吸烟会出现强烈的吸烟欲望，如不能满足，则会出现精神萎靡，疲倦乏力，焦虑不安，呵欠连作，流泪，流涎，口淡无味，咽喉不适，胸闷，恶心呕吐，甚至肌肉抖动，感觉迟钝等症状。

【治疗方法】

　　1. 治则　宣肺化痰，宁心安神，以针刺为主，泻法或平补平泻。

　　2. 处方　尺泽、合谷、神门、甜美穴（列缺与阳溪连线的中点）、丰隆。

　　3. 方义　尺泽、丰隆、合谷宣肺化痰，疏通头部经脉，调和气血与口味；神门宁心安神除烦；甜美穴为戒烟的经验穴，能改变吸烟时的欣快口感，产生口苦、咽干、恶心欲呕等不适感，乃对香烟产生厌恶而停止吸烟。

　　4. 加减　胸闷气促及痰多加膻中、内关宽胸理气，行气化痰；咽部不适加天突、列缺、照海化痰利咽；心神不宁，烦躁不安加水沟、内关宁心安神；精神萎靡加脾俞、足三里健脾益气，振作精神；肌肉颤动加水沟、太冲镇痉息风。

　　5. 操作　甜美穴直刺 0.3 寸，与尺泽、丰隆、合谷均用捻转泻法，神门穴平补平泻。留针 30 分钟。每日 1～2 次。

　　6. 其他疗法

　　（1）耳针：取肺、口、内鼻、皮质下、交感、神门。毫针强刺激，留针 15 分钟。每日 1 次，两耳交替应用。也可埋针或用王不留行籽贴压，每日按压 3～5 次，特别是有吸烟要求时应及时按压，能抑制吸烟的欲望。

　　（2）电针：按针灸处方针刺得气后接通电针仪，以疏密波或连续波强刺 20～30 分钟。每日 1 次。

【验案举例】

例1：患者，男，45岁，警官，法国籍越南人。有二十几年吸烟史，平均每天吸烟20支。因其吸烟行为深受其法国太太的反感，笔者2018年赴法讲学期间，遇到该警官要求针灸戒烟。

每天采用中药王不留行籽按压耳穴的口、咽喉、肺、气管、内鼻、外鼻、胃、神门等（每次选取8个耳穴左右），左右耳交替。贴压后每天要求戒烟者主动按压所贴耳穴3～5次，每次每穴按压2～3分钟。

结果，首次治疗当天吸烟数量就减少将近一半，而且这里的支，还都是没有最后抽完的半支或者大半支；第二次治疗减少到5支；第三次治疗后减少到3支；第四次治疗后减少到1支；五次治疗之后就完全不抽了。当事人非常开心！（南京中医药大学王启才医案）

例2：患者，女，55岁，2004年7月就诊。

主诉：戒烟之后悲伤、忧郁10天。

病史：有吸烟史数十年，每日吸烟20支左右。曾戒烟5次，皆因戒烟后出现精神紧张或精神忧郁、悲伤欲哭而失败。此次已戒烟10天，依旧精神忧郁、天天悲伤欲哭。故求针灸帮助。

治疗：取四神聪、少商、内关、太冲、隐白等穴，常规针刺3次，症状如前。后根据其寸脉沉弱，于是改在隐白、少商二穴用灸法，每穴5壮。二诊明显好转，又巩固治疗2次，症状全无，之后也未再吸烟。（意大利岐黄中医学院院长何树槐教授医案）

启才解惑

1. 针灸（尤其是耳针）戒烟效果较好，对自愿接受戒烟治疗者，大多可以达到预期的效果。对于烟龄较长、平时每日吸烟量较大或因职业及环境造成吸烟习惯者，效果较差。戒烟的远期疗效较近期疗效差。

2. 运用耳压或耳穴埋针戒烟时，要求戒烟者在饭后或用脑工作中吸烟欲望最强时，自己按压已贴好的耳穴以加强刺激，使烟瘾消失。并根据患者戒断后产生的各种不适症状，分别选穴处理。只有这些症状消失，戒烟的效果才能巩固。

二、戒酒综合征

【临床表现】

有长期大量饮酒史，中断饮酒后出现全身疲乏、软弱无力、呵欠、流泪、流涕、厌食、恶心呕吐、烦躁不安、精神抑郁等一系列的瘾癖症状。

【治疗方法】

1. 治则　调和气血，宁心安神，以针刺为主，平补平泻。

2. 处方　百会、神门、脾俞、胃俞、足三里、三阴交。

3. 方义　百会位于头部，属督脉要穴，内通于脑，有镇静宁神之功；神门乃心经原穴，宁心安神；脾俞、胃俞分别为脾和胃的背俞穴，配脾经三阴交、胃经足三里健脾和胃，调和气血。

4. 加减　烦躁不安，精神抑郁加水沟、心俞、内关宁心安神；头晕，腰膝酸软加肝俞、肾俞补益肝肾；恶心呕吐加内关、中脘和胃降逆；腹痛腹泻加天枢、上巨虚调理肠腑。

5. 操作　诸穴均常规操作，动留针30～60分钟，务求保持较强针感。每日1～2次。

6. 其他疗法

（1）耳针：取胃、口、内分泌、皮质下、神门、咽喉、肝。每次选3～5穴，毫针浅刺，留针30分钟，每日1次；或用王不留行籽贴压，每日自行按压3～5次，如酒瘾发作时，可随时按压耳穴。

（2）电针：按针灸处方针刺得气后接通电针仪，用连续波强刺激 40～60 分钟。

启才解惑

1. 针灸疗法戒酒效果明显，对自愿接受戒酒治疗者，大多可以达到预期的效果。对于酒龄较长、饮酒量较大或因职业及环境造成饮酒习惯者，效果较差。

2. 应用耳压或耳穴埋针戒酒时，要求患者在酒瘾发作时，自行按压已贴好的耳穴以加强刺激，使酒瘾消失。并根据戒断后产生的各种不适症状，分别选穴处理，以巩固戒酒的疗效。

三、戒毒综合征

【临床表现】

患者吸食或注射鸦片类毒品 2～3 次以上，戒断症状通常发生于停药 4～16 小时后，36～72 小时达到高峰。最初表现为呵欠、流泪、流涕、出汗等类似感冒的卡他症状，随后各种戒断症状陆续出现，包括寒战、打喷嚏、起鸡皮疙瘩、厌食、恶心呕吐、腹绞痛、腹泻、全身骨骼和肌肉抽动、软弱无力、失眠或夜寐易醒、心率加快、血压升高、情绪恶劣易激惹、烦躁不安或精神抑郁，甚至出现攻击性行为。以上症状并伴有强烈的心理渴求，大部分症状在 7～10 日逐渐消失。

1. **肝风扰动** 性情暴躁，烦扰不安，抽搐谵妄，毁衣损物，碰伤头身，彻夜不眠，眼红口苦，泪涕齐下，腹痛腹泻，舌红，苔黄，脉弦滑数。

2. **脾肾两虚** 精神疲乏，肢体困倦，萎靡不振，口流涎沫，不思饮食，头晕不寐，心慌气促，腹痛、腹泻，汗出流泪，肌肉震颤，甚或发抖，虚脱，卧床不起，遗屎遗尿，舌淡，苔白，脉沉细弱。

3. **心肾不交** 精神恍惚，烦扰不安，眠而易醒，多梦，头晕心悸，耳鸣，目眩，口干，不思饮食，腰膝酸软，舌红，少苔，脉弦细。

【治疗方法】

1. **治则** 肝风扰动者清肝泻火，息风除痰，只针不灸，泻法；脾肾两虚、心肾不交者健脾补肾，交通心肾，针灸并用，补法或平补平泻。

2. **处方** 选穴水沟、风池、内关、合谷、劳宫、丰隆。

3. **方义** 水沟为督脉要穴，督脉内通于脑，风池位于枕后，内络于脑，二穴醒脑开窍；内关乃心包经之络穴，劳宫乃心包经之荥穴，合用可宁心安神、清心除烦；合谷通行气血、镇痉宁神；丰隆为化痰要穴，健脾化痰、息风通络。

4. **加减** 肝风扰动者加太冲、行间、侠溪以泻肝胆之火，镇肝息风；脾肾两虚者加脾俞、肾俞、三阴交健脾益肾，调和气血；心肾不交者加心俞、肾俞、太溪交通心肾，调和阴阳；腹痛腹泻加天枢、上巨虚调和胃肠气机；烦躁惊厥者加中冲、涌泉加强镇惊宁神之力；毒瘾发作初期还可用合谷配太冲通关达窍；加阳陵泉舒筋止搐。

5. **操作** 水沟刺向鼻中隔，刺激强度要大；风池应注意针刺的方向、角度和深浅，以防刺伤延脑；其他穴位按常规操作。动留针 60 分钟，务求保持较强针感。每日 1～2 次。

6. **其他疗法**

（1）刺血拔罐：用皮肤针重叩督脉、夹脊穴及膀胱经背俞穴，然后加拔火罐并行推罐法。

（2）耳针：取肺、口、内分泌、肾上腺、皮质下、神门；肝胆火盛加耳尖、肝阳、肝；脾肾两虚加脾、肾、艇中、腰骶椎；心肾不交加心、肾、交感；肢体抽搐加膝（腓肠点）、风溪；腹痛、腹泻加交感、腹、胃、大肠。每次选用 3～5 穴，毫针浅刺，留针 30～60 分钟，每日 1～2 次；或用王不留行籽贴压，2～3 日更换 1 次。

（3）电针：按针灸处方针刺得气后接通电针治疗仪，用疏密波或连续波强刺激 40～60 分钟。

启才解惑

1. 针灸戒毒有较好的疗效。只要患者有决心戒毒，一般均可获得成功。

2. 在进行戒毒治疗前要详细了解患者吸毒的原因和方式，有的放矢地进行思想教育和心理疏导。对于因病（如肿瘤、呼吸系统疾病、消化系统疾病及各类神经痛）而吸毒者，要给予相应的治疗，以免出现意外伤亡事故。

3. 家庭及社会的配合是巩固疗效、断绝复吸必不可少的因素，应高度重视。

4. 对出现惊厥、虚脱等病情较重者，应及时采取静脉输液、支持疗法等综合治疗措施。

第二节　慢性疲劳综合征

慢性疲劳综合征（CFS）是一组病因不明、各项现代手段检查无任何器质性病变、持续半年以上的慢性反复发作性极度疲劳为主要特征的综合征。属于"亚健康"的范畴，其症状表现常见于中医学"头痛""失眠""心悸""郁证""眩晕""虚劳"等病证之中。

中医学认为，本病与肝、脾、肾的病变有关。其病理机制主要在于劳役过度、情志内伤，或复感外邪，致肝、脾、肾功能失调。肝主疏泄，肝气条达与否影响到情志与心理活动；肝主筋而藏血，人之运动皆由乎筋力，故肝又与运动、疲劳有关。肝气不疏，失于条达，肝不藏血，筋无以主，则会出现涉及神经、心血管、运动系统的各种症状。脾为后天之本，主运化，主四肢肌肉，若脾气虚弱，失于健运，精微不布，则出现肌肉疲惫、四肢倦怠无力。肾为先天之本，藏精、主骨、生髓，肾精不足则骨软无力，精神萎靡。

【临床表现】

患者多表现为神经系统疲劳、心血管系统疲劳、骨骼肌肉系统疲劳（排除肿瘤、自身免疫性疾病、局部感染、慢性精神疾病、神经肌肉疾病、内分泌疾病等），持续达半年以上。可见轻度发热，头晕目眩，肌肉疲乏无力或疼痛，咽痛不适，颈前后部或咽峡部淋巴结疼痛，失眠，健忘，心悸，精神抑郁，焦虑，情绪不稳定，注意力不集中等。卧床休息不能缓解，影响正常的生活和工作。

【治疗方法】

1. **治则**　疏肝理脾，补益心肾，健脑养神，消除疲劳，针灸并用，补法。

2. **处方**　选穴百会、印堂、神门、太溪、太冲、三阴交、足三里。

3. **方义**　百会、印堂均属于督脉，清利头目，健脑益神；神门、太溪分别为心经、肾经之原穴，两穴相配，交通心肾；太冲、三阴交、足三里疏肝理气，健脾益气，恢复体力。

4. **加减**　失眠多梦易醒加安眠、内关、申脉、照海养心安神，调和阴阳；心悸、焦虑加内关、心俞宁心定志；头晕，注意力不集中加四神聪、悬钟健脑益智。

5. **操作**　诸穴均常规操作，百会、三阴交可加灸。每周治疗 3 次。

6. **其他疗法**

（1）皮肤针：轻叩督脉、夹脊和背俞穴，每次 15～20 分钟。每日 1 次。

（2）耳针：取心、肾、肝、脾、脑、皮质下、神门、交感。每次选 3～5 穴，用王不留行籽贴压。两耳交替，每隔 2～3 日更换一次。

（3）电针：按针灸处方在针刺得气的基础上接通电针仪，用疏密波弱刺激 20～30 分钟。

启才解惑

1. 针灸治疗本病可以较好地缓解躯体疲劳的自觉症状，能调节患者的情绪和睡眠，并在一定程度上改善患者体质虚弱的状况。

2. 本病除针灸治疗以外，还应配合饮食疗法，补充维生素和矿物质；必要时服用中药以及西药抗抑郁药、免疫增强药等。

3. 保持情绪乐观，避免精神刺激；日常生活要有规律，勿过于劳累；参加适当的体育锻炼和各种娱乐活动，有助于本病的康复。

第三节　竞技紧张综合征

竞技紧张综合征包括比赛紧张综合征和考场紧张综合征，是在竞技前或竞技过程中由于精神紧张出现的神经、消化、心血管等系统的一系列症状，常见于运动员和学生。其机制主要是个人心理压力和社会环境影响等多因素的刺激，使心理失衡，情绪变化，并通过自主神经、内分泌系统的作用而引起人体一系列的生理异常变化。

本病隶属于中医学心悸、不寐、晕厥的范畴，病因病机是七情内伤，情志偏胜，喜怒忧思太过，从而引起脏腑功能失调。

【临床表现】

头痛，头晕，心悸，失眠，嗜睡，纳差，腹痛，泄泻，出冷汗，气急，烦躁，手抖、肌肉震颤，倦怠乏力，注意力不能集中，甚则运动员在比赛中出现血压升高，晕厥；学生在考前或考试中出现记忆力下降，书写困难，视物模糊，尿频、尿急，晕厥等。

【治疗方法】

1.治则　补益心脾，疏肝理气，镇静宁神，醒脑增智，以针刺为主，平补平泻。

2.处方　百会、四神聪、神门、内关、三阴交、足三里。

3. 方义　百会属督脉，外连四神聪穴，均与大脑相通，合用可醒脑健脑，安神定志；神门、内关分属心经、心包经，合用可补养心血，镇静宁神；三阴交为足三阴经交会穴，有健脾、益肾、疏肝功效；足三里调节全身气血，稳定情绪，振奋精神。

4. 加减　头痛眩晕加印堂、太阳；烦躁手抖加水沟、合谷；肌肉震颤加太冲、阳陵泉；书写困难，视物模糊加刺风池，或灸百会；血压升高加刺大椎、人迎；晕厥时可刺素髎、水沟，

5. 操作　百会朝四神聪方向以苍龟探穴术沿皮刺，或四神聪由前、后、左、右向百会沿皮刺；内关进针后略加捻转即可，针感切勿太强；水沟强刺激不留针；人迎避开颈动脉直刺，稍提插，不留针；风池穴朝鼻尖方向刺入 1 寸左右；百会、足三里针刺后加灸；其他诸穴常规操作。

6.其他疗法

（1）皮肤针：叩刺百会、四神聪、风池穴，每穴 2～3 分钟。每日 1 次。

（2）耳针：取神门、心、皮质下、交感、枕、脑、脾、肝等穴。每次选 2～3 穴，以毫针中等刺激或加用电针；也可用王不留行籽贴压。

（3）头针：选用额中线、额旁 2 线、颞后线。常规针刺，留 30 分钟，每隔 5 分钟快速捻转 1 次；

或接电针治疗仪，通电刺激 30 分钟。

（4）电针：按针灸处方在针刺得气的基础上接通电针仪，用疏密波中等刺激 15～20 分钟。每日 1～2 次。

（5）埋线：取心俞、厥阴俞、肝俞。每次选 1～2 穴，取 0 号羊肠线约 1cm 置于腰穿针前端，而后植于穴内，外敷以无菌纱布贴敷。每月 2～3 次。

启才解惑

1. 针灸治疗竞技紧张综合征疗效确切，无副作用，不影响运动员药检结果。

2. 竞技前施行耳穴药丸按压治疗，考试或比赛过程中如果出现紧张症状时可自己按压耳穴以加强刺激，增强镇静效果。

3. 竞技紧张综合征由精神紧张引起，因此除了上述治疗外，可配合心理疏导。

第四节 针灸美容

一、雀斑

雀斑是发生在日晒部位皮肤上的黑色或淡黄色色素斑点，为常染色体显性遗传。无性别差异，多在 5 岁左右出现，随着年龄增长雀斑数目增多。由风邪外搏，火郁孙络之血分，循经上犯于面部而成。

【临床表现】

色素斑点仅限于身体露出部位，最常见于面部（特别是鼻部及鼻翼两旁）。其症状随季节而变化，夏季斑点数目加多，色加深，损害变大；冬季数目减少，色变淡，损害缩小。除影响面容美观外，无其他任何自觉症状。

【治疗方法】

1. **治则** 疏风清热，凉血化斑，以针刺为主，平补平泻。

2. **处方** 以面颊区局部和手阳明、足太阴经腧穴为主，选穴迎香、四白、印堂、颧髎、合谷、血海、三阴交、肺俞。

3. **方义** 迎香、四白、印堂、颧髎均位于面颊区，能疏通局部经络之气，活血祛斑；合谷为手阳明经的原穴，善疗面部诸疾（"面口合谷收"），可清泻阳明风火，凉血化斑；血海和三阴交属足太阴脾经，脾主肌肉，经别上面，合而用之，补血养阴，调和气血；肺俞乃肺之背俞穴，肺合皮毛，疏风热，养肌肤。

4. **加减** 雀斑生于肩背部加肩井、天宗。

5. **操作** 诸穴均常规操作。每周 3 次。

6. **其他疗法**

（1）皮肤针：轻叩面部雀斑处及风池、肺俞等穴，以皮肤潮红为度。每日 1 次。

（2）火针：雀斑处常规消毒，将火针置于酒精灯上烧红，准确、轻快地点灼雀斑（不可刺入太深）。治疗后保持创面清洁，以防感染。根据雀斑多少、面积大小分期治疗。每隔 3～4 天 1 次。

（3）耳针：取肺、心、胃、大肠、内分泌、神门等穴。每次选 2～4 穴，毫针中等刺激，留针 20～30 分钟；或用王不留行籽贴压。

（4）电针：按针灸处方在针刺得气的基础上接电针仪，用疏密波中强刺激 20～30 分钟。每日 1 次。

（5）穴位注射：取足三里、血海、肺俞、膈俞等。每次选用 2 穴，用当归注射液或复方丹参注射液，每穴注入 1～2ml。隔天 1 次。

启才解惑

1. 针灸治疗本病有一定的效果。

2. 火针治疗时，要求严格消毒；操作必须准确、轻快；分期治疗，一次治疗面积不能太大；针后保持创面整洁，以防感染。

3. 治疗期间，应尽量避免日光照射，以免影响疗效。

二、黄褐斑

黄褐斑，古称"面尘""肝斑""面黑皯""黧黑斑"，俗称"妊娠斑""蝴蝶斑"，是以发生于面部的对称性褐色色素斑为主要特征。本病多见于怀孕、人工流产及分娩后的女性。一般认为与雌激素代谢失调及自主神经功能紊乱有关，另外还与日晒、长期使用化妆品和长期服用某些药物（如避孕药）以及一些慢性病如月经不调、盆腔炎症、肝病、甲亢、慢性酒精中毒、结核、肿瘤等有关。

中医学认为，本病与肝、脾、肾三脏密切相关，气血不能上荣于面为主要病机。大凡情志不遂、暴怒伤肝、思虑伤脾、惊恐伤肾皆可使气机逆乱，气血悖逆不能上荣于面而生黄褐斑。

【临床表现】

面部色斑呈黄褐色、淡褐色或咖啡色，最初为多发性，渐渐融合成片，对称分布于面部，以颧部、前额、两颊最突出，有时呈蝶翼状，边缘清楚或呈弥漫性，面部无炎症及鳞屑。

1. **气滞血瘀**　面色晦暗，斑色较深，口唇暗红。伴经前少腹痛，胸胁胀痛，急躁易怒，喜叹息。舌质暗红，有瘀点或瘀斑，脉弦涩。

2. **肝肾阴虚**　斑呈咖啡色。伴手足心热，失眠多梦，腰膝酸软。舌质嫩红，少苔，脉细数。

3. **脾虚湿困**　面色㿠白，斑色暗淡，体胖，疲倦乏力，舌胖而淡，边有齿印，脉濡细。

【治疗方法】

1. **治则**　调和气血，化瘀消斑，针灸并用，平补平泻。

2. **处方**　以面颊区局部和手阳明、足太阴经腧穴为主，选穴迎香、颧髎、合谷、血海、三阴交。

3. **方义**　迎香、颧髎为局部取穴，以疏调局部经络之气，化瘀消斑；合谷疏调阳明经气血；血海、三阴交补益脾胃，调和气血，使脏腑之精气、津血能上荣于面，从而达到消斑的目的。

4. **加减**　气滞血瘀加太冲、膈俞疏肝理气，活血化瘀；肝肾阴虚加肝俞、肾俞、太溪养阴清热，补益肝肾；脾虚湿困加脾俞、阴陵泉补脾益气，化湿利水；根据面部黄褐斑不同部位，取阿是穴加强通络消斑作用。

5. **操作**　诸穴均常规操作；背俞穴注意针刺的角度、方向和深浅；脾俞可加灸。每周 3 次。

6. **其他疗法**

（1）耳针：取肺、肝、肾、心、内分泌、皮质下、内生殖器、面颊。每次选 3～5 穴，毫针中等刺激或加电针；或用王不留行籽贴压。也可取耳尖、肺、大肠、面颊、内分泌等，用短粗毫针或三棱针点刺出血（耳尖可出血 5～8 滴）。

（2）电针：按针灸处方在针刺得气的基础上接通电针仪，用疏密波中等刺激 20～30 分钟。隔日 1 次。

（3）穴位注射：取肺俞、胃俞、足三里、血海等穴。每次选 2 穴，用当归注射液或复方丹参注射液，每穴注射 1～2ml。隔日 1 次。

启才解惑

1. 针灸治疗黄褐斑有一定的疗效，但疗程较长。

2. 黄褐斑的发生可受多种因素影响，要积极治疗原发病。因服用某些药物或使用化妆品引起的，要停用药物及化妆品。

3. 治疗期间，应尽量避免日光照射。

三、针灸除皱

1. 治则 局部穴位改善血液循环，增强肌肉弹力，消除皱纹。

2. 取穴 以皱纹处或眼周穴为主，阿是穴（皱纹处）、睛明、承泣、四白、印堂、太阳、阳白、丝竹空、瞳子髎、迎香、地仓、承浆、下关、合谷、曲池、血海、三阴交、足三里。脾胃虚弱加脾俞、胃俞，肾气不足加关元、肾俞、太溪，肝肾阴虚加肝俞、肾俞，肝气郁结加期门、膻中、太冲。可分组轮流选用，睛明、承泣用指压和按摩法，其他穴用美容针顺着皱纹的方向多针密集平刺、透刺；皱纹较深或皮肤松弛处用提捏进针法或舒张进针法，齐刺为主。

手法宜轻，用平补平泻针法，全身穴位用补法。每日 1 次，每次留针 30 分钟，7 次为 1 个疗程。

四、针灸祛除眼袋

中医学认为，造成眼袋形成原因是睡眠不足或疲劳、肝肾亏损，会影响体液代谢障碍，日久导致气血不畅，出现眼袋。这种现象容易使人显得苍老憔悴。

肝开窍于目，睡眠不足或疲劳，肝是排毒和造血受到影响，若肝无法排出毒素，就会形成眼袋。

眼部周围的血液循环容易因为熬夜、过度疲劳而变得瘀滞，血管由于瘀塞而回流不畅，造成淋巴代谢减缓，使多余的水分及血液积聚在眼睛下方，继而形成眼袋。

从经络学来看，眼袋的位置是胃经的承泣穴和四白穴所在，下眼睑走胃经，脾胃功能减弱，会导致体内积水，致使下眼睑松弛，形成眼袋。另外睡前喝水过多，第二天也容易造成眼部浮肿。

针灸和按摩手法不失为一种安全、稳定的预防和治疗大眼袋的措施，尤其适合于单纯眼轮匝肌型的"假性眼袋"。

取穴 印堂、承泣、球后、四白、太阳、鱼腰、瞳子髎、合谷、足三里、三阴交、神阙。脾气虚弱加脾俞、胃俞；肾虚水泛加关元、水分、肾俞、太溪。承泣用美容针朝着鼻侧或眼外角的方向平刺进针，神阙用灸法，其他穴常规针灸。眼周穴可以在针刺的基础上配合红外线灯照射，留针 30 分钟，7 次为 1 个疗程，能有效收紧松弛的眼袋。

五、针灸消除黑眼圈

因为工作的需要，很多白领要无限制的加班熬夜，黑眼圈也就会自然出现。每天带着两个黑眼圈去上班，这样的状态谁能受得了？

中医学认为，睡眠不足、虚火上炎、肾水不足、房事过度等都会导致黑眼圈的出现。而中医针灸美容就可以清降虚火、补虚润肤，从而消除黑眼圈。

下面详细介绍一些应对穴位。

1. 水分 脐上 1 寸，可帮助恢复腹部肌纤维的弹性，有利用于收腹去脂，同时消除水肿和小便不利。

2. **水道**　脐下3寸的关元穴旁开2寸处，专治水道瘀阻不通造成的小便不利或不通、眼肿、身肿等。

3. **脾俞**　第11胸椎棘突下旁开1.5寸，可增强肌体对营养的吸收能力，使新陈代谢的功能旺盛，促进血液循环的加快和造血功能的提高。同时对腹胀、呕吐、便血、水肿等有效。

4. **肾俞**　第2腰椎棘突下旁开1.5寸，用艾灸仪或艾炷灸作用在以上穴位上。每次15～30分钟，每天或隔天1次，10次为1个疗程。

5. **三阴交**　在内踝高点上3寸，胫骨内侧后缘。调整机体的阴阳平衡，对内分泌失调而出现的各种症状，均有平衡作用，是女性的常用穴，对月经不调、带下、遗精、不孕、阳痿等有效。

对于黑眼圈这种严重影响人体美观的表现，除了患者要保持良好的作息规律之外，还可以通过传统针灸达到消除黑眼圈的目的。其中承泣、四白穴就是临床当中用于治疗缓解黑眼圈的经验效穴。承泣穴在瞳孔直下0.7寸，四白穴位于瞳孔直下1寸，都在眶下孔的凹陷之中。不论是按摩还是针刺，都可以起到理气健脾、清热化湿、消除黑眼圈的功效。

针灸用于除皱、眼袋、黑眼圈，疗效很好。2019年1－10月共治疗13例（男4例，女9例），年龄从23－56岁全部有效。针灸治黑眼圈，眼袋，除皱对于浅表、细小的局部皱纹，如表情纹、嘴角纹、眼角纹都有较好的效果。对于美白、祛斑、面色晦暗等皮肤问题，也能起到不错的作用。（辽宁大连王雪芳中医师临床经验）

第五节　延缓衰老

人体衰老是一系列生理、病理过程综合作用的结果。随着年龄增长，机体的免疫功能逐渐低下，衰老随之出现。人体内的自由基可以通过脂质过氧化等作用，造成组织损伤和器官的退行性变化，从而加速衰老的过程。另外，神经内分泌功能衰退、脂质代谢紊乱、血液循环的障碍等因素也与衰老密切相关。

中医学认为，肾气亏虚、肾精不固是导致衰老的根本原因。肾脏所藏之精是人身阴阳气血之本，对人的生长、发育、衰老起着决定性作用。随着肾气的衰退，五脏六腑、经络气血的功能也日渐衰退，阴阳失去平衡，衰老也就伴随而生。

【临床表现】

主要可见思维活动减慢，表情淡漠，反应迟钝，记忆力下降，肌肉活动的控制与协调困难，动作缓慢，神疲乏力，畏寒肢冷，腰膝酸软，眩晕耳鸣，失眠健忘，发脱齿摇等老化症状。因机体抵抗力低下，易患多种老年性疾病。

【治疗方法】

1. **治则**　补肾填精，调理气血，益养脏腑，抗老防衰，针灸并用，补法。

2. **处方**　足三里、三阴交、肾俞、关元、百会。

3. **方义**　足三里为足阳明胃经（下）合穴，具有益脾养胃、调补气血、提高机体免疫功能的作用，是防病保健，益寿延年的常用腧穴；三阴交为足三阴经交会穴，有健运脾胃、补益肝肾、养血填精作用；关元为任脉与足三阴经的交会穴，益养脏腑，补肾填精，以壮先天之本；百会为督脉要穴，位于头部，健脑益智，抗老防衰。

4. **加减**　心肺气虚加心俞、肺俞以补养心肺；脾气虚弱加脾俞、胃俞补中益气；肝肾不足加肝俞、命门、气海、太溪补益肝肾。

5. **操作**　诸穴均常规针刺；针刺足三里、三阴交、气海、关元、肾俞、命门等穴可用"烧山火"补法，或施以多种灸法（尤其是隔附子灸以壮命门真火）。关元穴向下斜刺，使针感向前阴放散，也可施以直接灸或隔附子灸；百会穴施以悬灸或直接灸；背俞穴朝脊柱方向斜刺，不可深刺。

6. 其他疗法

（1）皮肤针：在头部及督脉、背部膀胱经轻叩，以局部出现潮红为度。每日或隔日1次。

（2）隔药饼灸：取脾俞、肾俞、关元、气海、足三里等穴。每次选2～4穴，隔附子灸（随年壮）。不定期实施。

（3）耳针：取皮质下、内分泌、肾、心、脑、耳迷根。每次选2～4穴，用王不留行籽贴压。每周1次。

（4）穴位注射：取气海、关元、足三里、三阴交、脾俞、肾俞等穴。每次2穴，用人胎盘组织液、鹿茸精注射液、黄芪注射液、当归注射液，每穴注入1～2ml。每周1～2次。

启才解惑

1. 针灸抗老防衰有较好的疗效，尤以灸法应用最多。但应持之以恒。

2. 除了针灸疗法之外，还应结合按摩、气功、运动、娱乐、饮食等多种养生保健方法进行。

第六节　抗肿瘤

肿瘤是全身性疾病在局部的表现，分为良性和恶性两类。恶性肿瘤是目前危害人类健康最严重的常见疾病。本篇主要介绍针灸在恶性肿瘤治疗中的运用。

肿瘤的致病因素比较复杂。外因可由感受六淫之邪，或夹杂疫疠之气，侵袭人体，而使人致病；或由于长期饮食不节，使脾胃功能受损，酿湿生痰，日久痰湿化热，痰热阻滞，可影响气血的运行。内因则由于情志失调，七情太过而造成脏腑功能失调，气机郁滞，络脉壅塞。农药、化学药品、放射腺等现代因素。上述诸种原因，都可导致气滞、血瘀、湿聚、痰凝、热毒等，这些因素相互交结而成肿瘤。

恶性肿瘤的种类虽然很多，但其病理往往具有以下三方面的特点：①病邪长期停留体内，使正气耗伤；②放疗化疗存在副作用，药毒、热毒损伤人体阳气与阴液；③肿瘤难以根除，痰瘀热毒可能转移或复发。

【治疗方法】

治疗恶性肿瘤应该辨病与辨证结合，扶正与祛邪并举。通过清热解毒、化痰除湿、行气活血、化瘀止痛、软坚散结、扶正固本等治法达到调和气血、平衡阴阳的目的。

针灸在恶性肿瘤治疗中的作用主要体现在以下三方面。

1. 镇痛

（1）针灸法

主穴：百会、神门、内关、合谷、太冲、足三里、相应夹脊穴。

加减：脑瘤疼痛加前顶、印堂、阿是穴、长强；肺癌胸痛加膻中、孔最、尺泽；乳腺癌痛加膻中、乳根；胃癌、肠癌疼痛加中脘、梁门、天枢、上巨虚；肝癌痛加期门、章门、行间、阳陵泉。

方法：每次选用4～6穴，针刺泻法，留针60分钟，也可加用电针仪。每日1次或数次。

（2）耳针法

处方：病变相应部位、枕、交感、神门、皮质下。

方法：毫针用中度刺激，间隔10分钟行针1次，必要时可适当延长留针时间，并可以接电针仪。或埋针、王不留行籽贴压。

2. 改善症状

（1）针灸法

主穴：合谷、太冲、丰隆、足三里、三阴交、膈俞、痞根、新大郄（大腿后面，承扶与委中连线的中点外下 5 分处）。

加减：鼻咽癌加迎香、肺俞；食管癌加天突、膻中、巨阙、鸠尾；胃癌、肠癌加梁门、天枢、胃俞、大肠俞、曲池、内关、上巨虚；肝癌加行间、肝俞、中都、阳陵泉；肺癌加膻中、内关、列缺、尺泽、肺俞；乳腺癌加膻中、乳根、膺窗、内关；子宫癌加天枢、子宫；血癌（白血病）加灸血海、肝俞、脾俞；骨癌加大椎、大杼、悬钟；瘀血内停加血海、天枢；痰湿结聚加中脘、阴陵泉；气血不足加气海、关元、脾俞、胃俞；脾肾阳虚加脾俞、肾俞、命门；肝肾阴虚加太溪、照海。

方法：根据不同部位的恶性肿瘤和患者不同的体质类型选用 6 ～ 8 个穴位，采用适当的补泻手法，每次留针 30 分钟。并可根据不同症状，配合艾灸或温针灸法。每日或隔日治疗 1 次。

（2）耳针法

处方：肺、胃、食道、肝、脾、肾、大肠、内分泌、交感、皮质下。

方法：根据不同病变部位及证型，每次选 3 ～ 5 个穴位，毫针用中度刺激，或采用埋针、药丸贴压法。

3. 减轻化疗不良反应

主穴：大椎、膈俞、肝俞、脾俞、三阴交、足三里。

加减：化疗导致免疫功能抑制加关元、内关；白细胞减少加血海、胃俞、肾俞；胃肠反应加内关、中脘、天枢；口腔咽喉反应加天突、廉泉、列缺、照海；直肠反应加天枢、大肠俞、支沟、梁丘、上巨虚。

方法：以灸法为主，针刺手法宜轻，可行温针灸，留针 30 分钟。每日 1 次。

【验案举例】

徐某，男，79 岁，上海人。有慢性胃炎及胃溃疡病史多年，时常胃痛、呕吐，偶尔伴发呕血、便血，于 2001 年下半年加重，10 月行胃镜检查，组织活检诊断为"胃癌晚期伴发广泛转移"。由于不能施行外科手术疗法，于 2002 年 3 月入住上海市浦南医院接受放疗和化疗。

放疗、化疗第 1 个疗程病情无变化，第 2 个疗程进行到第 3 天时，病情出现了一系列恶性反应：持续高热 10 余天，体温高达 41℃，一直使用冰袋及退热剂无效；血压不稳定，高时 140/110mmHg，低时 90/50mmHg；心率快，心律不齐，90 ～ 140 次 / 分，呼吸不平稳，神志不清，烦躁，谵语；肺部严重感染，痰多且黏稠，用吸痰器吸痰困难，靠气管切开维持呼吸；白细胞极度下降，低达 $2.1×10^9$/L，血小板降至 $20×10^9$/L，全身布满出血点；口腔溃疡，臀部压疮严重溃烂；二便有时失禁，有时闭塞不通。院方向家人交代了病情，发了病危通知书，并已经停止治疗，家中已准备好了后事。

鉴于医院方面已经决定终止治疗，患者的儿媳（西医）当时正在南京中医药大学跟随笔者学习针灸，于是在这种情况下从南京赶回上海，萌生了试用针灸治疗的想法。经与院方领导和主管医生协商，得到了他们的理解和支持。

首先用针灸降温、醒脑开窍，取大椎、曲池、水沟、百会、合谷、太冲等，强刺激（大椎点刺出血），每日 2 次。其次是化痰利咽、控制肺部感染，选用丰隆、太渊、列缺、肺俞、定喘、膻中等，每日 1 次。针对每日进水（输液）量在 2000ml 以上，24 小时没有小便的情况，以中极、关元、气海、水分、三阴交、肾俞等穴通利小便，每日 1 次，中极、关元浅刺。与此同时，每日艾灸气海、关元、血海、足三里、肝俞、脾俞等穴升高白细胞，每次每穴 3 ～ 5 分钟。

经过以上治疗，1 个星期后奇迹出现了！上述症状逐日好转，患者转危为安。体温由 41℃下降到 38℃；神志也清醒过来；痰由浓稠变稀薄，吸痰器吸痰容易了；肺部感染相应减轻；呼吸、心率（心律）和血压均趋于平稳；白细胞上升到 $8.9×10^9$/L，血小板增加到 $80×10^9$/L，口腔溃疡和压疮也渐渐痊愈。

半个月后患者自己步行回家调养，每日坚持散步，打太极拳，并能自理生活。7个多月后，病情复发而故去。

启才解惑

　　针灸治疗恶性肿瘤，可使患者临床症状改善、减轻疼痛、增强体质、延长生存期，减轻化疗的不良反应，提高生活质量。因此，可作为肿瘤的常规辅助治疗手段。

下篇 针灸临床解惑

【本篇阅读提示】我国著名针灸学家、原上海市针灸学会会长兼上海经络研究所所长陈汉平教授，在为《王启才新针灸学》书写的序中说："历史在前进，科技在发展，中医学理论乃至整个中医学也要发展。在这个过程中，应当有否定，有借鉴，有嫁接，更有延续和继承。"

王启才教授根据自己从医、从教50余年的感受，凭借其深厚的学术功底、敏锐的洞察力和分析能力，对针灸学中的许多含糊不清、悬而未决、前后矛盾乃至错误的问题，都有了自己独到的见解。

本篇选取50个常见的针灸医学学术问题，一一阐释、修订、充实和纠正，立意明确，说理清楚，且言之成理，在海内外针灸界引起了极大的反响，国内外诸多中医药大学、针灸学术团体也纷纷邀请王启才教授前往讲学，传授针灸医学新思维，亚洲、欧洲、美洲和非洲都留下他的足迹，大大促进了针灸在海外的准确传播，并针对海内外针灸的临床和教学起到了积极的促进作用。

第15章
针灸经络解惑

一、改"五脏六腑"为"六脏六腑"

日常生活中，人们说到人体结构时，往往会说"五脏六腑"。其实，这是受到传统中医学的影响。因为传统中医学几千年来笼统说到脏腑时，都是称"五脏六腑"，将心之外围心包"置之度外"。而在具体讨论脏腑的功能特点和作用时，就是"六脏六腑"了。

鉴于心包从古到今一直被列为中医学的"脏"之一，为"臣使之官"，有保护心脏、为心脏提供营养以及代心行事的作用，且与三焦互为表里，也另有属于自己的经脉，那为什么又一直要将它排斥在"脏"之外呢？所以，我们应该名正言顺地将心包纳入六脏之中，改传统的"五脏六腑"为"六脏六腑"，还其应有的地位和名分。

二、经脉与络脉之异同

经脉、络脉合称为"经络"。经有路径、途径之义，纵行人体上下，沟通脏腑表里，是经络系统的主干。《说文解字》载："经，通道。"络有联络、网络之义，横行经脉之间，交错分布在全身各处，是经络系统的分支。《说文解字》载："络，连结。"

《灵枢·海论》载："经脉者，内属于腑脏，外络于肢节"，揭示了经络与人体的有机联系。《灵枢·本脏》载："经脉者，所以行血气而营阴阳，濡筋骨利关节者也"，概括了经络的功能作用。经络是沟通内外、联系上下、运行气血、输布营养、协同完成脏腑功能、维持机体生命活动的通道。对于有机体来说，经络既是躯体各部的联络系统，运行气血的循环系统，主束骨而利关节的运动系统，又是疾病传变的反应系统，抗御外邪的防卫系统，调节阴阳平衡的调整系统。

经脉和络脉合为一体分布于全身，二者之间既有紧密的联系，不可分割；又有明显的区别，各有特点。

1. **经深络浅** 《灵枢·经脉》载："何以知经脉之与络脉异也？黄帝曰：经脉者，常不可见也……脉之见者，皆络脉也。""经脉十二者，伏行分肉之间，深而不见……诸脉之浮而常见者皆络脉也。"《类经》注："脉有经络，经在内，络在外……经脉深而直行，故手足十二经脉，皆伏行分肉之间，不可得见……络脉支横而浅，故在表而易见。"由于经脉在体内深伏难见，络脉在体表浅显易察，在病理状态下，经脉为病一般从体表也是难以察觉的，只能借助于脉诊来了解经脉的虚实情况。而络脉为病则常常在体表络脉的分布区可见病理变化。故《灵枢·经脉》载："经脉者，常不可见也，其虚实也以气口知之。""十五络者，实则必见，虚则必下。"

经深络浅只是相对而言。经脉本身又有深有浅，如阴经较深，阳经较浅。即或是深伏的经脉，也有浅出体表、起交接传递作用的。现今所谓"体表有穴通路"，即为经脉在体表的投影。络脉本身也

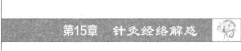

有浅有深，如阳络较浅，阴络较深。浅表的络脉也有深入体内、网络内脏的。但就每一个脏腑、每一个组织而言，经脉和络脉的配布形式仍是经脉在深层，络脉在浅表。

2. **经直络横**　经脉是经络系统的主干部分，呈线状纵行人体上下，循行路线较长。故《医学入门》载："径直者为经。""脉之直行者为经。"经脉在直行的过程中，能越过大小关节并与相应的脏腑、组织、器官发生规律性联系。络脉是经络系统的分支部分，呈网状横行于经脉之间，循行路线较短。在横行的过程中，一般不能越过较大的关节，与脏腑、组织、器官的联系也不如经脉那样有规律。故《灵枢·脉度》载："支而横者为络。"《灵枢·经脉》载："诸络脉皆不能经大节之间，必行绝道而出。"

3. **经粗络细**　经脉譬如树干，是经络系统的主干，较为粗大，《黄帝内经》称之为"大经"；络脉譬如树枝，是经络系统的分支，结构细小，《黄帝内经》称之为"小络"，尤其是孙络、浮络更为细小。所谓"十五大络"之称，只是与孙络、浮络相对而言。故《类经》云："络有大小，大者曰'大络'，小者曰'孙络'……络之别者为'孙'，'孙'者言其小也。凡人遍体细脉，即皆肤腠之孙络也。""经即大地之江河，络犹原野之百川。"对经脉与络脉的粗细之别做了较为形象的描述。

4. **经少络多**　经脉包括十二经脉、奇经八脉和十二经别，都有固定的数目。经脉的附属结构十二经筋、十二皮部也是以"十二"为数来划分的。络脉包括十六大络、孙络、浮络。除十六大络有固定的数目外，孙络、浮络都是数以万计、数不胜数的。《针经指南》载："络有一十五，有横络三百余，有丝络一万八千，有孙络不知其纪。"《人镜经》载："十二经生十五络，十五络生一百八十系络，系络生一百八十缠络，缠络生三万四千孙络。"所谓横络、丝络、系络、缠络是指介于十五大络与孙络、浮络之间的络脉，而"一百八十""一万八千""三万四千"等均是虚数，为数目巨大众多之意也。

总而言之，经脉在人体，内连六脏六腑，呈线状沟通肢体，如河流，具有直、大、深、长、少的特点；络脉在人体，外络四肢百骸，呈网状联络周身，如溪沟，具有横、小、浅、短、多的特点。

现将经脉与络脉的区别见表15-1。

表15-1　经脉与络脉的区别

经　脉	络　脉
深伏难见	浅显易察
线状纵行、路线较长	网状横行、路线较短
粗大（主干）	细小（分支）
数目较少（正经十二、经别十二、奇经八条）	数目很多（大络十六，孙络、浮络数以万计）

三、奇经八脉加入十二经脉循行

现今针灸教材把"奇经八脉不加入十二经脉循行"列为奇经八脉的特点之一，这是不确切的。《难经·二十七难》载："奇经八脉者，不拘于十二经。"这是说奇经八脉在人体是别道奇行的，不受十二正经循行的限制，也没有类似十二经脉的那种固定的流注次序和循行、分布、交接规律。但并不是说它们就不加入十二经脉的循环之中，而是不受十二经脉循行的限制。除参与十二正经的循环之外，还另有自己独特的循行方式。例如，带脉、维脉、跷脉本身就是从十二经脉中分行出来的，依附于十二正经循行或作为十二正经的分支。冲脉起于胞宫，浅出于足阳明胃经的气冲穴，在循行中又同十二经中的许多经脉发生交叉、交会和衔接关系。任脉在胸腹部与诸阴脉相连，督脉通过大椎穴与诸阳脉相连，更是直接加入了十二经脉的循环体系，使正经与奇经的气血交会贯通、融为一体。《灵枢·营气》载："谷入于胃，气传之肺……故气从太阴出，注于阳明，上行至面，注于足阳明……从肝上注肺，上循喉咙，入颃颡之窍，究于畜门。其支别者，上额循巅，下项中，循脊入骶，是督脉也。络阴器，上过毛中，入脐中，上循腹里，入缺盆，下注肺中，复出太阴。此营气之行，逆顺之常也。"可见，十二经脉的流注情况可以说是一种大循环，而任、督二脉与十二经之间还相应存在一个小的循环，即手太阴肺经→任脉（头面部）→督脉→任脉（胸腹部）→手太阴肺经。合成十四经循行如图15-1。

正由于任、督脉直接加入十二经脉循环，且又有自己单独的腧穴，故《十四经发挥》又将二者与十二经脉相合，统称为"十四正经"。

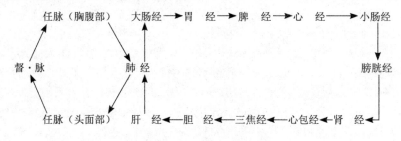

图15-1　十四经循行

四、奇经八脉有阴阳表里配偶

现今针灸文献（包括教材）众口一辞，均认为奇经八脉没有阴阳属性和表里配偶关系，这其实是一种错误的认识。

《素问·金匮真言论》载："人身之阴阳，则背为阳，腹为阴。"奇经八脉本来有阴维、阳维、阴跷、阳跷四条明显存在阴阳属性的脉；另外，任脉循行于身前，在胸腹部与手足六阴经贯通；督脉循行于身后，在大椎穴处与手足六阳经交会，从而维持着身体前后的平衡状态。在任、督二脉的命名、分布和功能之中，均寓意着阴阳表里配偶之意。《十四经发挥》载："人身之有任督，犹天地之有子午也。人身之任督以腹背言，天地之子午以南北言，可以分，可以合者也。分之于见阴阳之不杂，合之于见浑沦之无间，一而二，二而一者也"即是谓此。

事实上，任、督二脉不仅有阴阳属性，而且，任脉还统一身之阴，与诸阴脉相连，又称为"阴脉之海"；督脉统一身之阳，与诸阳脉相连，又称为"阳脉之海"。试问：能够统率、总督一身之阴阳的脉，反而没有阴阳属性，这是什么理论？又是什么逻辑呢？

阴维脉起于内踝，维系诸阴，主一身之里；阳维脉起于外踝，维系诸阳，主一身之表。阴跷脉起于足跟内侧，伴足少阴经上行，主一身左右之阴（里）；阳跷脉起于足跟外侧，随足太阳经上行，主一身左右之阳（表）。二跷出入相交也是阳入阴，阴出阳。《难经·二十九难》载："阳维为病苦寒热（表证），阴维为痛苦心痛（里证）。阴跷为病，阳缓而阴急；阳跷为病，阴缓而阳急。"二维脉和二跷脉的这种阴脉主里、阳脉主表的生理联系和病理表现，本身就是一种阴阳表里配合关系。

冲脉起于少腹之内，其主干在身前与足少阴经并行，为血海，渗灌诸经；带脉出于十四椎下，围腰一周，似束带，约束诸经。两脉也是一对阴阳相合之脉。所以，杨继洲在《针灸大成·注标幽赋》云："阳跷、阳维并督带，主肩背腰腿在表之病……言此奇经四脉属阳，主治肩背腰腿在表之病；阴跷、阴维任冲脉，去心腹胁肋在里之疑……言此奇经四脉属阴，能治心腹胁肋在里之疑。"本来，《标幽赋》原文是："阳跷、阳维并督脉，主肩背腰腿在表之病；阴跷、阴维任冲带，去心腹胁肋在里之疑。"《针灸大全》原注为："奇经三脉属阳，主治肩背腰腿在表之疾也……奇经五脉属阴，能治心腹胁肋在里之疾也。"对此，笔者认为《针灸大成》所言极是。杨氏将原文中的"脉""带"二字互易，改"三脉属阳""五脉属阴"为"四脉属阳""四脉属阴"，虽仅一字之变，但确为真知灼见。因为人之一体，脏腑十二有六阴六阳，经脉十二也有六阴六阳，此即"阴平阳秘"之生理平衡。那么，奇经八脉何言三脉属阳而五脉属阴呢？这显然不合经脉阴阳平衡之理。《标幽赋》的原意是谈八脉交会穴的临床运用，然而不论是从历代文献对带脉病候的记载，还是带脉所通足少阳胆经足临泣穴的主治范围，也都是以头面、四肢、胁肋、腰背疾病为主的，足以说明带脉应属阳脉之列，而非阴脉范畴。

任脉、冲脉、阴维、阴跷四脉属阴主里，督脉、带脉、阳维、阳跷四脉属阳主表，既与临床实际情况相符，又合乎经脉阴阳表里平衡之理。

五、奇经八脉与脏腑有连属关系

现今针灸文献还认为奇经八脉与脏腑没有连属关系，事实果真如此吗？我们知道，人体脏腑有六脏、六腑和奇恒之腑三者，奇经八脉在体内本来就是直接与奇恒之腑相连的，与六脏六腑虽然不组成相应的属络关系，但也有着直接而又广泛的联系。如督脉就是"贯脊属肾"，并与心相通（《素问·骨空论》）。带脉与足少阴经别有一定的联系，《灵枢·经别》载："足少阴之正，至腘中别走太阳而合，上至肾，当十四椎，出属带脉。"可见带脉与肾也是有联系的。任脉、冲脉、阴维、阴跷也均通过肾经与肾发生联系。

再从奇恒之腑与六脏六腑的关系看，奇经八脉与六脏六腑之间也有着不可分割的关系。奇恒之腑即胆、脉、骨、髓、脑、胞宫六者，其形体似腑，功能如脏，在体内并不是孤立存在的。其中，胆本来就是六腑之一，与肝互为表里；脉归心所主；脑与六脏六腑、四肢百骸均有关联，尤其与六脏的关系最为密切。所谓心藏神、肺藏魄、脾藏意、肾藏志、肝藏魂主谋虑等这些思维、意志、精神活动，其实均为大脑的功能。所以，在中医学中又有"脑为元神之府"（李时珍《本草纲目》）、"灵机记性在脑"（王清任《医林改错》）的记载。

骨和髓均为肾所主，与脑又自然相联系。即肾主骨，骨生髓、藏髓，髓通脑、养脑。《素问·阴阳应象大论》载："肾生骨髓。"《灵枢·海论》载："脑为髓之海。"脑和髓的名称虽异，但却同出一源，既有赖于先天肾精的造化，又需要后天之本的资助。《灵枢·海论》载："髓海有余，则轻劲多力，自过其度；髓海不足，则脑转耳鸣，胫酸眩冒，目无所见，懈怠安卧。"说明脑髓髓充足则身体强健、精力充沛、耳聪目明。反之，髓海不足则可出现头晕、目眩、耳鸣、健忘、腰膝酸软等一系列证候。治疗法则多是从补肾入手，在补肾的范围之内，就包括了补脑和骨髓。

胞宫又称"胞脏""子脏""子宫"（包括卵巢、输卵管等连系组织在内）。明代张介宾《类经》载："胞者，子宫是也，此男女藏精之所，女子于此受孕，故名曰'胞'。"《石室秘录》载："胞宫为一腑，男女皆有。"《医经精义》也载："男子之胞，一名'精室'，乃藏精之所。"女子之胞宫和男子之精室乃是人体繁殖、生长、发育的基地所在，均为肾所主。肾藏精，精为繁殖、生育的物质基础。肾精旺盛，在女子则月经调达，在男子则精液充盈。男女交合，则繁殖、生育正常。反之，如果肾精亏损，在女子则可致月经失调、不孕，在男子则可见遗精、阳痿、不育。当然，胞宫和精室的这些生理作用和病理变化，也与心主血脉、肝藏血主疏泄、脾统血主运化的功能息息相关。正因为此，《黄帝内经》才有"胞脉属心，系于肾"之说。叶天士所谓"八脉隶乎肝肾"，旨在言明奇经八脉在与脏腑的广泛联系中与肝、肾的联系尤为突出。

六、十二经筋入内脏

十二经筋，首见于《灵枢·经筋》，即十二经脉之气聚结于筋肉、骨骼、关节的体系。现代针灸医学理论，受隋代杨上善《黄帝内经太素》"十二经筋内行胸腹廓中，不入五脏六腑"的影响，认为经筋只相当于现代解剖学中的肌肉、肌腱、韧带等组织结构，而不入内脏。

关于这个问题，我们应当这样来分析：经筋的主体结构是机体外周的筋肉系统，但并非不入内脏。

因为部分经筋除了在体表聚结外，也进入体内散络，形成有关脏腑的组织结构（如内脏系膜、平滑肌等），只是与脏腑没有属络关系而已。据《灵枢·经筋》记载，手太阴、手厥阴经筋病候中的"息贲"，就类似现代临床中的肺积、肺痈等病证；手少阴经筋病候中的"伏梁"，就相当于现今的胃痛、痞块等证。其他诸如心肌、胃肠平滑肌、胆道括约肌、膀胱括约肌、输尿管腔等也均由经筋构成。

七、十二经筋并非只是肌腱韧带

十二经筋即十二经脉之气聚结于筋肉、骨骼、关节的体系。"筋"的含义，我国汉代最早的辞书《说文解字》释为"肉之力也"，意指能产生力量的筋肉。经筋就是机体筋肉系统的总称，隶属于正经，为十二经脉在肢体外周的连属部分，故按十二经脉的循行部位予以分类。每条经筋主要连系同名经脉循行部位上的若干肌肉群，而与脏腑没有属络关系（并非不入脏腑），故仅以十二经脉之意按手足、阴阳命名，而不冠以脏腑名称。

现今公认的看法，认为经筋相当于现代解剖学中的肌肉、肌腱、韧带等组织结构。例如，《辞海》释为"大筋、小筋、筋膜"（包括韧带、肌腱等）。《说文解字》对"腱"的解释为"筋之本也"。笔者认为，经筋所包含的组织结构远不止这些，还应包括皮下脂肪、内脏系膜、内脏平滑肌和部分神经实体结构。

经筋入内脏，相当于内脏系膜、内脏平滑肌，其论已如上述。我们还可以从《黄帝内经》中找到类似神经系统组织结构的依据。《灵枢·经筋》载："手太阳之筋……弹之应小指之上。""足少阳之筋……左络于右，故伤左角，右足不用，命曰'维筋相交'。"前者为视手太阳经筋等同现代解剖中尺神经的例证：日常生活中，我们有意识或无意识弹及或碰撞肘关节尺骨鹰嘴与肱骨大结节之间的凹陷时，就会有触电感从肘尖放射到小指端，手太阳经筋的分布与尺神经的分布相一致，手太阳经筋"弹之应小指之上"与弹拨尺神经的反应相一致。后者则与中枢神经对机体的运动、感觉呈左右交叉、上下颠倒的支配形式完全吻合（即一侧脑部受伤，会导致对侧肢体瘫痪）。只不过《黄帝内经》是将椎体交叉现象称之为"维筋相交"而已。而经筋的系列病证如筋脉瘛疭抽搐、角弓反张或弛缓不收、瘫痪失用、面肌麻痹、口眼歪斜等均属于现代医学的神经系统疾病。

所以，完整地说，经筋所指的范围，应包括骨骼、肌肉、皮下脂肪、内脏系膜、内脏平滑肌和部分神经实体结构。

八、络脉也入内脏

络脉虽然主要循行、分布于体表，但也有深入体内网络脏腑的。如心、肺、胃、肠的浅层都布满了细小的络脉，只是与脏腑没有属络关系而已。

据《灵枢·经脉》记载手少阴之络"入于心中"；手厥阴之络"系于心包，络心系"；手少阳之络"注胸中"；足太阴之络"其别者入络肠胃"；足少阴之络"其别者，并经上走于心包。"这些络脉深入内脏的现象，也已为现代解剖实践所证实。

《灵枢·百病始生》将络脉分为阴络、阳络、肠胃之络；叶天士也将络脉分为脏络、腑络。其中的阳络浮于体表，而阴络、脏络、腑络、肠胃之络均深入体内。

九、任、督二脉的总纲地位应该突出

现今几乎所有针灸文献介绍、讲述十四经穴，都是按十二经脉、任脉、督脉之序排列的，学习起来也自然是先学十二经脉穴，后学任脉、督脉穴。

其弊病有二：一是没有突出任、督二脉的总纲地位，即任脉为"阴脉之海"，督脉为"阳脉之海"；任脉、督脉既然是十二经脉的总纲，"纲举目张"，但所有针灸教材（包括"经络学"教材）都一直要按传统，

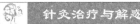

非要十二经脉在前，而任、督二脉在后。

二是不利于经穴各论的学习。因为十二经脉中许多经穴的定位和取法都要借助于任脉（如胃经穴、脾经穴、肾经穴等）和督脉（如膀胱经穴）经穴。如果我们先学任脉、督脉穴，再学十二经脉穴，那将会方便、有利得多。反之，在任、督二脉还没有学习的情况下，先学十二经脉穴，常常人为地给学习带来诸多困难。例如，胃经梁门穴的定位在任脉中脘穴旁开2寸，但在中脘穴还没有学习的情况下，肯定是模糊不清的；膀胱经肾俞穴在督脉命门穴旁开2寸，而在命门穴还没有学习的情况下，肯定也还是不怎么明白的。有鉴于此，如果按任、督二脉在前、十二经脉随后的编排方式，一定会受到学习者的欢迎，给学习带来极大的便利。

十、为没有任、督、冲三脉的男人们"鸣冤叫屈"

从《灵枢经》到现代的针灸教材，论及奇经八脉中的任、督、冲三脉的起源，均云起于"胞宫"。"胞宫"者，"子宫"是也，属奇恒之腑，是女子特有的组织器官，男性是没有的。男性没有子宫，岂不是意味着男子没有任、督、冲三脉，那么，男性的经络系统不就"残缺不全"了吗？

关于这个学术问题，现在欧洲出版的针灸书已经改为"任、督、冲三脉，女子起于胞宫，男子起于两肾之间。"在我个人的针灸著作《王启才新针灸学》（中医古籍出版社2008年7月出版）中是这样处理的："任、督、冲三脉起于小腹内（女子起于胞宫，男子起于精室，相当于前列腺和睾丸系统）。"这样就完善、合理、贴切，且顺理成章了。

我们姑且不论以上两种提法是否科学，是否合理，起码应该让世人知道我们中国针灸学术界已经开始注意这个问题了。欧洲的针灸后学者都已经着手解决这些问题了，而作为针灸发源地的中国还有什么理由坚持错误、抱残守缺呢？

十一、手太阴肺经从胸部出于"肩前腋上"

手太阴肺经是十二经脉循环流注的起始经脉，其经自中焦接受脾胃生化之气血，下络大肠，还循胃口，贯膈属肺，然后从肺系横出体表。

关于本经从胸部浅出体表的路线和部位，从《灵枢·经脉》的原文记载到历代文献的转录，乃至现今各种针灸教材、著作的语释，众口一辞，皆云"从肺系横出腋下"。正是因为《黄帝内经》中的错误记载，才导致现代的针灸教材几十年来一直沿袭"出于腋下"的错误说法。

至于横出腋下的起始穴问题，则又存在两种不同的说法。一说起于云门穴（《针灸甲乙经》等），一云起于中府穴（《铜人俞穴针灸图经》等）。对此，笔者提出以下见解。

根据解剖学的常识，腋窝位于肩关节的内下方。肩关节由肱骨头和肩胛骨关节盂构成，锁骨外端与肩胛冈外上缘形成肩峰。锁骨外端的下方约2cm处为喙突，约与锁骨中线第1肋间隙相平，与手太阴肺经的云门、中府二穴十分接近。而腋窝在喙突水平线以下，约与锁骨中线第2或3肋间隙相平，明显低于云门、中府二穴的所在部位。

再从几个有关腧穴的具体定位来看，云门穴在胸前壁外上方，距前正中线旁开6寸，当锁骨外端下缘的凹陷中。中府穴也在胸前壁外上方，距前正中线旁开6寸，横平第1肋间隙（即云门穴直下1寸）。手少阴心经的极泉穴正当腋窝正中。云门、中府二穴在上，极泉穴在下，间隔距离约有2～3寸。根据解剖学的实际测量以及针灸临床的实际情况，从位于肩峰后下方凹陷中的肩髎穴（约与云门穴处于同一水平高度）向腋窝正中的极泉穴透刺，其深度也应达2～3寸方可。由此可见，手太阴肺经在从胸部浅出体表时，无论是出于云门穴，还是出于中府穴，都是在腋窝的上方，而不可能在腋窝的下方。《灵枢·经脉》关于手太阴肺经经脉循行的经文中"从肺系横出腋下"实乃"从肺系横出腋上"之误。这显然是由于古典医籍的传抄书写之误，后世医家又遵古泥古，视经典著作的字字句句如金科玉律，不敢越雷池一步，以致以误传误，延续数千年至今。笔者建议，今后应将《灵枢·经脉》中关于手太阴肺经经脉循行原文中的"从肺系横出腋下"改为"从肺系横出腋上"，而语译时解释为"从与肺相关的组织（包括气管、咽喉）横出肩前、腋上"更为贴切、妥当。

十二、手太阴肺经起于"云门"

手太阴肺经"从肺系横出腋下"之论已如上述。至于横出腋下的起始穴问题，从古到今则又存在着两种不同的说法：一云起于云门穴（《针灸甲乙经》等）；一云起于中府穴（《铜人俞穴针灸图经》等）。对此，笔者见解如下。

云门穴最早见于《素问·水热穴论》，《脉经》和《针灸甲乙经》均认为云门是手太阴脉气所发之处，故将云门定为手太阴肺经的起始穴。中府穴首见于《针灸甲乙经》中，被列为手太阴肺经的第二个腧穴。唐代的《千金方》和《外台秘要》均依从《针灸甲乙经》之说。只是宋代王惟一在《铜人俞穴针灸图经》中才将云门、中府二穴的排列次序互易，定中府穴为手太阴肺经的起始穴。从此，元代的《十四经发挥》，明代的《针灸聚英》《针灸大成》《类经图翼》《循经考穴编》，清代的《医宗金鉴》乃至现今的针灸教材、著作又均依从后说。但在宋代以后的几百年中，也有不少文献诸如《蠹海集》《锦囊秘录》《标幽赋》《针灸问对》以及近代黄竹斋的《针灸经穴图考》、日本学者小坂元佑的《经穴纂要》等仍遵循《针灸甲乙经》的排列次序，定云门为起始穴。如《锦囊秘录》载："人之气血，周行无间，始于手太阴，出云门穴，归于足厥阴，入于期门也。"《标幽赋》云："太阴为始，至厥阴而方终，穴出云门，抵期门而最后。"笔者认为《针灸甲乙经》为同时记载云门、中府二穴的最早针灸文献，理应作为我们确定手太阴肺经起始穴的主要依据。《铜人腧穴针灸图经》之后的谬种流传，实不足为凭。

其次，据手太阴肺经"从肺系横出"的经脉循行走向分析，从云门下中府，再沿肩臂下行，较之先下中府，又上云门，再下肩臂更加顺理成章，合乎经脉循行的走势规律。

最后从古代医家对腧穴的命名含义来看，门者，经气出入之门户也。十二经脉的流注是从手太阴肺经开始，至足厥阴肝经而终，又从肝经传注肺经，如此循环往复，周流不息。经气从手太阴肺经起始后就有一个从体内浅出体表的部位，既然是"出"，这里就涉及一个经气出入之门户的问题了。《千金方》载："凡诸孔穴，名不徒设，皆有深意。"手太阴肺经为十二经流注之首，肺在上，主气，其脉气所出，犹如大自然之云气。故《灵枢·玉版》载："云气者，天下也。"《素问·阴阳应象大论》载："云出天气。"云门即"天气"出入之门户。足厥阴肝经为十二经流注之末，最后一个腧穴是期门，至此，十二经脉气血流注已经完成一个周期，而从期门穴入里复注于手太阴肺经。古代医家把手太阴肺经经气所出之穴命名为"云门"，把足厥阴肝经的最后一个腧穴命名为"期门"，象征着十二经脉气血从云门浅出体表，从期门深入体内，其寓意是十分深刻的。

十三、足阳明胃经也是左右交叉循行的

根据《灵枢·经脉》的记载，手阳明大肠经的经脉循行在从手走头的过程中，是左右交叉而行的。笔者在针灸临床实践中观察到足阳明胃经的循经感传，也具有从一侧颈部走向对侧的特点。这一事实，似可说明胃经的循行路线与手阳明大肠经一样，也是左右交叉而行的。

1986年3月17日，笔者在湖北中医学院（现湖北中医药大学）附属医院针灸门诊发现1例足阳明胃经经络敏感现象，现报道如下。

李某，女，53岁，武汉重型机床厂干部，系左侧面神经麻痹患者。3月17日上午在治疗面神经麻痹的过程中，自述前一天晚上睡觉时，因感双下肢大腿部发凉，便置一大热水袋于两大腿正面中央

（相当于双侧足阳明胃经伏兔穴上下）。少顷，热感经腹部、胸部到达左侧面部，继而又感有一股较大的牵引力从面部向下拉，以致感到瘫痪的面肌很舒服。牵拉感经胸部、腹部又回到了大腿部。在经过腹部时，自觉胃脘部灼热，阵发性肠蠕动增强3次，每次蠕动就矢气1次。

治疗完毕，笔者当即对该患者进行了经络敏感测定。以低频脉冲电先刺激左侧胃经井穴厉兑，有明显刺痛，约半分钟后，开始出现流水样循经感传。嘱其口述并以手指出感传经过的部位，其循行路径几乎与足阳明胃经经脉循行趋于一致，即沿下肢前面正中经过踝关节、膝关节、大腿前面正中上行，进入腹腔到胃脘部，继而上行，从胸部出经颈部至对侧面颊而散，共8分钟走完全程。停止刺激后，感传又沿原线路回流，约5分钟后感传回至刺激点厉兑穴。右侧刺激情况和结果与左侧基本相同，但只到达对侧颈部而没有上至面颊，所需时间也稍长，10分钟走完全程，6分钟回流完毕。

测试其他经脉结果（均刺激各经井穴），手三阴经和手三阳经全部敏感，能沿各自路线经过腕关节、肘关节进入胸腔，但不上行至头面，均在4分钟走完全程，2～3分钟回流至各经刺激点。足太阳膀胱经、足少阳胆经和足少阴肾经部分敏感（均为左侧）。其中膀胱经沿下肢外后缘之间经踝、膝、髋关节上至肩胛，不入体内，约8分钟走完全程，5分钟回流结束；胆经沿下肢外侧正中经踝、膝、髋关节到胁肋部，似有进入体内的感觉，约5分钟走完全程，4分钟回流结束；肾经沿下肢内后缘经踝关节、膝关节到达腰部，不入体内，约4分钟走完全程，3分钟回流结束。足太阴脾经和足厥阴肝经均不敏感。

该患者在进行上述经络测定大约6小时之后（下午4时左右），左侧面颊和双侧手背相当于手阳明大肠经分布区域内出现许多散在的红色斑点，无痛痒感和任何不适。次日上午8时许，红色斑点相继消失。3月21日，笔者又对该患者进行了重复测定，上述结果均可重复出现。

关于足阳明胃经左右交叉而行的认识，在元代滑伯仁编著、近代承淡安校注的《十四经发挥》（上海卫生出版社1956年版）胃经经脉循行图中，已经有所显示；上海陈得心在《中医杂志》1983年第5期也曾撰文"足阳明胃经循行质疑"论及此说。

此例经络敏感现象除了表明足阳明胃经具有左右交叉而行的循性特点之外，对我们还有以下几点启示。

其一，敏感经络的循经感传线路基本上与经典所述经络循行线路相符合，除体表的循行外，也有深入体内与相应的脏腑发生联系产生某些反应的客观情况。证实了经络的客观存在。

其二，循经感传并非只是一种生理现象，在疾病的情况下依然可以出现，而且大多与相应疾病有关。该患者患有颜面神经麻痹，病变区域为手足阳明经所分布，尤以足阳明经分布最广，故以足阳明胃经最为敏感，而且在经络测定之后，手足阳明经分布区域内出现散在红色斑点。

其三，循经感传速度缓慢，且具有回流的特点，感传时间较长，回流时间稍短，说明经络的传导有着与神经的传导决然不同的特异性。

十四、足太阳经为十二经脉之核心

在经络系统中，十二经脉为主体，故又称"十二正经"。十二正经隶属于六脏六腑，而在六脏六腑之中，心为君主之官，为五脏六腑之大主，可以说六脏六腑是以心为"核"的（故有"核心"之谓）。

那么，就六脏六腑所分属的经脉而言，手少阴心经能否也作为十二经脉的核心呢？千百年来，人们只是提出了这个问题，却没有人解决这个问题。我对这个问题的回答是否定的。因为从手少阴经与其他十一条经脉的关系以及对其他十一条经脉的影响来看，手少阴经不具备核心的职能。而纵观各经脉的分布范围，与机体的联系以及生理功能、病理反应、诊断价值、治疗作用，十二经脉的核心，非足太阳经莫属。其气化作用，关系到十二经脉的气血运行和经气的转输，具有与"冲脉为十二经之海"同等重要的职能和意义。

1. 分布范围　在十二经脉中，足太阳经从头至足，分布范围最为博大深长。虽然《灵枢·脉度》中记载"足之六阳，从足上之头，八尺、六八四丈八尺"，但仅仅是针对足三阳经在常人身上分布的大致长度而言的。《灵枢·经水》有"若夫八尺之士"之谓。在这个"八尺"的长度范围内，足太阳经在腰背部和大腿部都是呈双线并列而行的，占机体表面积最多、最广。

2. 与各脏腑、组织和经脉的联系　足太阳经上受手太阳经之交，下传足少阴经，属膀胱而络肾。与足阳明经在鼻根、目内眦处交会，在头部入络脑，在耳上方和髀枢部与足少阳经交会。其经别入肛中，贯膈，络心。其经筋在面部结于鼻，在口结于舌本。

心乃君主之官，为脏腑之核心；脑为元神之府，主精神、意识、思维；肾属先天之本，主藏精、生骨髓；胃经多气多血，为后天生化之源。

足太阳经与机体的这些重要脏腑、经脉、组织器官发生如此广泛的联系，具有极其重要的生理意义。

足太阳经与机体密切的联系，还突出地表现在背俞穴方面。背俞穴是六脏六腑经气输注于背部的一组经穴，全部分布在足太阳经夹脊1.5寸的循行线上，并按六脏六腑在体内所居位置的高低排列。《类经》载："五脏居于腹中，其脉气俱出于背之足太阳经，是为五脏之俞。"在生理上，背俞穴是脏腑、经脉气血的转输点；在病理上，又是脏腑、组织、器官病变的反应点，有着一定的诊断价值和较好的治疗作用。

从现代医学的角度来认识，背俞穴基本上位于脊神经根部，发出脊神经的各个脊节，一方面向胸腔、腹腔分出支配内脏的交感、副交感神经，另一方面又向体表的一定部位分出知觉神经，二者在脊神经根部存在有交通支，构成内脏神经与躯体神经相互联系的桥梁。背俞穴就是体现这种桥梁作用的具体转输点，由此把足太阳膀胱经与六脏六腑、五官九窍、四肢百骸进一步广泛联系起来。

有人以经络感应器测定心俞的针刺感应，针感能上传到心脏；膀胱俞的感应传到膀胱；肝俞的感应上至肩井（足少阳胆经）下至曲泉（足厥阴肝经）附近。有的学者研究，在经络敏感人背俞穴上针刺，发现12个背俞穴都能发生相应脏腑的经络感传线，从而认为诸经皆通于背之足太阳。也有人观察发现电针刺激膀胱俞，有感传通向十四经，证明背俞有通全身的全息作用，膀胱俞有调节周身的全息功能。还有人在经络敏感人身上点刺心俞穴，所引出的经络感传到达心脏后又返回原刺激点。笔者1976年在农村巡回医疗期间治一慢性胃痛的老妇，为其针刺脾俞、胃俞二穴，感传直到胃脘部，并引起胃的灼热感，故而止痛效果十分显著。这些客观的实验研究，可借以佐证足太阳经乃十二经脉之核心。

3. 腧穴数目　因足太阳经在人体分布最广、经脉最长，故腧穴数目也居十二经之首，多达67穴，占十二经腧穴总数的1/5还多（21.7%）。

以上三个方面的绝对优势，为足太阳经在十二经脉中的核心地位奠定了基础。

4. 生理功能　足太阳经在周代《十一脉灸经》中称为"巨阳脉"。《素问·热论》载："巨阳者，诸阳之属也。"张介宾在《类经》中注："太阳为六经之长。"所谓"六经"，即张仲景在《素向·热论》六经分证的基础上，进一步总结、归纳、发挥而成的《伤寒论》中的太阳、阳明、少阳、太阴、厥阴、少阴六者。六经之中，太阳居首，足太阳经之脉气与督脉相连，主一身之大表，统一身之营卫，司一身之气化。营卫调和，气化正常，则卫外功能固密，阴阳气血调和。从而起到抗御外邪、保卫机体、调节平衡、适应自然的作用。

足太阳经又统率一身之气街。《灵枢·卫气》载："胸气有街，腹气有街，头气有街，胫气有街。气在头者，止之于脑；气在胸者，止之膺与背俞；气在腹者，止之背俞与冲脉于脐左右之动脉；气在胫者，止之于气街（气冲）与承山、踝上以下。"

气街为脏腑、经络之气聚集、通行的共同道路。头部之气聚集于脑，足太阳经与脑相通；胸部之气聚集于胸中和诸脏之背俞穴，属足太阳经脉；腹部之气聚集于脐周和诸脏之背俞穴，也属足太阳经脉；胫部之气，聚集于气冲（足阳明经）和承山穴（足太阳经）等处。头、胸、腹、胫四大气街均为足太阳经所统，也体现出足太阳经在十二经脉中的核心地位。

5. 病理反应　太阳经在生理上为六经之长，在病理上也为百病之始。《医宗金鉴》载："太阳之为病，为足太阳膀胱经之所病也"。在《伤寒论》六经病证中，以太阳病的记载最为全面、完备，论述也最为详尽。六经病条文共380条，仅太阳病就有183条，占48%。其他五经均按"脉证并治"一篇论述，而太阳病却分上、中、下三篇叙及。

太阳主表，当表邪不解、太阳经证不愈，病邪随太阳经而入太阳腑，则影响到膀胱的气化功能，以致气滞水停，产生以小便不利为主要特征的蓄水证。如热结下焦，瘀血不行，又会产生小便自利为主要特征的蓄血证。如果太阳表证不解，病邪入里，又可因人体正气的强弱而有不同的转归：强者转实而出现阳明证，弱者转虚而出现少阴证。由此可见，太阳经的病理转归直接关系到诸经的病理变化。

因为体表与脏腑之间有了脊神经的联系（其实也就是经络及背俞穴的联系），体表有病可以通过脊神经反映到内脏，如体表的撞击和跌打损伤能够引起内脏的疼痛，淋雨受寒能引起咳嗽、发热，肚子受凉能引起腹痛、腹泻；反之，内脏有病也可以通过经络反映到体表，如心肺疾病能引起胸痛、胸闷，肝病会引起胁下疼痛，肾病会引起腰部酸软疼痛。

斜方肌和背阔肌二块肌肉属于足太阳经脉的经筋体系，很多时候背部的压痛点都在这两条肌肉上，在起初还没有穴名的时代，这些压痛点正是《黄帝内经》上所说的"阿是穴"，后来逐步定位、定名的。

内脏有病反映到体表，除了在本脏腑以及本经的腧穴上有所反映外，还会以不同的形式反映于足太阳经背俞穴上。如肺结核患者可在肺俞穴上出现压痛；指压胃痛患者的胃俞穴会有"按之快然"（疼痛减轻、舒服）的感觉；目赤肿痛时肝俞穴下可扪及结节；肾虚腰痛患者的肾俞穴下则显示出凹陷、空软等。

这些现象，现代医学称之为"体表内脏反射"，中医学则称之为"脏腑、经络相关"。经络既能由外向内传导疾病，同时也能由内向外反映病候（有诸内必形于外）。这既是一种病理反应，也能为身体的疾病提供一定的诊断依据。

6. 诊断价值　《灵枢·背俞》载："则与得而验之，按其处，应在中而痛懈，乃其俞也。"足太阳经上的背俞穴既然能反映脏腑、组织器官的病证，那么，借助上述反应点，就可以诊断有关病证。反应点可以有压痛、敏感、麻木、迟钝、皮下组织变异（凸起、凹陷、结节、肿胀、条索状）、皮肤知热感度以及导电量的异常变化等多种表现形式，这些反应点的出现对于辅助诊断内脏病具有一定的指导意义。如有人观察到在肺俞穴触到异物感时，多显示为肺部疾病，而这些病理反应物的不同形态又常常预示为不同疾病的反应：棱形结节为急性肺炎，条索状物多为慢性支气管炎，扁平或椭圆形结节多见于肺结核。确属利用背俞穴诊断相应脏腑疾病的经验之谈。

古人在没有过多诊断条件的情况下，就是靠这些诊断手段进行辨证治疗的。其实都是利用脊柱医学理论以及背俞穴诊断相应脏腑疾病的经验之谈。现代针灸临床甚至已经把穴位的压痛用于癌症的诊断，定性穴"新大郄"（臀横纹中点足太阳经的承扶穴与委中穴连线中点外下5分）几乎就在足太阳经循行线上，而背俞穴的明显压痛则被视为诊断癌症的"定位穴"，可以说是穴位按压诊断疾病的最高境界。

7. 治疗作用　足太阳经所属腧穴的主治除了膀胱本腑的病证（如遗尿、小便不利）、经脉病（如头痛、肩背痛、腰腿痛、一身尽痛）、神志病（如癫狂）等以外，还有一个很大的特点，就是主治其他脏腑病、五脏所主和开窍的组织器官疾病以及各脏腑分属的"经脉病"。这是有别于其他十一条经脉主治的特殊之点，主要体现在背俞穴的治疗作用上。

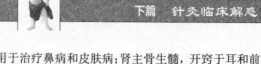

例如，肺开窍于鼻、外合皮毛，肺俞即用于治疗鼻病和皮肤病；肾主骨生髓，开窍于耳和前后二阴，肾俞即用于治疗骨（髓）及耳和前后二阴的病变；脾主四肢肌肉，脾俞能治肢体肌肉萎缩；各背俞穴还治疗相应脏腑所属经脉循行路线的病痛。其他依此类推。

背俞穴的治疗作用在背部穴位中颇有代表性，我从针灸临床实践中体会到，背俞穴对机体的治疗作用，主要是通过扶正补虚来调节脏腑机能，偏于治疗脏腑的慢性虚弱性病证。如肝俞滋养肝血；肾俞补肾培元；心俞、肺俞调理心肺；脾俞、胃俞健脾和胃。

厥阴俞（第4胸椎下旁开1.5寸，也可以说成"心包俞"）的治疗作用同"心俞穴"（心包在生理上代心行事、病理上代心受邪，治疗上代心用穴）。

膈俞（第7胸椎下旁开1.5寸）内应膈肌，其功能作用也能贯穿膈肌上下，上可以调理心肺，主治心慌、胸痛、胸闷、心绞痛，咳嗽、哮喘等心血管系统疾病和呼吸系统病变；下可以调理肝胆脾胃，主治胃痛、胃痉挛、呃逆（膈肌痉挛）、腹胀、胁痛以及肝胆病等消化系统的诸多疾病。膈俞为"血之会"穴，主治一切与"血"相关的病证，虚可补实可泻。如气血不足导致的贫血、白细胞减少、血小板减少、白血病辅助治疗，气滞血瘀引起的脏腑疼痛性病证、肿块等。

8. 防病保健　足太阳经在预防医学领域也具有不可忽视的重要作用。由于足太阳经背俞穴是的主病范围是以慢性虚弱性病证为主体的，所以，足太阳经穴也自然成了中医防病保健的主要经脉。众所周知，推拿按摩防病保健就是将推按背部足太阳经第一侧线、刺激相应背俞穴放在最先；皮肤针防治疾病也是将叩刺足太阳经背部穴位作为常规部位；风行国内外的"扶阳罐"保健，也以背部足太阳经穴作为主要施术部位；以预防为主的"冬病夏治"也是将足太阳经背部的风门、肺俞、膏肓等穴作为主要的施灸目标……有人针刺大杼、风门、肺俞三穴预防荨麻疹，每日1次，连针3天，共观察115例，除了10例已经在潜伏期，针后2～6天出疹，还有4例未针完3次而于针后10～19天出疹外，其余101例均未发病。

膀胱经第2条线上的腧穴，无论是从生理上、病理上，还是从诊断上、治疗上，都是对第1条线的补充。魄户、神堂、魂门、意舍、志室多用于五脏所藏的"五志"病，还有一个补益气血的大穴膏肓。

综上所论，为了丰富经络学说的理论和实践，理应确立足太阳经在十二经脉中的核心地位。

（注：本论文1996年在台湾首届国际自然医学大会上交流，获得大会最高荣誉奖和学术贡献奖；2006年荣获中国针灸界唯一的先进科技工作者奖章和证书。）

十五、"十五大络"应为"十六大络"

大络又称为"别络"，故《灵枢·经脉》中称某一经脉之络为某经之"别"。张志聪在《黄帝内经素问集注》中解释："所谓别者，言十二经脉之外而有别络。"大络是最先从经脉的络穴上分出来的最大络脉。据《灵枢·经脉》和《素问·平人气象论》记载，大络是由十二经脉各分出一络，另外加上任脉之络、督脉之络、脾之大络和胃之大络共同组成，共计十六大络。

然而，古今针灸文献论及大络均称"十五大络"，乃是没有将胃之大络列入之故。据《素问·平人气象论》所载："胃之大络，名曰'虚里'，贯膈络肺，出于左乳下，其动应手（'手'，原文误为'衣'，今据《针灸甲乙经》改之)，脉宗气也。盛喘数绝者，则病在（胸）中，结而横，有积矣。绝不至曰'死'。乳之下，其动应衣，宗气泄也。"这里所说"出于左乳下，其动应手"，是正常脉气搏动的现象；而"其动应衣，宗气泄也"，则为脉气外越的病理表现。但无论是"其动应手"，还是"其动应衣"，均指心尖区的搏动已无可非议，而且正当足阳明胃经"乳根"之所在。

十六大络的具体名称，均以十六络穴的名称代替，如手太阴肺经的络脉叫"列缺"；手阳明大肠经的络脉叫"偏历"；足太阴脾经的络脉叫"公孙"，脾之大络叫"大包"；足阳明胃经的络脉叫"丰隆"，胃之大络叫"虚里"（乳根）。

中医学认为："虚里"是十二经脉宗气所聚之处，切按虚里，对脉之宗气的虚实存亡有一定的诊断意义。正常情况下，按之应手、不快不慢，动而不紧、从容和缓。如若按之动数、应手太过，为心阳浮越，宗气外泄；如若按之时有时无、结代不续，乃心脉瘀血之象；如若按之动微，无应手之感，属心气内虚，宗气不足；如若其动已停，其他部位"动脉"也不可触及，则为脉气已绝，死亡之候。

十六、脾经和胃经为何另有大络

为什么脾经和胃经除了自身的络穴之外还各有一个大络呢？中医学认为脾和胃是一对互为表里的脏腑，属中焦，共为"仓廪之官"、后天之本，是气血生化之源，共同担负着受纳、消化、吸收水谷精微，继而灌溉六脏，洒陈六腑，濡润四肢百骸，滋养五官九窍的重任。因此，它们除了各有一个四肢部的络穴互相交通联络外，还各增设了一个躯干部的脾之大络大包（胁肋部）和胃之大络乳根（胸胁部）向周身输送气血，以完成后天之本的使命。

十二经的络穴均位于四肢腕、踝关节以上，肘、膝关节以下，起互联表里经的作用。脾之大络大包穴位于胁肋，胃之大络虚里（即乳根穴）位于胸胁，任脉之络鸠尾位于上腹，督脉之络长强位于尾骶。这样，十四经脉的气血通过络穴散布周身。

十七、关于腧穴的分类

腧穴分阿是穴、经外奇穴和十四经穴三大类别。

1. 阿是穴　所谓"阿是穴"，即原始的"以痛为腧"。其特点是既无定位，又无穴名，更无归经。"阿是"有"正是"之义，首见于《千金要方》："有阿是之法，言人有病痛，即令捏其上，若果当其处，不问孔穴，即得便快或痛，即云'阿是'，灸刺皆验，故曰'阿是'也。"唐代颜师古注《汉书·东方朔传》云："今人痛甚则称'阿'。"因为阿是穴既没有固定的部位，又没有专用的穴名，常常以压痛点作为定穴的标志，故又别称为"奇腧""砭灸处"（《内经》）"不定穴"（《玉龙歌》）"天应穴"（《医学入门》）"压痛点"（现代通俗说法）。

阿是穴在大部分情况下是以压痛点或其他病理反应形式（如敏感、麻木、迟钝、欣快、凹陷、结节、条索状反应物等）出现的，大都出现在病变局部，但也可出现在距病变部位较远的地方，并随着疾病的治愈而消失。如阑尾炎的压痛点除右下腹外，小腿足三里穴下约二寸处也有明显压痛。阑尾炎治愈后，压痛点也随之消失。

阿是穴虽然没有固定的部位，但取穴也并非盲目无序、漫无边际的。其定穴依据有三：一是"以痛为腧"；二是"按之快然"，《素问·举痛论》载："按之则血气散，故按之痛止"，日本学者玉森贞助认为阿是穴者视疼痛部位按之觉轻快处而施以针灸；三是出现往往还会伴有其他的病理反应。

《玉龙歌》载："浑身疼痛疾非常，不定穴中须审详，有筋有骨须浅刺，灼艾临时要度量。"《医学入门》载："浑身疼痛，但于疼处针，不拘经穴，须避筋骨。穴名'天应'。偏正头痛取阿是穴针之即愈。"说明针取阿是穴仍须避开筋骨、血管、神经及重要组织脏器。以免出现意外。

阿是穴既有一定的诊断价值，又有较好的治疗效果，往往是发现新穴的先导。日人玉森贞助在临床实践中发现膈俞穴外上方2～3分处能缓解急性哮喘发作，命之曰"喘息穴"；德国外科医生克拉克（Kelak）在医疗实践中发现大部分急性阑尾炎患者在下肢的压痛点不在上巨虚穴，而在足三里下2寸左右的点上，被他命名为"阑尾穴"，后来得到国际公认。

2. 经外奇穴　经外奇穴是既有固定部位、又有专用名称、但尚未纳入十四经的部分腧穴。"经外"之义，仅指尚未纳入十四经穴之中，而并非指这些腧穴都位于十四经脉循行线路之外。此类奇穴，具

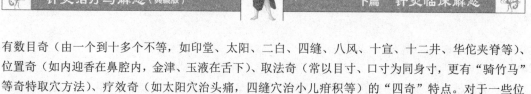

有数目奇（由一个到十多个不等，如印堂、太阳、二白、四缝、八风、十宣、十二井、华佗夹脊等）、位置奇（如内迎香在鼻腔内，金津、玉液在舌下）、取法奇（常以目寸、口寸为同身寸，更有"骑竹马"等奇特取穴方法）、疗效奇（如太阳穴治头痛，四缝穴治小儿疳积等）的"四奇"特点。对于一些位于十四经脉循行线上奇穴，在充分肯定其与某经的定位关系和治疗疾病的效果之后，往往被逐步纳入经穴之中予以"转正"。

3. 十四经穴　十四经穴简称"经穴"，是一些既有固定部位、又有专用名称、并归属于十四经脉的腧穴。十四经穴共计有 360 个（去掉乳中一穴，因其既无主治病证，又不能施以针灸，仅作为一个体表标志，已经失去了作为腧穴的意义。现今临床上，有在乳中施行药物贴敷治病者，不妨将它视为阿是穴），是腧穴的主体部分。每一个经穴都能治疗局部病证和所属经脉的远端病证以及相应脏腑组织器官病证。

现今的针灸书籍和教材均把腧穴的分类按十四经穴、经外奇穴和阿是穴划分，笔者在这里反其道而行之，自有一番道理。因为将腧穴按阿是穴→经外奇穴→十四经穴分类，能充分体现腧穴的起源和发展过程。不知诸君同道认同与否？

十八、"经外奇穴"意解

对"经外奇穴"的理解，历来众说不一。"经外"二字，有认为指"十四经脉之外"者，也有认为指"十四经穴之外"者。"奇"字，有认为"奇零之义"者，也有认为"奇特疗效"者。笔者认为，"经外奇穴"的"经外"，当指"十四经脉之外"。"经"字，显然是指的经脉，而非经穴。在经外奇穴中，不该包括那些实际上位于十四经脉循行线上的腧穴。"奇"者，异于常也。归纳起来有以下"四奇"。

1. 部位奇　十四经穴中，除督脉的龈交穴外，其余均分布在体表各部。而许多奇穴所处的部位却是很奇特的。例如，内迎香在鼻腔内；颊里穴在口腔内颊黏膜上；聚泉穴在舌上；海泉和金津、玉液均藏在舌下。

2. 数目奇　十四经脉中除了任、督二脉的腧穴为单数外，其余十二条正经的腧穴都是左右对称的双穴；而奇穴少则一穴，多则数穴乃至数十穴。如印堂是单穴，太阳是双穴，二白左右 4 穴，四缝左右 8 穴，十宣左右 10 穴，十二井左右 12 穴。至于华佗夹脊就更多了，左右对应共有 34 穴。

3. 取法奇　十四经腧穴的取穴方法主要有骨度分寸、解剖标志、手指同身寸和简便取穴法四种。而奇穴除了可以采用上述方法外，常常还有一些独特的取穴方法，如运用目寸、口寸等。现选录数则，以资说明。

（1）额中：取目内眦至目外眦为一目寸，乃将目寸从印堂穴向上量，尽处是穴。

（2）三角灸：两口角间的长度为一口寸，以此作一等边三角形，将一角按脐心，底边在脐下水平，两底角尽处是穴。

（3）寅门：以绳从鼻端直量至发际，分为等长三段，然后取绳一段，入发际向上量，绳端是穴。

（4）肓募：取绳一条，从乳头量至脐中点，截去一半，又将绳一端置乳头上，一端向下直量，尽处是穴。

（5）灸痨：令患者直立，经绳自足中趾尖端通过足心直上至膝腘中央委中穴处切断，即以此绳从鼻尖上量，通过头顶正中线下垂至脊柱，绳端尽处是穴。

4. 疗效奇　经外奇穴对某些疾病有特殊的治疗作用。如《扁鹊神应针灸玉龙经》中记载印堂穴治小儿惊风为"通神之穴"。《玉龙歌》载："两眼红肿痛难熬……太阳出血自然消。"再如针刺阑尾穴治疗急性或亚急性阑尾炎有满意的疗效。

综上所述，"经外奇穴"应是指十四经脉循行路线以外的部分腧穴，分别具有部位奇、数目奇、取法奇、疗效奇的特点。对于那些实际上是位于十四经脉循行线上的腧穴（如印堂、十七椎下位于督脉，应归入督脉；胃脘下腧位于足太阳经,应归入足太阳经。）以及由十四经穴组成的配穴处方如"四关"（合谷配太冲）、"四弯"（曲泽配委中）等，则不宜再列入经外奇穴的范畴。

十九、经外奇穴和新穴不可喧宾夺主

腧穴是脏腑、经络之气输注于体表的一定部位,是一些特定的针灸刺激点,通常称为"孔穴"或"穴位"。属于十四经系统的穴位称为"经穴"，其他则称为"奇穴"或"新穴"。

历代针灸文献记载了一定数量的经外奇穴和新穴,如唐代《千金方》中有近200个（均散见于各类病证的治疗篇）；明代《针灸大成》则专列奇穴一门,记有奇穴35穴;《类经图翼》也有"奇俞类集"篇,记有奇穴84穴;清代《针灸集成》一书则汇集了144个。

新中国诞生后,特别是1966－1976年,奇穴和新穴越来越多,郝金凯先生更是集经外奇穴之大成,编著了《针灸经外奇穴图谱》,共2集（以下简称《图谱》）,共记载奇穴和新穴1595个。上海刘炎先生也在其著作《中华奇穴大成》中收集了2200个之多,创历代文献之最。

在数以千计的经外奇穴中,其实绝大部分都与十四经脉和十四经穴有着密切的关系。著名针灸专家邱茂良教授在其《关于新穴问题》一文中指出:"从经络学、解剖组织学上有理论根据,而其附近又无经穴存在者,可考虑确定新穴。对定位合理、临床使用较久、公认有效的新穴,应予肯定,成熟的可考虑收入正经中去。"笔者也曾就经外奇穴和新穴的有关问题,发表过一些不成熟的意见。

奇穴和新穴的数目究竟应该比经穴多还是比经穴少？笔者认为,既然十四经是整个经络系统的主体,那么,经穴也理所当然应是人体所有腧穴的主体,即在防治疾病方面是起主导作用的,在数目上也应占绝对优势,否则,就是喧宾夺主、主次颠倒。

《图谱》的序和引言中讲道:"针灸穴位的增加,必然更有利于针灸疗法的应用和发展。""针灸新穴的发现,对于针灸学的丰富和发展,必将发生深远的影响。"笔者认为穴位的无止境增加,就意味着人身处处都是穴。反过来说,就成了人身只有一个穴,那就是"阿是穴"。"人身处处都是穴,无须通读十四经",实际上是无经无穴论,不但不利于针灸疗法的应用和发展,更不会对针灸学的丰富和发展有深远的影响,而只能使针灸学处于名存实亡的境地。

腧穴的发展,不仅表现在数目的增加,更重要的还表现在对腧穴功能作用认识的不断深化。发展新穴,必须坚持实事求是的科学态度,杜绝弄虚作假的华而不实作风。当今必须对大量的奇穴和新穴进行严格地检验和认真地筛选。

二十、关于经外奇穴和新穴的"归经转正"问题

腧穴的起源和发展经历了"以痛为腧"、定位定名和系统整理三个阶段。"以痛为腧"是针灸疗法的萌芽阶段；定位定名使腧穴的范围由面到点,范围越来越小,数目由少到多；系统整理就是用分部分经的方法进行归类归经,最后定出十四经穴。可见"以痛为腧"往往是发现经外奇穴的先导和早期形式,经外奇穴则常常是成为十四经穴的前奏和必由之路。

从历代有关针灸的文献中也可以看出,许多经穴都是从经外奇穴不断被纳入十四经的。自从隋代《黄帝内经明堂》一书将晋朝《针灸甲乙经》所记载的349个腧穴全部归经以后,宋代《铜人腧穴针灸图经》增加了青灵、厥阴俞、膏肓、灵台、腰阳关5穴成为354穴。《针灸资生经》《针灸大成》又增加了风市、眉冲、督俞、气海俞、关元俞五穴成为359穴;《类经图翼》《医宗金鉴》《针灸逢源》又增加了急脉、中枢二穴,成为针灸学中传统的361个十四经穴。

在针灸医学蓬勃发展的今天,有关部门应积极组织人力、物力对经外奇穴进行系统整理、仔细审定、认真讨论、深入研究。对于那些经过长期大量临床验证确有实用价值又正好在十四经循行线上的奇穴,

除了保留使用以外，还应该考虑它们的归经"转正"问题。这是摆在我们面前的一项迫及眉睫的神圣使命，当务之急、义不容辞！

当前，针灸医学已在国内外得到广泛地运用和传播，堪称针灸医学的鼎盛时期。然而，作为针灸医学重要组成部分和理论基础的十四经穴仍旧还停留在几百年前的361穴上，这不能不说是一种历史的遗憾！

近几十年，关于经外奇穴归经的问题，已经开始引起针灸界的关注，有些文献也曾经作过一些初步尝试。如《腧穴学》（由上海中医学院编，人民卫生出版社1965年出版，以下简称《腧穴学》上海教材）就曾将印堂、太阳、阑尾穴、胃管下俞分别列入十四经中；《针灸学》（由江苏新医学院主编，上海人民出版社1975年出版，以下简称《三版教材》）也曾将印堂、太阳、阑尾穴、胆囊穴、十七椎5穴归经；《针灸学简编》（由中医研究院编，人民卫生出版社1976年出版，以下简称《简编》）以及《针灸经外奇穴图谱》（由郝金凯主编，陕西人民出版社1963年出版，以下简称《图谱》）、《针灸经外奇穴图谱（续集）》（由郝金凯主编，陕西人民出版社1974年出版，以下简称《图谱（续集）》）、《经络腧穴学教程》（上海中医学院针灸学教研组1983年编写的内部资料，以下简称《教程》）也有类似做法。《安徽中医学院学报》1982年第2期、《湖南中医杂志》1986年第3期也有人发表此类文章。这都是一些可喜的尝试，也是一大进步，应予以充分肯定。

人类要进步，科学要发展，是历史的必然。古人尚能在社会的前进中承认科学、发展科学，而处于21世纪的现代人有什么理由因循守旧、墨守成规呢？总不能说只有古人所定才是应该承认、应该遵循的吧？任何事情，特别是科学，如果只是停留在前人的水平上，那么，它就缺乏生命力，就有被淘汰的危险。科学得不到发展，人类也不可能有所进步。这里，笔者参照有关针灸文献的论述，大胆地谈一下对部分经外奇穴归经的看法，并希望医学同道能就此开展一些有益的讨论，以促进十四经穴的进一步发展。

1. 印堂（曲眉）

［文献记载］位于前额部，眉间正中点；两眉中间陷中，对准鼻尖，位于督脉循行线上（《图谱》）；归入督脉（《腧穴学》上海教材、《三版教材》《简编》）；附于督脉（《教程》）。

［建议归经］督脉（现已归经，但却没有一步到位。在腧穴的国际标准化方案中，它的序号却没有紧接在位于前发际中点的神庭穴下面标注为D25，而是接在上唇系带龈交穴之后标注了为D29）。

2. 崇骨（椎顶、太祖）

［文献记载］第6、7颈椎之间，大椎穴上方陷中（《图谱》）；附于督脉（《教程》）。

［建议归经］督脉。

3. 二椎下

［文献记载］背部正中线，第2、3胸椎棘突之间，陶道穴与天柱穴之间（《图谱》）。

［建议归经］督脉。

4. 四椎下（巨阙俞）

［文献记载］第4胸椎下凹陷中，督脉循行线上（《图谱》）。

［建议归经］督脉。

5. 八椎下

［文献记载］第8、9胸椎间凹陷中，督脉循行线上（《图谱》）

［建议归经］督脉。

6. 十二椎下（接脊、接骨）

［文献记载］第12胸椎下陷中，督脉循行线上（《图谱》）。

［建议归经］督脉。

7. 十五椎下（下极俞）

［文献记载］第3、4腰椎棘突之间陷中，督脉循行线上（《图谱》）。

［建议归经］督脉。

8. 十七椎下（腰孔、上仙）

［文献记载］第5腰椎棘突下凹陷中，归入督脉中（《三版教材》）；附于督脉（《教程》）。

［建议归经］督脉。

9. 腰奇

［文献记载］尾骶骨尖端直上2寸，第2、3骶椎棘突之间点近下方（《图谱》）。

［建议归经］督脉。

10. 泽下

［文献记载］手太阴肺经循行线上，尺泽下2寸（《图谱》）。

［建议归经］手太阴肺经。

11. 大骨空

［文献记载］手大指背面，指间关节中央处，应归入肺经（《简编》）。

［建议归经］手太阴肺经。

12. 关兔

［文献记载］髂前上棘与髌底连线上，髌骨中线上10寸，足阳明胃经髀关穴与伏兔穴之间（《图谱》续集）。

［建议归经］足阳明胃经。

13. 阑尾穴

［文献记载］足阳明胃经循行线上，足三里与上巨虚之间压痛点（《图谱》）；归入足阳明胃经（《腧穴学》上海教材、《三版教材》《简编》）；附于足阳明胃经中（《教程》）。

［建议归经］足阳明胃经。

14. 胫上（脑清、足下垂）

［文献记载］踝关节前横纹中点直上2寸，足阳明胃经解溪穴上2寸（《图谱》续集）。

［建议归经］足阳明胃经。

15. 小骨空

［文献记载］手小指第一指间关节背面中央，应归入小肠经（《简编》）。

［建议归经］手太阳小肠经。

16. 胃脘下俞（胰俞、八俞、胃下俞、胃管下俞）

［文献记载］第8～9胸椎棘突之间左右旁开1.5寸，足太阳膀胱经背部第1侧线膈俞与肝俞之间（《图谱》）；归入足太阳膀胱经（《腧穴学》上海教材）；附于足太阳膀胱经中（《教程》）。

［建议归经］足太阳膀胱经。

17. 臂中（手逆注、治瘫）

［文献记载］手厥阴心包经循行线上，郄门穴上1寸（《图谱》）；附于手厥阴心包经中（《教程》）。

［建议归经］手厥阴心包经。

18. 肘尖

［文献记载］位于肘后部，尺骨鹰嘴突起之尖端，手少阳三焦经天井穴下1寸（《图谱》）；归入手少阳三焦经（《简编》）；附于手少阳三焦经（《教程》）。

[建议归经] 手少阳三焦经。

19. 太阳（前关、当容）

[文献记载] 眉梢与目外眦连线中点，向后约 1 寸的凹陷中，归入三焦经（《三版教材》）；归入手太阳小肠经（《腧穴学》上海教材）；附于足少阳胆经（《教程》）。

[建议归经] 手少阳三焦经。

20. 胆囊穴（陵下、治聋）

[文献记载] 足少阳胆经循行线上，阳陵泉下一横指（《图谱》）；足少阳胆经阳陵泉直下 1.5 寸（《图谱》续集）；归入足少阳胆经（《三版教材》《简编》）；附于足少阳胆经（《教程》）。

[建议归经] 足少阳胆经。

综上所论，十四经穴共增加 20 个腧穴。其中单穴 9 个（印堂、崇骨、二椎下、四椎下、八椎下、十二椎下、十五椎下、十七椎下、腰奇，全部归入督脉），双穴 11 个（肺经增加泽下、大骨空 2 穴；心包经增加臂中 1 穴；小肠经增加小骨空 1 穴；三焦经增加肘尖、太阳 2 穴；胃经增加关兔、阑尾、胫上 3 穴；膀胱经增加胃脘下俞 1 穴；胆经增加胆囊 1 穴）。

另外，笔者还主张去掉足阳明胃经的乳中一穴。这样，人体十四经穴的总数就暂定为 380 个。

二十一、乳中应该从传统经穴之中淘汰出局

在传统的 361 个十四经穴中，足阳明胃经有"乳中"一穴。但是，根据古今针灸文献的一致记载以及临床实际，"乳中"穴并无任何治疗作用，且既不能针刺，也不宜施灸，仅仅作为体表的定位取穴标志，也就是说，乳中本身已经失去了作为腧穴的意义，理应从传统经穴之中淘汰出局，废弃不用。

现今临床上，偶有在乳头施行药物贴敷治疗乳头皲裂者，不妨将其视为阿是穴。

二十二、"阴市（音：Shì）"应为"阳市（音：Fú）"

根据历代针灸文献和现今针灸教材的记载，在髌骨外上缘与髂前上棘连线上、髌骨外上缘上 3 寸有 1 个腧穴，名曰"阴市"（YīnShì），归属足阳明胃经。笔者认为此穴的名称当以"阳市"（YángFú）为对。"阴"为"阳"之错，"市"（Shì）乃"市"（Fú）之误。

众所周知，古代医家对腧穴的命名是十分注重和考究的。正如唐代孙思邈在《备急千金方》中所云："凡诸孔穴，名不徒设，皆有深意。"在腧穴的命名中，有一种以人体部位和经脉的阴阳属性命名的方法。人体前为阴，后为阳，四肢内侧为阴，外侧为阳。故大凡以"阴"字命名的腧穴，几乎都位于四肢内侧和胸腹部，归属于阴经经脉。诸如上肢内侧的阴郄（手少阴心经），下肢内侧的三阴交、阴陵泉（足太阴脾经），阴谷、阴都（足少阴肾经），阴包、阴廉（足厥阴肝经），腹部会阴、阴交（任脉）。相反，以"阳"字命名的腧穴，全部位于四肢外侧和腰背部，归属于阳经经脉。诸如上肢外侧的商阳、阳溪（手阳明大肠经），阳谷（手太阳小肠经），阳池、三阳络（手少阳三焦经），下肢外、后侧的冲阳（足阳明胃经），会阳、委阳、合阳、跗阳（足太阳膀胱经），膝阳关、阳陵泉、阳交、阳辅（足少阳胆经），以及头部的阳白（足少阳胆经），腰背部的腰阳关、至阳（督脉）。可以说，这是腧穴命名的一种原则和规律，对学习、记忆腧穴的归经和定位大有裨益。

然而，在以阴阳命名的 32 个经穴之中，也有 5 个腧穴有悖于上述命名原则和规律。如足阳明胃经的阴市穴，足太阳膀胱经的至阴穴、厥阴俞，足少阳胆经的头窍阴，足窍阴。它们虽然都属于阳经经脉，命名中却冠以"阴"字。其中，厥阴俞是根据本穴为心包（厥阴）的背俞穴而定；至阴穴言此处为足太阳膀胱经与足少阴肾经之交接处，有阳终阴始之义；头窍阴位于头部耳后阴侧空窍之处，诸窍皆属于阴；足窍阴是足少阳经最后一穴，下传足厥阴肝经，也含阳尽阴生之义。这些阳经腧穴冠以"阴"

字，尚言之成理，可以理解。腧穴在原则性、规律性命名之外出现上述灵活性、特殊性的命名，也是不足为怪的。唯阴市一穴的命名于理不通，令人费解。

关于阴市穴名的释义，唐代王冰注《素问·刺禁论》载："胃为水谷所归，五味皆入市杂，胃为之'市'。"《医经理解》载："市者，言其所聚也，足为阴，此为阴之市肆也。"《类经图翼》载："阴市穴在膝内辅骨后，大筋下，小筋上。"《腧穴命名汇解》载："集结之处为'市'，穴当大腿内侧，内为阴，其穴主治寒疝、膝冷如冰之疾，针刺此穴可以散寒温经，故名'阴市'。"这里显而易见的错误是阴市穴明明位于膝关节外侧，后世医书为了"圆满"解释何以为"阴"，却非要说穴在大腿内侧、膝内辅骨后，真叫人啼笑皆非、不可思议。至于以足为阴、穴治阴寒之证来解释，也是十分牵强、难以令人信服的。如足少阳胆经的膝阳关，别名"寒府"，是治疗下肢阴寒之证的最主要腧穴，因为其为阳经腧穴，又位于肢体外侧，故并不因其主治阴寒之证而改变其命名上的阴阳属性。所以，阴市穴以"阳"字来解释，则既符合实际，于理也通。

另外，"市"当为"市"（Fú）之误。市（Fú）有两种解释：一指古代的祭服，二为古代礼服上绣的青黑相间的花纹。古人以古物的名称命名腧穴，是很自然的事。在十四经穴中以市（Fú）命名的腧穴还有足少阳胆经的风市（Fú）穴。长期以来，风市穴也一直被误为风市（Shì）穴。关于"市"字的排版、印刷并无错误，只是被人们误读而已。

阴阳易误，市（Shì）市（Fú）难分。前人一错，后人随之，不但以误传误，不敢改正，还要千方百计为错误的说法做出自欺欺人的解释。联想到中医理论中一些类似的谬种流传，难道不是一种学术上的悲哀吗？

二十三、关于针灸穴名国际标准化问题

随着针灸疗法在国际上的广泛传播和运用，要求统一针灸学术用语的呼声也越来越强烈。鉴于许多国家对针灸腧穴的命名分歧较大，统一腧穴命名、制定针灸穴名国际标准化方案势在必行，成为必须首先解决的一个问题。

关于针灸穴名国际标准化问题，许多国家都在进行研讨。日本早在1967年就成立了经穴委员会，并组织人力、物力、财力对《黄帝内经》《针灸甲乙经》等55种1864年以前中国和日本的针灸文献所记载的腧穴进行穴名和定位的考证。1980年10月，中国针灸学会也成立了穴位研究委员会，主要进行审定经穴、经外奇穴和新穴，推广穴位研究成果，组织研究穴位的国际统一命名工作。在美国，也成立了针灸专门术语研究委员会。

1980年，世界卫生组织西太区办事处曾委派热心此项工作的日本学者安瑞中岛先生为临时顾问，考察中国关于针灸穴名国际标准化的研究情况，并与中国针灸学会的负责人广泛交换了意见。

1981－1982年，中日两国针灸界人士就统一针灸穴名的问题互访、会谈了5次。1981年5月，北京中医研究院王德深研究员、南京中医学院邱茂良教授作为世界卫生组织的临时顾问赴日本和菲律宾考察针灸穴名国际标准化的有关情况。

1982年12月，世界卫生组织西太区在菲律宾首府马尼拉正式召开针灸穴名国际标准化工作组会议，中国代表公布了"十四经穴名国际标准化方案"。经脉名称以拉丁文第一个大写字母缩写，腧穴则以汉字、汉语拼音和数字序号表示。穴名保留汉字，加附汉语拼音，这是因为针灸疗法起源于中国，名词术语应当首先体现中国的民族特点。任脉、督脉和手少阳三焦经以及部分经外奇穴、新穴无法用代号表示，则只用汉语拼音。北京、上海、南京等地国际针灸培训班的教学实践证明：汉语拼音很容易被外国学员认读、书写和记忆。1990年版国家标准《经穴部位》由我国国家技术监督局1990年6月7日正式发布，1991年1月1日正式实施。

时值 21 世纪，中国、韩国和日本等国，又经过多次磋商，对 1990 年颁布实施的国家标准《经穴部位》进行了适当的修订。2003 年 10 月，世界卫生组织在菲律宾马尼拉召开第一次国际标准《经穴部位》非正式会议，会上确定了制定标准的工作内容与进度。2004 年 3 月，中、日、韩三国的针灸专家，又在北京就针灸腧穴定位国际标准化工作再次进行了深入的研讨，并在"针灸腧穴定位的原则""针灸腧穴定位的方法"等方面达成共识，为"针灸腧穴定位国际标准"的最终出台奠定了基础。2004 年 10 月在日本召开第三次会议，讨论了"针灸腧穴定位国际标准"草案。2005 年 4 月 25 － 27 日，世界卫生组织（WHO）"第四次国际标准《经穴部位》非正式会议"在韩国召开。中、日、韩三国的针灸科研、教育、临床专家及观察员出席了会议。

本次修订工作主要采用表面解剖学、人体测量学及影像学方法，在人体模特上实际点取、实际测量及 X 线检查对照，研究解决了大量腧穴定位分歧问题。其中，359 个穴位的定位采用了中国的方案，反映和代表了中国在这一领域标准化研究的最新水平。

新版国际标准《腧穴名称与定位》已于 2006 年 12 月正式颁布实施，2008 年 11 月 1 日正式实施。

但是，由于确有实用价值的腧穴数目是在不断变化的，比如，"乳中"一穴不针、不灸、没有任何治疗作用，仅作取穴标志，已经失去穴位的意义，应该淘汰；印堂、阑尾、胆囊、胰俞等穴理应归入正经，《腧穴名称与定位》也应该做出相应的调整。因此，笔者认为，现行的《腧穴名称与定位》，最好冠之于《传统腧穴名称与定位》的字样，则较为妥当。这也正是作者新著《王启才新针灸学》中没有采用《腧穴名称与定位》国际标准化方案的原因。

目前，印堂穴已经被归入了督脉，应该说是一个很大的进步。但是，却并没有一步到位，给人一种"犹抱琵琶半遮面"的感觉。因为位于两眉连线中点的印堂穴，编号本来应该是紧接着神庭穴标注为 D25。然而，新一轮国际标准化方案中，印堂穴的编号却接在了督脉最后一个穴位龈交的后面定为 D29。几年前的一次国际性针灸学术大会上，笔者在大会发言时曾就此提出质疑，国内的一位参与过方案的修订者竟然是这样回答的："路要一步一步地走，饭要一口一口地吃，第一步只能先归经，下一步才能考虑编号的问题。"这种对问题的解答着实令人大惑不解、啼笑皆非。

二十四、如何看待腧穴的作用

现代针灸教材论述腧穴的作用，仅仅只论及腧穴的治疗作用；而且就是治疗作用，也只提到局部治疗作用、远端治疗作用和特殊治疗作用，而忽视了最为重要的整体治疗作用。腧穴对人体的作用，与脏腑、经络有密切关系，应从生理、病理、诊断和防治疾病几个方面来全面认识。

1. **沟通内外，转输气血**　沟通内外，转输气血，是腧穴生理作用的基本点。腧穴是我国古代医家和劳动人民在长期同疾病做斗争的医疗实践中逐步发现的，为人体脏腑、经络之气血输注于体表的部位。人体绝大部分腧穴分布在经脉循行线上，它们与经脉的关系，犹如各种交通干线与沿线大大小小的车站、码头一样。由于经脉"内联脏腑、外络肢节"，"运行气血、营养周身"，也就决定了腧穴有沟通内外、转输气血的生理功能。腧穴既联系肌表的皮肉筋骨，又沟通体内的脏腑组织，从而才构成了腧穴－经络－脏腑这样一种贯通内外、联系上下的经络系统。腧穴既是脏腑、经络功能活动在体表的反应点，又是体表感受各种刺激的敏感区。这种特殊功能，决定了腧穴能作为针灸治病的施术部位。

2. **反映病证，辅助诊断**　人体在病理状态下，腧穴具有反映病证的作用。脏腑有病，可以通过经络的联系，在体表出现多种不同形式的病理反应点、反应区，表现在腧穴方面，主要有压痛、敏感、麻木、迟钝、舒适或皮下组织隆起、结节、松软、凹陷等。《灵枢·百病始生》载："察其所痛，以知其应。"《素问·刺腰痛论》所载："在郄中结络如黍米"，就是穴处有结节出现的病理反应。这些病理反应，都可以为脏腑、经络病证的诊断提供依据。腧穴是脏腑、经络之气血汇聚、转输的部位，特定穴与脏腑、经络的关系更为密切。所以，有关病理反应，在特定穴上体现最为明显。《灵枢·九针十二原》载："五脏有疾也，应出十二原。"《灵枢·背俞》载："则与得而验之，按其处，应在中而痛懈，乃其俞也。"例如，手太阴肺经的原穴太渊和背俞穴肺俞出现压痛或其他不良反应，可断定肺脏有疾；足厥阴肝经的原穴太冲和其背俞穴肝俞出现不适或其他异常变化，即可知病邪在肝；按压足少阴肾经的原穴太溪和背俞穴肾俞，指下有虚浮空软之感，表明肾经虚弱。

原穴、背俞穴如此，郄穴、募穴、八会穴、下合穴等也是如此。例如，足阳明经郄穴梁丘出现压痛，可见于急性胃痛；脾经郄穴地机出现敏感，常见于痛经；气之会穴膻中出现麻木，提示气病；血之会穴膈俞出现结节，预测血病；中府穴压痛，可诊断肺痨，且左侧压痛病灶在左，右侧压痛病灶在右；巨阙、膻中二穴敏感或迟钝，可确定心（经）或心包（经）的病变；大肠经下合穴上巨虚压痛见于肠痈；胆经下合穴阳陵泉出现结节或隆起，无外乎肝胆系统病变。

由于督脉腧穴、华佗夹脊和足太阳膀胱经腰背部腧穴与脏腑、肢体有着十分特殊的内在联系，在按压诊断内脏和肢体病证方面具有特殊的指导意义，所以，常常成为针灸临床循经按压的首要步骤和重要内容。

3. 接受刺激，防治疾病　腧穴不仅是气血转输的部位和病证的反应点，还是针灸防治疾病的刺激点。腧穴防治疾病，就是接受适当的刺激，以通经脉、调气血，使脏腑趋于调和，阴阳归于平衡。《千金翼方》中说："孔穴者，经络所行往来处，行气远入抽病也。"腧穴的防治疾病作用包括近治作用、远治作用、全身治疗作用、特殊治疗作用以及防病保健作用五个方面。

（1）近治作用：近治作用，也即局部治疗作用，是所有腧穴都具有的共同治疗作用。也就是说，人体的所有腧穴，均能治疗该穴所在部位及其邻近部位脏腑、组织、器官的病证。例如，眼区及其附近的睛明、承泣、四白、太阳等穴均能治疗目疾；耳区及其周围的耳门、听宫、听会、翳风等穴均能治疗耳疾；腹部的中脘、下脘、梁门、天枢等穴均能治疗胃肠病；膝部的膝眼、鹤顶、膝阳关、阳陵泉等穴均能治疗膝关节病。这种治疗作用，体现了"腧穴所在，主治所在"的治疗特点。

（2）远治作用：远治作用是十四经穴主治作用的基本规律，尤其是四肢肘、膝关节以下的腧穴更能治疗本经及表里经循行所及远端部位脏腑、组织器官病证。如《四总穴歌》中"肚腹三里留，腰背委中求，头项寻列缺，面口合谷收"就是远治作用的典型。这种治疗作用，体现了"经脉所过，主治所及"的治疗特点。

（3）整体治疗作用：有许多病证都表现出全身的症状，而不能用部位来表示。诸如发热、贫血、白细胞减少、失眠、高血压、低血压以及多种亚健康状态等。而人体有不少腧穴对这些全身性病证有着明显的治疗作用，这就是"整体治疗作用"，也即"全身治疗作用"。例如，合谷、外关、曲池、大椎清热解表，治疗热病；气海、血海、脾俞、足三里补益气血，治疗气血不足之证；安眠、心俞、脾俞、神门、足三里养心安神，治疗失眠；关元、肾俞、太溪、命门滋养肝肾，治疗肝肾不足之证，等等。

（4）特殊治疗作用：腧穴的特殊治疗作用，体现在以下三个方面：①部分腧穴的治疗作用有一定的相对特异性，如少泽通利乳汁，四缝治疗疳积，水沟救治昏厥，至阴纠正胎位等。②部分腧穴对机体的不同状态有良性的双向调节作用，如合谷、复溜既可发汗，又可止汗；中脘、内关既可止呕，又可催吐；天枢、足三里既可止泻，又可通便；神门、心俞既可治疗失眠，又可治疗多寐。③各类特定穴的各种特殊治疗作用。

总之，腧穴治疗作用的基本规律是所有腧穴都能治疗该穴所在局部及邻近病证；四肢肘、膝关节以下腧穴绝大部分都能治疗本经及表里经循行远端的病证；头面、躯干部位的腧穴大多以治疗局部、邻近病证为主；部分腧穴的治疗作用具有相对特异性、双向性，或有影响全身的作用。

（5）防病保健作用：人体有许多腧穴很早以来就被认为具有防病保健作用，诸如气海、关元、大椎、身柱、命门、足三里、三阴交、太溪、涌泉、风门、肺俞、脾俞、肾俞、膏肓等。据《铜人腧穴针灸图经》所记，东汉名医华佗就以足三里穴防治"五劳羸瘦、七伤虚乏"。

腧穴防病保健作用的产生，在施灸的刺激下最为明显。如《千金要方·灸例》载："凡宦游吴蜀，体上常须三、两处灸之，勿令疮暂瘥，则瘴疬温疟毒气不能着人。"宋代医书《医说》中云："若要安，三里常不干。"并以灸足三里预防中风："患风疾人，宜灸三里者，五脏六腑之沟渠也，常欲宣通，即无风疾。"《针灸资生经》也以灸足三里、绝骨（悬钟）穴预防中风，曰："凡人未中风一、二月前或三、五月前，非时足胫上忽酸、重、顽痹，良久方解，此将中风之候。急灸三里、绝骨四处三壮。"《扁鹊心书》的作者窦材以自己施灸长寿的切身体会告诉人们："人于无病时常灸关元、气海、命门、中脘，虽未得长生，亦可保百余年寿矣。"气海、关元属任脉要穴，又与脾、肝、肾三经交会，为人身元气汇聚之处和元阴、元阳交关之所，灸之补肾培元之力甚强。诚如《针灸资生经》所载："气海者，元气之海也，人以元气为本，元气不伤，虽疾不害，一伤元气，无疾而死矣。宜频灸此穴，以壮元阳。若必待疾作而后灸，恐失之晚矣。"腧穴能防病保健，使机体"正气存内，邪不可干"，显示了腧穴对机体全身阴阳气血的调理作用，也是中医"治未病"学术思想的体现。

二十五、腧穴的功能作用即"穴性"

什么是穴性？腧穴是否有穴性？穴性与药性之间的关系如何？腧穴功能药性化对针灸医学的发展是有利还是有弊？这都是当今针灸界乃至中医界十分关注的新话题。1999年6月18日，日本东洋学术出版社社长山本先生、日本《中医临床》杂志编辑部主任戴昭宇先生一行访问南京中医药大学，在与有关针灸专家、学者的座谈中，提出的第一个问题就是关于如何认识穴性的问题。可见，穴性问题非同小可。

笔者认为，腧穴的功能作用就是穴性，穴性是客观存在的，既是对腧穴主治作用的概括，也是决定腧穴主治范围的前提和基础。腧穴好比中医治病的药物，药物有药性，有各自的主治病证，而腧穴也有自己的主治病证，又怎么能没有穴性呢？笔者认为：针灸医学完全可以用药性的模式来类比、归纳穴性。诸如百会穴能救治昏迷、休克，即有"醒脑开窍、回阳固脱"的穴性；风池穴能治疗感冒，并用于耳鸣、近视等，即有"疏风解表、聪耳明目"的穴性。反过来看，知道了一个腧穴的穴性，也就知道了它的主治范围。例如内关的穴性是"宽胸理气、和胃降逆"，即可用于治疗因心肺疾病引起的胸痛、胸闷、心悸、咳喘，因胃肠病导致的胃痛、恶心、呕吐、呃逆、嗳气、反酸等；阳陵泉的穴性是"疏肝利胆、舒筋通络"，即可用于治疗因肝胆疾病引起的各种肝炎、胆管炎、胆石症、胆道蛔虫症以及一切与"筋"有关的病变如肢体痉挛、角弓反张、落枕、急性腰扭伤、关节扭挫伤等。穴性与主治之间，实际上存在着一种互为因果关系。研究穴性，是对腧穴主治作用认识的一种深化，有利于开拓腧穴的主治范围，有利于针灸临床选穴配方。这里，我们从强身保健、补益气血、宁心安神、醒脑开窍（急救）、回阳固脱（升压）、滋阴潜阳（降压）、祛风止痒、清热散寒、发汗止汗、止咳平喘、健脾化痰、止呕催吐、健胃消食、止泻通便、利尿消肿、理脾调经、止血、定痉、镇痛等方面结合临床应用，对穴性进行初步归纳、总结，以利后学。

1. **强身保健穴**　所谓强壮穴，通俗地说，就是对人体有补益作用的穴位。这些穴位从治病的角度而言，能够治疗一系列慢性虚弱性病证，如体虚感冒、神经衰弱、久泄、久痢、遗尿、遗精、阳痿、肺痨久咳、虚喘、贫血、低血压、乳汁不足、内脏下垂等；从防病的角度而言，可以强身壮体、防病保健、抗衰防老、益寿延年。

人体具有强壮作用的穴位有关元、气海、中极、脐中、中脘、膻中、百会、大椎、身柱、命门、风门、肺俞、心俞、膈俞、肝俞、脾俞、胃俞、肾俞、膏肓、足三里、太溪、复溜、涌泉、神门、内关、血海、三阴交等。如果用于强身健体、抗衰防老，一般多采用关元、气海、肾俞、足三里、涌泉、三阴交穴位按摩或施灸的方法。按摩可每日 1 ～ 2 次，每次每穴 5 ～ 10 分钟；艾灸可每日或 2 日 1 次，每次每穴 5 ～ 10 分钟。如果用于治病，则应根据不同穴位，选择指压、皮肤针、艾灸及拔罐等方法。

2. **补气穴**　所谓补气，就是补益人体的阳气以及六脏六腑之气（如肺气、心气、脾气、胃气、肾气等）。气海、关元、中脘、膻中、肺俞、心俞、脾俞、胃俞、肾俞、命门、足三里等穴就具有补气的作用。

肺气不足者，常常少气懒言、久咳、气喘、出虚汗、易感冒，可选用气海、关元、膻中、肺俞、足三里；心气不足者，常感气短、心慌、惊恐，并有失眠，可选用膻中、心俞、足三里；脾胃气虚者常有不思饮食、腹胀、腹泻、水肿、肢软无力、遗尿、脱肛、内脏下垂等，可选用气海、关元、中脘、脾俞、胃俞、足三里；肾气不足者常有遗精、阳痿、月经不调、腰膝酸软、遗尿、小便清长、耳鸣、虚喘，可选用关元、气海、肾俞、命门、足三里等穴。可分别用指压、按摩、艾灸、拔罐和皮肤针施术。

3. **补血穴**　人体具有补血作用的穴位有气海、膻中、膈俞、肺俞、心俞、肝俞、脾俞、胃俞、膏肓、足三里、悬钟、血海、三阴交等。

中医学认为，人体的血液由食物中吸收的精华部分变化而成，补血穴大多数同脾、胃、肝几个消化脏器有关。同时，补气可以生血，许多补气穴也具有补血功能。凡是患有贫血症的患者，都可根据自己的发病情况，选择上述有关穴位，运用艾灸法或皮肤针叩刺来升高红细胞、白细胞、血色素，以纠正贫血状态。如属饮食低下、营养不良引起的贫血，可选用血海、三阴交、脾俞、胃俞、足三里等穴施灸；如属气虚血少，可选用气海、膻中、肺俞、脾俞、足三里等穴施灸；如因造血机能障碍所致贫血，则可选用膈俞、血海、心俞、肝俞、脾俞、膏肓、悬钟、足三里施灸。

4. **安神穴**　安神穴即能够治疗神经衰弱、失眠、多梦、健忘、癔病、梦游、癫狂等病证，具有一定镇静作用的穴位。

中医学认为，人的神志不但与脑组织有关，与心也有一定联系。当脑、心的功能活动健全、正常时，人的意识、思维、记忆和睡眠等就处于积极、稳定的状态。反之，脑、心功能活动紊乱、失常，则容易发生上述病证。

对于神经衰弱、失眠、多梦、健忘等证，针灸治疗可选用百会、安眠、心俞、神门、内关、太溪、涌泉、三阴交等穴，施以指压、艾灸或以皮肤针轻轻叩刺（用于安眠，最好在夜晚临睡前进行），对于癔病、梦游、癫狂等，则可选用水沟、百会、大椎、内关、神门、后溪、合谷、太冲、丰隆等穴，施以艾灸或以指压重掐穴位，用皮肤针重叩出血（其中梦游和夜晚发作的癫痫，还应加用照海穴，狂证和白天发作的癫痫，还应加用申脉穴）。

5. **急救穴**　如果有人由于高热、中暑、低血糖、癫痫发作或中风等原因导致神志不清、胡言乱语、突然倒地、不省人事时，千万不要慌张，应立即采取急救措施，让患者尽快脱离险情，转危为安。

具有急救作用的针灸穴位有水沟、素髎、百会、大椎、气海、关元、脐中、内关、少商、中冲、合谷、太冲、隐白、大敦、足三里等。如果患者表现为昏迷不醒、血压升高、满面通红、牙关紧闭、双手紧握、呼吸急促气粗、喉中痰鸣、大小便不通，称为"闭证"，应急用水沟、百会、大椎、内关、少商、中冲、合谷、太冲、隐白、大敦穴，以指压重掐、针刺或三棱针点刺出血，刺激强一些让其苏醒；如果患者表现为神志不清、血压下降、面色苍白、眼口俱开、呼吸微弱、汗出不止、二便失禁、脉搏难以触及，称为"脱证"，应急用素髎、百会、大椎、气海、关元、脐中、足三里穴，施行艾灸或皮肤针轻轻叩刺，促使其阳气恢复，即可清醒。

6. **升压穴**　血压，即血液对血管壁所产生的压力。当一个人的血压值低于 90/60mmHg 时，就可以认为是"低血压"了。如果血压再低于 60/40mmHg 时，就是医学上常说的"休克"状态。

人体具有明显升压作用的穴位有素髎、水沟、百会、内关、太渊、足三里、三阴交。其中尤以素髎的升压作用最为显著。如遇有人因手术、外伤、分娩等失血过多或一氧化碳中毒（煤气中毒）后血压下降而休克，可急取素髎穴施行皮肤针叩刺或艾灸，血压可很快回升。对于平时血压偏低而伴有贫血、头昏眼花、心慌、乏力的人，则可经常在上述穴位施行指压、艾灸或用皮肤针叩刺，往往能够收到较为满意的升压效果。

7. 降压穴　一个人的正常血压应在 100～120/60～90mmHg，40 岁以下的成年人在安静状态下，血压超过 140/90mmHg 时，即可定为高血压。40 岁以上的中老年人，收缩压（俗称"高压"）可相对增高，一般规律是每增加 10 岁，收缩压也相应增加 10mmHg。舒张压（俗称"低压"）则始终是以 90mmHg 为标准的。超过上述标准，即应采取一定的降压措施。

常用降压穴有百会、大椎、曲池、内关、合谷、足三里、三阴交、太冲、涌泉、太溪等。一般多用指压按摩或皮肤针叩刺，也可选用艾灸疗法。大椎穴还可先用三棱针点刺出血，然后在局部加拔火罐，降压效果更佳。涌泉穴降压还可用发泡灸法，以吴茱萸 15g、桃仁 15g、面粉 9g 共研细末拌匀，加醋或鸡蛋清适量调成糊状做成 2 个药饼，夜晚临睡前贴敷于足心涌泉穴处，外以纱布包扎固定，次晨去掉，可连用数晚。血压正常后，1 周内再敷 1～2 次巩固疗效。

8. 祛风穴　祛风穴，顾名思义是能祛除风邪的穴位。人体有许多穴位，大都是以"风"来命名的，如风池、风府、风门、风市、翳风等，这些穴位都具有祛风的作用，故而均统属于祛风穴。

祛风穴的临证应用主要有以下几个方面。

（1）伤风感冒：体质虚弱的人，每逢气候变化，便易感受风邪，发生风寒感冒或风热感冒。这时，选用风池、风府、风门等穴按摩、施灸（风寒）或皮肤针叩刺（风热），可获良效。在感冒流行期间，对没有患病的人施以针灸，还能起到预防的作用。

（2）中风、面瘫：中医学认为，风邪侵犯人体经络，则发生中风（重症）、面瘫（轻症）。风池、翳风、风市也是常用主穴，可针可灸。

（3）风湿病：常年感受风邪，可使人产生关节、肌肉麻木、酸痛（痛无定处，呈游走样）。可选用上述祛风穴，另加有关部位穴，或针或灸或拔罐。

根据祛风穴的含义和临证应用情况，合谷、太冲、曲池、膈俞、百会、足三里穴也属于祛风穴的范畴。

9. 止痒穴　皮肤瘙痒是日常生活中常常出现的一种病证。可见于许多皮肤病（如荨麻疹、湿疹、牛皮癣、神经性皮炎等）。另外，黄疸、糖尿病、女子阴道炎、外阴白斑也常常伴有皮肤瘙痒。

曲池、合谷、血海、风市、足三里、三阴交、太冲、膈俞等都是常用的针灸止痒穴。一般多用皮肤针叩刺或指压按摩，较少用艾灸疗法。瘙痒较轻者轻轻叩刺，瘙痒较重者应加重刺激并叩刺出血。如果加用皮肤瘙痒的局部叩刺，则疗效更好。

对于皮肤病引起的瘙痒来说，刺激上述止痒穴本身就是一种主要的治疗措施。而对于其他内科病、妇科病伴发的瘙痒，针灸仅是一种辅助治疗方法，可以起到暂时的止痒作用。如欲根治，还需进一步从消除黄疸、纠正糖尿、清除白带、杀灭滴虫等方面综合治疗。

10. 退热穴　健康人的口腔温度通常维持在 36.5～37℃，腋下温度略低 0.5℃，肛门温度略高 0.5℃。

人体退热穴为数较多，主要有大椎、曲池、合谷、外关、尺泽、曲泽、鱼际、劳宫、少商、中冲、内庭、委中、大敦、涌泉、耳尖等。发热属于热证，只适合用指压、针刺、三棱针刺血、皮肤针疗法，而不宜用艾灸和拔罐疗法。

如属伤风感冒引起的发热，宜选用大椎、曲池、合谷、外关等穴，重力按压或皮肤针重叩出血，也可用较粗的缝衣针放火上烧红（高温消毒），待针体冷后，消毒耳尖或耳垂快速点刺出血。对于中暑、急性胃肠炎、细菌性痢疾等引起的高热，应选用曲池、合谷、尺泽、曲泽、委中、少商、中冲、大敦、内庭等穴重叩出血。结核病发热属于一种虚热，症见久咳、午后低热、夜间盗汗、手足心发热、咽干口燥、声音嘶哑等，可选用大椎、膏肓、尺泽、太渊、鱼际、劳宫、涌泉等穴，用指压、皮肤针轻刺激，也可适当使用艾灸或药物贴敷法。

11. 除寒穴　除寒穴是能够消除内脏组织以及肌肉、关节寒凉，具有温暖肢体作用的穴位。主要有脐中、气海、关元、中脘、命门、百会、大椎、足三里、膝阳关、三阴交、太溪、肺俞、脾俞、胃俞、肾俞等。

内脏组织感受寒凉之后，会出现腹痛（喜暖喜按）、肠鸣、腹泻、咳痰清稀、小便清长、四肢不温；肌肉、关节感受寒凉之后，会出现肌肉、关节酸痛，阴雨天加重，夜晚睡觉总感到四肢冰凉，不得安卧。不论是内脏组织受寒还是肌肉、关节发凉，均可选用上述除寒穴，加上相应关节部位腧穴，施以指压、皮肤针、艾灸、拔罐疗法，特别是艾灸、拔罐疗法，效果最理想。在出差、旅游途中发病，如果没有艾灸，也可用香烟灸，同样有效。

12. 发汗、止汗穴　人若患了伤风感冒，一般要通过发汗的治疗方法排除病毒和细菌，使疾病好转。有些身体虚弱的人在天气不热的情况下也常常出汗，叫作"自汗"。结核病患者出汗的特点是多出现于夜间睡眠之中，叫作"盗汗"。对于自汗和盗汗，就需要通过治疗来止汗。

针灸对"汗证"的治疗同药物治疗有所不同。药物发汗、止汗，所用方药是不相同的，而针灸治疗则都是取用大椎、合谷、复溜、阴郄、后溪、肺俞、足三里等穴，可针可灸。为什么会这样呢？这是因为针灸治病的道理主要是对机体的一种良性双向调节作用。机体患病，当时处于一种不正常状态，针灸治疗，就能把机体调节到正常的状态。结合"汗证"来讲，即无汗的可以发汗，汗多的就可以止汗了。

13. 止咳平喘穴　咳嗽和哮喘，是极为常见的呼吸道疾病。

针灸治疗咳嗽的有效穴位有列缺、尺泽、太渊、丰隆、足三里、膻中、大椎、身柱、肺俞、膏肓等。如果是风热咳嗽（咳痰色黄、浓稠），只针不灸；如果是风寒咳嗽（咳痰色白、清稀），则上述穴位用指压、皮肤针加艾灸（尺泽不灸），身柱、肺俞、膏肓还尤其适用拔罐疗法。

针灸治疗哮喘的穴位有膻中、天突、大椎、定喘、气海、关元、肺俞、肾俞、孔最等。如果是热喘（夏天发作或加重），选用大椎、定喘、天突、膻中、肺俞、孔最，用指压、针刺、皮肤针或药物贴敷疗法（三伏天治疗，称为"伏灸"）；如果是寒喘（冬天发作或加重），选穴同上，针灸、拔罐并用；如果是虚喘（少气懒言、动则喘甚），多选用气海、关元、膻中、肺俞、肾俞，针灸、拔罐并用。

14. 化痰穴　关于"痰"的含义和范围，中医比西医抽象而广泛。中医学认为，痰产生于脾胃，贮存于肺中，其形成与水湿过盛、停滞不行有关。

中脘、肺俞、脾俞、胃俞、内关、丰隆、足三里、三阴交、阴陵泉等穴都具有化痰作用。用于治疗咳喘痰多的气管炎、哮喘，痰蒙清窍的眩晕，痰蒙心窍的神志病（癫病、癫狂等），痰湿阻滞经络所致的肢体疼痛、麻木、瘫痪等。热痰（咳痰色黄、浓稠）和神志病，只针不灸；寒痰（咳痰清稀、色白）和痰湿阻滞经络所致的肢体疼痛，针灸、拔罐并用。

15. 止呕、催吐穴　呕吐，常见于急性胃肠炎、孕妇和晕车、晕船者。轻者呕吐清水、痰涎，较重者呕吐食物，更重者呕吐胆汁（苦水），凡此都需要止呕。而当发生食物中毒、酒精中毒、农药中毒的时候，就需要催吐，以便把胃中毒物尽早呕吐出来，减轻中毒症状。

针灸止呕和催吐，穴位也是完全相同的。有内关、中脘、建里、天突、脾俞、胃俞、膈俞、足三里、公孙等穴，但具体运用指压按摩和皮肤针叩刺时手法轻重不同。用于止呕，手法要轻；用于催吐，手法要重。

以上穴位用于止呃逆（俗称"打嗝"）也有较好的效果。

16. 消食穴　消食穴，就是能够帮助消化食物，治疗消化不良的穴位。如脾胃功能不好，或者脾胃功能虽好，但由于暴饮暴食（特别是生冷、油腻和不易消化的食物），超过了脾胃所能承受、消化的限度，就会出现消化不良。症见胃痛、腹胀、肠鸣、腹痛，或呕吐酸臭食物，或泄泻不消化食物。

中脘、建里、梁门、天枢、脾俞、胃俞、内关、公孙、足三里等穴都具有较好的消食作用。家庭保健一般可以采用指压按摩和皮肤针叩刺的方法加以治疗。如果引起消化不良的原因与受凉也有关系的话，并可加用艾灸和拔罐疗法。

17. 止泻、通便穴　针灸对人体的调节作用表现在止泻、通便方面也是比较明显的。许多穴位既能治疗肠鸣、腹泻（发挥止泻作用），又能治疗大便干结（发挥通便作用）。

具有止泻通便双重作用的穴位有中脘、天枢、大横、足三里等。通便可加支沟、丰隆、照海、内庭穴，用指压、按摩、针刺、皮肤针叩刺；止泻可加关元、脾俞、脐中、三阴交、公孙穴，针灸、拔罐并用。脐中还可用敷药疗法。

还有一种腹泻，表现为每天清晨5点左右腹中即隐隐作痛，如厕排出稀便后方见好转，俗称"五更泄"，多见于老年体弱肾阳虚者。治疗宜重点选用关元、气海、命门、肾俞、三阴交、足三里，以灸法、拔罐为主。

18. 利尿、消肿穴　利尿即通利小便，适用于小便不畅、点滴而下，甚或闭塞不通、小便全无，排尿时感尿道灼热、刺痛、时而血尿。利尿和消肿是密切相关的，不论是中医，还是西医，治疗水肿都采用利尿的方法。

具有利尿作用的穴位有中极、关元、气海、脐中、水分、肺俞、脾俞、肾俞、列缺、三阴交、阴陵泉、委中等。如属实证（尿道灼热、刺痛，或见血尿），多用指压、按摩、针刺、皮肤针叩刺；如属虚证（无力排尿、面色苍白、少气懒言、形寒肢冷），重点选用关元、气海、脐中、水分、水道、肺俞、脾俞、肾俞、三阴交，针灸并用。中极、脐中穴还可以施行药物贴敷疗法，如用麝香少许加田螺捣烂外敷；四季葱加食盐、白酒捣烂外敷，均有良效。

19. 调经穴　调经即调理月经。凡经期提前或推迟，经色时淡时红或夹有血块，经量时少时多（过少则闭经，过多则崩漏），都属于月经不调。

针灸调经有比较好的效果。常用穴有关元、气海、天枢、膈俞、肝俞、脾俞、肾俞、合谷、太冲、血海、三阴交、隐白、大敦。如属实证（经色深红夹有血块、心烦、口渴、胸胁乳房胀疼），只针不灸；如属虚证（经色淡红、质地清稀、面色苍白、腰膝酸软），则宜针灸并用。其中，天枢、合谷、太冲、大敦等穴用于实证；其他穴位多用于虚证。

20. 止血穴

（1）鼻出血：迎香、素髎、印堂、上星、大椎、风池、风府、膈俞、合谷、少商。用指压点按、皮肤针叩刺或行冷敷法。

（2）牙龈出血：实证（牙龈红肿溃烂、口臭、小便黄、大便干）选用膈俞、颊车、合谷、内庭、梁丘、大陵、足三里，只针不灸；虚证（牙根松动、耳鸣、腰膝酸软、小便清长）选用膈俞、颊车、合谷、足三里、太溪、照海、涌泉，针灸并用。

（3）咳血：膏肓、膈俞、肺俞、尺泽、孔最、太渊、鱼际、太溪、足三里，可针可灸。

（4）吐血：中脘、内关、足三里、郄门、膈俞、胃俞。指压、皮肤针轻刺激，也可加灸。

（5）尿血：关元、中极、膈俞、胃俞、肾俞、膀胱俞、足三里、三阴交、阴陵泉。以针为主。

（6）便血（包括痔疮、肛裂出血）：孔最、承山、三阴交、足三里、膈俞、命门、腰阳关。以针为主。

21. 止痉穴　止痉穴就是有制止抽搐（包括肌肉跳动、抽动、抖动在内）作用的穴位。

（1）高热抽搐：水沟、大椎、合谷、曲池、中冲、太冲。指压重掐、针刺、三棱针刺血或皮肤针重叩。

（2）小儿惊风：水沟、承浆、印堂、百会、大椎、肝俞、合谷、太冲。指压重掐、针刺、皮肤针重叩、三棱针刺血，或施行灯火灸。

（3）面神经痉挛（包括眼皮𥊃动）：四白、颧髎、阳白、风池、合谷、后溪、太冲，以针刺为主。

（4）癫痫、癔病发作：水沟、百会、大椎、合谷、后溪、太冲。指压重掐、针刺、皮肤针重叩、三棱针刺血。

（5）脑膜炎或破伤风引起的角弓反张：水沟、百会、大椎、筋缩、合谷、后溪、太冲、阳陵泉。指压重掐、针刺泻法、皮肤针重叩。

（6）小腿抽筋：承山、阳陵泉、昆仑、申脉、太冲、合谷、后溪。指压重掐，皮肤针重叩。

22. 宣通官窍穴　宣通官窍穴是指对眼、耳、鼻、口（包括舌、齿、咽喉）、前阴、后阴等五官九窍有治疗作用的腧穴。

（1）明目穴：承泣、四白、睛明、攒竹、丝竹空、瞳子髎、阳白、球后、鱼腰、印堂、太阳、风池、翳明、合谷、曲池、臂臑、养老、肝俞、光明、足三里等。可行针刺、指压按摩、皮肤针叩刺，头面部以外的腧穴还可加灸。

（2）聪耳穴：下关、听宫、翳风、耳门、听会、风池、肾俞、外关、中渚、养老、悬钟、足临泣、太溪、复溜、涌泉等。可行针刺、指压按摩、皮肤针叩刺，头面部以外的腧穴还可加灸。

（3）通鼻穴：迎香、鼻通、素髎、印堂、通天、风池、肺俞、合谷、足三里等。可行针刺、指压按摩、皮肤针叩刺，头面部以外的腧穴还可加灸。

（4）开舌窍：廉泉、聚泉、海泉、金津、玉液、风池、哑门、合谷、内关、通里等。可行针刺、指压按摩、皮肤针叩刺，头面部以外的腧穴还可加灸。

（5）固齿穴：承浆、颊车、下关、颧髎、合谷、内庭、照海、太溪、复溜、肾俞等。可行针刺、指压按摩、皮肤针叩刺，头面部以外的腧穴还可加灸。

（6）利咽穴：天突、列缺、尺泽、鱼际、少商、扶突、天容、合谷、内关、照海、太溪、三阴交等。可行针刺、指压按摩、皮肤针叩刺，头面部以外的腧穴还可加灸。

（7）前阴穴：会阴、曲骨、中极、关元、气海、命门、肾俞、肝俞、大敦、太冲、蠡沟、曲泉、阳陵泉、太溪、复溜、三阴交、足三里等。可行针刺、指压按摩、皮肤针叩刺，虚寒证还可加灸。

（8）后阴穴：会阴、长强、百会、大肠俞、孔最、承山、承筋、飞扬、上巨虚等。可行针刺、指压按摩、皮肤针叩刺，虚寒证还可加灸。

23. 镇痛穴

（1）头痛：前额痛取印堂、上星、百会、头维、阳白、攒竹、合谷、内庭；偏头痛取太阳、丝竹空、阳白、头维、风池、外关、足临泣；后枕痛取风池、百会、攒竹、天柱、后溪、昆仑；头顶痛取百会、上星、印堂、攒竹、风池、太冲、涌泉；偏正头痛取头维、阳白、风池、百会、印堂、太阳、外关、合谷；全头痛取百会、风池、印堂、太阳、阿是穴。各部头痛均用指压、按摩、针刺、皮肤针叩刺或三棱针点刺。

（2）眼痛：太阳、攒竹、丝竹空、阳白、合谷、太冲、光明、内庭。指压重按、针刺、三棱针点刺、皮肤针重叩。

（3）牙痛：上牙痛取颊车、地仓、内庭、太阳，指压重按、针刺、皮肤针重叩；下牙痛取颊车、地仓、合谷、承浆，指压重按、针刺、皮肤针重叩；虚火牙痛取颊车、合谷、太溪、照海、涌泉，以针为主。

（4）咽喉疼痛：少商、合谷、内关、列缺、照海，指压重按、针刺、皮肤针重叩，少商可行三棱针点刺出血。

（5）胸痛（包括冠心病、心绞痛）：膻中、内关、郄门、大陵、身柱、肺俞、心俞、膈俞、足三里、丘墟，指压重按、针刺、皮肤针重叩。

（6）乳痛：膻中、乳根、梁丘、合谷、太冲、肩井、足三里、内关，指压重按、针刺、皮肤针重叩。

（7）胁痛（包括胆结石、胆道蛔虫症）：期门、日月、阿是穴（即胁部痛点）、支沟、外关、阳陵泉、太冲、丘墟、悬钟，指压重按、针刺、皮肤针重叩，胁部疼点可加拔火罐。

（8）胃痛：实痛（胃脘部压痛拒按、口渴、小便黄、大便干）选中脘、梁门、至阳、内关、公孙、梁丘、足三里、内庭，指压重按、针刺、刮痧、皮肤针重叩；虚痛（胃脘部喜暖喜按）选中脘、梁门、脾俞、胃俞、足三里，指压轻按，皮肤针轻叩，并应加灸和拔罐。

（9）腹痛：实痛（腹部压痛拒按、小便黄、大便干结）选用中脘、天枢、关元、足三里、上巨虚、下巨虚，指压重按、针刺、刮痧、皮肤针重叩；虚痛（腹部喜暖、喜按、大便稀）选用中脘、天枢、关元、气海、脐中、足三里、三阴交，指压、按摩、皮肤针叩刺、艾灸、拔罐并用。脐中还可用生姜、葱白、炒盐外敷法。

（10）痛经：关元、气海、中极、天枢、三阴交、地机、脾俞、肾俞。实证（经前、经期腹痛，色紫暗有血块）宜指压重按、针刺、刮痧、皮肤针重叩；虚证（经期、经后腹痛，喜暖喜按，色淡红）宜针灸并用。

（11）腰痛：（包括肾结石绞痛）：实证（疼痛较重，多见于风湿、扭伤、结石）宜选用腰阳关、肾俞、腰眼、委中、殷门、水沟、后溪、昆仑，指压重按、针刺、刮痧、皮肤针重叩，风湿可加灸、拔罐；虚证（腰痛较轻、喜揉喜按、劳累加重）宜选用命门、肾俞、气海、关元、委中、太溪，指压轻按，皮肤针轻叩，加灸、拔罐。

（12）风湿、扭伤痛：根据风湿、扭伤所发生的不同部位，选择局部腧穴或阿是穴。风湿痛宜指压、按摩、针刺或针灸、拔罐并用、刮痧；扭伤者若皮下有青紫肿胀、瘀血时，宜三棱针点刺出血或皮肤针重叩出血后，加拔火罐。

第16章
针灸取穴解惑

一、不合理、不实用的指量法应该废除

以手指的长短、宽窄为依据定穴，称之为"指量法"。因为此法只限于自身使用，故又称"手指同身寸法"。其中，最基本的，要数以中指弯曲后中节形成的梯形腰部横线为1寸。然而，此长度由于不在手指边缘，临证是无法使用的，所以应予以淘汰。而代之以大拇指指节的宽度为1寸（《千金方》中还定中指顶节为1寸）；示、中二指并拢后第2指节的宽度为1.5寸；拇指或食指上两节的长度为2寸；食指、中指、无名指、小指并拢后第2指节的宽度为3寸，简称"一夫法"，为晋代医家葛洪所创（图16-1）。

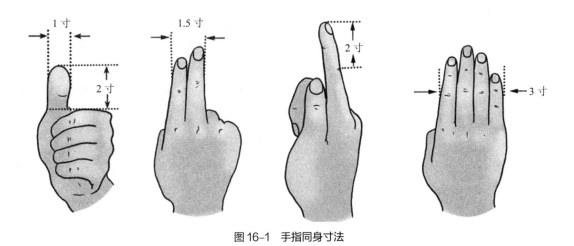

图16-1　手指同身寸法

二、"简易"而不准确

为了便于人们学习、掌握定位及取穴方法，历代医家创立了多种简单易行的方法：如两耳尖直上与头正中线交点取百会；两虎口自然平直交叉，食指尖所抵达处取列缺；站立时两手下垂，手指紧贴大腿外侧，中指尖端取风市……

然而仔细推敲和思量，就会发现，这些简单易行的定位、取穴方法其实并不准确，与相对准确度较高的"骨度分寸法"还有一定的差距。就拿"两耳尖直上与头正中线交点取百会"来说，"两耳尖直上"这条线就很难画准，向前或向后可以有不同的倾斜度；而"站立时两手下垂取风市"，更是与临床实际大相径庭（详见三、从"双手过膝"的刘备看风市定位取穴之误）。所以，针灸文献中介绍的各种简易取穴法，只能作为临床定穴的参考而已。

三、从"双手过膝"的刘备看风市定位取穴之误

风市穴，始见于晋朝针灸医家葛洪的《肘后备急方》中。在宋代以前，是作为经外奇穴。宋代王执中《针灸资生经》将其归入足少阳胆经，但尚未统一。在某些针灸文献如明代张介宾的《类经图翼》，仍旧将其视为经外奇穴。清代至今才统一归属足少阳胆经。

关于风市的定位取穴，古今针灸文献公认的有骨度分寸法和简便取穴法两种。前者为大腿外侧膝关节腘横纹水平线上7寸；后者为立正垂手时，中指尖端于大腿外侧正中线点到处。然而，笔者在针灸教学、临床工作中，通过对部分病人的测量发现，这两种定位取穴方法是完全不相吻合的，有值得提出商讨的必要。

1. 风市定位取穴古今文献复习

《肘后备急方》载："在两髀外，可平倚垂手，直掩髀上，当中指头大筋上。"《千金翼方》载："令病人起，正身平立，垂两手直下，舒十指掩着两髀，便点当手中指头髀大筋上。"《外台秘要》载："平立垂手，当中指头髀两筋间是也。"《针灸资生经》载："在膝外两筋间，立舒下两手着腿，当中指头陷中。"《针灸大成》载："膝上外廉两筋中，以手着腿，中指尽处。"《类经图翼》载："膝上七寸，外侧两筋间，令正身平立，直垂两手着腿，当中指头尽处陷中是穴。"《循经考穴编》载："穴在大腿外廉，垂手中指尽处。"全国教材《针灸学》1964年版载："大腿外侧，腘横纹上7寸，股外侧肌与股二头肌之间，当直立垂手时，中指止点处。"1979年版载："大腿外侧中间，腘横纹水平线上7寸，以手贴于腿外，中指尖下是穴。"

另外，清代卢之颐《学古诊则》有风市在膝上5寸之说；而《外台秘要》还认为黄帝三部针灸经无风市穴，此处恐是环跳，风市疑其别名。笔者认为，《学古诊则》所云，恐系足少阳胆经中渎穴之误；而《外台秘要》所论则是不足为据的，因为任何针灸文献均记载环跳在髀枢中，侧卧，伸下足屈上足取之，从来没有直立垂手取环跳穴的。

2. 风市定位取穴测量情况

（1）一般资料：随机测量100人，其中70名为中医学院在校学生，30名病人；发育均正常，肢体无畸形；男性65人，女性35人；年龄最大者62岁，最小者4岁。

（2）测量方法：被测量者取立正姿势站好，要求头部不要前低、后仰；两肩水平，勿向左右倾斜；腰部伸直，不挺腹、弯腰，双脚并拢；两臂自然下垂，手指紧贴大腿。先将中指尽端在大腿外侧正中点处做一标记，再以点穴用松紧带测穴尺一根，按骨度分寸法从髀枢（股骨大转子最高点）至膝中横纹水平线取19寸，最后观察所做标记至膝中横纹水平线的分寸。

（3）测量结果：按以上两种方法取风市穴，结果极不统一。骨度分寸与垂手中指端的差异波动范围很大，垂手中指端标记在膝上6～11寸。100人中，与文献所载的膝上7寸相吻合者仅10人，占10%，而在膝上8～9.5寸者却相对偏多（表16-1）。

表16-1　风市穴膝上骨度分寸测量结果

骨度分寸（膝上）	6	7	7.5	8	8.5	9	9.5	10	10.5	11
人　次	1	10	1	18	19	16	16	10	6	3
比例（％）	1	10	1	18	19	16	16	10	6	3

3. 风市的定位取穴法应予重新审定　鉴于以简便取穴法和骨度分寸法相对照所取风市穴的位置极不统一，笔者认为，这两种方法不能同时作为风市穴的定位取穴标志。若用简便取穴法，就不能参以骨度分寸；若取骨度分寸法，简便取穴法便应弃之，两者不可兼而用之。风市的定位取穴方法必须重新予以审定。笔者倾向于统一使用骨度分寸法，因其是人体取穴定位最主要的依据。如用简便取穴法，

则必然会因部分患者的四肢长短个体差异（诸如中国古代三国时代双手过膝的刘备）或不成比例而造成比较大的偏差。而且，上肢或手指残缺者还难以定穴，而按骨度分寸法取穴则无此弊。

四、骨关节病用穴误区——改"骨会大杼"为"骨会大椎"

详见第 5 章第五节"八会穴的临床应用"中的骨会。

五、章门不用细寻

记得还是 20 世纪 70 年代末的一次教师公开课上，一位教师讲授针灸治疗"胁痛"。在讲到针灸治疗处方时，他提到了足厥阴肝经的章门一穴，并以中国明代高武的《百症赋》中的"胸胁支满何疗？章门不用细寻"为引证说明：章门穴是治疗胸胁支满的主穴，比较容易定位取穴，所以不需要认真仔细地寻找。这显然是一个荒唐的误解。

明代高武的《针灸聚英》载有《百症赋》一首，赋中有云："胸胁支满何疗？章门、不容细寻。"说的是对于胸胁支满的病证，可取章门和不容二穴治疗。

胸胁支满，即胸胁胀闷不舒，大多由于肝胆、脾胃疾病所引起。在胸胁部位分布的经脉主要有足厥阴肝经、足太阴脾经和足少阳胆经，章门穴属于足厥阴肝经，位于胸胁，为脏之会穴、脾之募穴。刺灸本穴有明显的疏肝理脾、疏通胸胁部位经气的作用；不容穴属足阳明胃经，位于脐上 6 寸，旁开 2 寸的胸胁部位。

关于不容穴的主治，古今针灸文献一致记载能治胸胁支满而痛。如《针灸甲乙经》载："主胁下痛，心痛与背相引。"《铜人腧穴针灸图经》载："主腹满疼癖、胁下痛、胸背相引痛。"《循经考穴编》载："主胸胁积滞膨胀、膺背相引而痛。"《针灸聚英》《针灸大成》《类经图翼》等也都有相同记录，说明不容穴有宽胸理气止痛之功。章门和不容相配治疗胸胁支满，实乃相得益彰。

然而，这一对简而有效的配穴，在中国的《针灸学》全国教材（第 1～5 版）中，却成了"胸胁支满何疗？章门不用细寻。"以致引起不少人错误地理解为：章门穴治疗胸胁支满，不需要认真仔细地定位取穴。

第一，双穴改成了单穴，不符合《百症赋》配方的本义。此歌赋的体裁，多取对偶、排比句式，从下句"膈痛饮蓄难禁，膻中、巨阙便针"也可佐证上句"胸胁支满何疗？"应是章门、不容二穴。

第二，它造成了针灸取穴不必那么认真、也可马虎从事的错误。须知，古代针灸医家，不但讲究处方严谨，而且取穴也力求精确。在《百症赋》之首，便有"百证俞穴，再三用心"之告诫。这里所谓"用心"，一指在辨证的基础上，用心思考针灸处方的组合，即讲究科学性；二指在针灸操作时，对所选用的腧穴要用心定位，即强调准确性。否则，就难以做到"随手见功，应针取效"。正如《针灸聚英》注骑竹马穴云："岂有不得正穴，徒破好肉而能愈病哉？"在另一篇针灸歌赋《标幽赋》中，也有"取穴之法，必明分寸，取五穴用一穴而必端，取三经用一经而可正"之明训。古代先哲如此强调认真、仔细、准确取穴的重要性，怎么会提出哪一个穴位在临床操作时可以"不用细寻"呢？

追溯"不容"误为"不用"的根源，是从明代杨继洲《针灸大成》收录的《针灸聚英·百症赋》开始的。后世针灸学者多崇《针灸大成》而忽视《针灸聚英》，本是不公道的。《针灸学》全国教材中针灸歌赋的收集者也正是由于只录《针灸大成》而不看《针灸聚英》，才导致这一不应有的错误。中国历年出版的《针灸学》全国教材都沿用这种错误的说法，值得反思！

本文曾于 1984 年在中国《湖北中医杂志》第 4 期发表"宜将'不用'改为'不容'"一文，建议今后的《针灸学》教材中务必将《百症赋》此句中的以纠正谬误，正本清源。但十几年没有引起针灸学术界的注意。直到 1997 年，才由湖北中医学院（现湖北中医药大学）副院长孙国杰教授在其主编的全国教材《针灸学》第 6 版教材中作了更改。

第17章

针灸操作解惑

一、关于针灸刺激量的研讨

针灸刺激量是针刺刺激量和艾灸刺激量的总称。针刺刺激量是指在单位时间内针刺提插捻转的幅度、频率和强度的大小；艾灸刺激量是指施灸中艾炷的大小、艾灸壮数的多少和艾火的强度。

针灸刺激量的构成是以刺激强度大小和刺激时间的长短为主要因素，针灸治病必须达到一定的刺激量才能发挥其治疗作用。刺激量太小不足以驱邪，达不到治病目的；刺激量过大患者不易接受，且容易出现晕针、晕灸。不同的体质、病情、穴位、组织对针灸强度的反应各不相同，局部组织在单位时间内接受针灸的面积大小、次数多少不同，其强弱度也不相同。

1. 针法的刺激量 针灸临床常以患者对针刺感应轻重的反映来衡量刺激的强弱。强弱刺激的概念是我国现代针灸学家朱琏于 20 世纪 50 年代在北京为来华学习针灸技术的留学生授课时，根据巴甫洛夫神经学说和大脑皮质的兴奋、抑制性能而提出的。

（1）强刺激：提插、捻转的幅度大，频率快，针感强烈并朝四周及远端放散，可配合刮、摇、飞、捣针、电针等加强作用。适用于体质健壮、对针刺的耐受力强、有针刺经历的老病号。对于机能亢进的疾病如急性实证、热证、闭证、狂证、剧痛、痉挛等有抑制作用。

（2）弱刺激：提插、捻转的幅度小，频率慢，针感轻微，以针下得气为度，仅在局部有少许酸胀感。可配合弹法。适用于年老体弱、对针刺敏感（耐受力差）、新患者且精神紧张或虽有针刺体验但有晕针史者。对于机能减退的疾病如慢性虚证、虚脱、肌肉瘫痪、萎缩等有兴奋作用。

（3）中等刺激：提插、捻转的幅度和频率适中（介于上述二者之间），有轻微的针感放散，患者感觉舒适。可配以雀啄术。适合于一般体质和病情的患者。

因患者的体质和对针刺的耐受程度各不相同，对针刺强弱的感觉、要求也有很大差异。对针刺没有体验或过于敏感的人，即使刺激很轻也会产生较强的针感；而对针刺不敏感或"久经针刺考验"的人，即使刺激很强也只有轻微的感觉。医者临证应灵活运用四诊（望表情、听声音、问感觉、触摸针刺部位肌肉的紧张状况）来观察和了解患者对针刺强弱的反应。

增加刺激量的方法：①持续运针，积累刺激时间；②反复多次的间歇行针，综合间断刺激量；③增添刺激手段，如加用电针提高刺激强度。有了上述几种"量"变，就会导致刺激量的"质"变。

针刺治病，一般均以有了针感为原则（即以"得气"为度），不刻意追求刺激的强弱。正所谓"刺之要，气至而有效"（《灵枢·九针十二原》）。有的具有双向调节作用的腧穴，针刺的强弱会产生不同的治疗效果。如内关穴，止吐要用弱刺激；催吐却要用强刺激，好比中药处方中黄连少量时健胃、大量时清胃，大黄少量时止泻、大量时通便一样。

刺激量的强弱同补泻的关系古今都存在着很大的分歧，有"轻刺激为补、重刺激为泻"和"轻刺

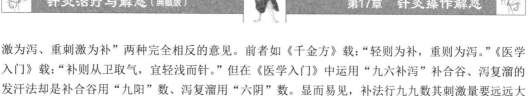

激为泻、重刺激为补"两种完全相反的意见。前者如《千金方》载："轻则为补，重则为泻。"《医学入门》载："补则从卫取气，宜轻浅而针。"但在《医学入门》中运用"九六补泻"补合谷、泻复溜的发汗法却是补合谷用"九阳"数、泻复溜用"六阴"数。显而易见，补法行九九数其刺激量要远远大于泻法所行的六六数。故现代著名针灸医家陆瘦燕认为，强弱刺激仅仅只是一个"量"的问题，并不是构成针刺补泻的因素。

2. 灸疗的刺激量　艾灸刺激量是指施灸中艾炷的大小、艾灸壮数的多少、艾火的强度和灸治时间的长短等因素的综合。灸法既然是利用温热刺激治疗疾病，就必须达到一定的量，决不能敷衍了事，仅以艾烟熏烤，皮肤表热里不热，达不到治疗目的。艾条灸的灸量主要与时间成正比，艾炷灸的灸量则以艾炷的大小、多少来计算。

灸量也要因人、因病、因施灸部位的不同而不同。一般而言，每穴以艾条灸3～5分钟、中小型艾炷（如同枣核或花生米大小）灸3～5壮为宜，至局部皮肤充血、出现红晕为度。

《千金方》载："凡言壮数者，若丁壮遇病，病根深笃者可倍于方数，其人老小羸弱者可复减半。"《外台秘要》载："凡灸有生熟，候人盛衰及老少也。衰老者少灸；盛壮肥实者多灸。"《扁鹊心书》载："灸四肢及小儿，艾炷如苍耳子大，灸头面，艾炷如麦粒大。"由此可知，凡年老体弱、妇女、儿童、新病、轻病、头面、胸部、手足艾炷宜小，灸量宜少；而身强力壮、重病、久病、腹部、背部、四肢肘膝关节上下艾炷可大，灸量可多。

施灸方法的不同，刺激量的大小也不相同。一般而言，艾条温和灸、艾炷无斑痕灸、艾炷隔物灸刺激较轻，刺激量就小；而艾炷斑痕灸刺激较重，刺激量就大。

《灵枢·背俞》载："以火补者，毋吹其火，须自灭也；以火泻者，疾吹其火，传其艾，须其火灭也。"这是说灸法也有补有泻，补法是施术过程中不需要把火吹旺，待其自燃，给机体以温热刺激，以施灸处皮肤出现潮红为度；泻法是施术过程中不断把火吹旺，使其火力加大，给机体以较强的火热刺激，使施灸部位皮肤产生灼热、疼痛感，灸后局部可见苍白色硬块，刺痛，继之出现水疱。

二、气至病所与迎随补泻

针刺腧穴都有一定的针向要求，首先是结合病位定针向，即从所针腧穴向病变部位针刺，此即"刺向病所"。"刺向病所"针法可以促进针感朝向病变部位放散，这种现象又称"气至病所"。

其次是根据补泻的需要定针向，如迎随补泻之补法要求顺经而刺，泻法则要求逆经而刺。古代医家认为顺经刺可以推动气血运行，起补的作用；逆经刺可以牵制气血的运行，起泻的作用。

从历代针灸文献来分析，迎随补泻中的"迎随"含义有三层意思：其一是指针刺补泻的统称，迎即泻法，随即补法。如《灵枢·九针十二原》载："逆而夺之，恶得无虚，追而济之，恶得无实，迎之随之，以意和之，针道毕矣。"《灵枢·小针解》载："迎而夺之者，泻也；追而济之者，补也"，即指此义。其二是指一种命名为"迎随"的补泻方法。如《难经·七十二难》载："所谓迎随者，知荣卫之流行，经脉之往来也。随其逆顺而取之，故曰'迎随'。"《针灸大成》载："迎者以针头朝其源而逆之，随者以针头从其流而顺之。是故逆之者为泻为'迎'，顺之者为补为'随'。"这种迎随补泻的操作方法有两种：一种是将针尖随着经脉循行的方向顺经而刺为补法，泻法以针尖迎着经脉循行的方向逆经而刺（古代医家认为顺经刺可以推动气血运行，起补的作用，逆经刺可以牵制气血的运行，起泻的作用）；另一种是在同一条经脉中顺经取穴、依次而针者为补；逆经取穴、依次而针者为泻。其三则是一种子母补泻法，《难经·七十九难》载："迎而夺之者，泻其子也；随而济之者，补其母也。"《针灸大成》载："虚则补其母，实则泻其子，此迎随之概也。"

从临床实践来看，针尖所刺的方向与针刺感应的放散方向、速度、强度均有着密切关系，对控制

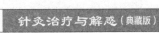

针感有很大的作用。正因为如此，本法在实际操作上有时与"气至病所"的指导思想相违背。比如，取合谷穴治疗实证风火牙痛，按"气至病所"的要求针尖应该朝腕关节方向顺经斜刺；而按"迎随补泻"法则应该逆经而刺。对于这样的矛盾，临证应该服从临床实践的需要，而不可拘泥于一种理论，生搬硬套。

三、不同刺灸工具和方法对补泻的影响

针灸治病有针法和灸法，使用的工具和操作的方法有所不同，对机体产生的治疗作用上也存在一定的区别。《灵枢·官能》载："针所不为，灸之所宜。"说明古人很早就认识到针刺与艾灸的性质、适应证以及对机体所产生的不同作用。正因为如此，针灸临床上对不同疾病的治疗总是要首先考虑刺灸方法的选择。

一般而言，针刺与艾灸相比，针刺的抑制作用大于兴奋作用，偏于清泻，用于新病、急症、实热证疗效较好，收效较艾灸快；艾灸的兴奋作用大于抑制作用，偏于温补，用于慢性久病和虚寒证尤宜，收效虽不像针刺治疗实热那样迅速，但疗效却较为持久。

《针灸大成·附辩》中以针刺偏于清泻、艾灸偏于温补为据，认为针刺只有泻的作用而没有补的作用，这是非常片面乃至错误的认识。受"古典必遵"的影响，尤其是像《针灸大成》这种皇宫御医所著的官方学术著作的影响，后世针灸工作者也普遍认为，不同的针灸工具和方法对机体所产生的补泻作用是不同的。毫针、皮肤针、皮内针属于补的针具和方法；而电针、火针、三棱针属于泻的针具和方法；国外甚至还有金针为补且作用持久、银针为泻且作用短暂之说。

如何理解不同刺灸工具及方法在刺灸操作过程中对机体产生的补泻作用？针灸界众说纷纭，分歧很大。目前相对比较统一的认识是倾向于刺激的强度，即轻刺激为补，产生兴奋性效应；重刺激为泻，引起抑制性效应。实验研究表明：对同一状态下的机体给予任何刺激，其刺激强度都是十分重要的参数。刺激强度的不同，所产生的机体反应也不同。一般而言，轻刺激量多产生兴奋性（补法）效应；重刺激多引起抑制性（泻法）效应。

各种各样的针灸方法尽管形式不同，操作各异，但其中都存在刺激量的问题，因为不同刺激量能引起机体的不同反应。刺激量是一定刺激强度作用于机体的积累值，比刺激强度具有更全面的内涵。因此，在机体功能出现不同变化时就需要采用与机体功能变化相适应的刺激量，才能有效地调整其功能，促使其恢复正常。例如，用弱电流刺激家兔中脘等穴，可兴奋胃运动；而改用强电流刺激，则使胃运动呈抑制状态。又如，当家兔直肠运动处于相对低落时，用一进三退（泻法）与三进一退（补法）两种不同手法，分别针刺上巨虚穴，结果获得两种截然相反的效应，即前者抑制，后者兴奋。

有人曾对坐骨神经痛患者针刺环跳、阳陵泉等穴时，采用轻重两种不同刺激方法，以血管容积描记器进行观察，轻刺激时，多呈血管扩张反应，重刺激时，则呈收缩反应。

但是，鉴于针刺的手法轻重与补泻的实际关系还不甚明了，既有诸如上述"轻刺激为补、重刺激为泻"的说法，也有相反认识的。所以，对有些病证的轻重刺激问题上，目前针灸界的意见还不大统一。诸如，对于胃下垂、肢体瘫痪等本属气虚血弱的病证，既有主张用轻刺激者，也有主张用重刺激者。因为非强有力的刺激，不足以调动神经机能的功能作用。

电针的刺激量虽强，但是，也不全属于泻法，因为有波型在其中起调节作用。连续波有抑制神经兴奋和镇痛作用，属于泻法的范畴；而断续波起兴奋神经和振奋肌肉的作用，当属补法的范畴；疏密波则介于二者之间，可视为平补平泻。

对于三棱针刺血疗法，大多认为针具粗大，刺激量也大，又要放出一定的血液，完全是一种泻法。此论忽视了刺血疗法在活血祛瘀作用的同时，还有推陈出新、祛瘀生血的补益功能。临床既能治疗虚证，

也可用于治疗实证和虚实夹杂的病证，如遗尿、脱肛、小儿疳积和多种慢性老年病。

应当看到，机械地看待某一种针灸方法对机体的或补或泻作用，本身就违背了一分为二看待问题、分析问题的辩证唯物主义的思想。如不可以因为艾灸法有比较好的温补作用，就认定它只属于一种补的治法。因为其温通经络的作用，也发挥了行气活血、化瘀止痛的效果，实际上属于泻法的范畴。正所谓"补中有泻，泻中有补"，如同"阴中有阳，阳中有阴"一样。

灸法有补有泻，在古典医著《黄帝内经》中早有明确论述。《灵枢·背俞》载："以火补者，毋吹其火，须自灭也；以火泻者，疾吹其火，传其艾，须其火灭也。"可见，在灸法中，"毋吹其火"的温和灸以及隔物灸，火力柔和，偏补；而直接灸，特别是瘢痕灸火力强盛，偏泻。火力柔和、偏补的隔物灸法，也是有补泻之分的，如隔蒜灸法清热解毒、消肿止痛，当属于清泻法，犹如"阴中有阳、阳中有阴"之理，不可拘泥一是。

至于拔罐法，常常被认为一般坐罐法刺激轻，属于温补法；而刺血拔罐或刺脓拔罐法刺激力强，还要通过负压的作用放出血或脓液来，属于泻法。其实，刺血拔罐法在活血止痛与排毒托脓的同时，兼有调整脏腑、促进组织修复的双重性。

刺激强弱对针刺的治疗效应有着一定的影响，例如，明代医学典籍《医学入门》中就有内关穴弱刺激止呕、强刺激催吐之说。一般认为，对身体虚弱者、慢性虚证针刺手法要轻，刺激量要小，否则难以承受，容易导致晕针；对身强体壮者、急性实证针刺手法可强，刺激量要大，否则不容易得气，难以奏效。针灸临床上对于面瘫初期主张毫针轻刺激，不宜电针强刺激；痢疾、阑尾炎等急性病证须强刺激、久留针；比较符合上述观点。

当然，我们也不可以过于看重针灸补泻在针灸治疗中的地位和作用。因为，针灸疗效的产生与机体的自身状态、腧穴的偏补偏泻特性和刺灸补泻手法等三大因素相关。三大因素中，机体的自身状态这个内因是最为主要和关键的，其次是腧穴的偏补偏泻特性，而刺灸补泻手法则是居于第三位的。过于看重针灸补泻在针灸治疗中的地位和作用，似有主次颠倒、喧宾夺主之嫌。

四、"烧山火""透天凉"手法质疑

"烧山火""透天凉"是针刺补泻操作中的复式手法，最早萌芽于《黄帝内经》。《灵枢·九针十二原》载："徐而疾则实，疾而徐则虚。"《灵枢·小针解》解释为"徐而疾则实者，言徐内而疾出也；疾而徐则虚者，言疾内而徐出也"。《素问·针解》进一步解释为"刺虚则实之者，针下热也，气实乃热也；满而泄之者，针下寒也，气虚乃寒也"。

到明代的《金针赋》正式命名为"烧山火""透天凉"。《金针赋》载："烧山火，治顽麻冷痹，先浅后深，慢提紧按，热至，紧闭插针，除寒之有准；透天凉，治肌热骨蒸，先深后浅，紧提慢按，徐徐举针，退热之可凭……驱运气血，顷刻周流，上下通接，可使寒者暖而热者凉，痛者止而胀者消，若开渠之决水，立时见功，何倾危之不起哉……此道幽深，非一言而可尽，斯文细密，久习而能通。岂世上之常辞，庸流之泛术。得之者若科之及第而悦于心；用之者如射之发中而进于目……有缘者遇针，其病皆随手而愈。"

综上所述，简而言之："烧山火"手法是慢进针快出针（三进一退）为补，可使针下热；"透天凉"手法是快进针慢出针（一进三退）为泻，可使针下寒。

"烧山火""透天凉"手法果真有那么神奇、那么灵验吗？据现代针灸文献所载，当代之中国针坛，先后有陆瘦燕（上海）、焦勉斋（山东）、管正斋（云南）、楼百层（浙江）、李志明（北京）、郑毓琳及郑魁山（甘肃）等数位针刺手法大师擅长此术。

但也有人按照《金针赋》"烧山火""透天凉"的方法去做，其热凉的出现率很低，或者针下热（即

"烧山火"）容易出现，而针下寒（即"透天凉"）不容易成功。

　　对于上述"烧山火""透天凉"手法成功者，有人评价说他们都是本着《金针赋》上传授的原则和方法去做的；而对于不成功者，又说他们只是简单地模仿《金针赋》的表面文字去做的，并没有领悟到赋文的精髓，因为这些手法既不是"庸流之泛术"，也不是"世上之常辞"云云。

　　网络上有文声称会用"烧山火"和"透天凉"补泻手法的为高水平医生。而针灸医生都说自己会用"烧山火"和"透天凉"，其实真正能够在穴位下面感觉烧得热和透得凉的针灸医生为数不多，在湖南所有的针灸医生和民间针灸医生真正掌握"烧山火"和"透天凉"的不超过5人。

　　我们知道，在20世纪30～50年代，中国最有名望的针灸权威是江苏的承淡安老先生，之后就是南京中医学院的邱茂良教授（从30年代起就一直追随承淡安先生，直到先师创办江苏中医进修学校之后）。承淡安先生在其针灸著作里只重点记述临床实用的针刺基本行针手法和辅助手法；而邱茂良教授在其著作尤其是主编的中国《针灸学》第1～5版国家教材中，论及针灸临床治疗产生效果的三大因素依次是机体状态、腧穴的作用和适当的针刺手法（针刺手法是排在很次要的第三位）。

　　也有人说"烧山火""透天凉"并不单单局限于手法，还需要各方面的配合（如辨证、配穴等），而在各方面条件成熟时，做"烧山火""透天凉"手法就会易如反掌。此说倒是与上面邱茂良教授在针灸教材中所说的三个因素近似。那么，比起机体状态、辨证、配穴（即腧穴的作用）来，手法又起了多少作用呢？

　　《中国针灸》杂志2000年第5期刊登了《邱茂良教授针刺手法与得气精要》一文认为："'烧山火''透天凉'在针灸临床上难以看出有什么特殊作用。"针对此说，有人指责道："南京中医学院的教授、针灸系导师邱茂良及其弟子们为当代针灸界的权威、精英，连'绕山火''透天凉'针刺手法的奥妙和特殊作用都不知道，低估了古代宝贵针法的作用。说明作者对针刺手法的特殊作用底气不足，对'烧山火''透天凉'针法没有发掘成功；也表明当今中国针灸医学在针法研究和临床应用的教学、医疗以及科研方面远远落后于明朝针灸鼎盛时期的水平。"

　　承淡安、邱茂良两位先生都是中国乃至世界中医针灸界赫赫有名的顶尖级教育学家、临床学家，比起前面提到的那些针灸手法大师们来说，承、邱二位堪称中国针坛的一代巨匠和泰斗。如果连这两位世界顶尖级针灸名家和学者都不懂"烧山火""透天凉"的精髓和操作手法的重要性，那么还有谁能更有资格对针灸复式操作手法说三道四呢？

　　认可"烧山火""透天凉"针法的人又说："烧山火""透天凉"针法只适宜《黄帝内经》记载的"神动而气先针行"者，用现在的话说就是"经络敏感人"，这种经络敏感人在现代人群中出现概率极低，仅2%～3%。这种说法无疑是给做不出"烧山火""透天凉"手法客观效果的一种体面的掩饰和台阶。

　　那为什么针下热（"烧山火"）容易出现，而针下寒（"透天凉"）不容易出现呢？那是因为受试者（尤其是第一次接受针刺的人）针刺时难免紧张，针刺局部的肌肉一紧张就会产生应激方应而出现肌肉收缩，肌肉收缩就会产生热量，这是一个基本的物理现象。这个时候测量局部皮温，当然就会升高。举个日常生活中的小例子：冬天人们在小便之后几乎都会打一个寒战（俗称"打激灵"）。为什么？因为人体的尿液温度通常高于体温，排出来的那些热气腾腾的尿液，自然会带走一部分体内的热量，为了补充这些流失的热能，机体会本能地通过打寒战的方式产生相应的热量来补充。这实际上就是所谓"烧山火"容易成功而"透天凉"难以出现的潜在因素。

　　古典针刺手法的作用被恶性夸张，事出有因。有的古代医家为了在患者心目中树立"神医"的高大形象，便将一些想象、推理出来的手法加以形容、夸大，搞得玄妙无穷、神乎其神，以显示自己是多么的了不起。他们的这种弄虚作假、华而不实的学术习气也受到过一些讲求科学、实事求是的医者抨击和反对。如明代著名针灸名医杨继洲就反对将针刺手法神秘化，抨击有些人在针刺时喜欢用衣袖掩盖双手，暗行手法，实际上是神乎其针，玄乎其技。他在《针灸大成》中这样写道："今医用针，动辄以袖覆手，暗行手法，谓其法之神秘，弗轻示人，惟恐盗取其法者，不知果何法也？"他还说："《金针赋》十四法，与夫青龙摆尾等法，可谓已尽之矣！舍此而求他法之神秘，吾未之信也。今若此者，不过之为诡妄，以欺人耳。纵为至巧，殆必神亦不佑，针亦不灵也。"同时，他还严肃指出一些医者的不良行医作风："有医置针于穴，略不加意，或谈笑，或饮酒，半晌之间，又将针拈几拈，令呼几呼，仍复登筵以饮，然后起针。果能愈病否乎？……若谈笑饮酒，不敬孰甚，安能愈病哉？业医者，当深长思矣！"现代不是有的针灸"名"家几十年临床生涯中本来都是浅刺学派的，竟然大吹特吹自己的"烧山火""透天凉"针法学术思想。想想看，扎针仅仅2～3分深，针体基本上都是"躺"在皮肤上的，从来就没有立起来过，能做得出来以分层深刺为主的"烧山火""透天凉"手法吗？

写到此，不由得回想起四十年前笔者跟随中国长春中医学院刘冠军教授进修针灸的情景：有一次老师要我抄写一篇老师关于针灸治疗中风后遗症的论文，治疗结果是痊愈率5%，有效率未及50%。同我们平时在杂志上看的"高治愈率、有效率"相差甚远啊！于是问老师：治愈率、有效率怎么就这么低呢？老师只认真地说了四个字："实事求是"。仅此一句，就让学生受益终身。

面对当今中医针灸界诸多不实事求是的临床疗效或达到国内外陷阱水平的实验报道，以及诸多的理论和临床上的学术腐败，让我们大声疾呼：中医针灸学术上的实事求是的学风早日回来吧！

五、关于"经期禁针"的临床及研究

在针灸临床工作中，我们常常发现一些中青年女性患者，在用针灸治疗其他疾病的过程中，由于月经期间没有停止治疗，使得本为很有规律、比较正常的月经产生了紊乱。为此，笔者曾经先后发表了"关于经期禁针之我见"（《中医杂志》，1983年第1期）和"经期能针灸吗"（《大众医学》，1991年第5期）的文章。文章刊出之后，先后收到过一些读者的来信，询问经期不宜针灸的原因。

1. 问题的提起　关于妇女针灸注意事项，古今针灸文献只注重孕期的禁针，提出怀孕3个月以下者少腹部禁针；3个月以上者上腹部、腰骶部禁针；孕妇体质虚弱或有习惯性流产史的，一些反应比较敏感而引起子宫强烈收缩的穴位如合谷、三阴交、太冲、肩井、至阴、昆仑等也应禁针或予轻刺激。对于经期是否适宜针刺这一点却没有论及。许多医生对经期不宜针灸也不清楚，因而由经期针灸导致的月经异常也就时有发生。

1977年8月23日，笔者从医于湖北中医学院（现湖北中医药大学）附属医院针灸科病房。首次查房中，即向几位女病人告知：如果月经来潮，就停针休息数日。这时，一位年近40岁的王姓患者（小学教师）向我诉说：自己的月经向来很有规律，每25天左右一行，每次持续3～4天，经量中等，颜色正常。2个月前，因患胃下垂住院针灸治疗，时逢经期，医生没有告知经期停针，故而照针不误，遂至月经闭止。7月发现月经将要来潮时，还未行经即有腰酸背痛，胸腹满闷，口渴但不想喝水。查舌尖有散在红色斑点，舌体右侧有一细长紫色瘀斑。各证所见，恰如《金匮要略》载："病人胸满，唇萎舌青，口燥，但欲漱水不欲咽……为有瘀血。"提示胞中（子宫）经脉气血失调而致血瘀经闭。当即为其针刺腹部的天枢穴，中强刺激，留针20分钟。当天下午，月经随即来潮，色暗红，夹有瘀块，量中等。3天后月经干净，诸证消失，继续治疗胃下垂，并嘱今后经期注意停针休息。9月20日月经再潮，一切如同往常。

2. 经期针灸的不良后果及原因剖析　经期针灸的不良后果，主要使正常的月经产生紊乱。或月经周期提前，一月两至；或月经推后，两月一行；或月经周期无定，时而超前，时而延后；经色常现紫暗；经质多偏浓稠；经量或多或少，多者以至于崩漏，少者以至闭经、痛经。

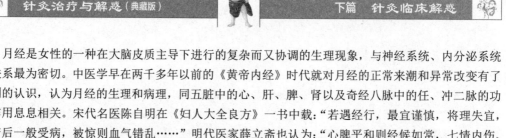

月经是女性的一种在大脑皮质主导下进行的复杂而又协调的生理现象，与神经系统、内分泌系统的关系最为密切。中医学早在两千多年以前的《黄帝内经》时代就对月经的正常来潮和异常改变有了深刻的认识，认为月经的生理和病理，同五脏中的心、肝、脾、肾以及奇经八脉中的任、冲二脉的功能作用息息相关。宋代名医陈自明在《妇人大全良方》一书中载："若遇经行，最宜谨慎，将理失宜，似产后一般受病，被惊则血气错乱……"明代医家薛立斋也认为："心脾平和则经候如常，七情内伤、六淫外侵、饮食失节、起居失宜、脾胃虚损、心火妄动则月经不调。"由此可见，经期畅达情志、保持心平气和、注重饮食起居诸方面的调摄，对于维持正常的月经生理是十分重要的。反之，经期精神紧张、情绪波动、饮食起居失于调摄、来自自然界的各种刺激，均能引起胞宫的气血失调，导致月经紊乱。针灸这个外来的刺激因素也能对正常的月经产生一定的不良影响。

经期由于大量经血的排出，有关脏腑、经脉的气血相对不足，对外界环境的适应力下降，对外来刺激的抵抗力减弱。针刺出现的酸、麻、胀、重、疼痛、游走的综合感觉使她们难以适应，从而引起精神紧张、情绪不稳，打破月经生理现象的内在平衡和正常规律，导致月经紊乱。

针刺能够引起局部肌肉紧张、血管收缩，局部血脉的收缩变化可以影响到全身，不利于月经期间经血的正常宣泄，往往会引起月经推后、经量减少，甚至痛经、闭经。

2014年2月底，中国河南省郑州市的一次全国针灸疗法培训班上，一位来自河南洛阳的35岁女学员正值经期来潮，第二天上午在自己身上做针刺关元、血海穴的练习，练针之后当天就停经了，并伴见小腹部坠胀不适。后经针刺天枢、合谷、三阴交2次，月经复潮。

针灸人体下腹部、腰骶部以及四肢部的一些穴位（如曲骨、中极、天枢、八髎、合谷、三阴交、昆仑、肩井等）有明显的行气活血化瘀作用，能够促使盆腔充血，增强子宫收缩。这不但是怀孕期间应该禁止的，月经期间也同样应该列为禁忌。否则，容易引起月经提前、经量过多，甚至形成崩漏之势。上海广慈医院妇产科在探讨以针刺治疗子宫颈癌的过程中，观察到针刺天枢穴，80%以上的患者针后出现血崩现象即是例证。

3. 经期针灸后异常情况的纠正　对于经期针灸后出现的各种异常情况，同样也可以用针灸之法予以调节、纠正。基本方法是针灸关元、三阴交、膈俞、足三里等穴，以治理胞宫，调和气血。再结合不同情况灵活加穴：月经提前和月经量多、崩漏加针太冲、大敦、太溪穴疏肝理气；月经推后和月经量少、闭经加针合谷、天枢、归来穴行气活血；月经先后无定（经乱）另加气海、血海调节气血；对于痛经者，另加地机、次髎、十七椎下调经止痛；兼有胸腹满闷者，另加膻中、内关、中脘穴畅达胸腹气机；伴发腰酸背痛者，另加肾俞、委中、腰阳关穴疏通腰背经络之气血。一般治疗3～5次之后，即可恢复正常。

综上所述，既然针灸这个外来刺激因素能对月经这一生理现象产生一定的不良影响，那么，经期禁止针灸的问题就应引起人们（包括针灸医生和患者）的足够重视。对于因患有其他疾病需要做针灸治疗的中青年妇女来说，如果平素月经周期和经色、经量、经质比较正常，月经期间最好不要进行针灸治疗，住院患者也应停止针灸，休息3～5日。如果月经周期、经色、经量、经质本来就不正常，或患有闭经、痛经、崩漏等妇科病证，为了调理月经，缓解疼痛，经期是可以做针灸治疗的。如果患有某些急性病证（诸如中暑、晕厥、昏迷、癔病、癫狂、抽搐、剧烈疼痛等），又恰逢月经来潮，为了救急，解除患者痛苦，也可以先施行针灸治疗，而后再针灸关元、气海、三阴交、血海、膈俞、足三里等穴，以做调经处理。

六、哺乳期也有禁忌

如上所述，关于妇女针灸注意事项，古今针灸文献只注重孕期的禁针，而对于经期是否适宜针刺却没有论及。同样，也忽视了哺乳期的针刺禁忌问题。

据古今针灸文献记载：针刺光明、足临泣2穴有明显的退乳作用，能够消除乳房胀痛，可用于治疗乳腺炎、乳腺小叶增生症和产妇因新生儿不幸夭折而导致的乳房胀痛。

《中医杂志》1959年第9期报道：陕西省延安医院一产妇婴儿出生即死，乳房胀痛，经针光明、足临泣二穴，乳胀1次即消；另一名助产士哺乳期患目赤肿痛，医者在不明真相的情况下为其针刺二穴（泻法），眼病治愈后随即出现乳汁不足。后经针灸合谷、曲池而纠正；《中国针灸》1985年第4期报道：针刺本穴光明、足临泣二穴（泻法）回乳13例，针后加灸。结果：1次退乳2例，3次退乳8例，4次退乳3例，全部有效。

哺乳期禁刺光明、足临泣，应同经期禁针一样纳入女性针刺注意事项中。

七、腕踝针疗法的全身分区和穴点可以同经穴挂钩

腕踝针疗法是一种在传统中医针灸疗法以及"全息"理论和实践的指导下，根据病证的不同部位而在腕、踝部选取相应刺激点，施行皮下浅刺术治疗疾病的疗法。

1. **躯干部分区**　躯干部的分区是以前后正中线（任脉、督脉）为标线，将身体由前而后划为6个纵行区（图17-1）。

1区：前正中线及两侧的区域，包括前额正中、眼眉、鼻、舌、牙齿、咽喉、气管、食管、心脏、腹部正中、前生殖器、会阴部、下肢内侧后缘。

2区：身体前面的两旁较为宽阔的部位，包

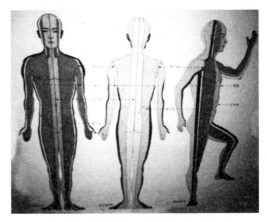

图17-1　全身分区

括颞前部、面颊、后牙、下颌、甲状腺、锁骨上窝、肺、心、乳房、肝、胆、脾、侧腹部、下肢内侧正中及前缘。

3区：身体前面的外缘的狭小区域，包括颞部、耳廓前缘、下颌角、侧颈部、腋前线向下以及下肢内侧前缘。

4区：身体前后的阴阳面的交界处，包括头顶、侧头、耳朵、侧颈、腋窝正中垂直向下的胁肋部以及下肢外侧前缘的狭小区域。

5区：身体后面的两旁，与身前的2区相对，包括头颈的后外侧部、肩胛区、背腰部及臀部外侧、下肢外侧正中区域。

6区：后正中线及两侧，与身前的1区相对，包括头顶正中及后枕部、项部、脊椎、背、腰、骶部、臀部及肛门、下肢外侧后缘区域。

以上6个区可以记为前后正中线及两侧是前面的1区、后面的6区；再两旁是前面的2区、后面的5区；身体前后阴阳面的交界处为4区，4区前面的极狭小区域为3区。

身体的上下以横膈为界，以胸骨末端（剑突）和两侧的肋弓的交界处为中心，画一条环绕身体前后的水平线，代表横膈。横膈线将身体两侧的6个区又分成上下两半，横线以上各区分别称为上1区、上2区、上3区、上4区、上5区、上6区；横线以下各区分别称为下1区、下2区、下3区、下4区、下5区、下6区。临床为表明症状是在左侧还是在右侧，又可称之为"左上1区"或"右下6区"等。

2. **四肢部分区**　四肢部的分区是以臂干线和股干线为四肢同躯干的分界。臂干线是一条环绕三角肌附着缘至腋窝的线，以此作为上肢与躯干的分界。股干线是一条自腹股沟至髂嵴的线，以此作为下

肢与躯干的分界。当两侧的上下肢处于内面向前的外旋位置并相互靠拢时，以靠拢处出现的狭缝为分界，前面的相当于前中线，后面的相当于后中线。这样一来，四肢的分区就可以按躯干的分区类推了。

3. **穴点的定位与主治** 穴点就是腕、踝部的进针点。在四肢部腕、踝附近的手三阴、手三阳和足三阴、足三阳经脉上定下与6个区相对应的点（即6个区投影于同侧腕、踝的相应6个刺激点）。

（1）腕部穴点和主治：腕部穴点大致在离腕横纹上约2横指环桡腕部的一圈处，从小指侧沿着前臂内侧向拇指侧、再从拇指侧经前臂外侧向小指侧旋转一圈。各点分别记为上1、上2、上3、上4、上5、上6。其中，上1、上2、上3在掌面小指侧的手少阴心经、正中的手厥阴心包经、拇指侧的手太阴肺经；上4在内外面阴阳交界的桡骨缘上（手阳明大肠经），上5、上6分别在尺桡骨之间（手少阳三焦经）和小指侧（手太阳小肠经，图17-2）。

上1：掌面腕横纹尺侧缘上2横指，紧靠尺侧（小指侧）屈腕肌腱（手少阴心经）。主治前额痛、面神经麻痹、眼肌痉挛、三叉神经痛、目疾（结膜炎、视力障碍）、鼻病（鼻塞、流涕）、口舌生疮、流涎、前牙肿痛、咽喉肿痛、扁桃体炎、声音嘶哑或失语、感冒、咳喘、心悸、心前区胸闷、心绞痛、胃脘痛、食欲减退或厌食、恶心呕吐、呃逆、眩晕、失眠、精神障碍、癫痫、寒战、潮热或盗汗、多汗或少汗、感觉麻木、皮肤瘙痒、手少阴心经循行区域病变等。

上2：掌面腕横纹中点上2横指（掌长肌腱与桡侧腕屈肌腱之间，手厥阴心包经，图17-3）。主治颞前部痛、颌下肿痛、后牙痛、胸痛、胸闷、乳房胀痛（回乳）、哮喘、胸胁疼痛、肋间神经痛、手心热痛、手厥阴心包经循行区域病变、掌面指端麻木等。

成都岐黄轩2016年重庆新浮刺疗法培训班学员周泽新10月14日微信分享：前晚夜宵6人喝酒时间，一位56岁女士左胁下早上就痛，席间我以腕踝针在左腕上2区一针，留针3分钟后疼痛消失，实属预料之外。有的病痛腕踝针快过于麻醉很欣慰，感谢王教授传授的好技术！

上3：掌面腕横纹桡侧（拇指侧、桡动脉桡侧、手太阴肺经）上2横指图（图17-4）。主治耳前部疼痛、腮腺炎肿胀疼痛、胸胁疼痛、手太阴肺经循行区域病变等。

北京中推2016年10月河南开封新浮刺疗法培训班女学员胡某10月28日微信分享：用上2区、上3区治疗一例大拇指、食指和中指麻木5年的患者，一次治疗麻木感减轻约50%左右。

上4：腕背横纹桡侧（拇指侧、手阳明大肠

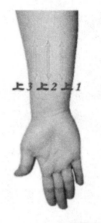
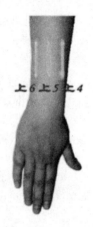

图17-2 腕部穴点

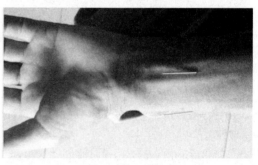

图17-3 上2区

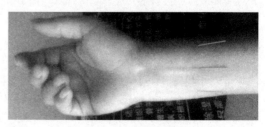

图17-4 上2、3区

经）的桡骨缘上2横指。主治头顶痛、耳痛、耳鸣、幻听、下颌关节炎、肩关节前侧痛（三角肌前缘处）、胸胁疼痛（腋中线部位）、肘关节痛、手阳明大肠经循行区域病变、拇指关节痛等。

上5：腕背横纹中点上2横指（尺、桡骨之间，手少阳三焦经，相当于外关穴，图17-5）。主治头痛、头昏、眩晕、晕厥、项背疼痛、脊柱颈胸段疼痛、肩关节酸痛（三角肌后缘处）、上肢感觉及运动功能障碍、手少阳三焦经循行区域病变、腕关节疼痛、手背及指关节疼痛等。

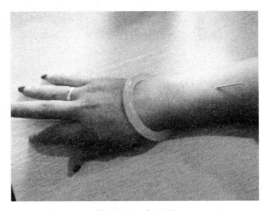

图17-5　上5区

北京中推2016年10月河南开封新浮刺疗法培训胡某10月22日微信分享：我班女学员杨某，二十多年前分娩后没有忌冷水，导致右手中指疼痛，局部关节微肿，影响活动。上课中演示腕踝针，经用上5区（针尖向下），当即疼痛完全消失。好神奇的疗效啊！

北京中推2016年10月河南开封新浮刺疗法培训班，陕西学员武某长期电脑工作，形成"鼠标手"，右手中指、食指、无名指关节经常疼痛，打电脑时更是明显疼痛。上课中演示腕踝针，经用毫针针刺上4、5、6区（针尖向下），当即疼痛完全消失。

上6：腕背横纹尺侧上2横指（小指侧、尺骨尺侧边缘、手太阳小肠经，图17-6）。主治后头痛连及项背、脊柱颈胸段疼痛、肩关节后侧疼痛（三角肌后缘处）、手太阳小肠经循行区域病变、手背小指侧冻伤、小指关节疼痛等。

北京中推2016年合肥新浮刺疗法培训班，西安学员李某10月2日分享：患者，女，55岁。年轻时右肩有时候会痛，忍一忍就好了。最近病

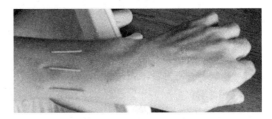

图17-6　上4、5、6区

情加重，右肩关节白天疼痛，半夜更甚，常常会疼醒，影响睡眠。右肩关节活动受限，不能上举、外展和后伸。已经连续3个月左右，贴膏药、吃药都未见效果。2016年9月26日来治，第一次用腕踝针从手臂外侧4、5、6区进针，胶布固定，留针到第二天下午，患者过来说晚上睡觉没有疼痛，睡了个好觉，非常高兴！但是活动还是有些受限，到一定高度还是疼痛。再用浮刺法对准痛点进针，摇针疼痛减轻留针，再加用腕踝针4、5、6区留针。连续治疗3天，各方面症状都改善了。右肩活动恢复，可以上举、外展、后伸。

（2）踝部穴点和主治：踝部穴点大致在离内踝和外踝隆起部最高点以上约3横指环绕小腿一圈，从跟腱内侧经内踝上、足胫上、外踝上、回到跟腱外侧。各点记为下1、下2、下3、下4、下5、下6。其中，下1、下2、下3分别在小腿内侧面的足少阴肾经、足太阴脾经和足厥阴肝经，下4、下5、下6分别在小腿外侧面前缘（胫上）的足阳明胃经、正中的足少阳胆经和后缘的足太阳膀胱经（图17-7）。

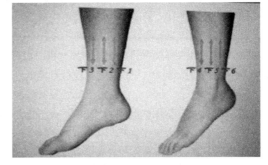

图17-7　踝部穴点

下 1：在跟腱内缘（足少阴肾经），主治胃脘部疼痛、脐周疼痛、胆道蛔虫症、下腹部疼痛、遗尿、尿频、尿急、尿痛、尿失禁或尿潴留、痛经、带下、阴痒、下肢内侧后缘循行区域病变、腘窝内侧痛、腓肠肌痉挛、足跟痛等。

下 2：在胫骨内侧后缘（足太阴脾经），主治胁肋疼痛、肝区疼痛、侧腹部疼痛、消化不良、过敏性肠炎、腹股沟淋巴结炎、下肢内侧正中区域（大腿及膝关节内侧）疼痛、内踝关节疼痛等。

下 3：胫骨前缘向内 1cm 处（足厥阴肝经），主治下肢内侧前缘病变、膝关节及髌骨内侧疼痛等。

下 4：胫骨前嵴与腓骨前缘的中点（足阳明胃经），主治侧腰痛、下肢外侧前缘疼痛或麻木、股外侧皮神经炎、膝关节疼痛、下肢痿痹瘫痪、感觉及运动功能障碍、足背疼痛、跖趾关节疼痛等。

下 5：小腿外侧中央，靠腓骨后缘（足少阳胆经），主治腰背疼痛、臀部中央疼痛、髋关节疼痛、下肢外侧正中区域疼痛或麻木、外踝关节炎及扭伤疼痛等。

下 6：靠跟腱外缘（足太阳膀胱经），主治腰骶椎病痛（急性腰扭伤、腰肌劳损、骶髂关节炎、尾骶骨疼痛、便秘、脱肛、痔疮、下肢外侧后缘区域疼痛或麻木、坐骨神经痛、腓肠肌痉挛、脚前掌疼痛、趾端麻木等）。

八、"雷火神针"当为"雷火神灸"

现代的艾条灸法是在明代兴起的"太乙神灸""雷火神灸"的基础上发展起来的，就是用艾绒拌和药末做成圆柱形的艾卷。其优点是使用方便，易于掌握热度的强弱及施灸时间的长短，故为现代临床所常用。

"太乙神灸""雷火神灸"，见于明代朱权的《寿域神方》中，原名分别为"太乙神针""雷火神针"。《针灸大成》称之为"雷火针法"，现代教材也沿用古名。因其并非针具，而是灸法，故本应更改名为"太乙神灸""雷火神灸"方为贴切。

重庆有一家专门从事"雷火灸"的保健馆，已经将"雷火神针"改为"雷火灸"了。希望我们的国家教材也能够实事求是，学习一下这种科学而严谨的治学态度。

九、对"热病可灸"的分析

灸法本属温热刺激，火性属阳，热能伤阴，故凡热证、阳证、实证和阴虚阳亢之证如高热惊厥、神昏谵语、中暑、中风闭证、吐血、咯血等均不宜使用灸法。《伤寒论·辨太阳病脉证并治》载："脉浮热甚，而反灸之，此为实，实以虚治，因火而动，必咽燥吐血。微数之脉，慎不可灸，因火为邪，则为烦逆，追虚逐实，血散脉中，火气虽微，内攻有力，焦骨伤筋，血难复也。"可见如果实热证、阴虚火旺之证误用灸法，火热内攻，往往添助有余之阳气，更加损耗不足之阴血，甚至焦骨伤筋，而成坏病，造成不良后果。如遇灸后目赤、眩昏、咽干口燥，可急灸下部穴而解。

然而，由于盛行灸法的唐、宋时代也有不少针灸文献记载热性病证用灸的例子，于是乎，现代有人提出了"热病可灸"的论点。细加分析，唐、宋时代的许多灸疗文献记载的热证用灸的例子，绝大多数是疮疡痈疖之类的外科病证，较少有内脏方面的热性病证。为什么？因为疮疡痈疖只要成脓溃破，也就转向痊愈了，而灸疗恰恰可以助热促其脓成。这种"以热助热"的治法，颇有些类似"以毒攻毒"疗法，但如果用于内脏的热性病证就有火上浇油之弊。

针灸临床已有观察表明：用"瘢痕灸法"治疗老年性慢性支气管哮喘，对寒性病证的有效率可高达 97.8%，而对热性病证的有效率仅 41.8%。如此悬殊的疗效差异，反证了大部分热性病证是不宜施行温灸疗法的。热证宜清，寒证用灸，才是针灸治病疗疾的基本规律。

十、"治神守气"是针灸治疗的第一原则

《素问·宝命全形论》载："凡刺之真，必先治神……经气已至，慎守勿失。"旨在言明治神守气是针灸治病的基本原则。然而，这一重要的针灸治疗原则，在笔者主编的新世纪国家高等中医药院校规划教材《针灸治疗学》（第1版、第2版）之前，却没有被纳入针灸治疗原则之中去。

1. 治神 所谓治神，一是在针灸施治前后注重调治患者的精神状态；二是在针灸操作过程中，医者专一其神，意守神气；患者神情安定，意守感传。可见治神贯穿于针灸治病的全过程之中。

《灵枢·官能》载："用针之要，无忘其神……徐语而安静，手巧而心审谛者，可使行针艾。"唐代孙思邈《千金要方·大医精诚》载："凡大医治病，必当安神定志。"提示我们在施行针灸治疗之前，医者必须把针灸疗法的有关事宜告诉患者，使之对针灸治病有一个全面的了解和正确的认识，以便稳定情绪，消除紧张心理，这对于初诊和精神紧张的患者尤为重要。

在致病因素的影响下，人体会发生一些器质性病变或功能性障碍等一系列病理现象。与此同时，人体内的抗病机制也会调动起来，产生一系列生理反应以与病邪做斗争，这种现象在《黄帝内经》中称为"正邪共会"，现代中医学则称之为"正邪交争"。《灵枢·九针十二原》中指出，"神客在门"。"神"指正气，也就是抗御疾病的因素；"客"是邪气，亦即各种致病因素。如果抗御疾病的因素能充分动员起来，就能拒病邪于机体之外。正所谓"正气存内，邪不可干。"针灸具有"治神"的作用，就是通过治理神气，调动和加强抗御疾病的积极因素，从而消除导致疾病的消极因素。

古人十分注重针灸医生的服务态度，因为医者在为患者做针灸治疗的过程中的态度，既影响到患者的心理活动，同样也会影响到医者自身操作的准确性。在与患者的接触中，医护人员的言行举止和表情也都相当重要，好的服务态度才能营造治疗室良好的气氛，取得患者的信赖和配合，医生在患者心目中的地位和声望也会逐渐提高。

《素问·举痛论》载："惊则心无所依，神无所归，虑无所定，故气乱矣。"《灵枢·终始》载："大惊大恐，必定其气乃刺之。"金元时期窦汉卿《针经指南·标幽赋》载："凡刺者，使本神朝而后入；既刺之，使本神定而气随；神不朝而勿刺，神已定而可施。"对于个别精神高度紧张、情绪波动不定以及大惊、大恐、大悲之人，应暂时避免针刺，以防神气散亡，造成不良后果。而对于一些患疑难病证、慢性痼疾或以情志精神因素致病者，还应在针灸治疗期间多做深入细致的思想工作，使他们能够充分认识机体状态、精神因素对疾病的影响和作用。鼓励他们树立并坚定战胜疾病的信心，积极配合治疗，加强各方面的功能锻炼，促使疾病的好转和身体康复。正如宋代赵佶《圣济经·知极守》云："治病之道，必观其态，必问其情，以察存亡得失之意。其为治也，告之以其败，语之以其善，导之以其便，开之以其所苦……盖以神受则意诚，意诚则功效倍故也。"

2. 守气 针灸疗法所言之气，主要指经气。经气即经络之气，也称"真气"，是经络系统的运动形式及其功能的总称。《灵枢·刺节真邪》载："用针之类，在于调气。"经气的虚实是脏腑、经络功能盛衰的标志。针灸治病十分注重调节经气的虚实，也就是发挥对脏腑、经络的调节作用。经气在针灸疗法中的体现有得气、气行、气至病所等形式。而得气的快慢、气行的长短、气至病所的效应，常常又与患者的体质、对针刺的敏感度、取穴的准确性、针刺的方向、角度、深度、强度及补泻手法等因素密切相关。在这些众多的因素中，医者的治神守气，患者的意守感传往往对诱发经气、加速气至、促进气行和气至病所起到决定性的作用。

《灵枢·九针十二原》载："粗守形，上守神。"守神也即守气，守气的过程也含有治神的内容，守气必先治神。清代吴谦《医宗金鉴·刺灸心法要诀》载："凡下针，要病人神气定，息数匀，医者也如之。"可见，治神绝非只是医者治患者之神，医者自身也有一个治神、正神的问题。《素问·诊要经终论》

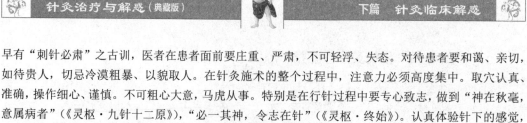
早有"刺针必肃"之古训，医者在患者面前要庄重、严肃，不可轻浮、失态。对待患者要和蔼、亲切，如待贵人，切忌冷漠粗暴、以貌取人。在针灸施术的整个过程中，注意力必须高度集中。取穴认真、准确，操作细心、谨慎。不可粗心大意，马虎从事。特别是在行针过程中要专心致志，做到"神在秋毫，意属病者"（《灵枢·九针十二原》），"必一其神，令志在针"（《灵枢·终始》）。认真体验针下的感觉，仔细观察患者的神色和表情，耐心询问患者的主观感觉，既察言又观色。如气不至，则可恰当运用切、扪、循、按等行气辅助手法，或巧妙配合语言暗示，以诱发经气的出现。一旦针下气至，就要"密意守气"，做到"经气已至，慎守勿失……如临深渊，手如握虎，神无营于众物"（《素问·宝命全形论》）。

从患者言，针前安定情绪，消除紧张心理，愉快接受针灸治疗，能为守气打下良好的基础。在针灸施治过程中，患者也应平心静气，放松肌肉，全神贯注，意守病所。如能在医者进针、行针过程中配合作呼吸运动，其意守感传的效果会更好。西晋时陈寿《三国志·方技传》中记载的名医华佗在为人针灸治病时"下针言：'当引某许，若至，语人'。病者言：'已到'，应便拔针，病亦行瘥。"这就寓意着治神守气的科学道理。

综上所述，治神与守气是充分调动医者、患者两方面积极性的关键措施。医者端正医疗作风，认真操作，潜心尽意，正神守气；患者正确对待疾病，配合治疗，安神定志，意守感传。既体现了医者的良好医德，又贯穿了"心理治疗"于其中。所以能更好地发挥针灸疗法的作用，提高治疗效果。同时，还能有效地防止针灸异常现象和意外事故的发生。

十一、针灸临床是否需要辨证论治

1999 年 6 月 18 日，日本东洋学术出版社社长山本先生、日本《中医临床》杂志编辑部主任戴昭宇先生一行访问南京中医药大学，在与有关针灸专家、学者的座谈中，提出的穴性问题已如前述，另一个问题就是关于针灸临床是否需要辨证论治的问题。

辨证论治是中医学的精华之一，适宜于中医临床各科，针灸临床也不例外。理由很简单，针灸医学是建立在中医学基础理论之上的，也就不能脱离中医理论的指导。

针灸的理、法、穴、方、术是针灸临床辨证论治的一套方法。理，既是中医学的基本理论，如阴阳五行、脏腑气血，又有针灸医学的核心理论经络、腧穴；法，既指中医治病大法，又指针灸治疗方法；穴、方即选穴配方；术即针灸操作技能。理、法、穴、方、术应该贯穿于针灸治病的自始至终。

例如，感冒，穴取大椎、风池、风门、合谷，风寒宜针灸并用，重用灸法；风热宜针刺泻法或点刺出血。内脏疼痛应辨虚实，如胃肠实热积滞而痛，当用清泻法；而虚寒性腹痛则当用温补法；胃痛之饮食积滞型宜取中脘、建里、足三里，只针不灸，泻法；脾胃虚寒型宜取中脘、脾俞、胃俞、足三里，针灸并用；肝气犯胃型宜取期门、梁门、太冲、行间，只针不灸，泻法。肾虚腰痛的患者，宜选用委中、气海、肾俞，针补加灸；急性腰扭伤者就应以委中、腰阳关点刺出血。

体表痛证是否可以不辨证论治？回答是否定的。体表疼痛也应根据经络分布进行辨证论治，只不过辨证论治的具体方法有所不同，主要按经络辨位归经。如前额痛治在阳明，偏头痛治在少阳，后头痛治在太阳，头顶痛治在厥阴。坐骨神经痛沿下肢后缘放散的治在足太阳，沿下肢外缘放散的则治在足少阳。

纵观古今针灸临床实践，遵循辨证论治与不辨证论治在治疗效果上是大不相同的。辨证论治是有的放矢，针对性强；非辨证论治则带有极大的盲目性，碰上对症的，疗效就好，否则，疗效就差。如前所述，对风热证用灸，对肾虚腰痛刺血，都是与针灸治疗原则背道而驰的，不但治不好病，甚至还会加重病情。《黄帝内经》称之为"补泻反则病益笃"。试想：对于外感表证如果不进行辨证论治，风热误用针补加灸，无异于火上加油；风寒反用"透天凉"手法，岂不是雪上加霜？这就违背了"虚则补之，实则泻之，热则疾之，寒则温之"的针灸治疗原则，误犯"虚虚实实"之戒。

426

十二、针灸临床必须突出强调经络辨证

针灸学和内科学都是中医的临床学科，其辨证基础都离不开脏腑气血的阴阳、表里、寒热、虚实（八纲）。内科中的六经辨证、三焦辨证、卫气营血辨证与针灸临床关系不大，但八纲辨证、脏腑气血辨证针灸临床必须遵循。只不过，针灸临床诊治疾病是以八纲辨证为总纲、脏腑气血辨证为基础、经络辨证为核心的。针灸临床必须突出强调经络辨证这个核心。

经络辨证是以经络学说为主要依据的辨证方法。主要是根据经络的循行分布（包括经络的交接、交叉、交会）、络属脏腑、联系器官、生理功能、病候特点等来确定疾病的经络归属，从而选择相应的经络治疗方法。在经络辨证的指导下，明确病因病机、病位（涉及的脏腑和经脉）、病性，做到不同质的矛盾用不同质的方法解决，或针或灸或针灸并用；或补或泻或补泻兼施。

与脏腑相比，经络有深入浅出的循行方式，分布于肢体的一定部位，联系一定的组织器官，具有浅行体表的特点。所以，经络辨证多适用于体表部位的肌肉、关节、组织、器官的病变。经络学说是针灸医学的核心理论，针灸临床辨证论治也必须突出强调经络辨证这个核心。宋代窦材《扁鹊心书》载："盖经络不明，无以识证之根源，究阴阳之转变……经络为识病之要道。"

《灵枢·卫气》载："能别阴阳十二经者，知病之所生，候虚实之所在者，能得病之高下。"《灵枢·官能》载："察其所痛，左右上下，知其寒温，何经所在。"《灵枢·经脉》将不同的病候按十二经脉系统予以分类，这是经络辨证在《黄帝内经》中的最早体现。东汉张仲景《伤寒杂病论》关于六经辨证学说的创立，又进一步发展和完善了《黄帝内经》的学术思想。后世医家也都十分注重经络辨证，宋代窦材在《扁鹊心书》卷首即列《当明经络》。金元时期窦汉卿《针经指南·标幽赋》载："既论脏腑虚实，须向经寻。"明代张三锡《经络考》载："脏腑阴阳，各有其经，四肢筋骨，各有其主，明其部以定经。"清代徐大椿《医学源流论》载："治病者，必先分经络、脏腑之所在……然后择何经何脏对病之药而治之。"围绕经络这个核心进行辨证，复杂的证候即有所归属，可以有的放矢地指导循经取穴，选择归经药物，大大增强治病效果。

笔者在临床中曾遇到一个病例，患者右小腿痉挛性疼痛，先在一家医院行针灸治疗，医生为之针刺足三里、阳陵泉等穴，治疗数次疼痛也未见减轻。后由笔者接治，经详细询问病史，并让患者指出疼痛的具体部位，发现疼痛是沿足太阴脾经走窜的，诊为"足太阴脾经经脉病"。经针刺阴陵泉、地机、三阴交三穴，强刺泻法，治疗1次就豁然而愈；另一例以"不能系裤带、系则全身不适"为主诉的男性患者，采用中西医药物和常规针灸治疗，效果不明显，后按照"带脉病"针灸治疗4次而愈。两例都体现了按经络辨证在针灸临床中的重要作用。

十三、古奥难懂的中医病名应该规范化、通俗化、大众化

由于中医学在我国历史悠久，许多中医病证名称古奥难懂，西医不懂，患者更不懂，致使大多数人除了知道针灸能治疗关节疼痛和中风瘫痪外，并不完全知道针灸还能治疗其他病证，这对于拓展针灸的适应证是十分不利的。

笔者始终认为中医病名应该规范化、通俗化、大众化，宜用中西医习用的、众所周知的名称，让中医、西医、患者都明白针灸能治哪些病，有利于扩大针灸的影响力。

病名的确立以实际需要为基础，中西医各取所长。对大部分通俗易懂的中医病证名称，如感冒、头痛、眩晕、胃痛、面瘫、中风、遗尿、扭伤、落枕……应完全保留；一些古奥难懂或病患者不明就里的病名例如阴挺、蛇丹、痄腮、鼻渊、乳痈、乳蛾、肠痈、肠澼、儿枕痛……则以西医病名取而代之。

一些中医老专家认为，中医学在我国历史悠久，源远流长，病名是中医在长期临床实践中产生和

发展起来的重要概念，中医病名有着丰富的内涵与外延，为了保持中医学的原貌，中医临床必须重视疾病诊断并坚持使用中医病名。如果采用西医的病名，"西医诊病，中药治疗"，无形中走入了"弃医存药"的怪圈，就是对中医科学性的否定……如果把西医的病名搬过来，套在中医学的头上，则名实不相符，无异于"穿西装、戴瓜皮礼帽"……所以，坚持中医病名，是保持和发扬中医学体系的要害所在，是中医学生死攸关的大事。

文章认为，"中医病名规范研究，首先应遵循继承性原则，对历代沿用并能说明该病特征的病名，如落枕、儿枕痛、洼夏等，自然应予采用；对约定俗成、虽不能直接说明疾病本质，但已为医家共知的病名，如强中、下疳、喑痱、脏躁、百合病、雷头风等，仍可继续采用；对肺胀、胃缓、大瘕泄、蝶斑疮等，都应加以挖掘，为今所用；如破伤风、托盘疗、胬肉攀睛、鹅口疮、舌菌、疰腮、阴吹等，精炼简捷，见名知义，易于掌握；如历节风、破伤风、感冒、红丝疗、缠腰火丹、蛇头疗、乳岩、天行赤眼、蟹睛、骨槽风、鼻渊等，命名科学确切，名实相符。"

上述所列病名，在作者看来，有的是"历代沿用并能说明该病特征的"；有的是"约定俗成，医家共知的"；有的是需要"加以挖掘，为今所用的"；有的是"见名知义，易于掌握的"；有的则是"命名科学确切，名实相符的"。实际上，除了像"感冒""头痛""落枕""胃痛""遗尿"等病证算得上是众所周知、应该保留的病证名外，其他的很多病名，不要说患者和西医了，就连中医工作者又有多少人能说得清、道得明呢？像"儿枕痛"这个病名，笔者曾经询问很多中医师们，几乎都是望文生义，没有一个人知道小儿后枕部疼痛是"产后腹痛"的。

其实，该文作者自己在文中也分析了中医病名存在的不足及原因，文中说："中医病名尤其是内科病名存在着不容忽视的一些问题。首先表现在概念的混淆，或称病为证，常将郁、喘、哮、痹、痿等实际病名后缀以证；或证反作为病，视中寒、冒寒、伤风、冒风等证名为病名，从而导致病证不分；或以症代病，把本来只是症状的咳嗽、胃痛、眩晕、呕吐、头痛等主症作为病名进行诊断。其次是名实不符，或一病多名，如痢疾还有肠澼、滞下、大瘕泄等不同称谓；或多病一名，如痰饮就统括痰饮、悬饮、溢饮、支饮等不同病种。三是病名的定义欠确切，所指内涵、外延不够清楚。如脚气本为软脚病，但也有指脚痛、脚痹者。四是归类矛盾，一度将'温病''暑病'等实际为病类概念的名称当作具体病名看待……因此，中医病名已成为中医诊断中的薄弱环节，内科病名的缺陷，严重影响了中医病名在临床上的正确运用，无形地成为制约中医学发展的绊脚石。"

既然已经认识到了中医病名之不足以及给诊断和治疗带来的缺陷，那为什么还非要故步自封、抱残守缺呢？可笑的是，作者一会儿说"中医病名尤其是内科病名存在着不容忽视的一些问题，中医病名已成为中医诊断中的薄弱环节，内科病名的缺陷，严重影响了中医病名在临床上的正确运用，无形地成为制约中医学发展的绊脚石。"一会儿又说"坚持中医病名，是保持和发扬中医学体系的要害所在，是中医学生死攸关的大事。"不知作者对中医病名的这种前后矛盾的认识和说法，究竟该何作何解释？

继承与发扬是一对矛盾的统一体，因于部分中医病名的古奥难懂，而以规范化、通俗化、大众化的西医病名取代，这与中医科学不科学是风、马、牛不相及的问题。时代在前进，社会在发展，科学和学术都应该与之同步前进和发展。因为中医学历史悠久，我们就一直要坚持中医的病名，那么我们是否因为中国的传统文化和文字悠久，我们现代人还仍旧要像古人那样留着辫子、满口"之、乎、者、也"打躬作揖地讲话呢？现代人讲话，不但不能再按古代文言文讲话，要讲"白话"，而且还要提倡和普及讲普通话呢！难道推广普通话，就是否定了中国古代的文化、语言和文字了吗？

十四、对抑郁症病因病机的新认识

详见第 9 章第八节"抑郁症"。

428

十五、肥胖病也应从肺论治

详见第9章第六十节"单纯性肥胖症"。

十六、遗尿并非只是儿科病

遗尿又称"尿床""夜尿症"，是指3岁以上的人在睡眠中小便自遗、醒后方知的一种病证。3岁以下的幼儿由于脑髓未充，智力未健，正常的排尿习惯尚未养成，尿床不属病态。年长小儿因贪玩少睡、过度疲劳、睡前多饮等偶然尿床者也不作病论。

从古到今，本病一直被列为小儿科病证，这是不确切和不符合临床实际的。因为，现实生活中患有遗尿症的成年人为数并不少。

现代医学认为，本病多因大脑皮质及皮质下中枢功能失调而引起。中医学认为，多因肾气不足、下元亏虚，或脾肺两虚、下焦湿热等导致膀胱约束无权而发生。这些病因广泛存在于各类人群之中，而并非只见于小儿。

中医学认为，肾为先天之本，其藏精和蓄血功能是随着年龄的不断增长而逐渐退化的。尤其是中老年人，由于婚姻、性生活、生儿育女，肾阴肾阳日渐衰退，体质每况愈下。由于肾气不足、下元亏虚或脾肺两虚、下焦湿热等导致膀胱约束无权以至于遗尿的现象并不少见。甚至于会在大笑、咳嗽、打喷嚏和劳累后出现小便自出。况且，也还有不少少年儿童在患了遗尿症之后，由于羞于启齿而讳疾忌医，以至于病情迁延日久，殃及成年。

十七、男性也有更年期

更年期综合征属内分泌－神经功能失调导致的功能性疾病，以情绪不稳定、潮热汗出、失眠、心悸、头晕、性功能减退、女子月经紊乱或绝经等为特征。本病男女均可出现，只不过，男性出现较女性晚，且表现症状也比女性轻，这是以往一直将此病列为妇科病的主要原因。

更年期是睾丸、卵巢功能逐渐衰退到最后消失的一个过渡时期，上述症状出现的多少和轻重程度不一。在性功能、月经及生殖器变化方面可有性功能明显衰减、性无能、性冷淡，男子阳痿、早泄、精量减少；女子月经周期紊乱，月经周期延长或缩短，经量增加，甚至来潮如血崩，继之以月经不规则，经量逐渐减少而停止（少数妇女月经骤然停止）。外阴、睾丸、阴道、子宫、输卵管、卵巢、乳腺等组织逐渐萎缩，骨盆底及阴道周围组织逐渐松弛。其中以女性绝经的表现最为突出。

绝经的年龄因先天禀赋和后天生活、工作条件及环境而有差异，女性一般在45－55岁，男性一般比女性晚出现5～8年。约有35%的妇女在绝经期前后伴发各种不适症状，多数症状较轻，通过自行调节可逐渐消失。约25%症状较重，影响生活和工作。其病程长短不一，短者1～2年，长者数年至十余年，需要系统治疗。

中医学很早就对本病有了明确认识，《素问·上古天真论》载：女子"七七任脉虚，太冲脉衰少，天癸竭，地道不通"；男子"八八天癸竭，精少，肾脏衰……"。任脉虚，太冲脉衰少、天癸竭是男女自然衰老的生理现象，在此期间，肾气渐衰、精血不足、冲任亏虚为其本，而心肾不交、心火内扰、肝肾阴虚、肝阳亢盛、脾虚不运、脾肾阳虚等则为发病的主要因素。

十八、"反思法"在针灸临床中的应用

"反思法"，也即逆向思维的方法。这本来是逻辑学中的一个概念，但体现在针灸医学中，却有许多妙用之处。

人们常说，要学会换一个角度看问题。那么，让我们也来换一个角度，看一看针灸临床中"逆向思维"的有关问题。

1. 破血与通经　20世纪70年代中期，笔者从《上海中医药杂志》上看到一篇报道：某妇产科医院用天枢穴治疗子宫癌，分针刺和艾灸两个组观察。结果发现，针刺组80%以上的病例出现阴道流血现象，而艾灸组却没有此现象。看到这里，笔者不由得想：针刺天枢穴后阴道出血，表明天枢有活血化瘀作用，如果以此治疗气滞血瘀导致的痛经、闭经，那岂不是恰到好处吗？后经临床应用，果然效验。

另外，因为针合谷（补法）、三阴交（泻法）有堕胎作用，那么，将补泻手法反用就可保胎；日本泽田针灸学派在临床工作中观察到：灸梁丘穴常导致患者出现便秘，这一现象可用灸神门穴来纠正。因而，梁丘穴灸之反过来可以治疗泄泻，神门穴灸之可治便秘。这些也属于此类应用。

2. 滞针与提胃　滞针是由于患者心理紧张，在接受针刺中肌肉强力收缩，紧滞针体；或针刺入肌腱、韧带；或一味施行单向捻转，致肌纤维缠绕针身。使行针、出针均感困难，患者也觉疼痛。因此，滞针现象一直是作为针刺异常情况记载于针灸医籍（包括现今教科书）中的。

然而，滞针却给胃下垂的治疗带来了新的契机。方法：选定提胃穴（中脘旁开4寸）或升胃穴（下脘旁开4寸），用3～4寸毫针朝肚脐方向透刺，连续单向捻转，使产生滞针状态，然后反复提拉针柄。如此操作，可加大腹肌的紧张度，有利于胃下垂的回升。最后将针按反方向单向捻转，待针体松动后出针。

3. 断针与皮内针（埋针）疗法　断针，是针灸临床中最危险的异常事故。但日本的一起断针事故，却诞生了一种新疗法，即皮内针（埋针）疗法。

据日本针灸文献《针灸真髓》记载：20世纪中叶，一位日本针灸医生为一长年哮喘患者针天突穴，不小心发生断针。因部位特殊，无法手术取针，开始医生、患者都很紧张，医生嘱患者经常来诊所作X线追踪检查。日复一日，月复一月，断针竟然没有移位，且日渐淡化，最后，患者多年的哮喘病竟豁然而愈了。断针愈顽疾，也算是坏事变好事吧。后来，这位日本医生就发明了皮内针（埋针）疗法。不过，是将针柄置于体外，以便随时可以取出，以免给患者增加不必要的心理负担。

4. 十针不如一晕　晕针，在针灸文献（包括现今教材）的针刺异常情况中，名列前茅。其轻者仅有头晕、心慌、胸闷、恶心欲吐；重者可见意识丧失、二便失禁、血压下降、脉微欲绝。如不及时救治，也会危及生命。

然而，针灸临床中不乏这样的事例：患者经过一次晕针后，病情会大大减轻，其疗效之好往往会超过若干次治疗的总和，故针灸临床医生常戏称："十针不如一晕"。《江西中医药》1981年第2期报道：在晕针患者31例中，治疗效果显著者就有10例，占1/3，多数以局部疼痛为主症的患者常常是一针而愈。例如一左下龋齿剧痛者，用西药消炎、止痛，3天无效，改用针刺，取合谷、下关，强刺激泻法，当于下关穴行针时晕针，经处理醒后即愈。另一例更年期高血压患者，血压常年在170～190/100mmHg，靠服药维持。在一次耳针疗法中针刺心、交感、降压点，并留针，在留针15分钟时出现晕针，经处理醒后血压降至110/80mmHg。以后随访半月，在未服任何药物的情况下，血压始终维持在120～136/70～80mmHg。《四川中医》1984年第3期报道：一患者患感冒后服用人参、五味子，导致失音。在针刺治疗过程中突然晕针，医生速将针取出，患者旋即讲话。

"十针不如一晕"，其理安在？笔者揣测，恐怕是缘于饱和刺激量的结果。类似情况还有晕罐，成都中医药大学杨介宾教授曾报道一例晕罐患者，一次而愈其跌打损伤所致的胁肋痛。笔者一次为友人拔罐治疗腰背痛，因时间过久，未及时取罐，致局部烫伤起泡。没想到原来每次疼痛都需要治疗3、4次才好的慢性劳损疼痛，本次竟然1次而愈。

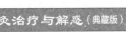 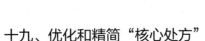
十九、优化和精简"核心处方"

优化和精简针灸处方，是针灸临床研究的一个方向，应从两个方面入手：一是从总体上改变过去那种按证型处方、一病（症）多方的情况。过去的《针灸学》教材，对于各科病证都是按证型处方，致使一病多方。例如，单纯的呕吐、呃逆就是 5、6 个证型及处方，胃脘痛有 7 个证型及处方，咳嗽甚至多达 8 个证型及处方。既不利于学习，也与临床实际脱节。

又如国家高等中医药院校规划教材《针灸治疗学》1985 年版（杨长森主编）呕吐 4 个证型，4 个处方；腹痛 4 个证型 4 个处方；1998 年版（石学敏主编）疟疾 4 个证型，4 个处方；胃脘痛 7 个证型，7 个处方。

如果我们对每一个病证进行分析、归纳，从中找出规律，采取一病一主方，然后再随症予以加减腧穴，就会简单、容易得多。比如胃脘痛，根据特定穴的性质和针灸临床实践，定出中脘（胃的募穴和腑之会穴）、足三里（胃的下合穴）、内关和公孙（主治心、胸、胃病证的八脉交会组合穴）4 个腧穴为基本主方通调胃腑、和胃止痛，饮食积滞加梁门、建里消食导滞，脾胃虚寒加脾俞、胃俞温中散寒，肝气犯胃加期门、太冲疏肝理气。这样处理，使处方简洁明了，符合临床工作的实际需要。笔者主编的新世纪《针灸治疗学》1 版、2 版疟疾 4 个证型，只有 1 个基本处方；胃痛 6 个证型，也就只有 1 个处方。

一是病证证型繁多，处方繁多，势必给学习和临床运用带来困难。而通过对每一个病证进行分析、归纳，从中找出规律，采取一个病证开出一个基本主方，再随症予以加减腧穴，使处方简洁明了。既符合临床工作实际的需要，也可以纲举目张，执简驭繁，启迪思维、举一反三。

二是每一个具体处方也不宜用穴太多，一般病证 2 ～ 5 穴即可。对于确是需要用穴较多的一些病证（如痹证、痿证等），可采取分组交替选用的方法。千万不要打"穴海战术"，一味堆砌穴位，让人不得要领。

针灸处方要少而精，切忌多而杂。这就要求我们掌握腧穴主治功能，选用效好、安全、痛轻（急救时例外）、操作方便的穴位，综合考虑腧穴的局部与整体、邻近与远端、一般与特殊、即时与远期、单一与复合等多方面的作用。

在精简处方的问题上，我们真得好好向古代医家学习。《医学入门》载："凡病一针为率，多则四针，满身针者可恶。"《针灸聚英·百症赋》载病八十多种，每一种病证基本上都是 2 个腧穴组成一个处方。须知，选穴组方一滥，章法就乱，有时难免违背五行相生、相克以及"虚则补母、实则泻子"之理。腧穴之间的相生关系会影响泻实，相克关系会影响补虚。同理，虚证用了子穴会使虚证更虚，实证用了母穴会使实证更实。例如，肝虚证就不可用行间，肝实证也不可用曲泉；肾虚证不宜用涌泉，肾实证不宜用复溜。然而，上述这样的错误恰恰是许多针灸临床医生容易犯的常识性错误，必须引以为戒。

二十、答来自日本的困惑

许多从事中医、针灸工作的日本朋友在学习中医、针灸理论以及运用这些理论指导临床实践的过程中，经常会遇到许多困惑难解的问题，他们一直希望亲自听到中国有关专家、学者对这些问题的见解和答案。1999 年 6 月，日本东洋学术出版社社长山本先生、《中医临床》编辑部主任戴昭宇先生亲临南京中医药大学，与笔者就针灸医学的有关问题进行了座谈。

1. 困惑之一：关于穴性问题

（1）腧穴是否有穴性？针灸学中能否以药性的模式来类比、归纳穴性？

答：腧穴的功能作用就是穴性。穴性是客观存在的，也就是说，每一个腧穴都有自己的穴性（即功能作用）。穴性既是对腧穴主治作用的概括，也是决定腧穴主治范围的前提和基础。腧穴好比中医治病的药物，药物有药性，有各自的主治病证，而腧穴也有自己的主治病证，又怎么能没有穴性呢？

笔者认为，针灸医学中完全可以用药性的模式来类比、归纳穴性。诸如百会能救治昏迷、休克，即有"醒脑开窍、回阳固脱"的穴性；风池能治疗风寒和风热感冒，并用于耳鸣、耳聋、近视、目翳等，即有"疏风解表、聪耳明目"的穴性。反过来看，知道了一个腧穴的穴性，也就知道了它的主治范围。如内关的穴性是"宽胸理气、和胃降逆"，即可用于治疗因心肺疾病引起的胸痛、胸闷、心悸、咳喘，因胃肠病导致的胃痛、恶心、呕吐、呃逆、嗳气、反酸等；阳陵泉的穴性是"疏利肝胆、舒筋通络"，即可用于治疗肝胆疾病引起的急慢性肝炎、乙型肝炎、黄疸型肝炎、胆囊炎、胆石症、胆道蛔虫症以及一切与"筋"有关的病变如肢体痉挛、角弓反张、落枕、急性腰扭伤、关节扭挫伤等等。穴性与主治之间，实际上存在着一种互为因果关系。

（2）穴性与药性有什么关系？穴性药性化，是否会将腧穴与经络割裂开来而影响针灸医学的发展？

答：药物治病，基本上是发挥单一的治疗作用。如发汗药只用来发汗，止汗药只用于止汗；止泻药绝不可用来通便，通便药也绝不可用来止泻。但腧穴的治疗作用就有所不同，绝大部分腧穴对人体都具有良性双向调节作用。如合谷与复溜，既有发汗作用，又有止汗作用；内关既治疗心动过速，又治心动过缓；天枢、足三里既可用于止泻，又可用于通便。凡此种种，不一而足。穴性的这种良性双向调节作用，也正是针灸治病与药物治病的本质区别所在。

穴性药性化是否会将腧穴与经脉割裂开来？这是完全不可能的。因为每一条经脉所属腧穴的穴性本来就是与该经脉的生理、病理相一致的。例如，肺（经）的生理是主气、司呼吸、系于咽喉、开窍于鼻，当生理功能变异时，就会出现一系列病理变化。风寒束肺或邪热壅肺，会使肺气不宣、肃降失职，而生寒热、咳嗽、气喘等。取太渊、列缺穴治疗，就是发挥二穴的宣肺解表、止咳平喘作用，恰恰体现了穴性与经脉生理、病理的一致性。其他经穴均可依此类推。所以说，研究穴性，非但不会阻碍针灸医学的发展，反而更加有利于开拓腧穴的主治范围，有利于针灸临床辨证论治、选穴配方。

2. 困惑之二：关于针灸临床辨证论治问题

（1）针灸临床有没有必要强调辨证论治？是否对有些病证（如痛证）可以不辨证论治？

答：辨证论治是中医学的精华之一，适宜于中医临床各科，针灸临床也不例外。理由很简单，针灸医学是建立在中医学基础理论之上的，也就不能脱离中医理论的指导。例如，感冒，穴取大椎、风池、风门、合谷，风寒宜灸针并用，重用灸法；风热宜针刺泻法或点刺出血。胃痛之饮食积滞型宜取中脘、建里、足三里，只针不灸，泻法；脾胃虚寒型宜取中脘、脾俞、胃俞、足三里，针灸并用；肝气犯胃型宜取期门、梁门、太冲、行间，只针不灸，泻法。肾虚腰痛的患者，宜选用委中、气海、肾俞，针补加灸；急性腰扭伤者就应以委中、腰阳关点刺出血。试想，对于外感表证如果不进行辨证论治，风热误用针补加灸，无异于火上加油；风寒反用"透天凉"手法，岂不是雪上加霜？这就违背了"虚则补之，实则泻之，热则疾之，寒则温之"的针灸治疗原则，误犯"虚虚实实"之戒。

痛证是否可以不辨证论治？回答是否定的。内脏疼痛应辨虚实，如胃肠实热积滞而痛，当用清泻法；而虚寒性腹痛则当用温补法。体表疼痛也应根据经络分布进行经络辨位归经，如前额痛治在阳明，偏头痛治在少阳，后头痛治在太阳，头顶痛治在厥阴。坐骨神经痛沿下肢后缘放散的治在足太阳，沿下肢外缘放散的治在足少阳。

（2）针灸临床中，理、法、穴、方、术能否贯穿一致？辨证论治与非辨证论治疗效有无差别？

答：理、法、穴、方、术是针灸临床辨证论治的一套方法。理，既是中医学的基本理论，如阴阳五行、脏腑气血，又有针灸医学的核心理论经络、腧穴；法，既指中医治病大法，又指针灸治疗方法；穴、方即选穴配方；术即针灸操作技能。理、法、穴、方、术应该贯穿于针灸治病的自始至终。

纵观古今针灸临床实践，遵循辨证论治与不辨证论治在治疗效果上是大不相同的。辨证论治是有的放矢，针对性强；非辨证论治则带有极大的盲目性，碰上对症的，疗效就好，否则，疗效就差。如前所述，对风热证用灸，对肾虚腰痛刺血，都是与针灸治疗原则背道而驰的。不但治不好病，甚至还会加重病情。《黄帝内经》称之为"补泻反则病益笃"。

笔者在临床中曾遇到这样一个病例：患者右小腿痉挛性疼痛，在一家医院行针灸治疗，医生为之针刺足三里、阳陵泉等穴，治疗数次疼痛也未见减轻。后由笔者接治，经详细询问病史，并让患者指出疼痛的具体部位，发现疼痛是沿足太阴脾经走窜的，诊为"足太阴经经脉病"。经针刺阴陵泉、地机、三阴交三穴，强刺泻法，治疗一次就豁然而愈。这体现了按经络辨证在针灸临床中的重要作用。

（3）针灸学中的辨证论治与内科学中的辨证论治有什么联系和区别？

答：针灸学和内科学都是中医的临床学科，其辨证基础都离不开脏腑气血的阴阳、表里、寒热、虚实（八纲）。内科中的三焦辨证、卫气营血辨证与针灸临床关系不大，但八纲辨证、脏腑气血辨证针灸临床必须遵循。只不过，针灸临床诊治疾病是以八纲辨证为总纲、脏腑气血辨证为基础、经络辨证为核心的。针灸临床必须突出强调经络辨证这个核心。

（4）针灸临床如何进行辨证论治？

答：针灸临床辨证论治包含辨证和论治两大部分，辨证实际上是一个对病证的诊断过程，论治也就是根据诊断结果决定治法，选穴配方。针灸临床辨证论治必须特别强调经络证治这个核心，通过望诊（望络脉和望皮部）、切诊（切按经脉和腧穴）、辨证归经（体现脏腑气血和八纲辨证）、辨位归经（按经络分布和体征表现）、经络电测定、知热感度测定等方法进行辨证诊断，然后酌情按本经、表里经、同名经、子母经、交会经等选穴配方施治。在上述各项针灸辨证论治过程中，必须自始至终贯穿理、法、穴、方、术这根主线。

3. 困惑之三：关于针刺消毒问题

在针刺治疗过程中，消毒似乎不被重视，如医者手指接触针体、一个酒精棉球消毒多个穴位、隔衣针刺等，这些情况能否导致感染现象发生？

答：纵观针刺临床的消毒工作，与西医临床相比，重视程度不够，的确存在很大差距，这是事实。但这个问题较之过去已经有了很大的进步，如医生针前洗手或以酒精棉球擦拭手指、针具消毒（高压、酒精浸泡或煮沸）、针刺部位消毒，对耳针疗法和三棱针点刺出血采取先碘酒、后酒精的二步消毒法等，这是普遍能做到的，故针灸临床很少出现感染情况。因为需要消毒的几个环节基本上都做到了，加之毫针针体纤细，对肌体创伤极小，人体也有一定的自身免疫能力，所以，一般不会引起感染。

一个酒精棉球能对几个穴位进行有效消毒？原西安医学院曾经对在校医学生做过这样的试验。用红枣大小的 75% 酒精棉球分别消毒 1 个、2 个、3 个……穴位，然后将棉球分别置于培养皿中。结果发现，擦拭 1 ～ 3 个穴位的无细菌滋生，擦拭 3 个穴位以上就有不同程度的细菌滋生，且呈正比例增加。提示一个棉球允许对 1 ～ 3 个穴位擦拭消毒。

对于隔衣针的问题，在中国仅出现在少数地区，极个别非正规针灸医生才这样做。对于这种违犯针刺操作规程（既不卫生，也容易出医疗事故）的做法，我们持坚决反对的态度。

4. 困惑之四：关于针刺得气问题

针灸临床从古至今都十分强调针刺得气的重要性，把它视为针刺取效的关键。然而也有一些针刺方法并没有（甚至不要求）得气，同样有效。如何认识和评价这种现象？

答：得气，古称"气至"，现称"针感"。《灵枢·九针十二原》有"刺之要，气至而有效"的记载。气至，不仅仅指针刺局部的酸、麻、胀、重等感觉，更主要是指"气至病所"。对于针灸临床而言，这是取得疗效的关键所在。但现代的皮肤针、皮内针、腕踝针、浮针、腹针、激光针以及一些浅刺透针法不产生（或不要求）得气，也能发挥较好的治疗效果。对于这一明显与古代文献记载相违背的临床现象，从目前的认识水平来看，的确令人费解，这是针灸工作者今后应该深入探讨、研究的一个课题。如果我们从中医学的皮部理论和现代医学"体表——内脏相关"学说来讨论，也许能够解释这一现象。皮部也属于经络系统，也与六脏六腑、四肢百骸、五官九窍相连通，当皮部接受一种刺激（哪怕是轻微刺激），也都会通过其与有关脏腑、组织、器官的联系，产生某种效应（即治疗效果）。

5. 困惑之五：关于其他新疗法问题

许多新疗法，从现象上看，似乎与传统针灸疗法的理论基础和辨证论治无关。如何认识这个问题？

答：现代针灸临床中创立的一些新疗法，大致上可以分为以下两个类别：一是根据全息理论以身体某一局部为刺激目标发展起来的，如头针、面针、耳针、眼针、鼻针、唇针、舌针、手针、第二掌骨疗法以及足针、足疗等。二是结合不同针具、不同操作方法创立起来的，如腕踝针、皮内针、浮针、蜂针、电火针、小针刀疗法等。

全息理论实际上是建立在中医整体观念基础之上的，而中医整体观念的构成，完全依赖经络系统与机体的各种联系。可以说，机体如果没有经络系统的联系，中医学也就没有整体观念这一精华。另一类疗法则是针具的改革或更新，操作方法上的变异，其选穴、配穴的理论基础，仍离不开经络、腧穴。所以说，各种新疗法都是在传统针法基础上衍化派生出来的，它们之间既有区别，又有关联。

不可否认，众多新疗法与辨证论治的关系远远没有传统针法那样密切，但也并非完全没有关联。以耳针疗法为例，其选穴处方有按疾病相应部位、按中医理论、按现代医学知识、根据临床经验等四种方法。其中的按中医理论选穴处方，如耳鸣因肾虚者选肾，因肝胆经气闭阻者选肝、胆；失眠属心肾不交者选心、肾、神门，属心胆气虚者选心、胆、神门……完全是中医辨证论治的具体体现。

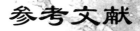

参考文献

[1] 王启才.翳风穴治疗呃逆[J].新中医,1980(4):39.

[2] 王启才.翳风穴治疗呃逆226例临床观察[J].江苏中医,2001年针灸研究专集.

[3] 朱忠泽.翳风穴治疗呃逆效果好[J].新中医,1984(7):32.

[4] 颖耀平.按压翳风穴治疗呃逆[J].江西中医药,1987(1):45.

[5] 张日.指压翳风穴治疗呃逆30例报告[J].针灸学报,1989(1):35.

[6] 姚光潮.指压翳风穴治疗呃逆19例[J].中国民间疗法,1996(4):23-24.

[7] 张玉琴,杜阳林.指压双侧翳风穴治呃逆[J].河南中医,1999(1):33.

[8] 林懿才.戳压双侧翳风穴治疗呃逆63例[J].现代康复,2000(8):1273.

[9] 李育红.指压翳风穴治疗呃逆62例[J].中国针灸,2001(11):32.

[10] 宁卫兵.指压加电针治疗顽固性呃逆28例[J].医学理论与实践,2002(12):1428.

[11] 安荣彩.按压翳风穴治疗呃逆[J].中华护理杂志,2003(1):50.

[12] 范寿升.按压翳风穴治疗呃逆[J].河南中医,1985(2):11.

[13] 陈德成,张洪长,洪晓明.独穴疗法治疗呃逆简介[J].长春中医学院学报,1994(4):40.

[14] 安凤华,邹德运,汪洁.针刺内关指压翳风穴治疗呃逆[J].中医药学报,1998(6):27.

[15] 王文安.教你一招·治呃逆[J].解放军健康,2000(3):37.

[16] 王书香.针刺"翳风"穴治疗膈肌痉挛[J].陕西中医,1982(2):29.

[17] 吕哲.针刺翳风穴治疗呃逆29例[J].针灸学报,1990(2):52.

[18] 陈德军.针刺翳风穴治疗顽固性呃逆[J].四川中医,1990(11):51.

[19] 王士广.针刺翳风穴治疗呃逆38例[J].中国针灸,1994(5):48.

[20] 方美善,冯桂梅,富琦.针刺翳风穴治疗顽固性呃逆20例[J].白求恩医科大学学报,1997(4):95.

[21] 王彩虹.翳风治呃逆之我见[J].针灸临床杂志,1997(11):48-49.

[22] 王尔文,李现勤.针刺治疗顽固性呃逆[J].淮海医药,1999(S1):76.

[23] 刘继明,张济文,赵波.针刺治疗顽固性呃逆疗效观察[J].广西中医药,2001(4):38.

[24] 赵波,公晓虹,刘继明.针刺睛明、翳风穴为主治疗顽固性呃逆33例[J].陕西中医,2001(11):681.

[25] 何刚.呃逆针治三法[J].四川中医,1996(11):55.

[26] 骆方,张东旭.翳风穴位注射治疗呃逆52例[J].针灸临床杂志,1996(2):41-42.

[27] 王启才,周庆生.针医心悟[M].北京:中医古籍出版社,2001

[28] 王明.针灸减肥临床疗效观察[J].天津中医,2000(3):36.

[29] 魏群利,蔡辉,刘志诚.针刺对单纯性肥胖症远期疗效观察[J].中国康复,2002(4):196-198.

[30] 徐斌,刘志诚,张中成.针刺治疗肥胖临床方案制定的基本思路和方法[J].中国针灸,2004(2):57-61.

[31] 戴居云,邵静,王颖华,等.针灸辨证治疗单纯性肥胖200例临床比较观察[J].上海针灸杂志,2006(10):13-15.

[32] 杨金山.温针药灸与电针治疗单纯性肥胖的临床研究[J].中国针灸,2002(4):237-239.

[33] 王启才.针灸减肥的基本环节和用穴规则[J].江苏中医药,2007(1):6-7.

[34] 王启才. 王启才新针灸学 [M]. 北京：中医古籍出版社, 2008.

[35] 金恩忠. 经络感应器研究经过和诊断上的参考价值 [J]. 浙江中医杂志,1958(9):5-7.

[36] 孟昭威, 李人明, 孙东. 背部俞穴和十二经的关系——膀胱经是十二经的核心 [J]. 针灸学报,1985(1):16-17,20.

[37] 刘贵仁. 十四经之魁初探 [J]. 黑龙江中医药,1986(5):29-31.

[38] 尉迟静. 有关心俞穴入心路线的观察 [J]. 北京中医,1986(3):47.

[39] 广州军区后勤部卫生部. 常用新医疗法手册.（内部刊物）. 1971.

[40] 盖国才. 中国穴位诊断学 [M]. 北京：学苑出版社, 1997.

[41] 饶仁明. 针刺预防麻疹一一五例 [J]. 福建中医药,1963(6):40.

[42] 魏之琇. 续名医类案 [M]. 北京：人民卫生出版社,1982.

[43] 叶天士. 临证指南医案 [M]. 上海：上海科学技术出版社,1991.

[44] 中国中西医结合研究会精神病专业委员会. 躁狂抑郁症的中西医结合辨证分型标准 [J]. 中西医结合杂志,1988(2):127-128.

[45] 沈渔邨. 精神病学：第 4 版 [M]. 北京：人民卫生出版社,2001.

[46] 贾蕾蕾, 王晓娟, 王玲玲, 等. 中医五脏病与情志关系的调研 [J]. 医学与哲学,2005(16):71.

[47] 张建斌, 王玲玲. 抑郁症患者督脉脊柱段压痛点分布的临床研究 [J]. 江苏中医药,2007(3):16-18.

[48] 韩晶杰, 烟建华. 肺与抑郁症的关系探讨 [J]. 中医药学刊,2005(6):1054.

[49] 韩晶杰, 烟建华. 从肺论治抑郁症的思路探讨 [J]. 中华中医药杂志,2005(6):349-350.

[50] 廖红娟, 王一飞. 心肺与抑郁症关系浅析 [J]. 中华实用中西医杂志,2006,19(1):51-52.

[51] 陈秋帆, 洪文扬. 抑郁症的治疗需调肺 [J]. 辽宁中医药大学学报,2008(9):12-13.

[52] 王启才, 王伟佳. 启才针灸治疗心悟 [M]. 北京：人民军医出版社,2011.

[53] 孟竞璧, 高惠合, 王佩, 等. 用同位素示踪法显示经络循行的初步研究 [J]. 针刺研究杂志,1987(1):77-81.

[54] 上海中医研究所. 经络感传现象的研究 [J]. 新医药学杂志,1975(4):32-34.

[55] 孙福立, 程连瑚, 刘文明. 脾经味觉现象的观察 [J]. 中医杂志,1981,(5):52-53.

[56] 王启才. 针灸医学宝典 [M]. 北京：中医古籍出版社,2004.

[57] 严玉林. 从针灸治疗胃扭转看经络感传的临床价值 [J]. 吉林医科大学学报,1978(3):97-99,161.

[58] 王启才. 针灸治疗学 [M]. 中国中医药出版社,2003.

[59] 王启才. 针灸急症验案 [J]. 针灸学报,1991,7(4):34-36.

[60] 黄其波. 针刺"关元"抢救呼吸骤停一例报告 [J]. 江西中医药,1981(2).

[61] 王启才, 王维武, 刘昌埠, 等. 旅游穴位保健 [M]. 北京：中国科学技术出版社,2021.

[62] 回克义. 火针临床应用 [M]. 北京：中医古籍出版社,2009.

[63] 何联民, 何军. 针刺、穴注、药物综合治疗重症中风后遗症验案两则 [J]. 中外健康文摘,2010,7(33):394-397.

[64] 王启才. 当代针灸医学新论 [M]. 北京：中医古籍出版社,2000

[65] 王启才. 经外奇穴和新穴浅析——兼评《针灸经外奇穴图谱》[J]. 上海中医药杂志,1979(3):33-34.

[66] 朱琏. 新针灸学 [M]. 北京：人民卫生出版社,1954.

[67] 魏稼. 热病可灸论 [J]. 中医杂志,1980(11):45-48.

[68] 朱文锋, 贺泽龙. 论坚持中医病名诊断的必要性 [J]. 辽宁中医杂志,2000(2):50-52.